LES

GRANDS ÉCRIVAINS

DE LA FRANCE

NOUVELLES ÉDITIONS

PUBLIÉES SOUS LA DIRECTION

DE M. AD. REGNIER

Membre de l'Institut

MÉMOIRES

DE

SAINT-SIMON

TOME XII

PARIS. — TYPOGRAPHIE A. LAHURE
Rue de Fleurus, 9

MÉMOIRES

DE

SAINT-SIMON

NOUVELLE ÉDITION

COLLATIONNÉE SUR LE MANUSCRIT AUTOGRAPHE

AUGMENTÉE

DES ADDITIONS DE SAINT-SIMON AU JOURNAL DE DANGEAU

et de notes et appendices

PAR A. DE BOISLISLE

Membre de l'Institut

Et suivie d'un Lexique des mots et locutions remarquables

TOME DOUZIÈME

PARIS

LIBRAIRIE HACHETTE ET Cie

BOULEVARD SAINT-GERMAIN, 79

1896

MÉMOIRES

DE

SAINT-SIMON

Cette année commença[1] par un acte de bonté du Roi dont il est vrai qu'il auroit pu s'épargner la matière. Puysieulx, ambassadeur en Suisse, avoit son frère, le chevalier de Sillery, attaché de toute sa vie au prince de Conti, plus de cœur encore que d'emploi. Il étoit son premier écuyer, et intimement avec son frère[2]. La conduite de Mme de Nemours, de ses gens d'affaires, et de ses partisans à Neuchâtel, avoit fort embarrassé les vues et les démarches de ce prince, et souvent déconcerté tous ses projets[3]. Il étoit ardent sur cette affaire, dont[4] ses envieux lui reprochoient que la richesse lui tenoit bien plus au cœur que n'avoit fait la couronne de Pologne[5]. Puysieulx le servit autant, et plus même que ne lui per-

1704. Duchesse de Nemours rappelée. [*Add. St-S. 516*]

1. *Journal de Dangeau*, 9 janvier, tome IX, p. 430.
2. Tome I, p. 256. Il avait changé son titre de chevalier contre celui de comte en épousant Mlle Bigot, en 1697 : tome IV, p. 195.
3. Voyez, en dernier lieu, notre tome VII, p. 2 et 3.
4. La première lettre de *dont* surcharge une *s*.
5. Allusion au voyage de 1697, où Sillery avait accompagné son maître, après s'être préalablement marié. — La principauté de Neuchâtel rapportait environ cent cinquante mille livres par an.

mettoit son caractère, et l'impartialité du Roi entre les prétendants[1]. Il n'y en avoit aucun de plus opposé au prince de Conti, ni de plus aimé et autorisé à Neuchâtel, que Mme de Nemours, qui possédoit ce petit État depuis si longtemps, et qui en vouloit disposer en faveur de ce bâtard de Soissons qu'elle avoit déclaré son héritier[2], et de ses filles[3]. Elle fut desservie auprès du Roi, et Puysieulx l'eut beau à la donner comme peu mesurée avec un prince du sang, et trop altière sur l'exécution des ordres du Roi dans sa conduite : si bien qu'enfin elle fut exilée en sa maison de Coulommiers[4]. Elle en reçut l'ordre et l'exécuta sans se plaindre, avec une fermeté qui tint encore plus de la hauteur, et, de ce lieu, agit dans ses affaires

1. Voyez, parmi les très nombreux documents diplomatiques émanés de Puysieulx, et que les gazettes de Hollande reproduisaient régulièrement, ceux de l'année 1699, dans la *Gazette d'Amsterdam*, n^os xvii-xliv, et le discours de l'envoyé extraordinaire d'Angleterre au prince de Conti et à la duchesse, dans la copie des *Dépêches vénitiennes* de la même année, ms. Ital. 1916, p. 26-29. Le prince avait fait alors saisir l'hôtel de Soissons et divers autres biens de la duchesse, prétendant qu'elle lui redevait douze cent mille livres, tandis qu'elle-même se disait sa créancière de six cent mille livres sur la succession de Mme de Guise.

2. Tomes II, p. 227 et 504-505, et X, p. 571.

3. Les deux filles qu'il avait eues de son mariage avec la fille de Luxembourg étaient : 1° Louise-Léontine-Jacqueline de Bourbon, née en octobre 1696, qui épousera en 1710 l'héritier du duc de Montfort et mourra le 11 janvier 1721 ; 2° Marie-Anne-Charlotte, née le 26 septembre 1701, et qui mourra le 23 août 1711. — Saint-Simon a oublié de mentionner, en 1703, la mort du père (8 février), quoique Dangeau en eût parlé à la date, et que lui-même n'y eût pas manqué non plus dans la notice du duché de Nemours (*Écrits inédits*, tome VII, p. 110-111). La veuve était brouillée avec Mme de Nemours, à ce que dit Dangeau (année 1703, tome IX, p. 115-116).

4. C'est ce qui a été raconté dans le tome VII, p. 2. On a vu qu'avant de faire la donation au bâtard des souverainetés de Neuchâtel et de Vallengin, Mme de Nemours lui avait également transféré la propriété de Coulommiers; mais elle n'avait pas obtenu que le Roi consentît à se laisser présenter le nouveau prince, ni même à reconnaître son titre : *Histoire journalière*, ou *Gazette de la Haye*, correspondance de Paris, 2 mars 1699 ; ms. Clairambault 719, p. 103.

avec la même vivacité et aussi peu de mesure contre[1] le prince de Conti, sans qu'il lui échappât ni plainte, ni reproche, ni excuse, ni le moindre desir de se voir en liberté[2]. A la fin on eut honte de cette violence, qui duroit depuis trois ans[3], sur une princesse de plus de quatre-vingts ans, et pour des affaires de son patrimoine. Elle fut exilée sans l'avoir mérité, elle fut rappelée sans l'avoir demandé[4]. Elle[5] vit le Roi deux mois après, qui lui fit des honnêtetés, et presque des excuses[6].

Mariage de Nangis et de Mlle de la Hoguette.

Nangis[7], le favori des dames, épousa, dans les premiers jours de cette année[8], une riche héritière fille du frère de l'archevêque de Sens la Hoguette[9].

1. *Contre* a été écrit en interligne, au-dessus de *sur*, biffé.

2. On a vu cependant qu'elle avait obtenu, en octobre 1700, la permission de venir auprès de Louvres, dans le château du marquis de Rothelin (*Gazette d'Amsterdam*, 1700, n°s LXXXV et LXXXVII; Arch. nat., M 825, n° 117, lettre de la duchesse au Roi).

3. Ces cinq derniers mots ont été ajoutés en interligne.

4. On sut ce rappel le 28 décembre 1703 (*Sourches*, tome VIII, p. 253), et, le 6 janvier, la duchesse « arriva en grand cortège dans sa chaise, suivie d'un chariot plein de porteurs. Il y avoit dix carrosses, quatre chaises roulantes et deux cents chevaux des habitants de Coulommiers venus jusqu'au faubourg Saint-Antoine; le badaud devant l'hôtel de Soissons. On croit qu'il est question de quelque complaisance pour les Suisses, bien aises de son retour, et d'un projet de mariage du petit prince de Rohan, petit-fils de M. et Mme de Soubise, âgé de huit ou neuf ans, avec Mlle de Neuchâtel, qui en a six. » (*Dangeau*, tome IX, p. 402, avec l'Addition et avec la lettre de la marquise d'Huxelles au marquis de la Garde datée du 7 janvier 1704.)

5. Toute cette phrase a été ajoutée après coup, à la suite du paragraphe.

6. Le 10 février (un mois après), « Mme de Nemours vit le Roi dans sa chambre au sortir de son souper. S. M. lui parla avec beaucoup de bonté, et lui dit qu'il avoit été fâché de lui faire de la peine, et qu'à l'avenir il lui feroit les plaisirs qu'il pourroit. » (*Dangeau*, p. 430.)

7. Tome III, p. 173. — Voyez ci-après, p. 271.

8. Dans les premiers jours de l'année suivante, le 8 janvier 1705, après bien des difficultés : *Dangeau*, tome X, p. 175 et 228; *Sourches*, tome IX, p. 120, 130 et 156; *Mercure*, novembre 1704, p. 302-306 : *la Marquise d'Huxelles*, p. 202 et 205. Le Roi avait signé le contrat le 4.

9. Marie-Marguerite Fortin de la Hoguette : tome VIII, p. 282.

Mariage du vidame d'Amiens et de Mlle de Lavardin.

En même temps il s'en fit un autre[1] qui surprit un peu le monde : ce fut celui du vidame d'Amiens[2], second fils du duc de Chevreuse, avec l'aînée des deux filles[3] que le marquis de Lavardin avoit laissées[4] de son second mariage avec la sœur du duc et du cardinal de Noailles, laquelle étoit morte devant lui. Ces filles, d'un nom illustre, mais éteint, étoient riches par la mort de leur frère, tué, comme on l'a vu[5], à la bataille de Spire. Elles étoient sous la tutelle des Noailles, qui seuls pouvoient disposer d'elles. Le duc de Noailles avoit, depuis longues années, de ces procès piquants avec M. de Bouillon, pour la mouvance de ses terres du vicomté de Turenne[6]. Ils avoient pris toutes sortes de formes dans cette longue durée, et pour les tribunaux et pour la conciliation[7]. M. de Chevreuse

1. Un autre mariage.

2. Tome V, p. 345. Le vidame a quitté en 1702 son régiment de dragons pour acheter la sous-lieutenance de la compagnie des chevau-légers du Roi, commandée alors par son père, et il en aura le commandement en septembre 1704, après son frère aîné Montfort. Voyez ci-après, p. 210.

3. Marie-Anne-Romaine de Lavardin : tome XI, p. 62 et 64. Le mariage eut lieu le 22-23 janvier, à la Paroisse : *Dangeau*, p. 416 ; *Sourches*, p. 266 ; *Mercure* de janvier, p. 346-349, et de février, p. 275-281.

4. *Laissée*, au singulier, dans le manuscrit.

5. Tome XI, p. 303-304.

6. Selon le Mémoire de l'intendance de Limoges dressé en 1698, la vicomté de Turenne, des plus nobles et plus grandes terres du Royaume, était une ancienne souveraineté qui jouissait encore de droits régaliens, confirmés en dernier lieu par des lettres patentes de mai 1656 dont il nous sera parlé en 1707. Tandis que le Roi n'y percevait rien, MM. de Bouillon touchaient plus de trente mille livres de la taille seule, sans compter les autres droits, qui faisaient un ensemble de quatre-vingt mille livres au dire du duc de Luynes (*Mémoires*, tome I, p. 260). Il y avait des états comme dans les grandes provinces, et des privilèges qui attiraient beaucoup d'immigrants. Aussi la population fut-elle désolée lorsque, sous Louis XV, en 1738, l'État acheta la vicomté au duc de Bouillon, pour le prix de quatre millions deux cent mille livres, calculé au denier soixante (*ibidem*, tomes I, p. 402, et II, p. 86-87).

7. Il en a déjà été parlé deux fois : tomes IV, p. 77-79, et VII, p. 85.

s'en étoit fort mêlé, et les choses sembloient fort adoucies, lorsque, depuis peu, M. de Bouillon fit envoyer des troupes dans cette vicomté[1], pour y châtier une révolte de plusieurs vassaux contre lui, qu'il publia excités et protégés par M. de Noailles. L'éclat entre eux se renouvela[2]. M. de Noailles en fut peiné; M. de Chevreuse s'entremit encore, et on prétendit que les Noailles se hâtèrent de proposer et de brusquer ce mariage pour gagner M. de Chevreuse et sortir d'affaires par son moyen[3]. Le vidame avoit père et mère, et un frère aîné[4] qui avoit des enfants, force dettes du père[5] et du frère, et la succession[6] du duc de Chaulnes, qui le regardoit après M. de Chevreuse[7], fort obérée. On ne lit point dans l'avenir, et personne n'imaginoit alors que ce cadet vidame auroit la charge de son père, seroit fait duc et pair et deviendroit maréchal de France.

Visites du * Roi, de la Reine et des filles de France, etc.;

Il faut ici placer l'époque de la cessation des visites de Mme la duchesse d'Orléans aux dames non titrées[8], et reprendre cette matière de plus haut. Jusqu'en 1678, la

1. Ici, *vicomté* est féminin, quoique masculin plus haut.

2. C'est seulement en novembre 1707 que ce fait se produira et renouvellera le litige entre les deux maisons (*Dangeau*, tome XII, p. 7).

3. M. de Chevreuse et Fénelon, ayant réussi à améliorer considérablement le caractère de ce fils, cherchaient, depuis deux ou trois ans, à le marier (*Correspondance de Fénelon*, tome I, p. 113-115). Il avait été question de la fille de Chamillart (voyez nos tomes IX, p. 313, note 4, et X, p. 402, note 5), puis de Mlle Brûlart (ci-après, p. 335), et même, en février 1702, le *Mercure* avait annoncé (p. 280-281) le mariage du vidame avec cette fille du marquis de la Chesnelaye que nous avons vue épouser en 1703 le vieux duc de Gesvres.

4. Le duc de Montfort, qui mourra ci-après, p. 206-210.

5. Nous verrons quel mauvais administrateur était M. de Chevreuse.

6. *La succession* surcharge *le bien*. — 7. Tome V, p. 345.

8. C'est un article de *Dangeau*, p. 409, 17 janvier 1704, à propos du mariage Roye (ci-après, p. 10), qui lui inspire cette courte digression. Il y a deux autres articles analogues aux 26 janvier et 8 février 1705.

* *Du* corrige *de*, et les quatre derniers mots de la manchette semblent ajoutés après coup.

époque de leur cessation. [*Add. St-S. 517, 518 et 519*]

Reine alloit voir les duchesses à leur mariage, à leurs couches, à la mort[1] des parents dont elles drapoient[2]. Le Roi avoit cessé de venir exprès à Paris, quelques années auparavant, et les avoit toujours visitées jusque-là, même les ducs[3]. Il haïssoit le duc de Lesdiguières[4], de l'orgueil duquel il étoit choqué. C'étoit un seigneur qui, par soi et par l'héritière de Retz qu'il avoit épousée, se trouvoit des biens immenses, qui dépensoit plus qu'à proportion, et qui, avec le gouvernement de Dauphiné, où il étoit adoré, et qu'il avoit[5] eu après ses pères depuis le connétable de Lesdiguières, faisoit sa cour comme autrefois, et non comme le Roi vouloit qu'on la lui fît[6]. Avec une brillante valeur, des talents pour la guerre, et ceux encore d'y plaire, il avoit capté les troupes[7]. Avec moins de vent[8] et plus de réflexion, c'eût été un homme[9], en tout temps, dans

1. La première lettre de *mort* surcharge un *p*.

2. C'est ainsi que, le 7 décembre 1670, Marie-Thérèse alla voir la duchesse de Brissac, qui venait de perdre sa mère, la première duchesse de Saint-Simon (*Gazette*, p. 1192).

3. Il dira plus tard, en 1709, que la dernière visite du Roi fut pour la mort du maréchal-duc de Gramont, en 1678.

4. François-Emmanuel, duc de Lesdiguières, mort en 1681, père de celui que nous venons de voir mourir en 1703, a déjà passé dans notre tome III, p. 17. Voyez les *Écrits inédits*, tome VI, p. 18-22.

5. *Avoit* surcharge *te[noit]*.

6. Ézéchiel Spanheim dit, en 1690 (*Relation de la cour de France*, p. 156-157), que, comme grands seigneurs et de grand air, après les Longueville, Guise, Épernon, Candalle, « il n'y a eu..., d'ailleurs avec quelque différence, que le feu prince de Turenne et le maréchal-duc de Gramont, et, en dernier lieu, le feu duc de Lesdiguières, qui surent se distinguer à la cour et s'y attirer une considération particulière par les manières, par la dépense, et par le bon accueil qu'ils faisoient également aux François et aux étrangers. »

7. En 1676, n'ayant pas été fait lieutenant général comme il y avait compté, il s'était retiré du service (*Lettres de Mme de Sévigné*, tome IV, p. 382 et 400), et il ne voulut plus reparaître que comme volontaire, à la fin de la guerre. A cette époque, il portait encore le titre de duc de Sault; celui de Lesdiguières ne lui revint que de 1677 à 1681.

8. Au sens de vanité (*Dictionnaire de l'Académie*, 1718).

9. Cet emploi d'*homme*, pris absolument, est à remarquer.

un royaume. Il n'étoit pas moins considéré à la cour, et à la mode parmi les dames et dans le monde. Il mourut à trente-six ans, en mai 1681, d'une pleurésie qu'il prit pour avoir bu à la glace au sortir d'une partie de paume[1] à Saint-Germain[2]. Le Roi, qui pourtant envoya de Versailles savoir de ses nouvelles, car cela étoit encore alors sur ce pied-là, ne put cacher son soulagement de cette mort. Il ne laissa qu'un fils unique, né en octobre 1678[3], que nous avons vu, en son temps[4], épouser une fille de M. de Duras, mourir sans enfants ensuite[5], et laisser sa dignité au vieux Canaples, en qui enfin elle s'éteignit. Mme de Lesdiguières[6] étoit une manière de fée qui dédaignoit tous les devoirs, qui par conséquent étoit peu aimée, et qui se consola aisément d'un[7] mari qui ne vivoit pas uniquement pour elle, qui forçoit son humeur impérieuse et particulière par une maison toujours ouverte, et qui la laissoit maîtresse de tout dans la plus grande opulence. Ce fut donc par elle que le Roi commença à retrancher aux duchesses, et en même temps aux princesses étrangères, les visites de la Reine. Quelque soumise qu'elle fût en tout au Roi, quelque soigneuse qu'elle fût de lui plaire, quelque pure que fût sa vertu, sans jamais avoir donné lieu au plus léger soupçon, quelque incapable que fût d'ailleurs son génie[8] doux et le plus borné de donner la moindre inquiétude, le Roi ne laissoit pas de s'importuner de son attachement pour les carmélites de la rue du Bouloy, où elle venoit souvent[9].

1. Ci-après, p. 109.
2. *Gazette* de 1681, p. 300.
3. *Mercure* de novembre 1678, p. 34.
4. En 1696 : tome III, p. 15-19.
5. En 1703 : tome XI, p. 257-258.
6. La dernière héritière des ducs de Retz. Il a été parlé d'elle assez longuement à l'occasion du mariage de 1696.
7. *D'un* surcharge une *m*.
8. Au sens de tendances naturelles, comme nous l'avons déjà eu.
9. Cette maison, détachée en 1656 du grand couvent des carmélites de la rue Saint-Jacques, pour servir de lieu d'asile en cas de trou-

Ces filles en étoient devenues importantes : il se trouva des femmes qui, faute de mieux, s'intriguèrent[1] avec elles, et y voyoient la Reine ; il y en eut même tout à fait de la cour[2]. Le Roi voulut rendre ces visites plus rares pour rompre peu à peu ce commerce[3]. Le prétexte des visites à faire aux occasions servoit à se rabattre aux carmélites. Tout cela, joint avec ce goût inspiré par les ministres d'abaisser tout, fit de ce tout ensemble une occasion qui attira cette décision du Roi que la Reine ne visiteroit plus

bles, et aussi de lieu de retraite pour la Reine, fut érigée, par lettres de l'année 1663, en communauté indépendante, et c'est alors que Marie-Thérèse s'en déclara fondatrice (Arch. nat., X[1A] 8663, fol. 438 v°). Mlle de Montpensier, dans ses *Mémoires*, tome IV, p. 80-83, raconte les circonstances de cette fondation et les raisons qui attirèrent la Reine dans la nouvelle maison. Comparez le livre de l'abbé Duclos : *Madame de la Vallière et Marie-Thérèse*, p. 471-483, 866-869, etc.

1. *S'intriguer*, « se fourrer partout,... se donner beaucoup de peine et de soin.... pour faire réussir une affaire » (*Académie*, 1718).

2. Mlle de Montpensier dit (p. 83) : « La Reine mère y alloit souvent ; elles la partageoient, sur la fin, avec le Val-de-Grâce. Elles avoient plus d'esprit, savoient plus de nouvelles, et étoient plus proches du Louvre, et, comme sa santé baissoit, la commodité lui faisoit mieux aimer les lieux où elle la trouvoit. La Reine y alla avec elle, au commencement ; elle s'y accoutuma à cause de la supérieure qui parloit espagnol, ce fut son couvent. Comme il est très petit, peu de gens y entroient ; elles étoient plus en liberté. Madame y alloit beaucoup aussi. Ce fut là où la Reine apprit par la comtesse de Soissons l'amour du Roi pour la Vallière. Elles l'entendirent, les carmélites, et ce fut par là que le Roi le sut, et pour quoi elle fut chassée. »

3. En 1677, la jeune Mademoiselle ayant été mal soignée par les dames de la rue du Bouloy, le Roi s'emporta. « Ah ! dit-il à son frère, ce sont les carmélites ! Je savois bien qu'elles étoient des friponnes, des intrigueuses, des ravaudeuses, des brodeuses, des bouquetières ; mais je ne croyois pas qu'elles fussent des empoisonneuses ! » (*Lettres de Mme de Sévigné*, tome V, p. 364 ; comparez tome VI, p. 381 et 419.) C'est à partir de 1680 que la *Gazette*, qui enregistrait toutes les visites des deux Reines à la rue du Bouloy, cessa d'en faire mention. Quand la Dauphine-Bavière arriva, on remarqua qu'elle alla au Val-de-Grâce, au faubourg Saint-Jacques, mais non à la rue du Bouloy. « Je crois qu'elles se pendront, » écrivait Mme de Sévigné (tome VI, p. 384).

que les princesses du sang[1]. Sur cet exemple, Madame la Dauphine, qui a passé les dix années qu'elle a vécu en France grosse, en couche, ou malade de la longue maladie dont elle mourut en 1690, ne sortit point de Versailles et ne visita point; et, de l'un à l'autre, Madame, farouche et particulière, avec sa couche de gloire, n'en voulut pas faire plus que Madame la Dauphine. De là, Mme la duchesse de Bourgogne en usa de même[2], puis Mme la duchesse de Berry[3]. Monseigneur cessa aussi, comme le Roi, de faire des visites[4]; mais Monsieur n'y manquoit point [Add. St-S. 520]

1. Dans son mémoire de 1711, sur les *Changements arrivés à la dignité de duc et pair*, Saint-Simon dit (p. 37) : « La Reine mère, après toutes les autres reines, n'y a jamais manqué (à visiter) que par absence éloignée ou par maladie. L'habitation de Saint-Germain estrangea un peu cette coutume, et encore plus le desir du Roi de diminuer et d'ôter à la Reine le commerce des carmélites, où elle alloit toujours quand elle venoit à Paris. La dernière fois que la Reine ait visité, ce fut la duchesse de Beauvillier en couche de sa seconde fille maintenant prieure perpétuelle des bénédictines de Montargis, et dans sa maison à Saint-Germain. La première fois que la Reine manqua de visiter, ce fut la duchesse de Lesdiguières Gondy, en couche à Paris de son fils unique, mort en Italie durant la dernière guerre qui s'y est faite et qui dure encore partout. Il fut dit alors que la Reine n'iroit plus. »

2. A l'occasion de la mort de sa belle-mère, Dangeau dit, le 26 janvier 1705 (tome X, p. 240) : « Mme la duchesse de Bourgogne vint voir Mme de Dangeau.... Cette princesse, en pareille occasion, ne rend aucune visite : elle ne fait cet honneur-là qu'à ses dames. Autrefois, la Reine alloit voir les princesses étrangères et les duchesses; mais cela est changé, et Mme la duchesse de Bourgogne ni Madame n'y vont plus. » Sur cet article, Saint-Simon, en dressant la table de son exemplaire du *Journal*, a fait cette réflexion : « Mme la duchesse de Bourgogne visite Mme de Dangeau sur la mort de sa mère, et ne visite plus que ses dames en ces occasions, quoique les duchesses, princesses, et les *Mémoires* devroient ajouter : les femmes des maréchaux de France, le fussent en ces occasions par la Reine, et pour de bien moindres. »

3. La fille de Mme la duchesse de Chartres, qui ne se mariera qu'en 1710 : tome VI, page 321.

4. Nous voyons encore, en 1688 (*Dangeau*, tome II, p. 176), le Roi faire visite à la duchesse d'Arpajon sur la mort de son frère Beuvron.

à Versailles et à Paris, et les trois fils de Monseigneur à Versailles seulement, mais sans aller à Paris; ils alloient même quelquefois chez des dames non titrées, mais fort rarement, et par une distinction très marquée. Pour les petites-filles de France, elles alloient non seulement chez les dames titrées en toutes occasions, mais aussi chez toutes les dames de qualité[1]; les trois filles[2] de Gaston n'y ont jamais manqué. Mademoiselle[3], sous prétexte de ne faire de visites qu'avec Madame, n'alla point; mais Mme la duchesse de Chartres, puis d'Orléans, alla partout. Elle continua longtemps encore après la mort de Monsieur; puis, sous prétexte d'incommodité, après de paresse, et que ces visites ne finissoient point, elle se rendit plus rare chez les femmes non titrées, et finalement se laissa entendre, à ces mariages du marquis de Roye[4], de Nangis, et du vidame[5], qu'elle n'iroit plus chez pas une que chez celles à qui, par amitié seulement, et non plus par un devoir qui la fatiguoit, elle voudroit bien faire cette distinction[6]. On s'en plaignit, et ce fut tout. On vouloit plaire,

1. Dans ses *Anecdotes*, Segrais note avec étonnement que les princesses allaient voir la marquise de Rambouillet, quoique non duchesse (*Œuvres*, éd. 1723, t. I, p. 29).

2. Les trois filles du second lit.

3. Élisabeth-Charlotte d'Orléans, que nous avons vue épouser le duc de Lorraine en 1697.

4. Tome XI, p. 151 et 334.

5. Ci-dessus, p. 3 et 4. On avait également espéré, dit Dangeau, que la duchesse de Bourgogne irait voir Mme de Mortemart la nouvelle mariée.

6. Dangeau, toujours à l'occasion de sa belle-mère, dit, le 8 février 1705 (p. 252) : « Mme la duchesse d'Orléans vint voir Mme de Dangeau.... Elle ne va plus voir les femmes de qualité dans ces occasions, prétendant en devoir user comme Madame. Elle dit à Mme de Dangeau qu'elle la venoit voir sans que cela tirât à conséquence pour les autres : elle n'avoit point été, en pareille occasion, voir la marquise de Roye, ni la vidame; mais elle a cru devoir venir chez la femme du chevalier d'honneur, qui a les mêmes honneurs que les maréchales de France. » Quelque temps après (*ibidem*, p. 294), Mme la duchesse de Bourgogne alla chez ses amies du Lude et de Mailly, malades.

aller à Marly, et par conséquent ne se pas brouiller avec elle, quoique, à dire vrai, elle n'y influât rien[1]; mais telle est la misère du monde. Le Roi mort et M. le duc d'Orléans régent, il se défit de tous devoirs et de toutes visites sous prétexte qu'il n'en avoit pas le temps, et Madame sa femme se laissa entendre qu'elle ne visiteroit plus que les princesses du sang. Ainsi elle fit comme la Reine, et, comme M. le duc d'Orléans étoit alors roi pour longtemps dans le bas âge du véritable, cela passa sans que personne osât souffler. Tels ont été les progrès sur les visites[2]. Tout ce qui en est resté sont celles des princes et des princesses du sang, que les prétextes de Marly et d'autres absences retranchent tant qu'elles peuvent; mais, quelques usurpations qu'elles aient faites en tout genre, elles n'en sont pas venues encore, en 1741[3], à déclarer qu'elles ne visiteroient plus, même les femmes non titrées.

Deuils d'enfants, et leur cause. [*Add. St-S.* 521]

Il faut dire tout de suite que, dans les premiers jours de cette année[4], M. le prince de Conti perdit son second fils, à l'âge de sept mois[5]. On n'avoit point porté le deuil des enfants du Roi et de la Reine[6], ni de ceux de Mon-

1. Cet emploi de *rien* après *influer*, sans préposition, comme ci-après, p. 394, n'a pas été relevé par Littré.

2. Dès 1711, dans son mémoire sur les *Changements arrivés à la dignité de duc et pair* (*Écrits inédits*, tome III, p. 37-39), il avait consacré deux articles à la « Suppression de l'honneur de la visite de la Reine aux duchesses en toutes occasions et à toutes leurs couches, » et à la « Suppression des visites des filles de France aux duchesses. » Il est revenu ensuite plus en détail sur ces questions de cérémonial dans les Additions placées ici, puis dans la notice Lesdiguières, qui est imprimée au tome VI des *Écrits inédits*, p. 21-22.

3. Nous avons constaté que le récit de l'année précédente, 1703 (tome XI, p. 75, 140 et 257), avait été également rédigé en 1741.

4. *Dangeau*, p. 414; *Sourches*, p. 265; *Gazette*, p. 59; *Mercure* de janvier, p. 345-346.

5. Louis-François de Bourbon, comte d'Alais, ondoyé le 27 juillet 1703, tenu le lendemain sur les fonts par Monsieur le Duc et Madame la Princesse, mort le 20-21 janvier 1704, et inhumé le 22 aux Carmélites. Trois autres enfants étaient déjà morts en bas âge.

6. Tome V, p. 132, note 3.

sieur, morts en nombre jusqu'à l'âge de sept ans[1], ni fait de compliment sur ces pertes. Le desir de relever les bâtards avoit fait porter[2] le deuil d'un maillot[3] de M. du Maine[4], et lui faire des compliments : il n'y eut donc pas moyen de l'éviter pour celui du prince de Conti[5]. Au lieu

Messages ou

d'un gentilhomme ordinaire que le Roi envoyoit toujours aux princes du sang[6], il envoya un maître de sa garde-robe[7] à Monsieur le Prince, qui le devoit avoir depuis qu'à la mort de Monsieur il avoit eu les honneurs de premier prince du sang[8], et à M. le prince de Conti, qui, simple prince du sang, ne devoit avoir qu'un gentilhomme ordinaire. Cela fut fait pour les bâtards, à qui, dans les occasions, le Roi envoya, comme aux princes du sang, un maître de sa garde-robe; et, bien que, dans la suite, cela ne se fît pas toujours, il fut rare que les uns et les autres n'eussent pas le message d'un maître de la garde-robe.

envois. [*Add. St-S. 522 et 523*]

Aux mêmes occasions où la Reine visitoit, et aux personnes qu'elle visitoit, même[9] aux ducs et aux princes étrangers, qu'elle ne visitoit pas, le Roi envoie, jusqu'à

1. En 1665, 1666 et 1676. — 2. L'initiale de *porter* corrige une *f*.

3. Cet emploi, par extension, de *maillot*, se retrouve plusieurs fois chez notre auteur, comme dans la correspondance de Mme de Sévigné et de ses amies.

4. En 1694 (tome V, p. 132, note 4), puis en 1698, pour un enfant de trois ans (tome VI, p. 6).

5. C'est ainsi que les choses se sont passées déjà en 1698 (tome V, p. 132), et nous avons vu alors que le prince de Conti avait lui-même demandé qu'on ne prît pas le deuil pour le premier enfant qu'il avait perdu, à quatre jours, en 1693. En 1709, le Roi prendra le deuil d'un enfant de l'électeur de Bavière, quoique n'ayant pas sept ans.

6. Comme aux gens titrés et à leurs parents. Voyez des exemples dans le *Journal de Dangeau*, tome VIII, p. 501-502, dans les *Mémoires de Sourches*, tome XI, p. 193, ou de *Luynes*, tome IV, p. 240-242, et comparez, dans les *Historiettes de Tallemant des Réaux*, tome I, p. 279, l'envoi d'un gentilhomme à Malherbe par la reine Marie de Médicis.

7. M. de Souvré. — 8. Tome VIII, p. 360.

9. *Mesmes*, dans le manuscrit. Il y a une remarque de Vaugelas sur l'emploi de cet adverbe avec ou sans *s* selon qu'il précède un pluriel ou un singulier.

aujourd'hui, un gentilhomme ordinaire : on lui présente un fauteuil, on l'invite à s'y asseoir et à se couvrir, on lui donne la main, on le conduit au carrosse, et les duchesses au milieu de leur seconde pièce. La Reine et les deux Dauphines envoyoient un de leurs maîtres d'hôtel : celui de la Reine étoit traité comme le gentilhomme ordinaire, celui des Dauphines sans descendre le degré[1]. Je ne sais qui a avisé cette reine-ci[2] de n'envoyer qu'un page ; ce n'est pas qu'elle soit plus reine que l'épouse de Louis XIV, ni qu'elle soit tout à fait de si bonne maison[3] ; ce page aussi est reçu et traité fort médiocrement. Monseigneur et les trois princes ses fils, un écuyer, car ces trois derniers ne visitoient qu'à la cour, et ne venoient point à Paris.

Réception d'un valet de pied envoy par le Roi au duc de Montbazon

J'ai ouï conter au feu Roi qu'étant encore fort jeune, mais majeur, il avoit écrit à M. de Montbazon[4] par un de ses valets de pied[5]. M. de Montbazon étoit grand veneur et gouverneur de Paris[6], où il y avoit lors bien des affaires dont ce duc se mêloit. Le valet de pied, parti de Saint-Germain, ne le trouva point à Paris, et l'alla chercher à Coupevray[7], où il étoit. M. de Montbazon s'alloit mettre à

1. L'escalier, comme dans notre tome VI, p. 225 et 405.

2. Marie Leszczynska, qui règne en 1741.

3. Voyez ci-après, p. 158, ce qu'il dit du père.

4. La majorité de Louis XIV remontant à 1651, on peut se demander s'il s'agit ici d'Hercule de Rohan, duc de Montbazon, mort en 1654, et dont il a été parlé dans la digression sur les Rohan (tome V, p. 228-230), ou bien de son fils Louis VII, qui mourut en 1667 (*ibidem*, p. 231), père du chevalier de Rohan et du troisième duc mort en 1699.

5. L'initiale de *pied* surcharge un *c*. — Sur les valets de pied de la grande écurie, voyez l'*État de la France*, année 1698, tome I, p. 548-549, et les *Mémoires de Luynes*, tome VI, p. 356.

6. Louis VII eut la survivance du gouvernement (tome V, p. 229) en 1621 ; mais son père le vendit, pendant la guerre des Tabourets de 1649, au maréchal de l'Hospital : voyez les *Mémoires de Nicolas Goulas*, tome III, p. 132, et notre tome V, p. 231, note 1.

7. Coupevray ou Coupvray, première baronnie de la Brie, à onze kilomètres de Meaux, avec un beau château bâti par le cardinal de Lenoncourt, oncle de la duchesse de Montbazon, fut le séjour favori du duc Louis VII, fils de celle-ci ; il y avait fondé un couvent de trini-

table. Il reçut la lettre, y répondit, la donna au valet de pied, qui lui fit la révérence pour s'en retourner. « Non pas cela, lui dit le duc de Montbazon. Vous êtes venu de la part du Roi; vous me ferez l'honneur de dîner avec moi; » le prit par la main et le mena dans la salle, le faisant passer devant lui aux portes. Ce valet de pied, confondu, et qui ne s'attendoit à rien moins, se fit tirer d'abord, puis, tout éperdu, se laissa faire et mettre à la belle place. Il y avoit force compagnie à dîner, ce que le Roi n'oublia pas, et toujours le valet de pied servi de tout le premier par le duc de Montbazon. Il but à la santé du Roi, et pria le valet de pied de lui dire qu'il avoit pris cette liberté avec toute la compagnie. Au sortir de table, il mena le valet de pied sur le perron, et n'en partit point qu'il ne l'eût vu monter à cheval. « Cela s'appelle savoir vivre! » ajouta le Roi. Il a fait ce conte souvent, et toujours[1] avec complaisance, et, je pense, pour instruire les gens de ce qui lui étoit dû, et de quelle sorte les seigneurs anciens savoient en faire leur devoir[2].

Comte d'Ayen duc par démission de son père. [*Add. St-S.* 524]

Le duc de Noailles, au commencement de cette année[3], obtint enfin le consentement de Mme de Maintenon pour céder son duché à son fils le comte[4] d'Ayen, qui prit le nom de duc de Noailles, et le père celui de maréchal[5].

taires, où il se fit enterrer en 1667, tandis que son père finit sa longue vie dans la retraite de Couziers, en Touraine.

1. Cet adverbe est ajouté en interligne.

2. Saint-Simon répétera le même « conte » à propos de l'affectation de Louis XIV à bien traiter les valets inférieurs. Il ne l'avait pas fait entrer dans sa notice du duché de MONTBAZON.

3. *Dangeau*, p. 412; *Sourches*, p. 265; *Mercure* du mois, p. 313-315.

4. *Le C. d'* surcharge *qui p[rit]*.

5. On voit, dans les registres de la Pairie (Arch. nat., KK 600, fol. 891-903), que le nouveau duc, au mois de mars suivant, se mit secrètement en rapport avec Clairambault, par l'intermédiaire de Valincour, pour étudier les prérogatives de la dignité ducale, et que Clairambault lui communiqua, outre deux volumes d'extraits des généalogies des grandes maisons qu'il avait faits pour M. le comte de Toulouse, une copie de la réponse au mémoire espagnol du duc d'Arcos.

Mme de Maintenon ne voulut jamais que sa nièce fût assise en se mariant, et lui fit acheter son tabouret par le délai de quelques années[1] : elle avoit de ces modesties qui sentoient fort le relent[2] de son premier état, mais qui pourtant ne passoient pas l'épiderme[3].

Mort de Sainte-Mesme

Sainte-Mesme[4], d'une branche séparée de celle des maréchaux de l'Hospital[5] et de Vitry[6], mourut en ce com-

1. L'annotateur des *Mémoires de Sourches* dit aussi que cette cession eût été faite depuis longtemps, si « la marquise de Maintenon, par modestie, ne s'y étoit toujours opposée, disant que sa nièce n'étoit pas si pressée d'être assise au Louvre. » La maréchale de Noailles avait eu également le tabouret par cession de sa belle-mère, en 1677.

2. Il écrit : *relan*. L'Académie n'admettait ce terme qu'au propre.

3. Emploi au figuré que le *Dictionnaire de l'Académie* ne donnait pas en 1718.

4. Guillaume-François-Antoine de l'Hospital, marquis de Sainte-Mesme en Beauce, mais appelé communément le marquis de l'Hospital, était le fils aîné d'un premier écuyer de Monsieur Gaston, puis de la veuve de ce prince, et enfin de la grande-duchesse de Toscane, mort à la fin de 1701. Il avait d'abord servi comme capitaine de cavalerie dans le régiment Colonel-général, et avait quitté les armes, soit à cause de sa mauvaise vue, soit plutôt pour se livrer tout entier aux mathématiques avec les frères Bernoully. Il mourut épuisé par le travail, n'étant âgé que de quarante-trois ans. D'une sœur consanguine de la nouvelle duchesse de Gesvres il laissait un fils et trois filles. Ces l'Hospital, d'une famille tout autre que celle du célèbre chancelier de France, Michel Hurault, se rattachaient à la maison napolitaine de Galluccio, dont ils reprirent le nom en 1744, et avaient formé trois branches, des comtes et marquis de Choisy, plus tard de Châteauneuf-sur-Cher, des comtes de Sainte-Mesme, et des marquis et ducs de Vitry.

5. C'est un des meurtriers de Concini, François de l'Hospital, connu sous le surnom de comte du Hallier, et qui, ayant d'abord pris la carrière ecclésiastique, puis celle des armes, se distingua pendant tout le règne de Louis XIII, et parvint enfin à la dignité de maréchal de France le 23 avril 1643, avec la lieutenance générale de Champagne. Sous la Régence, il eut un brevet secret de duc et le gouvernement de Paris (1649), puis un brevet de ministre d'État, après la Fronde, le 10 octobre 1652. Il avait le Saint-Esprit depuis 1619. Il mourut le 20 avril 1660, dans sa soixante-dix-septième année. En premières noces, il avait épousé Charlotte des Essarts, l'une des maîtresses d'Henri IV, et il s'était remarié, sur le tard, avec la belle lingère Françoise Mignot.

6. Nicolas de l'Hospital, marquis de Vitry et d'Arc-en-Barrois, frère

mencement d'année[1]. Je le remarque par la[2] grande réputation qu'il s'étoit acquise parmi tous les savants de l'Europe : grand géomètre, profond en algèbre et dans toutes les parties des mathématiques[3], ami intime, et d'abord disciple du célèbre P. Malebranche[4], et si connu lui-même par son livre des *Infiniment petits*[5]. Sa mauvaise vue et

aîné du précédent, et honoré, comme lui, des faveurs de Louis XIII pour avoir participé activement à l'assassinat de Concini, eut le bâton de maréchal dès le jour même, 24 avril 1617, l'ordre du Saint-Esprit à la promotion de 1619, le gouvernement de Provence en 1632, puis, sous la Régence, en 1644, un brevet de duc-pair de Vitry, mais mourut le 28 septembre de la même année, à Nandy, âgé de soixante-deux ans.

1. Le 2-3 février 1704 : *Dangeau*, p. 427 ; *Sourches*, p. 276 ; *Mercure* de mars, p. 8-26. On attribua cette mort à l'emploi de remèdes inventés par le marquis ; le *Mercure* rendit compte de l'autopsie.

2. *La* corrige *sa*.

3. Ce sont les auteurs de l'*Histoire généalogique* qui, dans la filiation de la maison de l'Hospital (tome VII, p. 438), s'exprimaient ainsi : « Sa grande habileté dans l'algèbre, la géométrie et les autres parties des mathématiques ont rendu son nom célèbre parmi les savants en France et dans les pays étrangers. » Et Dangeau : « C'étoit le plus savant et le plus fameux homme de notre siècle dans toutes les parties des mathématiques, surtout dans la géométrie. » Dans la Table de sa copie du *Journal*, Saint-Simon a écrit : « Le plus savant mathématicien et *Malbranchiste* de son temps. »

4. Nicolas de Malebranche, né à Paris le 5 août 1638, le même jour que Louis XIV, mourut le 13 octobre 1715, un mois et treize jours après ce roi. C'était le fils d'un financier anobli. Il entra à l'Oratoire en 1660, quitta l'histoire pour suivre les théories de Descartes, toutefois avec de profondes modifications dans le sens religieux et optimiste, et est considéré comme un de nos meilleurs écrivains, en même temps que savant géomètre et physicien. Il entra en 1699 à l'Académie des sciences. Saint-Simon nous dira plus tard que ce Platon chrétien avait coopéré à son éducation. Outre son éloge par Fontenelle, sa Vie écrite par le P. Cloyseault (Arch. nat., M 220, n° 1, p. 63-85), et une autre par le P. André (celle-ci a été publiée de nos jours par l'abbé Ingold), nous avons une étude, d'après des correspondances inédites, par l'abbé Blampignon, publiée en 1862. Son portrait, peint par Santerre, a été gravé par Edelinck ; l'original est au collège oratorien de Juilly.

5. *Analyse des infiniment petits pour l'intelligence des lignes courbes* ; Paris, 1696 et 1715. Le marquis terminait un *Traité analytique des sections coniques*, etc., lorsqu'il mourut.

son goût dominant pour ces sciences abstraites[1] l'avoient retiré de bonne heure de la guerre, et, pour ainsi dire, du monde[2].

Mort du baron de Bressey. [Add. St S. 525]

En même temps[3] mourut le baron de Bressey, à Paris, celui même dont j'ai parlé sur le siège de Namur[4]; il étoit fort vieux et cassé, et avoit du Roi autour de vingt mille livres de rente[5], et lieutenant général[6].

Mort de Mme de Boisdauphin.

Mme de Boisdauphin mourut aussi à Paris, à quatre-vingts ans[7]. Elle étoit sœur de Barentin président au

1. *Abstraittes* est écrit d'une autre encre, et comme après coup.

2. Il appartenait à l'Académie des sciences depuis 1693, et en était vice-président en 1704. Dangeau fut élu à sa place le 3 mai.

3. Le 12 février : *Dangeau*, tome IX, p. 432; *Sourches*, p. 285; *Mercure* de mars 1704, p. 125-128, et d'avril 1705, p. 76-78.

4. C'est par erreur qu'en cet endroit-là nous avons dit (tome I, p. 37) que Bressey était passé du service de l'Espagne à celui de la France en 1691. Il fut bien pris en 1691, tentant de se jeter dans Mons assiégé; mais, rendu sans doute par échange ou contre rançon, c'est seulement l'année suivante que, pris une seconde fois auprès de Namur (une gazette de Hollande prétendit qu'il s'y était volontairement prêté), il accepta les offres très généreuses de Louis XIV et l'aida à s'emparer de la ville. Voyez le *Journal de Dangeau*, tomes III, p. 304, et IV, p. 43, 45, 55, etc., les *Mémoires de Sourches*, tome IV, p. 16 et 18, la *Gazette* de 1691, p. 164, et de 1692, p. 93 et 107, et le livre de feu M. Rathery : *Mademoiselle de Scudéry*, p. 336-337. Le Roi le fit entrer plusieurs fois dans ses conseils de guerre, l'associa à Vauban pour visiter les places fortes des Flandres, etc. Il avait épousé une Flamande de Dixmude, Thérèse de Jallet, qui ne fut naturalisée qu'en juin 1701 (Arch. nat., Y 261, fol. 294, et O[1] 45, fol. 255), et qui mourut treize mois après lui.

5. Bar-sur-Aube lui rapportait huit mille huit cents livres : Arch. nat., G[7] 995, dossier du 20 mars 1696; comparez le *Journal de Dangeau*, tome IX, p. 444, et les *Mémoires de Sourches*, p. 297. Mais Dangeau dit (p. 432) : « Le Roi avoit ajouté dix mille francs d'appointements à ce gouvernement, et S. M. lui donnoit, outre cela, une pension de deux mille écus. »

6. Les mots *et l^t G^l* ont été ajoutés après coup.

7. Le 7 février 1704 : *Dangeau*, p. 427-428; *Sourches*, p. 278; *Gazette*, p. 84. La *Gazette* ne donne à cette dame que soixante-dix-sept ans, et les *Mémoires de Sourches* soixante-dix-neuf. D'ailleurs, Dangeau disait seulement : « Près de quatre-vingts ans; il y en avoit

Grand Conseil[1], et fort riche héritière. Elle avoit épousé en premières noces M. de Courtenvaux, premier gentilhomme de la chambre, fils[2] du maréchal de Souvré gouverneur de Louis XIII[3], dont elle n'avoit eu que Mme de Louvois, et elle étoit veuve en secondes noces, sans enfants, du frère aîné de M. de Laval père de la maréchale de Rochefort[4]. M. de Louvois, toute sa vie, avoit eu une grande considération pour elle, et ses enfants après lui; c'étoit une femme aussi qui savoit se faire rendre[5].

plus de quarante qu'elle n'avoit paru à la cour. » Le 11 février, Mme d'Huxelles annonça la nouvelle en ces termes, à son ami le marquis de la Garde : « Mme de Boisdauphin fut enterrée hier aux Filles du Saint-Sacrement de la rue Neuve-Saint-Louis, avec grande pompe, quoiqu'elle l'eût défendue. Elle a donné deux mille écus à ce convent; mais Mme de Louvois, qui en hérite de cinquante mille livres de rente, ne s'y est pas arrêtée. Elle a payé le deuil de Messieurs ses enfants, au nombre de cinq, à chacun douze cents francs, savoir : M. et Mme de Courtenvaux, M. et Mme de Souvré, Mlle de Barbezieux, M. et Mme la duchesse de la Rocheguyon, M. et Mme de Villeroy. La manière de payer le deuil ne se doit pas omettre : il fut mis sous chaque couvert des enfants, seigneurs et dames, cent louis d'or, à souper, avant-hier au soir, chez Mme de Louvois. »

1. Jacques-Honoré Barentin, conseiller au parlement de Rouen en 1647, et à celui de Paris en 1650, maître des requêtes en 1665, premier président du Grand Conseil en 1665, intendant à Limoges et à Poitiers de 1665 à 1669, mort subitement le 28 février 1689, à soixante-trois ans et trois mois; bon juge, célèbre par ses sentences *Barentines* contre les faux nobles de Poitou, mais suspecté de subir l'influence de son beau-père l'intendant des finances Boylesve.

2. Lisez : *petit-fils*.

3. Gilles de Souvré (tome I, p. 84), fait gouverneur du Dauphin le 4 février 1609, premier gentilhomme de la chambre de Louis XIII le 7 octobre 1613, maréchal de France en 1615 (Arch. nat., O¹ 9, fol. 7 v°, 19 et 185), eut pour fils Jean II, marquis de Courtenvaux, qui fut aussi premier gentilhomme le 15 mai 1643, gouverneur de Touraine, capitaine de Fontainebleau, etc., et mourut le 8 novembre 1656, âgé de soixante-douze ans, dix ans et demi avant son propre fils Charles (tome I, p. 83), dont il s'agit ici.

4. Tout cela a été dit dès le début des *Mémoires*, tome I, p. 83-84.

5. C'est Basilide du *Dictionnaire des Précieuses*, tomes I, p. 38, et II, p. 169-170.

Mort de Termes, et sa cruelle aventure. [*Add. St-S. 526, 527 et 528*]

Termes mourut aussi presque en même temps[1]. M. de Montespan et lui étoient enfants des deux frères[2]. Il étoit pauvre[3], avoit été fort bien fait, et très bien avec les

1. Le 2 mars 1704 : *Dangeau*, p. 448 ; *Mercure* du mois, p. 244-250 ; *Lettres de Mme de Sévigné*, tome X, p. 506. « Il avoit douze mille livres de pension du Roi, dit Dangeau, et n'avoit jamais eu de charge. » Une lettre de la marquise d'Huxelles, donnée en note de ce passage, ajoute que cette mort arriva à Paris, « dans une telle nécessité, que, si Mme de Montespan ne l'avoit fait enterrer, ç'auroit été la Charité de la paroisse. Il a vu sa femme, dont il étoit séparé il y a longtemps, laquelle est au Port-Royal ici. On dit qu'il a pris congé du Roi par une lettre, en mourant, et qu'il a songé aux affaires de sa conscience. »

2. Roger-Hector de Pardaillan de Gondrin, marquis d'Antin, chevalier d'honneur de la duchesse d'Orléans, sénéchal et gouverneur de Bigorre, récompensé de ses services aux sièges de Paris et de Bordeaux par un brevet de l'Ordre (28 août 1651) et par un brevet de conseiller d'État (14 janvier 1656), mais mort avant la promotion de 1661, était le beau-père de la célèbre marquise et avait pour frère cadet César-Auguste, d'abord prieur de Saint-Orens, à qui la baronnie de Termes fut donnée en 1645 (Arch. nat., Y 184, fol. 407) par leur oncle maternel le duc de Bellegarde. Ce baron ou marquis de Termes, qui fut premier gentilhomme de Monsieur, capitaine de la galère de Richelieu pendant vingt ans, lieutenant général des galères de France en 1656 (*Gazette*, p. 468 ; *Lettres du roi Louis XIV recueillies par Rose*, tome II, p. 166), avec la réputation d'un des plus gentils et agréables cavaliers du royaume (*Historiettes de Tallemant*, tome I, p. 73 ; *Cabinet historique*, tomes IV, 1re partie, p. 249-250, et VI, p. 13), eut pour fils Roger, marquis de Termes, duquel il s'agit ici, et dont l'*Histoire généalogique* (tome V, p. 181 et 184) ne mentionne que la mort et le mariage. Il était né à Toulouse, vers 1639, puisqu'il se déclara âgé de quarante-deux ans en août 1681. Il signait : TERMES DE GONDRIN.

3. On voit, par exemple, en 1684, le Roi obligé de lui donner six cents louis pour entrer en campagne comme son aide de camp (*Dangeau*, tome I, p. 6 et 10). Plus tard, en 1697, il fallut que M. de Montespan l'aidât à liquider ses dettes et lui assurât une rente de quatre mille livres (Arch. nat., Y 270, fol. 14 v°, et G^7 552, lettre de l'année 1693, à M. de Pontchartrain). Enfin, par les interrogatoires de l'intrigante Rozemain, en 1703 (*Archives de la Bastille*, tome XI, p. 29 et 35), on voit que le marquis s'occupait alors, comme tant d'autres, d'avis de finances et de sollicitations de privilèges. A signaler encore, dans les registres des Insinuations Y 223, fol. 241, et 237, fol. 420,

dames en sa jeunesse[1]. Je ne sais par quel accident il avoit un palais d'argent qui lui rendoit la parole fort étrange; mais ce qui surprenoit, c'est qu'il n'y paroissoit plus dès qu'il chantoit avec la plus belle voix du monde[2]. Il avoit beaucoup d'esprit, et fort orné[3], avoit peu servi, et avoit bonne réputation pour le courage[4]. Sans avoir bougé de la cour, à peine y put-il obtenir une très petite subsistance. Je pense que le mépris qu'il s'y

deux actes passés par lui, en 1672 et 1680, au profit de son intendant et de son cocher. Mais ce sont surtout les pièces insérées au recueil des *Archives de la Bastille*, comme on le verra plus loin, qui peuvent édifier sur l'existence du personnage.

1. Mme de Sévigné, qui le vit à Vichy en 1677, et le reçut même aux Rochers, lui trouvait beaucoup de grâce et de bonnes manières, le comparait même à Vardes, et, jusqu'à la fin, le tint pour joli cavalier et dangereux rival; à quoi Bussy-Rabutin répondait : « Ce n'est plus maintenant qu'un des plus honnêtes hommes de France » (*Lettres de Mme de Sévigné*, tomes II, p. 344, V, p. 316-317, et IX, p. 515, 516 et 521). Madame croyait qu'il avait été l'amant de sa cousine Montespan, même au temps de la plus grande faveur, et que le duc du Maine était de lui (*Correspondance*, recueil Brunet, tome II, p. 354-355). On ne compte pas moins de cinq bâtards à son actif, dont l'un alla aussi à la Bastille; mais sa liaison presque publique avec la vieille maréchale de Castelnau fut la plus scandaleuse de toutes, et Mme de Sévigné en a plaisanté pendant toute une grande page (*Lettres*, tome V, p. 360-361; comparez le commentaire des *Historiettes de Tallemant*, tome VI, p. 36-37, et l'*Histoire amoureuse des Gaules*, éd. Livet, tome III, p. 465-466).

2. Voyez une lettre de Racine, dans le tome VII de ses *Œuvres*, p. 253.

3. Familier de la Bruyère, de Racine et de Boileau, il était, pour ce dernier, l'un des rares courtisans toujours attentifs à suivre la pensée d'autrui, « en quoi consiste le savoir-vivre. » De là cette mention d'honneur dans l'épître XI, au jardinier d'Auteuil :

> Un ouvrage, en un mot, qui, juste en tous ses termes,
> Sût plaire à Daguesseau, sût satisfaire Termes.

On possède quatorze lettres écrites par lui à Bussy-Rabutin entre 1688 et 1692.

4. Il fut blessé au siège de Douay le 5 juillet 1667, remplit les fonctions d'aide de camp du Roi au passage du Rhin et y reçut une autre blessure, plus deux autres en 1673 et 1674, et fut encore un des dix aides de camp lors de la campagne de 1684.

attira l'y perdit[1] : il eut la bassesse de vouloir être premier valet de chambre[2], et personne ne doutoit qu'il ne rapportât tout au Roi, tellement qu'il n'étoit reçu dans aucune maison, ni abordé de personne[3]. Il étoit poli et accostant[4]; mais à peine lui répondoit-on en fuyant : tellement qu'il vivoit dans une solitude entière au milieu du plus grand monde. Le Roi lui parloit quelquefois, et lui permettoit d'être à Marly dans le salon et à ses[5] promenades dans ses jardins, tous les voyages, sans demander, mais aussi sans avoir jamais de logement : il louoit une chambre au village[6]. Il reçut une fois à Versailles une grêle de bastonnades de quatre ou cinq Suisses qui l'attendoient sortant de chez Monsieur le Grand, à une heure

1. Le mépris n'eut pas uniquement pour origine les faits dont il va être parlé. Il fut plusieurs fois emprisonné, non seulement pour duel (*Archives de la Bastille*, tome III, 1663, p. 406-408), mais aussi comme faux-monnayeur et comme s'étant associé à certains empoisonneurs, peut-être pour débarrasser sa cousine Montespan de la Fontanges (*ibidem*, tomes V, p. 200-202, VI, p. 245 et 263-265, et VII, p. 8, 10, 11, 27, 28, 91 et 92, années 1681-82). Dans cette dernière occasion, son écuyer, arrêté avec lui, mourut au cours de la question préparatoire, sans rien avouer, et le marquis, absous quelques jours après, put reparaître à la cour (*Mémoires du marquis de Sourches*, tome I, p. 88; *Lettres de Mme de Sévigné*, tome IX, p. 515). Aussi ne fut-on pas trop étonné lorsque le Roi, tout en le supportant auprès de lui chaque jour, parmi les plus proches familiers, se refusa à le comprendre dans la promotion de l'Ordre en 1688 (*Sourches*, tome II, p. 298).

2. « Il étoit si pauvre et si bas, qu'il fit l'impossible pour être premier valet de chambre du Roi » (Addition n° 526).

3. Faux coquin et grand rapporteur au dire de Madame (recueil Brunet, tome II, p. 353), c'est par misère, selon Gaignières (Chansonnier, mss. Fr. 12 620, p. 389, 390, 408, 409, et 12 692, p. 217), que, quoique bien fait, plein d'esprit et de savoir, enfin brillant parmi les premiers de la cour, il fut réduit à se faire espion pour le Roi moyennant une pension de huit mille livres.

4. Le *Dictionnaire de l'Académie* de 1718 ne donne que l'adjectif *accostable*, et point l'adjectif verbal *accostant*.

5. *Sa* corrigé en *ses*.

6. Il n'y a qu'une seule mention de cela dans le *Journal de Dangeau*, tome II, p. 110.

après minuit, et l'accompagnèrent, toujours frappant, tout du long de la galerie[1]. Il en fut moulu, et plusieurs jours au lit. Il eut beau s'en plaindre, et le Roi se fâcher[2] : les auteurs se trouvèrent si tôt, qu'ils ne se trouvèrent plus[3]. Quelques jours auparavant, Monsieur le Duc et M. le prince de Conti avoient fait un soupé chez Langlée, à Paris[4], après lequel il s'étoit passé des choses assez étranges. Le Roi leur en lava la tête[5] : ils crurent être bien[6] assurés d'en avoir l'obligation[7] à Termes, et le firent régaler comme je viens de dire, incontinent après. Cela fit un grand vacarme; mais on n'en fit que rire, et le Roi fit semblant d'ignorer les auteurs. Il étoit vieux, brouillé avec sa femme, qui étoit fort peu de chose[8], et ne laissa

1. Selon *Dangeau* (tome I, p. 81), c'est le 16 décembre 1684; comparez les *Lettres de Mme de Sévigné*, tome VII, p. 336-337, et le ms. Clairambault 491, fol. 45.

2. Ce n'est pas de la bastonnade, mais des on-dit, que le Roi se fâcha. « Ce bruit était apparemment faux, dit Dangeau, et le Roi.... fit faire des perquisitions pour savoir qui avoit fait courir ce bruit-là. »

3. « Des gens si grands, faute de preuves, en demeurèrent quittes pour rire, et à ignorer d'où la sérénade étoit partie » (Addition n° 526).

4. Voyez notre tome VII, p. 70-76.

5. C'est seulement une dizaine de jours après la bastonnade que les deux princes firent ce souper, et Dangeau raconte (tome I, p. 83) que, « s'étant plaints assez aigrement de ce que M. de la Feuillade les avoit fait suivre la veille de Noël, qu'ils avoient soupé chez M. de Langlée, le Roi déclara que ç'avoit été par son ordre et qu'il avoit donné ce soin-là à M. de la Feuillade pour empêcher qu'il n'arrivât quelque chose entre ces princes et M. le comte de Soissons. » On a vu dans notre tome X, p. 557, quelle était alors leur querelle. Il est donc évident que leur souper ne fut pour rien dans la bastonnade de Termes, mais bien, comme le raconte Gaignières dans le commentaire déjà cité, certain noël sur les dames et princesses de la cour mis en circulation par lui, et où la princesse de Conti jeune avait son couplet, d'ailleurs guère plus méchant que les autres. Le texte de cette pièce a été compris dans le *Nouveau siècle de Louis XIV*, tome IV, p. 181-183. On disait, en outre, le marquis amoureux de Mme de Conti douairière.

6. La lettre initiale de *bien* surcharge un *a*.

7. Les lettres *ati* surchargent des lettres illisibles.

8. Il avait épousé, par contrat du 28 avril 1658 (Arch. nat., Y 195,

qu'une fille religieuse [1], et un frère obscur, connu de personne, et qui ne se maria point [2].

Mort de l'infante de Portugal.

L'infante aînée de Portugal mourut bientôt après [3]. Elle avoit huit ans, et, nonobstant ce peu d'âge, on avoit flatté la cour de Lisbonne que l'Archiduc l'épouseroit [4].

Tessé en Italie; sa bassesse. [Add. S^tS. 529]

Tessé, qui n'avoit servi que de chausse-pied en Dauphiné à la Feuillade [5], l'y avoit bientôt laissé en chef, et s'en étoit allé à Milan. Il prévit, en habile et bas courtisan, que M. du Maine et Mme de Maintenon l'emporteroient tôt ou tard sur la fermeté que le Roi lui avoit marquée en prenant ses derniers ordres contre le desir des bâtards, et leur compétence [6] à établir avec les maréchaux de France [7]. Il prévit de plus que, quoi qu'il pût arriver, cette protection pour lui étoit plus solide que le plaisir de prendre le commandement sur M. de Vendôme. Il n'en voulut pas perdre l'occasion : il prit celle d'une apparence d'action, s'en alla en poste, seul et en carabin [8],

fol. 449; comparez deux arrêts des 26 février et 30 mai 1686, dans le registre du Conseil E 1834), une fille et nièce de riches financiers, Marie Chastelain, après avoir été, disait-on, l'amant de la mère. Il se conduisit mal avec cette femme, mit ses bijoux en gage, etc. C'était la sœur d'un savant abbé qui jouait le rôle de conseiller auprès de l'archevêque Harlay. Nous avons vu plus haut qu'elle habitait Port-Royal en 1704, et elle vivait encore en 1708 selon l'*Histoire généalogique*, art. PARDAILLAN, tome V, p. 184.

1. Au couvent Saint-Anastase, dit hôpital Saint-Gervais.

2. Jean-Louis, dit le chevalier de Termes, mort à Toulouse en 1704 (*ibidem*). De plus, une sœur avait épousé le marquis de Cardaillac.

3. Thérèse-Josèphe, fille du roi Pierre II et de sa seconde femme, naquit le 8 février 1696 et mourut le 16 février 1704 : *Dangeau*, p. 455; *Sourches*, p. 315; *Mercure* de mars, p. 334-337.

4. Tome XI, p. 310-312. — 5. *A la Feuillade* surcharge *en Italie*.

6. Leur compétition, comme aux tomes III, p. 242, et IV, p. 99.

7. Voyez notre tome XI, p. 307-309, et ci-après, appendice I, un mémoire inédit du duc du Maine au Roi et sa lettre à Vendôme. Sous Louis XV, le prince de Conti, puis le comte de Clermont, eurent des patentes de cette nature (*Luynes*, tome IX, p. 6, etc.).

8. C'est-à-dire en éclaireur, en batteur d'estrade. Nous avons vu, au tome III, p. 129, ce qu'était cette cavalerie légère, commandée jadis

joindre M. de Vendôme, mit dans sa poche sa commission pour commander l'armée et M. de Vendôme même [1], et ne prétendit qu'à l'état de volontaire [2]. Vendôme ne lui fit pas la moindre civilité d'aucune déférence, et continua, en sa présence, à donner l'ordre et à commander, comme si Tessé n'y eût pas été. C'étoit bien connoître le Roi et le crédit de son intérieur que d'en user ainsi après ce qu'il lui avoit si positivement ordonné au contraire, et, en même temps, faire peu de cas de son bâton et de soi en comparaison de sa fortune, que toutefois, au point où il étoit arrivé, il pouvoit trouver être faite [3].

Petit combat en Italie; conduite de Vendôme.

Peu de jours après [4], M. de Vendôme battit une partie de l'arrière-garde du comte de Stahremberg, général des Impériaux ; quatre cents hommes tués, cinq cents prisonniers, trois [cents] chariots remplis de pain firent du bruit à Versailles. M. de Vendôme assaisonna cette nouvelle de la promesse d'attaquer les ennemis le lendemain. Il savoit bien qu'il n'en feroit rien; ses courriers étoient sans

par Tessé. Dangeau emploie (tome VIII, p. 369) la locution *faire le carabin*, et Regnard, dans *le Bal*, scène XI, celle de *carabin d'orchestre*. Monglat dit que la témérité du duc de Montmorency à Castelnaudary était « plutôt digne d'un carabin que d'un général. » Il existe une petite plaquette très rare, de 1616, réimprimée en 1867, portant pour titre : *le Carabinage et matoiserie soldatesque*. Voyez ci-après, p. 207.

1. *Mesme* est ajouté en interligne.

2. C'est Dangeau qui s'exprime ainsi (p. 400), en donnant les nouvelles de la fin de décembre. Antérieurement (p. 388), on avait annoncé que le Roi, ne jugeant plus à propos de régler le commandement entre M. de Vendôme et les maréchaux, donnait à Tessé une armée indépendante de celle du prince. Des lettres de Vendôme publiées dans *Saint-Simon historien*, p. 573-579, et dans les *Mémoires militaires*, tome IV, prouvent que son plan de campagne fut préparé de concert avec Tessé.

3. Comparez notre tome XI, p. 307-308.

4. Nouvelles apportées le 11 janvier : *Dangeau*, p. 404; *Sourches*, p. 259-260; *Mémoires militaires*, tome III, p. 345-346; *Mercure* de février 1704, p. 321-358, contenant une relation de Vendôme lui-même. Voyez, dans le ms. Fr. 14077, fol. 318-324, des remarques sur la marche de Stahremberg et sur l'arrivée de Tessé, et les lettres de Tessé à Vendôme, des mois de décembre et de janvier.

nombre, ou pour des bagatelles qu'il faisoit valoir et qui trouvoient des prôneurs, ou pour des assurances de choses qui ne s'exécutoient point, et qui trouvoient leurs excuses dans les mêmes personnes, et le Roi s'en laissoit persuader [1]. M. de Vaudémont écrivit de Milan au Roi, sur cette bagatelle, une félicitation, comme assuré que ses ennemis seroient incontinent chassés d'Italie [2]. C'étoit la même cabale et les mêmes applaudissements; tout cela s'avaloit et réussissoit à merveilles. Mais, pour cette fois, M. de Vendôme fit encore quelque chose [3] : il culbuta huit cents chevaux et six bataillons de l'arrière-garde de Stahremberg dans l'Orba [4]. Bezons et Saint-Frémond, à la tête de notre cavalerie, et Albergotti, avec quinze cents grenadiers, firent cette expédition. Elle ne fut pas sans perte et beaucoup de blessés. Il en coûta mille hommes aux Impériaux, tués ou pris, Solari [5], qui commandoit ceux-ci, tué, et le prince de Liechtenstein pris fort blessé [6]. Tessé s'en étoit retourné

Flatterie artificieuse de Vaudémont.

Autre action en Italie.

Tessé

1. Il a déjà fait la même critique à plusieurs reprises, en dernier lieu dans notre tome XI, p. 159 et 162-163. Voyez les lettres publiées dans le recueil de Pelet et dans l'appendice du tome VIII des *Mémoires de Sourches*, p. 437-439, où il y a beaucoup d'autres citations de même que dans le *Journal de Dangeau*. La correspondance du duc, pour l'année 1704, est conservée à Chantilly, registre S 10.

2. « M. de Vaudémont, qui est à Milan, écrit au Roi, du 5 janvier, qu'il se réjouit par avance avec S. M. de ce que, dans peu de jours, il n'y aura plus d'ennemis en Italie » (*Dangeau*, p. 404). La lettre est au Dépôt de la guerre, vol. 1781, n° 11. — Voyez notre tome XI, p. 310.

3. Nouvelles du 11 : *Dangeau*, p. 411-412; *Sourches*, p. 263-265; *Mémoires militaires*, tome III, p. 348-350, 858-860; *Gazette d'Amsterdam*, n° XI.

4. Petite rivière, entre la Scrivia et la Bormida. C'est au passage de la Bormida, à Castelnovo, que se passa l'action.

5. Solari était Piémontais, frère du comte de Govon (tome III, p. 267) et neveu du prince de Liechtenstein attaché à l'Archiduc. Il commandait la place de Guastalla en 1702, quand M. de Vendôme l'avait prise, et, en mai 1703, il avait remplacé le comte de Schlick à la tête des Impériaux (*Dangeau*, tomes VIII, p. 503, et IX, p. 199).

6. Le prince Philippe-Érasme (14 septembre 1664-13 janvier 1704), frère cadet de celui que nous connaissons déjà (tome VI, p. 188).

en Savoie; la Feuillade en Dauphiné, fait lieutenant général seul. [Add. S^tS. 530]

à Pavie, d'où il regagna Milan, et, au commencement de février, s'en retourna commander en Savoie[1]. En même temps la Feuillade fut fait lieutenant général seul, demeura en son gouvernement de Dauphiné, et fut destiné pour l'armée de M. de Vendôme[2]. Ainsi, maréchal de camp tout d'un coup, en chef en Dauphiné aussitôt après[3], et, sans presque aucun intervalle, lieutenant général, c'est le train que Chamillart mena un homme pour qui le Roi lui avoit déclaré qu'il ne feroit jamais rien[4]. Tout de suite le Grand Prieur, si mal avec le Roi, et qui avoit eu

Grand Prieur général d'armée.

1. Ordre du 14 février : *Mémoires de Tessé*, tome II, p. 134. Il était très malade depuis plus d'un mois, comme on le verra p. 125.

2. « Le Roi a fait M. de la Feuillade lieutenant général. Il ira servir dans l'armée de M. de Vendôme dans quelque temps, et demeurera jusque-là dans son gouvernement de Dauphiné. » (*Dangeau*, p. 419; *Sourches*, p. 269, 26 et 27 janvier.) Sa lettre de remerciement à Chamillart est dans le livre de l'abbé Esnault, tome I, p. 310. Cette nomination, connue isolément à la cour, fut cependant accompagnée d'autres, divulguées peu à peu, et enfin il y eut une promotion de brigadiers en février.

3. Au milieu de la campagne, Chamillart adjoignit à son gendre un vieux lieutenant général, qu'il trouva l'homme le plus borné et de mauvaise volonté, un vrai emplâtre (recueil Esnault, tome I, p. 358).

4. Tome XI, p. 310-312. On fit grand bruit de la conduite correcte, habile et désintéressée de la Feuillade depuis son arrivée à Grenoble : *Dangeau*, p. 422; *Sourches*, p. 269-271; Arch. nat., K 710, n° 3. C'est à ce sujet que Saint-Simon a écrit l'Addition placée ici en partie, mais dont la suite ne se replacera qu'en 1707. L'abbé Esnault a publié (tome I, p. 308-332) nombre de lettres écrites alors par la Feuillade à son beau-père, et Chéruel en a donné quelques-unes de M. de Vendôme à la Feuillade dans *Saint-Simon historien*, p. 576 et suivantes. Dans une lettre écrite postérieurement à Chamillart (recueil Esnault, p. 362; comparez p. 391), la Feuillade le charge de dire au Roi « que je me ressouviendrai longtemps des impressions qu'on lui avoit données de moi, et qu'il me trouvera toujours modeste, respectueux, reconnoissant des grâces qu'il m'a faites, et surtout éloigné de l'importuner par de nouvelles demandes. » Le duc de Vendôme supporta avec peine l'arrivée de la Feuillade si près de lui, et il fallut que celui-ci et Chamillart l'apaisassent par des protestations répétées pendant trois mois; leurs lettres sont dans le registre de Chantilly S 10, fol, 20-324, *passim*.

tant de peine à servir, puis à aller avec son frère[1], fut envoyé commander les troupes dans le Mantouan et le Milanois[2], et, incontinent après, eut une petite armée, avec le nom, la patente, les appointements et le service de général d'armée en chef[3], séparément de M. de Vendôme, avec qui il fut comme sont deux maréchaux de France qui ont chacun une armée à part dans les mêmes pays, qui se concertent, mais dont l'ancien des deux conserve la supériorité sur l'autre. En même temps[4] le fils unique de Vaudémont[5] fut fait feld-maréchal[6] par l'Empereur, avec Stahrem-

Le fils unique de Vaudémont feld-maréchal

1. Il avait été question de l'envoyer en Languedoc à la place de Montrevel : *Dangeau*, p. 397 et 401 ; ms. Fr. 14177, fol. 373 v°.

2. *Dangeau*, p. 455 ; *Mémoires militaires*, p. 189. Nous l'avons vu, à la fin de 1703 (tome XI, p. 308), chargé de cette petite armée comme doyen des lieutenants généraux. Il venait de se démettre de l'abbaye de Saint-Victor. Sa campagne de 1704 est longuement racontée dans l'*Istoria delle guerre*, par le comte Ottieri (1753), tome III, p. 354-390.

3. *Dangeau*, p. 438, 22 février : « M. le Grand Prieur a la patente et les appointements de général ; M. le duc de Berwick aura aussi le même traitement en Espagne. » Les appointements étaient de trois mille quatre cent quatre-vingt-dix-neuf livres par mois, comme lieutenant général commandant, avec le pain et trois aides de camp (reg. Chantilly S 10, fol. 112). A la fin de février (*Dangeau*, p. 447 et 455), il commandait dix-huit bataillons, quarante-sept compagnies de grenadiers et deux mille chevaux.

4. Nouvelle arrivée le 29 février : *Dangeau*, p. 446 ; *Gazette*, p. 99.

5. Charles-Thomas de Lorraine. Contrairement à ce que nous avons dit en 1702 (tome X, p. 226, note 3), la *Gazette d'Amsterdam* de 1703 (Extr. L, n° LIII et Extr. LX) le signale comme ayant rendu de bons services à l'Empereur cette année-là. Nous le verrons mourir ci-après, p. 124.

6. *Feldt* surcharge *Mt*. — On a déjà vu (tome VI, p. 25) que ces généraux étaient à peu près assimilés aux maréchaux de France ; Saint-Simon dira plus tard qu'ils n'avaient que le point d'honneur en moins. Ils n'avaient pas non plus de rang particulier à la cour (*Sourches*, tome X, p. 132). Immédiatement au-dessous d'eux venaient les généraux d'artillerie et de cavalerie, équivalant à nos lieutenants généraux, les lieutenants-feld-maréchaux (maréchaux de camp), et enfin les généraux de bataille, généraux-majors ou wacht-meisters (vaguemestres), équivalant à nos brigadiers. Cette hiérarchie est expliquée dans les lettres de Villars publiées dans les *Pièces inédites* de Soulavie, tome I, p. 255-256, et dans les *Mémoires militaires*, tome III, p. 595 et 620.

des armées de l'Empereur.

berg[1], Heister[2] et Rabutin[3], qui est, à l'égard du militaire, ce que sont nos maréchaux de France : ainsi Vaudémont prospéroit des deux côtés, et le Roi lui savoit toujours le meilleur gré du monde[4].

Maréchal de Villeroy et la marquise de Bedmar à Versailles.

Le maréchal de Villeroy, demeuré pour tout l'hiver à Bruxelles[5], vint, à la mi-janvier, faire un tour à la cour, où le Roi le reçut, après neuf mois d'absence, avec des marques de faveur très distinguées[6]. La marquise de Bedmar[7], venant d'Espagne, s'y trouva en même temps, allant joindre son mari en Flandres[8]. La duchesse du Lude la présenta au Roi dans son cabinet, dont les portes demeurèrent ouvertes. La duchesse d'Albe et la maréchale de

1. *Leben des feldm. Guido von Stahremberg*, par M. d'Arneth, p. 328-358.

2. Siegbert, comte Heister, né vers 1646, entré dans la carrière militaire en 1665, fit la guerre de 1672 contre la France, puis celle de Hongrie contre les Turcs et contre Tœkœly, sous le prince de Bade. Ses victoires sur les Mécontents lui valurent la vice-présidence du conseil de guerre. Il se retira après la campagne de 1717, et mourut dans ses terres de Styrie, le 22 février 1718. Son instruction pour 1704 est imprimée dans les *Feldzüge des prinzen Eugen*, tome VI, p. 763-767.

3. Jean-Louis de Rabutin, né en 1642, d'une branche cadette de la famille bourguignonne, et cousin germain de Bussy-Rabutin et de Mme de Sévigné, ayant commencé par être page de la princesse de Condé femme du héros, puis mousquetaire, dut se sauver de France en 1671, à la suite d'un esclandre qui sera raconté en 1705, prit du service auprès de Charles de Lorraine, puis dans l'armée impériale, devint général de bataille en novembre 1686, et eut le commandement de la Transylvanie après la paix de Carlowitz. C'était, selon Villars, un fort brave et honnête homme, mais peu capable (*Mémoires de Villars*, tome I, p. 441; comparez les *Nouveaux portraits de la cour*, 1706, p. 155). Dans le grade de feld-maréchal, il continua la lutte contre les Mécontents jusqu'en 1708, fut rappelé alors, devint membre du conseil privé, et mourut à Vienne, le 15 novembre 1716.

4. Il ne cessait de se plaindre des trahisons espagnoles.

5. Tome XI, p. 288. — 6. *Dangeau*, p. 410, 18 janvier; *Sourches*, p. 263.

7. Françoise Henriquez de Velasco, sœur utérine du duc d'Uceda, que M. de Bedmar, veuf depuis le 7 août 1702, venait d'épouser en secondes noces, par procureur, le 24 novembre 1703, et qui mourut à Madrid le 17 novembre 1729, âgée de soixante-huit ans.

8. *Flandres* est en interligne, au-dessus d'*Espagne*, biffé.

Cœuvres, comme grandes d'Espagne, l'accompagnèrent. Le Roi la baisa, et lui fit toutes sortes d'honnêtetés ; il lui dit qu'il avoit résolu de faire son mari chevalier de l'Ordre[1]. Mme la duchesse de Bourgogne la baisa[2] chez elle, où ce même cortège se trouva. On ne s'assit point. Au souper, la marquise de Bedmar, comme grande d'Espagne, prit son tabouret, et, après le[3] souper, congé du Roi, qui, en passant pour entrer dans son cabinet, lui fit encore des merveilles, et lui dit qu'il avoit ordonné, dans toutes les places par lesquelles elle passeroit, qu'on l'y reçût avec les mêmes honneurs que dans celles de[4] la Flandre espagnole[5].

Grande sévérité du conseil de guerre de Vienne.

Le conseil de guerre de Vienne donna, vers ces temps-ci, un grand exemple de sévérité[6] : par son jugement, le comte d'Arco[7] eut la tête coupée, pour avoir mal défendu Brisach avec Marsiglii[8], à qui le bourreau cassa l'épée, et lui en donna plusieurs coups sur la tête ; le lieutenant de Roi, comme nous parlons en France, et le major de la place furent dégradés des armes[9]. La mauvaise

1. Nous le verrons recevoir plus loin, p. 380.
2. *Baisa* est en interligne, au-dessus de *salua*, biffé.
3. Cet article a été ajouté en interligne.
4. Il avait d'abord écrit : *d'Espagne*, et a corrigé postérieurement.
5. Tout cela est pris au *Journal de Dangeau*, p. 420-421, 29 janvier. Comparez les *Mémoires de Sourches*, p. 273, le *Mercure* du même mois, p. 398-401, et les *Mémoires du baron de Breteuil*, ms. Arsenal 3862, p. 174-183.
6. *Dangeau*, tome IX, p. 455; *Sourches*, p. 304; *Gazette*, p. 117, 118 et 129-130; *Gazette d'Amsterdam*, n° XVIII et Extr. XXIV; recueil de Lamberty, tome XIII, p. 442.
7. Jean-Philippe, fils du comte Maximilien II d'Arco et frère du grand écuyer tué dans le Tyrol en 1703 (tome XI, p. 164, note 2), était né en 1654, avait eu en 1685 le régiment de dragons bleus du prince, en 1693 le grade de général vaguemestre, en 1694 celui de général feld-maréchal-lieutenant, en février 1701 le commandement de la place de Brisach. Voyez le long article qui lui est consacré dans la *Chronik der grafen des heil. Röm. Reichs von und zu Arco genannt Bogen* (1886), p. 178-184.
8. Ici, *Marsilly*, et non plus *Marcilly* comme dans notre tome XI, p. 299, où le personnage a déjà été présenté.
9. Cette exécution eut lieu à Bregenz, le 17 ou le 18 février 1704. Se-

humeur des progrès des Mécontents[1] put un peu contribuer à cette sévérité, qui fit beaucoup murmurer les officiers impériaux[2].

Progrès des Mécontents d'Hongrie.

Ces Mécontents inquiétoient l'Empereur jusque dans Vienne, dans les faubourgs duquel[3] ils avoient osé aller prendre des bateaux pour passer dans l'île de Schutt[4], en sorte que le prince Eugène fut obligé de faire faire des redoutes le long du Danube. Ils ne laissèrent pas de piller un autre faubourg de cette capitale. Ils s'emparèrent d'Agria[5], des quatre villes des Montagnes où sont les mines[6], de quelques autres jusqu'auprès de Presbourg, qui n'est qu'à dix lieues de Vienne, se[7] firent voir dans l'Autriche, la Silésie et la Moravie, et refusèrent les propositions qui leur furent faites par le comte Palffy[8] de

lon la *Gazette*, le comte d'Arco mourut avec fermeté, en faisant observer que c'était une triste récompense de quarante-trois ans de service. Comme Marsiglii était malade, « il fut porté en chaise, et son épée fut rompue pour le dégrader des armes, chacun plaignant leur malheur, et blâmant la rigueur d'un jugement si dur et si injuste. »

1. Voyez la *Gazette*, p. 27 et suivantes, correspondance de Vienne.

2. L'abréviation *Imp^x* est ajoutée en marge. — « Cette extrême sévérité a fort déplu aux officiers de leurs troupes, » dit Dangeau. J'ai parlé, dans le tome XI, de l'apologie qui fut publiée l'année suivante, 1705, en faveur de Marsiglii. Le *Mercure* de juillet l'analysa, p. 31-42.

3. Le manuscrit porte : *duquels*.

4. Il y a deux îles de ce nom sur le Danube, en aval de Presbourg; la plus grande, formée par le bras de Neuhausel, entre Presbourg et Kömörn, n'a pas moins de quinze cent quarante-deux kilomètres carrés. C'est celle dont il s'agit ici : voyez la *Gazette*, p. 51, 64, 88, etc. Les Turcs avaient toujours cherché à s'y établir pour tenir ainsi la clef de Raab, Presbourg, etc.

5. Agria, ou Eger, est sur une rivière de même nom, affluent de la Theiss, à cent dix kilomètres N. E. de Bude.

6. Ces quatre villes de la chaîne des Carpathes sont : Kremnitz (mines d'or), Schemnitz (mines d'argent), Neusohl (mines de cuivre), Czerwenitza (mines d'opales). Voyez la *Relation de Hongrie* traduite de l'anglais en 1674.

7. Avant *se*, il semble avoir biffé *et*.

8. Le comte Jean Palffy-Erdödy, qui venait d'être fait ban de Croatie en janvier 1704, et de battre les Mécontents en mars (*Gazette*, p. 184-

la part de l'Empereur[1]. Strigonie, autrement Gran[2], se soumit à eux avec presque toute sa garnison[3]. Ils coupèrent la communication de la Bohême à Vienne, et le prince Eugène[4], ne se croyant[5] plus en sûreté à Presbourg, se[6] retira à Vienne[7]. Ils pillèrent une île du Danube que l'Empereur avoit donnée à ce prince[8], prirent ses équipages, et ravagèrent toute la grande île de Schutt[9]. Ils se divisèrent en plusieurs corps, qui prirent la forteresse de Mongatz[10] et Hermannstadt, capitale de la Transylvanie[11], s'établirent en divers postes de Moravie et de Styrie[12], prirent Canise[13], firent des courses jusqu'à Gratz, capitale de

185 et 195) à la tête des contingents croates et serbes, ennemis jurés des Hongrois. Conseiller d'État en 1712, feld-maréchal général, juge royal de Hongrie, chevalier de la Toison d'or, etc., il voulut encore, en 1744, malgré son grand âge, se mettre à la tête de l'armée, comme palatin de Hongrie, charge dans laquelle il avait succédé au comte Nicolas Palffy en 1732. Né le 20 août 1663, il mourut le 24 mars 1751. Son titre de comte hongrois ne remontait qu'à 1634.

1. Tout cela est textuellement pris de Dangeau, p. 401, 406, 434 et 451; comparez un article antérieur, p. 389-390, les *Mémoires de Sourches*, tome VIII, p. 343-344, et les textes de propositions donnés dans le recueil de Lamberty, tome III, p. 15-18.

2. Gran-Esztergom, au confluent du Gran et du Danube, à quarante-cinq kil. N. O. de Bude. C'était une ville archiépiscopale, reconquise par Sobieski en 1683, et la bataille du 16 août 1685 avait été gagnée en cet endroit par Charles de Lorraine.

3. *Dangeau*, p. 411. — 4. *Eugne*, dans le manuscrit.

5. *Croyant* est en interligne, au-dessus de *crut*, biffé.

6. Il a laissé un *et*, inutile, avant ce pronom. — 7. *Dangeau*, p. 423.

8. Ile Sainte-Marguerite ou de Savoie : *Gazette*, p. 256.

9. *Dangeau*, p. 427.

10. *Dangeau*, p. 454. — Munkacs, dont le château était célèbre par l'héroïque résistance de la veuve de Rakoczy (tome VIII, p. 307-309), est dans le comitat actuel de Béroy. Sur sa situation, voyez la *Gazette* de 1686, p. 100 et 194-195, et celle de 1711, p. 315.

11. Grosse ville d'origine saxonne, à quatre cent trente kil. S. O. de Bude; une des plus anciennes capitales de la Transylvanie.

12. *Dangeau*, p. 454. La Moravie, ancien royaume avec Olmutz pour capitale, faisait partie de la monarchie autrichienne depuis 1256, et la Styrie était entrée en 1278 dans le patrimoine des Habsbourg.

13. Nagy-Kanizsa, sur la rive droite de la Theiss, venait d'être dé-

Styrie, et obligèrent le général Heister de se retirer sous Vienne avec cinq mille hommes qu'il commandoit[1]. Ils brûlèrent les environs de cette demeure impériale, d'où on voyoit les feux, et d'où on ne pouvoit sortir ni entrer librement faute de troupes pour les écarter[2], et où la consternation fut d'autant plus grande, que l'envoyé d'Hollande à Vienne[3] s'employa inutilement auprès d'eux, et qu'ils rejetèrent les propositions qu'il leur fit de la part de l'Empereur[4].

Villeroy en Flandre*. Baron Pallavicin. [Add. StS. 531]

Le maréchal de Villeroy s'en retourna à Bruxelles après quelque séjour à la cour[5]; il s'y prit d'affection pour le baron Pallavicin, dont il fit bientôt après son homme de confiance dans son armée, où il alla servir[6]. Ce baron étoit un grand homme très bien fait[7], de trente-cinq ans ou environ, point marié, et de beaucoup d'esprit, de valeur et de talents pour la guerre et pour l'intrigue, dont on n'a

mantelé en 1702. Cette place avait marqué dans la campagne de 1664.

1. *Dangeau*, p. 460.

2. *Dangeau*, p. 463; *Sourches*, p. 318 et 322-324; *Gazette*, p. 147, 148, 160, 185, 196, 207, 219, 231, etc.; *Gazette d'Amsterdam*, nº LI; recueil de Lamberty, tomes III, p. 14-18, et XIII, p. 439-455.

3. Hamel Bruyninx, qui continua cet office d'intermédiaire pendant les années suivantes, les alliés ayant le plus grand intérêt à la pacification.

4. *Dangeau*, 8 avril, p. 479. Voyez la *Gazette*, p. 160, 173, 174, 184, la *Gazette d'Amsterdam*, nº XXVII, et le livre du comte Ottieri (1753), *Istoria delle guerre avvenute in Europa*, tome III, p. 267-268.

5. Ci-dessus, p. 28. Il prit congé le 12 mars, à Marly : *Dangeau*, p. 455-456; *Sourches*, p. 315.

6. Charles-Emmanuel, baron Pallavicino, lieutenant-colonel du régiment de Chablais en 1691, colonel en 1693, grand-croix de l'ordre des Saints-Maurice et Lazare en 1697, étant entré comme on va le voir au service de la France, y obtint un grade de maréchal de camp en février 1704, passa lieutenant général en 1707, par la protection de Villeroy, et périt sous ses ordres, à Malplaquet, laissant deux filles. Il appartenait à une branche de la grande famille génoise qui s'était habituée en Savoie dès le quinzième siècle. Voyez le Nobiliaire de Litta, tome IV, planche 32 et dernière des PALLAVICINI.

7. Rigaud peignit son portrait en 1708.

* Ces trois premiers mots ont été ajoutés après coup au-dessus de la manchette.

jamais bien démêlé l'histoire[1]. Il avoit été fort bien avec M. de Savoie, dont son père étoit grand écuyer, et sa mère dame d'honneur d'une des deux duchesses[2]. Il fut arrêté avec les troupes de ce prince[3], et donna sa parole. M. de Savoie lui manda de revenir en Piémont : il s'en excusa sur la parole qu'il avoit donnée. M. de Savoie lui récrivit que, s'il ne revenoit, il s'attireroit son indignation : là-dessus, Pallavicin abandonna le service de Savoie et se donna à celui de France, sans qu'on ait jamais pu savoir la cause du procédé du maître ni du sujet[4]. Il eut deux mille écus de pension en arrivant[5]. Le maréchal de Villeroy, qui aimoit les étrangers et les aventuriers, s'in-

1. On écrivait de Turin, le 25 mars 1704, à la *Gazette d'Amsterdam* (n° XXIX) : « Le baron Pallavicino, marquis de Fabrosa et fils du grand écuyer, qui avoit été prisonnier à Pavie, a pris le parti de la France, où il a obtenu le titre de général avec une pension ; il étoit auparavant colonel d'infanterie et grand inspecteur au service de S. A. R. Le marquis, son père, en ayant eu la nouvelle, alla d'abord, les larmes aux yeux, en témoigner sa douleur à S. A. R., qui lui dit de se retirer et lui tourna le dos. » Ne voulant point servir en Italie, le baron se fit envoyer en Flandre, auprès de Villeroy. Auparavant, on crut, pendant quelques semaines, qu'il avait trahi son nouveau maître pour l'ancien.

2. Le père, François-Marie-Adalbert, marquis de Ceva, chevalier de l'ordre des Saints-Maurice et Lazare, décoré de l'Annonciade en 1696, fait grand écuyer en 1697, mourut en 1731 ; la mère, Christine Cagnoli-Centoris, première dame de la femme du duc, mourut le 22 janvier 1719.

3. En septembre 1703 : tome XI, p. 272-274.

4. Dès le commencement de 1703, quoiqu'il passât pour être fort attaché à Victor-Amédée, le duc de Vendôme l'avait proposé pour maréchal des logis de son armée et lui avait donné des missions de confiance (*Dangeau*, p. 179 et 215) ; mais, les fonctions de maréchal des logis, comme successeur de Puységur, étant réservées à Montviel, et l'attitude du nouveau venu semblant singulière, on se contenta de lui donner un brevet de maréchal de camp (reg. Chantilly S 10, fol. 155 et 264, et S 11, fol. 36 et 188 ; Dépôt de la guerre, vol. 1739, n°s 61 et 99, et vol. 1783, n°s 45 et 122).

5. Tout cela est pris au *Journal de Dangeau*, p. 451-452, 6 mars 1704, et p. 473 et 493-494 ; comparez les *Mémoires de Sourches*, p. 313, 329 et 343, et une lettre du duc de Vendôme, au Dépôt de la guerre, vol. 1779, n° 6. Sa pension fut portée à dix mille livres en 1706.

fatua de celui-ci, qui devint son homme de confiance dans la suite, à la cour comme à l'armée, où cette faveur du général excita beaucoup de jalousie[1].

Mariage du fils aîné de Tallard avec la fille unique de Verdun. Tallard sur le Rhin, Coigny sur la Moselle. 200 000 [#] d'augmentation de retenue au maréchal

Le maréchal de Tallard s'en alla en Forez marier son fils aîné[2] à la fille unique de Verdun[3], très riche héritière, et qui en avoit aussi l'humeur et la figure. Tallard et Verdun étoient enfants des deux frères[4], et avoient ensemble des procès à se ruiner, que ce mariage termina[5]. Verdun étoit un homme de beaucoup d'esprit, mais singulier, qui n'avoit jamais guères servi[6], ni vu de monde qu'à son point et à sa manière, et qui n'avoit jamais fait grand cas de son cousin Tallard, ni guères aussi de la cour ni de la fortune[7]. Tallard partit bientôt après vers le

1. Voyez la suite du *Journal*, tome XI, p. 22, 46, 112, 186 et 328.

2. Le marquis de la Baume : tome XI, p. 302.

3. Gilbert d'Hostun de Gadagne, comte de Verdun, lieutenant de Roi et commandant en Forez, élu de la noblesse aux états de Bourgogne, eut, de Marie-Claire d'Albon, Charlotte-Louise d'Hostun, comtesse de Verdun, qui épousa, le 28 février 1704, le marquis de la Baume, devint veuve presque aussitôt, comme on le verra p. 184, ne se remaria que le 23 décembre 1709, avec le comte de Pons, fut dame d'honneur de Madame la Duchesse, et mourut le 11 mai 1750, dans sa soixante-huitième année, veuve une seconde fois depuis 1741.

4. Le père du maréchal, Roger d'Hostun, marquis de la Baume et comte de Tallard, sénéchal de Lyon en 1641, commandant en Lyonnais, Forez et Beaujolais, et maréchal de camp, qui avait épousé, le 17 mai 1648, Catherine de Bonne (tome XI, p. 53), et qui mourut en 1692, avait pour frère aîné Louis d'Hostun, comte de Verdun, aussi commandant en Forez, qui mourut le 2 novembre 1679, père du Verdun dont il s'agit ici.

5. Ces procès étaient relatifs à la succession de leur aïeule commune, héritière de la maison de Gadagne, et les biens substitués furent attribués au comte de Verdun. Dans le nombre était Bouthéon, en Forez, beau château historique et baronnie près de Montbrison, où fut célébré le mariage de 1704 : *Dangeau*, p. 457 et 462 (c'est là que Saint-Simon prend tous ses détails); *Sourches*, p. 316; *Gazette*, p. 132; *Mercure* de mars, p. 191-199; Mémoire de la généralité de Lyon, dans l'*État de la France*, de Boulainvilliers, éd. in-12, tome VI, p. 271-272.

6. Il n'avait été que capitaine de cavalerie au régiment de Villeroy.

7. C'était un homme d'esprit, ou du moins un bel esprit, affectant

Rhin[1], et Coigny sur la Moselle, commander un corps[2] comme faisoit auparavant M. d'Harcourt[3]. Le maréchal de Boufflers ne servit point cette année[4]; le Roi tâcha de l'en consoler par une augmentation de deux cent mille livres de brevet de retenue sur sa charge[5].

de Boufflers sur sa charge, qui ne sert point.

J'étois allé passer la semaine sainte à la Ferté et à la Trappe, d'où je revins à Versailles le mercredi de Pâques[6]. J'appris, en arrivant, le grand parti que Monsieur le Grand venoit de tirer de la quête de sa fille[7]. Le matin du vendredi saint[8], il vint trouver le Roi, et lui demanda avec un audacieux empressement d'aller avec ceux de sa maison à l'adoration de la Croix[9]. Les ducs y alloient de tout temps en rang d'ancienneté, après le dernier prince du sang, et, depuis peu d'années, après les bâtards; et après

Adoration de la croix ôtée aux ducs*. [*Add. St-S.* 532, 533 et 534]

de cultiver lettres, sciences et arts. Il devint un des habitués du salon de Samuel Bernard, plus tard un des familiers de Voltaire (*Journal de Mathieu Marais*, tome II, p. 441; *Mémoires du président Hénault*, p. 24, etc.). Mort le 5 février 1732, à soixante-dix-huit ans. Rigaud avait peint son portrait en 1697.

1. *Dangeau*, tome IX, p. 423 et 462.

2. *Ibidem*, p. 459, et tome X, p. 2, 2 mai : « M. de Coigny assemble l'armée qu'il doit commander; elle doit camper dimanche entre Sarrebourg et Phalsbourg. On ne doute pas qu'il n'ait bientôt ordre de joindre M. de Tallard. » En 1703, il avait commandé au pays de Trèves.

3. M. d'Harcourt a commandé l'armée de la Moselle, sous Boufflers, de 1694 à 1697, mais ne sert plus depuis 1700 (tome VII, p. 288-290).

4. Nous l'avons vu revenir à la cour : tome XI, p. 288.

5. Sur la charge de colonel des gardes; il avait déjà un premier brevet de trois cent mille livres. Le Roi lui accorda cette augmentation avec « beaucoup de marques d'estime et d'amitié » (*Dangeau*, tome IX, p. 487; *Sourches*, tome VIII, p. 334). Voyez ci-après, p. 301.

6. Le 26 avril.

7. Tome XI, p. 354-369.

8. Ce fut le jeudi saint : *Dangeau*, p. 462; *Sourches*, p. 319.

9. Après les princes du sang, ajoute Dangeau. Nous avons vu, en 1695 (tome II, p. 259), M. d'Elbeuf participer aux cérémonies du vendredi saint, mais à son rang de duc et pair, et non comme prince étranger, pour le plus grand scandale des autres Lorrains.

* Cette manchette se trouve quelques lignes trop bas dans le manuscrit, par suite de la longueur de la précédente.

les[1] ducs, les grands officiers de la maison du Roi dans le rang de leurs charges, sans qu'aucun prince étranger y eût jamais été admis[2]. Le Roi, surpris de la demande, refusa, et répondit que cela ne se pouvoit parce que les ducs y alloient. C'est où le grand écuyer l'attendoit : il demanda à les précéder, non qu'il l'espérât, mais pour réussir à ce qui arriva. Le Roi fut embarrassé ; Monsieur le Grand insista, appuyé sur la foiblesse qu'il connoissoit au Roi pour lui[3], qui en sortit par lui dire que ni ducs ni princes n'iroient. En donnant l'ordre, il dit au maréchal de Noailles, capitaine des gardes en quartier, d'en avertir les ducs, qui répondit mollement en représentant leur droit usité de tout temps. Le parti du Roi étoit pris, et le peu que dit M. de Noailles, et d'un ton à peu imposer, n'étoit pas pour le faire changer. Il n'y avoit presque aucun duc à Versailles, même des plus à portée du Roi, qui profitoient de ces jours de dévotion pour les leurs et pour leurs affaires. M. de la Rochefoucauld montoit[4] en carrosse de chez le cardinal de Coislin, lorsqu'on lui vint dire cette nouveauté. Il se mit à pester, et n'osa jamais aller trouver le Roi. Il partit, et alla ronger son frein aux Basses-Loges de Saint-Germain[5], où il alloit

1. *Les* corrige *ces*.

2. C'est en 1676 que ce règlement avait été établi, avec permission aux ducs et pairs, comme aux princes du sang, de s'abstenir ; cette fois-là, M. de Vermandois passa après les princes de sang, puis les dames, M. de Vendôme, et quelques ducs. M. d'Armagnac persistant à réclamer un rang comme prince étranger, le Roi « lui fit comprendre qu'il le vouloit ainsi » (*Lettres de Mme de Sévigné*, tome IV, p. 396). Voyez les *Mémoires du baron de Breteuil*, ms. Arsenal 3862, p. 191-193.

3. L'annotateur des *Mémoires de Sourches* dit, comme Saint-Simon : « Il avoit voulu profiter du sacrifice qu'il avoit fait au Roi en faisant quêter sa fille, et en étoit presque venu à bout. »

4. L'initiale *m* surcharge un *a*.

5. Comme le rapportent les historiens du diocèse de Paris, la régente Anne d'Autriche avait fondé en 1644, près des ruines du vieux château royal des Loges (non *Basses-Loges*) et de l'ermitage primitif de Saint-Fiacre, au milieu de la forêt de Laye, un couvent d'augustins

tous les ans, à pareil jour, se retirer. Ainsi cette distinction fut perdue en échange de celle que les princes étrangers s'étoient voulu faire de la quête, et qui avoit avorté, et[1] personne n'alla plus depuis à l'adoration de la Croix que les princes du sang et les bâtards[2]. Je m'en allai tout de suite à Paris sur cette nouvelle, et je ne revins de plusieurs jours à la cour.

Le duc d'Aumont mourut d'apoplexie le matin du mer- Mort du duc

déchaussés, et la première pierre en avait été posée, en son nom, par le père de notre auteur, qui ne semble pas se rappeler ce souvenir (Arch. nat., O[1]* 273, fol. 69). Quant aux Basses-Loges, c'était un prieuré des carmes des Billettes, à Avon, dans la forêt de Fontainebleau.

1. Avant ce dernier membre de phrase, Saint-Simon avait commencé à écrire : « Je m'en allay tout de s[uitte] », qu'il a reporté deux lignes plus loin.

2. Voyez le *Journal de Dangeau*, année 1705, p. 298-299, avec la seconde des Additions placées ici. Pour la Cène, le Roi eut même soin désormais que le capitaine des gardes en service ne fût pas duc (*Mémoires de Luynes*, tome V, p. 354-355). — Saint-Simon avait raconté d'abord cela dans son mémoire de 1711 sur les *Changements arrivés à la dignité de duc et pair* (*Écrits inédits*, tome III, p. 39 et 66-67; ci-après, appendice II), puis dans les Additions au *Journal de Dangeau* placées ici et dans notre tome II, n°s 114 et 115, et enfin dans la notice du duché de SAINT-SIMON (éd. 1873, tome XXI et supplémentaire, p. 98 et 99), où le récit est plus animé, mais sous une date fausse de 1707. Ainsi qu'il le rappelle lui-même, les ducs réclamèrent plusieurs fois, mais sans oser présenter leurs mémoires. C'est seulement en 1744, comme on le voit dans les *Mémoires de Luynes*, tomes V, p. 354, 365, 366, et VI, p. 213-214, qu'ils inscrivirent cet article dans une requête contre les enfants des Légitimés, et en 1746 (*ibidem*, tome VII, p. 273-275), que le duc de Richelieu redemanda pour ses collègues la Cène et l'adoration de la Croix. Alors il pria Saint-Simon, retiré à la Ferté-Vidame, de dresser un nouveau mémoire. Ce mémoire, bien écrit à ce que dit le duc de Luynes, et qui rattachait l'incident de l'adoration à celui de la quête, fut remis à M. de Maurepas et soumis au roi Louis XV, mais trop tard pour que celui-ci y fît droit. On trouvera ci-après, appendice II, une lettre que Saint-Simon adressa alors au duc de Luynes. C'est seulement en 1747, et pour la Cène exclusivement, que le service fut rendu à quatre ducs, grâce aux bons offices de Mme de Pompadour (*Luynes*, tome VIII, p. 167-170). En 1748, cela n'eut plus lieu (tome IX, p. 7 et 198), le comte de Charolais ayant réclamé.

d'Aumont; sa dépouille.

credi[1] saint[2]. Villequier, son fils aîné[3], qui étoit premier gentilhomme de la chambre en survivance[4], eut le gouvernement de Boulogne et du pays Boulonnois[5], qu'avoit son père, et prit le nom de duc d'Aumont[6].

Mort du cardinal Noris.

Le cardinal Noris[7], moine augustin[8], a laissé un si grand nom parmi les savants, que je ne veux pas omettre sa

1. *Mercredy* a été écrit en interligne, au-dessus de *samedi*, biffé.

2. *Dangeau*, p. 461 ; *Sourches*, p. 317-318 ; *Gazette*, p. 144 ; *Gazette d'Amsterdam*, n° XXVIII ; *Mercure* des mois de mars, p. 320-334, et d'avril, p. 197-201. Voyez ci-après, Additions et corrections, p. 591.

3. Louis d'Aumont, né en 1667, d'un premier mariage avec la fille de M. le Tellier : tome I, p. 257. Son père avait fait reporter, par lettres du 26 mars 1666, le nom de Villequier sur la baronnie de Montfaucon, en Berry, achetée du prince de Condé pour plus de cinq cent mille livres.

4. Voyez notre tome IV, p. 317 et 322. C'est en 1669 que le duc d'Aumont avait quitté sa charge de capitaine des gardes pour acheter à M. de Mortemart celle de premier gentilhomme (*Journal d'Ol. d'Ormesson*, tome II, p. 564 ; serment prêté le 11 mars), et il avait eu en avril 1683 la survivance pour son fils aîné, avec une pension de six mille livres. Nous avons déjà vu ce fils suppléer son père (tome VII, p. 325 et 335).

5. C'était un produit de quarante-cinq à soixante mille livres. Les maréchales de la Motte et d'Humières étaient venues les premières demander ce gouvernement pour le duc d'Humières, fils du second lit de M. d'Aumont ; mais le Roi le donna sans hésiter à l'aîné, quoique celui-ci fût arrivé un moment après, et qu'il n'eût pu obtenir la survivance quinze jours auparavant. La veuve conserva dix mille livres de pension.

6. Son information pour être reçu duc et pair, du 13 juin 1704, est aux Archives nationales, K 616, n° 9.

7. Jérôme, dit Henri, Noris, né à Vérone le 29 août 1631, mort à Rome le 23 février 1704, a de longues notices dans la *Bibliothèque* de Du Pin, dans la *Storia della letteratura italiana* du P. Tiraboschi, dans le *Moréri*, dans les recueils sur les cardinaux, ms. Clairambault 303, p. 379-387, et ms. Ital. 368, fol. 92, dans la relation du cardinal de Bouillon, Arch. nat., K 1324, n° 49, p. 162-172, dans *le Cardinal Henri de Noris et sa correspondance*, par M. Léon-G. Pélissier (1890), etc.

8. Religieux mendiants qui suivaient la règle établie par saint Augustin à Hippone. Le pape Alexandre IV les avait réunis en corps d'ordre en 1256, et le Portugais Thomas de Jésus les avait réformés en 1574.

mort, qui arriva en ce temps-ci[1]. Il étoit d'origine irlandoise; il y en a encore de son nom en Irlande et en Angleterre[2], et, aujourd'hui encore, l'amiral Noris fait parler de lui avec les escadres angloises[3]. Ce docte cardinal fut des congrégations de Rome les plus importantes[4], et il avoit succédé au cardinal Casanata, si célèbre par son savoir et par cette bibliothèque si nombreuse et si recherchée qu'il avoit assemblée, et qu'il donna à la Minerve, dans la place de bibliothécaire de l'Église[5]. Il n'est pas de mon sujet de m'étendre sur ce grand cardinal; il suffira ici de n'avoir pas oublié de faire mention de lui.

1. *Dangeau*, p. 460; *Gazette*, p. 140 et 151; *Mercure* du mois d'avril, p. 26-36.

2. C'est le *Moréri* qui s'exprime ainsi. — Un grand-père, Jacques Noris, établi à Chypre, avait été forcé de se réfugier à Vérone en 1570. Mais les autres Noris ou Norris anglais étaient-ils de même souche?

3. Le pluriel a été ajouté après coup à *angloises*. — Jean Norris, né vers 1660 et capitaine de vaisseau depuis 1690, gagna un titre de chevalier au siège du Monjuich en 1705. Il parvint au grade de contre-amiral en 1707, à celui de vice-amiral d'Angleterre en août 1743, fut fait premier commissaire de l'Amirauté en 1744, amiral de la flotte en 1748, et mourut le 24 juin 1749. (*Gazette* et *Dictionary of national biography*.) A partir de 1739, il commanda les escadres du Canal.

4. Il avait rempli les fonctions de théologien du Grand-Duc à Florence et professé pendant près de vingt ans l'histoire ecclésiastique, non sans soupçon de tendances au jansénisme, lorsque le pape Innocent XII l'appela pour être premier garde ou sous-bibliothécaire du Vatican (avril 1692), puis consulteur du saint-office (septembre 1694), enfin cardinal (décembre 1695) et bibliothécaire (1700).

5. Nous avons eu la mort de ce célèbre cardinal, également suspect de jansénisme, en mars 1700: tome VII, p. 48. La place de bibliothécaire de l'Église ou du Vatican valait six mille écus (*Gazette* de 1645, p. 1163). Voyez une étude approfondie, dans *le Vatican, les Papes et la civilisation*, par M. Paul Fabre (1895), p. 643-720. Noris avait été chargé en dernier lieu, en 1702, de travailler à la réforme du calendrier, et il était préfet des études au collège de la Propagande. Comme Casanata, il laissa ses livres et ses écrits à une bibliothèque publique, celle de Rome. Comme Casanata aussi, c'était un grand ami de notre Mabillon, et le prince Emmanuel de Broglie lui a consacré quelques pages de son livre sur ce bénédictin, tome I, p. 184-188. Ses œuvres furent réunies en 1729.

Mort de Mme de Lionne; ses enfants. [*Add. St-S.* 535, 536 et 537]

Mme de Lionne mourut quelques jours après à Paris[1]. Elle étoit Payen[2], d'une famille de Paris[3], veuve de M. de Lionne, secrétaire d'État, mort en 1671, le plus grand ministre du règne de Louis XIV[4]. C'étoit une femme de beaucoup d'esprit, de hauteur, de magnificence, et de dépense, et qui se seroit fait compter avec plus de mesure et d'œconomie; mais elle avoit tout mangé il y avoit longtemps, et vivoit dans la dernière indigence dans sa même hauteur, et l'apparent mépris de tout, mais, à la fin, dans la piété depuis plusieurs années[5]. Sa fille avoit été première[6] femme du duc d'Estrées fils de l'ambassadeur à Rome[7]. De ses trois fils, l'aîné[8], survivancier de son père, perdit avec lui sa charge de secrétaire d'État, qui fut donnée à Pomponne, et il eut une charge de maître de la garde-robe, dont il ne fit pas deux années de fonction, quoiqu'il l'ait gardée longtemps. C'étoit un homme qui avoit très mal fait ses affaires, qui vivoit très singulièrement et obscurément, et qui passoit sa vie à[9] présider aux nouvellistes des Tuileries[10]. Il n'eut qu'un

1. Le 20 mars 1704 : *Dangeau*, p. 464; *Sourches*, p. 319.
2. *Payan* corrigé en *Payen*. — 3. Ci-après, p. 338.
4. Tome IV, p. 97, et ci-après, Addition n° 536. Mgr le duc d'Aumale vient de faire l'éloge de Lionne dans le tome VII des *Princes de Condé*, p. 42-44.
5. Le manque de place nous force à rejeter aux Additions et corrections, p. 591-594, les notes sur Mme de Lionne et sur ses enfants.
6. Le manuscrit porte *p^r*.
7. Madeleine de Lionne, morte en 1684, et Annibal III d'Estrées, marquis de Cœuvres, puis duc d'Estrées, mort en 1698 : tome V, p. 340 et 342.
8. Louis-Hugues, marquis de Berny, puis de Lionne, né en 1646, filleul de la Reine mère et de Mazarin, mort le 22 août 1708 : ci-après, p. 593.
9. *A* surcharge une lettre illisible.
10. Ce n'est pas ce marquis de Lionne, mais un cousin du ministre, le comte de Lionne, Joachim, premier écuyer de la grande écurie depuis 1671, qui occupait un rang principal parmi les nouvellistes parisiens, et il ne mourra qu'en 1716. Saint-Simon fait évidemment ici une confusion; il la répétera encore lorsqu'il annoncera, en 1708, la mort du

fils[1], fort bien fait et distingué à la guerre, mais qui se perdit par son mariage avec la servante d'un cabaret de Phalsbourg, dont il n'eut point d'enfants, et qu'il[2] voulut faire casser dans la suite sans y avoir pu réussir. Elle l'a[3] survécu, et le survit encore, retirée dans une communauté à Paris[4], et elle a toujours mené une[5] vie très sage, et qui l'a fait estimer. On verra en leur temps les deux autres fils de M. et de Mme de Lionne, l'un riche abbé débauché, l'autre évêque de Rosalie *in partibus*[6] et missionnaire à Siam et à la Chine. Je ne parle pas d'un quatrième, chevalier de Malte, qui n'a point paru[7]. Et voilà ce que deviennent les familles des ministres[8]! Celles des

marquis, avec plus de détails même. Le comte, dont une vie a été imprimée en 1716, avait été un des correspondants de Saint-Évremond, de Gramont, etc., et nous avons encore un volume (ms. Fr. 22 817) des nouvelles qu'il recevait de la cour et de l'armée. — On a vu, à propos de Charles d'Aubigné (tome IV, p. 296), que les nouvellistes s'assemblaient d'ordinaire aux Tuileries, sur un banc de la grande allée ; mais il y en avait aussi au Palais-Royal et au Luxembourg : voyez les *Mémoires de Gourville*, tome II, p. 149 et 151, les *Caractères*, tome I, p. 50-52, 275 et 285, *La Bruyère dans la maison de Condé*, par M. Allaire, tome II, p. 29-30, le livre de M. Alfred Franklin sur *le Café* (1893), p. 231-232, l'*Histoire des Français des divers états*, par Monteil, tome VII, p. 372-373, la pièce de Lesage : *la Valise trouvée*, des vers sur la guerre de 1672 publiés dans le *Mercure* de janvier 1693, p. 65-84, etc.

1. Ci-après, Additions et corrections, p. 593.
2. L'abréviation de *que* corrige *dont*.
3. *La*, sans apostrophe, dans le manuscrit.
4. La maison des dames de Saint-Joseph que nous connaissons déjà.
5. *Une* surcharge des lettres illisibles.
6. Rosalie est le nom du chef-lieu du vicariat apostolique du Se-tchuen, en Chine.
7. Voyez ces trois fils aux Additions et corrections.
8. Il a déjà fait la même remarque à propos des Brûlart et des Loménie (tome V, p. 86 et 99), comme l'abbé de Choisy, qui observait (ses *Mémoires*, tome I, p. 129) que les ayants droit des ministres n'avaient guère l'habitude des constitutions de rente, c'est-à-dire de l'économie et de la bonne gestion, ou comme les *Annales de la cour*, qui disaient ceci, en 1698, sur les Bullion (tome II, p. 118) : « Il n'y a eu que les descendants de l'aîné qui ai[en]t su conserver ses richesses.

derniers de Louis XIV ont été plus heureuses, les Telliers, les Colberts, les Chamillarts, les Desmaretz surtout, à bien[1] surprendre[2].

Mort et deuil d'un fils de l'électeur de Bavière.

L'électeur de Bavière perdit aussi un de ses fils[3]. Le Roi, pour le gratifier, en prit le deuil pour quinze jours : il avoit l'honneur d'être beau-frère de Monseigneur; mais sa parenté avec le Roi étoit fort éloignée[4].

Duchesse de Ventadour gouvernante survivancière des enfants de France. [Add. StS. 538]

On a vu[5] comment la duchesse de Ventadour s'étoit mise à Madame pour échapper à son mari et au couvent, la figure qu'elle fit auprès d'elle, et les vues qui la lui firent quitter. Son plus que très intime ami dès leur jeunesse, le maréchal de Villeroy, travailloit depuis longtemps à leur succès auprès de Mme de Maintenon, avec qui il fut toujours très bien, et qui, par raison de ressemblance, aimoit bien mieux les repenties que celles qui n'avoient pas fait de quoi se repentir[6]. Mme de Ventadour, dont l'âge avoit dépassé de beaucoup celui de la galanterie, s'étoit faite dévote depuis quelque temps, et, quoiqu'elle alliât ses anciens plus qu'amis, un gros jeu et continuel, et bien d'autres choses, avec sa dévotion, la

Pour ce qui est des deux autres, ceux qu'ils ont laissés ne se ressentent plus du tout de la surintendance qui a été dans leur maison : ils sont gueux comme des peintres.... » Mais ce que notre auteur omet, c'est que Hugues de Lionne lui-même était très mauvais administrateur de sa propre fortune et avait été fort compromis de ce chef : nous le voyons surtout dans les notices que lui ont consacrées feu M. Brièle et M. Valfrey.

1. Après *bien*, le manuscrit porte une *m* biffée.

2. Sur les Desmaretz, voyez, en dernier lieu, notre tome XI, p. 256-257.

3. Cet enfant, le deuxième né du second mariage de l'Électeur, n'est pas porté dans nos généalogies de Bavière. Un autre fils était mort le 15 février 1703, âgé de dix-sept mois; celui-ci avait huit ans, et mourut à Munich en mars 1704.

4. *Dangeau*, p. 463 et 464; *Sourches*, p. 318; *Gazette d'Amsterdam*, n° XXIX. — La mère de l'Électeur était issue du mariage de Victor-Amédée Ier, duc de Savoie, avec Christine ou Chrétienne de France, fille d'Henri IV.

5. Tome XI, p. 99-100 et Addition n° 471. — 6. Tome XI, p. 100.

coiffe[1], la Paroisse, la chapelle[2], l'assiduité aux offices, et des jargons de dévotion à propos, l'avoient lavée de toute tache, et les maux que ces taches lui avoient causés ne parurent pas même[3] un obstacle à la place de gouvernante. Le Roi dit donc un matin, à la fin de mars[4], à la maréchale de la Motte, qui, par cette place, lui faisoit sa cour à ces heures-là dans son cabinet, qu'il s'étoit trouvé si bien d'elle auprès de ses enfants et auprès de ceux de Monseigneur[5], qu'il la destinoit à ceux de Mgr le duc de Bourgogne, mais qu'en même temps, pour ménager sa santé, il lui adjoignoit la duchesse de Ventadour, sa fille, pour survivancière, et pour la soulager dans les soins pénibles de cette charge[6]. La maréchale se trouva fort étourdie. Elle aimoit sa fille, mais non pas jusqu'à se l'associer. On avoit eu beau la tourner de toutes les façons, jamais elle n'y avoit voulu entendre : elle disoit qu'il étoit ridicule de mettre auprès des enfants de France une femme qui n'avoit jamais eu d'enfants, et balbutioit pis entre ses dents, de telle sorte qu'allant toujours à la parade[7], elle leur fit prendre le parti de l'emporter à son insu. Aussi parut-elle fort mécontente : la bonne femme craignoit de n'être plus maîtresse, et de passer pour radoter, et ne se contraignit pas sur son dépit aux compliments du monde, et beaucoup moins sur sa fille, qu'elle reçut fort mal[8]. Elle étoit à Paris, d'où elle arriva sur cette nouvelle, et entra

1. La coiffure de modestie des dévotes : Quicherat, *Histoire du Costume*, p. 502. Voyez *les Amis de la marquise d'Huxelles*, p. 192.

2. L'assistance aux offices de l'église paroissiale de Versailles et de la chapelle du château.

3. Cet adverbe est en interligne. L'accord manque au participe *causé*.

4. Le 25, selon Dangeau, p. 468-469.

5. On verra en 1709 comment cette charge lui avait été confiée.

6. C'est presque exactement le discours mis par Dangeau dans la bouche même du Roi, au mode direct.

7. Parant les tentatives pour vaincre sa résistance. Ci-après, p. 224.

8. Mme de Ventadour affectait de ne point accepter, pour cause de santé : *les Amis de la marquise d'Huxelles*, p. 198.

par derrière dans ce cabinet de Mme de Maintenon où, tandis que le Roi travailloit dans la pièce joignante elle présente, Mme la duchesse de Bourgogne jouoit avec des dames familières et les deux fils de France, entrant quand elle vouloit, mais seule, où étoit le Roi. Mme de Ventadour y arriva donc si transportée, si éperdue de joie, qu'oubliant ce qu'elle étoit, elle se jeta à genoux en entrant, et se traîna ainsi jusqu'à Mme la duchesse de Bourgogne, qui alla l'embrasser et la relever. Elle en fit autant lorsqu'après les premiers compliments, cette princesse la mena où étoit le Roi[1], dont la surprise de cette action fut extrême. Jamais personne ne fut si hors de soi. Elle eut douze mille livres d'augmentation de pension aux huit qu'elle avoit déjà[2].

1. Le 26 (*Dangeau*, p. 470) : « Le Roi donna le matin une longue audience à Mme la maréchale de la Motte et à Mme de Ventadour, sur toutes les dispositions qu'il veut faire des petites charges de la maison de l'enfant de Mme la duchesse de Bourgogne. » La sous-gouvernante et la première femme de chambre avaient été désignées dès la veille.

2. *Dangeau*, tome X, p. 24, 24 mai : « Mme de Ventadour prêta son serment de gouvernante des enfants de France. Il y a, dans ses provisions : *pour servir conjointement avec la maréchale de la Motte, sa mère;* le mot de *survivance* y est aussi. Le Roi lui augmente sa pension de douze mille livres : elle en avoit déjà huit mille. » Les provisions, datées du 23 mai, sont dans le registre de la Secrétairerie O[1] 48, fol. 81-82. En racontant la prestation, les *Mémoires de Sourches* disent (p. 367-368) que la duchesse tremblait de tout son corps : « Comme la coutume est que celui ou celle qui prête le serment se mette à genoux, et que celui devant qui elle le prête lui tienne les mains jointes entre les siennes, le Roi lui fit galamment des excuses de ce qu'il étoit obligé qu'elle fût à genoux devant lui, et lui dit qu'il avoit, par politesse, mis des gants, et qu'il auroit, sans cela, beaucoup mieux aimé lui tenir les mains nues entre les siennes. » Le *Mercure* avait rendu compte de la nomination dès le mois de mars, p. 364-368. Le 1er août suivant, Mme de Maintenon écrit encore au maréchal de Villeroy : « La gouvernante fait merveilles, et tout le monde en est content, excepté Madame sa mère, qui en est jalouse. C'est le secret de cette cour-là. » Sa *Correspondance générale* renferme aussi (tome V, p. 242-243 et 248-249) deux lettres de 1704 à la duchesse elle-même, très polies et prévenantes.

Le maréchal de Châteaurenault eut bientôt après la lieutenance générale de Bretagne vacante depuis la mort de Lavardin[1], comme je l'ai dit d'avance[2].

Maréchal de Châteaurenault lieutenant général de Bretagne.

Le Roi permit en même temps à Waldstein, ambassadeur de l'Empereur à Lisbonne pris sur mer en s'en retournant[3], de s'en aller[4], et fit partir Vernon, ambassadeur de Savoie, toujours accompagné de son gentilhomme ordinaire[5], pour aller, sur la frontière de Provence et des États de Savoie, être échangé avec Phélypeaux[6].

Waldstein mis en liberté, Phélypeaux et Vernon échangés.

En ce même temps[7] mourut Harlay, conseiller d'État, qui avoit été premier ambassadeur plénipotentiaire à la paix de Ryswyk[8], duquel j'ai assez parlé précédemment pour n'avoir plus rien à en dire[9].

Mort d'Harlay, conseiller d'État.

1. *Journal de Dangeau*, tome IX, p. 486, 15 avril : « Le maréchal avoit demandé cette charge au Roi l'hiver passé, priant le Roi que cela ne l'empêchât point de continuer à servir sur mer, comme l'endroit le plus propre à lui marquer sa reconnoissance et à mériter ses bontés. » Le Roi lui annonça cette grâce avec beaucoup de bienveillance. Comparez les *Mémoires de Sourches*, tome VIII, p. 333, 334 et 343, et le *Mercure* du mois, p. 340-341. Il y avait cent mille livres de retenue à payer à la veuve de M. de Lavardin.

2. Tome XI, p. 304. — 3. *Ibidem*, p. 133.

4. *Dangeau*, tome IX, p. 471 ; *Gazette*, p. 350 ; *Gazette d'Amsterdam*, n°s XXXI, XLIII et LVI ; *Mercure* de mars, p. 377-378 ; *Archives de la Bastille*, tome XI, p. 113-115, et dossier 10 549. On voulut que la détention de cet ambassadeur fît l'équivalent de celle du maréchal de Villeroy. Il arriva à Vienne le 27 juin, fut créé membre du conseil privé, et, à l'avènement de l'empereur Joseph, devint grand maréchal de la cour.

5. Liboy : voyez notre tome XI, p. 273 et 276-277.

6. *Dangeau*, p. 480 ; *Mémoires de Breteuil*, ms. Arsenal 3862, p. 186. M. de Vernon avait pris congé du Roi avant de partir. L'échange eut lieu sur le Var, le 13 mai. Liboy, en revenant à la cour, rendit compte des mauvais traitements essuyés par M. Phélypeaux (*Sourches*, p. 374-375).

7. Dans la nuit du 2 avril : *Dangeau*, p. 475 ; *Sourches*, p. 326-327 ; *Mercure* du mois, p. 182-189.

8. Ici, le changement d'écriture indique un temps d'arrêt, notre auteur s'étant reporté sans doute à ce qu'il avait pu dire de ce Harlay.

9. Voyez nos tomes II, p. 85, 241, 244 et 245, III, p. 279-280, 286-292 et 300, IV, p. 139-143 et 234, et VI, p. 248, 249, 254 et 255.

Mort de Coëhorn.

Les ennemis perdirent le meilleur des officiers hollandois, qui, de plus, étoit leur Vauban pour les places et les sièges, qui étoit le général Coëhorn[1], qui mourut à la Haye[2].

Villars en Languedoc, et Montrevel en Guyenne.

L'affaire des Fanatiques ne finissoit point, et occupoit des troupes[3]. La Hollande et M. de Savoie les soutenoient par des armes, de l'argent et quelques hommes, et Genève par des prédicants[4]. Villars, de retour de Bavière, étoit oisif[5]. Il avoit été reçu comme s'il n'eût pas pris des trésors, et qu'il n'eût pas empêché les progrès des armées pour les amasser[6]. Mme de Maintenon le protégeoit ouvertement,

Harlay-Bonneuil, gendre du chancelier Boucherat et cousin germain du premier président, était conseiller d'État ordinaire depuis le 20 septembre 1700, et chef du conseil de la princesse de Conti depuis 1695; il avait une première pension de cinq mille livres depuis le 11 septembre 1691, et une seconde depuis le 22 février 1698. C'était un gros joueur, selon les *Annales de la cour*, tome II, p. 17, d'ailleurs « homme de beaucoup d'esprit, passionné du monde et de la considération » (Addition au *Journal de Dangeau*, tome XVII, p. 55). Fénelon l'affectionnait particulièrement : voyez sa *Correspondance*, tomes II, p. 430, et VIII, p. 123 et 155. Il légua sa magnifique bibliothèque, en partie aux jésuites, en partie à M. Chauvelin, qui passa conseiller d'État ordinaire à sa place et laissa celle de semestre à Foucault, protégé de Chamillart.

1. Tome XI, p. 129.

2. Le 17 mars : *Dangeau*, p. 477; *Gazette*, p. 166; *Gazette d'Amsterdam*, n° XXIV, de la Haye: *Mercure* d'avril, p. 155-158; Ottieri, *Istoria delle guerre*, tome III, p. 317-320; recueil de Lamberty, tome III, p. 53-54. On l'avait cru, en 1703, empoisonné par son cuisinier (*Sourches*, tome VIII. p. 110). Un ouvrage qu'il avait préparé sur la fortification à la française parut en Hollande en 1705. — Une famille du Comtat portant le même nom avait fait établir, en 1700, sa communauté d'origine avec l'illustre ingénieur : voyez Pithon-Curt, *Histoire de la noblesse du Comté-Venaissin*, tome I, p. 351-370, le *Mercure* de mars 1735, p. 617-619, etc.

3. Voyez, en dernier lieu, notre tome XI, p. 371-373. La correspondance militaire est au Dépôt de la guerre, vol. 1796-1799.

4. *Dangeau*, tome X, p. 74; *Gazette d'Amsterdam* de 1704, n° LXIX, de Paris; *Mercure* de mai, p. 48 et suivantes.

5. Il était allé visiter les biens de sa femme en Normandie.

6. Tome XI, p. 287, 313 et 571-572. Comparez les lettres justificatives données par M. le marquis de Vogüé dans l'Appendice du tome II

et conséquemment Chamillart, alors au plus haut point de la faveur. Ils vouloient remettre Villars en selle, qui, profitant de ce qu'il pouvoit sur[1] l'un et sur l'autre, vouloit absolument être de quelque chose[2]. L'Allemagne ne lui convenoit plus depuis qu'il s'étoit brouillé avec l'électeur de Bavière, la Flandre et l'Italie étoient occupées par Villeroy et Vendôme, plus en crédit que lui[3] : il ne se trouva que le Languedoc à lui donner, pour le décorer au moins de[4] finir cette petite guerre[5]. Montrevel n'avoit que le Roi pour lui[6]; cela lui servit au moins à ne pas demeurer par terre[7]. On lui fit faire un troc désagréable. La Guyenne étoit entièrement paisible, et n'avoit nul besoin de commandant : Montrevel y fut envoyé avec le même pouvoir et les mêmes appointements qu'il avoit en Languedoc[8]. Ce

des *Mémoires de Villars*, p. 327 et 333-336. A la fin de 1703 (*Dangeau*, p. 423), l'Électeur, lui aussi, leva deux millions de contributions dans la haute Autriche, et Marcin opéra de même en Franconie. La *Gazette d'Amsterdam* se complut alors à annoncer (1704, n° I) que Villars mettait dix-huit cent mille livres à la disposition du Roi; il fit certainement une proposition de ce genre l'année suivante, comme le prouve sa lettre à Chamillart, 14 février 1705, publiée en premier lieu par Anquetil.

1. Ce *sur* surcharge des lettres illisibles. — 2. Tome XI, p. 158.

3. C'est précisément ainsi que commencent les *Mémoires de Villars* pour l'année 1704 (tome II, p. 144) : « Cependant il n'étoit question d'aucun emploi pour le maréchal de Villars; le maréchal de Villeroy en Flandre, M. de Vendôme en Italie, et le maréchal de Tallard sur le Rhin laissoient le maréchal de Villars dans l'inaction.... »

4. *De* surcharge *d'a*[*voir*].

5. Une guerre de partisans, d'escarmouches : voyez des exemples dans la *Gazette* de 1636, p. 131, dans la *Gazette d'Amsterdam* de 1705, n° LXXXIV, de 1706, n° LXXXI, etc.

6. Déjà dit en 1703 : tome XI, p. 49-51.

7. Voyez l'*Histoire du Languedoc*, éd. Roschach, tome XIII, p. 777-825. Bâville, qui ne pouvait le souffrir, l'avait dénoncé depuis les derniers mois de 1703 : *ibidem*, tome XIV, col. 1797-1798 et 1843-1858.

8. *Dangeau*, p. 470, 27 mars : « Le Roi manda au maréchal de Villars, qui étoit à Paris, de venir ici, et le Roi lui dit à son coucher : « Je vous entretiendrai demain matin, et vous donnerai vos ordres. » On croit que le Roi le veut envoyer en Languedoc commander en la

changement l'affligea fort; mais il fallut céder, et aller jouer au lansquenet à Bordeaux[1]. Villars, avec son effronterie ordinaire, voulant faire valoir le petit emploi où il alloit, dit assez plaisamment qu'on l'y envoyoit comme un empirique où les médecins ordinaires avoient perdu leur latin[2]. Ce mot outra Montrevel, qui fit si bien, que, tandis que Villars étoit en chemin, il battit deux fois les Fanatiques, et, la dernière fois, en personne et avec un grand succès[3]; et tout de suite s'en alla droit à Bordeaux,

place du maréchal de Montrevel. » *Dangeau*, 28 mars, p. 471 : « Le Roi.... donna le matin audience au maréchal de Villars, qui va commander en Languedoc, comme on l'avoit cru dès hier; M. le maréchal de Montrevel ira commander en Guyenne. On ne dit point encore ce que deviendra le marquis de Sourdis, qui y commandoit. » La nouvelle n'est enregistrée que le 29 mars dans les *Mémoires de Sourches*, et c'est ce jour-là que l'ordre de changement fut expédié : voyez l'*Histoire du Languedoc*, éd. Roschach, tome XIV, col. 1886-1894 et 1901-1902. A en croire les *Mémoires de Villars* lui-même (tome II, p. 145), le Roi lui dit avec bonté : « Des guerres plus considérables à conduire vous conviendroient mieux; mais vous me rendrez un service bien important, si vous pouvez arrêter une révolte qui peut devenir très dangereuse, surtout dans une conjoncture où, faisant la guerre à toute l'Europe, il est assez embarrassant d'en voir commencer une dans le centre du Royaume. » On a vu plus haut (p. 27, note 1) qu'il avait été question d'envoyer là le Grand Prieur. Selon Dangeau (tome XI, p. 37), le produit de ce commandement atteignait quarante mille écus.

1. Nous avons vu (tome X, p. 111-112) quelle existence le commandant en fonctions, M. de Sourdis, y menait, et quel besoin on éprouvait de lui donner un successeur; mais nous verrons également qu'il y eut beaucoup à redire à la conduite de M. de Montrevel.

2. Gaignières, dans son commentaire des chansons du temps, ms. Fr. 12 693, p. 255, dit en propres termes que Villars, non pas quand on l'envoya en Languedoc, mais lorsqu'on l'en rappela (ci-après, p. 372), prétendit « que le Roi l'avoit envoyé contre les Fanatiques comme on fait Helvétius aux maladies désespérées, et qu'il alloit en Allemagne en qualité de goutte d'Angleterre. »

3. Combat du 16 avril, où un corps de dix-huit cents Fanatiques fut à moitié anéanti, dans le pays de la Vaunage, entre les troupes commandées par le maréchal lui-même et celles qu'il avait confiées à M. de Grandval. Le maréchal partit le lendemain pour la Guyenne; mais, dans une seconde affaire, son lieutenant général, M. de la Lande,

où il n'y avoit personne depuis que Sourdis n'y commandoit plus[1].

Je tombai en ces temps-là[2] dans un fâcheux accident. Je me fis saigner parce que je sentois que le sang me portoit à la tête, et il me sembla l'avoir été fort bien[3]. Je sentis

On me fait une opération pour une saignée.

qu'il avait envoyé vers les hautes Cévennes, ne fut pas moins heureux : *Dangeau*, p. 493 et 498; *Sourches*, p. 342, 343, 346 et 347; *Gazette d'Amsterdam*, Extr. xxxvi et xxxvii; *Mercure* d'avril, p. 361-366, 391-393, et de mai, p. 49-112; Quincy, *Histoire militaire*, tome IV, p. 455-474, etc. C'était une compensation au désastre dans lequel, cinq ou six semaines auparavant, M. de Montrevel avait laissé détruire presque entièrement le beau régiment de la Marine. Excité peut-être par les représailles de ses adversaires, il avait fini par ne leur plus faire quartier, comme nous l'avons vu en 1703, tome XI, p. 371-373. La *Gazette d'Amsterdam* donne de nombreux détails sur cette répression impitoyable, par exemple dans la correspondance de Nîmes, 22 février 1704 (n° xxi).

1. Deux lettres inédites de la marquise d'Huxelles au marquis de la Garde nous renseignent sur le sort de M. de Sourdis. Dans l'une, du 22 mai, elle disait : « M. le maréchal de Montrevel a été reçu à Bordeaux au bruit du canon et de toute sorte d'acclamations. M. de Sourdis alla au-devant de lui jusqu'à Langon, dans son brigantin, qui avoit vingt rameurs habillés de rouge avec des toques à la siamoise. Ce maréchal lui dit : « J'ai beaucoup de joie de vous trouver en meilleur « état qu'on ne disoit, et je me flatte que non seulement vous n'êtes « point fâché de me voir, mais que vous aimez mieux que ce soit moi « qu'un autre. » Le marquis répondit honnêtement à ce compliment, étant fort fâché de revenir. Cependant il en a l'ordre; mais il veut payer ses dettes auparavant. » Dans la seconde, du 3 juin : « M. le marquis de Sourdis revient par ordre. Il avoit résolu de s'y cacher pour vivre doucement et jouir d'une maison de campagne qu'il a fait bâtir à trois lieues, disant n'être plus connu, ni ne connoître plus personne à la cour et à Paris; mais on prétend qu'il avoit là des amies qui lui avoient fait prendre ce parti. Il a mandé qu'il viendroit quand il aura achevé de payer ses dettes, ne voulant pas sortir comme un banqueroutier. On s'en accommodoit assez. »

2. Dans la première quinzaine d'avril : *Dangeau*, p. 488; *Sourches*, p. 335; lettre de la marquise d'Huxelles, datée du 17.

3. On sait quel abus médecins et chirurgiens faisaient alors de la saignée, et le commentateur médical du théâtre de Molière, feu M. Maurice Raynaud, a réuni des exemples étonnants. Nous en trouvons avant comme après ces temps-là : par exemple, une fille à qui l'on tira douze cents palettes de sang en quinze mois, les femmes

la nuit une douleur au bras, que Ledran[1], fameux chirurgien qui m'avoit saigné, m'assura ne venir que d'une ligature trop serrée[2]. Pour le faire court, en deux jours le

enceintes saignées sans relâche, des enfants de trois mois traités de même, le duc de la Trémoïlle tué par ce remède héroïque en 1709, comme sa femme en 1707, vingt-sept palettes pour une seule fluxion aux yeux, quarante-huit pour une incubation de petite vérole, neuf saignées pour un mouvement de bile ou pour un soupçon de pleurésie, soixante-quatre, en huit mois, pour un rhumatisme, etc., etc. Le style ordinaire de la Faculté était, au dire du comte de Forbin (*Mémoires*, p. 538), de débuter par la saignée contre toute maladie; cependant l'aphorisme célèbre est : *Clisterium donare, postea segnare.* En outre, il y avait les saignées préventives ou de précaution, comme celle dont il s'agit ici, et chacun de nous peut se souvenir encore d'avoir vu des grands-pères fidèles à cette tradition. Guy Patin s'astreignait ainsi à cinq ou six saignées par an, et autant de purgations. Monseigneur se faisait saigner deux fois par an, aux équinoxes; mais Madame n'en voulait point : voyez le recueil Jaeglé, éd. 1890 (que nous suivrons désormais), tome II, p. 27, 94, 196, 218-219, 224, etc. Hecquet, le médecin de Port-Royal et de Chantilly, était un des principaux apologistes de la saignée.

1. Henri Ledran, gendre d'une dame Feillet qui était bien connue à Paris pour les soins qu'elle donnait aux pauvres malades, s'était lui-même rendu célèbre par l'invention d'un baume excellent pour la cicatrisation des plaies. Il mourut en 1720, ayant fait nombre d'opérations importantes. Il avait soutenu une mémorable lutte contre Félix, en 1699, et s'était attiré alors une relégation temporaire à Orléans. Ses deux fils Henri-François et Nicolas-Louis arrivèrent à une réputation encore plus grande, l'un comme chirurgien et lithotomiste, l'autre comme garde des archives des Affaires étrangères.

2. Les *Mémoires de Sourches* disent, le 16 avril : « Peu de jours auparavant, le duc de Saint-Simon s'étant fait saigner par précaution, il s'étoit jeté une fluxion sur sa saignée, qui l'avoit mis en peu de temps en danger de la vie. Il avoit eu, le 15, un peu de relâche; mais, le 16, Mareschal jugea à propos de lui faire une incision quatre doigts au-dessus et au-dessous de la saignée. » Dangeau parle de « quelque tendon blessé, » Mme d'Huxelles de tumeur peut-être gangreneuse et de « corruption du dedans. » L'accident le plus fréquent était la piqûre de l'artère ou du tendon, comme on disait alors : c'est ainsi que le duc de Luynes avait été tué en 1690, Benserade en 1691, et Félix, devenu assez maladroit, avait failli faire périr son ami Nyert en 1689, parce que l'opération à faire ensuite était « grande et fâcheuse » (*Lettres de Mme de Sévigné*, tome IX, p. 255; *Dangeau*, tome III, p. 232; *Mémoires*

bras s'enfla plus gros que la cuisse, avec la fièvre et de grandes douleurs. On me tint autres deux jours avec des applications dessus, pour dissiper le mal par l'ouverture de la saignée, de l'avis des plus grands chirurgiens de Paris. M. de Lauzun, qui me trouva avec raison fort mal, insista pour avoir Mareschal, et s'en alla à Versailles le demander au Roi, sans la permission duquel il ne venoit point à Paris, et il ne découchoit presque jamais du lieu où le Roi étoit[1]. Il eut permission de venir, de découcher, et même de séjourner auprès de moi. En arrivant le matin, il m'ouvrit le bras d'un bout à l'autre. Il étoit temps : l'abcès gagnoit le coffre[2] et se manifestoit par de grands frissons. Il demeura deux jours auprès de moi, vint après plusieurs jours de suite, puis de deux jours l'un. L'adresse et[3] la légèreté de l'opération, des pansements, et de me mettre commodément, passe l'imagination. Il prit prétexte de cet accident pour parler de moi au Roi, qui, après que je fus guéri, m'accabla de bontés. Chamillart étoit enfin venu à bout de me raccommoder avec lui quelque temps auparavant[4]; tout ce que dit Mareschal acheva. J'avois fait un léger effort du bras le jour de la saignée, auquel j'attribuois l'accident, et je voulus que Ledran me saignât dans le cours de cette opération, pour ne le pas perdre. Mareschal et Fagon ne doutèrent pas que le tendon n'eût[5] été piqué[6]. Par des poids qu'on me fit porter, mon bras

Chamillart m'avoit raccommodé avec le Roi; Mareschal achève.

de Sourches, tome III, p. 160 et 314; *Gazette de Leyde*, 1er avril 1683; notre tome VIII, p. 241, etc.). Nous avons vu que le chirurgien Bienaise (tome I, p. 169) s'était rendu célèbre par son opération de l'anévrisme ou artère piquée.

1. Tome XI, p. 107. Mme de Châtillon fut obligée de venir à Versailles pour qu'il lui fît la grande opération (*Dangeau*, tome X, p. 127).

2. *Coffre* « signifie aussi, en terme de chirurgie, la capacité, l'espace qui est enfermé sous les côtes » (*Académie*, 1718).

3. Cette conjonction *et* surcharge *d[e]*.

4. Tome XI, p. 359-360. — 5. Il a corrigé *n'eut* en *n'eust*.

6. Ci-dessus, p. 50, note 2. C'est encore Dangeau que suit notre auteur : « On croit qu'il y a eu quelque tendon blessé, ce qui a obligé Mareschal de lui faire aujourd'hui (17 avril) une très grande opération.

demeura dans sa longueur ordinaire, et je ne m'en suis pas senti depuis. J'avois jour et nuit un des meilleurs chirurgiens de Paris auprès de moi, qui se relevoient. Tribouleau, qui l'étoit des gardes françoises avec beaucoup de réputation[1], me conta qu'il falloit que M. de Marsan fût bien de mes amis, qu'il l'avoit arrêté dans les rues, qu'il lui avoit demandé de mes nouvelles avec des détails et un intérêt[2] infini. La vérité étoit qu'il vouloit mon gouvernement[3], et qu'il le demanda; le Roi lui demanda, à son tour, si je n'avois pas un fils, et le rendit muet et confus. Chamillart, sans qu'on l'en eût prié, s'en étoit assuré pour mon fils, en cas que je n'en revinsse pas, et n'y avoit pas perdu de temps. Je ne fis pas semblant, dans la suite, de savoir le procédé de M. de Marsan, avec qui d'ailleurs, comme avec tous ces Lorrains, je n'étois en aucun commerce.

Avidité mal reçue du comte de Marsan.

Mort du célèbre Bossuet, évêque de Meaux, et du cardinal de Fürstenberg; leur dépouille.

L'Église[4] et le siècle perdirent en ce même temps les deux prélats qui fussent alors chacun à l'une et à l'autre avec le plus d'éclat: le fameux Bossuet, évêque de Meaux, pour l'un[5], et le célèbre cardinal de Fürstenberg, pour l'autre[6]. Tous deux sont trop connus pour que j'aie à rien[7] dire de ces deux hommes si grandement et si diversement illustres : le premier[8] toujours à regretter, et qui le fut

1. L'un des deux chirurgiens du régiment. Nous l'avons vu (tome VI, p. 30, note 1) assister Mareschal pour faire la grande opération au maréchal de Villeroy, et, en 1691, il l'avait pratiquée à l'improviste sur le duc de Vendôme (*Sourches*, tome III, p. 457).

2. Il a biffé une *s* ajoutée par mégarde à la fin d'*intérest*.

3. Celui de Blaye, sans doute, plutôt que celui de Senlis. En 1692, quand le duc Claude mourut, Charles d'Aubigné avait essayé de prendre une part de sa dépouille (tome I, p. 136).

4. L'article initial surcharge un *D* majuscule. — 5. Lisez : *l'une*.

6. On s'est étonné avec raison que la mort de Bourdaloue (13 mai 1704 : voyez le *Mercure* du mois, p. 268-282, celui de juillet 1705, p. 275-281, et le *Journal de Trévoux*, 1704, p. 1410-1424) ne fût pas même mentionnée ici : c'est que Dangeau avait omis de l'enregistrer.

7. Avant *rien*, il a biffé *en*.

8. Bossuet mourut le 12 avril, à l'hôtel d'Estaing, rue Neuve-Sainte-

universellement, et dont les grands travaux faisoient encore honte, dans cette vieillesse si avancée, à l'âge moyen et robuste des évêques, des docteurs, et des savants les plus instruits et les plus laborieux[1]; l'autre, après avoir si longtemps agité et intéressé toute l'Europe, étoit devenu depuis longtemps un poids inutile à la terre[2]. Chamillart eut

Anne : *Dangeau*, p. 484; *Sourches*, p. 332; *Mercure* du mois, p. 269-282, etc. Les obsèques eurent lieu à la paroisse Saint-Roch, le 13, et l'on transféra le corps à Meaux (ms. Nouv. acq. fr. 3615, n° 1091).

1. Il a déjà parlé du grand évêque, et parlera souvent encore de lui, avec un sincère respect, lui ayant antérieurement consacré, comme précepteur du Dauphin, une notice à part, que feu M. Faugère a publiée dès 1880, dans le tome II des *Écrits inédits*, p. 483-486. Feu M. Floquet, dans ses quatre volumes d'études sur Bossuet avant et depuis la nomination de précepteur du Dauphin, a examiné les jugements portés par Saint-Simon au cours des *Mémoires*. L'évêque n'avait pu arriver au chapeau à cause de son rôle dans l'assemblée de 1682 (*Caractères de la Bruyère*, tome I, p. 159 : Quel besoin a TROPHIME d'être cardinal?), et il avait manqué également l'Ordre en mai 1701, mais jouissait des entrées chez le Roi, et possédait environ quatre-vingt mille livres de rente en bénéfices, dont la répartition se fit la veille de la Pentecôte (*Dangeau*, tome X, p. 7; *Sourches*, tome VIII, p. 352-353).

2. Voyez particulièrement notre tome VII, p. 86-114, avec l'appendice VII, où a été donnée la notice de ce cardinal, et, en dernier lieu, notre tome IX, p. 9-10. Il mourut dans son abbaye de Saint-Germain-des-Prés, le 10 avril : *Dangeau*, p. 480-481, avec l'Addition n° 329; *Sourches*, p. 330; *Mercure* d'avril, p. 241-249, de mai, p. 11-14, et de juin, p. 144-155. Son corps fut inhumé à Saint-Germain même, non sous le chœur, comme les moines ou la famille essayèrent de l'obtenir du Roi, mais dans le caveau où reposaient déjà ses neveux, le landgrave Ferdinand-Égon et le comte Fr. de la Marck, sous un superbe mausolée œuvre de Coysevox. L'abbé Boutard, de l'Académie des inscriptions, fit une épitaphe latine; l'abbé le Prévost prononça l'oraison funèbre l'année suivante. — Les *Mémoires de Sourches* (p. 330-331) rapportent que le cardinal mourut « sans aucun sacrement, parce qu'on prit pour un bon sommeil une léthargie qui l'emporta, » tandis que Bossuet « avoit fait un discours très beau et très édifiant lorsqu'on lui avoit apporté le viatique. » Selon Madame (recueil Jaeglé, tome II, p. 5), la comtesse de Fürstenberg, dont nous connaissons les attaches avec son oncle, avait tout dévalisé dans le palais; néanmoins, on lui confirma la pension de douze mille livres qui lui avait été assurée pour

la charge de premier aumônier de Mme la duchesse de Bourgogne[1] pour l'imbécile évêque de Senlis, son frère[2], et la Hoguette, archevêque de Sens, la place de conseiller

[Add. St-S. 539] d'État d'Église[3]. Bissy, évêque de Toul[4], se laissa enfin persuader d'accepter Meaux[5]. Un diocèse si près de Paris lui parut plus propre à avancer sa fortune que ses querelles avec le duc de Lorraine[6], qui lui avoient suffisamment frayé le chemin à Rome : aussi avoit-il mieux aimé se tenir à Toul, qu'accepter Bordeaux[7]; mais il espéra tout de Meaux, qui[8], en le tenant sans cesse à portée, favoriseroit son savoir-faire, qu'il ne fut pas longtemps à manifester[9].

L'Archiduc par l'Angleterre à Lisbonne; mal secouru.

L'Archiduc, après un long séjour dans la basse Allemagne et la Hollande en attendant que tout fût prêt pour son trajet[10], avoit essuyé une terrible tempête, qui le jeta deux fois en Angleterre, où, la première fois, il vit

en jouir après la mort de cet oncle, et celle de son fils la Marck fut portée à la même somme (*Dangeau*, p. 483 et 485; *Sourches*, p. 334).

1. Donnée à Bossuet en 1696 : tome III, p. 159.

2. Voyez, en dernier lieu, notre tome X, p. 140 et 405. — Le Roi transféra au nouvel aumônier, quoiqu'il n'eût aucun des titres de Bossuet, les entrées de la chambre : *Dangeau*, p. 492; *Sourches*, p. 341.

3. *Dangeau*, p. 484; *Sourches*, p. 332; *Mercure*, avril 1704, p. 282-286. Bossuet avait remplacé l'archevêque Harlay en 1697 : tome IV, p. 103.

4. Tome IX, p. 322-323.

5. *Mercure* de mai, p. 283-286. — Meaux ne rapportait guère plus de vingt mille livres depuis que les bois en avaient été épuisés : *Mémoire de la généralité de Paris en 1698*, p. 77. M. de Bissy en fut pourvu le 10 mai, avec une réserve de cinq mille francs, attribuée aux nouveaux convertis, sur le revenu annuel.

6. « Cet évêque, dit Dangeau (tome X, p. 7), étoit fort brouillé avec M. de Lorraine, à qui ce changement-là fera grand plaisir. » Comparez ci-après, p. 477, l'Addition n° 539, et voyez l'*Histoire de la réunion de la Lorraine*, par le feu comte d'Haussonville, tome IV, p. 105-110, et, aux Archives nationales, le carton K 1324, dossier 123, fol. 151.

7. En 1698 : tome V, p. 36-37.

8. *Qui* surcharge *et d[e]*.

9. Dans l'affaire de la Constitution, en 1711.

10. Tome XI, p. 262.

la Reine et ses ministres. Il étoit arrivé en Portugal avec fort peu de secours : il[1] y trouva que tout lui manquoit[2]. Ce grand contretemps, et la fidélité des Espagnols, ne répondoit pas aux promesses de l'Amirante[3], qui leur avoit

L'amirante de Castille tombé dans le mépris.

1. Avant *il*, Saint-Simon a biffé *où*, et il a ajouté *y* en interligne.

2. Son père avait exigé qu'il passât par Londres pour obtenir une augmentation de contingent. Il essuya, en arrivant, du 3 au 6 janvier, une première tempête, et ne vit la reine que le 9 (recueil de Lamberty, tome III, p. 1-3, etc.). Quand il voulut partir, une seconde tempête le força de rentrer à Torbay, et il ne s'embarqua définitivement que le 24 février, pour arriver le 7 mars à Lisbonne, où, comme nous l'avons vu p. 23, il trouva morte la petite infante qu'on eût voulu lui faire épouser. Il amenait avec lui sept mille hommes, et plus de cinq mille le suivaient sur une flotte hollandaise : *Dangeau*, p. 364-471, *passim;* Du Mont, Supplément du *Corps diplomatique*, tome V, p. 378-379; *Mercure* de mars 1704, p. 364-367. Ses manifestes et ceux du roi de Portugal sont réunis dans le recueil de Lamberty, tome III, p. 244-295. Notre ambassadeur Châteauneuf quitta Lisbonne aussitôt après le débarquement des alliés. Un projet de contre-manifeste avait été préparé dès le 15 février, peut-être par le duc d'Harcourt; il se trouve au Dépôt des affaires étrangères, vol. *France* 445, fol. 19-127. Les chansonniers firent aussi force vers sur ce voyage et sur les prétentions de l'Archiduc, qui prit le titre de roi d'Espagne : ms. Fr. 12 693, fol. 181-229.

3. Notre auteur a négligé de dire ce qu'était devenu l'Amirante depuis sa retraite en Portugal (tome X, p. 238). On a vu, dans notre commentaire (*ibidem*), que son procès avait été commis au conseil de Castille : primitivement, il ne fut condamné qu'à l'exil perpétuel, pour désobéissance, et absous des accusations de félonie et de rébellion (*Gazette de Bruxelles*, mars 1703, p. 193; Baudrillart, *Philippe V*, tome I, p. 150; *Mémoires de Noailles*, p. 146); mais, de nouvelles preuves de trahison ayant été produites, la peine capitale fut prononcée en juillet 1703 contre l'Amirante, avec confiscation de ses biens d'Espagne et de Sicile, qui représentaient plus de trois cent mille livres de rente (*Dangeau*, p. 158 et 259; *Sourches*, p. 48 et 258; *Gazette* de 1703, p. 4, 17, 389, 390, 439 et 638; *Mémoires de Louville*, tome II, p. 35-38, etc.). Louville, qui avait demandé que sa tête fût mise à prix, et qui estimait cette mesure très légitime, trouva le jugement encore trop doux (lettres à M. de Beauvillier, 1er avril et 28 juillet 1703). On avait commencé par retirer sa statue de la place du Dôme de Milan (*Gazette d'Amsterdam*, 1703, nos v et vi). Il avait adressé au Pape une protestation contre le testament du roi Charles II, et, le 26 janvier 1704,

persuadé que tout se révolteroit en Espagne, et, comme rien n'y branla, ni à l'arrivée de l'Archiduc, ni depuis, que deux ou trois particuliers au plus, mais bien longtemps dans les suites, l'Amirante tomba dans un discrédit total. Le Portugal, abandonné presque à sa foiblesse, se prenoit à lui de l'avoir comme engagé dans ce péril, et l'Archiduc, d'avoir pressé son arrivée sur des espérances dont il ne voyoit aucun effet[1]; il se défendoit sur l'espèce d'abandon où ses alliés, et l'Empereur même, le laissoient, qui décourageoit de lever le masque en sa faveur. Ces contrastes, qui laissèrent l'Amirante sans ressource, tant du côté de la cour de Portugal que de celle[2] de l'Archiduc, le mirent souvent en danger d'être assommé par le peuple, et le firent tomber dans le dernier mépris[3].

Disgrâce de la princesse des Ursins, rappelée* d'Espagne avec ordre de

J'ai différé l'événement suivant[4] et quelques autres, pour raconter tout de suite ce qui auroit été moins intelligible et moins agréable par morceaux, à mesure que les diverses choses se sont passées, d'autant que le principal de tous, et pour lequel j'ai différé les autres, ne dépasse

il en envoya une autre aux États-Généraux (recueil Lamberty, p. 245-248). Notre *Mercure* y répondit (octobre 1704, p. 113-161) par une discussion fort longue.

1. Le maréchal de Schonberg, en quittant le commandement de l'armée et cédant la place à lord Gallway, expliqua ses griefs dans une lettre qui eut un grand retentissement : *Journal de Verdun*, 1704, p. 151-152 et 202-206; *Mercure* de mai, p. 244-256.

2. Ainsi, au lieu de *celui*, dans le manuscrit.

3. *Dangeau*, tome IX, p. 413 : « Les nouvelles qu'on a de Portugal en Espagne est (*sic*) qu'on s'y plaint fort de l'Amirante, qui n'ose sortir de sa maison de peur d'être assassiné par le peuple. Cependant les Portugais ont commencé les hostilités sur la mer. La disette est grande en ce pays-là, et plusieurs bâtiments chargés de blé qu'on leur envoyoit d'Angleterre ont péri en chemin, ou ont été pris par nos armateurs; il n'en est pas arrivé le quart en Portugal. » Comparez la suite du *Journal*, tome X, p. 75 et 158, les *Mémoires de Sourches*, p. 400-401, et la *Gazette*, p. 67-68.

4. Avant *événement*, il a biffé *cet*, pour ajouter l'article élidé et mettre *suivant* en interligne.

* *Rappellé*, au masculin, dans le manuscrit.

pas la fin de mai. Il faut se souvenir de ce qui[1] a été rapporté ci-devant[2] de la brillante situation de la princesse des Ursins en Espagne, et de ses solides appuis à Versailles, où elle avoit trouvé moyen de sevrer les ministres du Roi du secret et du maniement des affaires, qui se traitoient réciproquement d'elle à Mme de Maintenon et au Roi, le seul Harcourt, ennemi de nos ministres, dans la confidence[3]. M. de Beauvillier, qui n'y vit point de remède, prit enfin le parti de prier le Roi de le dispenser de se mêler plus d'aucune chose qui regardât l'Espagne[4]. Le Chancelier n'en entendoit plus parler, il y avoit déjà quelque temps. Chamillart, trop occupé des finances et de la guerre, n'auroit peut-être pas été suspect aux deux dames, sans sa liaison intime avec les ducs de Chevreuse et de Beauvillier; mais il n'avoit pas loisir de s'occuper de plus que de sa besogne, et on s'en tenoit, à son égard, sous prétexte de[5] ménagement, à ne lui parler d'Espagne que superficiellement pour les ordres et les expéditions qui le regardoient nécessairement pour les troupes et l'argent[6]. Restoit Torcy[7], qui auroit bien voulu n'en entendre jamais parler, et à qui il ne restoit que les choses sèches[8] et résolues sur lesquelles on ne pouvoit se passer de son expédition[9]. En Espagne, Mme des Ursins

se retirer droit en Italie; détails raccourcis de son gouvernement*.

1. *Que* corrigé en *qui*. — 2. Tome XI, p. 223 et suivantes, et p. 241.
3. *Ibidem*, p. 516. — 4. *Ibidem*, p. 544, lettre du 22 octobre 1703.
5. Avant *de*, il a biffé *que*.
6. On peut voir, sur cela, les Papiers du Contrôle général, G[7] 1092, et la lettre de Chamillart à Torcy reproduite ci-après, appendice V.
7. Ici, l'écriture change.
8. Littré ne semble pas avoir connu cet exemple de *sec* au figuré. Nous trouverons plusieurs autres emplois analogues, et nous avons eu déjà, dans le tome X, p. 117, « la médaille *sèche* de Louis XIII. » Voyez aussi la locution « taxes *sèches* » dans la *Correspondance des Contrôleurs généraux*, tome II, n°s 709 et 710.
9. Mme des Ursins le considérait comme devenu son ennemi, et nous

* *De se retirer* ayant été ajouté en interligne, au-dessus d'*aller*, biffé, puis, *en Italie*, au-dessus d'*à Rome*, et *de son*, au-dessus de *du*, biffés également, *de Me des Ursins* a été biffé après *gouvt*.

s'étoit, comme on l'a vu [1], défaite des cardinaux d'Estrées et Portocarrero, d'Arias, qui, au départ du cardinal d'Estrées, s'étoit retiré une seconde fois, et étoit allé attendre dans son archevêché de Séville le chapeau auquel le roi d'Espagne l'avoit nommé [2], de Louville, de tous ceux qui avoient eu part au testament de Charles II, ou à quelque faveur du roi indépendamment d'elle. Rivas, qui avoit écrit ce fameux testament, le seul laissé dans le Conseil [3], y étoit réduit aux simples expéditions, sans oser dire un mot, sans crédit ni considération, en attendant qu'elle pût le [4] renvoyer comme les autres. La princesse et Orry gouvernoient seuls, seuls étoient maîtres des affaires et des grâces, et tout se [5] décidoit entre eux deux, souvent d'Aubigny en tiers, et la reine présente quand elle vouloit, qui ne voyoit que par leurs yeux [6]. Le roi, dont toutes les journées étoient réglées par la reine [7], et qui, s'il vouloit changer quelque chose à ce qui étoit convenu pour ses heures et ses amusements, comme chasse, mail [8], ou autre chose, le lui envoyoit demander

verrons qu'en 1705 il ne prit point part aux conférences du Roi avec la princesse, chez Mme de Maintenon.

1. Tome XI, p. 232-240 et 245-247, avec l'Addition n° 494. Comparez la notice donnée dans notre tome V, appendice VI, p. 500-502.

2. *Historia ecclesiastica de España*, par V. de la Fuente, tome VI, p. 10; Combes, *la Princesse des Ursins*, p. 125-140; *Philippe V*, par le P. Baudrillart, tome I, p. 217-218. Le comte de Montellano avait été nommé gouverneur du conseil de Castille, et on obtint du Pape un ordre à Arias de regagner son diocèse le 15 juillet. Combes, qui rectifie plusieurs des assertions de Saint-Simon à l'aide des correspondances publiées dans les *Mémoires de Noailles* et des *Mémoires de Saint-Philippe*, dit que don M. Arias avait le tort de se montrer par trop français, et plus particulièrement « orléaniste, » et que Portocarrero, au contraire, se compromit par une lutte ouverte contre les d'Estrées.

3. Tome XI, p. 250-252 et 321, avec l'Addition n° 495.

4. *Le* a été ajouté en interligne. — 5. *Ce*, dans le manuscrit.

6. Tome XI, p. 242-243 et 249-250. — 7. *Ibidem*, p. 241, note 7.

8. A l'exemple de son aïeul, qui pensionnait les grands joueurs de mail, Philippe V cultiva beaucoup ce jeu, et notre auteur y a consacré quatre pages de son *Tableau de la cour d'Espagne* de 1721-22 (éd.

par Vazet, huissier françois dévoué à Mme des Ursins, et qui se gouvernoit par ce qu'il lui rapportoit[1], le roi, dis-je, peu à peu établi dans cette dépendance, venoit les soirs chez la reine, le plus souvent chez Mme des Ursins, où il trouvoit d'ordinaire Orry, et quelquefois d'Aubigny, où il apprenoit ce qui avoit été résolu, et leur donnoit les mémoriaux[2] qu'il avoit pris au Conseil pour être décidés le lendemain par eux, et portés par lui ensuite au Conseil, où il n'y avoit point à opiner, mais seulement à savoir, pour la forme, ce que Rivas recevoit du roi pour expédier[3]. L'abbé d'Estrées, qui, depuis le départ de son oncle, entroit de ce conseil[4], n'osoit s'y

Drumont, p. 377-380); il y reviendra encore à cette date : tome XVIII des *Mémoires*, éd. 1873, p. 224 et 336.

1. Henri Vazet était passé en Espagne en janvier 1701, comme barbier ordinaire et valet de chambre du jeune roi (Arch. nat., O[1] 45, fol. 9 v°; Affaires étrangères, vol. *Espagne* 91, fol. 466), et Mme des Ursins l'avait attaché en même temps à son service particulier, surtout comme espion et agent secret. Elle prétendait qu'il faisait rire LL. MM. plus que toute l'Espagne ensemble (recueil Geffroy, p. 121). Nous avons même vu qu'elle l'avait envoyé en mission à Versailles dans les premiers mois de 1703 (*ibidem*, p. 134-135; notre tome XI, p. 226 et 250). Louville le caractérisait en ces termes (lettre à Torcy, 26 janvier 1703) : « C'est un des plus grands fripons que j'aie jamais connus; il fait parfaitement bien ses affaires en ce pays-ci. Il est Provençal, aussi bien que le chevalier des Pennes, de même humeur; et tous deux étroitement liés avec le sieur d'Aubigny. » Et, le 10 août 1703 : « Vazet n'est pas même barbier, et, étant à présent ministre principal..., donne publiquement ses audiences, et c'est par lui que passent en première instance toutes les affaires, qui vont ensuite à M. d'Aubigny. De plus, Vazet est à la reine.... » En mars 1704, l'abbé d'Estrées, qui suivait alors Philippe V à l'armée, écrivait au même Louville : « Nous sommes ici sous les ordres de Vazet et du confesseur.... Concevez-vous qu'un tel homme soit chargé de la conduite du roi catholique, et que ce dépôt sacré soit remis en ses sales mains? Il parle à son maître avec une insolence qui scandalise tous les Espagnols. » Voyez la suite p. 530.

2. *Mémorial* signifiait, en Espagne comme à Rome, les mémoires servant à instruire une affaire : voyez les *Mémoires de Gourville*, tome II, p. 227 et 257, la *Correspondance de Madame*, éd. 1890, tome I, p. 169, etc.

3. Voyez notre tome XI, p. 320-322, avec l'Addition n° 506.

4. Tome XI, p. 320. Voyez ci-après ses lettres à Louville, appendice III.

opposer à rien, et, s'il avoit quelque représentation à faire, c'étoit en particulier à Mme des Ursins et à Orry, qui l'écoutoient à peine, et alloient leur chemin sans s'émouvoir de ce qu'il leur pouvoit dire. La princesse régnoit ainsi en plein, et ne songeoit qu'à écarter tout ce qui pourroit troubler ou partager le moins du monde sa puissance. Il falloit une armée sur les frontières de Portugal contre l'Archiduc, par conséquent un général françois pour commander les troupes françoises, et peut-être aussi les espagnoles[1]. Elle avoit connu de tout temps la reine d'Angleterre, qui étoit Italienne; elle l'avoit extrêmement cultivée dans les longs séjours qu'elle avoit faits[2] à Paris, elle étoit demeurée en commerce de lettres et d'amitié avec elle : elle imagina donc de faire donner au duc de Berwick le commandement des troupes françoises en Espagne[3]. Elle le connoissoit doux, souple, fort courtisan, sans aucun bien, avec une famille : elle compta, par ces raisons, de faire tout ce qu'elle voudroit d'un homme entièrement dépendant du roi et de la reine d'Angleterre, qui lui auroit l'obligation de sortir de l'état commun des lieutenants généraux, et qui auroit un continuel besoin d'elle pour s'élever et pour s'enrichir, et s'éviter ainsi d'avoir à compter avec un François qui auroit une consistance indépendante d'elle. Elle en fit donc sa cour à Saint-Germain, et le proposa à Versailles. Le Roi, qui, par égard pour le roi d'Angleterre, et par la similitude de ses bâtards, avoit fait servir celui-ci[4] peu de campagnes sans caractère, puis tout d'un coup de lieutenant général dans

Motifs qui firent passer Berwick en Espagne, et Puységur*.

1. Voyez, dans notre tome XI, p. 573, la lettre de Louville datée du 12 décembre 1702. Ce n'est pas sans difficulté que le Conseil avait décidé, en juin 1703, de demander à la France des troupes et un général : Baudrillart, *Philippe V*, tome I, p. 161; nous donnons encore, sur ce point, quelques lettres inédites, ci-après, appendice IV. On trouvera le tableau des effectifs français dans le *Mercure* de mars 1704, p. 259-264.

2. *Fait*, sans accord, dans le manuscrit.

3. Voyez, en dernier lieu, notre tome XI, p. 316. — 4. *Cy* est en interligne.

* Avant *Puységur*, il a biffé *de*.

une grande jeunesse [1], fut ravi d'une occasion si naturelle de le distinguer [2] d'eux en lui donnant une armée à commander. Il avoit toujours servi en Flandres. Sa souplesse et son accortise l'avoient attaché et lié extrêmement avec M. de Luxembourg et ses amis, avec Monsieur le Duc et M. le prince de Conti, ensuite avec le maréchal de Villeroy. Ces deux généraux d'armée l'avoient traité comme leur enfant et à la guerre et à la cour : il avoit des talents pour l'une et pour l'autre; ils l'avoient fort vanté au [3] Roi, et en avoient fait leur cour. Le Roi, déjà si bien disposé, se fit un plaisir d'accorder ce général à la prière du roi et de la reine d'Angleterre, à la demande de Mme des Ursins, et aux témoignages qui lui avoient été si souvent rendus de son application et de sa capacité [4]. Le hasard fit que Berwick, qui avoit le nez bon [5], et qui avoit cultivé Harcourt de bonne heure, comme un homme tourné à la fortune, étoit devenu fort de ses amis, et que celui-ci, se trouvant seul dans cette bouteille d'Espagne [6], acheva de déterminer. C'est ainsi que ce choix fut fait [7]; mais, comme il n'avoit jamais été en chef [8], le Roi lui voulut donner Puységur, qu'il connoissoit fort pour avoir longtemps commandé son régiment d'infanterie, dans tous les détails duquel il entroit, et pour avoir été employé par lui, comme on l'a vu, en beaucoup de projets et d'exécutions importantes, sur lesquels il avoit souvent travaillé avec lui, et

1. Notre auteur reviendra plus longuement sur ces débuts en 1710.

2. *Distiguer*, dans le manuscrit. — 3. *Au* surcharge *l[e]*.

4. Le Roi annonça sa décision à Philippe V le 27 janvier : Affaires étrangères, vol. *Espagne* 143, fol. 27-28.

5. Expression déjà relevée dans notre tome XI, p. 222 et 309.

6. *Ibidem*, p. 165; comparez p. 235-236, 239 et 241.

7. On lui accorda le même traitement de général qu'au Grand Prieur en Italie : *Dangeau*, p. 438; mais, selon la *Gazette d'Amsterdam*, n°s II et V, le Roi lui refusa un bâton de maréchal, le considérant comme prince de naissance, et on ne lui donna que le justaucorps bleu de M. d'Aumont, le 5 mai suivant (reg. O^1 48, fol. 72), quoique Tessé l'eût brigué.

8. Commandant en chef.

dont Puységur lui avoit rendu bon compte[1]. Il avoit été l'âme de l'armée de Flandres : ainsi le duc de Berwick l'avoit aussi fort courtisé, et le connoissoit très[2] particulièrement. Avec ce secours, et en chargeant Puységur du détail de toutes les troupes, comme unique directeur[3], et du soin supérieur des magasins et des vivres, c'est-à-dire de les diriger, de les examiner, et d'en disposer, le Roi crut avoir pris toutes les précautions qui se pouvoient prendre pour la guerre en Espagne[4]. Puységur partit le premier. Il trouva tout à merveilles, depuis les Pyrénées jusqu'à la hauteur de Madrid, pour la subsistance des troupes françoises, et en rendit un compte fort avantageux[5]. Il travailla, en arrivant à Madrid, avec Orry, qui, papier sur table, lui montra[6] tous ses magasins faits, tant pour la route jusqu'à la frontière de Portugal, que sur la frontière même, pour la subsistance abondante de l'armée, et tout son argent prêt pour que rien ne manquât dans le courant de la campagne[7]. Puységur, homme droit et vrai[8], qui avoit trouvé tout au meilleur état du monde depuis les Pyrénées, n'imagina pas que Orry eût pu manquer de soin pour la frontière dans une conjoncture si décisive que celle où l'Espagne se trouvoit d'y terminer

Négligence, impudence et crime d'Orry. [*Add. St-S.* 540]

1. Cela a été dit, en dernier lieu, dans notre tome XI, p. 316-319.
2. L'initiale de *très* surcharge un *p* inachevé.
3. Son neveu fut chargé des fonctions de maréchal général des logis.
4. Par une singulière exception, le général Pelet n'a pas compris les campagnes d'Espagne et de Portugal dans ses *Mémoires militaires*, quoique la correspondance des généraux français qui y commandaient et celle des ministres de Philippe V soient conservées, comme toutes les autres, au Dépôt de la guerre, vol. 1787-1789.
5. De Vittoria il écrivit une lettre qu'on eut le 1er janvier à Versailles, et où il répondait que, jusque-là, les troupes trouveraient tout en abondance et à bon marché : *Dangeau*, p. 391. C'est ce que dit encore Mme des Ursins dans la lettre au duc d'Harcourt, 1er janvier 1704, publiée par Hippeau.
6. *Mostra*, dans le manuscrit.
7. Affaires étrangères, vol. *Espagne* 120.
8. Disant toujours la vérité, et tout haut : tome XI, p. 317.

promptement la guerre avant que l'Archiduc fût mieux secouru, et beaucoup moins qu'un ministre chargé de tout eût l'effronterie de lui montrer en détail toutes ses précautions, s'il n'en avoit pris aucune. Content donc au dernier point, il manda au Roi de grandes louanges d'Orry, par conséquent de Mme des Ursins, et de leur bon et sage gouvernement, et donna les espérances les plus flatteuses du grand usage qui s'en pouvoit tirer[1]. Plein de ces idées, il partit pour la frontière de Portugal, pour y reconnoître tout par lui-même et y ajuster les choses suivant les projets, afin qu'il n'y eût plus qu'à exécuter à l'arrivée des troupes françoises et de leur général. Mais quelle fut sa surprise lorsque, de Madrid à la frontière, il ne trouva rien de ce qui étoit nécessaire pour la marche des troupes, et qu'en arrivant à la frontière même, il ne trouva quoi que ce soit de tout ce que Orry lui avoit montré sur le papier comme exécuté! Il eut peine à ajouter foi à ce qui lui revenoit de toutes parts d'une négligence si criminelle : il se porta dans tous les lieux où les papiers que lui avoit montrés[2] Orry indiquoient les magasins; il les trouva tous vuides, et nul ordre même donné. On peut juger quel fut son dépit de se trouver si loin de tout ce sur quoi il avoit eu lieu de compter avec tant de certitude, et ce qu'il en manda à Madrid. Il en rendit compte au Roi en même temps[3], et il avoua sa faute, si c'en étoit une, d'avoir

1. Il mandait encore de Madrid, vers les premiers jours de janvier (*Dangeau*, p. 412), que nos troupes auraient tout en abondance sur leur route; que le jeune roi comptait se mettre à la tête de l'armée, forte de vingt bataillons français et autant d'Espagnols, vingt escadrons français et quarante espagnols, « une des belles cavaleries qui soit au monde. » Mais, en revanche, ses rapports étaient navrants sur le rôle de Mme des Ursins, vraie geôlière du couple royal. L'appendice V fera connaître le rôle attribué à Orry par le ministre Chamillart.

2. *Montré*, sans accord, dans le manuscrit.

3. *Dangeau*, p. 440, 25 février : « Puységur mande qu'il n'a point trouvé sur les frontières les magasins que Orry avoit assuré qui y étoient, et que Badajoz n'étoit point en si bon état qu'il l'avoit dit. On tâche de remédier à ces inconvénients le plus diligemment qu'on peut,

cru Orry et à ses papiers, et se donna en même temps tout le mouvement qu'il put, non plus pour avoir de quoi faire comme il l'avoit espéré, puisque la chose étoit devenue impossible, mais au moins pour que l'armée pût subsister[1], et ne fût pas réduite à manquer de tout et à ne pouvoir entrer et agir quelque peu en campagne. Cette conduite d'Orry, et plus, s'il se peut, son impudence à oser tromper un homme qui va incontinent après voir de ses yeux son mensonge, sont des choses qui ne se peuvent comprendre. On comprend de tout temps que les fripons volent, mais non pas qu'ils le fassent avec l'audace de persuader contre les faits si tôt et si aisément prouvés[2].

et on a pris pour cela l'argent qui étoit destiné pour le voyage du roi d'Espagne, et ce fonds-là ne passera point par les mains du sieur Orry. On travaille à un autre fonds, afin que S. M. puisse toujours partir au mois de mars. Le Roi envoie en ce pays-là le Marié pour être intendant de ses troupes. » Voyez ci-après, dans l'appendice III, les accusations de l'abbé d'Estrées et du chevalier de Louville, et comparez les justifications d'Orry lui-même, dans le vol. *Espagne* 120, fol. 378-437.

1. *Pust subsister* est écrit au-dessus de *ne manquast point*, biffé.

2. La surprise de M. de Berwick, qui avait été d'abord prévenu en faveur d'Orry, se peut constater dans sa correspondance originale (Dépôt de la guerre, vol. 1787 et 1788) et dans la copie que possède la Bibliothèque nationale, ms. Fr. 7940, fol. 15 et suivants. Dans ses *Mémoires*, il a cherché des atténuations (tome I, p. 227) : « Toute la tracasserie entre Puységur et Orry ne venoit que d'un mot mal entendu ; car Orry avoit dit à l'autre, en présence du roi d'Espagne, que les magasins *seroient faits*, et Puységur avoit cru qu'il l'avoit assuré qu'ils *étoient faits*. Orry faisoit voir clairement que, comme on n'avoit pu déterminer les endroits des différents emplacements jusqu'à l'arrivée de Puységur, il n'avoit pas été possible, dans ce peu de temps, de faire les magasins marqués, et qu'ainsi, n'y ayant point de sa faute, il ne pouvoit avoir été assez sot pour vouloir, sans aucune nécessité ni intérêt, en imposer à un homme qui partoit dans l'instant pour aller sur les lieux en question, et qui, au bout de trois jours, en découvriroit la fausseté. Le roi d'Espagne, prince véridique, m'assura que ce que Orry disoit étoit la vérité. » Et plus loin (p. 232) : « Je dois cette justice à Orry, qu'il n'omit rien de ce qu'il pouvoit croire nécessaire ou utile ; car, quoique sans caractère quelconque, il se mêloit de tout et faisoit tout. » A la fin du récit de cette campagne, il revient encore (p. 252-254) sur les mé-

Toutefois, c'est ce que Orry s'étoit promis de l'appui de la princesse, et de la fascination de Versailles à leur égard[1]. L'aveuglement fut tel, que, dans ce même temps où ils devoient être si en peine de l'effet de leur conduite, Mme des Ursins y mit le comble. Elle avoit si bien lié et garrotté le pauvre abbé d'Estrées, qui se promettoit je ne sais comment une fortune en se cramponnant comme que ce fût dans son triste emploi en Espagne, qu'il avoit consenti à l'inouïe proposition que lui, ambassadeur de France, n'écriroit au Roi et à sa cour que de concert avec elle, et, bientôt après, qu'il n'y en enverroit aucune[2] sans la lui avoir montrée. Une dépendance si gênante pour qui que ce fût, si[3] folle pour un ambassadeur, et si destructive de son devoir et de son ministère[4], devint à la fin insupportable à l'abbé d'Estrées[5]. Il commença donc à lui souffler quelques dépêches. Son adresse n'y fut pas telle que la princesse, si attentive à tout, si crainte, et si bien obéie, n'en eût le vent par le bureau de la poste[6]. Elle prit ses mesures pour être avertie à temps la première fois que cela arriveroit ; elle la fut, et n'en fit pas à deux fois. Elle[7] envoya enlever la dépêche de l'abbé d'Estrées au Roi ; elle l'ouvrit, et, comme elle l'avoit bien jugé, elle

Joug étrange de la princesse des Ursins* sur l'abbé d'Estrées, et son plus que surprenant abus.[1] [*Add.* S[t]S. 541]

comptes subis par Orry. Comparez, aux Affaires étrangères, vol. *Espagne* 138, fol. 127-131, une dénonciation anonyme contre Orry et Canalès.

1. En annonçant le rappel de la princesse à M. de Berwick, le Roi lui avait dit : « J'espère qu'après un pareil exemple, Orry rentrera en lui-même et s'en tiendra aux fonctions qui conviennent à son état. » Comme M. de Berwick persistait à défendre l'honnêteté d'Orry, on se borna à aviser celui-ci de se tenir mieux à l'avenir (11 avril).

2. Aucune lettre. — 3. Entre *fut*, à l'indicatif, et *si*, il a biffé *et*.

4. *Ministre* corrigé en *ministère*.

5. Voyez le livre du P. Baudrillart, tome I, p. 164-165, et les lettres inédites données ci-après, appendice III. La correspondance de l'abbé, aux Affaires étrangères, occupe les volumes *Espagne* 136-138.

6. Mme des Ursins se plaignait à Torcy, dès le 3 mai 1703, que les deux Estrées colportaient partout des extraits de sa correspondance.

7. *Ell*, inachevé, surcharge *et*.

* *La P[sse] des Ursins* surcharge *l'Abbé d'Estr.*

n'eut pas lieu d'en être contente; mais ce qui la piqua le plus, ce fut que l'abbé, détaillant sa conduite, et ce Conseil où tout se[1] portoit et se décidoit, composé d'elle, d'Orry, et très souvent de d'Aubigny, exagérant l'autorité de ce dernier, ajoutoit que c'étoit son écuyer, qu'on ne doutoit pas qu'elle n'eût épousé. Outrée de rage et de dépit, elle mit en marge à côté, de sa main : *Pour mariée, non!* montra la lettre en cet état au roi et à la reine d'Espagne, et à beaucoup de gens de cette cour, avec des clameurs étranges, et ajouta à cette folie celle d'envoyer cette même lettre, ainsi apostillée, au Roi, avec les plaintes les plus emportées contre l'abbé d'Estrées, d'avoir écrit sans lui montrer sa lettre comme ils en étoient convenus[2], et de l'injure atroce qu'il lui faisoit sur ce prétendu mariage[3]. L'abbé d'Estrées, de son côté, ne cria pas moins haut de la violation de la poste, de son caractère, et du respect dû au Roi, méprisé au point d'intercepter, ouvrir, apostiller, rendre publique une lettre de l'ambassadeur du Roi à S. M. La reine d'Espagne, animée par Mme des Ursins, dont elle avoit épousé les intérêts sans bornes, éclata contre l'abbé d'Estrées de manière à mettre les choses au point que sa demeure en Espagne devint incompatible avec son autorité. Pour le roi son époux, il se mêla peu dans la querelle; mais ce peu fut en faveur de la princesse des Ursins, soit qu'avec un bon sens qu'il eut toujours, et droit en toutes choses, mais qu'il retenoit lui-même captif sous sa lenteur et sa glace, il sentît l'énormité du fait, soit qu'il ne fût pas capable de prendre vivement l'affirmative pour personne, par sa tranquillité naturelle[4]. Cette lettre apostillée par

Princesse des Ursins intercepte et apostille de sa main une lettre de l'abbé d'Estrées* au Roi.

1. *Ce*, démonstratif, dans le manuscrit.

2. *Convenues*, au féminin pluriel, corrigé en *convenus*.

3. Comparez, dans notre tome VIII, p. 351, l'anecdote de la lettre où Madame racontait « qu'on ne savoit plus que dire du commerce du Roi et de Mme de Maintenon, si c'étoit mariage ou concubinage. »

4. Voyez sa lettre du 9 janvier, vol. *Espagne* 136, fol. 14.

* *Esrées*, dans le manuscrit.

la princesse, accompagnée de ses plaintes et de la justice exemplaire qu'elle demandoit de l'abbé d'Estrées, arriva au Roi fort peu après celles de Puységur datées[1] de la frontière de Portugal[2]. Ces dernières avoient étrangement indisposé le Roi contre Orry et contre la princesse, qui n'étoient considérés que conjointement en tout, et qui avoit écrit pour[3] soutenir les mensonges d'Orry de toutes ses forces. Nos ministres, qui n'avoient abandonnné les affaires d'Espagne que de dépit[4], ne perdirent pas une occasion si essentielle de tomber sur ce gouvernement, et de profiter du mécontentement que le Roi laissa échapper, pour se revendiquer une portion si considérable de[5] leurs fonctions. Harcourt, qui en sentit tout le danger, soutint tant qu'il put Mme de Maintenon à protéger Orry dans une occasion où il y alloit de tout pour lui et pour Mme des Ursins, empêcher le renversement de leur puissance et le retour naturel du maniement des affaires d'Espagne aux ministres, qui ne les[6] lui laisseroient plus retourner, en quoi lui-même étoit le plus intéressé[7]. Cette lutte balança, jusqu'à ne savoir qui l'emporteroit, lorsque cette lettre fatale arriva, et les plaintes amères de l'abbé d'Estrées au Roi et aux ministres[8]. Le cardinal d'Estrées, déjà de retour à la cour, leur donna tout le courage qu'il put pour profiter d'une occasion unique de perdre Mme des Ursins, et de se délivrer, une fois pour toutes, d'une usurpation d'une portion si principale de

1. *Datés*, au masculin, corrigé en *datées*. — 2. Ci-dessus, p. 63-64.
3. L'abréviation *p^r* surcharge *en*. — 4. Ci-dessus, p. 57.
5. Ici, Saint-Simon a biffé *échapée*, et corrigé *à* en *de*.
6. *Le* corrigé en *les*.
7. C'était la conséquence de cette correspondance avec Mme des Ursins dont nous avons signalé plus haut l'intérêt.
8. Outre les dépêches de l'abbé aux ministres, conservées aujourd'hui dans les archives officielles, nous avons encore, au Musée britannique, cinq volumes de sa correspondance avec le nonce Gualterio, à partir de 1702, mss. Addit. 20 359-20 363. — Les documents donnés ci-après, appendice VI, suffiront pour rectifier le récit de Saint-Simon quant à l'ordre chronologique des faits.

leur ministère. L'éclat étoit trop grand et trop public
[Add. S^tS. 542] pour que le Roi ne leur en parlât pas. Il avoit déjà agité avec eux les plaintes de Puységur et les moyens d'y remédier au moins en partie : de manière que ce surcroît, arrivé si fort en cadence, forma un tout qui accabla Orry et la princesse. Dès lors, l'un et l'autre furent perdus. Mme de Maintenon eût trop grossièrement montré la corde, d'entreprendre la protection d'un manque de respect d'une telle hardiesse, et dont le Roi lui parut si offensé ; toute l'adresse d'Harcourt échoua[1] contre cet écueil. Le parti fut donc pris de la renvoyer à Rome, et de rappeler Orry ; mais l'embarras fut la crainte d'une désobéissance formelle, et que le roi d'Espagne ne pût résister aux cris que feroit la reine. Après le trait qui venoit d'arriver, les plus grandes extrémités étoient à prévoir, et c'est ce qui fit prendre le tour de ne rien[2] précipiter, pour frapper le coup sans risquer de le manquer. Le Roi fit à la princesse une réprimande sévère d'une hardiesse sans exemple, qui attaquoit si directement le respect dû[3] à sa personne et le secret, qui devoit être sacré, de son ambassadeur à lui. En même temps on manda à l'abbé d'Estrées cette réprimande, qu'il avoit juste occasion de se plaindre,
Abbé d'Estrées obtient* son rappel. mais rien de plus. L'abbé d'Estrées, qui comptoit que Mme des Ursins en seroit chassée, tomba dans le désespoir[4], quand il l'en vit quitte pour si peu de chose, et lui sans satisfaction, exposé à la haine et aux insultes de la princesse, et même de la reine, et à voir cette puissance plus établie que jamais, puisqu'elle avoit échappé à une action si inouïe : tellement que, de dépit et de

1. Au-dessus d'*échoua*, il a effacé du doigt deux mots, dont le second était *donc*.

2. Après *tour*, il a biffé une répétition de *le tour*, et, ensuite, il a écrit : *de ne ne rien*.

3. *Deu* (dû) est en interligne, au-dessus d'un premier *deu*, surchargeant *que*, et l'écriture change ensuite.

4. Le manuscrit porte : *despoir*, forme qu'on trouve au moyen âge.

* Avant *obtient*, il a biffé *dem[ande]*, surchargeant un premier *obt[ient]*.

désespoir de ne[1] pouvoir plus se rien promettre de l'Espagne, il demanda son congé[2]. Il fut pris au mot, et ce fut un nouveau triomphe pour la princesse de s'être défaite si scandaleusement de[3] lui, qui avoit toute raison, et dont l'affaire étoit celle du Roi même, tandis qu'elle demeuroit pleinement maîtresse, elle qui avoit eu loisir de sentir et de craindre les suites naturelles d'un emportement si audacieux[4]. Mais, en même temps que ce panneau et cette apparente victoire amusoit Mme des Ursins[5], le cardinal d'Estrées, autant pour la piquer que par affection pour son neveu, soutenu des ministres par le même sentiment, et des Noailles par l'amitié et la proximité de l'alliance, se servit avantageusement du rappel de l'abbé d'Estrées sans aucun tort de sa part, après un éclat de cette nature, pour[6] un dédommagement de la satisfaction qu'il avoit été si fort en droit d'obtenir, et qui [Add. St-S. 548]

1. Ici encore, *de ne ne*.

2. C'est par une même lettre, du 19 mars (vol. *Espagne* 137, fol. 37, et vol. 143, fol. 123), que Louis XIV enjoignit simultanément à l'abbé d'Estrées de profiter de l'éloignement du roi, parti en campagne le 4, pour prendre telles mesures qu'il convenait en vue du renvoi de la camarera-mayor, et de se préparer lui-même à revenir en France, ainsi qu'il l'avait spontanément proposé avec un « entier désintéressement. » Cette lettre et celles du même jour qui étaient adressées au roi et à la reine ont été publiées presque en entier dans les *Mémoires de Noailles*, p. 165-166; comparez le livre du P. Baudrillart, p. 172-173. Toutes les précautions pour réussir étaient indiquées d'avance. « Mon honneur, disait Louis XIV, l'intérêt du roi mon petit-fils et celui de la monarchie y sont engagés. » La lettre à Philippe V avait une tournure d'*ultimatum* : « Il y va de tout pour vous. Contribuez au moins à calmer l'intérieur de votre royaume tandis que j'emploie toutes mes forces et mes soins à soutenir pour vos intérêts une guerre aussi pénible.... Il faut que Votre Majesté nomme incessamment une autre camarera-mayor ; l'abbé d'Estrées vous en proposera quatre, pour en choisir une dans le nombre. Je songe à vous envoyer un autre ambassadeur ; je souhaite qu'il soit de votre goût. »

3. Ce *de* a été ajouté en interligne.

4. *Audacieux* est en interligne, au-dessus de *scandaleux*, biffé.

5. Elle ne put connaître ce rappel qu'après le sien même. On trouvera plus loin, p. 594-595, le billet que le Roi lui avait adressé le 19 mars.

6. Après l'abréviation *p^r*, il a biffé *obtenir*.

marquât du moins celle que le Roi avoit de sa conduite. Le faire évêque? il étoit encore assez jeune et bien fait, il avoit eu des galanteries, et il étoit du nombre de ces abbés sur qui le Roi s'étoit expliqué qu'il n'en élèveroit aucun d'eux à l'épiscopat[1]. Des abbayes? cela ne remplissoit pas leur but de quelque chose d'éclatant. Ils se tournèrent tous sur l'ordre du Saint-Esprit comme sur un honneur qui marqueroit continuellement sur sa personne la satisfaction que le Roi avoit eue[2] de sa conduite, une distinction très grande dans le clergé par le petit nombre de ces places, et une place[3] d'autant plus flatteuse qu'elle étoit comme sans exemple. En effet[4] le seul prêtre commandeur de l'Ordre qui ne fût point évêque étoit un Daillon du Lude[5], fils[6] d'une Batarnay et du premier comte du Lude, gouverneur de Poitou, la Rochelle et pays d'Aunis, et lieutenant général de Guyenne, qui parut fort en son temps[7]; et cet abbé, parent des Joyeuse

Abbé d'Estrées commandeur de l'Ordre sur l'exemple de l'abbé des Châtelliers. Quel étoit l'abbé des Châtelliers.

1. Déjà dit au tome XI, p. 321, dans le portrait de l'abbé, et antérieurement, à propos d'autres abbés.

2. *Eu*, sans accord.

3. *Une plat* (sic) corrige *un éclat*, et, plus loin, *elle* corrige *c'*.

4. Comparez, pour ce qui va suivre, une rédaction antérieure, dans la notice du duché d'ESTRÉES (*Écrits inédits*, tome VI, p. 142), et une autre dans les *Chevaliers du Saint-Esprit*, vol. *France* 189, fol. 68. Notre auteur suit l'*Histoire généalogique*, tome VIII, p. 191.

5. René de Daillon, prieur de Notre-Dame de Château-l'Ermitage, abbé de Charroux de 1559 à 1567, des Châtelliers en 1563, de Chaloché en 1584, de la Boissière en 1590, conseiller d'État en 1581, nommé vers 1552 à l'évêché de Luçon, mais non sacré, et, en 1589, à l'évêché de Bayeux, qu'il occupa jusqu'à sa mort, 8 mars 1600. Un dessin lavé de son portrait du Saint-Esprit est dans le ms. Clairambault 1231, fol. 80.

6. *Fils* surcharge un autre mot commençant par un *b*.

7. Jean III de Daillon, chambellan de François Ier en 1533, créé comte du Lude en mai 1544, fut sénéchal d'Anjou à partir de 1539 et lieutenant général du roi de Navarre pour le Poitou à partir de 1543, pour la Rochelle, l'Aunis et la Saintonge à partir de 1544, gouverneur de Bordeaux en 1548, lieutenant général de Guyenne en 1549. Il mourut à Bordeaux, le 21 août 1557. Après avoir été accordé avec une fille du vidame de Chartres, puis avec une Montmorency, il épousa, le 30 avril 1528, Anne de Batarnay, petite-fille du fameux seigneur du

et des Montmorencis par sa mère[1], étoit frère du second comte du Lude, gouverneur de Poitou, sénéchal d'Anjou et chevalier du Saint-Esprit en 1581[2], et ses trois sœurs épousèrent trois seigneurs tous trois chevaliers du Saint-Esprit[3]: le maréchal de Matignon[4], Philippe[5] de Volvire, marquis de Ruffec, gouverneur de Saintonge et d'Angoumois[6],

Bouchage. Brantôme, fils d'une tante de ce Daillon, celle qu'il appelait la sénéchale de Poitou, a fait l'éloge de son gouvernement.

1. Le frère de Mme du Lude eut d'une Savoie-Tende quatre filles : l'une épousa le vidame d'Amiens, une autre l'amiral de la Vallette, une troisième M. de Nançay, et enfin Marie de Batarnay (27 août 1537-24 juillet 1592) fut mariée, vers 1560, à Guillaume, vicomte de Joyeuse, maréchal de France en 1573, lequel devint chevalier du Saint-Esprit à l'institution de 1578. Quant aux Montmorency, c'est la grand'-mère de M. du Lude qui était une Laval-Montmorency, et il prit les armes de cette illustre maison en écartelure.

2. Guy de Daillon, élevé enfant d'honneur du roi Henri II, succéda à son père comme sénéchal d'Anjou en 1557, devint ensuite gouverneur de Poitou, se distingua dans toutes les guerres de religion, fut un des lieutenants du duc d'Anjou, puis du duc de Mayenne, eut le gouvernement d'Aunis en 1580, reçut le collier des ordres le 31 décembre 1581, et mourut le 11 juillet 1585. Son portrait du Saint-Esprit est dans le ms. Clairambault 1115, fol. 166. M. Bélisaire Ledain a publié en 1882 et 1883, pour la Société des Archives historiques du Poitou, la correspondance politique de ce comte du Lude et celle de son père, de l'année 1543 à l'année 1585. Brantôme a fait aussi l'éloge du fils.

3. *Œuvres de Brantôme*, tomes VII, p. 391, et X, p. 92.

4. Jacques II de Goyon, sire de Matignon et comte de Torigny, lieutenant général en Normandie (1559), maréchal de camp (1562), gouverneur de Cherbourg, Granville et Saint-Lô (1578), maréchal de France et chevalier des ordres (1579), gouverneur de la Guyenne et de Bordeaux (1589), mourut le 27 juillet 1597, à soixante-douze ans : voyez notre tome II, p. 34. Il avait épousé, par contrat du 2 mai 1558, Françoise de Daillon. Brantôme a fait son éloge. Son portrait du Saint-Esprit est dans le ms. Clairambault 1115, fol. 2, suivi d'une gravure du tombeau élevé aux deux époux dans l'église de Torigny.

5. *Ph.*, en abrégé.

6. Ce Volvire, gouverneur du Poitou en 1585, qui fut, comme il a été dit au tome I, p. 213, le bisaïeul de la duchesse de Saint-Simon mère de notre auteur, épousa Anne de Daillon. Voyez le tableau généalogique de cette maison, issue peut-être des vicomtes de Thouars, dans l'*Histoire de Berry*, par la Thaumassière, p. 835-836, l'*Histoire de plusieurs mai-*

et Jean[1] de Chourssses, seigneur de Malicorne et gouverneur de[2] Poitou après son beau-frère[3]. Le[4] frère de René de Daillon commandeur de l'Ordre fut trisaïeul[5] du comte du Lude mort duc à brevet et grand maître de l'artillerie[6]. J'ai détaillé exprès cette courte généalogie pour montrer quel fut ce René de Daillon, qui, de plus, s'étoit jeté dans Poitiers avec ses frères, en 1569, pour le défendre contre les huguenots[7]. Mais il y avoit une disparité[8] avec l'abbé d'Estrées. René de Daillon avoit été nommé évêque de Luçon; il n'en voulut point[9], et prit en échange l'abbaye des Châtelliers[10], dont il porta le nom suivant

sons de Bretagne, par le P. du Paz, p. 563-565, et l'*Histoire généalogique*, tome IX, p. 75-76. Philippe de Volvire, baron puis marquis de Ruffec, qui reçut l'Ordre à la promotion du 31 décembre 1582, ayant déjà le collier de Saint-Michel, fut conseiller d'État, gouverneur d'Angoumois, de la Rochelle, etc. Il mourut le 6 février 1585, à cinquante-cinq ans, et sa veuve le 1-2 novembre 1618. Son portrait du Saint-Esprit est en copie dans les mss. Clairambault 1116, fol. 1, et 1231, fol. 146. On appelait sa femme la « belle du Lude. »

1. *J.*, en abrégé. — 2. L'*e* de *de* surcharge un *o* ou un *u*.

3. Françoise de Daillon, dite *la Jeune*, épousa Jean de Chourssses, qui était veuf d'une première femme depuis 1577, et qui, déjà pourvu de l'ordre de Saint-Michel, eut celui du Saint-Esprit à la première promotion. Il avait commandé la cavalerie à Moncontour, et Davila parle de lui. Il mourut le 30 octobre 1609, dernier mâle de la branche de Malicorne, dont sa sœur porta les biens dans la maison de Beaumanoir-Lavardin. Son portrait est dans le ms. Clairambault 1114, fol. 2, et l'analyse de ses preuves de l'Ordre dans le ms. Fr. 20 228, fol. 41.

4. *Le* corrige *ce*. — 5. Bisaïeul. — 6. Tomes II, p. 502, et III, p. 163.

7. C'est l'*Histoire généalogique* qui dit cela. Le siège dura du 22 juillet au 7 septembre. Voyez la publication de M. Ledain.

8. Mot déjà rencontré dans notre tome XI, p. 354, et qu'on retrouve dans le *Parallèle*, p. 371, et ailleurs encore; académique d'ailleurs.

9. Il le garda neuf ans sans se faire sacrer.

10. Cette abbaye de l'ordre de Cîteaux, située auprès de Parthenay, dans le pays de Gâtines, et qualifiée royale depuis 1468, valait plus de vingt-cinq mille livres et était sous le vocable de Notre-Dame. Son cartulaire a été publié pour la Société de statistique des Deux-Sèvres, de 1867 à 1872. C'est le 28 mars 1563 que René de Daillon permuta, moyennant réserve d'une pension, avec J.-B. Tiercelin de Brosses, qui devint évêque de Luçon à sa place. Il restaura l'église, quand les huguenots l'eurent incendiée

l'usage de ce temps-là, qui a duré longtemps depuis[1]. Ce fut sous cette qualité qu'il eut l'Ordre en la première promotion où Henri III fit des cardinaux et des prélats[2], et, assez peu de temps après[3], l'abbé des Châtelliers fut fait et sacré évêque de Bayeux[4]. Toute cette petite fortune fut fort courte, car il mourut en 1600[5]. Cette[6] différence fit au Roi quelque difficulté outre l'unicité de l'exemple; mais il s'en[7] trouvoit encore plus à rencontrer quelque autre chose de compatible avec la prêtrise, et le Roi, sur l'exemple d'autres occasions de promesse de la première place vacante[8], se détermina enfin

en novembre 1568, et contribua puissamment à relever le parti catholique en Poitou, comme plus tard, sous Henri IV, à rétablir les relations avec Rome. Un autre Daillon, son neveu, l'évêque d'Albi dont Saint-Simon nous parlera aussi, eut également les Châtelliers, sous le règne suivant.

1. Il en avait parlé dans le passage déjà indiqué de la notice du duché d'Estrées. Parmi les exemples de persistance de cet usage, on citera l'abbé de la Victoire (Lenet), l'abbé de Sainte-Croix (Molé), etc.

2. La promotion du 31 décembre 1579, où l'abbé figure entre l'évêque-duc de Langres, Charles des Cars, et Amyot, évêque d'Auxerre (*Histoire généalogique*, tome IX, p. 64).

3. Douze ans après, le 5 mars 1591.

4. En relatant le fait dans ses *Projets de gouvernement pour le duc de Bourgogne*, p. 146-147, Saint-Simon avait ajouté de plus, avec deux erreurs, ce qui suit (comparez l'Addition nº 541) : « On se garda bien de dire au Roi que cet abbé des Châtelliers venoit de refuser l'évêché de Maillezais (*lisez :* Luçon), qui étoit dans des marais, et qui a été depuis uni à la Rochelle, et qu'un an après (*sic*), il fut évêque de Bayeux. Or, le Roi ne vouloit point donner d'évêché à l'abbé d'Estrées, et c'étoit pour cela même qu'en revenant d'Espagne, il eut l'Ordre. Depuis cet abbé des Châtelliers jusqu'à l'abbé d'Estrées, il n'y a pas d'exemple qu'aucun abbé ait eu l'Ordre; et c'est aussi ce que le Dauphin s'est proposé d'imiter. » L'abbé de Pomponne, pour ses services diplomatiques, n'obtint, en 1716, que la charge de chancelier de l'Ordre.

5. L'historien des Châtelliers estime que cette mort doit être placée en 1601, plutôt qu'en 1600, date donnée par les autres auteurs; mais c'est bien dans l'été de 1600 que l'évêché de Bayeux passa au cardinal d'Ossat.

6. *Cete* (*sic*) corrige *et la*. — 7. Le manuscrit porte : *il en s'en*.

8. *Vacantes*, dans le manuscrit. — Nous venons de voir que le fait s'était produit pour le cardinal Portocarrero (tomes X, p. 203-204, et XI, p. 135), et Dangeau le rappelle en cette nouvelle occasion de 1704.

à déclarer[1] qu'il réservoit à l'abbé d'Estrées le premier cordon bleu dont il auroit à disposer pour un ecclésiastique[2]. Il n'eut pas longtemps à attendre : le cardinal de Fürstenberg mourut presque aussitôt après[3], qui fut une[4] autre occasion de triomphe pour les Estrées[5]. Le Roi apprit sa mort en se levant : aussitôt il envoya Blouin au cardinal d'Estrées, qui étoit à Versailles, lui dire que, se doutant que la modestie l'empêcheroit de demander Saint-Germain-des-Prés, il la lui donnoit[6]. Ces deux grâces si

Cardinal d'Estrées abbé de Saint-Germain-des-Prés.

1. Le 3 avril : *Dangeau*, p. 476; *Sourches*, p. 327-328. « Le Roi dit le matin au duc d'Albe qu'il étoit très content de cet abbé, mais qu'il avoit souhaité revenir de l'ambassade, où il ne se croyoit pas en état de servir utilement » (*Dangeau*). C'était chose difficile à faire croire que l'abbé eût demandé lui-même son rappel, observe l'annotateur des *Mémoires de Sourches;* mais la lettre de Louis XIV citée plus haut l'atteste positivement.

2. Ce dernier membre de phrase, depuis *dont*, est en interligne, au-dessus de *qui viendroit à vacquer*, biffé. — C'est le 6 avril que le Roi écrivit à l'abbé d'Estrées qu'il aurait le premier cordon vacant et serait remplacé par M. de Gramont; l'abbé fit, le 10, ses remerciements pour la lettre du 19 mars, et rendit compte, en même temps, de l'effet du « coup de foudre » sur Mme des Ursins, puis de la joie des Madrilènes quand ils connurent la nouvelle, le 11 (Affaires étrangères, vol. *Espagne* 137, fol. 69-70, 132-133 et 151).

3. Le 10 avril : ci-dessus, p. 52-53. — 4. *Un*, dans le manuscrit.

5. « Il étoit prélat associé à l'Ordre; l'abbé d'Estrées, qui avoit l'expectation de la première place, n'aura pas longtemps attendu » (*Dangeau*, p. 481).

6. Il lui donnait cette abbaye. — C'est Dangeau qui raconte tout cela, en ajoutant que l'abbaye était affermée à soixante-dix-huit mille livres. Il y avait en outre la jouissance du beau palais abbatial de Paris, restauré et dégagé, tel qu'il est encore, par le cardinal défunt, et d'une maison de campagne à Berny (*Dangeau*, tomes III, p. 51, et XV, p. 317; *Relation de Spanheim*, p. 279; *Sourches*, tome I, p. 92). Nous verrons que ce gros bénéfice n'était jamais donné qu'à des princes du sang ou à des cardinaux. — Le nouvel abbé offrit, le 4 août suivant, une fête magnifique aux deux petits-fils du Roi. Il y en a des comptes rendus dans le *Dangeau*, p. 87, dans le *Sourches*, p. 39, dans la lettre de Mme d'Huxelles au marquis de la Garde, 6 août, dans le *Mercure*, etc. Une des curiosités, pour le duc de Bourgogne, fut la bibliothèque, où il se fit présenter le P. Mabillon et ses compagnons.

considérables, et si près à près faites à l'oncle et au neveu, les comblèrent de joie ; et le cardinal, d'ailleurs tout à fait noble et désintéressé, ne se contenoit pas, et disoit franchement que toute sa joie étoit du dépit qu'auroit la princesse des Ursins. En effet cela lui donna fort à penser. La campagne étoit commencée en Portugal malgré tous les manquements d'Orry[1]. Le roi d'Espagne voulut la faire[2]. Mme des Ursins, qui ne vouloit pas le perdre de vue, mit tout son crédit, et celui de la reine, pour l'en empêcher, ou du moins pour mener la reine[3]. Le Roi, qui suivoit toujours son dessein, avoit déjà mandé au roi son petit-fils qu'ayant été chercher ses ennemis jusqu'en Lombardie, et ayant son compétiteur en personne dans le continent des Espagnes, il seroit honteux et indécent qu'il ne se mît pas à la tête de son armée contre lui[4]. Il le soutint fortement dans cette résolution, et il s'opposa nettement à ce qu'il se fît accompagner de la reine, dont l'embarras et la dépense seroient préjudiciables[5] ; il rompit donc le voyage de la reine, qui demeura à Madrid, et pressa si bien le départ du roi son petit-fils, qu'il parut à la tête de son armée à la mi-mars[6],

Le roi d'Espagne à la tête de son armée en Portugal.

1. Les premières troupes françaises n'arrivèrent sur le territoire espagnol, à Vittoria, que le 2 février 1704. On avait cru jusque-là que le roi de Portugal se découragerait et reconnaîtrait son véritable intérêt ; néanmoins, toutes les mesures étaient prises, ou du moins on l'annonçait, pour être sur la frontière portugaise dans les derniers jours (*Dangeau*, p. 433, 434 et 436). C'est seulement le 25 (p. 440) que furent connus les « manquements » d'Orry, auxquels M. de Puységur cherchait remède.

2. La nouvelle en arriva le 23 février (*Dangeau*, p. 439-441).

3. On peut voir, par la lettre mentionnée plus loin, p. 537, note 3, que Mme des Ursins s'était prononcée dès le début pour que le roi allât se mettre à la tête des armées. C'était aussi l'avis de Louville : notre tome XI, p. 316, 514 et 573.

4. Le jeune roi lui-même fit valoir cet argument, lorsque, le 24 décembre 1703, il déclara aux grands sa résolution de partir (*Gazette*, p. 29-30).

5. Comme en 1702 : tome X, p. 150, note 2. Une minute de la lettre du Roi, 27 janvier 1704, est aux Affaires étrangères, vol. *Espagne* 143, fol. 44, avec la réponse de la reine, fol. 95.

6. Il partit de Madrid le 4 mars (*Dangeau*, p. 456 ; *Sourches*, p. 315,

où l'abbé d'Estrées eut ordre de l'accompagner en attendant l'arrivée de son successeur[1]. C'étoit le point où le Roi avoit voulu venir. La reine avoit un tel ascendant sur le roi son mari, et elle s'étoit si éperdument abandonnée à la princesse des Ursins, qu'il n'espéra pas être obéi sans des fracas, qu'il voulut éviter en tenant le roi son petit-fils éloigné de la reine. Sitôt que cela fut exécuté, il lui écrivit, sur l'éloignement pour toujours de la princesse des Ursins, d'un style à lui en persuader la nécessité pressante et le parti pris à ne rien écouter. En même temps il écrivit encore avec plus d'autorité à la reine[2], et envoya un ordre à la princesse des Ursins de partir incontinent de Madrid, de sortir tout de suite d'Espagne, et de se retirer en Italie[3]. Ce coup de foudre mit la reine au désespoir[4], sans accabler celle sur qui il tomboit. Elle

Princesse des Ursins chassée; son courage, ses mesures.

Gazette, p. 149-150; *Mercure* du mois, p. 368-376 et 378; grande gravure du temps représentant ce départ, au Cabinet des estampes, V^B 147). Son grand-père lui avait renvoyé ses six aides de camp français. Arrivé à Plasencia le 19, c'est seulement le 30 avril qu'il lança sa déclaration de guerre, dont le texte fut publié par les gazettes étrangères, avec le manifeste du roi de Portugal et celui de l'Archiduc.

1. « L'abbé d'Estrées suit le roi à l'armée; la reine est demeurée à Madrid. Il n'y avoit point d'argent pour faire partir le roi d'Espagne : il a fallu que l'abbé d'Estrées fît trouver deux cent mille écus sur son crédit, sans quoi il n'auroit pu sortir de Madrid. » (*Dangeau*, p. 456; comparez le ms. Fr. 7940, fol. 148-150.)

2. « Je m'assure, disait Louis XIV, que Votre Majesté, accoutumée à se laisser conduire par la droite raison, ne la suivra pas moins en cette occasion que dans toutes les autres de sa vie, et me donnera un nouveau sujet de l'estimer encore davantage et de l'aimer plus tendrement. »

3. Ce sont les lettres citées ci-dessus, p. 69, du 19 mars, comprenant en même temps le rappel de l'ambassadeur. Pour suppléer à l'insuffisance de celui-ci, qui d'ailleurs mit beaucoup de courtoisie dans ses rapports avec la princesse, M. de Châteauneuf, qui était encore à Madrid, et M. de Berwick furent chargés de l'appuyer. Voyez ci-après, p. 532, l'appendice III, et la correspondance de Berwick, dans le ms. Fr. 7940 ou au Dépôt de la guerre, vol. 1787, n°s 180 et 221-223, ainsi que celle de M. de Châteauneuf, aux Affaires étrangères, vol. *Espagne* 140, fol. 52-59.

4. « La reine, raconte Berwick, fut outrée de rage et de douleur;

ouvrit alors les yeux sur tout ce qui s'étoit passé depuis cette lettre apostillée, elle sentit que tout s'étoit fait avec ordre et dessein pour la chasser pendant la séparation du roi d'Espagne et de la reine, et la vanité du triomphe dont elle s'étoit flattée quelques moments. Elle comprit qu'il n'y avoit nulle ressource pour lors; mais elle ne désespéra pas pour un autre temps, et n'en perdit aucun à se les préparer en Espagne, d'où elle fondoit son principal secours en attendant qu'elle pût s'ouvrir quelque porte en France. Elle ne fit remuer la reine du côté des deux rois que pour gagner quelques jours; elle les employa à donner à la reine la duchesse de Montellano[1] pour camarera-mayor, sûre de la déplacer, si elle revenoit en Espagne[2]; elle étoit sœur du feu prince d'Isenghien[3], la meilleure, la plus douce femme du monde, mais la plus bornée, la plus timide, la plus desireuse de plaire[4] : je l'ai connue en Espagne camarera-mayor de la reine fille de M. le duc d'Orléans[5]. Elle choisit une des femmes de la reine entièrement à elle, et qui avoit de l'esprit et du manège, par qui elle établit son commerce avec elle, et se

elle jetoit feu et flammes contre les ennemis de la princesse et contre ceux qu'elle croyoit avoir contribué à ce changement. »

1. Louise de Gand y Sarmiento, femme de Joseph Solis Osorio, comte de Montellano et de Saldaña, fait chevalier de la Toison d'or et grand d'Espagne par Charles II, nommé gouverneur du conseil de Castille en place d'Arias le 16 novembre 1703 (ci-dessus, p. 50, note 2), puis revêtu de la grandesse et d'un titre de duc en décembre 1704, fut plus tard camarera-mayor de la femme du roi Louis Ier, et mourut à Madrid, le 7 juin 1734, âgée de soixante-quinze ans.

2. M. de Châteauneuf avait désigné pour ce poste la duchesse douairière de Bejar; c'est celle-ci, et non l'autre, qui fut nommée, mais après bien des retards : *Sourches*, tome VIII, p. 372; *Mercure* de mai, p. 367-368 (*pour* 467-468); Affaires étrangères, vol. *Espagne* 140, fol. 158, 165 et 168, et vol. 143, fol. 14, 191, 253, 273 et 282. Saint-Simon s'était également trompé dans la notice de Mme des Ursins (tome V, p. 503-504).

3. Jean-Alphonse de Gand, mort en 1687 : tome II, p. 178.

4. « Une bonne sainte femme, qui n'a guères le sens commun, » dit-il dans une de ses *Lettres au cardinal Gualterio*, p. 27.

5. Il parlera d'elle en ce temps-là.

ménagea des voies sûres d'être instruite de tout et de donner ses ordres[1]. Elle-même instruisit la reine de tout ce qu'elle devoit faire selon les occasions, en l'une et l'autre cour, pour obtenir son retour auprès d'elle, et conserver cependant son crédit. Elle lui nomma et lui dépeignit les divers caractères de ceux sur qui, et jusqu'à quel[2] point, elle pouvoit compter, et les divers usages qu'elle en pouvoit tirer pour en entourer le roi. En un mot, elle arrangea toutes ses machines, et, sous prétexte de la nécessité du préparatif d'un voyage si long et si précipité, elle laissa tranquillement redoubler les ordres et les courriers, et ne partit point qu'elle n'eût achevé de dresser et d'établir tout son plan. Elle alla cependant faire ses adieux par la ville, ne regrettant, disoit-elle, que la reine, se taisant sur le traitement qu'elle recevoit, et le supportant avec un courage mâle et réfléchi, sans hauteur, pour ne pas irriter davantage, encore plus sans la moindre odeur de bassesse. Enfin elle partit une quinzaine après en avoir reçu l'ordre[3], et s'en alla à Alcala, que les nombreux et savants collèges que le célèbre cardinal Ximenez

Son départ vers Bayonne.

1. Ci-après, p. 595. — 2. *Que*, en abrégé, et *elle*, au lieu de *quel*.

3. Elle partit aussitôt après la réception des ordres de France, le 11 avril : vol. *Espagne* 137, fol. 151, vol. 138, fol. 45, et vol. 140, fol. 59; *Dangeau*, p. 490-491; *Gazette*, p. 199. « Le 19, disent les *Mémoires de Sourches*, p. 338, on sut que la princesse des Ursins s'étoit retirée de la cour de Madrid, et qu'elle avoit pris le chemin de Rome, aimant mieux s'y retirer que de venir en France, quoiqu'elle eût le choix de l'un ou de l'autre; que cela s'étoit fait par un ordre d'Espagne qui lui avoit été apporté de l'armée par Châteauneuf, ci-devant ambassadeur en Portugal, mais que les modèles des lettres que le roi d'Espagne avoit écrites, tant à la reine qu'à la princesse des Ursins, lui avoient été envoyés par le Roi; qu'à cette nouvelle, la princesse avoit été chez la reine, et qu'il y avoit eu bien des pleurs répandus de part et d'autre; qu'ensuite la princesse s'étoit retirée dans son appartement pour donner ordre à ses affaires, et qu'après trois ou quatre heures, elle étoit retournée chez la reine, prendre congé d'elle, et qu'à cet adieu les larmes avoient encore redoublé; qu'elle étoit partie le même jour pour aller à Alcala, où elle avoit permission de séjourner quelques jours pour arranger toutes ses affaires, et que le roi lui donnoit vingt-quatre mille livres de pension. »

y a si[1] magnifiquement bâtis et fondés pour toutes sortes de sciences, ont rendue[2] fameuse. Cette petite ville est à sept lieues de Madrid, à peu près comme de Paris à Fontainebleau[3]. Le plus pressé étoit fait; mais elle avoit encore des mesures à prendre qui pouvoient souffrir cet éloignement, de sorte que, sous toutes sortes de prétextes, elle y tint bon contre les ordres réitérés qu'elle y reçut de partir. La reine la conduisit à deux lieues de Madrid[4], et n'oublia rien qui pût persuader qu'elle et la princesse ne seroient jamais qu'une. Elle l'avoit persuadée aussi[5] que son éloignement, pour peu qu'il durât, seroit la fin de son autorité et le commencement de ses malheurs : ainsi elle se pleuroit elle-même en pleurant cette séparation[6]. On crut que, d'Alcala, elle avoit été plus d'une fois à Madrid : ce qui étoit très possible. Enfin, au bout de cinq semaines d'opiniâtre séjour en ce lieu, toutes ses trames bien ourdies et bien assurées avec une présence d'esprit qui ne se peut trop admirer dans ce court espace si traversé de dépit, de rage, de douleur, et dans l'accablement d'une si profonde chute, elle s'avança vers Bayonne aux plus petites journées et aux plus fréquents séjours qu'elle put et qu'elle osa[7].

1. *Si* est ajouté en interligne. — 2. *A rendu*, dans le manuscrit.

3. En effet, Alcala, sur la rivière du Henarès, est à vingt-huit kil. E. de Madrid. Son université, fondée par Ximenez en 1499, a été supprimée en 1846; c'est aujourd'hui le dépôt des archives de l'État. Voyez le rapport du P. Baudrillart : *Une mission en Espagne aux archives d'Alcala-de-Henarès et de Simancas*, 1889. Saint-Simon décrira plus amplement cette ville pour l'avoir vue lors de son ambassade en 1722.

4. Ce détail n'est pas pris à Dangeau.

5. *Aussy* est ajouté en interligne.

6. Mme des Ursins avait toujours compté sur ces pleurs pour attendrir le roi : *Correspondance de Madame*, éd. 1890, tome I, p. 278-279.

7. Voici ce que dit Dangeau (p. 491 et 495) : « Elle est allée de Madrid à Alcala, qui n'en est qu'à dix lieues; elle y doit demeurer huit jours pour y assembler son équipage. Le roi d'Espagne lui a envoyé quinze cents pistoles pour son voyage et lui donne huit mille écus de pension. Si elle n'eût pas obéi promptement, on auroit été fort mécon-

Duc de Gramont ambassadeur en Espagne; son caractère*.

Cependant le successeur de l'abbé d'Estrées étoit nommé, qui ne surprit pas peu tout le monde[1]. Ce fut le duc de Gramont[2], qui avoit pour lui son nom, sa dignité, et une figure avantageuse, mais rien de plus[3]; fils du maréchal de Gramont[4] si adroit à être et à se maintenir bien avec tous les personnages, par là à se faire compter de tous, surtout à ne se pas méprendre sur ceux qui devoient demeurer les maîtres des autres sans se détacher de per-

tent ici de la cour d'Espagne. La reine lui a donné son portrait enrichi de diamants magnifiques, et doit envoyer un courrier au Roi, qui est un valet de chambre de Mme des Ursins, et on croit qu'on l'envoie pour tâcher à la justifier; mais cela ne fera pas changer d'avis ici. » Le 25 avril (ci-après, p. 595) : « Il arriva un courrier de M. de Châteauneuf, qui étoit notre ambassadeur en Portugal, et qui est demeuré à Madrid pour quelques jours. Il mande que la reine d'Espagne avoit eu quelque envie d'aller voir la princesse des Ursins pendant le temps qu'elle est demeurée à Alcala; mais elle n'y a point été pourtant, et cette dame en est repartie pour venir à Agreda, et, quand elle y sera, elle prendra son parti pour passer par la Catalogne, ou pour aller par Pampelune. Agreda est dans la Vieille-Castille, sur les frontières de la Navarre et d'Aragon. Elle mande au Roi qu'une autre personne, en sa place, songeroit à se justifier, mais qu'elle ne songeoit qu'à obéir. » Jal a publié, dans son *Dictionnaire*, p. 1215-1216, trois lettres très curieuses, écrites de Bayonne, sur le séjour que la princesse y fit du 8 juin au 12 juillet.

1. Le bruit courut, le 30 mars, que le Roi, n'étant pas content de l'abbé d'Estrées, allait désigner un autre ambassadeur. « On ne doute pas, dit ce jour-là Dangeau (p. 473), qu'on ne choisisse pour cet emploi le duc de Gramont, dont le nom, la maison et la personne sont fort agréables aux Espagnols. Ce fut M. le maréchal de Gramont, son père, qui alla à Madrid faire la demande de la reine Marie-Thérèse. » La déclaration officielle ne fut faite que le 2 avril : *Dangeau*, p. 474-475; *Sourches*, p. 326-327. Le Conseil d'Espagne agréa cette nomination par une *consulta* du 24 (Affaires étrangères, vol. *Espagne* 143, fol. 202-203).

2. Antoine-Charles, duc de Gramont depuis 1678, que nous avons vu marier sa fille avec le maréchal de Boufflers en 1693 (tome I, p. 301).

3. Notre auteur a déjà parlé de sa belle mine (tome XI, p. 97).

4. Antoine III : tome I, p. 216. Il s'était appelé le maréchal de Guiche tant que son père avait vécu, jusqu'en 1644. Voyez l'*Histoire et généalogie de la maison de Gramont*, publiée en 1874, p. 211-232. Sa première fortune vint de la parenté de sa mère avec le cardinal de Richelieu.

* Ici, il a biffé *son misérable mariage*, pour le reporter plus loin.

sonne[1], et néanmoins sans se rendre suspect, il étoit parvenu à la plus grande fortune et à la première considération par son intimité avec les cardinaux de Richelieu et Mazarin, dont il eut la confiance toute leur vie, conséquemment du dernier[2] l'amitié et la confiance de la Reine et du Roi son fils[3]. En même temps il sut s'acquérir[4] celle de Gaston et celle de Monsieur le Prince[5], qui eut toujours, et dans tous les temps, une sorte de déférence pour lui, qui ne se démentit point[6]. Ce fut lui qui fut chargé d'aller faire la demande de la Reine, qu'il exécuta avec tant de magnificence et de galanterie[7], puis de l'ambassade pour

1. C'est Galerius du *Dictionnaire des Précieuses*. Perrault, qui l'a mis dans ses *Hommes illustres*, comme Tallemant dans ses *Historiettes*, dit qu'à lui seul il paraît toute la cour. Bussy, Spanheim (ci-dessus, p. 6, note 6), Mme de Motteville font le même éloge ; toutefois, cette dernière le trouvait trop hardi à louer et trop gascon. Il figure aussi, sous le nom de « l'ingénieux Lycante, » dans la *Carte de la cour*, par Guéret (1663), et nous avons un autre portrait, de 1664, dans les *Archives curieuses de l'histoire de France*, 2e série, tome VIII, p. 403-404. Saint-Simon possédait les intéressants *Mémoires* publiés sous son nom, par le fils dont il s'agit ici, en 1676, puis en 1716-1717, et qui sont composés de lettres et de fragments épars. Charles Moreau y a ajouté une bonne notice dans la dernière édition, celle de la collection Michaud et Poujoulat, 1839. La seconde partie, depuis 1648, et la plus importante, concerne particulièrement les ambassades dont il va être parlé ici. Le maréchal avait fait aussi, pour la Reine mère, en 1651, un tableau plaisant et piquant de son « ambassade vers les états de la Ligue assemblés à Saint-Maur. »

2. Comme conséquence de la confiance du dernier.

3. Voyez la *Correspondance du cardinal Mazarin*, publiée par Chéruel, tome I, p. 120-121, 149-150, 735, 739, 747, 750, 758 et 759.

4. Ces sept mots, depuis *en mes* (sic) *temps*, sont en interligne.

5. Le Héros.

6. Condé l'avait eu auprès de lui à Fribourg, à Nordlingue, à Lens, etc. ; mais, quand il se retira à Bordeaux, dans le temps de la Fronde, Gramont refusa de le suivre, et cette conduite loyale lui valut une place de ministre d'État en 1653, outre le titre de duc qui lui avait été conféré en 1648.

7. *Galanterie* corrigé en *galenterie*. — Sur cette mission de septembre et octobre 1659, voyez particulièrement Mignet, *Négociations relatives à la succession d'Espagne*, tome I, p. 47 et suivantes, les *Mémoires*

l'élection de l'empereur Léopold, avec M. de Lionne[1]. Les folies galantes de son fils aîné le comte de Guiche[2] devinrent la douleur de sa vie, qui ôtèrent le régiment des gardes de sa famille, où il l'avoit mis[3], et qu'il ne put

du duc lui-même, p. 314-315, ceux de *Mme de Motteville*, tome IV, p. 167-178, ceux de *Monglat*, p. 342-343, et la *Gazette*, p. 1077-1078 et 1083-1106. Son instruction vient d'être publiée dans le recueil de M. Morel-Fatio, tome I, p. 149-153.

1. Cette mission avait précédé l'autre de deux ans, et ne fut pas moins magnifique : voyez la *Gazette* de 1657, p. 528 et suivantes, les *Mémoires de Gramont*, p. 285 et suivantes, le *Ministère de Mazarin*, par Chéruel, tome II, p. 97-126, etc. — Tout ce que nous venons de lire semble emprunté aux *Mémoires de l'abbé de Choisy*, où je relève ce qui suit (tome I, p. 97-98) : « Le maréchal de Gramont avoit été favori des cardinaux de Richelieu et de Mazarin, qui, le connoissant également propre à la guerre et dans le cabinet, l'aimoient tendrement et le combloient de biens et d'honneurs. Il avoit suivi le grand Condé dans la plupart de ses expéditions militaires, et, lorsque M. de Turenne, par ses grands services et par ses qualités supérieures à celles des autres hommes, fut devenu maréchal général des armées de France, le maréchal de Gramont fut envoyé à Francfort, où il ne put pas empêcher l'élection d'un prince de la maison d'Autriche, qui, depuis tant d'années, étoit en la possession de l'Empire. Il signa la ligue du Rhin entre le Roi et les électeurs ecclésiastiques et le Palatin, ligue qui empêcha les Allemands de secourir les Espagnols dans les Pays-Bas. Mais, lorsque la paix des Pyrénées fut signée, le maréchal fut envoyé en Espagne pour faire la demande de l'Infante, ce qu'il fit d'une manière magnifique et galante : il fit son entrée à Madrid sur des chevaux de poste, suivi de plus de cinquante jeunes seigneurs françois, pour montrer l'impatience qu'avoit le Roi de posséder la plus belle princesse de l'Europe.... »

2. Particulièrement au sujet de Madame Henriette : tomes III, p. 21, et VIII, p. 39. Son père n'obtint qu'après la mort de cette princesse qu'il pût revenir à la cour.

3. Le maréchal prit possession de ce régiment le 5 février 1658 (*Gazette*, p. 132), et, trois ans plus tard, la charge de colonel général de l'infanterie ayant été supprimée après la mort du duc d'Épernon, il quitta le titre de mestre de camp des gardes pour celui de colonel, avec les honneurs et appointements que d'Épernon avait comme colonel général. De plus, la survivance fut assurée à son fils Guiche (juillet 1661, *Gazette*, p. 751) ; mais, pour faire cesser la disgrâce de celui-ci à la fin de 1671 (*Gazette* de 1672, p. 47 ; *Sévigné*, tome II, p. 387, 388 et 409 ; *Mémoires de Gramont*, p. 329), il fallut que le père et le fils se démis-

jamais faire passer de l'aîné au cadet, qu'on appeloit Louvigny[1], et qui est le duc de Gramont dont je parle[2]. Avec de l'esprit[3], le plus beau visage qu'on pût voir et le plus mâle[4], la considération de son père le mit de tous les plaisirs de la jeunesse du Roi, et lui en acquit la familiarité pour toujours. Il épousa la fille du maréchal de Castelnau[5], [Add. St-S. 544] avec qui il avoit poussé la galanterie un peu loin : son frère, qui mourut depuis, et qui la laissa fort riche, n'entendit pas raillerie, et fit faire le mariage haut à la

sent de cette belle charge contre cinq cent mille livres de récompense et une pension de vingt-quatre mille livres. Guiche mourut l'année suivante, et, en 1677, le maréchal se retira définitivement dans son gouvernement de Bayonne, où il mourut le 12 juillet 1678.

1. Louvigny est un village de l'arrondissement d'Orthez, où se voient encore les ruines du château fort des Gramont, qui tenaient ce comté de Corisande d'Andoïns (1567).

2. Il n'eût pu fournir la « récompense » de cinq cent mille livres.

3. Spanheim, en 1690, blâmait son « génie peu éclairé et sombre, » sa « manière de vivre réservée, et bien éloignée de celle du feu maréchal-duc son père ; » puis, en 1700, le caractérisait ainsi : « Aime les femmes. Aime le vin. Brutal. Beaucoup d'esprit. Glorieux, ambitieux. Aime le plaisir. Emporté, riche. » (*Relation*, p. 144 et 419.) Il ne figure point dans les *Portraits de la cour* édités de 1702 à 1706. Plus jeune, il avait eu quelque galanterie avec la Grande-Duchesse (*Sévigné*, tome V, p. 375-376).

4. Des copies, au lavis, de son portrait de la collection du Saint-Esprit sont dans les mss. Clairambault 1161, fol. 28, et 1238, fol. 44. On voit, dans les *Lettres de Mme de Sévigné*, tome IV, p. 119, que Mignard l'avait peint fort ressemblant.

5. Jacques II, maréchal de Castelnau (tome V, p. 122 et 518-519), mourant prématurément en 1658, ne laissa qu'un fils, Michel, marquis de Castelnau, gouverneur de Brest et mestre de camp de cavalerie, qui fut blessé, en servant comme volontaire au siège d'Ameyden, le 28 novembre 1672, et mourut à Utrecht le 2 décembre, âgé de vingt-sept ans (tome V, p. 518), et la fille dont il s'agit ici : Marie-Charlotte, née en 1647, mariée à Gramont-Louvigny le 15 mai 1668, et morte le 29 janvier 1694, après une maladie de plus de deux ans (*Dangeau*, tome IV, p. 443 ; *Sourches*, tome IV, p. 305 ; *Sévigné*, tome X, p. 157). Ç'avait été un mariage d'amour, dit l'annotateur des *Mémoires de Sourches*. Il y a d'elle, à Versailles, un charmant portrait, qui a été gravé pour le Supplément des *Galeries historiques*, série x, section 5.

main[1]. L'épouseur n'avoit point acquis bon bruit[2] sur le courage ; il ne l'avoit pas meilleur au jeu, ni sur les choses d'intérêt, où, dans son gouvernement de Bayonne, Béarn, etc.[3], on avoit soin de tenir de près sa bourse[4]. Ses mœurs n'étoient pas meilleures, et sa bassesse passoit tous ses défauts. Après les grands plaisirs du premier âge et le jeu du second, où le duc de Gramont suivit toujours les parties du Roi, le sérieux qui succéda ne laissant plus d'accès particuliers et journaliers au duc de Gramont[5], il imagina[6] de s'en conserver quelque chose par la flatterie, et par le foible du Roi pour les louanges, et se proposa à lui pour écrire son histoire[7]. En effet, un écrivain si marqué plut

1. Le Chansonnier (ms. Fr. 12 620, p. 91) dit qu'elle était aimée par M. de Marsan, et compare celui-ci au nain d'Astolphe, roi de Lombardie, couché avec la reine.

2. « Réputation, renom. *Elle a mauvais bruit. Avoir bon bruit.* » (*Académie*, 1718.)

3. Il avait succédé à son frère Guiche, en décembre 1673, comme gouverneur ou vice-roi, en survivance de leur père, de la Navarre, du Béarn, de la citadelle de Saint-Jean-Pied-de-Port et de la ville de Bayonne, et en avait hérité cinq ans plus tard. Selon Expilly, cela valait cinquante-six mille livres, et les états faisaient un cadeau de quinze mille livres par session. De plus, les Gramont, depuis 1597, comme indemnité de la cession du comté de Blaye, percevaient une moitié du droit de coutume de Bayonne, qui rapportait soixante mille livres par an selon Dangeau (tomes I, p. 154, III, p. 67, et VII, p. 16), le double selon le Mémoire de la généralité de Bordeaux dressé en 1698. Les Papiers du Contrôle général renferment de curieuses lettres du duc Antoine-Charles, dans les dossiers de l'intendance de Bordeaux.

4. Il avait en outre une pension de douze mille livres depuis le 15 janvier 1691.

5. Il fit les fonctions d'aide de camp du Roi en 1684. Ce fut son seul emploi militaire, quoiqu'il fût allé faire un apprentissage en Pologne, en 1663, avec son aîné ; mais notre auteur a déjà dit (tome VI, p. 294) que ç'avait été un des partenaires du Roi au jeu de billard.

6. *Imagnina*, dans le manuscrit.

7. Il est étonnant que ses contemporains, et surtout Bussy-Rabutin, autre aspirant aux fonctions d'historiographe royal (placet de 1690 publié dans sa *Correspondance*, tome VI, p. 410), n'aient point parlé de ces visées de M. de Gramont. Bussy ne perdait aucune occasion de railler l'incapacité des titulaires les plus illustres, Pellisson, Racine et

au Roi, et lui procura des particuliers pour le consulter sur des faits et lui montrer quelques essais de son ouvrage. Il en fit part, dans la suite, comme en grande confidence, à des gens dont il espéroit que l'approbation en reviendroit au Roi, et, de cette manière, il se soutint auprès de lui. Sa plume toutefois n'étoit pas taillée pour une si vaste matière, et qu'il n'entreprenoit que pour faire sa cour : aussi fut-elle peu suivie. Lié aux Noailles par le mariage de son fils, et beau-père du maréchal de Boufflers, il se mit en tête plus que jamais d'être de quelque chose[1] : il brigua les ambassades, même jusqu'à celle de Hollande. C'est à quoi il étoit aussi peu propre qu'à composer des histoires; mais, à force de persévérance, il attrapa celle-ci dans une conjoncture où peu de gens eurent envie d'aller essuyer la mauvaise humeur de la catastrophe de Mme des Ursins[2]. La surprise, néanmoins, en fut grande : on le connoissoit dans le monde, et de plus il venoit d'achever de se déshonorer en épousant une vieille gueuse qui s'appeloit la Cour[3]. Elle avoit été femme de chambre de la femme du premier médecin d'Aquin[4], puis de Mme de

Son misérable mariage. [*Add.* St-S. 545]

Boileau. Sur ceux-ci, voyez notre tome VI, p. 173. Du reste, l'arrangement que le duc de Gramont fit des mémoires de son père, sa correspondance officielle et une lettre badine de 1695, publiée par Jal dans son *Dictionnaire*, p. 651, prouvent qu'il tenait bien son rang dans la société spirituelle et lettrée de Pontchartrain fils. On voit de plus, dans sa correspondance avec Chamillart, qu'il rédigea un journal de son séjour en Espagne. Cependant il n'est question de rien de pareil dans la notice de l'*Histoire de la maison de Gramont*, p. 255-264.

1. Dans les derniers temps (*Dangeau*, tome VII, p. 322 et 339; *Mercure* de juin 1700, p. 102-118; *Gazette d'Amsterdam*, 1700, n° XLVIII), il traite chez lui les princes, danse aux chansons avec la duchesse de Bourgogne, etc.

2. Il faisait parade de sa connaissance de l'Espagne et de la langue du pays, s'en servait souvent avec ses amis, fut des premiers à fêter le duc et la duchesse d'Albe, et, sans doute, rappelait que son père était allé jadis à Madrid dans une occasion solennelle, comme le dit Dangeau.

3. Anne Baillet de la Cour, qui mourut le 7 mars 1737, à soixante-douze ans deux mois et quatre jours.

4. Geneviève Gayant, fille du prévôt royal de Clermont-en-Beauvaisis

Livry[1]. Des Ormes[2], contrôleur général de la maison du Roi[3], frère de Béchameil, et dont la charge a des rapports continuels avec celle de premier maître d'hôtel du Roi qu'avoit Livry[4], jouoit chez lui toute la journée[5] : il trouva cette créature à son gré, il lui en conta, et l'entretint publiquement plusieurs années. Le duc de Gramont jouoit aussi fort chez Livry ; il étoit ami de des Ormes, et, tant qu'il entretint cette fille, c'est-à-dire le reste de sa vie, le[6]

et nièce du médecin Vallot, mariée le 24 octobre 1656, veuve en 1696, morte le 10 juin 1698.

1. Marie-Antoinette de Beauvillier, fille du duc de Saint-Aignan, mariée le 10 janvier 1678 à Louis Sanguin, premier marquis de Livry (tome II, p. 84), devint veuve en 1723, et mourut le 13 octobre 1729, à soixante-seize ans.

2. Charles Béchameil des Ormes, ancien avocat au Parlement et secrétaire du Roi, pourvu le 24 décembre 1668 d'une des deux charges semestres de contrôleur général de la maison du Roi et de la Chambre aux deniers, puis de celle de receveur général semestre des bois de Normandie, se démit de la première le 13 octobre 1697, et mourut à Paris, le 17 juin 1702.

3. Cette charge rapportait dix-sept mille livres, et se vendit plus de deux cent mille en 1697 (*Dangeau*, tomes VI, p. 149, et XV, p. 58). Les attributions, aussi importantes que considérables, sont énumérées dans l'*État de la France* (année 1698, tome I, p. 82-84). Entre autres fonctions, le contrôleur servait le Roi lui-même en cas d'absence du maître d'hôtel de service ; mais il n'avait pas les entrées de droit. La garde de la vaisselle précieuse lui revenait pendant son semestre.

4. Cette autre charge avait été achetée par le père de Livry en avril 1676. Il a déjà été parlé de quelques-unes de ses attributions dans nos tomes II, p. 212, et VIII, p. 162, et elles sont énumérées dans l'*État de la France*, tome I, p. 60-61. M. de Livry, dit cet ouvrage, « a juridiction sur les sept offices, seulement pour le service, sans disposer des charges. Il peut aussi recevoir le serment de fidélité des officiers du gobelet et de la bouche, et des autres offices. » Il était logé dans le château, avec vingt-quatre mille livres de gages, livrées ou jetons.

5. Livry était un des joueurs ordinaires de Monseigneur, et des Ormes aussi : tome VI, p. 295, note 6. Dangeau parle (tome VII, p. 162) d'une grande querelle au jeu chez Livry, en 1699. Il tenait de sa mère un hôtel de la rue des Francs-Bourgeois, que Montaran acquit en 1700. A Versailles, outre son logement du château, il avait un hôtel en ville.

6. *Le* corrige *il*, effacé du doigt.

duc de Gramont soupoit continuellement en tiers ou en quart[1] avec eux : ainsi il n'ignoroit pas leur façon d'être. A la mort de des Ormes, il la prit, et l'entretint, et l'épousa enfin[1], quoique devenue vieille, laide et borgnesse[2]. Cet épisode à[3] l'occasion d'un particulier n'est pas assez intéressant, si ce n'est pour sa famille, qui en fut aux hauts cris et au dernier désespoir[4], pour avoir place ici, sans ce qui va suivre. Le mariage fait en secret, puis déclaré par le duc de Gramont[5], il se mit dans la tête d'en faire sa

Duc de Gramont déclare

1. Emploi de quart pris de la locution connue : *le tiers et le quart.*
2. Des Ormes étant mort au milieu de 1702, le mariage se serait donc fait presque à la veille de l'époque où nous sommes actuellement arrivés. L'*Histoire de la maison de Gramont* donne pour date le 18 avril 1704, et d'ailleurs traite de calomnies tout ce qu'en dit Saint-Simon.
3. Comme la Beauvais : tome I, p. 291.
4. *A* surcharge *n*[*est*]. — 5. Ici encore, *despoir*, forme archaïque.
6. Le duc déclara son mariage au Roi lorsqu'il fut désigné pour l'ambassade (ci-après, p. 595), mais ne le rendit public qu'en revenant de Madrid. En avril 1704, Dangeau dit simplement (p. 496) : « Il court des bruits ici (à Paris et à Versailles) qu'il a épousé une fille à laquelle il est attaché depuis longtemps, et qu'il a pris ce parti-là par dévotion; sa famille en est fort alarmée. » Les *Mémoires de Sourches*, de même (p. 336-337) : « On parloit beaucoup, dans le monde, de divers mariages cachés depuis longtemps, qu'on disoit alors être déclarés ou devoir l'être bientôt, par exemple celui du duc de Gramont avec une certaine Mlle de la Cour (*en note :* Fille de peu de naissance et son ancienne inclination), celui de la comtesse de Fürstenberg avec le comte de Manderscheidt.... » Selon ces *Mémoires* (tome IX, p. 298; comparez *Dangeau*, tome X, p. 367, et les *Lettres de Mme de Sévigné*, tome X, p. 525), on sut seulement le 18 juillet 1705 que le mariage avait été déclaré par ordre du Roi, et que celui-ci refusait d'accorder le tabouret. Le 22, la marquise d'Huxelles écrit : « M. le duc de Gramont met toute sa maison en grande affliction ici par la déclaration qui s'est faite de son mariage, sur quoi la nouvelle duchesse reçoit des visites; mais on ignore encore si elle aura droit au tabouret. Le comte de Gramont a dit au Roi que, si le maréchal vivoit, il feroit mettre son fils à Saint-Lazare; que la comtesse et lui ne verroient point cette nouvelle nièce. M. le maréchal de Boufflers en dit autant. Le cardinal et le duc de Noailles n'ont point vu M. le duc de Gramont depuis son retour; le duc et la duchesse de Guiche délogent de l'hôtel de Gramont. » Notre auteur oubliera encore de dire, en 1708, lorsque le duc de Gramont se démet-

son indigne mariage, et, par l'insensé raffinement d'en vouloir* faire sa cour, s'attire la colère du Roi et de Mme de Maintenon.
[Add. SᵗS. 546]
[Add. SᵗS. 547]

cour au Roi par la plus délicate de toutes les approbations, qui est l'imitation, et plus encore à Mme de Maintenon, puisque lui-même avoit déclaré son mariage. Il employa des barbes sales de Saint-Sulpice[1], et de ces cagots abrutis de barbichets des Missions qui ont la cure de Versailles[2], pour faire goûter ce grand acte de religion et le tourner en exemple. On peut juger si le Roi et Mme de Maintenon s'en trouvèrent flattés. Le moment choisi pour cela, qui fut celui de sa mission en Espagne, et le prétexte, celui d'y mener cette gentille duchesse[3], parut mettre le comble à cette folie, qui réussit tout au

tra de son duché (*Dangeau*, tome XII, p. 274-276, avec la seconde des Additions placées ici), que le Roi lui défendit d'amener désormais sa femme dans son logement et de garder la housse et le manteau à son carrosse. Une lettre de Mme d'Huxelles, en date du 6 janvier 1710, nous apprend que, dans ce temps-là, la duchesse obtint une permission de venir à Versailles, après force instances du confesseur du Roi et du duc de Guiche, sous prétexte que les incommodités de son mari exigeaient qu'elle l'assistât pendant la nuit. Mme de Maintenon écrivait alors à Mme des Ursins (recueil Bossange, tome II, p. 36) : « Je ne sais pas ce qui en arrivera, car elle est en état de ruiner cette maison-là. Ce sera une grande extrémité d'avoir à le souffrir, ou de la voir assise, l'ayant connue si longtemps femme de chambre de Mme d'Aquin et de Mme de Livry. Vous pensez, Madame, qu'il y en a bien d'autres qui ne sont pas de meilleure maison; mais on ne les a pas vues servir. » Elle est traitée de folle, ou à peu près, dans plusieurs autres lettres (tomes I, p. 53-54, 273, 288 et 365, III, p. 366, et IV, p. 155).

1. Expression de mépris déjà employée dans notre tome VII, p. 179.

2. Les missionnaires de la congrégation de Saint-Lazare avaient été appelés en 1674 pour desservir la chapelle du château et la ville. Il y en avait douze pour l'une, et vingt et un pour l'autre. C'est à leur intention que l'église dite de la Paroisse fut construite en 1686. Comme saint Vincent de Paul leur fondateur, ils portaient au menton un bouquet de poil ou barbiche, ainsi qu'on le voit dans une estampe de l'*Histoire des ordres religieux* d'Hélyot, tome VIII, p. 64 : d'où le surnom méprisant que Saint-Simon invente pour eux. On trouve celui de *barbets de Saint-Lazare* dans la lettre XXXIV de Mme Dunoyer. Le commissaire Narbonne rapporte, dans son *Journal*, p. 50, que les religieux supprimèrent cet appendice disgracieux en 1718.

3. On peut, en effet, le supposer.

* *Vouloir* surcharge deux premières lettres illisibles.

contraire de ce qu'il en avoit espéré : la comparaison prétendue mit en fureur Mme de Maintenon, et le Roi si en colère, que le duc de Gramont fut plusieurs jours sans oser se présenter devant lui[1]. Il lui envoya défendre de laisser porter ni prendre à sa femme aucune marque ni aucun rang de duchesse en quelque lieu que ce fût, et[2] d'approcher jamais de la cour, surtout de ne s'aviser pas de lui laisser mettre le pied en Espagne. L'ambassade étoit déclarée depuis le mariage. Ce ne fut que depuis l'ambassade que cette folie de comparaison et d'en faire sa cour avoit eu lieu sous prétexte de faire prendre son tabouret à cette créature[3], et de la mener après en Espagne[4]. Quelque dépit qu'en eussent conçu le Roi et Mme de Maintenon, il n'y eut pas moyen d'ôter[5] l'ambassade : cela eût trop montré la corde; mais l'indignation n'y perdit rien. Il n'y avoit que le duc de Gramont au monde[6] capable d'imaginer de plaire par une si odieuse comparaison. Il étoit infatué de cette créature, qui le mena par le nez[7] tant qu'il vécut. Il étoit naturel qu'elle pensât en servante de son état, qu'elle voulût faire la duchesse, et que tout lui

1. Il n'y en a pas trace dans la correspondance de Mme de Maintenon, qui écrivait, le 11 juillet 1705, à M. de Noailles (recueil Geffroy, tome II, p. 62) : « Le duc de Gramont fait ici une si triste figure, qu'il m'en fait pitié; il sent bien que le Roi ne doit pas être content de lui, et il a toute sa famille sur les bras dans une affaire où il ne peut douter qu'il n'ait tort. Mlle de la Cour, de son côté, n'est pas contente. Ce pauvre homme va passer une triste vie! » Mais cette lettre est postérieure au retour du duc de Gramont et à la déclaration de son mariage : ci-dessus, p. 87, note 6.

2. *Et* corrige *ny*, effacé du doigt.

3. Avant *faire*, il a effacé *luy*, et, après *tabouret*, il a ajouté en interligne *à cette créature*.

4. Elle n'alla sans doute pas jusqu'en Espagne, et s'arrêta à Bayonne, dans le gouvernement de son mari, où elle trouva, en 1706, le moyen d'offenser la reine douairière d'Espagne : *Lettres de Mme des Ursins*, tome III, p. 364; *Michel Chamillart*, par l'abbé Esnault, tome II, p. 2-4.

5. La première lettre d'*oster* corrige un *e*.

6. *Mode*, dans le manuscrit.

7. Locution signifiant « user du pouvoir, du crédit qu'on a sur l'es-

parût merveilleux pour y parvenir : elle mit donc cette belle invention dans la tête de son mari, qui s'en coiffa aussitôt, comme de tout ce qui venoit d'elle, et qui, même après le succès, ne put se déprendre de la croire aveuglement sur tout[1].

Princesse des Ursins insiste

Il eut défense expresse de voir la princesse des Ursins, qu'il devoit rencontrer sur sa route[2]. Quelque peu écoutée

prit de quelqu'un, jusqu'à lui faire faire des choses mal à propos ou contre ses intérêts » (*Académie*, 1718).

1. *Sur tout* a été ajouté après coup. — Voyez la lettre à son fils imprimée dans le *Chamillart* de l'abbé Esnault, tome II, p. 166-170. M. de Luynes a fait, sur la mort de cette duchesse (tome I, p. 206), l'article qui suit : « Elle étoit âgée de soixante-dix ou douze ans. Elle s'appeloit Lacour et avoit été femme de chambre de feu Mme de Livry, mère de M. de Livry aujourd'hui premier maître d'hôtel du Roi. M. le duc de Gramont en étoit devenu amoureux ; on ne dit pas cependant qu'elle eût été fort jolie. Il l'épousa, et en eut un enfant sans avoir déclaré son mariage ; cet enfant est mort depuis douze ou quinze ans. Après ce mariage caché, il le déclara. Le feu Roi le désapprouva extrêmement, et ne voulut jamais permettre que Mme la duchesse de Gramont jouît des honneurs. Cependant M. le duc de Gramont, ayant été envoyé en Espagne, demanda en grâce au Roi, à son retour, de vouloir bien accorder une pension à sa femme. Le Roi lui en donna une de douze mille livres, qui avoit été réduite à huit mille, dont elle jouissoit encore. Mlle de Lacour trouva les affaires de M. le duc de Gramont fort dérangées, et, par un très grand ordre, que l'on prétendoit même aller jusqu'à l'avarice, elle les raccommoda entièrement, et se fit à elle-même un revenu assez considérable. M. le duc de Gramont hérite, par sa mort, de quatorze mille livres de rente, qu'il lui payoit pour son douaire et pour son habitation. Elle laisse deux maisons dans Paris, l'une de huit mille, et l'autre de quatre mille livres de loyers, dont elle en avoit donné une à M. de Lautrec. On ne sait encore qui est-ce qui héritera des autres effets et de l'argent comptant. Elle logeoit sur le quai, à l'hôtel de Transylvanie, qu'elle avoit acheté, et dont elle relevoit encore pour quatre ou cinq mille livres. On dit que sa conversation, ses phrases et ses expressions étoient extrêmement singulières. » Là encore, et en un autre endroit (tome II, p. 23), il est dit, comme je l'ai déjà indiqué (tome XI, p. 3-4), que Mme de Livry avait en même temps, mais pour demoiselle, la jeune personne que son frère le duc de Saint-Aignan épousa en secondes noces, mais que le Roi invita celle-ci à prendre les honneurs de duchesse, tandis qu'il les refusa toujours à Mme de Gramont.

2. Il eut une longue audience du Roi le dimanche 27 avril, en rece-

qu'elle pût espérer d'être à Versailles dans ces moments si proches de la foudre qui en étoit partie et qui l'écrasoit, son courage ne l'y abandonna pas plus qu'à Madrid. Tout passe avec le temps dans les cours, même les plus terribles orages, quand on est bien appuyé, et qu'on sait ne pas s'abandonner au dépit et aux revers. Mme des Ursins, s'avançant toujours à lents tours de roue[1], ne cessoit d'insister sur la permission de venir se justifier à la cour[2]. Ce n'étoit pas qu'elle osât l'espérer, mais, à force d'instances et de cris, d'éviter l'Italie, et d'obtenir un exil en France, d'où, avec le temps, elle sauroit peut-être se tirer. Har-

sur la permission d'aller à Versailles.

vant son instruction (Affaires étrangères, vol. *Espagne* 144, fol. 30-110; *Mémoires de Noailles*, p. 168-169). C'est alors que, comme on l'a vu, le bruit courut de son mariage (*Dangeau*, p. 496). Antérieurement, le 19 (p. 490), le Roi avait annoncé aux Princesses, puis aux courtisans, qu'il venait de recevoir la nouvelle que, sur ses ordres, Mme des Ursins était partie de Madrid et s'en retournait à Rome. « Il nous a paru, dit Dangeau, que cette nouvelle faisoit plaisir au Roi. » Le Dauphin, était seul instruit de ce projet de rappel, et Dangeau s'en exprime ainsi (p. 490-491), le 20 avril : « Le Roi entretint longtemps Monseigneur, avant le Conseil, sur Mme des Ursins. Monseigneur, à qui le Roi ne cache rien, savoit les lettres que S. M. avoit écrites pour la faire sortir d'Espagne. Il y avoit plus de dix-huit mois qu'on en avoit envie, et le Roi avoit eu des raisons pour ne le pas faire. » On a vu plus haut, p. 78, note 3, que l'affaire s'exécuta sans aucun retard. — M. de Gramont prit congé le 30, pour arriver avant les chaleurs et la séparation de l'armée.

1. Nous retrouverons cette locution figurée, et nous avons eu (tome X, p. 237) cette autre : *à pas de tortue*.

2. Elle faisait agir sa bonne amie la maréchale de Noailles, et, par exemple, lui écrivait de Vittoria, le 23 mai (*Madame des Ursins*, par M. Geffroy, p. 170) : « Je ne vous dis rien sur Mme de Maintenon. Je sais que, éloignée d'entrer dans de pareilles affaires, elle n'aura agi ni pour ni contre; mais je suis sûre que Dieu, à qui je demande tous les jours de me punir, ou mes ennemis, suivant ce que chacun mérite, se servira d'elle, malgré elle-même, pour faire connoître mon innocence et l'imposture de ceux qui m'ont calomniée, car j'espère trop dans sa justice pour craindre de demeurer longtemps sous l'injuste oppression que je souffre. » Dans les lettres conservées au Dépôt des affaires étrangères, vol. *Espagne* 137, elle fait plusieurs fois allusion à sa correspondance avec Mme de Maintenon.

court, par l'Italie[1], perdoit jusqu'à l'espérance de[2] tous les secrets détails par lesquels il se maintenoit[3], et Mme de Maintenon toute celle de[4] part directe au gouvernement de l'Espagne. Ils sentirent l'un et l'autre le poids de cette perte. Après les premiers temps de l'éclat, ils reprirent leurs esprits. Le Roi étoit obéi : il jouissoit de sa vengeance; l'Ordre à l'abbé d'Estrées, et l'abbaye de Saint-Germain à son oncle, la combloit. C'étoit un surcroît d'accablement pour une dictatrice[5] de cette qualité, aussi roidement tombée et chassée avec si peu de ménagement. La pitié put avoir lieu après une exécution si éclatante, et la réflexion qu'il ne falloit pas pousser la reine d'Espagne à bout sur des choses qui n'influoient plus sur les affaires, et qui ne compromettoient point l'autorité[6]. Ce fut le biais que prit Mme de Maintenon pour arrêter la[7] princesse des Ursins en France. Cela paroit l'Italie, cela suffisoit pour lors; mais il falloit ménager le Roi, si ferme sur l'Italie : il n'étoit pas temps de lui laisser naître aucun soupçon. C'est ce qui détermina à fixer à Toulouse le séjour qui fut accordé enfin comme une grâce à Mme des

Princesse des Ursins exilée à Toulouse.

1. Si elle allait en Italie. — 2. Ces cinq derniers mots sont en interligne.

3. Tome XI, p. 235-239 et 241. On a vu que Mme des Ursins entretenait avec lui une correspondance confidentielle, à en juger par les lettres retrouvées dans ses papiers de Normandie.

4. Ces deux mots sont en interligne.

5. Après *une*, il a biffé *dictatrice*, puis rétabli, au commencement de la ligne suivante, ce mot, qui paraît n'avoir été employé que par lui. Nous le retrouverons plus loin, p. 436.

6. On sut le 20 que la séparation avait été très pénible, et que la reine, après avoir bien pleuré, avait donné son portrait enrichi de diamants magnifiques (*Dangeau*, p. 491; *Sourches*, p. 338, ci-dessus, p. 78, note 3). Le 28, « on disoit que la reine d'Espagne avoit écrit au Roi pour le prier de trouver bon que la princesse des Ursins ne sortît d'Espagne qu'après que le duc de Gramont y seroit arrivé, parce qu'elle pourroit l'instruire de plusieurs importantes vérités » (*Sourches*, p. 345). Voyez, dans le tome V de la *Correspondance générale de Mme de Maintenon*, p. 246-247, 269-274, 279-281 et 286-288, les lettres de la reine et une réponse de la marquise.

7. *La* surcharge une *M*.

Ursins, et même avec beaucoup de peine[1]. C'étoit le chemin à peu près pour gagner, de Bayonne, par où elle entroit en France, le Dauphiné ou la Provence[2], pour, de là, passer les Alpes, ou par mer en Italie ; c'étoit une grande ville, où elle auroit toutes ses commodités, et la facilité nécessaire pour ses commerces en Espagne, d'où elle ne l'éloignoit point, et à Versailles, par le grand abord d'une capitale de Languedoc, siège d'un parlement, et un grand passage, où on cache mieux ses mouvements que dans de petites villes et dans des lieux écartés. Un châtiment mis en évidence sur ce théâtre de province, qui eût[3] été un grand surcroît de dépit et de peines dans toute autre conjoncture, parut une grâce[4] à l'exilée et une certitude de retour. Elle comprit, par ce premier pas, qu'il n'y avoit qu'à attendre, et cependant bien manéger[5] sans se décourager, et dès lors elle se promit tout de ses appuis, et plus encore d'elle-même. Avec un aussi grand intérêt que celui de Mme de Maintenon, un agent aussi à portée, aussi habile, [*Add.* St-S. *548*] aussi audacieux qu'Harcourt, porté par son intérêt le plus cher d'ambition et de haine des ministres, et un ami capable de tout imaginer et de tout entreprendre avec feu et suite, et l'expérience d'une vie toute tissue des plus grandes intrigues, tel qu'étoit Cosnac, archevêque d'Aix[6],

1. Ci-dessus, p. 76-79.

2. « M. le duc de Gramont écrit de Bayonne, du 15 ; Mme des Ursins y devoit arriver le 17, et dit qu'elle veut venir ici. » (*Dangeau*, tome X, p. 21, 22 mai.) Mais, en arrivant, elle trouva l'ordre de gagner Rome par la Provence (*Dangeau*, p. 25 et 47 ; *Sourches*, p. 397 ; ci-après, p. 97).

3. *Qui* est en interligne, et *eust* corrige *eut*.

4. *Grance*, dans le manuscrit.

5. Nous avons déjà rencontré ce verbe, ainsi employé, dans la notice Effiat (tome VIII, p. 633) ; on peut le signaler également dans la notice Saint-Simon (éd. 1873, tome XXI, p. 191) et dans la notice Fénelon (*Écrits inédits*, tome IV, p. 458). Les dictionnaires ne le donnent qu'au propre : *manéger un cheval*.

6. Tome VIII, p. 271-278. On a vu précédemment, tome V, p. 59-60, qu'une parenté unissait la princesse avec Mme d'Egmont, nièce de ce

la reine d'Angleterre pour porter de certains coups qui auroient trop démasqué Mme de Maintenon, et d'autres amis en sous-ordre, que son frère[1] savoit organiser et conduire tout aveugle qu'il étoit[2], il parut impossible à Mme des Ursins d'être laissée longtemps en spectacle à Toulouse, maîtresse et en commodité de faire agir le roi et la reine d'Espagne en cadence de ces[3] grands ressorts[4].

Des Pennes, confident de Mme des Ursins,

On fit revenir en même temps le chevalier des Pennes, qui passoit pour la créature de Mme des Ursins la plus attachée à elle[5]. Elle l'avoit fait enseigne des gardes du corps;

prélat et Cosnac comme lui. Ce dernier vint à la cour en mai 1704, et Dangeau le signale (tome X, p. 56) comme servant d'intermédiaire à la princesse. Voyez ci-après, p. 132, note 2, et p. 395.

1. Le duc de Noirmoutier.

2. Louville écrivait à M. de Torcy, l'année précédente (29 juillet 1703) : « Mme des Ursins sait tout ce qu'on écrit d'Espagne en France par la reine d'Angleterre, par Madame, par le duc de Gramont, la comtesse de Gramont, M. de Cavoye, la comtesse de Beuvron, MM. d'Harcourt et de Tessé, et le chevalier des Pennes. »

3. *Ses* corrigé en *ces*.

4. La princesse écrivit, le 25 septembre, à la maréchale de Noailles de remercier Mme de Maintenon pour avoir obtenu qu'on lui permît de s'arrêter à Toulouse (*Correspondance générale*, tome V, p. 269-270).

5. Toussaint de Vento des Pennes, petit-fils d'une demi-sœur du cardinal de Janson, la très aimable Renée de Forbin, CLÉOBULINE du *Cyrus*, et fils du marquis des Pennes premier procureur du pays de Provence en 1675, n'entra dans l'ordre de Malte qu'en 1694, mais avait pris du service dans les galères du Roi depuis 1688, comme enseigne, puis sous-lieutenant (1692) et lieutenant (1698), et, y étant aide-major, en 1701, il avait commandé les quarante capitaines d'armes qui escortèrent la reine d'Espagne depuis Marseille jusqu'à la frontière. C'est alors qu'il gagna la confiance, sinon le cœur, de la camarera-mayor. Elle le recommanda à M. de Torcy (voyez sa lettre dans notre tome IX, p. 388-389), et l'emmena à Madrid pour devenir premier exempt des gardes du corps flamands. Selon Louville, une des raisons de s'attacher ce chevalier était sa qualité de neveu du cardinal de Janson, si bien en cour et si puissant à Rome. Pourvu d'une commission de colonel, puis d'un grade de brigadier, dont il fit les fonctions auprès de Philippe V à Luzzara, il était déjà confident et agent favori de ce roi au milieu de 1702 (tome X, p. 452), et vint alors annoncer son embarquement (*Madame des Ursins*, par M. Geffroy, p. 131-133; *Gazette*, p. 298-

il étoit à Plasencia[1], auprès du roi d'Espagne, et il étoit enfermé trois heures tête à tête avec lui tous les jours, lorsqu'il reçut cet ordre en même temps que la princesse des Ursins reçut le sien[2]. Le roi d'Espagne lui envoya

rappelé d'Espagne.

299); mais les lettres de Louville ne donnent pas à penser qu'il marchât sur les brisées de d'Aubigny (*Mémoires secrets*, tome II, p. 11). Pontchartrain, qui l'avait réformé du corps des galères le 27 juillet 1701, le rétablit lieutenant en pied le 1er février 1703. Fait enseigne des gardes du corps de Philippe V le 3 mars 1704, tout en conservant ses appointements des galères de France, et cela à la demande de ce roi lui-même (vol. *Espagne* 143, fol. 22, lettre du 10 janvier 1704), il suivit les destinées de la princesse jusqu'à l'été de 1706, mais fut alors disgracié, rappelé à Paris par Pontchartrain, cassé de son grade, et enfermé à la Bastille : le tout à la demande de Mme des Ursins elle-même, parce qu'il s'était avisé de la dénoncer, avec Orry et d'Aubigny, à M. de Torcy et à son oncle le cardinal de Janson. M. d'Argenson alla l'interroger en prison, et l'on envoya ses déclarations à la princesse, qui répondit qu'elles prouvaient une vraie folie; toutefois, elle permit, quelques mois plus tard, qu'on le laissât sortir de prison, mais non rentrer en Espagne. En 1716, il alla à Malte faire son service de chevalier, avec une recommandation chaleureuse du Régent, et passa peut-être alors par l'Espagne. Finalement, il se retira à Marseille, et y mourut en février 1748. Voyez l'*Histoire héroïque de la noblesse de Provence*, par Artefeuil, tome II, p. 489, et les *Archives de la Bastille*, tome XI, p. 304-312.

1. A l'armée qui allait se mettre en mouvement : ci-dessus, p. 75. Saint-Simon a écrit : *Palencia*, au lieu de *Plasencia*, qui est aussi un évêché suffragant de Tolède, mais en Vieille-Castille, et non en Léon comme Palencia (tome XI, p. 325).

2. C'est Dangeau qui raconte cela dès le premier jour (p. 491) : « On fait revenir aussi de ce pays-là le chevalier d'Épène (*sic*), qu'elle avoit fait enseigne des gardes du roi d'Espagne et qui l'avoit suivi. S. M. Cath., qui est toujours à Placencia (*sic*), étoit enfermée trois heures par jour avec lui, et il étoit regardé comme l'homme le plus attaché à la princesse des Ursins. » En effet, l'abbé d'Estrées, qui était aussi à Plasencia, écrivait à Louville, le 14 mars, que des Pennes était le seul Français autorisé à jouer aux échecs avec le roi. Les lettres du chevalier à M. de Torcy, conservées dans les vol. *Espagne* 137 et 138, semblent indiquer qu'il agissait pour le compte de ce ministre, à l'insu de la princesse, qui le suspectait déjà, et ce fut un de ceux qui, de Plasencia, dénoncèrent Orry pour ses « manquements. » Sur son rappel en France, voyez sa lettre du 7 mai, vol. 137, fol. 231, et une autre

quinze cents pistoles[1], quoiqu'il eût sûrement plus besoin qu'elle, et que, sans le crédit de l'abbé d'Estrées, qui trouva cent mille écus[2], il n'eût pu sortir de Madrid. Orry eut ordre, en même temps[3], de venir rendre compte de l'impudence de ses mensonges[4], et d'une administration qui sauvoit l'Archiduc et empêchoit la conquête du Portugal, que les progrès des armées de France et d'Espagne, nonobstant des manquements de tout[5] si universels, montrèrent avoir été facile et sûre, si on eût trouvé la moitié seulement de [ce] que cet audacieux fripon[6] avoit dit et assuré à Puységur être partout dans les[7] magasins établis sur cette frontière[8]. Plusieurs grands suivirent le roi d'Espagne[9]. Le connétable de Castille[10], qui en vouloit être, s'en abstint, sur la folle prétention de faire à l'armée les mêmes fonctions, et avec la même autorité que le connétable de France commande les nôtres. Cette charge de

Orry rappelé d'Espagne.

Folle prétention du connétable de Castille.

du 14, vol. 138, fol. 177. Lui et Vazet (ci-dessus, p. 59) quittèrent Madrid le 29 : vol. *Espagne* 140, fol. 153 v° et 167.

1. *Dangeau* : « Le roi d'Espagne lui a envoyé quinze cents pistoles pour son voyage, et lui donne huit mille écus de pension. »

2. Deux cent mille écus selon *Dangeau*, ci-dessus, p. 76, note 1.

3. *Dangeau*, tome IX, p. 440-441, 447 et 459, et tome X, p. 80 et 112. Orry, d'abord soutenu par Philippe V et par Mme des Ursins, se défendit pendant quatre ou cinq mois, jusqu'en juillet, et n'arriva à Paris que tout à la fin d'août (Dépôt de la guerre, vol. 1788, n° 158, et vol. 1789, n° 78). Comparez les détails dans les *Mémoires de Sourches*, p. 293, 294, 298 et 302, la *Gazette d'Amsterdam*, n°s XXIV et XXV, le ms. Clairambault 1245, p. 4429-4432, la correspondance de Berwick, ms. Fr. 7940, les *Mémoires de Noailles*, p. 168-172, ceux de *Louville*, tome II, p. 136 et suivantes, et, ci-après, p. 539, 547, etc., quelques documents inédits. Philippe V lui assigna dix mille livres de pension sur l'Assiento. Mesnager fut envoyé pour le remplacer à la fin de l'année.

4. Ci-dessus, p. 62-64 et 68. — 5. Le *t* final semble surcharger une *s*.

6. Suit un jambage de lettre effacé du doigt. — 7. *Des* corrigé en *les*.

8. Voyez ci-dessus, p. 62. On trouvera ci-après, appendice III, p. 527, une lettre de l'abbé d'Estrées, datée du 13 février 1704.

9. *Dangeau*, p. 439, 456 et 472.

10. Celui qui était venu remercier le Roi en 1701 (tome VIII, p. 57), et qui avait refusé une des quatre compagnies des gardes du roi d'Espagne formées en 1703 (tome XI, p. 323).

connétable de Castille est devenue un nom, et rien davantage, par une hérédité qui, sans cette sage réduction, le rendroit beaucoup plus grand que le roi d'Espagne[1]. On parlera ailleurs[2] plus à fonds de ces titres vains et héréditaires en Espagne. Le duc del Infantado, du nom de Silva[3], partit de Madrid, pour aller à une de ses terres, quelques jours avant le roi, sans prendre congé de lui, et y rentra le soir même que le roi en partit. Cette[4] conduite scandalisa fort[5]. Je la remarque parce qu'elle a été soutenue toute sa vie, et qu'il y aura encore occasion d'en parler[6].

Conduite du duc del Infantado.

Laissons aller et demeurer la princesse des Ursins à Toulouse, qui, à Bayonne, avoit encore reçu ordre de s'acheminer droit en Italie[7], et le duc de Gramont en Espagne[8]. Il eut soixante mille livres pour son équipage, douze mille livres par an pour le dédommager du droit de franchise que les ambassadeurs avoient pour les provisions de leur maison, et que l'abus qui s'en faisoit a fait retrancher, et cinq mille livres par mois[9]. A Venise, ils étoient[10] en usage : Charmont, qui, de procureur général du Grand Conseil, s'étoit fait secrétaire du cabinet[11] pour le plaisir de ne rien

Appointements du duc de Gramont. Franchise des ambassadeurs ; abus qui s'en fait à Venise par Charmont; plaintes de la République; Charmont protégé.

1. Comparez l'Addition n° 402, dans notre tome IX, p. 335, et le *Portrait de la cour d'Espagne en 1701*, dans notre tome VIII, p. 537; voyez le *Teatro d'España* de Garma, tome III, p. 408-414.

2. En 1722, sur l'Espagne.

3. Tome VIII, p. 116-117 et 539. Ce duc épousa, au mois de septembre suivant, une fille du comte de Fernan-Nuñez.

4. *Cette* corrige *cel[a]*.

5. Ces deux détails, sur le connétable et sur le duc, sont textuellement pris à Dangeau, p. 472.

6. En 1721 : tome XVII de 1873, p. 427-429. — 7. Ci-dessus, p. 79 et 90.

8. Le duc arriva à Madrid le 1er juin. Sur ses premières impressions, beaucoup trop rapides pour être justes, comme l'ont fait observer l'abbé Millot et le P. Baudrillart, voyez les *Mémoires de Noailles*, p. 169.

9. Tout cela est pris au *Journal de Dangeau*, p. 479, 8 avril. Sur les privilèges des ambassadeurs français à Madrid, voyez les *Voyages faits en divers temps en Espagne* [*de Gourville*] (1699), p. 145-147, et le règlement dressé par Grimaldo, en 1717, dans le Supplément du *Corps diplomatique*, tome V, p. 328-332.

10. Ainsi, au manuscrit. — 11. Tome VIII, p. 20, 21 et 260.

faire, d'aller à Versailles, et de porter une brette[1], en avoit obtenu l'ambassade, et n'avoit pas résolu de s'y appauvrir. Il eut force prises sur ces franchises, tant qu'à la fin les Vénitiens attrapèrent de ses passeports qu'il avoit donnés à des marchands qui faisoient sortir les sels de l'État de la République pour les porter dans ceux de l'Empereur, au bout du golfe, sans payer aucuns droits; ils les envoyèrent à Paris, à leur ambassadeur, qui les porta à M. de Torcy, et fit de grandes plaintes au Roi de la part de la République, dans une audience demandée uniquement pour cela[2]. Un homme de qualité auroit mal passé son temps; mais Charmont étoit Hennequin[3] : les ministres le protégèrent, et l'affaire se passa fort doucement[4]. La fin fut pourtant qu'il fut rappelé[5], mais au bout de son temps achevé[6] et avec des ménagements admirables; il fut même fort bien reçu à son retour[7], et

1. Une longue épée. Ce mot, selon *l'Académie* de 1718, ne se disait plus guère qu'en plaisanterie. — L'*État de la France* (année 1698, tome III, p. 445) fait cette observation générale, qu'on envoie toujours des grands seigneurs, hommes d'épée, à Rome, Vienne, Madrid et Londres; des gens de robe, d'ordinaire, à Venise, en Hollande et en Suisse; tantôt des uns, tantôt des autres, en Savoie et en Turquie, mais à condition que les gens de robe prennent l'épée, et tantôt des uns, tantôt des autres, dans les postes de résidents, d'envoyés et d'agents.

2. Ces détails sont pris au *Journal de Dangeau*, tome IX, p. 473-474. Comparez les *Mémoires de Sourches*, tome VIII, p. 289.

3. Voyez notre tome VIII, p. 20.

4. Dépôt des affaires étrangères, vol. *Venise* 138-140.

5. *Dangeau*, tome X, p. 77, 154 et 156; *Sourches*, tome IX, p. 48 et 51-52. Il quitta Venise le 13 août : *Gazette*, p. 402, 403 et 427.

6. Ayant d'abord écrit : *longtemps*, il a biffé la syllabe *long* et mis en interligne *son* avant *temps*, et *achevé* après. — La durée de ces ambassades n'était que de trois ans. Saint-Prez a écrit l'histoire de celle-ci : Dépôt des affaires étrangères, *Venise* (mémoires et documents), vol. 18.

7. Charmont reçut un brevet de retenue de cent mille livres sur sa charge du cabinet, et, de plus, le Roi lui fit rembourser les frais d'un armement qu'il avait payé lui-même à Venise (*Dangeau*, tome X, p. 154 et 156; *Sourches*, p. 100; *Gazette*, p. 528; *Mercure* d'octobre, p. 390-391; *Gazette d'Amsterdam*, n° XCIX).

il eut la plume de Mgr le duc de Bourgogne par le choix du Roi[1].

Comte de Toulouse et maréchal de Cœuvres s'embarquent à Brest.

Le comte de Toulouse partit dans ces temps-là[2], précédé de quelques jours par le maréchal de Cœuvres, pour Brest[3], et ils montèrent enfin tous deux le même vaisseau[4].

Duc de Mantoue, *incognito* à Paris, voit le Roi à Versailles.

M. de Mantoue[5], mal à son aise dans son État devenu le théâtre de la guerre, qui[6] l'avoit livré au Roi de bonne grâce[7], et avoit, en cela, rendu le plus important service pour la guerre d'Italie[8], voulut venir faire un tour en France, où il ne pouvoit douter qu'il ne fût très bien reçu[9].

1. C'est seulement à la mort de Noblet, en décembre 1705 (tome VII, p. 344), que Charmont hérita de sa fonction, qui d'ailleurs ne comportait aucune augmentation d'appointements (*Dangeau*, tome X, p. 490). Le Roi dit à M. de Beauvillier (*Sourches*, p. 436) « qu'il valoit mieux que le duc de Bourgogne eût auprès de lui des gens naturellement attachés à la personne de S. M. » — Voyez la terminaison de l'affaire ci-après, p. 315.

2. Le 15 avril : *Dangeau*, tome IX, p. 448, 451, 476, 486-487 et 499 ; *Sourches*, tome VIII, p. 315, 333, 349, 350, 358, etc. ; *Gazette d'Amsterdam*, n° XLI, correspondance de Paris.

3. Saint-Simon, ayant d'abord écrit : *Toulon*, a remplacé ce nom, en interligne, par *Brest*, et a biffé ensuite cette phrase : « Ils y demeurèrent longtemps sans s'embarquer par divers retardem^{ts}, dont quelques-uns vinrent de la flotte. »

4. C'est le *Soleil royal* qui servit de vaisseau amiral, puis le *Foudroyant*. Le *Mercure* donna des articles sur ce départ dans le volume d'avril, p. 321-325 et 386-390, et l'effectif de la flotte fut publié dans la *Gazette de Bruxelles*, de 1705, p. 222. Voyez la suite ci-après, p. 212.

5. L'écriture change avec l'alinéa.

6. Avant *qui*, il a biffé *et*, pour le reporter en interligne à la ligne suivante.

7. Traité du 24 février 1701, dans notre tome VIII, p. 1-2 et 256-257. Voyez, à ce sujet, les curieuses lettres de M. de Vaudémont et de Tessé au duc d'Harcourt, publiées par Hippeau en 1862.

8. Aussi l'Empereur l'avait-il déclaré déchu de ses États, biens et honneurs : *Gazette* de 1701, p. 258, 342 et 383 ; *Dangeau*, tome VIII, p. 155 ; *Gazette d'Amsterdam*, 1701, n° LXVII, de Paris ; recueil de Lamberty, tome I, p. 536-546 ; *Lettres de Tessé*, p. 33, 36, 37, 64, etc. ; *Mémoires militaires* de Pelet, tome I, p. 369 et suivantes. Nous avons vu la suite dans nos tomes X et XI, et la mort de la duchesse.

9. *Dangeau*, tome IX, p. 468, 492 et 494 ; *Mémoires de Tessé*,

Il se détourna pour aller faire un tour à Charleville, qui lui appartenoit[1], et il arriva à Paris la surveille de la Pentecôte, avec une grande suite[2]. Il descendit à Luxembourg[3], meublé pour lui magnifiquement des meubles de la couronne, ses gens du commun logés rue Tournon[4], à l'hôtel des ambassadeurs extraordinaires[5], et fut servi de sept tables par jour, soir et matin, aux dépens et par les officiers du Roi, pendant tout son séjour, et d'autres tables[6] encore pour le menu domestique[7]. Il fut *incognito*

tome II, p. 122 et suivantes. Le duc était parent de Louis XIV, du troisième au quatrième degré, par les Médicis (*Dangeau*, tome IX, p. 370), et, comme son père, il avait obtenu des lettres de naturalité en décembre 1671.

1. Après avoir séjourné du 1er au 15 mars à Milan, avec les Vaudémont, le duc et sa suite firent à cheval, mais au pas, le voyage de Casal à Charleville. Cette jolie ville du duché de Rethel, sur la Meuse, en face de la forteresse française du Mont-Olympe, avait été bâtie et nommée en 1609 par le duc Charles Ier. C'était une souveraineté, seul reste de l'héritage de Clèves. On en peut trouver la description dans le *Journal du congrès de Münster*, par Ogier, p. 7-9, et dans les *Voyages de Gourville*, p. 280. Fortifiée à nouveau par Vauban en 1676 (*Gazette*, p. 263 et 896), elle avait été démantelée en 1693 (*Dangeau*, tome IV, p. 310). Une manufacture de draps s'y établit en 1702. Nous la verrons passer aux Condés malgré l'opposition du duc de Lorraine.

2. *Dangeau*, tome X, p. 3 et 6-7, 9 mai.

3. Au palais de Luxembourg : tome I, p. 122.

4. Ainsi nommée, vers 1540, du cardinal de Tournon, abbé de Saint-Germain-des-Prés.

5. L'ancien hôtel d'Ancre, consacré à cet usage dès le temps de Louis XIII (notre tome I, p. 497), en 1621, et dont l'engagement au duc de Bellegarde avait été racheté par le domaine en 1646 : voyez la *Topographie du vieux Paris*, quartier SAINT-GERMAIN, par feu M. Tisserand, tome I, p. 279. Sous Louis XV, en 1748, on l'échangea contre l'hôtel de Pontchartrain, dans la rue Neuve-des-Petits-Champs.

6. Ce second *tables* est ajouté en interligne.

7. Quand le Roi eut déclaré le duc généralissime de ses armées en Italie, aux appointements de vingt-cinq mille livres par mois, la dépense de table cessa d'être payée; jusque-là, on avait déboursé quatre-vingt-quatre mille livres, sans compter les appropriations du palais. Les pièces du règlement des tables sont aux Affaires étrangères, vol. *Mantoue* 39, fol. 297-303. On ne fournissait que les aliments, sans faire les frais de l'accommodement.

sous le nom de marquis de San-Salvador, mais de cet *incognito* dont M. de Lorraine[1] introduisit l'étrange usage [Add. StS. 549] sous les auspices de Monsieur[2], et qu'on ne voulut pas retrancher après cet exemple, qui depuis a mené bien loin[3], à un prince qui, en nous livrant sa capitale, avoit donné au Roi la clef de l'Italie. Le lendemain de la Pentecôte[4], il alla à Versailles dans des carrosses drapés avec ses chiffres seulement, qu'on fit entrer dans la grand cour, où n'entrent que ceux qui ont les honneurs du Louvre[5]. Il descendit à l'appartement de M. le comte de Toulouse[6], où il trouva toutes sortes de rafraîchissements servis. De là il monta, par le petit degré[7], dans les cabinets du Roi, où il fut reçu sans que le Roi s'avançât du tout vers lui. Il parla d'abord, et assez longtemps; le Roi lui répondit, le combla de civilités[8], et, après, lui montra Monseigneur,

1. L'*o* de *Lorraine* surcharge une autre lettre.

2. Tome VI, p. 384. Ce demi-cérémonial, venu d'Italie, permettait d'éviter bien des difficultés et des dépenses. Le terme italien dut s'introduire sous Louis XIII, car on trouve à la fois *inconnu* et *incognito* dans la *Gazette* de 1634, p. 315, de 1635, p. 23 et 232, de 1636, p. 389, etc. *Déconnu* s'employait également. L'*État de la France* de la fin du siècle (année 1698, tome I, p. 632) parle de *cognito* et d'*incognito*.

3. Nous le verrons notamment à propos de l'électeur de Bavière.

4. Le 12 mai: *Dangeau*, p. 10-12; *Sourches*, p. 357; *Gazette*, p. 237-238; *Mercure* du mois, p. 322-328.

5. Voyez, en dernier lieu, notre tome XI, p. 186 et 189. « On fit entrer dans la cour les carrosses qui l'amenèrent, qui sont des carrosses de deuil où on a fait mettre simplement ses chiffres » (*Dangeau*).

6. Depuis mars 1692, le Comte occupait, dans l'ancien appartement des Bains fait pour sa mère, sous la grande galerie, le logement attribué auparavant au duc du Maine : *Dangeau*, tomes IV, p. 38, et XIV, p. 21-22; *Sourches*, tome IV, p. 14. La description en est donnée dans les *Mémoires de Luynes*, tomes X, p. 173-174 et 180, et XI, p. 448 et 449.

7. Tome VI, p. 225-226.

8. Cette conversation fut publiée dans le *Mercure*, quoique les courtisans, même Dangeau, n'eussent pu entendre les paroles prononcées très bas par M. de Mantoue. « Ensuite, dit Dangeau, le Roi lui répondit et fort haut et fort distinctement, afin que lui, qui n'entend le françois qu'avec peine, et tous les gens de sa suite qu'on avoit laissés entrer pussent entendre clairement tout ce que S. M. disoit. Le dis-

les deux princes ses fils, M. le duc d'Orléans, Monsieur le Duc et M. le prince de Conti, puis M. du Maine, en les lui nommant. Il n'y avoit, outre ces princes, que les entrées[1]. Ensuite, M. de Mantoue demanda permission au Roi de lui présenter les principaux de sa suite. De là, le Roi, suivi de tout ce qui étoit dans le cabinet, sortit directement dans la galerie et le mena chez Mme la duchesse de Bourgogne, qui étoit incommodée, et se trouvoit naturellement[2] au lit, où il y avoit force dames parées[3], à la ruelle de laquelle le Roi lui présenta M. de Mantoue. La conversation y dura près d'un quart d'heure : après quoi, le Roi mena M. de Mantoue tout du long de la galerie, qu'il lui fit voir avec les deux salons, et rentra avec lui dans son cabinet, où, après[4] une courte conversation, mais, de la part du Roi, toujours fort gracieuse, le duc prit congé et revint à Paris[5]. Le Roi fut toujours découvert et debout[6]. Huit jours après[7], il retourna à Versailles,

cours fut le plus obligeant et le plus gracieux qu'aucun prince puisse entendre d'un si grand roi. » Comparez les notes du P. Léonard sur Mantoue : Arch. nat., K 1325, n° 31.

1. Ce dernier détail ne vient pas de Dangeau. En tout cas, Saint-Simon, encore infirme du bras, ne dut pas assister à cette réception.

2. Et non par précaution de cérémonial : la princesse allait prochainement accoucher, ci-après, p. 163.

3. Ce membre de phrase, pris après coup à Dangeau, est en interligne.

4. L'initiale d'*après* surcharge un *p*.

5. « M. de Mantoue, dit Dangeau en terminant, s'en retourna à Paris charmé de la personne du Roi et de toutes les honnêtetés qu'il en a reçues, qui ont surpassé son attente, et ceux qui l'avoient suivi ont été ravis de voir leur maître si bien traité ; car, quoi qu'il ait fait pour le service du Roi, ils ne s'attendoient point à des traitements si gracieux et si pleins d'amitié. »

6. Les *Mémoires du baron de Breteuil*, comme introducteur des ambassadeurs (ms. Arsenal 3862, p. 200-292), rendent compte de toutes ces entrevues, de la vie quotidienne de M. de Mantoue, et de son installation.

7. Le 23 seulement : *Dangeau*, p. 22 (avec le texte du *Mercure*, p. 413-416) ; *Gazette*, p. 264. Les *Mémoires de Sourches* disent (p. 366) : « Le 23 mai, le duc de Mantoue vint à Versailles, où il arriva sur le

vit les jardins[1] et le Roi, par le petit degré, dans ses cabinets, n'y ayant que Torcy en tiers. Quelques jours après[2], Monseigneur lui donna un grand dîner à Meudon, où étoient les deux princes ses fils, M. le duc d'Orléans, Mme la princesse de Conti, quelques dames et quelques courtisans. MM. d'Elfian et Strozzi, les deux principaux de sa suite[3], mangèrent à la table de Monseigneur, où, contre l'ordinaire de ces sortes de repas, il fut gai, et M. de Mantoue de bonne compagnie. Il galantisa et loua

midi. Après s'être rafraîchi un moment, il alla se promener dans les jardins, où toutes les fontaines jouoient pour l'amour de lui; mais il n'en vit qu'une partie, et revint au château à deux heures, où il vit le Roi en particulier dans son cabinet. Et ensuite il retourna pour achever de voir les jardins, faisant ces deux promenades dans une chaise traînée par des Suisses, suivi de dix-neuf autres pour les gens de sa suite. Sa promenade étant achevée, il remonta en carrosse sur les six heures, et s'en retourna à Paris, laissant parmi les courtisans un grand bruit de son mariage avec Mlle d'Enghien. »

1. Lettre de la marquise d'Huxelles, du 25 mai : « M. de Mantoue retourna avant-hier à Versailles pour en visiter les beautés. Le Roi le promena partout, le tenant par le bras et le faisant passer côte à côte de lui à des portes, ce prince accompagné de vingt gentilshommes de sa suite et de deux ou trois femmes, auxquelles le Roi parla. Enfin ils s'écrièrent tous que le Roi étoit encore plus grand et aimable que ce que la renommée en publioit. »

2. Le 26 mai : *Dangeau*, p. 26; *Sourches*, p. 369; *Gazette*, p. 264.

3. Jacques de Natta ou Natte, marquis d'Elfiano ou d'Elfian, marié à une sœur de Rivarolles (ci-après, p. 108), et son fils Hector-Alexandre avaient commandé le régiment royal de Montferrat, au service de la France, et reçu des lettres de naturalité en avril 1694. Le fils étant mort à Paris en décembre 1699, et Albergotti ayant eu son régiment, le père était retourné auprès de leur prince naturel, le duc de Mantoue, mais avec la permission du Roi et sans cesser d'être réputé regnicole (Arch. nat., E 1914, arrêts des 7 avril et 3 juillet 1700). Mme d'Elfian, au dire de Tessé, était aussi bonne Française que son mari. Au contraire, le même Tessé considérait le marquis Pierre-Antoine Strozzi, capitaine des gardes du duc, comme un être suspect, propre à rien, et non moins intéressé qu'un juif (Dépôt des affaires étrangères, vol. *Mantoue* 40, fol. 142 v° et 143). — Notre *Mercure* présenta à ses lecteurs les Natte d'Elfian comme des descendants de Numa Pompilius et des rois de Ligurie (juin 1704, p. 163, et juillet, tome I, p. 185-188).

fort la beauté de la duchesse d'Aumont[1]. Monseigneur lui montra sa maison, et le promena fort dans ses jardins en calèche[2]. Une autre fois[3], il alla voir les écuries et le chenil de Versailles[4], la Ménagerie[5] et Trianon. Il retourna encore à Versailles[6], y coucha dans l'appartement de M. le comte de Toulouse, vit tous les chevaux du Roi[7], s'alla promener à cheval dans les hauts de Marly[8], et soupa chez

1. Tout cela est pris à Dangeau. Les *Mémoires de Sourches* ajoutent ce détail : « Pour que les rangs fussent en quelque manière observés, sans conséquence, Monseigneur fut assis à table d'un côté, ayant auprès de lui la princesse de Conti, et le duc de Berry fut assis vis-à-vis de Monseigneur avec le duc de Mantoue. »

2. « Monseigneur, dit seulement Dangeau à la fin de son article, le promena l'après-dînée dans ses jardins, dont il parut charmé, et on a été très content de tout ce qu'il a fait et dit. »

3. Le 31 : *Dangeau*, p. 29; *Sourches*, p. 372; *Mercure* du mois de mai, p. 361-364 (*pour* 461-464).

4. Sur les écuries, voyez *le Château de Versailles*, par Dussieux, tome II, p. 155-175; sur le chenil, terminé en 1686 et remplacé aujourd'hui par l'hôtel de la Préfecture, le *Mercure* de décembre 1686, tome II, p. 11-18, et *les Rues de Versailles*, par J.-A. le Roi, éd. 1861, p. 94-100.

5. La Ménagerie, à l'extrémité du bras gauche du grand canal, ancien rendez-vous de chasse de Louis XIII transformé et agrandi à partir de 1663 pour recevoir un plus grand nombre d'animaux curieux, en même temps que de bêtes et de volailles d'élevage, qu'on faisait voir aux étrangers de distinction, avait été affectée depuis le mois de mai 1698 aux parties de campagne de la duchesse de Bourgogne. Ce n'était qu'une maison pour faire la collation et le souper, mais des plus élégantes, et la princesse en usa beaucoup jusqu'à sa mort. Dussieux en a raconté l'histoire très minutieusement dans le tome II de son *Château de Versailles*, p. 285-298. — Toute résidence importante avait sa ménagerie.

6. Du 22 au 28 juin : *Dangeau*, p. 49, avec l'article du *Mercure*, et p. 57; *Sourches*, p. 401; *Gazette*, p. 324.

7. Il passait pour un homme de manège remarquable, et se complut à monter les chevaux les plus vigoureux, sans autres spectateurs que Monsieur le Grand et les écuyers, mais voulant ensuite en faire parade devant les dames, « qui furent averties que, s'il leur arrivoit de rire, elles seroient chassées » (lettre de la marquise d'Huxelles, 26 juin). Aussi le fit-on renoncer à l'exhibition publique et solennelle qu'il avait souhaitée.

8. Les jardins hauts, ou le parc proprement dit.

Dangeau avec beaucoup de dames[1]. Dangeau aimoit fort à faire les honneurs de la cour, et il est vrai qu'il les faisoit fort bien[2]. M. de Mantoue[3] vit plusieurs fois le Roi, et toujours par le petit degré dans son cabinet, ou tête à tête, ou Torcy en tiers[4].

30 000 ₶ de pension au cardinal Ottobon.

Parlant d'étrangers, le cardinal Ottobon[5], qui, avec des biens immenses, s'étoit fort obéré, s'attacha à la[6] France, et en eut une pension de dix mille écus[7].

1. C'est la veille, 22, que Dangeau avait donné cette fête, dont le principal divertissement fut un récit de musique italienne composé par Couperin sur des paroles d'actualité du maître de la maison. Au souper, il n'y eut que douze dames avec M. de Mantoue, ses deux courtisans et l'abbé de Polignac.

2. D'autres fêtes avaient été données par le baron de Breteuil, par Chamillart, par M. de Torcy : *Dangeau*, p. 41 ; *Sourches*, p. 392, 393 et 397 ; *Mercure* du mois, p. 181-183, 203-212, 294-296, 306-308. Dangeau n'a dit que quelques mots de la sienne.

3. *M. de Mantoüe*, en interligne, remplace *Il*, biffé.

4. Les *Mémoires de Sourches* disent, le 15 juin (p. 392) : « Le duc de Mantoue, qui, depuis quelques jours, n'étoit plus servi aux dépens du Roi, vint dîner à Versailles, chez le marquis de Torcy, et, l'après-dînée, vit le Roi dans son cabinet, où il fut une grosse heure, et lui parla beaucoup de la fête que le baron de Breteuil lui avoit donnée à sa maison de Charonne.... » Voyez la suite ci-après, p. 226.

5. Pierre Ottoboni, né à Venise le 7 juillet 1667, petit-neveu du pape Alexandre VIII, qui le créa secrétaire d'État le 15 octobre 1689, cardinal et vice-chancelier le 7 novembre suivant, légat d'Avignon le 11 janvier 1690, protecteur d'Irlande en mars, et lui donna en outre plusieurs abbayes, a été fait archiprêtre de Sainte-Marie-Majeure en juillet 1702. C'est un favori de la reine de Pologne, et il fait jouer pour elle des opéras, que vont entendre les cardinaux les plus dévots (Arch. nat., K 1324, n° 123, fol. 51 v°). Nous le verrons, nommé protecteur de France en 1709, recevoir la naturalité avec de grosses abbayes, mais refuser l'Ordre. Il ne devint prêtre qu'en 1724, eut alors l'évêché de Sabine en 1725, puis celui de Frascati en 1730, passa sous-doyen du sacré collège à la fin de 1734, doyen le 17 août 1738, et mourut le 28 février 1740.

6. *A la*, écrit en fin d'une ligne, a été répété, par mégarde, au commencement de la ligne suivante.

7. Dangeau (p. 4) dit que ce cardinal s'était déclaré pour la France, mais sans rien demander en retour.

500 000 ₶ de brevet de retenue au duc de Beauvillier.

Le Roi donna aussi cinq cent mille livres de brevet de retenue au duc de Beauvillier sur sa charge[1].

La Queue et sa femme, et leur chétive* fortune. [*Add. StS. 550 et 551*]

Il fit, vers le même temps[2], la Queue, capitaine de cavalerie, mestre de camp par commission, grâce qu'il se fit demander par M. de Vendôme, et qui n'a guères mené cet officier[3] plus loin. Ce la Queue, seigneur du lieu dont il portoit le nom[4], à six lieues de Versailles et autant de Dreux, étoit un gentilhomme fort simple, et assez médiocrement accommodé, qui avoit épousé une fille que le Roi avoit eue d'une jardinière[5]. Bontemps, l'homme de confiance du Roi pour ses secrets domestiques, avoit fait le mariage, et stipulé sans déclarer aucun père ni mère, que la Queue savoit à l'oreille, et s'en promettoit une fortune. Sa femme fut confinée à la Queue, et ressembloit fort au Roi[6]; elle étoit grande, et, pour son malheur, elle savoit qui elle étoit, et envioit fort ses trois sœurs, reconnues[7] et si grandement mariées. Son mari et elle vécurent fort bien ensemble, et ont eu plusieurs enfants, demeurés dans l'obscurité. Ce gendre ne paroissoit presque jamais à la

1. Sa charge de premier gentilhomme : *Dangeau*, tome X, p. 1; *Sourches*, p. 348; brevet du 1er mai, dans le registre de la Secrétairerie O[1] 48, fol. 70; lettre du même jour au contrôleur général Chamillart, Arch. nat., G[7] 543[1].

2. *Dangeau*, tome X, p. 19.

3. Après avoir écrit : *qui ne l'a guères mené plus loin*, il a corrigé *ne* en *n'a*, biffé *l'a*, et a écrit : *cet officier*, en interligne.

4. Galluis-la-Queue, à trois kil. N. O. de Montfort-l'Amaury, sur la route de Houdan et de Dreux. Il y subsiste encore un château construit par la duchesse du Maine.

5. Une comédienne, dans l'Addition. Nous donnons ci-après, appendice VII, le contrat de ce mariage, avec quelques notes. Bien entendu, Dangeau avait dit simplement : « La Queue, capitaine de cavalerie dans le régiment du chevalier de Bouzols, a obtenu une commission de mestre de camp que M. de Vendôme a demandée pour lui; ce régiment sert dans son armée. » Il s'appelait Bernard de Prez, seigneur ou baron de la Queue, et était lieutenant au régiment de Bourgogne lors de son mariage, en 1696. On appelait sa femme Louise de Maisonblanche.

6. En fort laid, dit l'Addition. — 7. Ce mot surcharge *ma[riées]*.

* *Chétive* est en interligne, au-dessus de *courte*, biffé.

cour, et comme le plus simple officier et le moins recueilli dans la foule, à[1] qui Bontemps ne laissoit pas de donner de temps en temps de l'argent[2]. La femme vécut vingt ans tristement dans son village, sans presque voir personne, de peur que ce qu'elle étoit se divulguât, et mourut sans en être sortie.

Mort de l'abbé* Boileau le prédicateur.

L'abbé Boileau[3] mourut en ce temps-ci assez promptement, d'une opération au bras fort semblable à la mienne[4], pour avoir fait un effort en prenant un in-folio de trop haut[5]. C'étoit un gros homme, grossier, assez désagréable[6], fort homme de bien et d'honneur, qui ne se mêloit de rien, qui prêchoit partout assez bien[7], et qui parut à la

1. *A* surcharge *et*.

2. Six mois plus tard, le 1er décembre 1704, le Roi donna au marquis (*sic*) de la Queue un bâton d'exempt des gardes du corps dans la compagnie de Noailles (*Dangeau*, p. 207; registre O¹ 48, fol. 223 v°), qu'il garda jusqu'à la fin de 1711. Les *Mémoires de Sourches* parlent alors de sa retraite (tome XIII, p. 271), et leur annotateur a ajouté : « Gentilhomme de l'Ile-de-France, lequel, à ce qu'on disoit, avoit épousé une fille naturelle du Roi non reconnue. » Les mêmes *Mémoires* (tome X, p. 2) l'avaient montré, en 1706, de service auprès des princes.

3. Boileau-Bontemps, qui était alors directeur de l'Académie française : tome VI, p. 101.

4. Ci-dessus, p. 49.

5. Dangeau (p. 4-5) ne parle point de ce détail. Les *Mémoires de Sourches* ne mentionnent même pas la mort; mais ils nous apprennent (tome VII, p. 179) que l'abbé s'était précisément cassé un bras, deux ans auparavant, en tombant sur la glace.

6. L'air paysan selon l'abbé le Gendre.

7. Mauvais prédicateur selon Madame (recueil Jaeglé, tome I, p. 112), il avait deux fois plus d'esprit qu'il n'eût fallu, au jugement de Bourdaloue, c'est-à-dire qu'il abusait du clinquant, des antithèses, des portraits, et, en outre, il gesticulait beaucoup. Voyez les *Mémoires de l'abbé le Gendre*, p. 11-13, les *Caractères de la Bruyère*, tomes I, 445, et II, p. 221 et 416, et le *Mercure* d'avril 1694, p. 256-257, et de mai 1704, p. 261-268. Dans son portefeuille d'HOMMES ILLUSTRES (Arch. nat., M 762, tome I, fol. 33-34), le P. Léonard a consigné, entre autres choses, que l'abbé avait eu la cure de Vitry par l'intermédiaire de M. Jacques et en récompense de l'éducation de son fils, outre un petit

* Il a écrit : *d'abbé*.

cour plusieurs avents[1] et carêmes[2], et qui, avec toute la protection de Bontemps, dont il étoit ami intime, ne put parvenir à l'épiscopat[3].

Mort de Mélac.

Mélac, retiré avec deux valets en un coin de Paris, ne voulant voir qui que ce fût depuis sa belle défense de Landau et le bâton de Villars[4], mourut subitement[5]. Le Roi lui donnoit dix mille écus par an et quelque chose de plus[6]. Il avoit près de quatre-vingts ans. Je l'ai assez fait connoître pour n'avoir rien à y ajouter.

Mort de Rivarolles. [*Add. St-S. 552*]

Rivarolles[7], autre fort bon lieutenant général, mourut

prieuré proche de Nevers et un doyenné en Rouergue, et qu'il avait prêché très ardemment contre le quiétisme, mais que sa corpulence nuisait à son débit; que d'ailleurs sa harangue de réception à l'Académie avait été encore plus pitoyable que ses sermons, etc. On publia en 1712 un volume de *Pensées choisies de l'abbé Boileau*.

1. Les premières lettres d'*avents* surchargent *ca*[*resmes*].

2. *Dangeau*, tomes I, p. 317, 320-321, IV, p. 471-472, V, p. 157, et VII, p. 242.

3. Son abbaye de Beaulieu ne lui valait que deux mille livres de revenu, mais était fort jolie.

4. Tome X, p. 285-289.

5. Le 10 mai : *Dangeau*, p. 8; *Sourches*, p. 353; *Mercure*, mai 1704, p. 256-258. Selon les *Mémoires de Sourches*, il mourut montant en carrosse; selon une lettre de Mme d'Huxelles, 12 mai, il revenait de se promener à cheval sur le Rempart, cria : « Aux voleurs! » en rentrant dans sa cour, et tomba raide mort. On dit alors qu'il avait déshérité ses neveux au profit du duc de la Rochefoucauld et nommé le comte de Tonnerre pour son exécuteur testamentaire, sans d'ailleurs connaître ni l'un ni l'autre (Arch. nat., Papiers de P. Léonard, MM 826, fol. 41); mais cela est contredit par les textes du testament et des codicilles de 1702 et 1703, donnés par M. Léo Drouyn dans ses *Notes pour servir à l'histoire de Mélac*, déjà citées, p. 364-368.

6. Douze mille écus en tout selon Dangeau, trente-huit mille livres selon nos propres *Mémoires*, tome X, p. 285.

7. Joseph-Philippe de Saint-Martin d'Agliè, marquis de Rivarolles, mestre de camp d'un régiment levé par lui en 1672, puis du régiment Royal-Piémont, et brigadier en 1678, maréchal de camp en 1688, mourut le 31 mai 1704 (*Dangeau*, tome X, p. 30; *Sourches*, tome VIII, p. 376; *Mercure* de juin, p. 160-165). Il avait quitté le service et n'était pas lieutenant général, mais avait été appelé par les Vénitiens, en 1698, à commander leurs troupes de débarquement. Est-ce lui que

en même temps. C'étoit un Piémontois qui s'étoit attaché au service de France, et qui y étoit estimé. Un coup de canon lui avoit emporté une jambe il y avoit fort longtemps[1]; un autre lui emporta sa jambe de bois à Nerwinden, et le culbuta. On le releva sans mal. Il se mit à rire : « Voilà de grands sots, dit-il, et un coup de canon perdu; ils ne savoient pas que j'en ai deux autres dans une valise. » Il étoit grand-croix de Saint-Lazare, puis de Saint-Louis à l'institution[2]. Il laissa des enfants peu riches, qui ont servi, et qui n'ont pas fait fortune[3]. Ce Rivarolles, qui étoit un grand homme fort bien fait, adroit et vigoureux, étoit, avec sa jambe de bois, un des meilleurs joueurs de paume, et y jouoit souvent[4].

Tessé accuse, à la fin de l'année (recueil Rambuteau, p. 208), d'avoir simulé un incendie pour vendre sous main aux mêmes Vénitiens, malgré toute substitution, une précieuse bibliothèque de famille?

1. A la fin de la campagne de 1675 en Roussillon (*Chronologie militaire*, tome VI, p. 470). Mme de Rabutin (*Correspondance de Bussy*, tome III, p. 310) dit que cette jambe fut brisée par deux balles de mousqueton; les *Mémoires de Sourches*, qu'elle fut enlevée par un boulet.

2. Louvois, comme grand vicaire de l'ordre de Saint-Lazare, lui avait donné une croix de grand prieur en 1680; quand Louis XIV cessa d'être grand maître de cet ordre et institua celui de Saint-Louis, en 1693, il lui attribua une des grand'croix nouvelles, comme aux autres dignitaires de Saint-Lazare, avec la pension de six mille livres.

3. L'un d'eux, Charles-André, qui servait depuis 1695, acheta un régiment de dragons en 1714, parvint au grade de maréchal de camp en 1738, et se retira ensuite dans le Forez. C'est sans doute le fils pour lequel Rivarolles n'avait pu obtenir du duc de Savoie une commanderie héréditaire dans leur maison : épisode de la rupture de 1690 qui a été raconté dans l'*Histoire de Louvois*, tome IV, p. 279. Philippe-Hyacinthe et Philippe-Charles-Bonaventure d'Aglié avaient obtenu la naturalité en France en 1673; Joseph-Philippe et son père l'avaient eue en 1699.

4. C'est ce que dit l'annotateur des *Mémoires de Sourches* (tomes II, p. 210, et VIII, p. 276), de même que Dangeau. Il avait, en outre, reçu en plein corps une balle de mousquet, et portait dans cette vieille blessure une canule, qui fut cause de sa mort. — Sur le jeu de paume (ci-dessus, p. 7), voyez le *Dictionnaire de Trévoux*, art. Jeu, p. 55. On sait combien il était à la mode depuis plusieurs siècles (Jal, *Dictionnaire critique*, p. 704-705). Nous avons vu déjà (tomes II, p. 8, et VI,

Mort de la duchesse de Verneuil. [*Add. StS. 553 et 554*]

La duchesse de Verneuil les suivit à quatre-vingt-deux ans[1], ayant encore grand mine, et des restes d'avoir été fort belle. Elle étoit fille du chancelier Séguier, dans le carrosse duquel elle voulut être quand il courut un si grand péril aux Barricades de Paris, et que le maréchal de la Meilleraye l'alla délivrer avec des troupes[2]. Elle étoit mère du duc de Sully fait chevalier de l'Ordre en 1688, et de la duchesse du Lude[3]. De son second

p. 325) que Louis XIV avait cessé de s'adonner à un si violent exercice; mais il continuait à assister aux parties et à gratifier de cadeaux les bons joueurs, non pas les courtisans qui seront cités plus tard, tels que le duc de Nevers ou Fontpertuis, mais les joueurs de profession, dont le plus fort et le plus célèbre, Jourdain, qui mourut en 1705, avait une pension de huit cents livres pour faire la partie des jeunes princes et leur servir la balle, et un privilège pour donner des séances payantes aux Vieux-Augustins (1687). Le Roi n'en conservait pas moins un porte-raquette et un paumier-raquetier. (*Dangeau*, tomes I, p. 245, 401 et 423, II, p. 51 et 57, et XIV, p. 470; *Sourches*, tomes III, p. 313-314, et IX, p. 204; *État de la France*, année 1698, tome II, p. 30; *Gazette* de 1664, p. 688; Arch. nat., O¹ 35, fol. 169, brevet du 27 juin 1691; ms. Clairambault 491, fol. 60 v°.) En 1686, des particuliers avaient fait bâtir à Versailles un jeu de paume, qui devait, cent ans plus tard, acquérir une autre célébrité (Dussieux, *le Château de Versailles*, tome II, p. 424-426), et l'on jouait aussi à Marly (*Dangeau*, tome XIV, p. 470). Les *Mémoires du duc de Luynes* nous font connaître les bons joueurs du règne suivant, en 1737 (tome I, p. 367).

1. Le 5 juin : *Dangeau*, p. 34; *Sourches*, p. 377-378; *Mercure* de juin, p. 191-196. L'oraison funèbre prononcée aux obsèques, à Gien, est imprimée en partie dans le *Mercure* d'octobre, p. 12-32.

2. Dans cette journée du 27 août 1648, le Chancelier, poursuivi par la populace que le Coadjuteur avait soulevée, parvint à se cacher dans l'hôtel de Luynes, situé au quai des Grands-Augustins, avec son frère l'évêque de Meaux et sa fille. Voyez les *Mémoires de Dubuisson-Aubenay*, tome I, p. 52, ceux de *Mme de Motteville*, tome II, p. 160-163, d'*Olivier d'Ormesson*, tome I, p. 563-565, de *Mathieu Molé*, tome III, p. 254-255, et du *cardinal de Retz* lui-même, tome II, p. 43-44 et 615-617, les *Historiettes de Tallemant*, tome III, p. 395, le pamphlet de l'*Agréable journée des Barricades*, le Chansonnier, ms. Fr. 12 617, p. 53 et 115, etc., et *la Minorité de Louis XIV*, par Chéruel, tome III, p. 65-66.

3. Tome I, p. 82-83. Avant ce premier mariage, Mlle Séguier avait dû épouser Bullion-Bonnelles, pour qui le cardinal de Richelieu avait

mari[1] elle n'eut point d'enfants, et devint princesse du sang longtemps après sa mort[2], à titre de sa veuve[3]. Le Roi en prit le deuil pour quinze jours; mais il ne lui fit faire aucun honneur particulier à ses obsèques. Mme de Laval, sa sœur aînée, mère des duc, cardinal et chevalier de Coislin en premières noces, et de la maréchale de Rochefort en secondes, jalouse de son rang, et qui d'ailleurs n'aimoit rien et tomboit volontiers sur chacun[4], dit, en apprenant sa mort, qu'elle avoit toujours bien cru que sa sœur mourroit jeune par tous les remèdes qu'elle faisoit[5].

Le vieux Grancey mourut en même temps et au même âge, marié pour la quatrième fois depuis six semaines[6]. Mort de Grancey.

préféré Mlle de Prye, élevée champêtrement (*Mémoires de Luynes*, tome V, p. 101, note).

1. A propos du second mariage (29 octobre 1668) avec le duc de Verneuil, qui avait soixante-sept ans sonnés, Benserade dit que la dame valait mieux qu'un royaume, puisque, pour l'épouser, le duc quittait des bénéfices que le roi Jean-Casimir préféra à la couronne de Pologne (ms. Nouv. acq. fr. 4529, p. 1).

2. Nous lirions aussi bien : *mère*, que l'on imprimait jusqu'ici, si le texte semblable, sous l'année 1692, et le sens même ne s'y opposaient.

3. Tomes I, p. 94, année 1692, et V, p. 311, année 1698.

4. Il a écrit : *chaqun*.

5. Mme de Sévigné écrivait en 1672 : « Le lait l'a rétablie; elle est belle, elle est de belle taille, elle n'est plus rouge ni crevée. Cet état la rend aimable : elle aime, elle oblige, elle loue. »

6. Pierre II de Rouxel, né le 27 février 1626, d'abord baron de Médavy, puis comte de Grancey à partir de 1651, mort le 20 mai 1704, à Argentan, dont il était gouverneur depuis 1679 : *Dangeau*, tome X, p. 23; *Sourches*, p. 368. C'était un élève du maréchal de Gassion, et, ayant commencé à servir en 1644, il avait eu le grade de maréchal de camp en 1651, celui de lieutenant général le 5 juin 1653. Sa belle conduite à Rethel lui valut l'honneur de décorer son château de Grancey de drapeaux pris sur les Espagnols. Il eut un genou cassé dans la campagne de Hollande, en juin 1672, mais servit encore sous Catinat dans la dernière guerre, à Staffarde. M. V. des Diguères a longuement parlé de sa carrière militaire, et aussi de ses galanteries, dans l'*Étude sur les Médavy-Grancey*, p. 205-238. Les généalogies ne lui attribuent que trois femmes : 1° Henriette de la Palu de Bouligneux, mariée le 6 avril 1654, qui lui donna un premier fils, ci-après, et mourut en dé-

Il étoit lieutenant général avant la paix des Pyrénées : en ces temps-là on alloit vite, puis choisi ou laissé ; et c'est ainsi qu'on[1] fait des généraux utiles, et non pas des gens usés dont le corps ne peut plus aller. Celui-ci étoit demeuré depuis obscur et dans la débauche, toujours chez lui en Normandie, et sans avoir rien de recommandable que d'être le fils et le père de deux maréchaux de France[2].

400 000 ᵗᵗ de brevet de retenue à la Vrillière.

Le Roi donna quatre cent mille livres de brevet de retenue à la Vrillière sur sa charge de secrétaire d'État[3].

Troisvilles élu et refusé

Il refusa en même temps[4] Troisvilles, que l'usage fait prononcer Tréville[5], pour être de l'Académie françoise, où

cembre 1661 ; 2° Marie du Plessis-Besançon, fille du général diplomate dont les Mémoires viennent d'être publiés en 1892, mariée le 14 août 1664, morte en 1672 ; 3° Angélique-Éléonore de la Vallée-Corné, mariée le 22 novembre 1672, morte le 25 janvier 1703. Ce dernier mariage était déjà assez singulier, en raison de la famille de l'épouse (ci-après, p. 365, note 2) et il fut suivi, dès 1674, d'une séparation. Quant au quatrième, il eut lieu en effet, comme Saint-Simon le dit d'après Dangeau, six semaines avant que M. de Grancey ne mourût, le 11 mars 1704, l'époux ayant alors soixante-dix-huit ans. Sa dernière femme s'appelait Charlotte de Séran.

1. *On* est en interligne.

2. Jacques III Rouxel, comte de Grancey et de Médavy, né le 7 juillet 1603, mort le 20 novembre 1680, primitivement destiné à l'Église, maréchal de camp en 1636, lieutenant général en 1646 et lieutenant général de basse Normandie en 1650, maréchal de France en 1651, commandant de l'armée de Piémont en 1653-54, chevalier des ordres en 1662. Le second maréchal, petit-fils du premier, est M. de Médavy, nommé dès notre tome I. L'un et l'autre ont de longues notices dans l'*Étude sur les Médavy-Grancey*.

3. *Dangeau*, p. 36 ; *Sourches*, p. 379 ; *Mercure* de juin, p. 366-367 ; brevet du 31 août, dans le registre de la Secrétairerie O[1] 48, fol. 146 v°.

4. Le 9 juin : *Dangeau*, p. 39.

5. Henri-Joseph du Peyrer ou de Peyre, comte de Troisvilles (manoir du pays de Soule érigé en comté en 1644), élevé aux Jésuites, avait fait la guerre contre les Turcs, puis avait obtenu en 1657 la cornette de la première compagnie des mousquetaires, en 1658 l'enseigne, et le gouvernement du pays de Foix à la mort de son père, en 1672. Il mourut à Paris le 13 ou le 15 août 1708, âgé de soixante-sept ans. C'est le fils du capitaine-lieutenant des mousquetaires de Louis XIII qui donna tant de tablature aux cardinaux Richelieu et Mazarin, et dont les hauts

il avoit été élu : il répondit qu'il ne l'approuvoit pas, et qu'on en élût un autre[1]. Troisvilles étoit un gentilhomme de Béarn de beaucoup d'esprit et de lecture[2], fort agréable et fort galant. Il débuta très heureusement dans le monde, où il fut fort recherché, et fort recueilli par des dames du plus haut parage et de beaucoup d'esprit, et même de gloire, avec qui il fut longtemps plus que très bien[3]. Il ne se trouva pas si bien de la guerre que de la cour : les fatigues[4] ne convenoient pas à sa paresse, ni le bruit des armes à la délicatesse de ses goûts. Sa valeur fut accusée. Quoi qu'il en fût, il se dégoûta promptement d'un métier qu'il ne trouvoit pas fait pour lui. Il ne put être supérieur à l'effet que produisit cette conduite : il se jeta dans la dévotion, abdiqua la cour, se sépara du monde[5].

du Roi pour l'Académie ; sa vie et son caractère. [Add. St-S. 555]

faits, comme ceux du premier d'Artagnan, ont été successivement mis en roman par Courtilz de Sandras en 1700, par Alexandre Dumas dans notre siècle. M. J.-B.-E. de Jaurgain a donné en 1883, à la *Revue de Béarn*, une excellente biographie du père, du fils, et des d'Artagnan tout ensemble, et l'on trouvera ci-après, appendice VIII, une notice inédite de Saint-Simon. C'est peut-être le courtisan ARSÈNE des *Caractères de la Bruyère*. — L'acte d'inhumation de ce Tréville (Bibl. nat., ms. Nouv. acq. fr. 3622, n° 8865) fut signé : TROISVILLES, par son neveu.

1. « L'Académie a élu hier M. le marquis (*sic*) de Tréville. M. l'abbé de Clérambault, qui en est chancelier, vint le soir en rendre compte au Roi et lui demander son agrément ; le Roi lui répondit que cette place ne convenoit point à un homme aussi retiré que M. de Tréville, et qu'ainsi il falloit que l'Académie procédât au choix d'un autre sujet » (*Dangeau*).

2. *Lecture* surcharge des lettres biffées.

3. Madame Henriette, Mmes de Sablé, d'Huxelles, de la Fayette, de Longueville, etc. On le disait même amoureux de la première.

4. Ayant écrit : *la paresse et le[s]*, à la fin de la ligne, il a biffé les trois derniers mots, et laissé, par mégarde, l'article *la*, au lieu de *les*.

5. Il était déjà acquis à la dévotion depuis quelques années, et vivait à l'Oratoire, quand la mort tragique de Madame le décida à la retraite, en 1671 : voyez les *Lettres de Mme de Sévigné*, tome II, p. 448 et 449, les *Mémoires de la Fare*, p. 269, que Saint-Simon cite dans sa notice, ci-après, p. 555, la lettre de Mme de Maintenon au maréchal d'Albret datée du 10 septembre 1671, l'*Essai sur Malebranche*, par M. l'abbé Blampignon, p. 53, etc. Il devint alors, selon l'expression de Bussy

Le genre de piété du fameux Port-Royal étoit celui des gens instruits, d'esprit et de bon goût : il tourna donc de ce côté-là, se retira tout à fait, et persévéra dans la solitude et la grande dévotion plusieurs années[1]. Il étoit facile et léger; la diversion le tenta : il s'en alla en son pays, il s'y dissipa; revenu à Paris, il s'y livra aux devoirs[2] pour soulager sa foiblesse, il fréquenta les toilettes[3]. Le pied lui glissa : de dévot, il devint philosophe; il se remit peu à peu à donner des repas recherchés, à exceller en tout par un goût difficile à atteindre; en un mot, il se fit soupçonner d'être devenu grossièrement épicurien[4]. Ses anciens amis

(tome III, p. 276), un vrai Topinambou, renonça à la vie militaire, et en fit présenter ses excuses au Roi par Bossuet. Par un acte de 1675 (Arch. nat., Y 230, fol. 106 v°), il abandonna à son frère l'abbé la succession de leurs parents, et, en 1677, il se démit de son gouvernement du château de Foix et de la lieutenance de Roi du comté. Bussy écrivait alors (p. 283) : « Je crois Tréville aussi tranquille; mais il est devenu plus régulier sur les devoirs d'un chrétien.... » Bourdaloue avait critiqué, dès 1671, cette retraite, ou suspecté ses motifs et sa sincérité, dans un sermon sur la sévérité évangélique. La suite prouva que cette défiance, partagée par Bussy-Rabutin, avait du fondement.

1. C'est à ce titre que Sainte-Beuve a parlé de lui, fort bien et longuement, dans *Port-Royal*, tome V, p. 80-93, et dans son article sur Bourdaloue (*Lundis*, tome IX, p. 226-232). « Avoir de l'esprit comme le fameux M. de Tréville » devint une locution courante. « M. Nicole disoit de M. Pascal qu'il n'étoit pas si agréable ni si fort dans la conversation que dans ses livres, et que, si M. de Tréville s'étoit trouvé avec lui en commerce, il eût paru bien supérieur, et qu'il eût été comme le flûteux, qu'il eût fait crever le rossignol. » (Recueil d'ana de Gaignières, ms. Nouv. acq. fr. 4529, p. 47.) Comparez les souvenirs de l'abbé de Saint-Pierre cités dans *Port-Royal*, tome III, p. 384.

2. Les devoirs de société.

3. La « toilette » succédait aux ruelles. « Il y a toilette, » disait-on (Callières, *Mots à la mode*, éd. 1692, p. 28, 29, 39, etc.). Ci-après, p. 435.

4. On lit ce commentaire dans le Chansonnier de Gaignières, sous la date de 1696 (ms. Fr. 12692, p. 196) : « Il fut longtemps séparé du commerce du monde, à méditer et à lire, car on ne peut pas toujours prier Dieu, de manière que, joignant l'étude à beaucoup d'esprit qu'il avoit naturellement, il étoit devenu très savant et d'une éloquence surprenante. Il se lassa d'être dévot, comme il arrive d'ordinaire, et se répandit dans le monde. Il alloit souvent chez Mlle de Lanclos.... »

de Port-Royal, alarmés de cette vie et des jolis vers auxquels[1] il s'étoit remis, dont la galanterie et la délicatesse étoient charmantes, le rappelèrent enfin à lui-même et à ce qu'il avoit été; mais il leur échappa encore, et sa vie dégénéra en un haut et bas[2] de haute dévotion, et de mollesse et de liberté, qui se succédèrent par quartiers, et en une sorte de problème qui, sans l'esprit qui le soutenoit et le faisoit desirer, l'eût tout à fait déshonoré, et rendu parfaitement ridicule. Ses dernières années furent plus suivies dans la régularité et la pénitence, et répondirent mieux aux[3] commencements de sa dévotion[4]. Ce qu'il en conserva dans tous les temps fut un entier éloignement de la cour, dont il ne rapprocha[5] jamais après l'avoir quittée, une fine satire de ce qu'il s'y passoit[6], que le Roi lui pardonna peut-être moins que l'attachement à Port-Royal[7]. C'est ce qui lui attira ce refus du Roi pour l'Académie, si déplacée d'ailleurs avec cette haute profession de dévotion. Le Roi ne[8] lui manqua pas ce coup de verge faute de meilleure occasion; il s'en trouvera dans la suite de voir quel crime c'étoit, non de lèse-majesté, mais de

1. L'initiale d'*auxquels* surcharge l'abréviation de *que*.

2. Le *Dictionnaire de l'Académie* de 1718 donnait ces deux emplois : « *Il y a du haut et du bas dans la vie*, pour dire qu'il y a des biens et des maux ; on dit aussi, d'un homme d'humeur inégale, qu'*il a du haut et du bas dans l'humeur*. »

3. *Au*, au singulier, dans le manuscrit.

4. En 1695, on le voit communiquer à deux ou trois personnes un précis de piété composé par lui. La *Seconde addition au* JANSÉNISME DÉVOILÉ (1705) le présente comme un des six Pères du parti janséniste les mieux informés et les plus consultés. Il prit part à l'affaire du P. Gerberon mentionnée dans notre tome XI, p. 563-564.

5. L'emploi de *rapprocher* au neutre, sans *se*, manque dans le *Dictionnaire de l'Académie* de 1718. On le retrouvera ci-après, p. 555.

6. Il avait été, dit-on, de cette coterie de jeunes gens, contemporains du Roi, qui ne se cachaient pas assez de lui trouver trop peu d'esprit.

7. Ninon de Lanclos lui reprochait d'être à la fois lié avec les jansénistes et avec les jésuites. M. l'abbé Blampignon a publié un entretien d'Arnauld et de Malebranche auquel Tréville aurait pris part.

8. L'initiale de *ne* surcharge une *l* effacée du doigt.

lèse-personne de Louis XIV, que faire profession de ne le jamais voir[1], qu'il étoit acharné à venger[2]. Troisvilles étoit riche, et ne fut jamais marié[3].

Villars voit Cavalier, un des chefs des

Les Fanatiques, battus et pris en diverses rencontres, demandèrent, vers la mi-mai, à parler sur parole à la Lande[4], qui servoit d'officier général sous le maréchal de Villars[5].

1. Dans le prochain volume, nous verrons le Roi remarquer une absence de Saint-Simon, quoique « sans aucune privance, » et, peu après, poursuivre impitoyablement du Charmel, parce qu'il ne venait pas le voir de temps à autre comme le ministre le Peletier, Fieubet, etc. La note qui suit prouvera que cela était bien exact.

2. La marquise d'Huxelles écrivait, le 18 juin 1705 : « Les dévots ont été apostrophés à l'occasion du choix de M. de Troisvilles, car le Roi a dit qu'ils se mêloient de tout, hors de venir une fois l'an se présenter à sa cour comme avoit fait feu M. de Fieubet et que M. le Peletier le pratiquoit, dont il estimoit autant la dévotion que celle des autres, qui sembloient ne s'être retirés que pour ne le point voir, nommément M. du Charmel. Le courtisan y ajouta M. de Bréauté, qui fut encore doublement apostrophé. » Selon les *Registres de l'Académie française*, qui viennent d'être publiés (tome I, p. 439-440), Trévilles (*sic*) avait été élu le 9 juin; l'abbé de Clérambault, chancelier en fonctions, ayant annoncé que le Roi « souhaitoit que la compagnie choisît un autre sujet, » l'abbé Abeille fut proposé le 19, agréé par le Roi, et élu le 26.

3. Comparez la suite des *Mémoires*, tome VI de 1873, p. 163-164. On ne peut que renvoyer, pour le commentaire, aux notices indiquées de Sainte-Beuve et de M. de Jaurgain. De plus, feu Édouard de Barthélemy a consacré à Tréville quelques pages de son livre *la Marquise d'Huxelles*, p. 62-70, et y a reproduit trois lettres du comte à cette amie, lettres qui, d'ailleurs, avaient paru déjà en 1835, dans la *Revue rétrospective*, 2e série, tome II, p. 164-166. On trouvera ci-après, p. 596, des fragments d'une autre lettre à Ninon de Lanclos, écrite à la fin de 1693.

4. Jean-Baptiste du Deffand, marquis de la Lande : tome III, p. 237. Il venait d'obtenir le gouvernement de Neuf-Brisach.

5. On a vu ci-dessus, p. 46, Villars envoyé à la place du maréchal de Montrevel. Il partit pour le Languedoc le 13 avril, suivi de sa femme, qui devait s'installer à Montpellier : ses *Mémoires*, tome II, p. 146; *Dangeau*, p. 480, 493 et 498; *Sourches*, p. 330; *Gazette d'Amsterdam*, no XXXIV; *Mercure* de mai, p. 113-118 et 331-334; *Histoire du Languedoc*, éd. Roschach, tomes XIII, p. 820-821, et XIV, p. 1895-1898 et 1903-1906, etc. Le Roi lui avait dit que deux batailles gagnées sur les frontières seraient moins avantageuses que la fin d'une

Cavalier[1], leur chef, qui étoit un armurier, mais qui avoit de l'esprit[2] et de la valeur[3], demanda amnistie pour lui, pour[4] Rolland[5], un autre de leurs chefs, pour un de

Fanatiques; ses demandes; ce que devint cet aventurier. [Add. S^tS. 556]

révolte sur laquelle comptaient ses ennemis. Résolu à inaugurer une politique d'apaisement, Villars débuta par annoncer un armistice de huit jours et par inviter les consuls de chaque paroisse à faire revenir leurs compatriotes, que le Roi considérait toujours comme ses sujets (*Gazette d'Amsterdam*, n° XL; *Mercure* de mai, p. 113-117, et de juin, p. 108-115). Il crut tout d'abord réussir immédiatement, et annonça à Mme de Maintenon un triomphe définitif, qui ne se réalisa, en fait, que six mois plus tard.

1. Jean Cavalier (il signait de toutes façons, mais plus généralement : CAVALLIER), né dans le bas Languedoc, au Mas-Roux, le 28 novembre 1681 (*Revue des Sociétés savantes*, 1880, p. 231-233), était un paysan, d'abord gardeur de bestiaux, puis garçon boulanger à Anduze, et non armurier comme le dit notre auteur (le mot est d'ailleurs mal écrit). Après un an d'émigration à Genève, il revint dans son pays au moment où éclata le soulèvement de juillet 1702, et devint tout de suite l'un des principaux chefs et des prédicants les plus exaltés du pays des basses Cévennes et de la Plaine. Sous sa conduite, les « Enfants de Dieu » soutenaient la lutte dans le Vivarais avec des alternatives de défaites et de succès depuis le commencement de 1703; mais on a vu ci-dessus, p. 48, que le maréchal de Montrevel avait remporté un avantage considérable le 16 avril 1704, et les vaincus n'avaient pu se faire jour qu'à grand'peine. Une lettre de Cavalier au maréchal, du 27 février précédent, a été publiée dans la nouvelle édition de l'*Histoire du Languedoc*, tome XIV, col. 1875-1876.

2. *Eprit*, dans le manuscrit.

3. Voyez son portrait, par Villars, dans l'*Histoire du Languedoc*, éd. Roschach, tome XIV, col. 1982.

4. Après *p^r*, il y a un premier *Rolan*, inachevé et biffé.

5. Pierre Laporte, dit Rolland, ancien dragon, fils d'un « facturier » de laine, né au Mas-Soubeyran le 3 janvier 1680, avait pris le commandement à la mort d'un sien oncle, le premier colonel des Enfants de Dieu, tué en octobre 1702. A ce moment, cette troupe s'élevait à quelque mille hommes, divisés en cinq légions, dont une commandée par Cavalier. Il fit beaucoup pour l'organiser régulièrement, arriva à réunir plusieurs milliers d'hommes résolus, et remporta quelques succès en 1703. Il a signé : ROLLAND L'APOSTRE, une lettre publiée dans l'Appendice du tome II des *Mémoires de Villars*, p. 313. Une notice a été donnée sur lui dans le *Bulletin de la Société de l'Histoire du Protestantisme français*, 1880, p. 472-480.

leurs officiers qui avoit[1] pris le nom de Catinat[2], et pour quatre cents hommes qu'ils avoient là avec eux, un passeport et une route pour eux tous jusque hors du Royaume[3], permission à tous les autres qui voudroient sortir du Royaume d'en sortir à leurs dépens, liberté[4] de vendre leurs biens à tous ceux qui desireroient de s'en défaire, enfin le pardon à tous les prisonniers de leur parti[5]. Cavalier vit ensuite le maréchal de Villars avec une égalité de précautions et de gardes qui fut trouvée fort ridicule[6]. Il

1. L'initiale d'*avoit* surcharge *se*.

2. Abdias Morel ou Maurel, fils de cultivateurs du diocèse de Lodève et ancien dragon comme Rolland, prit ou reçut le surnom de Catinat pour avoir servi en Italie sous ce général. Fanatique et sanguinaire, il débuta, en 1702, par l'assassinat du baron de Saint-Côme, qui avait abjuré, et Cavalier fit de lui son meilleur lieutenant, à la tête d'un corps de deux cents chevaux. C'est Catinat qui se chargea des premières ouvertures auprès du maréchal de Villars. Après le rejet du traité, il se retira quelque temps dans les montagnes, puis passa en Suisse (21 novembre 1704), mais se hasarda à rentrer au pays l'année suivante, pour tramer un complot contre Bâville et Berwick, fut pris à Nîmes, jugé séance tenante malgré sa prétention d'être échangé contre le maréchal de Tallard, alors prisonnier en Angleterre, et brûlé vif (22 août 1705). Voyez *la France protestante*, nouvelle édition, tome III, p. 855-860.

3. On a publié, en 1884, dans le *Bulletin de la Société de l'Histoire du Protestantisme français*, p. 235-240, les signalements de cent camisards qui partirent pour l'Alsace avec Cavalier.

4. Les deux premières lettres de *liberté* surchargent un *p*.

5. *Dangeau*, p. 16-17; *Sourches*, p. 362-363.

6. *Dangeau*, p. 20; *Sourches*, p. 365, 371, 376-377, 382 et 404. — Après une entrevue préparatoire avec M. de la Lande, Cavalier se rendit à Nîmes le 16 mai, monté sur un beau cheval et escorté de dix-huit camisards également montés. Flatté de l'accueil de Villars, il promit d'engager ses bandes à se soumettre et à entrer au service du Roi; mais, lorsque les camisards connurent les conditions insuffisantes du traité, ils se soulevèrent, et Rolland, comme leur chef suprême, refusa sa ratification : il réclamait avant tout l'exercice du culte. Cent ou cent cinquante hommes seulement suivirent la fortune de Cavalier. Suivant le rapport de l'aide de camp de Villars (*Sourches*, p. 363), celui-ci, après avoir harangué le peuple dans un sens pacifique, tint à ses troupes un langage tout différent, pour qu'elles finissent la guerre

quitta les Fanatiques moyennant douze cents livres de pension et une commission de lieutenant-colonel[1]; mais[2] Rolland ne s'accommoda point, et demeura le chef du parti, qui continua à donner de la peine[3]. Ce fut un concours de monde scandaleux pour voir Cavalier partout où il passoit[4]. Il vint à Paris, et voulut voir le Roi, à qui pourtant il ne fut point présenté[5]. Il rôda ainsi quelque

au plus tôt. M. de Vogüé a publié dans son édition des *Mémoires de Villars* la correspondance de Cavalier avec le maréchal; comparez les Gazettes du P. Léonard, M 766, n° 1, le *Mercure* de juin, p. 167-171 et 308-310, le *Journal de Verdun*, p. 88-94, et la *Gazette d'Amsterdam*, n° XLIV, Extr. XLVI, n°s XLIX, LI et LIII, de Nîmes. Voltaire, qui connut plus tard Villars et Cavalier, s'est étendu assez longuement sur ces négociations de 1704 dans le *Siècle de Louis XIV*, p. 716-719. Il faut voir surtout les *Mémoires de Villars*, tome II, p. 149-154 et 311-314, l'*Histoire du Languedoc*, nouv. édition, tomes XIII et XIV, et les biographies modernes de Cavalier par Agnew (tome II, p. 54-66), par MM. Puaux et Charvet, par les auteurs de *la France protestante*, etc. Les correspondances du Dépôt de la guerre, vol. 1797-1802, ont été utilisées dans *Quinze ans du règne de Louis XIV*, par E. Moret, tome II, p. 363-389.

1. *Dangeau*, p. 61 et 65. — 2. L'initiale de *mais* surcharge *et*.

3. Rolland, qui repoussa encore de nouvelles propositions (*Dangeau*, p. 21, 42, 49, 50, 65 et 104; *Sourches*, tome VIII, p. 371, 382, 391, 394, 401-402, et tome IX, p. 55; *Mémoires de Villars*, tome II, p. 156, 166, 316-323 et 332), fut trahi dans sa retraite de Castelnau, et tomba sous les coups des dragons (14 août 1704). Son corps fut brûlé à Nîmes, et cinq de ses compagnons exécutés sur la roue. Ravanel, qui avait promis de venger son chef, ne tarda pas à être défait, et les restes de la petite armée cherchèrent un asile à l'étranger (*Gazette d'Amsterdam*, n°s LXXI-LXXIII et LXXXI, correspondances de Nîmes, Bâle et Paris; *Dangeau*, p. 31, 32, 42, 49-50; Appendice du tome II des *Mémoires de Villars*, p. 320-323). Voyez la suite ci-après, p. 145.

4. Cavalier et ses compagnons furent dirigés, sous bonne escorte, sur Neuf-Brisach, devant rejoindre l'armée; mais, en arrivant à Mâcon, il prétendit avoir une communication à faire au ministre Chamillart, et un courrier de cabinet l'amena à Paris. Les curieux s'assemblaient partout, comme le raconte Mme Dunoyer dans sa lettre XLI, pour voir ce petit jeune homme, beau et blond, mais sans grande apparence.

5. A ce que disent quelques historiens protestants, l'entrevue n'aurait pas eu le caractère que Cavalier lui a prêté dans ses propres *Mémoires* (Londres, 1726), et il n'aurait vu que passant sur le grand escalier de

temps[1], ne laissa pas de demeurer suspect, et finalement passa en Angleterre, où il obtint quelque récompense[2]. Il servit avec les Anglois[3], et il est mort seulement cette année, fort vieux[4], dans l'île de Wight, où il étoit gouverneur pour les Anglois depuis plusieurs années, avec une grande autorité et de la réputation dans cet emploi[5].

Barbezières rendu à Casal.

Enfin, à la mi-mai, Barbezières, sorti des prisons de Gratz[6], fut remis dans Casal à M. de Vendôme[7]. Il avoit

Versailles le Roi, qui jeta les yeux sur lui et haussa les épaules. Cependant Madame affirme à deux reprises (recueil Jaeglé, tome II, p. 11 et 41-42) qu'il y eut un entretien, mais à l'insu de tout le monde : « Je trouve Cavalier bien téméraire d'avoir dit en face au Roi d'où il tiroit ses armes et ses munitions. Villars, sans doute, se sera engagé vis-à-vis de lui à plus que le Roi ne lui avoit permis de promettre. »

1. Le *t* de *temps* surcharge un *d*.

2. Mal consolé par la curiosité des Parisiens, Cavalier refusa d'abjurer, fut reconduit à Mâcon, et reprit sa route vers l'Alsace, mais s'échappa en passant par la Franche-Comté, le 26 août, arriva à Neuchâtel le 29, et alla tout de suite prendre du service dans l'armée du duc de Savoie, où il combattit bravement contre la Feuillade (*Dangeau*, tome X, p. 139 et 141 ; recueil Lamberty, tome III, p. 231-233 ; *Gazette d'Amsterdam*, n° LXXIV, de Bâle ; *Journal de Verdun*, p. 350-352 ; *Feldzüge des prinzen Eugen von Savoyen*, tome VI, p. 801-803).

3. *Les Anglois* est en interligne, au-dessus d'*eux*, biffé.

4. Il n'avait qu'une soixantaine d'années, quand il mourut, non pas en 1741, date de la présente rédaction, mais en 1740.

5. Du Piémont, Cavalier passa en Hollande et y organisa un régiment de réfugiés, qui fut presque entièrement détruit à Almanza. Il prit part ensuite à l'invasion de la Provence et au siège de Toulon, finit par entrer au service de l'Angleterre, et y eut un titre de brigadier (1735), puis celui de major général (1739) et le gouvernement de Jersey (1738), mais non celui de Wight. C'est en Angleterre que Voltaire le connut en 1726, et fut même son rival en amour. Une lettre écrite par Cavalier, de Jersey, le 26 août 1739, et dont l'orthographe est barbare, a été publiée en 1880, dans la *Revue des Sociétés savantes*, p. 231-233. Il mourut à Chelsea le 17 mai 1740, ayant épousé, non pas, comme on l'a dit, une des filles de Mme Dunoyer, l'auteur des *Lettres historiques et galantes*, mais la fille d'un capitaine Charles de Ponthieu et d'une la Rochefoucauld.

6. Tome XI, p. 262.

7. *Dangeau*, tome X, p. 13 et 30 ; *Sourches*, tome VIII, p. 352 et 374 ; Dépôt de la guerre, vol. 1777, n°s 32 et 33, et 1784, n°s 26-34 et 91.

été gardé à vue avec la dernière dureté, et si maltraité, qu'il en tomba fort malade[1]. Averti de son état, il demanda un capucin. Quand il fut seul avec lui, il le prit à la barbe, qu'il tira bien fort pour voir si elle n'étoit point fausse et si ce n'étoit point un capucin supposé. Ce moine se trouva un bon homme, qui, gagné par la compassion, alla lui-même avertir M. de Vendôme. Outre le devoir de général, il aimoit particulièrement Barbezières : tellement qu'il manda aux ennemis qu'il étoit informé de leur barbarie sur un lieutenant général des armées du Roi, et qu'il alloit traiter de même tous les prisonniers qu'il tenoit; et sur-le-champ l'exécuta. Cela fit traiter honnêtement Barbezières, et en prisonnier de guerre, jusqu'à ce qu'il fut enfin renvoyé[2].

Manèges de MM. de Vendôme.

M. de Vendôme et son frère repaissoient le Roi toutes les semaines, par des courriers que chacun d'eux envoyoit de son armée, et souvent plus fréquemment, de projets et d'espérances d'entreprise qui s'alloient infailliblement exécuter deux jours après, et qui toutes s'en alloient en fumée[3]. On comprenoit aussi peu une conduite si propre

1. Il revint presque aveugle. Nous avons vu que sa pétulance ordinaire dut lui faire trouver la prison encore plus dure.

2. L'historiette a déjà été racontée en 1703. Sur l'échange de 1704, il y a deux lettres de Chamillart au duc de Vendôme dans le registre de Chantilly S 10, fol. 55 et 110. Suivant la *Gazette d'Amsterdam*, n° XLIII, Barbezières fut rendu contre deux lieutenants-colonels, vingt-quatre capitaines, vingt-huit lieutenants, vingt-neuf enseignes, un commissaire des vivres et trois cent cinquante-trois soldats ou subalternes. Il reçut dès son retour le gouvernement de Saint-Quentin, vacant par démission de Maupertuis. — Notre auteur écrit : *Barbezières*, et : *Barbesières*.

3. Déjà dit ci-dessus, p. 24-25, pour la troisième ou quatrième fois. Le *Journal de Dangeau*, les *Mémoires de Sourches* et le *Mercure* mentionnent à chaque instant ces nouvelles insignifiantes, et souvent donnent le texte des dépêches, que d'ailleurs on retrouve au Dépôt de la guerre. Dans une de celles-ci (*Sourches*, tome IX, p. 166), le Grand Prieur reconnaissait lui-même que ce n'étaient que bagatelles, mais qu'il était bon de tourmenter l'ennemi. D'ailleurs, le général Pelet (*Mémoires militaires*, tome IV, p. 306-307) et, après lui, Chéruel (*Saint-Simon historien*, p. 569-584), ce dernier en s'appuyant sur des lettres inédites de

à décréditer, que la persévérance du Roi à s'en laisser amuser et à être toujours content d'eux, et cette suite si continuelle et si singulière de toutes leurs campagnes prouve peut-être plus l'excès du pouvoir qu'eut toujours auprès de lui leur naissance et la protection, pour cela même, de M. du Maine, conséquemment de Mme de Maintenon[1], que tout ce qu'on lui a vu faire avant et depuis pour les bâtards comme tels. De temps en temps, quelque petite échauffourée soutenoit leurs langages dans un pays si coupé, où deux grandes armées jouoient aux échecs l'une contre l'autre[2]. A la mi-mai, M. de Vendôme tenta l'exploit de chasser de Trin[3] quelques troupes impériales; il y arriva trop tard, à son ordinaire, et trouva les oiseaux envolés. Il fit tomber sur une arrière-garde, qui se trouva si bien protégée par de l'infanterie postée en divers lieux avantageux sur leur retraite, qu'elle se fit très bien malgré lui[4]. Il leur tua quatre cents hommes et prit force prisonniers, entre autres Vaubonne[5], un de leurs officiers géné-

Vendôme, ont jugé que la campagne d'Italie en 1704 fut avantageuse, puisque Victor-Amédée, resserré entre nos armées et séparé des Impériaux, fut menacé jusque dans sa capitale. Il implora le secours de Marlborough : recueil de Lamberty, tome III, p. 241-243. — Les plans de campagne de Chamillart et du Roi, avec les lettres de Tessé et de la Feuillade à Vendôme, sont dans la correspondance conservée à Chantilly, reg. S 10, fol. 40-51, 162, 175, 177, 181, etc.

1. Ci-dessus, p. 23.

2. Vendôme avait trente mille hommes, et le duc de Savoie vingt-sept.

3. Cette ville du Montferrat, au siège de laquelle, en 1643 (*Gazette*, p. 855-856, 861-872 et 878-882), commencent les *Mémoires du chevalier de Gramont*, avait été cédée par le traité de Cherasco à la Savoie, qui y avait fait élever une citadelle en 1662 (*Gazette*, p. 373); mais les duc de Mantoue en réclamait la propriété, et on la lui donna en 1705.

4. Ces détails et ceux qui suivent sont pris à la lettre même de M. de Vendôme (Dépôt de la guerre, vol. 1777, n° 36), reproduite dans le *Journal de Dangeau*, p. 15, et dans les *Mémoires de Sourches*, p. 360. Comparez la *Gazette d'Amsterdam*, n°s XLIII, XLV, XLVI et L.

5. On lisait jusqu'ici : *Vaubrune*. C'est le général impérial que nous avons vu battre par Chamilly en 1697 : tome V, p. 163.

raux, grand partisan, et fort hasardeux[1]. Qui compteroit exactement ce que M. de Vendôme mandoit au Roi, chaque campagne, qu'il tuoit ou prenoit aux ennemis ainsi en détail, y trouveroit presque le montant de leur armée. C'est ainsi qu'en supputant les pertes dont les gros joueurs se plaignent le long de l'année, il s'est trouvé des gens qui, à leur dire, avoient perdu plus d'un million, et qui, en effet, n'avoient jamais perdu cinquante mille francs[2]. La licence et la débauche, l'air familier avec les soldats et le menu officier, faisoient aimer M. de Vendôme de la plupart de son armée; l'autre partie, rebutée de sa paresse, de sa hauteur, surtout de l'audace de ce qu'il avançoit en tout genre, et retenue par la crainte de son crédit et de son autorité, laissoit ses louanges poussées à l'excès sans contradiction aucune, qui en faisoit un héros à grand marché[3]; et le Roi, qui se plaisoit à tout ce qui en pouvoit donner cette opinion, devenoit sans cesse le premier instrument de la tromperie grossière dans laquelle il étoit plongé à cet égard.

1. Sur ses débuts en Italie, voyez la *Gazette* de 1701, p. 547, la *Gazette d'Amsterdam*, Extr. LXXX, *la Guerre d'Italie ou Mémoires du comte D**** (1702), p. 365, et, sur la campagne de 1703, la *Gazette*, p. 343-344, et le *Dangeau*, tome IX, p. 258. Il a déjà été battu par M. de Vendôme au mois de mars 1704 (*Dangeau*, tome IX, p. 466-468). On put se venger sur lui, après cette affaire du 7 mai, de tous les mauvais traitements qu'il avait fait essuyer à nos troupes quoique français d'origine; M. de Vendôme lui marqua beaucoup de hauteur et de mépris, et le fit tenir à l'étroit dans le château de Casal : voyez la relation donnée dans les *Mémoires militaires*, tome IV, p. 802-804, et le *Mercure* de mai, p. 368-371, et de juillet, tome I, p. 444-447. Par la suite, il fut transféré à Reims, d'où nous verrons le Roi, en 1706, lui permettre d'aller à Orange, son pays natal.

2. La Bruyère avait dit, au chapitre DE LA MODE (tome II, p. 144) : « Il n'y a rien qui mette plus subitement un homme à la mode, et qui le soulève davantage, que le grand jeu; cela va du pair avec la crapule. Je voudrois bien voir un homme poli, enjoué, spirituel, fût-il un CATULLE ou son disciple, faire quelque comparaison avec celui qui vient de perdre huit cents pistoles en une séance. »

3. A bon marché (*Furetière*).

Mort du fils unique de Vaudémont. [*Add. St-S.* 557]

Le fils de Vaudémont, nouveau feld-maréchal de l'Empereur[1], et qui commandoit son armée à Ostiglia[2], y mourut en quatre jours de temps[3]. Ce fut pour lui, pour sa sœur et pour ses deux nièces une très sensible affliction. La politique leur fit cacher autant qu'ils le purent une douleur inutile puisqu'il n'y avoit point de remède. Mlle de Lillebonne et Mme d'Espinoy ne purent s'empêcher d'en laisser voir la profondeur à quelques personnes, ou par confiance, ou peut-être plus encore de surprise. Cette remarque suffit pour fournir aux réflexions[4].

Mot du premier maréchal de Villeroy sur les ministres.

Le vieux maréchal de Villeroy, grand routier de cour[5], disoit plaisamment qu'il falloit tenir[6] le pot de chambre[7] aux ministres tant qu'ils étoient en puissance, et le leur renverser sur la tête sitôt qu'on s'apercevoit que le pied[8] commençoit à leur glisser[9]. C'est la première partie de ce

1. Ci-dessus, p. 27. Nous l'avons vu blessé à Luzzara.

2. Petit bourg de la rive N. du Pô, au-dessus de Ferrare et en face de Revere. Sur l'arrivée du jeune prince, venant remplacer M. de Trautmannsdorf, voyez la *Gazette*, p. 221-223, et la *Gazette d'Amsterdam*, n°s XXVIII, de Bâle, Extr. XXX et n° XXXIV, de Venise.

3. Le 12 mai : *Dangeau*, p. 24-25 ; *Sourches*, p. 368 ; *Gazette d'Amsterdam*, n°s XLIV-XLVI, de Venise ; *Gazette*, p. 273 ; *Mercure* de juin, p. 100-102 ; *Leben des feldm. von Stahremberg*, p. 331-332 ; *Annuaire-Bulletin de la Société de l'Histoire de France*, 1868, 2e partie, p. 72 ; Dépôt de la guerre, vol. 1782, n°s 44, 46, 48, 69, etc. Le père écrivit à Chamillart : « Mon malheureux fils est mort. » Dans une lettre antérieure (vol. 1781, n° 68), il avait cherché à se justifier du « dénaturé fils que Dieu m'a donné. »

4. Comparez ce qu'il a écrit, à propos de la mort du prince de Commercy dans les mêmes conditions, en 1702 : tome X, p. 226-227.

5. Voyez les exemples donnés par Littré au second sens de ROUTIER. *L'Académie* de 1718 ne connaissait que le premier sens, celui de répertoire ou guide des chemins, routes de mer, etc.

6. *Tenir* a été ajouté en interligne.

7. Chaque année, Tessé donnait vingt-quatre de ces vases à la maréchale de Noailles : recueil Rambuteau, p. 414-415.

8. Le *d* final surcharge une lettre illisible.

9. Comparez l'Addition n° 106, dans notre tome II, p. 401. Le même mot est attribué par Tallemant des Réaux (*Historiettes*, tomes I, p. 421-422, et IX, p. 427) au président Duret de Chevry, mort en 1636, et une mazarinade (*ibidem*, tome I, p. 427) confirme cette attri-

bel apophtegme que nous allons voir pratiquer au maréchal de Tessé, en attendant que nous lui voyions accomplir pleinement l'autre partie. Avec la même bassesse qu'il s'étoit conduit en Italie avec le duc de Vendôme malgré les ordres si précis du Roi de prendre sans ménagement le commandement sur lui[1], avec la même accortise, il fit la navette[2] avec la Feuillade en Dauphiné et en Savoie, pour le laisser en chef quelque part et y accoutumer le Roi[3]. D'accord avec Chamillart, il fit le malade quand il en fut temps, le fut assez longtemps pour se rendre inutile et obtenir enfin un congé qui laissât la Feuillade pleinement en chef d'une manière toute naturelle, et en état de recevoir comme nécessairement la patente, le caractère et les appointements de général d'armée, sans que le Roi s'en pût dédire. C'est aussi ce qui s'exécuta de la sorte[4]. Après ce qu'on avoit fait pour lui, et

Complaisance de Tessé, qui laisse la Feuillade en chef en Savoie et en Dauphiné, qui devient général d'armée, prend Suse et les Vallées. [*Add. StS. 558*]

bution. D'autre part, une chanson (ms. Fr. 12 617, p. 323) fait parler ainsi le Gendre, qui était secrétaire du cabinet sous le même règne :

J'ai fait ma cour au cardinal,
Disoit le courtisan le Gendre;
L'autre jour, au Palais-Royal,
J'ai fait ma cour au cardinal.
J'ai vidé son grand urinal
Et son bassin, sans rien répandre.
J'ai fait ma cour au cardinal.

1. Déjà dit en d'autres termes, ci-dessus, p. 23.

2. Les quatre derniers mots en surchargent d'autres illisibles. — *Faire la navette* « se dit en parlant d'un général qui fait faire diverses marches à ses troupes en les portant tantôt d'un côté, tantôt d'un autre » (*Académie*, 1718).

3. Voyez, dans le tome IV des *Mémoires militaires relatifs à la succession d'Espagne*, p. 699-700, la lettre du Roi à Tessé, 29 novembre 1703, portant ordre de laisser à la Feuillade l'armée de Savoie et d'aller prendre en Lombardie un « commandement tout à fait séparé de celui du duc de Vendôme. » A la fin de janvier 1704, les habiles manœuvres de M. de Stahremberg (*ibidem*, p. 97-98) forcèrent à changer de projets, c'est-à-dire à rappeler Tessé en Savoie, pour s'y tenir sur la défensive, laissant son armée au Grand Prieur, et à envoyer la Feuillade plus à portée du duc de Vendôme (*Dangeau*, p. 418-419).

4. Tessé arriva à Grenoble le 24 février; c'est à la fin de mars que

la situation et la conjoncture où il se trouvoit, le Roi, obsédé de son ministre, ne put reculer, et ne voulut pas même le laisser apercevoir qu'il en eût envie. La Feuillade[1] succéda donc en tout à Tessé dans les parties[2] du Dauphiné, de la Savoie et des Vallées[3]. Il falloit en profiter pour, de ce chausse-pied, aller à mieux, et, en attendant, faire parler de soi : il alla donc former le siège de Suse[4], d'où il envoya force courriers[5]. Le fort de la Brunette pensa lui faire abandonner[6] cette place[7]. Il ne manqua pas de jouer sur le mot avec un air de galanterie militaire, que son beau-père sut faire valoir[8]. Ce fort

l'état de sa santé, qui tourna à la jaunisse grave, le força de remettre la direction à la Feuillade, et c'est au milieu d'avril qu'il se retira pour gagner Paris, puis le Maine : *Mémoires militaires*, p. 106 et 120; *Dangeau*, tome IX, p. 453, 462, 478, 491 et 496, et tome X, p. 24; *Sourches*, tome VIII, p. 337, 352 et 365, et tome IX, p. 61. Le 18 juin, Tessé écrivait à la duchesse de Bourgogne (recueil Rambuteau, p. 183-184) : « Il y a sept mois que je traîne, sans pouvoir quasi vivre ni mourir.... Il me faut deux hommes pour me porter comme un enfant, et mes jambes me servent à marcher à peu près comme ce qui me reste de cheveux blancs. »

1. Nom en interligne, au-dessus d'*il*, biffé. — 2. En ce qui concernait.

3. Les vallées de Pragelas, la Pérouse, Queyras, Oulx, Quatre-Dents, Saint-Martin, Angrogne, Luzerne, etc.

4. C'était un projet médité depuis le commencement de l'année entre Vendôme et Tessé, et approuvé par le Roi. Suse (tome I, p. 172) ne valait rien, ni comme ville, ni comme château, ni comme citadelle, au dire de Vauban et de Catinat; celui-ci s'en était emparé sans aucune peine, en 1690 : voyez ses *Mémoires*, tome I, p. 164-168, 391-394, et la *Gazette* de 1690, p. 619-620, 631-632. Comparez la description de l'état de la ville en 1704, dans le *Mercure* de juin, p. 288-293.

5. *Dangeau*, p. 24, 32, 39, 44, 47 et 48; *Sourches*, p. 369 et suivantes; *Mémoires militaires*, tome IV, p. 121-136; Dépôt de la guerre, vol. 1766, n°s 146 et 149.

6. *Abandoner* (sic) est en interligne, au-dessus de *manquer*, biffé.

7. En effet, cette position, sur la rive droite de la Doire, donna beaucoup de mal. Le fort a été détruit par notre armée en 1798.

8. Ce jeu de mots ne se trouve ni dans la longue lettre par laquelle la Feuillade rendit compte de la prise de la Brunette à son beau-père (*Mémoires militaires*, p. 130-133), ni dans celles que contient le recueil de l'abbé Esnault, tome I, p. 358-361.

pris[1], Bernardi, gouverneur de Suse, se défendit si mal, qu'il capitula le 16 juin sans qu'il y eût aucune brèche, ni même qu'il pût y en avoir si tôt[2]. Le chevalier de Tessé[3] en apporta la nouvelle; cette honnêteté étoit bien due à la complaisance de son père[4]. L'exploit fut fort célébré à la cour[5], après lequel ce[6] nouveau général d'armée se tourna à de nouveaux; mais ce ne fut que contre les Barbets des Vallées[7]. Il ne fallut pas demeurer oisif, mais

1. *Dangeau*, tome X, p. 39.

2. La capitulation fut signée le 12, et non le 16, et annoncée immédiatement par la Feuillade : Dépôt de la guerre, vol. 1765, n° 85; *Mémoires militaires*, p. 134-138. C'est la nouvelle qui arriva le 16 : *Dangeau*, p. 44 ; *Sourches*, p. 394; *Mercure* du mois, p. 277-288. M. de la Feuillade, que cite Dangeau, écrivait : « Le gouverneur, nommé Bernardi, a fait battre la chamade à quatre heures du matin. Il ne pouvoit cependant y avoir de brèche à sa place de plus de trois jours : cela augmente la reconnoissance que j'ai de sa politesse. » Victor-Amédée fit condamner à mort Bernardi, et ne le gracia que sur l'échafaud : *Journal de Verdun*, p. 102 et 264-265. La grâce, dit un contemporain, avait été demandée par la reine d'Angleterre. L'historien de Stahremberg donne à ce Bernardi les prénoms de Thomas-Joseph.

3. René-François de Froullay de Tessé, chevalier de Malte profès, servait en Italie depuis 1702, et venait d'obtenir, en mai 1704, un des régiments de milice levés en Savoie. Il eut le beau régiment de la Couronne en 1707, celui de Champagne en 1712, la lieutenance générale d'Anjou et le gouvernement de la Flèche en 1714, le grade de brigadier en février 1719, et conserva le régiment de Champagne jusqu'en 1731, époque où le Roi lui donna l'abbaye d'Aulnay. Il eut en 1732 la commanderie de Slype. Mort à Lavardin, le 28 février 1734, dans sa quarante-huitième année.

4. En effet (recueil Esnault, p. 360), le général écrivait au ministre : « J'ai cru devoir, par cette petite attention, marquer à M. le maréchal de Tessé la reconnoissance que j'ai de toutes les honnêtetés que j'en ai reçues. » Chamillart eût préféré M. de Raffetot.

5. Voyez l'article du *Mercure*. Cependant le vainqueur rendit justice à l'ingénieur Lapara, qui l'avait aidé puissamment.

6. L'initiale de *ce* surcharge une *n* ou un *u*.

7. *Dangeau*, p. 61, 63, 64, 88 ; *Mémoires militaires*, p. 136 et suivantes. Les hérétiques Vaudois, dits vulgairement Barbets, ces aînés de la Réforme qui se rattachaient peut-être aux Albigeois du treizième siècle, s'étaient maintenus de tout temps dans les hautes régions alpestres entre le Dauphiné et le Piémont, et celui-ci leur avait accordé la

peloter en attendant partie[1], et se conserver cependant d'exercice de général d'armée pour le devenir plus solidement[2].

Phélypeaux salue le Roi. Sa conduite; son caractère, celui de son frère l'évêque de Lodève.

En même temps, en ce mois de juin[3], Phélypeaux arriva de Turin et salua le Roi, qui aussitôt l'entretint longtemps dans son cabinet. C'étoit un grand homme bien fait, de beaucoup d'esprit et de lecture, naturellement éloquent, satirique, la parole fort à la main, avec des traits et beaucoup d'agrément, et, quand il le vouloit, de force[4]. Il mit ces talents en usage, et sans contrainte,

liberté du culte dans les trois vallées de Saint-Martin, de Luzerne et de la Pérouse. En 1685 et 1686, Louis XIV avait forcé Victor-Amédée de les traquer de concert avec la France; mais, une fois l'exécution faite, il avait laissé revenir ceux qui avaient échappé au massacre, et, comme, de leur vallée de Saint-Martin, ils ne cessaient d'inquiéter nos garnisons, Victor-Amédée fut requis, en 1690, de reprendre l'action commune. Il manqua à ses engagements, et fut cause de l'échec de Catinat devant la forte position de Quatre-Dents. Notre rupture avec le duc s'en étant suivie, les Vaudois furent depuis lors un des remparts de la Savoie, et ce sont eux qui servirent de guides aux troupes de Victor-Amédée lorsqu'elles pénétrèrent en Dauphiné, dans l'année 1692. Feuquière, qui avait été chargé par Catinat de diriger l'expédition de 1690, dit que ces montagnards redoutables ne se soutenaient que par le secours du texte des Macchabées. On a des monographies du peuple Vaudois par Léger, Perrin, Alexandre Bérard, etc.

1. *Peloter en attendant*, c'est « faire une chose par amusement ou par manière d'essai, en attendant qu'on la fasse plus sérieusement » (*Académie*, 1718). Nous avons eu, dans notre tome IV, p. 233 et Additions, un *pelotage*, et, dans notre tome VI, p. 75, *ballotter*, au même sens. La locution est prise du jeu de paume : voyez *Peloter des balles*, dans le *Voyage de deux jeunes Hollandais*, p. 187, et le *Dictionnaire de Trévoux*.

2. Une partie de la correspondance relative à cette expédition a été publiée dans les *Mémoires militaires*, p. 136-186; d'autres lettres de la Feuillade au duc de Vendôme sont dans les registres de Chantilly S 11 et 12, etc.; les lettres de ce duc à la Feuillade ont été publiées par Chéruel, dans *Saint-Simon considéré comme historien*, p. 573 et suivantes; un recueil de la correspondance de la Feuillade avec le ministre est maintenant conservé à Saint-Pétersbourg.

3. Le 13 juin : *Dangeau*, p. 42 ; *Sourches*, p. 390.

4. Ce portrait est presque la reproduction textuelle de celui qui a été donné en 1703, tome XI, p. 277-278, et nous en aurons encore une

pour se plaindre de tout ce qu'il avoit souffert les six derniers mois qu'il avoit demeuré en Piémont, ou à Turin, ou[1] à Coni[2], où[3] il fut gardé étroitement, et où on lui refusoit jusqu'au nécessaire de la vie. Ses derniers propos avec M. de Savoie furent assommants pour un prince qui se sentoit autant que celui-là, et ses réponses encore plus piquantes, par leur sel et leur audace, aux messages qu'il lui envoya souvent depuis. Il dit même aux officiers qui le gardoient à Coni qu'il espéroit que le Roi seroit maître de Turin avant la fin de l'année, que lui en seroit fait gouverneur, qu'il y feroit raser d'abord la maison où il avoit été arrêté, et qu'il y feroit élever une pyramide[4] avec une inscription en plusieurs langues, par laquelle il instruiroit la postérité des rigueurs avec lesquelles M. de Savoie avoit traité un ambassadeur de France contre le droit des gens, contre l'équité et la raison[5]. Il avoit fait une relation de ce qui s'étoit passé à son égard depuis les premiers événements[6] de la rupture, très curieuse et bien écrite, où il n'épargnoit pas M. de Savoie, ni sa cour. Il en montra quelques copies, qui furent fort recherchées, et qui méritent[7] de l'être toujours[8]. Le malheur de l'État, attaché à la fortune de la

Est fait conseiller d'État d'épée. [*Add. St-S. 559*]

redite en 1713. Antérieurement, notre auteur avait dit (tome IX, p. 85) que Phélypeaux possédait de l'esprit et de la malice comme cent mille diables. Comparez le *Mercure* de juin 1704, p. 367-368.

1. Cet *ou* est en interligne, au-dessus de *puis*, biffé.

2. Il fut transféré à Coni le 21 décembre 1703. Le marquis de Villamayor, ambassadeur d'Espagne, arrêté en même temps que lui le 3 octobre, n'eut la liberté de se promener au dehors que le 1er mars, et fut échangé le 26 mai.

3. Cet adverbe *où* est aussi ajouté en interligne.

4. Comme celle qui avait été élevée à Rome en expiation de l'attentat des Corses contre le duc de Créquy (*Gazette* de 1664, p. 549).

5. Tout cela est textuellement transcrit de Dangeau.

6. *Enements*, dans le manuscrit. — 7. *Mériteront* corrigé en *méritent*.

8. Voyez notre tome XI, p. 278, note 3. Saint-Simon était en rapport avec l'ambassadeur, sans doute par l'intermédiaire des Pontchartrain, puisqu'il fit venir par lui un portrait du duc Charles-Emmanuel,

Feuillade[1], ne permit pas à Phélypeaux de jouir de sa vengeance, ni la longueur de sa vie de voir les horreurs dans lesquelles[2] M. de Savoie finit la sienne[3]. Ce Phélypeaux étoit un vrai épicurien[4] qui croyoit tout dû à son mérite, et il étoit vrai qu'il avoit des talents de guerre et d'affaires[5], et tout[6] possible par l'appui de ceux de son nom qui étoient dans le ministère[7]; mais particulier et fort singulier, d'un[8] commerce charmant quand il vouloit plaire et[9] qu'il se plaisoit avec les gens, d'ailleurs épineux, difficile, avantageux et railleur. Il étoit pauvre, et en étoit fâché pour ses aises, ses goûts très recherchés, et sa paresse. Il étoit frère d'un évêque de Lodève[10], plus savant, plus finement spirituel, et plus épicurien que lui, plus aisé aussi[11] dans sa taille, qui, par la tolérance de Bâville et l'appui de ceux de son nom dans le ministère, manioit fort

pour aider Coypel à peindre le tableau du Pas-de-Suse destiné à la salle de la Ferté : tome I, p. 495. D'ailleurs, la relation de 1704 fut imprimée en 1705, et le Roi n'interdit que pour la forme cette publication (Arch. nat., O[1] 366, fol. 81).

1. « On verra dans la suite combien ce mariage (de la Feuillade avec la fille du ministre) a coûté cher à la France » (tome IX, p. 315).

2. *Laquelle*, dans le manuscrit.

3. Allusion à la fin tragique de son fils, qui se verra en 1715.

4. Comme Tréville, ci-dessus, p. 114.

5. Sur sa carrière militaire, on peut voir la *Chronologie* de Pinard, tome IV, p. 488-490. Omis dans la première promotion de 1702, il n'avait été fait lieutenant général que dans celle du 23 décembre (*Sourches*, tome VII, p. 435).

6. *Et tout* a été remis en interligne, au-dessus d'un premier *et tout*, surchargeant *mais* et biffé.

7. Les Pontchartrain et les la Vrillière.

8. Avant *d'un*, il a biffé *et avec*.

9. Cet *et* est en interligne, au-dessus d'un *ou* non biffé.

10. Jacques-Antoine Phélypeaux, docteur de Sorbonne, agent général du clergé en 1685, abbé de Bourgmoyen de 1688 à 1693, de Saint-Pierre-de-Nant en 1694, de Saint-Sauveur de Lodève en 1697, de Saint-Gilles de Nîmes en 1721, nommé évêque de Lodève le 1er novembre 1690, et mort dans ce siège en avril 1732. L'évêché de Lodève valait une vingtaine de mille livres.

11. *Aussy* est en interligne.

le Languedoc depuis la chute du cardinal Bonsy[1]. Il survécut son frère, entretenoit des maîtresses publiquement chez lui[2], qu'il y garda jusqu'à sa mort, et, tout aussi librement, ne se faisoit faute de montrer, et quelquefois de se laisser entendre qu'il ne croyoit pas en Dieu. Tout cela lui fut souffert toute sa vie sans le moindre avis de la cour, ni la plus légère diminution de crédit et d'autorité. Il n'avoit fait que cela toute sa vie; mais il s'appeloit Phélypeaux[3]. Il s'en falloit bien que le cardinal Bonsy, avec tous ses talents, ses services, ses ambassades, eût jamais donné le quart de ce scandale, et il en fut perdu[4]. Ce Lodève ne sortoit presque point de sa province, mourut riche et vieux, car il sut aussi s'enrichir, et laissa un tas de bâtards. Phélypeaux[5] eut, en arrivant, la place de conseiller d'État d'épée vacante par la mort de Briord[6].

1. Tome XI, p. 145-147.
2. *Chez luy* est en interligne.
3. Comme Charmont « s'appeloit Hennequin » (ci-dessus, p. 98).
4. Ainsi que cela vient d'être raconté en 1703.
5. Phrase ajoutée dans le blanc qui restait à la fin du paragraphe.
6. *Dangeau*, p. 50; *Sourches*, p. 402; Arch. nat., registre O[1] 48, fol. 114, 24 juin; *Mercure* du mois, p. 367-368. Parmi les papiers de Phélypeaux, aujourd'hui possédés par ses héritiers MM. de Chabrillan, sont des fragments de mémoires, inédits comme le reste, où se lit ce petit discours que le Chancelier aurait adressé à son parent lors de leur première entrevue en 1689 : « Vous devez compter, mon cher cousin, qu'il n'y a rien de grand, d'élevé, en ce pays-ci, où présentement vous ne puissiez prétendre. J'ai le drap et le ciseau en main : je saurai bien tailler et couper. Ne faites point d'attention au bien; je ne vous en laisserai pas manquer. Travaillons pour le reste. » Il se montra trop avide, et découragea ses parents, qui, plus tard, furent sans doute fort aises de l'envoyer à la Martinique. Mais, avant cela, on voit que les honneurs et les dignités ne lui furent pas marchandés, et, en 1704, Louis XIV sut augmenter le prix de cette nouvelle marque de son estime; voici comment Dangeau le raconte (p. 50) : « Le Roi, après son dîner, entrant chez Mme la duchesse de Bourgogne à son ordinaire, me dit : « Je viens de vous donner un confrère. Phély- « peaux m'a demandé une place de conseiller d'État d'épée; il m'a « très bien servi dans mes armées et dans les ambassades, et je lui « ai accordé de bon cœur la grâce qu'il m'a demandée. » Je louai fort

Le duc de Gramont voit en chemin* la princesse des Ursins.

Le duc de Gramont avoit eu enfin la permission de voir la princesse des Ursins sur sa route[1]; ce fut le premier adoucissement qu'elle obtint depuis sa disgrâce[2]. Le desir de préparer à mieux fit accorder[3] cette liberté, le prétexte en fut de ne pas aigrir la reine pour une bagatelle, et ne pas mettre le duc de Gramont hors d'état de pouvoir trai-

le choix de S. M., qui est assurément très bon. Phélypeaux est galant homme, il a beaucoup d'esprit, et est même très savant. Cet emploi ne l'empêchera pas de servir à la guerre, et le Roi l'envoie faire la campagne, en qualité de lieutenant général, dans les troupes que nous avons en Flandre aux ordres de M. de Bedmar. » Le 9 juillet suivant (p. 65), le Roi mena Phélypeaux à Marly.

1. Je ne trouve pas mention de cette permission dans le *Journal de Dangeau*. C'est à Vittoria que l'ambassadeur se rencontra avec la princesse : voyez le livre de Combes, p. 165, celui de M. Geffroy, p. 169, et les lettres du duc à M. de Torcy, au Dépôt des affaires étrangères, vol. *Espagne* 138, fol. 82, et vol. 141, fol. 157-166, avec la réponse du Roi, vol. 141, fol. 164.

2. Quand le Roi, comme on le verra ci-après, lui envoya par courrier exprès un l'ordre formel d'aller droit à Rome, elle répondit qu'elle obéirait, mais qu'elle eût, au moins, désiré s'approcher jusqu'à Orléans et y voir les gens à qui elle avait affaire. Tout ce qu'on accorda, ce fut qu'elle pourrait séjourner quelque temps à Aix, chez l'archevêque, « qui est son ancien ami et qui avoit présenté sa lettre au Roi, » dit Dangeau (*Journal*, tome X, p. 21, 25, 47 et 56). Louis XIV écrivit alors à M. de Châteauneuf (*Œuvres*, tome VI, p. 155-156) : « Faites bien comprendre à la reine que, lorsque j'ai pris la résolution de rappeler la princesse des Ursins, et ensuite de la faire repasser à Rome, je ne l'ai fait qu'après de longues délibérations et pressé par des raisons si fortes, qu'il m'a été impossible de changer de sentiment. Faites-lui connoître que les intrigues ni les cabales des ennemis de la princesse ne m'ont point déterminé par de fausses suppositions contre elle.... Je décide de toutes choses par moi-même, et personne n'oseroit me supposer des faits contraires à la vérité.... » Le P. Baudrillart a reproduit (p. 189-190) le compte rendu d'une véhémente conversation entre la reine et l'ambassadeur; voyez aussi, au 1er septembre, l'article du *Journal de Dangeau* (p. 114) sur le retour de M. de Châteauneuf à Versailles.

3. *Fit accorder* est en interligne, au-dessus de *fit donner*, biffé, et ce premier *fit* surchargeait *obt*[*int*].

* *Chemin* est en interligne, au-dessus de *passant*, biffé.

ter utilement avec elle[1]; mais il ne sut pas en profiter : battu de l'oiseau[2], à son départ, sur la déclaration de son mariage[3], il craignit tout, et ne fut point assez avisé pour se bien mettre avec cette femme si importante, dans un tête-à-tête dont le Roi ne pourroit savoir le détail, et s'aplanir par là toutes les épines que la sécheresse de sa part en[4] cette entrevue[5] éleva contre lui de toutes parts à la cour d'Espagne[6]. Il y arriva les premiers jours de juin[7]. Il trouva le roi, avec l'abbé d'Estrées, sur la frontière de Portugal[8], où, malgré la criminelle disette de tout ce qui est nécessaire à l'entretien des troupes, des places et de la guerre, Puységur avoit fait des prodiges pour y suppléer, dont le duc de Berwick avoit su profiter par un détail de petits avantages, qui découragèrent les ennemis et lui facilitèrent des entreprises[9]. Il prit à discrétion[10]

Succès du duc de Berwick*.

1. Voyez sa lettre désespérée à Mme de Maintenon, du 24 juin, dans le tome V de la *Correspondance générale*, p. 246-247.

2. On dit d'un homme qu'il est *battu de l'oiseau*, pour dire qu'il « a été découragé, rebuté par une longue suite de mauvais succès ou par quelqu'un obstiné à lui nuire » (*Académie*, 1718). Nous avons eu la locution *battu du diable* dans notre tome XI, p. 54.

3. Déclaration restreinte au Roi seul, comme on l'a vu, sans aucune publicité.

4. *En* est en interligne, au-dessus de *de*, biffé.

5. En effet, par les dépêches indiquées ci-dessus, et par une lettre qu'il écrivit à Mme des Ursins le 2 novembre suivant (recueil Geffroy, p. 464-465), on voit que celle-ci lui reprocha d'avoir été trop vague dans ses discours et trop circonspect.

6. Il apportait un ordre formel à la reine de « se mêler dans les affaires du roi son mari. » La réponse de la reine est au Dépôt des affaires étrangères, vol. *Espagne* 144, fol. 50.

7. *Dangeau*, p. 47-49; Dépôt de la guerre, vol. 1786.

8. Il arriva au camp le 27, et l'abbé d'Estrées en partit le 28.

9. Voyez les *Mémoires de Berwick* lui-même, tome I, p. 236 et suivantes, et surtout sa correspondance, au Dépôt de la guerre, vol. 1787 à 1789, ou la copie dans le ms. Fr. 7940, p. 415 et suivantes. La copie de la correspondance de Philippe V avec le Roi est au Dépôt des affaires étrangères, vol. *Espagne* 143.

10. Sans même stipuler le traitement de prisonniers de guerre :

* Les lettres *rw* surchargent d'autres lettres illisibles.

Castelbranco[1], où il se trouva quantité de farines, qui furent[2] d'un grand secours, beaucoup d'armes, et les tentes de la suite du roi de Portugal. De là il marcha au général Fagel[3], qui fut battu et fort poursuivi; il pensa être pris. Il y eut six cents prisonniers, avec tous leurs officiers, et, sans les montagnes, pour vingt hommes qu'il en coûta au duc, rien ne seroit échappé du corps de Fagel, qui s'y dispersa en désordre[4]. Portalegre[5] et d'autres places suivirent ces succès, et augmentèrent bien le crime d'Orry, comme je l'ai dit ailleurs[6], par la conquête du Portugal, alors sans secours, qu'avec les précautions sur lesquelles[7] on comptoit à l'ouverture de la campagne, il

voyez des exemples dans la *Gazette* de 1648, p. 364, dans les *Lettres historiques de Pellisson*, tome III, p. 21, dans le *Journal de Dangeau*, tome X, p. 79, etc.

1. *Branco* est récrit après *branc*, inachevé et biffé. — Cette petite ville de la province de Beïra, au N. E. de Lisbonne, appartenait à l'ordre du Christ. On dit plutôt : *Castello-Branco*.

2. *Furent* corrige *fut*, et le pluriel semble ajouté à *farines*.

3. François-Nicolas, baron Fagel, fils d'un bourgeois de Nimègue, était né en 1645 et servait depuis 1672. Guillaume III lui avait donné successivement une compagnie de sa garde, un régiment, le grade de brigadier et celui de général-major. En 1702, il avait commandé sous M. d'Athlone, comme lieutenant général, et, en 1704, il fut chargé, comme feld-maréchal, de conduire en Portugal le contingent hollandais. A la même époque, les États-Généraux lui donnèrent le gouvernement de l'Écluse, vacant par la mort de Coëhorn. Fagel périt tragiquement, assassiné par un prédicant de son pays, le 2 mai 1718.

4. Ces détails viennent du rapport de Berwick lui-même, inséré dans le *Journal de Dangeau*, p. 36-38, ainsi que dans le *Mercure*. Comparez les *Mémoires de Sourches*, p. 378, la *Gazette d'Amsterdam*, n° LI, les *Mémoires de Berwick*, p. 239, le recueil de Lamberty, tome III, p. 298-300 et 304-305, et une lettre de Fagel, dans le *Journal de Verdun*, p. 377-382.

5. Portalegre était une ville épiscopale et forte, au N. E. de Lisbonne, comme Castello-Branco, mais dans l'Alemtejo. Sur sa prise par Berwick, voyez *Dangeau*, p. 48-50, *Sourches*, p. 397, 400 et 406, la *Gazette*, p. 316, le *Mercure* de juin, p. 342-355, 378-386, et de juillet, tome I, p. 275-305, etc.

6. Ci-dessus, p. 96. — 7. *Lesquels*, au masculin, dans le manuscrit.

auroit été facile de faire, au lieu que, les secours ayant eu le temps d'arriver avant le printemps suivant, ce côté-là devint le plus périlleux et celui par lequel l'Espagne fut plus d'une fois au moment d'être perdue[1]. Berwick[2] avoit d'abord pris Salvatierra[3], avec dix compagnies, à discrétion, et[4] fait divers autres petits exploits[5]. Ce fut pendant cette campagne que le roi d'Espagne se forma un régiment des gardes espagnoles[6], dont le comte d'Aguilar fut fait colonel. Ce grand d'Espagne reviendra plusieurs fois sur la scène; on le fera connoître dans la suite[7].

Comte d'Aguilar premier colonel du régiment des gardes espagnoles.

1. Berwick se plaint surtout, dans ses *Mémoires*, d'avoir été empêché, par la timidité ou l'incapacité du prince de Tserclaës, de s'avancer au cœur du pays ennemi, jusqu'à Lisbonne. On se rappellera que Saint-Simon avait l'édition des *Mémoires de Berwick* publiée en 1737.

2. Ce nom a été ajouté en interligne, au-dessus d'*il*, biffé.

3. Salvatierra, ville de la province de Beïra, proche d'Alcantara et sur l'Elia, fut prise le 8 mai : voyez le rapport de Berwick dans *Dangeau*, p. 15-16, dans *Sourches*, p. 361, et dans le *Mercure* de mai, p. 423-436, ses propres *Mémoires*, p. 237, les lettres de l'abbé d'Estrées (Affaires étrangères, vol. *Espagne* 138, fol. 37-39, 49-54, 84-87 et 132-134) et une réponse du roi Philippe V aux félicitations de Vendôme, dans le ms. Fr. 14177, fol. 363.

4. *Et* surcharge une *s* mise par mégarde à la fin de *discrétion* et suivie d'un premier *et*.

5. *Dangeau*, p. 46, 48, 49 et 57. — Ces exploits étaient singulièrement exagérés par la cour d'Espagne au dire des gazettes ennemies : voyez notamment la *Gazette d'Amsterdam*, 1704, n°s XLV, L et LIV. — Une carte du Portugal fut alors mise en vente chez Baillieu, et une carte d'Espagne, œuvre du P. Placide, chez Besson.

6. *Dangeau*, p. 6. Ce régiment, qui s'organisait depuis la fin de 1703, sous la conduite de l'officier français Lusancy, fut composé d'hommes d'élite choisis dans toute l'infanterie et atteignant cinq pieds huit pouces de taille (*Gazette de Bruxelles*, 1705, p. 489; règlement général, Dépôt de la guerre, vol. 1789, n°s 76 et 77).

7. C'est le fils, encore plus méchant et plus laid que son père, nommé dans nos tomes VII, p. 314, et VIII, p. 209. On l'avait vu à Versailles en janvier 1702, et beaucoup choyé pour sa vaillance précoce, car, à vingt-huit ans, il comptait douze campagnes; de plus, il montrait un certain goût pour les beaux-arts (*Dangeau*, tome VIII, p. 284; *Mercure*, janvier 1702, p. 328-330, et février, p. 289-298). A la suite de ce voyage, fait général de la cavalerie étrangère en Milanais,

Mouvements des armées de Flandres et du Rhin.

Les armées de Flandres et d'Allemagne étoient dans un grand mouvement depuis l'ouverture de la campagne : l'Empereur serré de près par les Mécontents d'Hongrie, ce royaume tout révolté, le commerce intercepté dans la plupart des provinces héréditaires qui en sont[1] voisines, Vienne même dans la confusion par les dégâts et les courses que souffroit[2] non seulement sa banlieue, mais ses fauxbourgs, qui[3] étoient insultés[4], et l'Empereur qui avoit vu brûler sa ménagerie[5] et qui avoit[6] éprouvé en personne le danger des promenades au[7] dehors : une situation si pénible porta toute son attention sur la Bavière. Il craignit tout des succès d'un prince qui, à la tête d'une armée françoise et de ses propres troupes[8], pourroit donner la loi à l'Allemagne, et l'enfermer entre les Mécontents et lui, à n'avoir plus d'issue. Le danger ne parut pas moins grand à ses alliés : de sorte que la résolution fut prise de porter toutes leurs forces dans le cœur de l'Empire. C'est ce qui rendit les premiers temps de la campagne de Flandres si incertains, par le soin que les ennemis eurent de cacher leur projet pour dérober des marches au maréchal de Villeroy et gagner le Rhin longtemps avant lui, s'il étoit possible[9]. Le maréchal de Tallard, qui avoit passé le Rhin de bonne heure, s'avançoit cependant vers les gorges des montagnes[10]; il n'y trouva aucune difficulté, et il passa la

il avait pris part aux deux campagnes, et, en septembre 1704, il fut promu au titre de directeur général de l'infanterie (*Gazette d'Amsterdam*, n° LXXXIV). Il sera reparlé de lui et de son père à la fin de 1705.

1. L'initiale de *sont* surcharge une lettre illisible.

2. Ainsi, au singulier. — 3. *Qui* est en interligne. — 4. Ci-dessus, p. 30.

5. *Dangeau*, p. 58; *Journal de Verdun*, p. 123-124, etc.

6. Ce qui précède, depuis le premier *qui avoit*, est en interligne, au-dessus d'un autre *avoit* non biffé.

7. *Au* est en interligne.

8. On préparait depuis longtemps des recrues que Tallard lui amena en faisant la jonction indiquée ci-dessous.

9. *Dangeau*, p. 14, 23, 25, 27-29, etc.; Dépôt de la guerre, vol. 1755.

10. Dans la vallée de la Kinzig, comme Villars en 1703 : *Dangeau*, p. 69, 70, 74 et 76.

journée du 18 mai avec l'électeur de Bavière[1]. Le duc de Marlborough, avancé vers Coblenz[2], laissoit en incertitude d'une entreprise sur la Moselle, ou de vouloir seulement attirer le gros des troupes de ce côté-là[3]; mais bientôt, pressé d'exécuter son projet, il marcha à tire-d'aile au Rhin, et le passa à Coblenz le 26 et le 27 mai[4]. Le maréchal de Villeroy, venu jusqu'à Arlon[5], craignit encore un hoquet[6], que l'Anglois, embarquant son infanterie, la portât en Flandres bien plus tôt qu'il n'y pourroit être retourné, et ne fît[7] quelque entreprise vers la mer. Dans ce soupçon, il laissa une partie de son infanterie[8] assez près de la Meuse pour pouvoir joindre le marquis de Bedmar à temps, et lui, avec le reste et sa cavalerie, se mit à suivre l'armée ennemie, tandis que M. de Bavière et le prince Louis de Baden se côtoyoient de fort près[9].

1. *Dangeau*, p. 14, 17, 18, 20 et 22; *Sourches*, p. 366-367; *Gazette*, p. 262; *Mercure* de mai, p. 375-399; *Mémoires militaires*, p. 445, 447, etc.; Quincy, *Histoire militaire*, tome IV, p. 238-258, etc. Il existe un historique de cette campagne de Tallard, en deux volumes, imprimé en 1763, chez le libraire Rey.

2. Cette ville, au confluent de la Moselle et du Rhin, en face d'Ehrenbreitstein, était une des résidences de l'électeur de Trèves.

3. C'est Dangeau qui a enregistré ces conjectures à la date du 30 mai, p. 28. Comparez les *Mémoires de Sourches*, p. 359.

4. *Mercure* de mai, p. 358-361 (*pour* 458-461). Marlborough avait une armée de plus de soixante mille hommes, Anglais, Hollandais, Danois, Hessois et Lünebourgeois, sans compter les forces impériales : *Gazette d'Amsterdam*, Extr. LXXIII; mais l'entente était loin d'être parfaite entre lui et le prince de Bade.

5. Chef-lieu d'un comté que la France avait possédé de 1684 à 1697, dans les Ardennes, au S. E. de Bruxelles, sur la source de la Semoy.

6. Coup, difficulté, chicane, qui fait subitement obstacle à l'exécution d'un projet ou d'un mouvement. Voyez le *Dictionnaire de Littré*. C'est un emploi au figuré que nous retrouverons fréquemment.

7. L'initiale de *fist* surcharge un *v*.

8. *De son inf^e^* est en interligne, de même que, deux lignes plus loin, *et sa cav^e^*.

9. Tout cela est pris à Dangeau, p. 28 et 29. Il y a un journal des opérations de M. de Villeroy dans le *Mercure* du mois de mai, p. 347-353 (*pour* 447-453), et un demi-volume de correspondances dans le recueil

Tallard, sur les nouvelles de la cour et du maréchal de Villeroy, avoit quitté l'Électeur, et fait repasser le Rhin à son armée. Il[1] s'étoit avancé à Landau, et le maréchal de Villeroy avoit passé la Moselle entre Trèves et Thionville[2]. Le marquis de Bedmar étoit demeuré en Flandres à commander les[3] troupes françoises et espagnoles qui y étoient restées, et M. d'Owerkerque celles des ennemis[4]. Marlborough[5] cependant passa le Mein[6] entre Francfort[7] et Mayence, et marcha par le Bergstrass[8] sur Ladenbourg[9], pour y passer le Necker[10]. Les maréchaux de Villeroy et de Tallard se virent et se concertèrent, les troupes du premier sous[11] Landau, celles de l'autre sous Neustadt[12], d'où Tallard remena son armée passer le Rhin sur le pont de Strasbourg le 1er de juillet. Alors celle de Marlborough étoit arrivée à Ulm, et le prince Eugène, parti de Vienne, s'étoit rendu à Philipsbourg, d'où il étoit allé camper à

des *Campagnes* de 1763. Ses troupes, au commencement de la campagne, comprenaient quatre-vingt-onze bataillons et cent quinze escadrons, sans les garnisons.

1. *Il* surcharge *et*.

2. *Dangeau*, p. 31. — Trèves, ancienne résidence des empereurs romains, la Rome des Gaules, sur la rive droite de la Moselle, était la capitale de l'archevêque-électeur. Thionville, sur la rive gauche, à vingt-huit kil. N. de Metz, ancienne résidence des rois de la première race, avait été conquis par Condé (1643).

3. L'initiale de *les* surcharge un *a*. — 4. *Dangeau*, p. 32.

5. Ici, *Marleborough;* onze lignes plus loin, *Marlborourg*.

6. Le Mein coule de l'E. à l'O., pour se jeter dans le Rhin à Mayence.

7. Francfort-sur-le-Mein, l'une des quatre anciennes villes libres, plus anciennement encore capitale effective de l'empire germanique, proclamée ville du couronnement par la Bulle d'or de 1356.

8. Ce « Chemin de la Montagne » s'étend de Darmstadt à Heidelberg, sur une longueur de vingt-cinq kilomètres environ.

9. Ladenbourg, ville du bas Palatinat, sur le Necker, à cinq kilomètres de Heidelberg et dix E. de Mannheim, brûlée par nous en 1668, prise encore en 1674, par Turenne, appartenait à l'évêque de Worms.

10. Ici, *Neckre*.

11. *Sous* est en interligne, au-dessus d'un *à* biffé.

12. Neustadt-an-der-Haardt : tome III, p. 231.

Rottweil[1] pour couvrir le Würtemberg[2], et, ce dessein manqué, mena son armée à Ulm, où il conféra avec le prince Louis de Baden et le duc de Marlborough, qui avoient les leurs[3] à portée[4]. Le maréchal de Villeroy suivit Tallard et passa le Rhin; il entra dans le commencement des Vallées[5] de manière[6] à pouvoir communiquer avec Tallard, et de le joindre même au besoin par des détache-

1. Tome XI, p. 90.
2. Ce duché avait demandé la neutralité en avril 1703 : *Dangeau*, tome IX, p. 169.
3. *Leur*, au singulier, dans le manuscrit.
4. Les quatre dernières lignes, depuis *d'où il estoit allé*, ont été ajoutées en interligne et sur la marge. — Tout cela est résumé des articles du *Journal de Dangeau*, p. 38, 40-41, 43, 58, 60 et 61. Il faut comparer les *Mémoires de Sourches*, mois de juin et de juillet, les gazettes, et surtout le récit de Pelet, dans les *Mémoires militaires*, tome IV, p. 464-510, ou le tome VI des *Feldzüge des prinzen Eugen von Savoyen*, p. 375-406. La marquise d'Huxelles adressait cette relation à M. de la Garde, le 20 juin : « Il est certain que Marlborough est parti avec ses troupes très indigné contre le prince Louis de Bade, faisant faire des compliments à M. de Villeroy et disant qu'il s'en alloit en Brabant. Ce milord ne laisse pas de mériter des louanges. Il est venu audacieusement se poster avec quarante-deux mille hommes devant une armée plus forte que la sienne, et il s'est retiré sans perdre un homme; car je ne compte pas la désertion, qui lui en coûte bien deux mille. On assure que le prince de Bade n'a point quitté Rastadt, où il est étant malade, ou faisant le malade, qu'il a envoyé ses troupes par M. le prince de Würtemberg, à qui il a dit : « Je vous confie les « troupes de l'Empereur et de l'Empire. Je vous prie de ne les point « sacrifier à la gloire du milord Marlborough. Allez lentement, car les « troupes sont fatiguées; » ce qui a été observé. Nous nous sommes bien conduits; mais on doit beaucoup à la discorde, qui n'a pas laissé ces généraux ennemis également attentifs au bien de leur cause. Leur jalousie a sauvé ce pays-ci, au moins y a eu grande part. Nous ne sommes pas encore décampés; la maison du Roi a repris le chemin de Flandres ce matin. Il y a des partis qui sont venus hier à une lieue de Metz. Cela ne durera pas. »
5. Waldkirch, à l'entrée de la vallée de la Kinzig, où nous avons vu Villars opérer si heureusement en 1703, et de celle de Saint-Pierre : *Dangeau*, p. 63; *Mémoires militaires*, p. 510; Dépôt de la guerre, vol. 1755.
6. L'initiale de *manière* surcharge *po*[*uvoir*].

ments avancés. Tous deux avoient perdu dans le Palatinat une précieuse quinzaine en revues et en fêtes, et en attente des ordres de la cour[1]. Villeroy, accoutumé à maîtriser Tallard, son cousin, son courtisan, et son protégé toute sa vie[2], n'en rabattit rien pour le voir à la tête d'une armée indépendante de lui. Tallard, devenu son égal au moins en ce genre, trouva[3] cette hauteur mal placée, et voulut secouer un joug trop dur, et que l'autre n'avoit aucun droit de lui imposer. Cela fit des scènes assez ridicules, mais qui n'éclatèrent pas jusque dans le gros des armées. Tallard, plus sage, comprit pourtant qu'à la cour leur égalité cesseroit, et le besoin de ne se pas brouiller avec son ancien protecteur les remit un peu plus en mesure. Cette perte de temps fut le commencement des malheurs que le Roi éprouva en Allemagne[4]. Tallard devoit passer, et le maréchal de Villeroy garder les gorges[5]; cela se fit, mais trop tard. Donauwerth est un passage très important sur le Danube; la ville ne vaut rien[6]: on fit des retranchements à la hâte sur l'arrivée de tant de troupes des alliés[7], et le comte d'Arco, maréchal des troupes de Bavière[8], se

Combat de Donauwerth.

1. Bien entendu, ceci et ce qui suit n'est pas pris à Dangeau.

2. Tome XI, p. 53-54.

3. *Trouve*, à l'indicatif présent, corrigé en *trouva*.

4. Après le désastre d'Hochstedt, qui va bientôt être raconté, Madame écrira ceci (recueil Jaeglé, tome I, p. 16) : « A la guerre, le proverbe : chacun son tour, trouve son emploi. Les Français, pendant longtemps, ont battu Anglais et Hollandais. Maintenant, c'est à eux d'être battus. Certainement le temps reviendra où ils seront de nouveau victorieux. »

5. Les gorges de Waldkirch et de Glotterthal.

6. Cette ville impériale avait été réunie à la Bavière en 1617 (*Dangeau*, tome VIII, p. 503); elle est sur le Danube, au-dessus d'Ulm, et à quarante kil. N. O. d'Augsbourg.

7. Après la défaite qui va être racontée, Villars écrivit à Chamillart que, si l'Électeur avait élevé sur la hauteur un fort de terre comme il le lui conseillait en 1703, au même endroit que jadis Gustave-Adolphe, M. de Bade n'aurait osé l'attaquer (*Mémoires de Villars*, tome II, p. 314).

8. Jean-Baptiste d'Arco, de la branche d'Odalrici, capitaine pendant la guerre de Hollande, colonel de cuirassiers de l'Électeur en 1683, feld-maréchal-lieutenant en 1691, commandant général des troupes

mit dedans. Il fut attaqué avant que ses retranchements fussent achevés[1]. Il soutint très bravement et avec capacité ses retranchements depuis six heures du soir[2] jusqu'à neuf, que, se voyant hors d'état d'y tenir davantage, il se retira en bon ordre à Donauwerth[3], qu'il abandonna le lendemain, passa le Danube, puis le Lech[4], et se retira à Rain[5], d'où il compta pouvoir empêcher aux ennemis le passage de la rivière. Arco avoit du talent pour la guerre et une grande valeur[6]. Il étoit Piémontois d'ori- Comte d'Arco commande nos lieutenants

électorales en 1694, général de la cavalerie en 1697, premier directeur du matériel de l'artillerie en 1698, président du conseil de guerre et feld-maréchal en 1702, dirigera l'aile gauche de l'armée franco-bavaroise à Ramillies, aura plus tard le commandement de Munich, et y mourra le 21 mars 1715. Il avait été fait chevalier de la Toison d'or par Philippe V, pendant le voyage de Naples (*Dangeau*, tome VIII, p. 416). Voyez *Chronik der grafen von und zu Arco genannt Bogen*, p. 168-171.

1. Le 2 juillet : *Dangeau*, p. 66-67, 70-71 et 77 ; *Sourches*, p. 13-27 ; *Gazette*, p. 346-348, 356-358 et 362 ; *Gazette d'Amsterdam*, nos LVI, LVII, et Extr. LX ; *Journal de Verdun*, p. 129-135 et 214-220 ; *Mémoires de Saint-Hilaire*, tome III, p. 58-62 ; Quincy, *Histoire militaire*, p. 250-254 ; recueil des *Campagnes de M. de Marcin* (Rey, 1763), tome I, p. 237-240 et 259-260 ; *Mémoires militaires*, p. 511, 514-516 et 898-901 ; lettres du camp, dans les Gazettes du P. Léonard, Arch. nat., M 766, n° 1, juillet 1704 ; *Annuaire-Bulletin de la Société de l'Histoire de France*, 1868, 2e partie, p. 76-77 ; Alison, *the Life of John of Marlborough*, tome I, p. 149-156 ; *Feldzüge des prinzen Eugen*, tome VI, p. 410-426 et 835-841, etc. Ce combat prit le nom de Schellenberg, de la principale des hauteurs enlevées par l'armée anglo-allemande. L'honneur de la victoire revint à Marlborough, auquel le commandement appartenait ce jour-là, alternant avec le prince de Bade ; mais notre *Mercure* en contesta l'importance (juillet, tome I, p. 346-374 ; comparez le *Journal de Dangeau*, p. 70-71).

2. *Soir* est en interligne, au-dessus de *matin*, biffé.

3. M. d'Arco avait reçu plusieurs blessures et perdu un fils, noyé dans la retraite.

4. Affluent du Danube, rive droite, qui passe à Augsbourg. Tilly avait été battu là en 1632, et était mort de ses blessures.

5. Ville située sur la route d'Augsbourg, à peu de distance du confluent du Lech et du Danube. Saint-Simon écrit : *Rhein*.

6. Voyez, dans les *Feldzüge*, tome VI, p. 815-816, un portrait des généraux français et bavarois.

généraux et obéit aux maréchaux de France.

gine[1], et avoit toujours été attaché au service de Bavière[2]; il y étoit parvenu, avec réputation, au premier et unique grade militaire de ce pays-là, qui est maréchal, et M. de Bavière avoit obtenu qu'obéissant sans difficulté aux maréchaux de France, il commanderoit nos lieutenants généraux, et ne rouleroit point avec eux : en sorte que, par cet expédient, que la facilité du Roi accepta par les liaisons étroites où il étoit avec l'Électeur, le comte d'Arco, qui se faisoit appeler franchement le maréchal d'Arco, commandoit nos troupes jointes à celles de l'Électeur en l'absence de ce prince et des maréchaux de France, qui étoit une sorte de réciproque avec eux, et, pour les honneurs militaires, il les avoit pareils à eux dans ses troupes, et, dans les nôtres, fort approchant des leurs[3]. On prétendit que les Impériaux eurent[4], en ce combat, presque tous leurs généraux et leurs officiers tués ou blessés, six mille morts, et huit mille blessés[5]; ce qu'il y a de plus avéré, c'est qu'on n'y perdit guères que mille François et cinq ou six cents Bavarois[6].

1. Le château d'Arco, dans le Trentin, est un de ceux qui avaient retardé la marche de Vendôme en 1703. Il appartient encore à la famille.

2. L'initiale de *Bavière* surcharge *l'É[lecteur]*, et, ensuite, *estoit* corrige *av[oit]*.

3. C'est seulement au mois de mars 1705 que, venu à Versailles, en allant rejoindre son maître en Flandre, et très bien traité par le Roi, qui lui faisait déjà une pension de vingt mille livres, il obtint le commandement sur nos lieutenants généraux (*Dangeau*, tome X, p. 271 et 281; *Sourches*, tome IX, p. 187 et 194).

4. *Eurent* est en interligne, au-dessus de *perdirent*, biffé.

5. *Blessés* surcharge *prisonn[iers]*, et, ensuite, *on* est en interligne, et *ny* est sans apostrophe.

6. Ce sont les chiffres donnés par Dangeau et par les rapports français reproduits dans les *Mémoires de Sourches* ou analysés dans les *Mémoires militaires*. Aussi la victoire des alliés fut-elle contestée comme l'avaient été nos succès à Luzzara et à Eckeren (tome XI, p. 134) : voyez les articles du *Mercure* et du *Journal de Dangeau* indiqués ci-dessus, et comparez les lettres de Marlborough et de Hompesch, avec une réponse de l'Empereur, que publièrent les gazettes du parti, et qui sont reproduites dans le recueil de Lamberty, tome III, p. 81-86 et 89, et dans le Supplément, tome XIII, p. 29. Voltaire, dans

M. d'Arco présuma trop, et se trompa[1] : les Impériaux passèrent le Danube tout de suite après avoir occupé Donauwerth, qu'il n'avoit pu tenir, traversèrent le Lech sans lui donner loisir de se reconnoître, l'obligèrent de leur quitter Rain, où il s'étoit retiré[2], d'où ils dirigèrent leur marche droit sur Munich[3]. L'Électeur, effrayé de cette rapidité, et qui avoit déjà Marlborough en tête, cria au secours. Tallard, qui avoit ordre de s'établir dans le Würtemberg, et qui, pour cela, assiégeoit Villingen[4], que nous disons *Filengue*, abandonna ce projet[5], et se mit en marche droit vers l'Électeur[6]. Il faut ici faire une pause pour ne perdre pas haleine dans les tristes succès d'Allemagne en les racontant tout de suite[7], et retourner un peu en arrière avant de revenir au Danube.

le récit de cette campagne, dit (*Siècle de Louis XIV*, p. 347) : « Après deux heures de combat, Marlborough perce à la tête de trois bataillons anglais, renverse les Bavarois et les Français. On dit qu'il tua six mille hommes, et qu'il en perdit presque autant : peu importe à un général le nombre des morts, quand il vient à bout de son entreprise. » L'écart en faveur de l'armée vaincue s'explique par sa grande infériorité numérique. Au moment même où Marlborough remportait ce succès, il était menacé de se voir accusé en Angleterre pour avoir emmené ses troupes au cœur de l'Empire (*Dangeau*, p. 72).

1. A la fin du mois, on mit en circulation le texte du rapport du maréchal d'Arco à son maître, qui rectifiait beaucoup de points des autres relations. Cette pièce est à l'Appendice du tome IX des *Mémoires de Sourches*, p. 452-455, comme dans le *Journal de Verdun*, p. 214-219.

2. *Journal de Dangeau*, p. 74; *Gazette d'Amsterdam*, Extr. LX-LXII.

3. Quincy, *Histoire militaire*, p. 255.

4. Tome XI, p. 90.

5. Voyez les instructions des 3, 20 et 23 juillet, dans les *Œuvres de Louis XIV*, tome VI, p. 154-160, le volume 1750 du Dépôt de la guerre, les *Feldzüge*, p. 449-459, et les *Mémoires de Villars*, tome II, p. 319.

6. *Dangeau*, p. 78-79 et 82; *Quincy*, p. 258-261. Marcin avait écrit, le 13 juillet, que l'arrivée de Tallard pourrait seule empêcher l'Électeur de traiter avec Vienne (*Mémoires militaires*, p. 524). Ce bruit d'une défection possible s'accrédita pendant un temps.

7. Ci-après, p. 166.

Bruges, puis Namur, bombardés.

Cependant Owerkerque[1] voulut profiter de la foiblesse dans laquelle le marquis de Bedmar avoit été laissé aux Pays-Bas[2]. Le Hollandois bombarda, dix heures durant, Bruges[3], où il ne fit[4] presque point de dommage, et se retira très promptement, tout au commencement de juillet; et, à la fin du même mois, il jeta, pendant deux jours, trois mille bombes dans Namur, qui brûlèrent deux magasins de fourrage et coûtèrent à la ville environ cent cinquante mille livres de dommage[5].

Verceil pris par le duc de Vendôme.

M. de Vendôme assiégea enfin Verceil[6]. Il le promettoit au Roi depuis longtemps. Il y ouvrit la tranchée le 16 juin. La place capitula le 19 juillet; mais Vendôme les voulut prisonniers de guerre : il leur permit seulement les honneurs militaires, et de sortir par la brèche, au bas de laquelle ils posèrent les armes. Trois mille trois cents hommes sortirent sous les armes. On trouva dedans tout le nécessaire pour le plus grand siège. Ce fut le prince d'Elbeuf qui apporta cette nouvelle[7].

1. Owerkerque (ci-dessus, p. 138) avait été promu feld-maréchal général le 11 avril (*Gazette d'Amsterdam*, nos XXXI-XXXIII, de la Haye), et le parlement anglais lui avait confirmé la pension de quatre mille livres sterling qu'il tenait du roi Guillaume (*Sourches*, tome VIII, p. 304).

2. *Dangeau*, p. 29 et 32.

3. L'ancienne capitale des comtes de Flandre, au N. O. de Bruxelles.

4. *Fit* corrige *firent;* mais *ils* est resté au pluriel.

5. *Dangeau*, p. 64, 73, 74, 76, 83 et 88; *Sourches*, p. 6, 20-21 et 33-34; *Quincy*, p. 234-235. Comparez le *Mercure* de juillet, tome I, p. 387-396 et 436-439, et le *Journal de Verdun*, p. 237-238. Les lettres de l'armée sont au Dépôt de la guerre, vol. 1738 et 1777.

6. Vercelli, ville épiscopale, sur la Sesia, au N. E. de Turin.

7. *Dangeau*, p. 39-83, *passim*, et p. 144; *Sourches*, tomes VIII, p. 384-403, *passim*, et IX, p. 4, 23-29, 32, 33, 36 et 449-452; *Mercure* de juin, p. 333-342, 405-416, de juillet, tome I, p. 258-274 et 401-432, et d'août, p. 345-347; *Gazette d'Amsterdam*, nos LXIII-LXVI; *Journal de Verdun*, p. 102-107, 159 et 182-186; *Quincy*, p. 347-362; *Ottieri*, tome III, p. 327-331; lettre du Roi, dans ses *Œuvres*, tome VI, p. 173-174; médaille dans l'*Histoire métallique*, année 1704, etc. La défense, pendant trente-cinq jours, avait été dirigée vaillamment par le réfugié français des Hayes et le comte de Prela, dont néanmoins la capitulation

Fanatiques secourus. Abbé de la Bourlie et la Bourlie son frère ; leur extraction et leur fin misérable.

M. de Savoie ne cessoit de secourir les Fanatiques[1]. Le chevalier de Rouannez[2] prit une tartane[3] pleine d'armes et de réfugiés, et en coula une[4] autre à fonds, chargée de même. Toutes deux étoient parties de Nice. Une troisième, pareillement équipée, échoua, et fut prise sur les côtes[5] de Catalogne, que le vent avoit séparée de ces deux. Il y avoit de plus un vaisseau rempli d'armes, de munitions et de ces gens-là, qu'on ne put prendre[6]. L'abbé de la Bourlie[7] y étoit embarqué, après être[8] sorti du Royaume sans aucun prétexte ni cause de mécontentement[9]. Il

fut qualifiée d'ignominieuse, et que Victor-Amédée voulut mettre en accusation (*Leben des feldm. von Stahremberg*, p. 339-340). On procéda sans retard au démantèlement.

1. « Les puissances ennemies n'oublioient rien.... pour entretenir cette révolte, et n'épargnoient aucune dépense pour la fomenter, ou même pour l'accroître.... » (*Mémoires de Villars*, tome II, p. 156.)

2. Louis Gouffier, fils du comte de Gonnor et petit-fils du troisième duc de Rouannez, s'appela d'abord le chevalier, puis le comte de Rouannez. Sous-lieutenant aux galères en 1678, capitaine en 1685, il ne passa chef d'escadre que sous la Régence, le 16 décembre 1715, et lieutenant général des galères le 3 septembre 1720. Il fit partie de l'Académie des sciences de Marseille, et mourut dans cette ville, à plus de quatre-vingt-six ans, le 22 avril 1734.

3. Petit navire ponté spécial à la Méditerranée, avec un seul mât, dans le genre des chebecs arabes.

4. *Un*, dans le manuscrit. — 5. *Les coste*, dans le manuscrit.

6. *Dangeau*, p. 74; *Sourches*, p. 7, 23 et 27.

7. Antoine de Guiscard, dit l'abbé de la Bourlie, puis le marquis de Guiscard, né le 27 septembre 1658, troisième fils du sous-gouverneur de Louis XIV et second frère puîné du comte de Guiscard, avait été nommé abbé de Bonnecombe, en Rouergue, le 31 octobre 1672, et avait possédé le prieuré de Dieu-en-Souvienne. Il mourut à Londres, le 28 mars 1711, dans les circonstances qui seront racontées à cette époque.

8. L'initiale d'*estre* surcharge un *a*.

9. Comme il est raconté dans la lettre LXXVIII de Mme Dunoyer (tome III, p. 393-394), c'est pour avoir enlevé une demoiselle de la maison de Mme de Maintenon qu'il jugea prudent de quitter le Royaume, abandonnant ses bénéfices, dont l'un, Bonnecombe, lui rapportait vingt mille livres de rente. Les documents de la Bastille (recueil Ravaisson,

* La lettre *l* de ce premier *Bourlie* surcharge un *g*.

s'étoit[1] arrêté longtemps à Genève, puis avoit été trouver M. de Savoie, qui le jugea propre à aller soutenir les Fanatiques en Languedoc. Comptant y arriver incessamment, il s'y étoit annoncé[2] en y faisant répandre quantité de libelles très insolents et très séditieux, où il prenoit la qualité de chef des Mécontents et de l'armée des Hauts Alliés en France[3]. On surprit aussi de ses lettres à la Bourlie, son[4] frère[5], qu'il convioit à le venir trouver et se mettre à la tête de ces braves gens, et les réponses de ce frère, qui témoignoient [Add. StS. 560] l'horreur qu'il avoit de cette folie. Celui-ci[6] venoit d'en faire plus d'une[7]. C'étoit un homme d'une grande valeur, mais un brigand, et d'ailleurs intraitable. Il avoit le régiment de Normandie, qu'il quitta, étant brigadier[8], pour de fâcheuses affaires qu'il s'y fit, et se retira dans sa province. Quelque temps après, il fut volé dans sa maison :

tome XI, p. 217) placent cette disparition vers la fin de 1703; mais il s'était d'abord caché en Rouergue, pour fomenter un soulèvement et répandre les manifestes dont parle Dangeau, où il s'intitulait marquis de Guiscard, chef des Mécontents de cette province et protecteur de leur liberté. Puis il alla organiser à Nice ou à Villefranche la descente dont nous voyons ici l'échec : reg. Chantilly S 12, fol. 34-35; *Journal de Verdun*, p. 93-97; *Histoire des troubles des Cévennes* (1760), tome III, p. 61-80.

1. Avant *s'estoit*, il a biffé un premier *s'estoit*, surchargeant *avoit*.

2. Avant *annoncé*, il a biffé un premier *annon[cé]*, inachevé.

3. Comme le raconte la marquise d'Huxelles dans ses lettres du 29 juillet et du 2 août, il prétendait n'avoir pris la qualité de général des Fanatiques que par « un motif de religion, » avec l'assentiment de l'Empereur et de la reine Anne, et ne tendre qu'à réformer l'État. « Il n'aspiroit pas à moins, dit le recueil de Lamberty (*Mémoires*, tome III, p. 243), qu'à faire rétablir l'autorité des Parlements et les trois états en France. Ces vastes projets étoient grands et surprenants. Par malheur pour lui, il n'avoit le crédit, ni le moindre pouvoir, que celui de don Quixot, pour les mettre en exécution. »

4. *Son* corrige *ses*.

5. Ce comte de la Bourlie que notre auteur a déjà confondu (tome VII, p. 67-68) avec l'abbé dont il est question ici. La confusion va continuer pour le lecteur qui ne suivrait pas attentivement le texte.

6. Le frère, et non l'abbé.

7. C'est Dangeau qui raconte tout cela en 1704, p. 85 et 86.

8. Il ne fut point brigadier.

il soupçonna un maître valet, à qui, de son autorité privée, il fit donner en sa présence une très rude question. Cette affaire éclata, en renouvela d'autres fort vilaines qui s'étoient assoupies : il fut arrêté et amené à Paris dans la Conciergerie[1]. L'abbé avoit beaucoup de bénéfices, violent et grand débauché comme la Bourlie. Nous les verrons finir tous deux très misérablement, l'un en France[2], l'autre en Angleterre[3]. Ces deux frères furent de cruels

1. Le comte de la Bourlie venait précisément d'être enfermé à la Conciergerie, en mars 1704, et il ne recouvra sa liberté qu'en juillet 1706. Outre les documents déjà indiqués au tome VII, voyez la correspondance du secrétaire d'État Pontchartrain, dans les registres de 1704 et 1705 (Arch. nat., O[1] 365, fol. 72, 81 v°, 92, 94 v°, 114 v°, 132 v°, 265 v°, 297, 299, 304 v° et 305, O[1] 366, fol. 19, 60, 71 v°, 127 et 214, O[1] 367, fol. 182 v°, 183, 201 v°, 290 v° et 291), et les *Archives de la Bastille*, tome XI, p. 218-224. Il est parlé, à propos du procès du comte, de ses relations avec l'abbé et des efforts de leur frère aîné pour les disculper l'un et l'autre.

2. Il ne parlera pas de la fin de celui-ci, banni de France en 1700, et nous ne savons ce qu'elle fut. Un Georges de la Bourlie était colonel d'infanterie au service de l'Espagne en 1734.

3. A la suite de l'affaire de 1704, les revenus et bénéfices de l'abbé furent saisis, et le parlement de Toulouse le condamna à la roue en 1706 (*Dangeau*, tome XI, p. 58; *Sourches*, tome X, p. 48). Il s'était retiré d'abord à Lausanne (*Feldzüge des prinzen Eugen*, tome VI, p. 803), où il fit imprimer une réponse à la lettre que Chamillart avait écrite à Cavalier (*Archives curieuses de l'histoire de France*, 2e série, tome XI, p. 291-298), puis en Hollande (*Gazette d'Amsterdam*, 1704, n° CIII). Là aussi, il trama encore, avec MM. de Miremont et de Belcastel, un soulèvement du Languedoc, qui échoua en 1705 (*Mémoires de Saint-Hilaire*, tome II, p. 351-354; *Mémoires de Berwick*, tome I, p. 276-283), et il répandit partout un recueil de ses manifestes intitulé : *Mémoires du marquis de Guiscard, dans lesquels est contenu le récit des entreprises qu'il a faites dans le royaume et hors du royaume de France pour le recouvrement de la liberté de sa patrie* (Delft, 1705). Voyez les *Mémoires de Sourches*, tome IX, p. 229, la nouvelle édition de l'*Histoire du Languedoc*, tome XIII, p. 855, etc., et tome XIV, col. 2006-2007 et 2013-2015, et l'analyse des *Mémoires de Guiscard*, dans le *Bulletin du Bibliophile*, année 1870-71, p. 481-497. Nous le retrouverons en 1706. Voltaire lui a consacré un paragraphe du *Siècle de Louis XIV*, p. 715, et M. Jules Chavannes a étudié son rôle et ses manifestes, au point de

pendants d'oreille[1] pour Guiscard, leur aîné, dans sa fortune et sa richesse[2]. Leur père, qui s'appeloit la Bourlie[3], qui est leur nom[4], étoit un gentilhomme de valeur qui avoit été à mon père[5], et qui en eut le don de quelques

vue protestant, dans le *Bulletin de la Société de l'Histoire du Protestantisme français*, année 1869, p. 209-230. Pour M. Chavannes, c'est un patriote révolutionnaire, apôtre de la tolérance, partisan de la convocation des états généraux; pour Mme de Maintenon, c'était le « monstre du siècle » (*Lettres à Mme des Ursins*, tome I, p. 22; *Mémoires de Sourches*, tome IX, p. 229, note 1). Il paraîtrait, d'après Madame (notre tome X, p. 572), que ce « vaurien sans cervelle » enleva en Savoie ou en Suisse l'aînée des princesses de Soissons, « un monstre de taille, » qu'ils se marièrent à Genève, qu'ils se battirent bien, et qu'enfin elle mourut. Cela se serait donc passé entre 1704 et le mois de juin 1705 : voyez nos tomes III, p. 277-278, IV, p. 19, et V, p. 76-77.

1. Nous retrouverons encore une fois au moins (éd. 1873, tome XII, p. 424) ce singulier emploi de *pendant d'oreilles*, au sens de charge, tracas impossible à éviter. Le mot sera pris au propre ci-après, p. 337.

2. Voyez, en dernier lieu, nos tomes VI et X.

3. Georges de Guiscard, comte de la Bourlie (tome I, p. 54), né le 9 août 1616, entré au service comme volontaire en 1637, fit toutes les campagnes suivantes comme capitaine de cavalerie au régiment de Coislin et y reçut plusieurs blessures, devint sergent de bataille et lieutenant de Roi de Courtray en 1647, fut nommé sous-gouverneur du Roi le dernier février 1648, servit alors fidèlement la cour, reçut en récompense un brevet de conseiller d'État en 1649 et un titre de maréchal de camp en 1651, eut en 1662 le commandement de la place de Sedan, puis le gouvernement en 1671, passa lieutenant général en 1672, avec le commandement de Dunkerque, mais se démit en 1675, ne servit plus, et mourut retiré à la campagne, le 9 décembre 1693. Voyez la *Chonologie militaire*, tome IV, p. 251-252.

4. Le surnom seulement, car Guiscard était le nom patronymique de cette vieille famille du Quercy, qui possédait la Bourlie dès le treizième siècle.

5. Comparez la suite des *Mémoires*, tome IV de 1873, p. 400. Ni les emplois de ce la Bourlie, ni les campagnes où il servit ne permettent de croire qu'il fût réellement attaché à la personne du duc Claude; mais il avait un frère qui, en 1652, de Blaye, où il semblait faire fonction de lieutenant de ce duc, lui écrivait des lettres signées tantôt : De Giscard, et tantôt : L'abbé de Saint-Paul, et cachetées aux armes de la famille (Arch. nat., KK 1219, fol. 330; *Archives historiques de la Gironde*, tome VIII, p. 383). Voyez ci-après, p. 597, note 2.

métairies au marais de Blaye, lorsque mon[1] père prit soin de le faire dessécher[2]. La Bourlie fit fortune; il succéda à du Mont dans la place de sous-gouverneur du Roi[3], et eut après le gouvernement de Sedan[4]. Il conserva toute sa vie de l'attachement et de la reconnoissance pour mon père; c'étoit aussi un fort galand homme. Guiscard s'en est toujours souvenu avec moi, avec son cordon bleu et ses ambassades, ses gouvernements et ses commandements[5].

Augicourt personnage curieux; sa mort. [*Add. S.-S. 561*]

Augicourt mourut[6], ayant six mille livres de pension du Roi et deux mille livres sur l'ordre de Saint-Louis, sans ce qui ne se savoit pas, et qu'on avoit lieu de croire aller haut par son peu de bien et les commodités qu'il se donnoit, et avec une cassette toujours bien fournie. C'étoit un gentilhomme de Picardie, né sans bien, avec beaucoup d'esprit, d'adresse, de valeur et de courage d'esprit. M. de Louvois, qui cherchoit à s'attacher des sujets de tête et de main dont il pût se servir utilement en beaucoup de

1. *Mon* surcharge *il.* — 2. Ci-après, Additions et corrections, p. 597.

3. Ce Gauréaul du Mont ou Dumont, père de l'écuyer confident de Monseigneur (tome IX, p. 42), était écuyer ordinaire de la petite écurie lorsqu'il succéda à son propre père, comme sous-gouverneur de Louis XIV, en septembre 1655, et il mourut en avril 1682, à l'âge de cent huit ans, étant gouverneur de Honfleur. Mais il y avait deux charges de sous-gouverneur du Roi, et c'est de la seconde que la Bourlie fut pourvu le dernier février 1648, à la place du sieur de Saint-Étienne : voyez les *Mémoires de Dubuisson-Aubenay*, tome I, p. 17 et 18.

4. Tome I, p. 54. Ce gouvernement, qui ne dépendait point de celui de la province, valait entre seize et vingt mille livres de rente (*Dangeau*, tomes III, p. 440, et IV, 413).

5. Après le second mot de l'alinéa suivant, il y a un changement d'écriture.

6. *Dangeau*, p. 68, 13 juillet; *Sourches*, p. 14-15. Il s'appelait François Truffier, seigneur d'Augecourt ou Ogecourt et comte de Villers, près Rue, avait été capitaine d'infanterie au régiment de la Reine, était chevalier de l'ordre de Saint-Lazare et avait reçu la croix de Saint-Louis avec pension lors de l'institution de l'ordre (Haudicquer de Blancourt, *Nobiliaire de Picardie*, p. 526; *État de la France*, année 1702, tome II, p. 383; *Dangeau*, tome IV, p. 285).

choses, démêla celui-ci dans les troupes, qui, sans bien, n'espérant pas d'y faire aucune fortune, consentit volontiers à quitter son emploi pour entrer chez M. de Louvois. Il n'y fut pas longtemps sans être employé; il s'acquitta bien de ce dont il étoit chargé, et mérita de l'être d'affaires secrètes, et d'autres à la guerre, en différentes occasions. Il y fit bien les siennes, et parvint à une grande confiance de M. de Louvois, qui le fit connoître au Roi, avec qui ces affaires secrètes lui procurèrent divers entretiens pour lui rendre un compte direct ou recevoir directement ses ordres. La bourse grossissoit; mais ce métier subalterne, qui ne menoit pas à une fortune marquée, dégoûta à la fin un homme gâté par la confiance d'un aussi principal ministre qu'étoit Louvois, et qui se mêloit de tout, et par quelque part aussi en celle du Roi, et un homme devenu audacieux et né farouche. Après un assez long exercice de ce train de vie, il fut accusé de faire sa cour au Roi aux dépens du maître qui le lui avoit produit. Quoi qu'il en soit, M. de Louvois le chassa de chez lui avec éclat, et s'en[1] plaignit, mais sans rien articuler de particulier, comme du plus ingrat, du plus faux et du plus indigne de tous les hommes. Augicourt fut aussi réservé en justification que M. de Louvois en accusation : il se contenta de dire qu'il l'avoit bien servi, mais qu'il n'y avoit plus moyen de durer avec lui. Le Roi ne se mêla point du tout de cette rupture; mais il continua toujours de le voir en particulier et de s'en servir en plusieurs choses secrètes. Il ne lui prescrivit rien à l'égard de Louvois, le laissa paroître publiquement à la cour et partout, lui augmenta de temps en temps ses bienfaits publiquement, mais par mesure; en secret, il lui donnoit gros souvent, lui faisoit toutes les petites grâces qu'il lui pouvoit faire, et assez volontiers à ceux pour qui il les demandoit. Outre les audiences secrètes, Augicourt[2] parloit au Roi très souvent

1. Il a écrit, par mégarde : *sans*.
2. Les deux premières lettres du nom surchargent *il p[arloit]*.

et longtemps, allant à la messe ou chez Mme de Maintenon. Quelquefois le Roi l'appeloit et lui parloit ainsi en allant, et il étoit toujours bien reçu et bien écouté, et paroissoit fort libre avec le Roi en l'approchant, et le Roi avec lui. Il voyoit souvent aussi, et quand il le vouloit, Mme de Maintenon en particulier, et il étoit d'autant mieux avec elle, qu'elle étoit plus mal avec Louvois. Après sa mort, et Barbezieux en sa place, Augicourt vécut et fut toujours traité comme[1] il l'avoit été jusqu'alors. Il ne craignoit point de rencontrer ces ministres ni leurs parents, et ce fut un grand crève-cœur pour Louvois, et pour Barbezieux ensuite, et pour tous les Telliers, de voir cet homme se conserver sur le pied où il étoit[2]. Du reste, haï, craint, méprisé, comme le méritoit sa conduite avec M. de Louvois, soupçonné d'être rapporteur, et, personne ne voulant se brouiller pour Augicourt avec les Telliers, qui l'abhorroient, il n'entroit dans aucune maison de la cour que chez Livry et chez Monsieur le Grand, qui étoient des maisons ouvertes où on jouoit dès le matin, toute la journée, et fort souvent toute la nuit[3]. Augicourt étoit[4] gros joueur et net, mais de mauvaise humeur, et, au lansquenet public, il jouoit chez Monsieur avec lui, et, à la cour, avec Monseigneur. En aucun temps il ne fréquenta aucuns ministres ni aucuns généraux d'armée : il étoit assez vieux et point marié.

1. Cette conjonction, écrite d'abord à la fin de la page 446 du manuscrit, est répétée aussi en tête de la page 447.

2. Allusion évidente à deux historiettes racontées longuement dans les *Annales de la cour pour 1697 et 1698*, tome I, p. 54-66, et dont la seconde, où l'on voit Augicourt tenir tête au duc d'Elbeuf, aussi bien qu'à Barbezieux dans la première, est confirmée par les *Mémoires de Sourches*, tome V, p. 230-231. Les *Mémoires de l'abbé de Choisy*, tome II, p. 29, montrent aussi Augicourt trahissant M. de Louvois et livrant à Mme de Maintenon la preuve des manœuvres par lesquelles le ministre, en 1690, avait poussé à la fois les Suisses et le duc de Savoie à rompre avec la France.

3. Tome II, p. 247; ci-dessus, p. 86, et ci-après, p. 413.

4. *Estoit* est répété deux fois.

Fortune de Vérac et de Marillac; mort du premier. [Add. St-S. 562]

Vérac[1] venoit de mourir depuis peu[2]. Il s'appeloit Saint-Georges, et il étoit homme de qualité[3]. La lieutenance générale de Poitou, où il avoit des terres[4], fit sa fortune[5]. Il avoit été huguenot[6]; lui et Marillac, intendant de Poi-

1. Olivier de Saint-Georges, marquis de Couhé-Vérac, mort dans ses terres de Poitou le 24 juin 1704. Son portrait, de la collection de l'Ordre, est dans le ms. Clairambault 1167, fol. 237. On trouvera ci-après, appendice IX, la notice que Saint-Simon lui avait consacrée dans les *Chevaliers du Saint-Esprit*. Ses preuves sont au Cabinet des titres, dossier bleu 7908.

2. *Dangeau*, p. 57 et 60; *Sourches*, tomes VIII, p. 405, et IX, p. 1; *Mercure*, juillet 1704, tome I, p. 104-107.

3. Bonne maison de la Marche limousine, qui s'est éteinte en 1858, et de même souche que l'archevêque de Lyon dont il a déjà été parlé. Voyez la dernière filiation donnée par P. de Courcy dans son Supplément au tome IX de l'*Histoire généalogique*, 1re partie, p. 645-647.

4. Entre autres, la baronnie de Coué ou Couhé-Vérac, à sept lieues de Poitiers, érigée en marquisat au mois de février 1652 (Arch. nat., X^1A 8658, fol. 271 v°), et qui rapportait quelque vingt mille livres.

5. Mestre de camp du régiment de la Marine en 1657, il fut pourvu le 18 mai 1686 de la lieutenance générale du haut Poitou (*Dangeau*, tome I, p. 310; *Sourches*, tome I, p. 386; Arch. nat., X^1A 8680, fol. 39). C'est M. de Parabère qui vendait cette charge, pour le prix de quatre-vingt mille livres, dont le Roi paya la moitié pour M. de Vérac, en y joignant même le commandement de la province comme lieutenant de Roi. Le produit de ces lieutenances générales allait jusqu'à dix mille livres (*Dangeau*, tomes X, p. 60, XI, p. 37, et XVII, p. 186; *Mémoires de l'abbé de Choisy*, tome I, p. 186; *Mémoires du duc de Luynes*, tome XI, p. 97).

6. Sa famille avait toujours été le plus ferme appui du protestantisme poitevin. Le père, appelé aussi Olivier, mourut le 15 novembre 1701, sans avoir voulu se convertir, et la sépulture fut refusée à son corps (*Notes de police de R. d'Argenson*, p. 62). Il avait jadis obtenu des privilèges pour l'exercice du culte protestant dans son château de Couhé (Arch. nat., TT 246), et Benoît a fait son éloge dans l'*Histoire de l'édit de Nantes*, tome IV, p 92. Le fils se convertit à Poitiers, le 7 avril 1685, et reçut quarante mille livres du Roi (*ibidem*, p. 520, 522, et tome V, p. 869; *la France protestante*, tome IX, p. 80-81), tandis que la mère persista dans le protestantisme; en 1691, elle était enfermée au couvent de Pons, et, la femme même du fils, qui était de la famille très protestante des le Coq, ayant tenu bon jusque dans le veuvage malgré un séjour forcé à la Visitation de Poitiers, le Roi, qui l'avait fait

tou[1] lors de la révocation de l'édit de Nantes, et des barbaries qui furent exercées contre les huguenots[2], tous deux crurent y trouver leur fortune, tous deux se signalèrent en cruautés, en conversions, tous deux donnèrent le ton aux autres provinces, tous deux en obtinrent ce qu'ils s'en étoient proposé[3]. Vérac en fut chevalier de l'Ordre en

bénéficier jusque-là d'une tolérance exceptionnelle, lui permit enfin de se retirer en Angleterre en 1705 (Depping, *Correspondance administrative*, tome IV, p. 458-459; *Mémoires de Foucault*, p. 150, 216, 220-221 et 254-255; Arch. nat., O¹ 48, fol. 157 v°, O¹ 365, fol. 149, 181 v°, 189 v°, 209 v°, 210, 245, 251, 261, 263 et 304, et O¹ 366, fol. 19 v°, 62, 78, 108, etc.).

1. René de Marillac : tome XI, p. 2, où il faut corriger *1677* en *1673*, pour la date de son arrivée en Poitou.

2. Ici, un point dans le manuscrit.

3. A propos de la lieutenance générale de Poitou, les *Mémoires de Sourches* disent de M. de Vérac (tome I, p. 386) : « C'étoit un gentilhomme de Poitou qui, depuis plus de quinze ans, n'avoit point paru à la cour; mais, étant huguenot, et voyant commencer les affaires de la Religion, comme il avoit bon esprit, non seulement il prit le bon parti en se convertissant, mais il travailla même fort utilement pour avancer les desseins du Roi dans la province de Poitou, et le Roi l'en récompensa. » Quant à M. de Marillac, bien connu pour avoir été le promoteur des dragonnades et de beaucoup d'autres excès, l'annotateur des *Mémoires de Sourches* s'exprime ainsi sur lui (tome I, p. 74, note 6, à l'année 1682) : « C'étoit un homme d'honneur, mais qui avoit exécuté avec trop de rigueur les ordres qui lui étoient venus de la cour contre les huguenots de Poitou, mettant, entre autre choses, chez eux, des cavaliers qui les tourmentoient, afin de les obliger à changer de religion : ce qui en fit passer un grand nombre en Angleterre. Aussi le Roi le révoqua-t-il sous prétexte d'honneur, envoyant à sa place M. de Bâville, qui avoit un génie tout opposé, avec des ordres plus doux, mais qui arrivoient trop tard. » Comparez la justification des actes de Marillac, présentée par lui-même, dans les *Mémoires du comte de Dohna*, p. 23-25. La correspondance de Louvois avec M. de Vérac, aux environs de la Révocation (Dépôt de la guerre, vol. 757, 758, etc.), et bien d'autres documents déjà publiés ou encore inédits prouvent en effet que ce marquis prit une part considérable aux dragonnades, et, lorsque l'intendant Foucault eut remplacé Bâville à Poitiers (1685), c'est de préférence à M. de Vérac et à son frère Saint-Georges, converti des premiers, que Louvois confia l'application des

1688[1], et Marillac conseiller d'État par[2] une grande préférence sur ses anciens[3]. Il en a[4] joui jusqu'à être doyen du Conseil[5]; mais il a vu mourir ses deux fils sans enfants, qui lui donnoient de justes et d'agréables espérances, l'un dans la robe, l'autre à la guerre[6], sa fille[7] et son gendre la Fayette, lieutenant général[8], dont la fille unique fut grand mère du

mesures de rigueur : *Mémoires de Foucault*, p. 137-138, 157-158, 529-530, etc.

1. *Dangeau*, tome II, p. 222, 231 et 242; *Sourches*, tome II, p. 294. Voyez l'Addition n° 6, dans notre tome I, p. 322.

2. *Par* surcharge *avec*, ou réciproquement; cela est douteux.

3. En février 1682, son père, étant aveugle et débile, obtint la permission de se démettre de la place de conseiller d'État ordinaire en sa faveur, pour qu'il fût nommé conseiller semestre, quoique cette transmission indirecte parût contraire à l'essence même de la dignité de conseiller d'État (tome IV, p. 403), et bien que l'intendant fût trop jeune. Ils passèrent même un acte en due forme, par lequel le cessionnaire se réservait, pour le reste de sa vie, une pension de cinq mille livres : Arch. nat., Y 241, fol. 441. L'intendant (nommé semestre le 1er avril 1682, M. Béuard de Rezé passant plus tard conseiller ordinaire à la place vacante : Arch. nat., O1 26, fol. 111 v°, et O1 27, fol. 298) fut rappelé alors du Poitou, où ses excès de rigueur avaient passé toute mesure, et vint faire son service de conseiller, tandis qu'on envoyait à sa place son cousin germain Bâville. En mai 1684, il eut une autre intendance, celle de Rouen, y reprit avec succès ses procédés de rigueur, et en revint en juillet 1686, pour ne plus quitter le Conseil qu'une fois, et temporairement, à l'occasion des Grands Jours de Poitou, Aunis et Saintonge.

4. Cet *a* est en interligne.

5. Au mois de mars 1710 : *Dangeau*, tome XIII, p. 108. Deux ans après, le 25 férier 1712, il fut élu doyen d'honneur de la faculté de droit de Paris.

6. Le premier, Michel, mourut sans alliance, le 18 janvier 1695, à vingt et un ans, étant déjà avocat du Roi au Châtelet; le second est ce marquis de Marillac que nous avons vu épouser la sœur du duc de Beauvillier en 1703, et qui va être une des victimes d'Hochstedt.

7. *Sa fille* est en interligne.

8. Jeanne-Madeleine de Marillac, qui mourut le 14 septembre 1712, âgée de quarante-deux ans, avait épousé, en décembre 1689, René-Armand Mottier, comte de la Fayette, fils de l'amie du duc de la Rochefoucauld, né le 17 septembre 1659, volontaire, puis lieutenant et capitaine au régiment du Roi, colonel du régiment de la Fère en 1680,

duc de la Trémoïlle d'aujourd'hui[1], morte encore avant son grand-père[2]. Vérac a été plus heureux : son fils est mort cette année 1741[3] estimé, aimé et considéré, lieutenant général, et chevalier de l'Ordre en 1724[4], dont les enfants ne sont pas tournés à la fortune, l'un par un

brigadier en 1693, mort de maladie à Landau, le 12 août 1694, à l'âge de trente-quatre ans.

1. Marie-Madeleine de la Fayette mourut le 6 juillet 1717, à vingt-six ans, ayant épousé, le 13 avril 1706, Charles-Louis-Bretagne, duc de la Trémoïlle, né en 1683, titré d'abord prince de Tarente jusqu'en 1709, mousquetaire en 1700, capitaine de cavalerie au régiment Royal en 1702, mestre de camp en 1703, brigadier en 1709, maréchal de camp le 1er février 1719, mort le 9 octobre suivant. Il fut premier gentilhomme de la chambre à partir de 1709. Son fils unique, Charles-Armand-René, prince de Tarente, né le 14 janvier 1708, lui succéda en 1719 comme duc de la Trémoïlle et comme premier gentilhomme, eut le régiment de Champagne en 1731 et le grade de brigadier en 1734, fut reçu membre de l'Académie française en 1738, obtint le gouvernement de l'Ile-de-France en mars 1741, et mourut à Paris, le 23 mai suivant, laissant d'une fille du duc de Bouillon : 1° Jean-Bretagne-Charles-Godefroy, duc de la Trémoïlle, né le 5 février 1737, qui mourut à Nice le 15 mai 1792; 2° une fille, morte à quatre ans.

2. Ces six derniers mots ont été ajoutés en interligne.

3. Année déjà indiquée (p. 11) comme date de rédaction de 1704. Les notes qui précèdent font voir que le présent passage a été écrit entre février et mai.

4. César, marquis de Vérac, lieutenant au régiment du Roi en 1685, capitaine au régiment de cavalerie de Langallerie en 1688, mestre de camp d'un régiment de dragons en 1696, brigadier le 26 octobre 1704, maréchal de camp le 29 mars 1710, lieutenant général le 30 mars 1720, chevalier des ordres le 3 juin 1724, mourut le 11 février 1741, à soixante-huit ans. Quand on connut la mort de son père, en 1704, M. de la Rochefoucauld obtint pour lui la lieutenance générale de Poitou (*Dangeau*, tome X, p. 57 et 60; *Sourches*, tome VIII, p. 405; Arch. nat., registre O[1] 48, fol. 189 v°). Il avait servi dans le même temps que Saint-Simon, à l'armée d'Allemagne, sous les maréchaux de Lorge et de Joyeuse. Il épousera en 1706, dans des circonstances curieuses que raconte le duc de Luynes (tome X, p. 30-31), l'héritière d'un régisseur de son père qui avait racheté leurs terres de Poitou, et qui conservait des attaches avec le protestantisme. — Un frère aîné, Gabriel, est mentionné, comme fou et interdit depuis le 28 mai 1700, dans un acte transcrit au registre des Insinuations Y 278, fol. 2.

asthme qui l'empêche de servir, l'autre par être cadet et encore capitaine de cavalerie[1].

Harley secrétaire d'État d'Angleterre; le Blanc intendant d'Auvergne; Leszczynski élu roi de Pologne, depuis beau-père du Roi; abbé de Caylus

Deux[2] mois, depuis la mi-juin jusqu'au 15 août de cette année, virent diverses élévations de quatre hommes qui, chacun fort différents[3], ont eu de grandes et de curieuses suites; on pourroit ajouter les plus incroyables, et de ces choses dans lesquelles[4] paroît toute la grandeur de Dieu, qui se joue des hommes, et qui prépare et tire de riens et de néants les plus grands et les plus singuliers événements[5], ou qui, dans un ordre inférieur selon le monde[6], découvre ce que c'est que la foiblesse des instruments par lesquels il daigne soutenir sa vérité et l'Église. Harley[7],

1. Pierre-César, comte de Vérac, pourvu d'une cornette aux chevau-légers de la garde en novembre 1743, mourut à Paris, le 6 mai 1748, « pour avoir pris depuis deux ans les remèdes d'un empirique » (*Luynes*, tome IX, p. 32). Il n'avait que trente et un ans. Son frère aîné, le marquis François-Olivier, qui avait hérité de la lieutenance générale de Poitou, mourut à Plombières, le 10 juillet 1753, âgé d'environ quarante ans.

2. Avant ce premier mot, Saint-Simon a biffé ce membre de phrase : « 6 semaines, de la fin de juin jusqu'à celle de juillet ».

3. Ces deux mots sont en interligne, au-dessus d'*en leur genre eurent*.

4. *Des ces choses, dans lesquels*, au manuscrit.

5. Comparez ci-après, p. 166.

6. Ces trois derniers mots sont en interligne.

7. Robert Harley, fils d'un gouverneur de Dunkerque, né à Londres en 1661, entré au parlement, comme whig, en 1688, puis désigné, comme tory et malgré Guillaume III, pour exercer les fonctions d'orateur de la chambre des communes en 1701, les remplissait encore en mai 1704, lorsqu'il fut appelé à celles de membre du conseil privé et de secrétaire d'État en remplacement du comte de Nottingham et comme chef du parti hostile aux Lords (*Dangeau*, tome X, p. 47; *Gazette d'Amsterdam*, nos XLIV et XLVI). Les whigs le renversèrent en février 1708; mais il prit le poste de chancelier de l'Échiquier en septembre 1710, celui de grand trésorier en 1711, avec le titre de comte d'Oxford et de Mortimer, eut l'ordre de la Jarretière à la fin de 1712, conclut la paix d'Utrecht en 1713, fut renversé le 27 juillet 1714 et traduit en jugement au commencement de 1715, pour crime de haute trahison, finit par être acquitté le 1er juillet 1717, se retira alors des affaires, et mourut le 21 mai 1724, avec un fâcheux renom d'intrigue

auparavant orateur de la chambre basse[1], devint secrétaire d'État; le Blanc, intendant d'Auvergne[2]; Leszczynski[3],

évêque d'Auxerre.

et de duplicité politique, quoique Voltaire l'ait qualifié de « caractère romain. » C'était un lettré, et sa collection de sept mille manuscrits est encore aujourd'hui une des richesses du Musée britannique.

1. Ou chambre des communes, qui existait depuis le quatorzième siècle, en face de celle des pairs ou *lords* héréditaires, et se composait de membres élus par les bourgs, les comtés et les universités. L'orateur ou *speaker*, élu par la chambre, en dirigeait les débats, comme le chancelier ceux de la chambre haute.

2. *Dangeau*, p. 62-63; *Mercure* de juillet, tome I, p. 323-325, et de septembre, p. 236-240. Louis-Claude le Blanc, né le 1er décembre 1669, fils d'un intendant et de la sœur du maréchal de Bezons, petit-fils d'un procureur au Parlement, conseiller au parlement de Metz en 1696, n'était maître des requêtes que depuis 1700. Il passera en 1706 à l'intendance de Dunkerque et Ypres, sera fait membre du conseil de la guerre en 1716, conseiller d'État le 11 février 1719, puis grand prévôt de l'ordre de Saint-Louis, aura le ministère de la guerre le 24 septembre suivant, sera disgracié en 1723, mais rentrera au ministère en 1726, et mourra à Versailles, le 19 mai 1728.

3. Stanislas Leszczynski, fils d'un grand trésorier de Pologne, né à Léopol le 20 octobre 1677, avait figuré dans l'élection de 1696, à la tête du parti des Sobieski, n'étant encore que staroste d'Odolanow. Il s'était trouvé ambassadeur à Constantinople en même temps que M. de Châteauneuf, et, depuis la mort de son père (1703), était palatin de Posnanie. L'année suivante, la Confédération ayant prononcé la déchéance du roi Auguste battu par Charles XII, Stanislas fut envoyé comme négociateur auprès de ce dernier, lui plut, eut son appui dans la diète d'élection, et fut élu roi le 11-14 juillet (*Dangeau*, p. 81 et 87; *Sourches*, p. 32; *Gazette*, p. 373, 374 et 385-530, *passim;* recueil de Lamberty, tome XIII, p. 343-424; *Journal de Verdun*, p. 58-64 et 196-197). Nous suivrons sa lutte contre Auguste, de concert avec Charles XII, jusqu'au temps où ce roi l'installera dans la principauté de Deux-Ponts (1714), et, lorsque la mort de Charles l'aura privé de cet asile, il sera forcé de se retirer en France (janvier 1720). Quand Louis XV épousera sa fille (1723), il lui assignera pour résidence Chambord, puis Meudon, et le nommera à l'ordre du Saint-Esprit le 19 août 1725. Élu de nouveau roi de Pologne le 11 septembre 1733, il soutint la lutte pendant deux ans contre Auguste III, et, par le traité de Vienne (3 octobre 1735), qui ne lui conserva que le titre honorifique de roi, il reçut les duchés de Lorraine et de Bar, reversibles à la France après sa mort. Les trente années qu'il passa depuis lors à Nancy lui valurent le surnom de

roi de Pologne[1], et l'abbé de Caylus, évêque d'Auxerre[2]; qui tous quatre, chacun en son très différent genre, peuvent fournir les plus abondantes et les plus curieuses matières aux réflexions. On en verra assez sur Harley dans les Pièces[3] à l'occasion de la paix d'Utrecht et de
[Add. S^tS. 563] ce qui la précéda à Londres[4], pour que je n'aie rien [à]
[Add. S^tS. 564] dire[5] ici de lui. M. le Blanc se trouvera en son temps, ici, en entier[6]. Du roi de Pologne, devenu beau-père du Roi[7], il n'y a qu'à admirer, et se mettre, non pas un doigt, mais tous les doigts, sur la bouche, et la main toute entière[8]. Pour de[9] Monsieur d'Auxerre, les bibliothèques

Bienfaisant. Il y mourut, des suites d'un accident, le 23 février 1766.

1. Entre *Pologne* et la conjonction qui suit, Saint-Simon a écrit en interligne, puis biffé : *et depuis beau père du Roy*.

2. *Dangeau*, p. 96-97; *Sourches*, p. 47; *Mercure* d'août, p. 393-396. Daniel-Charles-Gabriel de Thubières Pestels Levis de Caylus, né à Paris le 20 avril 1669, docteur de Sorbonne, aumônier du Roi depuis le 25 avril 1696, abbé de Saint-Jean de Laon depuis le mois de mai 1697, grand vicaire du cardinal de Noailles, prieur du Val-Dieu, fait évêque d'Auxerre le 15 août 1704, ne mourut, dans son domaine épiscopal de Regennes, que le 3 avril 1754, étant alors doyen de l'épiscopat. On verra plus loin, p. 261 et 327-328, quelle était sa parenté. En 1704, Mme de Maintenon, qui, douze ans auparavant, l'avait trouvé trop jeune pour recevoir un bénéfice, ne voulut pas qu'il acceptât l'évêché de Toul, et elle s'entremit sans doute pour lui faire donner celui d'Auxerre, qui valait environ quarante mille livres (*Correspondance générale*, tomes III, p. 339, et V, p. 243-245; *Dangeau*, tome X, p. 7, 13-14 et 77; *Mercure* d'avril 1705, p. 322-326).

3. C'est-à-dire dans les Pièces justificatives et annexes des *Mémoires*, dont il a été fait mention, pour la première fois, au tome IV, p. 104.

4. On verra quel rôle important et singulier Harley joua dans la négociation de cette paix, qui mit fin à la guerre le 11 avril 1713. Il s'agit ici des mémoires de Torcy dont la copie, de la main de Saint-Simon, est aux Affaires étrangères, vol. *France* 430.

5. *Dire* semble surcharger *à écr[ire]*. — 6. A partir surtout de 1718.

7. En 1725, époque que ne doivent pas atteindre les *Mémoires*. Notre auteur a dit un mot ci-dessus, p. 13, de la piètre origine de cette reine de France, et davantage dans l'Addition placée ici.

8. Les cinq derniers mots sont en interligne.

9. Il avait d'abord écrit : *et de*, a écrit ensuite : *p^r*, sur *et*, sans biffer *de*. La locution *pour de* a déjà été signalée, tome VI, p. 366.

sont pleines de lui, et il se trouvera lieu d'en parler[1].

Castel dos Rios, cet heureux ambassadeur d'Espagne qui se trouva ici lors de la mort de Charles II[2], eut l'ordre[3] de se rendre à Cadix pour s'y embarquer et aller au Pérou, dont il avoit été nommé vice-roi[4], et où il mourut après avoir rempli ce grand emploi, et fort dignement, pendant plusieurs années[5].

Castel dos Rios part pour le Pérou, où il meurt.

Monasterol revint à Paris de la part de l'électeur de Bavière, et présenta le comte d'Albert, venu[6] avec lui, qui, chassé du service de France pour son duel, comme il a été dit en son temps[7], s'étoit attaché à celui de Bavière, où il étoit maréchal de camp. Il alloit de la part de l'Électeur

Comte d'Albert en Espagne, attaché à l'électeur de Bavière. Abbé d'Estrées de retour.

1. Surtout à propos de sa lutte contre la Constitution. Sur les premiers temps de cet épiscopat, voyez (*Correspondance générale*, tome V, p. 304) la lettre du 24 janvier 1705, où Mme de Maintenon écrivait à la comtesse de Caylus, belle-sœur du nouveau prélat : « J'ai à vous prier de dire à M. l'évêque d'Auxerre de ne point choisir les ecclésiastiques qu'il veut employer dans son diocèse, que je ne lui aie parlé ; » et deux lettres du cardinal le Camus, 28 novembre et 22 décembre 1705 (recueil Ingold, p. 618-628), sur la conduite à suivre par lui dans son diocèse.

2. Tomes VI, VII et X. — 3. *D'ordre*, dans le manuscrit.

4. *Dangeau*, p. 85 ; *Sourches*, p. 32 ; *Mercure* d'août, p. 412-414. Il fit sa couverture de grand en septembre (*Gazette*, p. 453), mais attendit longtemps à Xerès le moment de partir pour l'Amérique (*Mercure*, janvier 1706, p. 194-200).

5. Il y mourut, non en 1711, comme nous le dira Saint-Simon, mais le 22 avril 1710, après quatre ans passés à se divertir et à s'enrichir, selon un récent ouvrage cité par M. Morel-Fatio dans les *Instructions aux ambassadeurs en Espagne*, tome I, p. 519-520, et l'on voit, par un passage du *Journal de Dangeau*, tome XII, p. 388, qu'il ne sut pas se montrer reconnaissant, à l'égard des marchands français, des bienfaits que la cour de France lui avait valus. Au moment de quitter Paris, il était tellement endetté, que Crozat et Samuel Bernard durent, à leurs risques, lui avancer cent mille écus (lettre de la marquise d'Huxelles, 3 février 1704 ; lettre de l'ambassadeur lui-même à M. de Torcy, 28 mars, au Dépôt des affaires étrangères, vol. *Espagne* 143, fol. 148-158).

6. *Venu* est en interligne.

7. En dernier lieu, dans notre tome XI, p. 88.

en Espagne, où il devoit aussi servir[1]. L'abbé d'Estrées arriva aussi d'Espagne, dans l'épanouissement, et fut très bien reçu[2].

Rebours et Guyet nouveaux intendants des finances.

Chamillart fit en même temps deux nouveaux intendants des finances[3] : Rebours, son cousin germain et de sa femme[4], et Guyet, maître des requêtes, dont la fille unique avoit, malheureusement[5] pour elle, épousé le frère de Chamillart[6]. Rien de si ignorant, ni, en récompense, de si présomptueux et de si glorieux, que ces deux nouveaux animaux. Le premier s'étoit sûrement moulé[7] sur le marquis de Mascarille[8]; il l'outroit encore, tout étoit en lui parfaitement ridicule[9]. L'autre, grave et collet monté[10], faisoit grâce de prêter l'oreille, à condition pourtant qu'il ne comprenoit rien de ce qu'on lui disoit. Jamais un si sot homme que celui-ci, jamais un si impertinent que l'autre, jamais rien de plus indécrottable[11] que tous les

1. *Dangeau*, p. 88-90; *Sourches*, p. 40 et 43. « On ne dit point le sujet du voyage de M. de Monasterol, dit Dangeau; mais, selon toutes les apparences, on a plus de sujet que jamais d'être content de M. l'électeur de Bavière. »

2. *Dangeau*, p. 95, 13 août : « M. l'abbé d'Estrées, qui revient de l'ambassade d'Espagne, salua le Roi, et fut très bien reçu. Le comte d'Albert fit la révérence aussi ; il espère que S. M. lui permettra d'aller servir en Espagne. » Les lettres de recréance de l'abbé remontaient au 27 avril.

3. *Dangeau*, p. 97; *Sourches*, p. 47; *Mercure* d'août, p. 408-411. La nomination est du 31 août. Chaque charge coûtait quatre cent mille livres.

4. Tome VI, p. 301 et 305. — 5. *Malheureusem^t* surcharge *p^r*.

6. Tomes VI, p. 304, et X, p. 140-141. — 7. *Moulé* est en interligne.

8. Il a dit, la première fois (tome VI, p. 305), que c'était, « je pense, le véritable original du marquis de Mascarille. »

9. Saint-Simon cependant, quand il avait besoin de l'intendant, protestait de « l'honorer plus cordialement » que personne (lettre de 1707, dans le tome XIX de 1873, p. 249). On songea, en 1721, à lui confier le Contrôle général (*Correspondants de Mme de Balleroy*, tome II, p. 337).

10. *Colet*, dans le manuscrit. Selon le *Dictionnaire de l'Académie* de 1718, *collet monté* ne signifiait, au figuré, qu'un homme d'aspect antique et démodé comme les collets montés sur carton ou fil de fer.

11. *Indécrottable*, au figuré, « se dit ordinairement d'un pédant, et ne se dit qu'en termes de plaisanterie » (*Académie*, 1718).

deux. Et voilà les choix et les environs[1] des ministres, et ce que sont leurs familles quand ils ont la foiblesse d'y vouloir trouver et avancer : ils n'y trouvent aucun secours, ils excitent le cri public, et ils préparent de loin leur propre perte[2].

Mort et caractère de l'abbesse de Fontevrault. Sa nièce lui succède. [*Add. St-S.* 565]

La mort de l'abbesse de Fontevrault[3] dans un âge[4] encore assez peu avancé, arrivée dans ce temps-ci[5], mérite d'être remarquée. Elle étoit fille du premier duc de Mortemart, et sœur du duc de Vivonne, de Mme de Thiange et de Mme de Montespan ; elle avoit encore plus de beauté que cette[6] dernière[7], et, ce qui n'est pas moins dire, plus d'esprit qu'eux tous, avec ce même tour que nul autre n'a attrapé qu'eux, ou avec eux par une fréquentation continuelle, et qui se sent si promptement et avec tant de plaisir[8] ; avec cela, très savante, même bonne théologienne, avec un esprit supérieur pour le gouvernement, une aisance et une facilité qui lui rendoit comme un jeu le maniement de tout son ordre et de[9] plusieurs grandes affaires qu'elle avoit embrassées, et où il est vrai que son crédit contribua fort au succès ; très régulière et très exacte, mais avec une douceur, des grâces et des manières qui la firent adorer à Fontevrault et de tout son ordre. Ses moindres lettres étoient des pièces à garder, et toutes ses conversations ordinaires, même celles[10] d'affaires ou de discipline, étoient charmantes, et ses discours en chapitre, les jours

1. Terme déjà rencontré dans notre tome VII, p. 281.
2. Comparez ci-dessus, p. 41-42, une réflexion analogue.
3. Marie-Madeleine-Gabrielle de Rochechouart : tome X, p. 147.
4. *Age* corrige *ass[ez]*, inachevé.
5. Le 15 août : *Dangeau*, p. 98-99 ; *Sourches*, p. 51 ; *Gazette*, p. 408 ; *Mercure* d'août, p. 386-390.
6. *Que cette* est en interligne, au-dessus d'*et plus*, biffé.
7. On a son portrait fait par E. Gantrel en 1693.
8. Voyez notre tome III, p. 332, note 6. On trouve déjà cet esprit mordant dans le Méry de Rochechouart, du temps de Louis XII, dont parlent les *Chroniques de Jean d'Auton*, éd. Maulde, tome IV, p. 361.
9. Cette préposition est ajoutée en interligne.
10. *Celle*, au singulier, dans le manuscrit.

de fêtes, admirables[1]. Ses sœurs l'aimoient passionnément, et, malgré leur impérieux naturel, gâté par la faveur au comble, elles avoient pour elle une vraie déférence. Voici le contraste. Ses affaires l'amenèrent plusieurs fois et longtemps à Paris[2]. C'étoit au fort des amours du Roi et de Mme de Montespan. Elle fut à la cour et y fit de fréquents séjours, et souvent longs. A la vérité, elle n'y voyoit personne; mais elle ne bougeoit de chez Mme de Montespan[3], entre elle et le Roi, Mme de Thiange et le plus intime particulier. Le Roi la goûta tellement, qu'il avoit peine à se passer d'elle : il auroit voulu qu'elle fût de toutes les fêtes de sa cour, alors si galante et si magnifique[4]. Madame[5] de Fontevrault se défendit toujours opiniâtrément des publiques; mais elle n'en put éviter de particulières. Cela faisoit un personnage extrêmement singulier[6]. Il faut dire que son père la força à prendre le voile et à faire ses vœux[7], qu'elle fit de nécessité vertu, et qu'elle

1. Comparez son éloge par le *Journal de Trévoux*, année 1704, p. 2118-2125, reproduit dans le livre de P. Clément : *Une abbesse de Fontevrault au XVIIe siècle*, etc., p. X-XV, et, *ibidem*, p. XX-XXI, un autre éloge attribué au cardinal Fleury. L'Appendice du même ouvrage comprend plusieurs documents d'ordre administratif. Un des plus importants est la confirmation des privilèges de l'ordre, en 1672 (Arch. nat., X^{1A} 8670, fol. 17).

2. *P. Clément*, p. 33-43. — 3. *Montespan* corrige *Main*[*tenon*].

4. Cela se continua sous Mme de Maintenon. Huit lettres que celle-ci lui écrivit à partir de 1686 ont été publiées par Lavallée, par Pierre Clément, et, en dernier lieu, par M. Geffroy. Dans l'une, on lit ceci : « Je n'ai jamais changé de sentiments pour vous. Vous avez touché mon goût et rempli mon estime. J'ai cru ne pas vous déplaire, et tout cela a subsisté dans tous les temps, et subsistera toujours. » Dans une autre, de 1701, on voit que la duchesse de Bourgogne l'honorait de son amitié.

5. *M^e^* surcharge *elle*. — 6. Comparez le tome XII de 1873, p. 86-87.

7. Elle prit le voile à l'Abbaye-aux-Bois le 19 février 1664, des mains des deux Reines, fut nommée abbesse et chef de l'ordre de Fontevrault le 16 août 1670 (*Gazette*, p. 818), étant alors à Poissy avec la célèbre prieure Mme de Chaulnes, fut bénite le 8 février 1671, et fit son entrée solennelle le 18 mars (*Gazette*, p. 156 et 313). Comparez sa biographie par Daniel de Larroque, conservée dans les Papiers du P. Léonard (Arch. nat., L 1018, n° 1) et reproduite en tête du livre de P. Clément.

fut toujours très bonne religieuse. Ce qui est très rare, c'est qu'elle conserva toujours une extrême décence personnelle dans ces lieux et ces parties[1], où son habit en avoit si peu[2]. Le Roi eut pour elle une estime, un goût, une amitié, que l'éloignement de Mme de Montespan, ni l'extrême faveur de Mme de Maintenon ne purent émousser; il la regretta fort, et se fit un triste soulagement de le témoigner[3]. Il donna tout aussitôt cette unique abbaye à sa nièce, fille de son frère, religieuse de la maison[4] et personne d'un grand mérite[5].

Naissance du premier* duc de Bretagne.

Je devois marquer un peu plus tôt la naissance du fils aîné de Mgr le duc de Bourgogne, arrivée à Versailles à cinq heures après midi, le mercredi[6] 25 juin[7]. Ce fut une grande

1. *Lieux* corrige *lieues*, et, ensuite, *parties* corrige *pardies*.

2. On a vu, dans notre tome IX, p. 324, fin de note, que l'abbesse fit célébrer un service pour son beau-frère Montespan, lorsqu'il mourut en 1701.

3. « Le Roi, dit Dangeau le 18 août, nous apprit le soir, à son petit coucher, la mort de Mme l'abbesse de Fontevrault, qu'il regrette extrêmement. C'étoit une fille de beaucoup d'esprit et de mérite. » Comparez la lettre de Louis XIV citée dans le livre de P. Clément, p. 76.

4. *Dangeau*, p. 103-104; *Sourches*, p. 54. Cette cadette, Louise-Françoise de Rochechouart, dite Mme de Vivonne, qui était âgée de quarante ans, religieuse depuis vingt ans, grande prieure de Fontevrault depuis 1695, en fut nommée abbesse le 23 août, sur les instances du duc du Maine, et, l'étant encore en 1738, quand Louis XV envoya quatre de ses filles pour y être élevées, elle fut créée leur gouvernante, avec un brevet de duchesse pour pouvoir s'asseoir devant elles. Elle mourut à Fontevrault le 16 février 1742, âgée de soixante-dix-huit ans. Une autre fille du duc de Mortemart, l'aînée de toutes, s'était faite religieuse à Fontevrault en 1679, mais était passée abbesse de Beaumont-lès-Tours en 1689.

5. Cette dernière phrase tout entière est ajoutée dans le blanc qui restait à la fin du paragraphe. — Mme de Maintenon reprit immédiatement avec la nouvelle abbesse les relations qu'elle avait eues avec sa tante : *Correspondance générale*, tome V, p. 306-307. L'éloge de la défunte fut envoyé, sous forme de circulaire imprimée, à tous les monastères de l'ordre.

6. *Mercredy* est en interligne, au-dessus de *mardi*, biffé.

7. *Dangeau*, p. 51-52 ; *Sourches*, tome VIII, p. 403-404 ; *Gazette*, p. 311

* *Du pr* corrige *de Mgr le*.

joie pour le Roi, à laquelle la cour et la ville prirent part jusqu'à la folie par l'excès des démonstrations et des fêtes[1]. Le Roi en donna une à Marly, et y fit les plus galands et les plus magnifiques présents à Mme la duchesse de Bourgogne, alors relevée[2]. Malgré la guerre[3] et tant de vifs sujets de mécontentement de M. de Savoie, le Roi[4] lui écrivit pour lui donner part de cette nouvelle; mais il adressa le courrier à M. de Vendôme pour qu'il envoyât la lettre au duc de Savoie[5]. On eut tout lieu de se repentir de tant de joie, puisqu'elle ne dura pas un an[6],

et 323; *Mercure* de juin, p. 386-402 et 428-429; *Œuvres de Louis XIV*, tome VI, p. 153; *le Château de Versailles*, par Dussieux, tome I, p. 183-185. Il y a une relation du cérémonial dans le registre de Desgranges conservé à Chantilly, ms. 427, p. 129-135. On attribua à cet enfant le prénom Louis et le titre de duc de Bretagne, qui n'avait été porté que par les deux fils de François Ier, en mémoire de la reine Anne.

1. Comme en 1682, pour la naissance de son père : *Sourches*, tome I, p. 133-134. Voyez, par exemple, la lettre de félicitation écrite par Tessé, dans le recueil publié par M. de Rambuteau, p. 185, celle de l'envoyé de Tripoli dans le *Mercure* de juillet, tome I, p. 159-166, la relation des fêtes de Caen dans les *Mémoires de Nicolas Foucault*, p. 357-363, les vers d'Antoine Hamilton publiés dans ses *Œuvres*, tome II, p. 493-496, la lettre ordonnant de chanter le *Te Deum* (*Gazette d'Amsterdam*, n° LIV), une pièce de vers du Chansonnier, ms. Fr. 12693, p. 231-234, les almanachs de 1705, dans la collection Hennin, nos 6956-6961, et, pour les réjouissances publiques, ci-après, p. 203. On avait fait faire une layette d'un luxe extravagant (*Sourches*, p. 382), et, comme en 1682, le Pape offrit des langes bénits, qui furent exposés à Rome; il n'y eut qu'un ondoiement le jour de la naissance, et point de baptême.

2. Le 7 août : *Dangeau*, p. 89-90; *Sourches*, p. 41-42.

3. *Guerre* surcharge des lettres illisibles.

4. *Roy* est en interligne.

5. *Dangeau*, p. 55; *Sourches*, p. 406; *Mercure* de juin, p. 398-400. Le Roi, heureux d'être pour la première fois bisaïeul, trouva cette manière d'agir « plus noble; » mais beaucoup de « bons serviteurs » la désapprouvèrent. Il y fut répondu de Turin par l'intermédiaire du Nonce (*Journal de Verdun*, p. 87 et 187). En décembre de l'année suivante, Victor-Amédée fit part, par une lettre de la main, de la naissance de son fils Chablais, qui devait mourir le mois suivant, et le Roi répondit aussitôt (*Dangeau*, tome X, p. 494-495).

6. Ci-après, p. 460.

et de tant d'argent dépensé si mal à propos en fêtes[1] dans les conjonctures où on étoit.

Progrès des Mécontents Mesures des alliés pour la défense de l'Allemagne.

La Grande Alliance[2] avoit grande raison de tout craindre pour l'Empereur, et de porter toutes ses forces à sa défense. Les Mécontents[3], devenus maîtres d'Agria et de toute l'île de Schutt une seconde fois depuis l'avoir abandonnée[4], n'avoient pu en être chassés; le comte Forgatsch[5], à la tête de trente mille hommes, entré en Moravie, y avoit défait quatre mille Danois et six mille hommes des Pays héréditaires, leur avoit tué deux mille hommes, pris toute leur artillerie et leurs bagages, et acculé le général Reitchaw, Danois[6], qui[7] les commandoit, dans un château[8]. Le même Forgatsch défit ensuite le général Heister avec tout ce qu'il avoit pu rassembler de troupes pour s'opposer à eux et couvrir Vienne, où la consternation et la frayeur furent extrêmes[9]. Que n'avoit-on point à espérer dans une conjoncture si singulièrement heureuse, pour peu que les armées des maréchaux de Marcin et de Tallard, jointes à celles de l'électeur de Bavière[10], eussent eu le moindre des

1. *Dépensé* et *en festes* sont en interligne, pour remplacer *despensé en festes*, biffé à la fin du paragraphe.

2. Tome IX, p. 299. — 3. *Mécontentents*, dans le manuscrit.

4. Ci-dessus, p. 30 et 136.

5. Simon Forgats ou Forgatsch, général de réputation et de grand crédit, désigné, au commencement de l'année, pour remplacer Palffy en Hongrie (*Gazette d'Amsterdam*, n° XII), avec le titre de ban de Croatie, mais non agréé par les peuples (*Gazette*, p. 87), était passé au parti des Mécontents (*ibidem*, p. 196 et 207; *Dangeau*, tome IX, p. 498). C'est un des chefs hongrois qui se réfugièrent en Pologne en 1714.

6. C'était un partisan qui passa général à la place de Grönsfeld. Il est appelé le baron Ritschan dans les *Feldzüge des prinzen Eugen*, tome VI, p. 134, Risschau, dans le livre d'Ottieri, et le colonel Ritschan ou Ritschau dans la *Gazette d'Amsterdam*, n°s XLVI, XLVIII, L et XCVIII.

7. La première lettre de *qui* surcharge *d[ans]*, reporté plus loin.

8. C'est Dangeau qui raconte cela au 19 juin, p. 46 et 48. Comparez les *Mémoires de Sourches*, tome VIII, p. 396-397, et la *Gazette d'Amsterdam*, n°s XLIII et L, de Vienne.

9. *Dangeau*, 29 juillet, p. 57-58; *Mercure* de juillet, p. 364-365.

10. Ci-dessus, p. 143.

succès que promettoient tant de forces unies au cœur de l'Allemagne, avec l'armée du maréchal de Villeroy en croupe ! On va voir ce que peut la conduite et la fortune, ou, pour mieux dire, la Providence, qui se joue de l'orgueil et de la prudence des hommes, et qui, dans un instant, relève et atterre les plus grands rois.

Mouvements dans nos armées.

Tallard arriva à Ulm le 28 août[1], et y séjourna deux jours pour laisser reposer son armée, l'amena le 2 août sous[2] Augsbourg[3], et joignit le 4 l'Électeur et le maréchal de Marcin[4]. Dès lors, l'Électeur étoit[5] poussé par Blainville, à qui les mains démangeoient d'autant plus[6], qu'avec les grandes parties de guerre qu'il avait fait voir durant celle-ci et la considération singulière qu'il s'étoit acquise[7], il n'espéroit rien moins que le bâton d'une action heureuse, porté par son ancienneté de lieutenant général et par la faveur de sa famille. Legall, qu'une jolie action venoit de faire lieutenant général, comme je crois l'avoir marqué en son lieu[8], et qui revenoit de la cour, où l'Électeur l'avoit envoyé comme un homme intelligent et de confiance[9],

1. Lisez : *juillet*.

2. L'initiale de *sous* surcharge des jambages de lettres.

3. Cette nouvelle fut apportée par M. de Monasterol le 6 août : voyez le *Journal de Dangeau*, p. 84 et 89.

4. *Dangeau*, p. 98. Voyez les *Mémoires militaires*, p. 547, le recueil des *Campagnes* publié en 1763, et le livre d'E. Moret, tome II, p. 43-47.

5. *Estoit* est en interligne.

6. « On dit proverbialement et figurément que *les mains démangent à un homme*, pour dire qu'il a grande envie de se battre ou d'écrire contre quelqu'un » (*Académie*, 1718).

7. On se rappelle sa belle défense de Kaiserswerth en 1702 (tome X, p. 189 et 197-198). En 1703, sous Villars (tome XI, p. 88-89), il a fait les fonctions de directeur général de l'infanterie.

8. Tome XI, p. 160-162.

9. *Dangeau*, p. 48, 49, 55 et 61 ; *Sourches*, p. 399, 401 et 405 ; *Mercure* de juin, p. 368-369. Le mémoire remis de la part de l'Électeur par Legall est imprimé dans l'ouvrage de Pelet, tome IV, p. 490-495, et suivi, p. 495-497, de l'instruction envoyée à Villeroy douze jours plus tard, instruction qui se trouva concorder exactement avec les nouveaux plans des trois généraux ennemis.

secondoit Blainville auprès de lui, en audacieux qui espère tout et ne regarde point d'où il est parti, et l'Électeur, plein de valeur, et à la tête de trois armées complètes et florissantes, petilloit de lui-même d'ardeur de s'en servir, et de se rendre maître de l'Allemagne[1] par le gain d'une bataille qui auroit mis l'Empereur à sa merci, entre les[2] Mécontents victorieux déjà et les[3] armées de l'Électeur triomphantes. Ces idées si flatteuses le perdirent. Il ne discerna pas l'incertitude du succès d'avec la sûreté de celui de ne rien entreprendre[4]. Il se trouvoit dans l'abondance et dans une abondance durable, par les pays gras et neufs dont il étoit maître, et qu'il avoit dans ses derrières et à l'un de ses côtés; le vis-à-vis de lui étoit ruiné par les armées ennemies, qui, par le nombre de leurs troupes, de leurs marches circulaires et croisées, de leurs séjours, étoit mangé; leurs derrières ne l'étoient pas moins. Il y avoit peu de distance au delà jusqu'aux ravages qu'avoient faits les courses des Mécontents. En un mot, ces pays épuisés ne pouvoient fournir huit jours de subsistance à ce grand nombre de troupes des alliés, et, sans rien faire que les observer, il falloit que, faute de subsistance, ils lui quittassent la partie, et se retirassent assez loin pour chercher[5] à vivre, pour que l'Électeur trouvât tout ouvert devant lui. N'avoir pas pris ce parti fut la première faute, et la faute radicale[6]. Marcin ne songeoit, depuis qu'il étoit en Bavière, qu'à se rendre agréable

Première faute principale.

1. *Maistre de* est en interligne, au-dessus de *par le*, et les premières lettres de *l'Allemagne* surchargent un premier *guain*.

2. *Entre* est en interligne, au-dessus d'*au milieu*, biffé, sans correction du *des* qui suivait en *les*.

3. Ici, *des* a été corrigé en *les*.

4. Selon toute évidence, c'est aux *Mémoires de Feuquière*, tome III, p. 357-387 (comparez notre tome X, p. 94, note 4), que Saint-Simon doit avoir emprunté les critiques stratégiques qui vont suivre, au moins en partie et pour le fond.

5. *Chercher* est en interligne, au-dessus de *trouver*, biffé.

6. *Mémoires de Feuquière*, tome III, p. 361-363.

à l'Électeur, et Tallard, gâté par sa victoire de Spire, et cherchant aussi à plaire en courtisan, ne mit aucun obstacle à l'empressement[1] de l'Électeur de donner une bataille. Il ne fut donc plus question que de ce but, qui se trouva d'autant plus facile à atteindre, qu'une bataille étoit tout le desir et toute la ressource des alliés dans la position où ils se trouvoient. Le prince Louis de Baden assiégeoit Ingolstadt[2], et ne le pouvoit prendre, si la faim chassoit le duc de Marlborough, qui étoit l'armée opposée à l'Électeur. Le prince Eugène amusoit le maréchal de Villeroy, destiné à la garde des montagnes[3]. Il croyoit avoir tout fait que d'avoir établi la communication entre l'Électeur et lui par de gros postes semés entre eux deux; il en avoit sur le haut des montagnes, qui voyoient à revers le camp du prince Eugène. Le maréchal le comptoit uniquement occupé à garder ses retranchements de Bihel[4] et l'empêcher de les attaquer. Il fut averti que ce prince avoit un autre dessein; il n'en voulut rien croire. Le prince Eugène, informé[5] de moment en moment des mouvements de l'Électeur, et qui n'étoit dans ces retranchements que [pour] occuper le maréchal de Villeroy et l'empêcher d'aller grossir les trois armées de la sienne, se mesura assez juste pour l'amuser jusqu'au bout, et partir précisément pour aller joindre Marlborough de manière qu'il y arrivât sûrement à temps, mais sans donner au maréchal celui[6] d'en profiter, ni sur son arrière-garde, ni par de nom-

Faute du maréchal de Villeroy.

1. L'article élidé est écrit deux fois, à la fin d'une ligne et au commencement de la suivante.

2. Place forte de Bavière, sur le Rhin, entre Ratisbonne et Neubourg, qui avait été assiégée par Gustave-Adolphe en 1632.

3. Correspondance de Villeroy, au Dépôt de la guerre, vol. 1755-1756.

4. Bihel, forme francisée de Bühl, est un petit village au pied des montagnes, à six lieues de Kehl. De là jusqu'à Stolhofen, les Impériaux avaient fait, dans les années précédentes, une ligne de retranchements, dont M. de Bade avait confié la garde, depuis le début de 1704, au comte de Frise. M. de Villeroy en envoya un plan le 27 juillet (vol. 1756, n° 134).

5. *Informé* est en interligne, au-dessus d'*averti*, biffé.

6. *Celuy* est en interligne, au-dessus de *le temps*, biffé.

breux détachements pour fortifier l'Électeur. C'est ce qu'il exécuta avec une capacité qui dépassoit de loin celle du maréchal de Villeroy, qui n'y sut pas remédier après ne l'avoir pas voulu prévoir, et qui, après quelques mouvements, demeura avec toute son armée dans ces gorges[1].

Marche et disposition des armées.

Cependant l'Électeur marchoit aux ennemis avec une merveilleuse confiance[2] : il arriva le matin du 12 août dans la plaine d'Hochstedt, lieu de bon augure par la bataille qui y avoit été gagnée[3]. L'ordre de celle de l'Électeur fut singulier[4]. On ne mêla point les armées : celle de l'Électeur occupa le centre, commandée par d'Arco; Tallard, avec la sienne, formoit l'aile droite, et Marcin, avec la sienne, l'aile gauche, sans aucun intervalle plus grand qu'entre le centre et les ailes d'une même armée[5]. L'Électeur commandoit le tout; mais Tallard présidoit, et, comme il ne voyoit pas à dix pas devant lui, il tomba en de grandes fautes, qui ne trouvèrent pas, comme à Spire, qui les réparât sur-le-champ[6]. Peu d'heures après l'arrivée de l'Électeur dans

1. *Feldzüge*, p. 453-460; *Mémoires militaires*, p. 555-556.

2. Lettres de Villeroy, exprimant ses inquiétudes, vol. 1756, n°s 23-28.

3. L'année précédente : tome XI, p. 265-267.

4. Voltaire rapporte (*Siècle*, p. 348) que le maréchal de Villars, ayant connu l'ordre de bataille et la manière dont Tallard voulait combattre, par une lettre partie de l'armée de celui-ci la veille du 13 août, écrivit à son beau-frère Maisons que la défaite était inévitable dans ces conditions. « On montra la lettre à Louis XIV; elle a été publique. » Deux lettres précédentes, des 28 juillet et 4 août, contenant les mêmes prédictions défavorables, ont été publiées par M. de Vogüé dans le tome II des *Mémoires*, p. 314, 315 et 318, ainsi que les lettres adressées postérieurement à Chamillart, à M. du Bourg et à l'abbé de Saint-Pierre, p. 326-331. — Dans le reste de son récit, p. 348-352, Voltaire s'est servi de celui de Feuquière, mais sans en accepter toutes les critiques.

5. *Mémoires de Feuquière*, p. 364-365 et 382-383. « Le marquis de Feuquière, dit Voltaire, compte douze fautes capitales que firent l'Électeur, Marcin et Tallard avant et après la bataille. Une des plus considérables était de n'avoir point un gros corps d'infanterie à leur centre et d'avoir séparé leurs deux corps d'armée. J'ai entendu souvent de la bouche du maréchal de Villars que cette disposition était inexcusable. »

6. Tome XI, p. 301-302. Comparez la relation du comte de Choiseul

la plaine d'Hochstedt, il[1] eut nouvelles que les ennemis venoient au-devant de lui, c'est-à-dire Marlborough et le prince Eugène, qui joignit son armée avec [la][2] sienne dans la marche de la veille; rien ne fut mesuré plus juste[3]. Il avoit laissé dix-sept bataillons et quelque cavalerie au comte de Nassau-Weilbourg[4], dans les retranchements de Bihel, pour continuer d'y amuser le maréchal de Villeroy tant qu'il pourroit, et se retirer dès que le maréchal, désabusé, tourneroit sur lui[5]; le prince Louis de Baden étoit

publiée dans les *Mémoires de Villars*, tome II, p. 323. « Le maréchal de Tallard, dit Voltaire, était à l'aile droite; l'Électeur, avec Marcin, à la gauche. Le maréchal de Tallard avait, dans le courage, toute l'ardeur et la vivacité française, un esprit actif, perçant, fécond en expédients et en ressources. C'était lui qui avait conclu les traités de partage; il était allé à la gloire et à la fortune par toutes les voies d'un homme d'esprit et de cœur, la bataille de Spire lui avait fait un très grand honneur, malgré les critiques de Feuquière.... Mais il avait un malheur bien dangereux pour un général : sa vue était si faible, qu'il ne distinguait pas les objets à vingt pas de lui. Ceux qui l'ont bien connu m'ont dit encore que son courage ardent, tout contraire à celui de Marlborough, s'enflammant dans la chaleur de l'action, ne laissait pas à son esprit une liberté assez entière. Ce défaut lui venait d'un sang sec et allumé.... » La Feuillade dit aussi, dans une lettre à son beau-père (recueil Esnault, tome I, p. 374) : « M. le maréchal de Tallard a senti, dans cette occasion, l'inconvénient d'avoir de mauvais yeux. Il paroît qu'il n'a pas connu son terrain. »

1. *Il* corrige *et*.

2. Il avait d'abord écrit : *dans*, après *armée*, puis surchargé *dans* en *à la*, et, finalement, il a biffé ces deux mots pour mettre *avec* en interligne, mais en oubliant de rétablir *la*.

3. Comparez l'exposé des manœuvres dans les *Mémoires militaires*, tome IV, p. 544-555, et dans les pièces réunies par le P. Léonard, M 647, n° 2, et voyez les réflexions de *Feuquière*, p. 380-381, celles de *Saint-Hilaire*, tome III, p. 74-92, et l'*Histoire militaire* de Quincy, tome IV, p. 269-271.

4. Jean-Ernest, né le 13 juin 1664, avait servi de maréchal de bataille sous le landgrave de Hesse-Cassel, et était général des troupes du haut Rhin depuis 1696, maréchal général de la cavalerie impériale et général de celle du Palatin. Il mourut le 1er mars 1719, à Heidelberg.

5. *Dangeau*, p. 100; *Gazette*, p. 141, 142 et 165. Un rapport de Montviel, daté du camp du maréchal de Villeroy, le 10 juillet, et

demeuré à son siège d'Ingolstadt. Nos généraux eurent toute la journée à choisir leur champ de bataille, et à faire toutes leurs dispositions. Il étoit[1] difficile de réussir plus mal à l'un et à l'autre[2]. Un ruisseau assez bon, et point trop marécageux, couloit parallèlement au front de nos trois armées; une fontaine formoit une[3] large et longue fondrière, qui séparoit presque les deux lignes du maréchal de Tallard : situation étrange quand on est maître de choisir son terrain dans une vaste plaine, et qui devint aussi très funeste. Tout à fait à sa droite, mais moins avancé qu'elle, étoit le gros[4] village de Pleintheim[5], dans lequel, par un aveuglement sans exemple, il mit vingt-six bataillons de son armée, avec Clérambault, lieutenant général[6], et Blanzac, maréchal de camp, soutenus de cinq régiments de dragons dans les haies du même village et d'une brigade de cavalerie derrière[7]. C'étoit donc une armée entière pour garder ce village et appuyer sa droite, et se dégarnir d'autant. La première bataille d'Hochstedt,

détaillant les positions prises entre Offenbourg et Bühl, est imprimé dans le recueil de l'abbé Esnault, tome I, p. 363-365. Comparez, pour les mois de juillet et d'août, les *Mémoires militaires*, p. 539-546, et le recueil des *Campagnes* publié chez Rey en 1763.

1. L'initiale d'*estoit* surcharge une *f* effacée du doigt.

2. Des plans et vues sont réunis dans la collection Hennin, au Cabinet des estampes, n°s 6888-6913 et 6918 du catalogue, et il y a encore un plan dans la correspondance de l'intendant Fumeron, à la bibliothèque Mazarine, ms. 2301, ainsi que dans le tome IV de l'*Histoire militaire* de Quincy, p. 268-283. Le rapport officiel de Tallard est imprimé dans les *Mémoires militaires*, p. 566 et suivantes.

3. *Un*, au manuscrit, avant *large* comme avant *fontaine*.

4. *Gros* corrige l'abréviation *grd*.

5. En allemand, *Blindheim;* bourg de Souabe, sur le Danube, à quarante kil. N. O. d'Augsbourg et un demi-mille d'Hochstedt. Les Anglais écrivent : *Blenheim*.

6. Tome XI, p. 90.

7. Les chiffres sont un peu différents dans les *Mémoires militaires*, p. 556-567 et 575 (relation de M. de Quincy), et Tallard lui-même ne compte (p. 566) que seize bataillons et quatre régiments de dragons à pied. Comparez les *Feldzüge des prinzen Eugen*, tome VI, p. 515-518.

gagnée en ce même terrain, étoit un plan bon à suivre, et une leçon présente, dont beaucoup d'officiers généraux qui se trouvoient là avoient été témoins; il parut qu'on n'y songea pas. Entre deux partis à prendre, ou de border le ruisseau parallèle au front des armées pour en disputer le passage aux ennemis, et celui de les attaquer dans[1] le désordre de leur passage, tous deux bons, et le dernier meilleur, on en prit un troisième : ce fut de leur laisser un grand espace[2] entre nos troupes et le ruisseau, et de le leur laisser passer à leur aise, pour les culbuter après dedans, dit-on[3]. Avec de telles dispositions, il n'étoit pas possible de douter que nos chefs fussent[4] frappés d'aveuglement. Le Danube couloit assez près de Pleintheim, qui eût été un appui de la droite, en s'en approchant, meilleur que ce village, et qui n'avoit pas besoin d'être gardé.

Les ennemis arrivèrent le 13 août[5], se portèrent d'abord sur le ruisseau, et y parurent presque avec le jour[6]. Leur surprise dut être grande d'en aviser nos armées si loin, qui se rangeoient en bataille. Ils profitèrent de l'étendue du terrain qu'[on] leur laissoit, passèrent le ruisseau presque partout, se formèrent sur plusieurs lignes au deçà, puis s'étendirent à leur aise sans recevoir la plus légère opposition. Voilà de ces vérités exactes, mais sans aucune vraisemblance, et que la postérité ne croira pas. Il étoit près de huit heures du matin quand toute leur dispo-

1. *Dans* surcharge *en*.
2. *Esparce*, dans le manuscrit.
3. Le Roi écrivit à M. de Marcin, le 13 septembre suivant (*Œuvres*, tome VII, p. 166) : « Je vois que la disposition y avoit été mal faite, et que l'on ne connoissoit pas bien le terrain que mes troupes devoient occuper. Il faut espérer des occasions plus heureuses, et que les ennemis ne tireront d'autre utilité du gain de cette bataille que celle d'avoir obligé mes armées de repasser le Rhin et d'abandonner la Bavière. »
4. *Fussent* corrigent *n*[*e*].
5. Le lendemain du jour où l'on fêta à Marly la naissance du duc de Bretagne : ci-après, p. 204.
6. Saint-Simon, ayant d'abord ajouté en interligne : « à la pointe du jour », au-dessus d'*aoust*, a biffé ces cinq mots.

sition fut faite[1], que nos armées leur virent faire sans s'émouvoir. Le prince Eugène, avec son armée, avoit la droite, et le duc de Marlborough la gauche, avec la sienne, qui fut ainsi opposée à celle du maréchal de Tallard[2]. Enfin elles s'ébranlèrent l'une contre l'autre, sans que le prince Eugène pût obtenir le moindre avantage sur Marcin, qui, au contraire, en eut sur lui, et qui étoit en état d'en profiter, sans le malheur de notre droite[3]. Sa première charge ne fut pas heureuse : la gendarmerie ploya, et porta un grand désordre dans[4] la cavalerie qui la joignoit, dont plusieurs régiments firent merveilles. Mais deux inconvénients perdirent cette malheureuse armée : la seconde ligne, séparée de la première par la fondrière de cette fontaine, ne la put soutenir à propos, et, par le long espace[5] qu'il falloit marcher pour gagner la tête de cette fondrière et en faire le tour, le

Bataille d'Hochstedt.

1. *Touttes* et *faittes*, au pluriel, dans le manuscrit.

2. Le prince Eugène et le duc de Marlborough avaient, au total, douze bataillons de moins que l'armée franco-bavaroise, et trente-huit escadrons de plus (*Mémoires militaires*, p. 557-558 ; comparez p. 582, 584 et 589).

3. A proprement parler, il n'y a de récit de la bataille ni dans *Dangeau*, p. 101-103, ni dans *Sourches*, p. 52-56, ni dans la *Gazette*, p. 416-417 et 428-430 ; mais, en revanche, les relations de généraux français et de généraux étrangers sont nombreuses dans les volumes 1750 à 1752 et 1756 du Dépôt de la guerre, dans le recueil des *Campagnes de Marcin et de Tallard* publié en 1763, dans celui de Pelet, p. 558-601, dans les gazettes de Hollande, dans le recueil de Lamberty, p. 94-106, etc. J'ai déjà cité une lettre intéressante écrite par le comte de Choiseul-Traves à son beau-frère Villars, et donnée par M. de Vogüé dans l'Appendice du tome II des *Mémoires*, p. 323-326. Une autre, encore plus importante, écrite à M. de Denonville par son fils, dont il sera parlé plus loin, figure parmi les relations du *Journal de Verdun*, p. 223-235, 276-280 et 390-403. Enfin cette bataille occupe près de soixante-dix pages dans le tome VI des *Feldzüge des prinzen Eugen*, p. 460-528, seize pages dans le livre du comte Ottieri (1753), *Istoria delle guerre avvenute in Europa*, tome III, p. 240-255, et douze pages dans l'ouvrage d'E. Moret.

4. *Dans* surcharge *à la*.

5. Ces deux mots sont en interligne, au-dessus de *grd tour*, biffé, et, ensuite, *marcher*, au-dessus de *faire*.

ralliement ne put se faire, parce que les escadrons des deux lignes ne purent passer dans les intervalles les uns des autres, ceux de la seconde pour aller ou pour soutenir la charge, ceux de la première pour se rallier derrière la seconde. Quant[1] à l'infanterie, vingt-six bataillons dans Pleintheim y laissèrent un grand vuide, non en espace, car on avoit rapproché les bataillons restés en ligne, mais en front et en force. Les Anglois, qui s'aperçurent bientôt de l'avantage que leur procuroit ce manque d'infanterie, et du désordre extrême du ralliement[2] de la cavalerie de notre droite, en surent profiter sur-le-champ avec la facilité de gens qui se manioient aisément dans la vaste étendue d'un bon terrain. Ils redoublèrent les charges, et, pour le dire en un mot, ils défirent toute cette armée dès cette première charge, si mal soutenue par les nôtres, que la fermeté de plusieurs régiments, qui çà, qui là, ni la valeur et le dépit des officiers généraux et particuliers, ne purent jamais rétablir[3]. L'armée de l'Électeur, entièrement découverte et prise en flanc par les mêmes Anglois, s'ébranla à son tour. Quelque valeur que témoignassent les Bavarois, quelques prodiges que fît l'Électeur, rien ne put remédier[4] à cet ébranlement; mais la résistance, au moins, y fut grande. Ainsi, l'armée de Tallard[5] battue et enfoncée dans le plus grand désordre du monde, celle de l'Électeur soutenant avec vigueur, mais ne pouvant résister[6] par-devant

1. *Quand*, dans le manuscrit.

2. Ici, *rallim^t*.

3. Tallard dit, dans son rapport (p. 568) : « Le gros de la cavalerie a mal fait; je dis : très mal, car on n'a jamais rompu un escadron des ennemis. J'ai pourtant vu un instant où la bataille étoit gagnée par la brigade de Robecque et celle d'Albaret, si la cavalerie, qui s'étoit avancée plus près des ennemis, à la faveur de l'infanterie, qu'elle n'avoit fait auparavant, n'avoit tourné tout d'un coup et abandonné cette pauvre infanterie. » Il y a plus de détails dans le rapport de Quincy, p. 578-579.

4. *Remédier* est en interligne, au-dessus de *résister*, biffé.

5. Ici, Saint-Simon a ajouté en interligne, puis biffé *fut*.

6. *Résiter*, dans le manuscrit.

et par le flanc tout à la fois, l'une en fuite, l'autre en retraite, celle de Marcin chargeant et gagnant sur le prince Eugène, fut un spectacle qui se présenta tout à la fois, pendant lequel le prince Eugène crut plus d'une fois la bataille fort hasardée pour eux. En même temps ceux de Pleintheim, vigoureusement attaqués, non seulement surent se défendre, mais poursuivre par deux fois les ennemis fort loin dans la plaine, après les avoir repoussés, lorsque Tallard, voyant son armée défaite, en fuite[1], poussa à Pleintheim pour en retirer les troupes avec le plus d'ordre qu'il pourroit, et tâcher d'en faire quelque usage. Il en étoit d'autant plus en peine, qu'il leur avoit très expressément défendu de le quitter et d'en laisser sortir un seul homme quoi qu'il pût arriver[2]. Comme il y poussoit à toute bride avec Silly[3] et un gentilhomme à lui, tous trois seuls, il fut reconnu, environné, et tous[4] trois pris.

Pendant tous ces désordres, Blanzac étoit dans Pleintheim, qui ne savoit ce qu'étoit devenu Clérambault, disparu [Add. St-S. 566] depuis [plus] de deux heures[5] : c'est que, de peur d'être tué[6], il étoit allé se noyer dans le Danube. Il espéroit le passer à nage[7] sur son cheval, avec son valet sur un autre, apparemment pour se faire ermite après : le valet passa,

1. Lui-même était blessé légèrement d'un coup de sabre et d'un coup de feu.

2. Au contraire, le maréchal de Tallard se plaignit (p. 568) que l'ignorance du sort de M. de Clérambault, dont il va être parlé, et qui « avoit rappelé à son insu les trois brigades qui soutenoient l'aile droite du maréchal, à la faveur desquelles on eût toujours été le maître de retirer l'infanterie du village, » eût empêché de prendre un parti.

3. Ci-après, p. 190. Voyez les *Feldzüge des prinzen Eugen*, p. 527.

4. Ce dernier *tous* surcharge un mot illisible.

5. Rapport du maréchal de Tallard, p. 568; rapport de M. de Quincy, p. 578-579.

6. Le commencement de *tué* surcharge *m[ort]*.

7. *A nage* et *à la nage* s'employaient indistinctement : voyez le *Dictionnaire de l'Académie* de 1718, les *Lettres de Mme de Sévigné*, tome III, p. 124, la *Gazette* de 1672, p. 612, celle de 1717, p. 42, etc.

et lui y demeura[1]. Blanzac donc, sur qui le commandement rouloit en l'absence de Clérambault, qui ne paroissoit plus, sans que personne sût ce qu'il étoit devenu, se trouva fort en peine de l'extrême désordre qu'il voyoit et entendoit, et de ne recevoir aucun ordre du maréchal de Tallard. L'éparpillement que cause une confusion générale fit que Valsemé, maréchal de camp et dans la gendarmerie[2], passa tout près du village, en lieu où Blanzac le reconnut : il cria après lui, y courut, et le pria de vouloir bien aller chercher Tallard et lui demander ce qu'il lui ordonnoit de faire et de devenir. Valsemé y fut très franchement; mais, en l'allant chercher, il fut pris[3] : ainsi

1. Un des rapports dit (p. 583) : « Ce qu'il y a de plus malheureux..., c'est que M. de Clérambault, lieutenant général qui commandoit les vingt-sept bataillons qui étoient dans le village de la droite et douze escadrons de dragons, n'ait pas songé à se retirer avec ce corps; il s'est noyé dans le Danube, à quatre heures du soir, deux heures avant la fin de l'affaire, la tête lui ayant tourné. » Comparez une lettre de Madame, dans le recueil de Rolland, p. 254, la relation de Denonville, dans le *Journal de Verdun*, p. 397-399, et les *Feldzüge des prinzen Eugen*, p. 515-516. Voltaire dit (p. 352) : « Il courut pour demander les ordres au maréchal de Tallard; il apprend qu'il est pris, il ne voit que des fuyards : il fuit avec eux, et va se noyer dans le Danube. » Un autre lieutenant général, dont l'identité pourrait être établie aisément, avait manifesté dès la veille une piteuse défaillance : voyez les *Mémoires de Saint-Hilaire*, tome III, p. 85-86, et les *Mémoires du duc de Luynes*, tome XVI, p. 296.

2. Louis-Ferry Malet de Graville, marquis de Valsemé, neveu du maréchal du Plessis-Praslin, lieutenant au régiment du Roi (1685), capitaine des chevau-légers du duc d'Orléans sur la démission de son père (1688), brigadier de cavalerie (1696), maréchal de camp depuis le 23 décembre 1702, fut fait cordon rouge et lieutenant général après Hochstedt, se démit des chevau-légers en 1706, pour aller commander en Aunis et Saintonge, puis en Provence (9 novembre 1707), et mourut subitement en arrivant à Toulon le 15 décembre. Voyez ses services dans la *Chronologie militaire*, tome IV, p. 609-610.

3. Il resta prisonnier en Angleterre jusqu'au milieu de 1707. C'était, selon Madame (recueil Jaeglé, tome II, p. 11-12), un bon ami du Palais-Royal, où il avait été élevé, un brave garçon, et le seul Français qui sût bien l'allemand. Tallard fit aussi son éloge.

Blanzac demeura sans ouïr parler d'aucun ordre, ni d'aucun supérieur. Je ne dirai ici que ce que Blanzac allégua pour une justification qui fut également mal reçue du Roi et du public[1], mais qui n'eut point de contradicteur, parce que personne ne fut témoin de ce qui se passa à Pleintheim que ceux qui y avoient été mis, que les principaux s'accordèrent à un même plaidoyer, et que la voix de ces vieux piliers de bataillons[2], qui perça, ne fit pourtant pas une relation suivie sur laquelle on pût entièrement compter, mais qui fut assez forte pour accabler, à la cour et dans le public, les officiers principaux[3] à qui ils furent obligés d'obéir[4]. Ceux-là donc, au milieu de ces peines, et livrés à eux-mêmes, s'aperçurent que la poudre commençoit à manquer, que leurs charrettes composées[5] s'en étoient allées doucement sans demander congé à personne, que quelques soldats en avoient pris l'alarme et commen-

1. « On condamne fort M. de Blanzac.... de ne s'être pas retiré et d'avoir fait une capitulation aussi honteuse » (*Mémoires militaires*, p. 583).

2. « On dit d'un homme qui ne bouge du Palais que c'est un *pilier de Palais*, et, d'un homme qui est toujours au cabaret, que c'est un *pilier de cabaret* » (*Académie*, 1718). Le chevalier du Bourk appelait le marquis de Villafranca *grand pilier de toutes les étiquettes* (Combes, *Madame des Ursins*, p. 212).

3. Ces trois mots sont en interligne, au-dessus de *ceux*, biffé.

4. Voyez ci-après, p. 182, note 4. Au récit fait d'après Blanzac, nous pouvons, quoi qu'en dise notre auteur, opposer la justification que Denonville lui-même, étant à Nimègue, le 21 octobre, adressa à son père (*Journal de Verdun*, p. 390-403), celle de M. d'Hautefeuille (Dépôt de la guerre, vol. 1760, n° 175), qui attribua à la bonne contenance de ses dragons qu'on eût pu obtenir une capitulation, ou le récit des *Feldzüge des prinzen Eugen*.

5. Ce terme de *composé*, au sens d'assorti, comme dans Malherbe (*Œuvres*, tome IV, p. 27), s'appliquait particulièrement, nous l'avons déjà vu (tome I, p. 263), aux charrettes de munitions. Feuquière, dans ses *Mémoires* (tome I, p. 191 ; comparez ceux de *Saint-Hilaire*, tome IV, p. 137), dit : « Il doit toujours y avoir dans le parc (d'artillerie) une suffisance de charrettes qu'on appelle *composées* : les unes, de poudre et de balles ; les autres, de différentes espèces d'outils ; et cela pour être envoyées, suivant les ordres du général, à la tête des corps particuliers qu'on croit pouvoir en avoir besoin. »

çoient à la communiquer à d'autres, lorsqu'ils virent revenir Denonville, qui avoit été pris à cette grand attaque du village dont j'ai parlé, et qui étoit accompagné d'un officier, qui, le mouchoir en l'air, demandoit à parler sur parole. Denonville étoit un jeune homme, alors fort beau et bien fait, fils aîné du sous-gouverneur de Mgr le duc de Bourgogne et colonel du régiment Royal-infanterie[1], que la faveur de ce prince un peu trop déclarée avoit rendu présomptueux, et quelquefois audacieux. Au lieu de parler, au moins en particulier, à Blanzac et aux autres officiers principaux, puisqu'il avoit fait la folie de se charger d'une commission si étrange[2], Denonville, dis-je, qui avoit de l'esprit, du jargon, et grande opinion de lui-même, se mit à haranguer les troupes qui bordoient le village pour leur persuader de se rendre prisonniers de guerre pour se conserver pour le service du Roi. Blanzac, qui vit l'ébranlement que ce discours causoit dans les troupes, le fit taire avec la dureté que son propos méritoit, le fit retirer, et se mit à haranguer au contraire; mais l'impression étoit faite : il ne tira[3] d'acclamations que du seul régiment de Navarre, tout le reste demeura dans un triste silence[4]. J'avertis toujours que c'est d'après Blanzac que je parle[5]. Quelque peu de temps après que Denonville et son adjoint furent retournés aux ennemis, revint de leur part un milord[6], qui demanda à parler au commandant sur parole[7]. Il fut conduit à Blanzac, auquel

1. Tome XI, p. 218 (où l'on a mis par erreur, ligne 13 de la note 2, *Crémone*, au lieu de *Blenheim*) et p. 304.

2. Ce membre de phrase, depuis *puisque*, a été ajouté en interligne, de même que *dis je*, qui vient ensuite, et *au moins* deux lignes plus haut.

3. *Tire* corrigé en *tira*.

4. Après *silence*, il a biffé *et Champagne mesme*. — Ci-après, p. 180.

5. C'était un de ces la Rochefoucauld-Roye dont Saint-Simon a déjà parlé plusieurs fois, et avec qui il était intimement lié : ci-après, p. 273.

6. Milord Orkney, de la maison Hamilton. Il affirma plus tard à Voltaire que les troupes cernées ne pouvaient que se rendre.

7. Voyez le récit de cette scène dans le *Siècle de Louis XIV*, p. 352-

il dit que le duc de Marlborough lui mandoit qu'il étoit là avec quarante bataillons et soixante pièces de canon, maître d'y faire venir de plus tout ce qu'il voudroit de troupes; qu'il commençoit à l'environner de toutes parts; que le village n'avoit plus rien derrière soi pour le soutenir, que l'armée de Tallard étoit en fuite, et ce qui restoit ensemble de celle de l'Électeur[1] étoit en marche pour se retirer; que Tallard même et force officiers généraux étoient pris; que Blanzac n'avoit aucun secours à espérer; qu'il feroit donc mieux d'accepter une capitulation en se rendant tous prisonniers de guerre, que de faire périr tant de braves gens et de si bonnes troupes de part et d'autre, puisqu'à la fin il faudroit bien que le plus petit nombre fût accablé par le plus grand. Blanzac voulut le renvoyer tout court; mais, sur ce que l'Anglois le pressa de s'avancer avec lui sur parole jusqu'à deux cents pas de son village, pour voir de ses yeux la vérité de la défaite de l'armée électorale, de sa retraite, et des préparatifs pour l'attaquer, Blanzac y consentit. Il prit avec lui Hautefeuille, mestre de camp général des dragons, et ils s'avancèrent avec ce milord. Leur consternation fut grande, lorsque, par leurs yeux, ils ne purent douter de la vérité de tout ce que cet Anglois venoit de leur dire. Ramenés par lui dans Pleintheim, Blanzac assembla les officiers principaux, à qui il rendit compte de la proposition qui leur étoit faite, et de ce que, par ses propres yeux et ceux d'Hautefeuille, il venoit de voir. Tous comprirent combien affreuse seroit pour eux la première inspection[2] de leur reddition prisonniers de guerre; mais, tout bien considéré, celle de leur situation les frappa davantage, et ils conclurent tous à accepter

353, et dans les *Mémoires de Saint-Hilaire*, tome III, p. 86-88. Comparez la *Gazette d'Amsterdam*, Extr. LXXIV, les *Feldzüge des prinzen Eugen*, p. 517, et les relations étrangères.

1. Ces cinq mots sont en interligne, et, avant *restoit*, il a biffé *en*.

2. La première appréciation par le public.

la proposition qui leur étoit faite, en prenant les précautions qu'ils purent pour conserver au Roi ces vingt-six bataillons et les douze escadrons de dragons[1] par échange ou par rançon, pour leur traitement et leurs traites. Cette horrible capitulation fut donc tout aussitôt jetée sur le papier, et signée de Blanzac, des officiers généraux et de tous les chefs de corps, hors de celui, je crois, de Navarre, qui fut le seul qui refusa[2], et tout aussitôt exécutée[3].

Cependant Marcin[4], qui avoit toujours, non seulement soutenu, mais repoussé le prince Eugène avec avantage, averti de la déroute de l'armée de Tallard et d'une grande partie de celle de l'Électeur, découverte et entraînée par l'autre, ne songea plus qu'à profiter de l'intégrité de la sienne pour faire une retraite et recueillir tout ce qu'il pourroit de ces débris, et il l'exécuta sans être poursuivi[5]. Marlborough lui-même[6] étoit surpris d'un si prodigieux bonheur, le prince Eugène ne le pouvoit comprendre, le prince Louis de Baden, à qui ils[7] le mandèrent, ne se le[8] pouvoit persuader, et fut outré de n'y avoir point eu de part. Il leva, suivant leur avis, le siège d'Ingolstadt, qui, après un événement aussi complet, ne

Bon et sage avis se pouvoit soutenir, et tomberoit de soi-même[9]. L'Électeur

1. Les six derniers mots ont été ajoutés en interligne.

2. Voyez ci-dessus, p. 178. — Le colonel de ce vieux régiment était le comte de Maulévrier-Colbert, alors absent (ci-après, p, 276), et le lieutenant-colonel M. de Pionsat. Le régiment déchira et enterra ses drapeaux. Les officiers du régiment de Champagne, qui était dans l'armée de Marcin, envoyèrent deux mille écus à leurs camarades faits prisonniers (*Dangeau*, p. 115).

3. Voyez l'Extraordinaire LXXIV de la *Gazette d'Amsterdam*.

4. Ici, plus haut et en d'autres endroits, *Marchain*.

5. Voyez son rapport dans les *Mémoires militaires*, p. 558-560 et p. 587; comparez l'*Histoire militaire* de Quincy, p. 283-284 et 290-292.

6. *Luy mesme* est ajouté en marge.

7. *Qu'ils ils*, dans le manuscrit.

8. *Le* est en interligne.

9. « Dès que la bataille fut gagnée, les ennemis mandèrent au prince

fut presque le seul à qui la tête ne tourna point, et qui proposa peut-être le seul bon parti à prendre : c'étoit de se maintenir dans son pays à la faveur des postes et des subsistances, commodes et abondantes. On sentit trop tard la faute de ne l'avoir pas cru. Son pays, livré à soi-même, et soutenu de peu de ses troupes, se soutint tout l'hiver contre toutes les forces impériales. Mais notre sort n'étoit pas de faire des pertes à demi : l'Électeur ne put être écouté; on ne songea qu'à se retirer sur l'armée du maréchal de Villeroy et à la joindre[1]. Les ennemis n'y apportèrent pas le moindre obstacle, ravis de voir prendre à nos armées un parti d'abandon auquel, après leur victoire, ils[2] auroient eu peine à les forcer[3]. Cette jonction se fit donc, si différente des précédentes, le 25 août, à Donaueschingen[4], où l'armée du maréchal de Villeroy s'étoit avancée[5]. Chamarande[6] y amena tout ce qu'il avoit

de l'Électeur méprisé.

de Bade qu'il n'avoit qu'à discontinuer le siège d'Ingolstadt, parce que, M. l'Électeur ayant perdu la bataille, ses places ne songeroient plus à se défendre » (*Dangeau*, p. 109).

1. Selon le maréchal de Marcin (p. 561-562), tous les officiers généraux, réunis en conseil de guerre, convinrent unanimement que « le parti le plus conforme aux intérêts du Roi » était de se rapprocher de M. de Villeroy et des montagnes, « seul moyen de sauver la perte totale de l'armée, tant par la grande supériorité des ennemis en nombre, que par le défaut de subsistances. » Ce fut aussi le sentiment du Roi, qui, après consultation avec Chamlay, écrivit, le 21 (ses *Œuvres*, tome VI, p. 163-166), qu'il fallait que l'Électeur se retirât en Flandre, pour y attendre la paix générale, à moins qu'il ne préférât traiter pour son compte avec l'Empereur. L'Électeur se décida à suivre le mouvement, laissant sa famille à Munich et une partie de ses troupes dispersées dans le pays. Il lança peu après un manifeste, dont nous avons le texte dans le *Journal de Verdun*, année 1705, p. 7-44.

2. *Il*, au singulier, dans le manuscrit.

3. C'est un point sur lequel Feuquière a insisté particulièrement.

4. Ici, *Doneschind*, comme l'écrit Dangeau. Voyez notre tome XI, p. 91.

5. Dépôt de la guerre, vol. 1756. Auparavant, il y a (nos 53 et 76) deux lettres de ce maréchal sur Hochstedt.

6. *Chamarade*, dans le manuscrit. — Sur sa belle conduite à Hoch-

été ramasser à Augsbourg, Ulm, etc., et Marcin ne ramena pas plus de deux mille cinq cents soldats[1] et autant de cavaliers, dont dix-huit cents démontés, de l'armée de Tallard, qui perdit trente-sept bataillons, savoir : les vingt-six qui se rendirent prisonniers de guerre à Pleintheim, et onze tués et mis en pièces[2]. La gendarmerie en particulier, et, en général, presque[3] toute la cavalerie de Tallard fut accusée d'avoir très mal fait : ils tirèrent au lieu de charger l'épée à la main, ce que fit la cavalerie ennemie, qui avoit auparavant coutume de tirer; ainsi l'une et l'autre changea son usage et prit celui de son ennemi, qui fut une chose très fatale[4]. Enfin nos armées

stedt, voyez les lettres de M. de la Feuillade, dans le recueil Esnault, tome I, p. 338 et 373.

1. Les neuf mots qui suivent sont ajoutés en interligne.

2. Des chiffres un peu différents sont donnés par le *Journal de Dangeau*, p. 102, 103, 107 et 116. Les *Feldzüge des prinzen Eugen*, p. 523-525, comptent une perte totale de plus de douze mille hommes pour les alliés, et environ vingt-huit mille pour les vaincus.

3. *Presque* est en interligne.

4. C'est Silly (ci-après, p. 189-190) qui apporta ces accusations le 29 août (*Dangeau*, p. 109; *Sourches*, p. 61-62). Prisonnier avec M. de Tallard, il avait obtenu sa liberté sur parole de revenir le 15 octobre. Entre autres reproches, le principal était celui que vient de dire notre auteur, et que l'on retrouve dans les *Mémoires de Sourches*, p. 61. Tallard lui-même, dans le rapport qu'il rédigea quelques jours plus tard, s'exprima ainsi (*Mémoires militaires*, p. 568; ci-dessus, p. 174, note 3) : « Le village se défendit encore une heure et demie, et puis capitula, abandonné par toute la cavalerie, par celui qui y commandoit, et par la moitié de ceux qui étoient dedans. M. de Silly vous aura informé d'un détail que je ne puis répéter ici. » Mais, avant que peu de jours se fussent écoulés, il y eut un revirement d'opinion en faveur des corps accusés, comme le racontent, avec détails à l'appui, les mêmes *Mémoires de Sourches*, p. 61-62 et 67-68. Le mois suivant, l'aide-major de la gendarmerie adressa à Chamillart, au nom de son corps, une protestation en règle, qui courut dans le public, et dont la *Gazette d'Amsterdam* donna le texte dans son n° LXXXIX. Les papiers de l'ambassadeur Phélypeaux, conservés par ses héritiers actuels, contiennent des copies du rapport de Silly, une lettre à Chamillart et la réponse, une lettre au maréchal de Villars et la réponse, enfin une correspondance relative à la retraite

arrivèrent[1] le dernier août sous le fort de Kehl, au bout du pont de Strasbourg, et le prince Eugène dans ses lignes de Stolhofen, faisant contenance de vouloir passer le Rhin[2]. L'Électeur passa de sa personne de Strasbourg à Metz, d'où il gagna Bruxelles tout droit comme il put[3]. Il auroit fort voulu aller voir le Roi; mais cette triste entrevue ne fut pas du goût de S. M., quoique ce prince, dans l'intervalle de la bataille à son passage du Rhin, eût refusé des propositions fort avantageuses, s'il avoit voulu abandonner son alliance. Il vit l'Électrice et ses enfants[4] en passant à Ulm[5], leur donna ses instructions avec beaucoup de courage et de sens froid[6], et les renvoya à Munich pour s'y soutenir, avec[7] ce qu'il laissoit de ses troupes, le plus longtemps qu'il seroit possible[8]. Blainville, Zurlauben, lieutenants généraux, furent tués[9], et beaucoup d'autres; les

Électeur de Bavière passe à Strasbourg, et, par Metz, à Bruxelles.

[*Add. St-S.* 567]

dirigée par l'Électeur. Le *Journal de Verdun* parle aussi (p. 341) d'une protestation du mestre de camp Saint-Second.

1. Nous recommençons à suivre le *Journal*.

2. *Dangeau*, 3 septembre, p. 116; comparez p. 119. La correspondance militaire est au Dépôt de la guerre, vol. 1751.

3. *Dangeau*, p. 115, 119, 121, 130 et 146.

4. Il en avait encore sept, et une fille naquit le 21 décembre 1704; mais Dangeau ne parle ici que des deux fils aînés. La mère, Thérèse-Cunégonde Sobieska, fille du roi Jean et seconde femme de l'Électeur, mariée le 15 août 1694, mourut à Venise le 10-11 mars 1730, à cinquante-quatre ans et dix jours.

5. A Memmingen (*Dangeau*, p. 107), et non à Ulm, où les blessés avaient été transportés (Extraordinaire LXXI de la *Gazette d'Amsterdam*).

6. Et non *sang froid* comme dans notre tome II, p. 230.

7. *Avec*, en interligne, au-dessus de *par*, biffé. — 8. *Dangeau*, p. 107.

9. Ils ne moururent, des suites de leurs blessures, que le 21-22 septembre et le 17 août : *Dangeau*, p. 102, 107, 112, 131, 137, 140, 143 et 148; *Sourches*, p. 59 et 87; *Mercure*, septembre 1704, p. 261-264, et octobre, p. 258-262; *Gazette d'Amsterdam*, n° LXXIV, article de Paris. — Rigaud avait peint le portrait de Blainville en 1690. Par son testament, il légua soixante mille livres aux pauvres d'Ulm, où on l'avait porté, et ordonna de restituer à cette ville cent mille livres injustement levées sur les bourgeois. C'était le troisième Colbert qui mourait au service. — Zurlauben avait épousé une nièce du duc de Montausier. Sur sa mort, voyez le Dépôt de la guerre, vol. 1753, n°s 184 et 196.

prisonniers infinis[1]. La Baume, fils aîné de Tallard[2], survécut peu de jours à sa blessure[3]. Le duc de Marlborough, qui avoit tout fait avec son armée, garda le maréchal de Tallard et les officiers les plus distingués[4], qu'il envoya à Hanau[5], jusqu'à ce qu'il fût temps pour lui de passer en Angleterre, pour en orner son triomphe[6]. De tous les autres, il en donna la moitié au prince Eugène[7]. Ce fut pour eux une grand différence : celui-ci les traita durement[8], le duc

1. Les *Mémoires de Sourches*, p. 54, 59, 60 et 62-64, ainsi que le *Journal de Dangeau*, p. 109, 110, 112, 115, donnent les principaux noms de tués, de blessés et de prisonniers. Voyez surtout un rapport de Marlborough publié dans la *Gazette d'Amsterdam*, Extr. LXIX, le recueil de Lamberty, tome XIII, p. 31-33 et 486-487, et le tome VI des *Feldzüge des prinzen Eugen*, p. 523-525.

2. Celui que nous avons vu se marier ci-dessus, p. 34.

3. Il mourut le 20 septembre, à Strasbourg : *Dangeau*, p. 121, 131 et 134.

4. *Dangeau*, p. 155-157, 200, 211 et 227.

5. Belle ville forte du duché de Hesse-Cassel, à quatre lieues au-dessus de Francfort, près du confluent de la Kinzig et du Mein ; ancienne capitale d'un comté d'Empire. Le château appartenait au comte de Hanau, qui le mit à la disposition du maréchal.

6. Ci-après, p. 350. Les chansonniers n'épargnèrent ni Tallard ni Louis XIV : voyez le *Nouveau siècle*, tome III, p. 144-150, et ci-après, p. 305. Il y a plusieurs estampes étrangères, sur la prise du maréchal, dans la collection Hennin, n°s 6905, 6907 et 6913. Mme de Maintenon chargea le maréchal de Villeroy de lui transmettre ses condoléances : « Perdre une bataille, son fils unique et sa liberté ; comment peut-on survivre à de tels malheurs ?... J'espère bien que son courage le soutiendra. Vous ne devez pas être en peine de ce que le Roi pense à son égard. Plût à Dieu que son retour fût aussi prompt que sa bonne réception seroit assurée ! » (Recueil Geffroy, tome II, p. 29-30.) Ce retour n'eut lieu qu'en 1711 ; mais on verra plus loin, p. 305, le Roi témoigner ses bons sentiments dès la première occasion.

7. Voyez le partage dans le *Journal de Dangeau*, p. 109, dans les *Mémoires de Sourches*, p. 62, dans le *Journal de Verdun*, p. 233-234 et 276, et dans les *Mémoires de Saint-Hilaire*, tome III, p. 93-94 ; comparez la *Gazette d'Amsterdam*, Extr. LXIX, les *Œuvres de Louis XIV*, tome VI, p. 176, et le vol. 1750 du Dépôt de la guerre, n°s 132 et 133.

8. Quoique ayant débuté lui-même en France, et presque français de naissance.

de Marlborough avec tous les égards, les complaisances, les politesses les plus prévenantes[1] en tout, et une modestie peut-être supérieure à sa victoire[2]. Il eut soin que ce traitement fût toujours le même jusqu'à leur passage avec lui, et le commun des prisonniers qu'il se réserva reçut[3], par ses ordres, tous les ménagements et toutes les douceurs possibles[4].

Obscurité et rareté des nouvelles d'Allemagne.

Le Roi reçut cette cruelle nouvelle le 21 août, par un courrier du maréchal de Villeroy, à qui les troupes laissées par le prince Eugène, sous le comte de Nassau-Weilbourg, dans leurs lignes de Stolhofen[5], envoyèrent un trompette avec des lettres de plusieurs de nos officiers prisonniers à qui on avoit permis de donner de leurs nouvelles à leurs familles. Par ce courrier le Roi apprit que la bataille, donnée le 13, avoit duré depuis huit heures du matin jusque vers le soir, que l'armée entière de Tallard étoit tuée ou prise, qu'on ne savoit ce que le maréchal étoit devenu : aucune lettre ne le disoit, ni n'expliquoit si l'Élec-

1. Les dernières lettres de *prévenantes* en surchargent d'autres illisibles.

2. Cette conduite courtoise fut constante, la correspondance en témoigne, et nous le voyons, vers le même temps, sur la prière de l'Électeur, défendre expressément à ses troupes, sous peine de la vie, de rien piller ni brûler en Bavière, et manifester son désir sincère qu'un honnête accommodement empêchât de nouveaux désordres (*Mémoires de Sourches*, tome IX, p. 46). M. de Blanzac reconnut que les Anglais le traitaient parfaitement bien, et les Hollandais se plaignirent qu'on fût plus bienveillant pour ces prisonniers que les Français ne l'étaient pour les forçats protestants (*Gazette d'Amsterdam*, n° LXXIII, de Londres, et n° CIV, de la Haye).

3. *Receut* corrige *receurent*.

4. Au bout de deux semaines, le pain manquant aux alliés pour nourrir leurs prisonniers, Marlborough ordonna au munitionnaire hollandais de traiter avec M. de Tallard, pour l'alimentation de ses compagnons de captivité, sur le même pied qu'avec l'armée anglaise, et il se porta même caution du marché (*Dangeau*, p. 116-117 ; *Sourches*, p. 62 ; Dépôt de la guerre, vol. 1751, n°s 102-105). L'échange ne fut réglé qu'un peu plus tard (*Dangeau*, p. 141-142 ; *Sourches*, p. 79).

5. Ou de Bühl : ci-dessus, p. 168.

teur et le maréchal de Marcin avoient été à l'action. Il y en avoit de Blanzac, de Hautefeuille, de Montpeyroux, du chevalier de Croissy, et de Denonville, mais sans aucun détail, et de gens éperdus[1]. Dans cette terrible inquiétude, le Roi ouvrit ces lettres. Il trouva quelque chose de plus dans celle de Montpeyroux[2], mais pourtant sans détail; il écrivoit à sa femme[3], qu'il appeloit sa *chère petite Palatine*. Quand le Roi, longtemps après, fut éclairci, il demanda au maréchal de Boufflers ce que c'étoit que ce petit nom de tendresse dont il n'avoit jamais[4] ouï parler. Le maréchal lui apprit que le nom propre de Montpeyroux étoit Palatin de Dyo[5]; il auroit pu ajouter que *Palatin* étoit un titre familier dans ces provinces de Bourgogne et voisines, restés en noms propres[6] après avoir été des concessions des Empereurs[7] : ainsi c'étoit palatin, ou,

1. Tout cela est pris à *Dangeau*, p. 101. Comparez *Sourches*, p. 53.

2. Tome XI, p. 34. Selon Tallard, cet officier s'était comporté en galant homme et courageux.

3. Françoise-Isabelle, fille du comte de Harville, mariée par contrat du 17 avril 1700 (Arch. nat., Y 273, fol. 46 1), et morte à Paris le 13 juillet 1759, à l'âge de quatre-vingt-neuf ans.

4. *Jamais* surcharge un premier *ouï*.

5. Ou *Dio*, orthographe adoptée par Saint-Simon. — Le *Mémoire de la généralité de Bourgogne* dressé en 1698 nie que ce nom de PALATIN figurât dans les anciens actes de la famille. « Il y a apparence, dit d'Hozier, dans son registre I, p. 193, que le surnom de PALATIN, qui, par succession de temps, a été joint à celui de DIO, est le surnom d'Alix Palatin, fille et héritière de Guillaume Palatin, seigneur de Fleschin, laquelle (suivant des anciens manuscrits généalogiques) étoit femme de Guyot de Dio, chevalier, l'an 1336, et que de ce même Guyot de Dio est issu Jean, seigneur de Dio. » Guichenon a tracé une filiation de cette famille dans son *Histoire de la souveraineté de Dombes*, imprimée en 1874, p. 85-93. Comparez les articles du *Mercure* de mai 1704, p. 131-134, et de novembre 1706, p. 184-185, et *les Masures de l'abbaye royale de l'Ile Barbe*, par J. le Laboureur (1682), p. 478-485.

6. Ces pluriels sont bien au manuscrit.

7. *Emp*r, en abrégé et au singulier, dans le manuscrit. — Ces grands officiers du Saint-Empire, qui avaient peut-être hérité leur titre et leur juridiction locale des anciens comtes du palais, existèrent en Lorraine, en Saxe, en Bavière, en Souabe, dans la comté de Bourgogne. Ils

sous un titre plus éminent, seigneur de Dyo[1]. Le Roi demeura six jours dans cette situation violente de savoir tout perdu en Bavière, et d'ignorer le comment[2]. Le peu de gens dont il arriva des lettres se contentoient de mander de leurs propres nouvelles, tout au plus de quelques amis; personne n'étoit pressé de raconter le désastre : on craignoit pour ses lettres, et on n'osoit s'y expliquer sur les choses ni sur les personnes. Marcin, tout occupé de sa retraite, se contenta de donner de ses nouvelles au maréchal de Villeroy, uniquement relatives à cet objet[3]. L'Électeur, outré de ses pertes et de la contradiction qu'il avoit

ne sont plus représentés, au dix-huitième siècle, que par l'électeur palatin du Rhin et par les comtes palatins de la branche cadette de Wittelsbach, aujourd'hui maison royale de Bavière. Il y avait aussi, comme nous l'avons vu, des palatins et des palatinats en Pologne, en Hongrie, et des comtes et prélats palatins à Rome. Comparez le Paladin du *Bourgeois gentilhomme*, acte IV, sc. v, et acte V, sc. I.

1. Village du Charolais, avec ruines d'ancien château.

2. C'est surtout dans les lettres de Madame, du 21 et du 28 août, traduites par Rolland, p. 248-253, qu'on trouve le tableau de cette « situation violente, » et aussi dans certains articles de gazette comme celui que nous donnerons ci-après, Additions et corrections, p. 598. Dangeau (p. 101-103) et les *Mémoires de Sourches* (p. 53) s'accordent à dire que le Roi reçut la nouvelle « avec une fermeté de héros, » tandis que la consternation augmentait partout à mesure qu'arrivaient les détails. Rien ne fut changé un moment dans son existence journalière, non plus que dans son visage ou dans ses paroles : « Le P. de la Chaise lui avoit préparé un discours de consolation; mais le Roi l'a prévenu dès qu'ils ont été seuls ensemble, et ce bon Père nous a dit que S. M. lui avoit parlé avec tant de piété, tant de résignation à la volonté de Dieu, et avec tant de force et tant de courage, qu'il ne lui a jamais paru si grand et si digne d'admiration; il console les familles dont on dit qu'il y a eu des gens tués » (*Dangeau*). Comparez la lettre écrite par Mme de Maintenon au maréchal de Villeroy le 23 août, la lettre du 24 au cardinal de Noailles, les consolations de l'évêque de Chartres, et la lettre à Mme de Dangeau : *Correspondance générale*, tome V, p. 257-259, 261-262 et 265-266.

3. Cette lettre fut apportée de la part de M. de Villeroy, le 22, au Roi, qui la lut tout haut en se levant. Chamillart dut recevoir plus tard celle que M. de Marcin lui avait écrite un jour avant, et qui est im-

trouvée à son avis de demeurer dans son pays, n'écrivit au Roi que deux mots de respect et de fermeté dans son alliance, en passant le Rhin : tellement qu'on n'apprenoit rien que par lambeaux, et rares et médiocres, qui ne faisoient qu'augmenter l'inquiétude sur la chose générale et sur le sort des particuliers. La cruelle capitulation de Pleintheim fut pourtant démêlée la première par deux mots qui[1] s'en trouvèrent dans les lettres de Denonville, de Blanzac et d'Hautefeuille[2]. D'autres d'officiers particuliers s'échappèrent, sans détail, contre la gendarmerie et contre quelques officiers généraux[3], parmi[4] lesquels le comte de Roucy n'étoit pas bien traité, et qui relevoient amèrement sa contusion si longuement pansée, si fort dans les derrières, pendant tout l'effort de la bataille de la Marsaille, où il ne parut plus[5]. Lui et Blanzac son frère étoient fils de la sœur bien-aimée de M. le maréchal de Lorge; ils[6] avoient passé leur vie chez lui comme ses enfants[7]. M. de la Rochefoucauld, aîné de leur maison, les traitoit, aux secours près, de même. Leurs femmes, avec qui je vivois fort[8], m'envoyèrent chercher partout, et me

primée dans les *Mémoires militaires*. Le rapport de M. de Tallard, daté du 4 septembre, de Hanau, ne put arriver que beaucoup après.

1. *Que* corrigé en *qui*.

2. *Dangeau*, p. 101; *Sourches*, p. 52-53.

3. Voyez ci-dessus, p. 182. — 4. L'initiale de *parmi* surcharge *es*.

5. Notre auteur n'a parlé de cela ni en 1693, ni dans le portrait de M. de Roucy (tome III, p. 193); mais la *Chronologie militaire* dit en effet (tome IV, p. 497) que celui-ci, capitaine-lieutenant des gendarmes écossais et brigadier, ayant conduit la gendarmerie à l'armée de Catinat, « combattit avec la plus grande valeur à la Marsaille, le 4 octobre, et y reçut un coup de pistolet à l'épaule, qui le mit hors de combat. » Selon le rapport du général lui-même (*Mémoires de Catinat*, tome II, p. 239), c'était un coup dans les chairs du bras, sans aucune fracture.

6. *Il*, au singulier, dans le manuscrit.

7. Voyez notre tome IV, p. 47 et 172-174.

8. On vient de voir (tome XI, p. 358) la comtesse de Roucy servir d'intermédiaire entre Saint-Simon et la duchesse de Bourgogne. La comtesse de Blanzac, mère de Nangis, a eu son portrait en 1696, tome III, p. 172-176.

conjurèrent de voir Chamillart sur-le-champ pour[1] obtenir de lui tout ce qu'il pourroit auprès du Roi en leur faveur. Je le fis si efficacement, qu'il leur sauva des choses fâcheuses. Le Roi, jusque par lui-même, cherchoit des nouvelles : il en demandoit, il se faisoit apporter ce qui arrivoit de la poste[2], et il n'y arrivoit rien, ou rien qui l'instruisît; on mettoit bout à bout ce que chacun savoit, pour en faire un tout qui ne contentoit guères. Le Roi ni personne ne comprenoient point[3] une armée entière placée dedans et autour d'un village, et cette armée rendue prisonnière de guerre par une capitulation signée; la tête en tournoit[4]. Enfin, les détails grossissant peu à peu, qui d'une lettre, qui d'une autre[5], arriva Silly à l'Étang, le matin du 29 août[6]. Chamillart[7] l'amena à Meudon, où le Roi étoit, qui s'enferma longtemps avec eux avant son dîner. Tallard, avec qui il fut pris, obtint du duc de Marlborough la permission de l'envoyer au Roi lui rendre compte de son malheur, avec parole qu'il reviendroit incontinent après où il lui ordonneroit de se rendre. Comme il n'apprit rien que je n'aie raconté ici, il servira

1. Avant l'abréviation *p*r, il a biffé *et d'*.

2. Le Roi fit ouvrir ainsi les paquets de la poste destinés à M. de Pontchartrain; mais il respecta les lettres que le marquis de Roye, alors sur la flotte, écrivait à sa femme (*Dangeau*, p. 122).

3. *Point* est en interligne.

4. « Le Roi.... ne comprend pas que vingt-six bataillons françois se soient rendus prisonniers de guerre.... On ne sait point encore la manière dont ils se sont rendus, ni ce qu'est devenu M. de Tallard. » (*Dangeau*, p. 102 et 103.) Comparez la *Gazette d'Amsterdam*, Extr. LXVIII.

5. Dangeau dit, le 24 août (p. 104-105) : « On n'a aucune nouvelle certaine de M. de Tallard que par une lettre que Milord Marlborough écrit à la reine Anne, par laquelle il lui mande que ses troupes ont gagné une bataille complète, et qu'il a dans son carrosse M. de Tallard et deux généraux françois. » Le texte de ce billet est donné dans les *Œuvres de Louis XIV*, tome VI, p. 164, note; il parut, sur le moment même, dans la *Gazette d'Amsterdam*, n° LXVIII.

6. *Dangeau*, p. 109-110; *Sourches*, p. 61-64.

7. *Chamillart* est en interligne, sur *qui*, biffé, et le *qui* placé huit mots plus loin est précédé d'un *et* biffé.

quelques moments à faire une assez curieuse diversion à une matière aussi désagréable, dont les suites se reprendront après.

Silly, prisonnier*, vient rendre compte au Roi de la bataille d'Hochstedt. Disgression sur Silly et sa catastrophe. [*Add.* St-S. 568]

Silly[1], du nom de Vipart[2], étoit un gentilhomme de Normandie des plus minces qu'il y eût entre Lisieux et Séez, et en biens, et en naissance. C'étoit un grand garçon parfaitement bien fait, avec un visage agréable et mâle[3], infiniment d'esprit, et l'esprit extrêmement orné; une grande valeur et de grandes parties pour la guerre; naturellement éloquent avec force et agrément, d'ailleurs d'une conversation très aimable[4]; une ambition effrénée, avec un dépouillement entier de tout ce qui la pouvoit contraindre, ce qui faisoit un homme extrêmement dangereux, mais fort adroit à le cacher; appliqué au dernier point à s'instruire, et ajustant tous ses commerces, et jusqu'à ses plaisirs, à ses vues de fortune. Il joignoit les grâces à un air de simplicité[5], qui ne put se soutenir bien longtemps, et qui, à mesure qu'il crût en espérances et en moyens, se tourna en audace. Il se lia tant qu'il put avec ce qu'il y avoit de plus estimé dans les armées, et avec la

1. Jacques-Joseph Vipart, marquis de Silly, né le 8 décembre 1671, mestre de camp du régiment d'Orléans en 1693, brigadier en 1702, maréchal de camp en octobre 1704, lieutenant général en 1718, conseiller au conseil du dedans en 1718, chevalier des ordres en 1724, conseiller d'État d'épée en 1725, mourut à Silly, proche Dozulé, en Normandie, le 19 novembre 1727. En 1704, il faisait les fonctions de maréchal général de l'armée de Tallard, comme, l'année précédente, dans l'armée du duc de Bourgogne.

2. Comme la mère de Lassay (tome III, p. 30), « très petite damoiselle de Normandie. » La famille paraît cependant ancienne et bien alliée.

3. Rigaud peignit son portrait.

4. *Aimable* est en interligne, au-dessus d'*agréable*, biffé.

5. Mme de Staal, dans les *Mémoires* de laquelle Silly joue presque constamment un rôle principal, dit de même (p. 674) : « Je fus frappée de l'agrément de sa figure et d'une certaine contenance noble qu'il avoit, tout à fait différente de ce que j'avois vu jusqu'alors.... Quoiqu'il se donnât peu la peine de parler, il parloit si bien et avec tant de grâces, que son esprit paroissoit sans qu'il songeât à le montrer. »

* *Prisonnier* surcharge un premier *vient*.

plus brillante compagnie de la cour. Son esprit, son savoir, qui n'avoit rien de pédant, sa valeur, ses manières plurent à M. le duc d'Orléans; il s'insinua dans ses parties, mais avec mesure, de peur du Roi, et assez pour plaire au prince, qui lui donna son régiment d'infanterie[1]. Un hasard le fit brigadier longtemps avant son rang, et conséquemment lieutenant général de fort bonne heure[2]. Cilly[3], colonel de dragons dès lors fort distingué, et qui depuis a pensé, et peut-être auroit dû être maréchal de France, fut fait brigadier dans cette promotion immense où je ne le fus point, et qui me fit quitter le service, comme je l'ai dit en son temps[4]. Chamillart arrivoit dans la place de secrétaire d'État de la guerre; c'étoit la première promotion de son temps, il ne connoissoit pas un officier.

1. Tome VIII, p. 359, note 5. Silly, mousquetaire d'abord, puis capitaine au régiment Dauphin-étranger en 1688, obtint le commandement du régiment d'Orléans le 1er mai 1693, et combattit à sa tête à Nerwinde, où il reçut trois coups de sabre. Il ne le quitta qu'à la fin de décembre 1704, en devenant maréchal de camp. Voyez sa notice dans la *Chronologie militaire*, tome V, p. 6-7.

2. Au contraire, quoique favorisé par les circonstances de 1704 et fait maréchal de camp après quarante mois du grade de brigadier, il n'eut celui de lieutenant général qu'au bout de treize ou quatorze ans, le 8 mars 1718. Notre auteur confond un grade avec l'autre.

3. Claude du Fay d'Athies, chevalier puis marquis de Cilly, était un gentilhomme du Rethélois. Volontaire dans les gardes du corps de 1672 à 1676, exempt en 1677, il eut un régiment de dragons à partir de la fin de 1690, fut réformé en 1698, reçut le grade de brigadier en 1702, celui de maréchal de camp en 1704, comme son homonyme normand, mais passa lieutenant général dès le 17 mai 1707, pour avoir apporté la nouvelle de la victoire d'Almanza, et eut en outre la lieutenance générale du gouvernement de la Marche, qu'il fit transférer à son gendre en 1710. Il prit part à toutes les dernières campagnes de cette guerre, puis à celle d'Espagne, en 1719, où on lui confia le gouvernement de Fontarabie, et reçut une grand'croix de Saint-Louis. Le gouvernement de Charlemont lui fut donné en février 1728. Il fut encore employé aux deux premières campagnes de la guerre de la succession de Pologne, et mourut le 4 juin 1738, à quatre-vingts ou quatre-vingt-deux ans. (*Chronologie militaire*, tome IV, p. 626-627.)

4. Tome X, p. 47 et 55-62.

Sortant de chez Mme de Maintenon, où la promotion s'étoit faite à son travail ordinaire, il rencontre Silly, et lui dit d'aller remercier le Roi, qui venoit de le faire brigadier. Silly, qui n'en étoit pas à portée, eut la présence d'esprit de cacher sa surprise. Il se douta de la méprise entre lui et Cilly des dragons; mais il compta en tirer parti, et alla remercier le Roi sortant de chez Mme de Maintenon pour aller souper. Le Roi, bien étonné de ce remerciement, lui dit qu'il n'avoit pas songé à le faire. L'autre, sans se démonter, allégua ce que Chamillart lui venoit de dire, et, de peur d'une négative qui allât à l'exclusion, se dérobe dans la foule, va trouver Chamillart, et s'écrie qu'après avoir remercié sur sa parole, il n'a plus qu'à s'aller pendre, s'il reçoit l'affront de n'être pas brigadier. Chamillart, honteux de sa méprise, crut qu'il y alloit du sien de la soutenir. Il l'avoua au Roi dès le lendemain, et, tout de suite, fit si bien[1], que Silly demeura brigadier[2]. Il s'attacha le plus qu'il put à M. le prince de Conti et à ceux qu'il voyoit le plus: c'étoit alors le bon air, comme il l'a été toujours, et Silly n'y étoit pas indifférent. Il tourna[3] le maréchal de Villeroy; ses grandes manières et ses hauteurs le rebutèrent. Il trouva mieux son compte avec l'esprit, le liant et la coquetterie de Tallard, qui se vouloit faire aimer jusque des marmitons[4]. Faits prisonniers ensemble, Tallard, fort en peine de soi à la cour, crut n'y pouvoir envoyer un meilleur chancelier que Silly; il le servit si bien, qu'[on] en verra bientôt des fruits[5]. Mais, au retour, je ne sais ce qui arriva entre eux : ils se brouillèrent irréconciliablement, apparemment sur des choses qui

1. L'initiale de *bien* surcharge une *f*.

2. L'incident est raconté dans le *Journal de Dangeau*, tome VIII, p. 306, et, avec plus de détails, dans les *Mémoires de Sourches*, tome VII, p. 199-200.

3. Voyez Tourner 18°, dans le *Dictionnaire de Littré*.

4. Il a été déjà parlé de « marmitons et bas officiers » dans le récit de la mort de Monsieur : tome VIII, p. 326-327.

5. Ci-après, p. 305.

ne faisoient honneur à l'un ni à l'autre, puisque chacun d'eux a tellement gardé le secret là-dessus, que leurs plus intimes amis n'y ont pu rien deviner, et que la cause de cette rupture, tous deux l'ont emportée[1] en l'autre monde, même le survivant des deux, qui fut Tallard[2], et qui n'avoit rien à craindre d'un mort qui ne laissoit ni famille ni amis. Le Roi mort, Silly fit un moment quelque figure dans la Régence; mais, peu content de n'être d'aucun conseil[3], il se tourna aux richesses[4]. Il étoit né fort pauvre, et n'avoit pu que subsister. Sa fortune alloit devant tout; mais, foncièrement avare, l'amour du bien suivoit immédiatement en lui. Il fit sa cour à Law, qu'il séduisit par son esprit. La mère du vieux Lassay étoit Vipart[5]; il étoit très bien avec son fils, qui, depuis bien des années, disposoit du cœur, de l'esprit, de la conduite et de la maison de Madame la Duchesse. Madame la Duchesse, en cela seulement une avec Monsieur le Duc, étoient[6] tout Système[7]. Law, après M. le duc d'Orléans, avoit mis ses espérances en la maison de Condé, dont l'avidité héréditaire se gorgea de millions par le dévouement de Law. Silly s'y fraya accès par Lassay, qui étoit la voie exquise auprès de Madame la Duchesse. Il y devint bientôt un favori important sous la protection du véritable, et se gorgea en sous-ordre[8]. Monsieur le Duc, devenu premier ministre, ne put refuser à sa mère quelques colliers de

1. Les premières lettres d'*emportée* en surchargent d'autres illisibles.
2. Tallard mourut quatre ou cinq mois plus tard que Silly.
3. Il ne fut nommé membre du conseil du dedans du Royaume que le 20 juillet 1718 (*Dangeau*, tome XVII, p. 347).
4. Par la même voie que le comte d'Estrées : tome XI, p. 17.
5. Tome III, p. 28-31, et ci-dessus, p. 190.
6. Ce pluriel par attraction est bien au manuscrit.
7. Sur l'emploi absolu de ce terme pour désigner l'ensemble des opérations financières de Law, voyez le *Journal de Mathieu Marais*, tome I, p. 264 et 319. Saint-Simon parlera souvent et longuement du Système à partir de 1716.
8. Comparez deux ou trois lignes de l'Addition n° 143, dans notre tome III, p. 344. Nous avons, dans les Papiers du Contrôle général

l'Ordre dans la nombreuse promotion de 1724, où il fourra tant de canailles[1] : Silly en eut un, que Madame la Duchesse arracha avec peine[2]. Il avoit attrapé de M. le duc d'Orléans une place de conseiller d'État d'épée[3]. Alors, riche et décoré, il revêtit le seigneur[4]. Cette fortune inespérable ne fit que l'exciter à la combler; rien ne lui parut au-dessus de son mérite. Morville[5], secrétaire d'État des affaires étrangères, en fut ébloui. Silly le domina, il devint son conseil pour sa conduite et pour les affaires. Une position si favorable à son ambition lui donna l'idée de l'ambassade d'Espagne, d'y être fait grand[6], de revenir après dans le Conseil comme un homme déjà imbu des affaires, de se faire duc et pair, et de là tout ce qu'il pourroit. Ce fut un château en Espagne et le pot au lait de la bonne femme[7] : Monsieur le Duc fut

(Arch. nat., G⁷ 1707), des lettres et mémoires de Silly, en octobre 1724, sur la diminution du prix des marchandises et des denrées.

1. Ci-après, p. 354.

2. Le procès-verbal des preuves de Silly, avec l'état de ses services, etc., se trouve au Cabinet des titres, dossier VIPART.

3. Il eut d'abord, le 23 mai 1722, un brevet d'expectative (Arch. nat., O¹ 66, p. 180, et O¹* 275, fol. 20), puis, le 23 février 1725, la place de Canillac (O¹ 69, fol. 77).

4. A peu près comme Dangeau : tome III, p. 186 et 191.

5. Charles-Jean-Baptiste Fleuriau, comte de Morville, unique fils de M. d'Armenonville, né le 30 octobre 1686, bailli de Chartres en survivance de son père le 25 décembre 1702, avocat du Roi au Châtelet en 1706, conseiller au Parlement en 1709, procureur général au Grand Conseil en 1711, se démit de cette dernière charge, en gardant un titre de conseiller d'honneur et pour aller ambassadeur à la Haye, en mars 1718, acheta en 1719 la charge de secrétaire grand-croix de l'ordre de Saint-Louis, alla au congrès de Cambray en 1721, passa conseiller d'État en août, fut pourvu secrétaire d'État, en remplacement de son père, en avril 1722, et reçut le département des affaires étrangères, avec un titre de ministre d'État, en août 1723, ayant été élu membre de l'Académie française le 22 juin précédent. Il se démit du ministère le 19 août 1727, et mourut prématurément le 3 février 1732.

6. Il avait déjà la Toison depuis le 22 octobre 1724.

7. Le premier *e* de *femme* corrige un *a*. — Saint-Simon emprunter a

remercié, et Morville congédié. Un grand homme ne s'abandonne pas soi-même; Silly[1] comprit, avec tout le monde, que Monsieur de Fréjus, incontinent après cardinal Fleury, étoit tout seul le maître des grâces et des affaires, et Chauvelin sous lui. C'étoit pour lui deux visages tout[2] nouveaux, à qui il étoit très inconnu. L'opinion qu'il avoit de soi le persuada qu'avec un peu d'art et de patience il viendroit à bout de faire d'eux comme de Morville; mais ils avoient trop peu de loisir, et lui trop peu d'accès. Dans la peine du peu de succès de ses essais, il se mit dans la tête de venir à bout du cardinal par une assiduité qui lui plût, comme il n'en doutoit pas, et qui, l'accoutumant à lui, lui frayât le chemin de son cabinet, où une fois entré, il comptoit bien de gouverner. Il se mit donc à ne bouger de Versailles, et, quoiqu'il n'eût de logement qu'à la ville, d'y donner tous les jours un dîner dont la délicatesse attirât. Il y menoit des gens de guerre qu'il trouvoit sous sa main, le peu de gens d'âge qui, autrefois de la cour, venoient pour quelque affaire à Versailles, et des conseillers d'État. Là, on dissertoit, et Silly tenoit le dé[3] du raisonnement et de la politique en homme qui se ménage, qui croit déjà[4] faire une figure, et qui la veut augmenter. En même temps il s'établit tous les jours à la porte du cardinal, pour le voir passer. Cela dura plus d'un an sans rien rendre que quelques dîners chez le cardinal, encore bien rarement, soit que le cardinal fût averti du dessein de Silly, soit que sa défiance naturelle prît ombrage d'une assiduité si remarquable. Un

plusieurs fois cette comparaison à la fable célèbre, et nous l'avons déjà rencontrée dans la notice d'O (tome III, appendice XVII, p. 474). Voyez les *Œuvres de J. de la Fontaine*, tome II, p. 145-150.

1. Ce nom est en interligne, au-dessus d'*il*, biffé.

2. Contrairement à son habitude, il a écrit ici, sans accord, et au sens adverbial : *tout*.

3. *Tenir le dé*, au figuré, « vouloir toujours se rendre maître de la conversation » (*Académie*, 1718).

4. *Déjà* est en interligne.

jour[1] qu'il rentroit un moment avant son dîner, il s'arrêta à la porte de son cabinet, et demanda à Silly d'un air fort gracieux s'il desiroit quelque chose et s'il avoit à lui parler. Silly, se confondant en compliments et en respects, lui répond que non, et qu'il n'est là que pour lui faire sa cour en passant. Le cardinal lui répliqua civilement, mais haussant la voix pour être entendu de tout ce qui étoit autour d'eux, qu'il n'étoit pas accoutumé à voir des gens comme lui à sa porte, et ajouta fort sèchement qu'il le prioit de n'y plus revenir quand il n'auroit point affaire à lui. Ce coup de foudre, auquel Silly s'étoit si peu attendu, le pénétra d'autant plus qu'il s'y trouva plus de témoins. Il avoit compté circonvenir le cardinal par ses plus intimes amis, à qui il faisoit une cour basse et[2] assidue, après avoir trouvé divers moyens de s'introduire chez eux, et même de leur plaire. Il sentit avec rage toutes ses espérances perdues, et s'en alla chez lui, où il trouva force compagnie. Le comte du Luc[3], qui me conta cette aventure, étoit à la porte du cardinal, où il entendit tout le dialogue : d'où il alla dîner chez Silly, qui auparavant l'en avoit convié, et où ils se trouvèrent plusieurs. Silly y parut outré, et assez longtemps morne; à la fin, il éclata à table contre le cardinal, à faire baisser

1. Ces deux mots sont en interligne, au-dessus d'un premier *un jour*, biffé et surchargeant un ou deux mots illisibles.

2. *Basse et* est en interligne.

3. Charles-François de Vintimille, marquis des Arcs, dit le comte du Luc, baptisé le 26 octobre 1653, servit d'abord sur terre, comme mousquetaire de la première compagnie; mais, ayant perdu un bras à Cassel, il passa dans le corps des galères, en conduisit un détachement au siège de Barcelone en 1697, et eut l'honneur de commander en 1701 l'escadre qui amenait la reine d'Espagne. Il fut ensuite ambassadeur en Suisse de 1708 à 1714, à Vienne et au congrès de Bade de 1714 à 1717. Pendant ces séjours à l'étranger, il reçut le gouvernement de Porquerolles en 1712, une place de conseiller d'État le 1er décembre 1714, puis fut fait chevalier des ordres à la promotion de 1724, et mourut au château de Savigny-sur-Orge, le 19 juillet 1740. Saint-Simon parlera souvent de lui.

les yeux à tout le monde. Il continua le reste du repas à se soulager de la sorte. Personne ne répondoit un mot. Il sentoit bien qu'il embarrassoit, et qu'il ne faisoit, par ces propos publics, que se faire à lui-même un mal irrémédiable; mais le désespoir étoit plus fort que lui. Il se passa près d'un an depuis, tantôt à Paris, tantôt à Versailles, n'osant plus approcher du cardinal, qu'il auroit voulu dévorer, et cherchant dans son esprit des expédients et des issues qu'il ne put lui fournir. A la fin[1], il s'en alla chez lui pour y passer l'hiver; il avoit accru et ajusté sa gentilhommière[2], qu'il[3] avoit travestie en château[4]. Il n'y fut pas longtemps sans renvoyer le peu de gens qui venoient le voir; je dis le peu, car ses nouveaux airs de seigneur, auxquels ses voisins n'étoient pas accoutumés chez lui, en avoient fort éclairci la compagnie. Il dit qu'il étoit malade et se mit au lit; il y demeura cinq ou six jours. Le peu de valets qu'il y avoit se regardoient, ne le voyant point malade; son chirurgien, que j'ai vu après à M. de Levis[5], ne lui trouvoit point de fièvre. Le dernier jour, il se leva un moment, se recoucha, et[6] fit sortir tous ses gens de sa chambre. Sur les six du soir, inquiets de cette longue solitude, et sans rien prendre, ils entendirent quelque bruit dans les fossés, plus pleins de boue que d'eau; là-dessus, ils entrèrent dans sa chambre, et se mirent à la cheminée, à écouter[7] un peu. Un d'eux sentit un peu de vent d'une fenêtre : il la voulut aller fermer. En même temps un

1. *A la fin*, débordant sur la marge au bas de la page 453 du manuscrit, semble ajouté après coup.
2. « Petite maison de gentilhomme à la campagne » (*Académie*, 1718).
3. Le *q* de *qu'il* surcharge un *d*.
4. La terre de Silly, avec les fiefs voisins de Dozulé, des Authieux, etc., avait été érigée en marquisat en juin 1665, pour son père, qui ne mourut qu'en 1709.
5. Tome IV, p. 224.
6. Avant cet *et*, il en a biffé un autre.
7. *Écoutrer*, dans le manuscrit.

autre s'approche du lit et lève doucement le rideau. Mais quel fut l'étonnement de tous les deux, lorsque l'un ne trouva personne dans le lit, et l'autre deux pantoufles au bas de la fenêtre dans la chambre! Les voilà à s'écrier et à courir tous aux fossés; ils l'y trouvèrent tombé de façon à avoir pu gagner le bord, s'il eût voulu. Ils le retirèrent palpitant encore, et, fort peu après, il mourut entre leurs bras[1]. Il n'étoit point marié, et avait une sœur fille[2], qu'il laissoit, à la lettre, manquer de tout et mourir de faim, qui trouva dans sa riche succession une ample matière à se consoler d'une si funeste catastrophe[3].

Avec tout son esprit, il fit une sottise qui fâcha extrêmement le Roi : après l'avoir entretenu longtemps dans son cabinet en arrivant à Meudon, il l'aperçut sur le soir, à sa promenade, sans épée. Cela piqua le Roi à l'excès, et il le marqua par[4] le ton avec lequel il lui demanda ce qu'il en avoit fait. Silly répondit qu'étant prisonnier, il croyoit n'en devoir point porter[5] : « Qu'est[-ce][6] que cela veut dire? reprit le Roi fort ému. Allez en prendre une tout à l'heure[7]. » Cela, joint aux tristes nouvelles dont il avoit apporté le détail, ne le fit pas briller pendant ce court voyage, et ne contribua pas peu à lui donner de l'impatience d'aller retrouver Tallard à Hanau, comme il fit

1. « Le comte de Silly, qui se donnoit pour l'ami du comte d'Argenson, et qui étoit en effet l'âme damnée de Law..., mourut le 19 novembre 1727, de la mort qu'il méritoit, en se jetant par la fenêtre dans un accès de fièvre chaude. On l'appeloit Silly-Système, pour le distinguer de Cilly des dragons, qui étoit fort estimé. » (*Mémoires du président Hénault*, p. 74.)

2. Marie-Anne, morte le 27 octobre 1747, à quatre-vingts ans.

3. Elle légua cet héritage à son cousin le marquis de Lassay, lequel étant mort sans postérité en 1750, les biens passèrent à ses deux arrière-petits-neveux, fils du duc de Lauraguais.

4. *Par* surcharge *dans*.

5. Ci-dessus, p. 189.

6. *Qu'est* est en interligne, au-dessus d'un premier *qu'est*, biffé.

7. *Dangeau*, p. 109. Les *Mémoires de Sourches*, p. 61, disent en effet que le Roi et les courtisans désapprouvèrent cette tenue.

peu de jours après avoir été à un voyage de Marly[1] pour la première fois de sa vie[2].

Fautes de la bataille d'Hochstedt.

On n'étoit pas accoutumé aux malheurs; celui-ci[3] étoit très raisonnablement inattendu[4]. Quatre armées au delà du Rhin, dont les trois dans le cœur de l'Allemagne, avec la puissance des Mécontents, faisoient tout attendre d'elles. Qu'on n'eût point combattu, on étoit maître de tout par la retraite forcée des ennemis, et imminente, et fort éloignée, pour trouver de la subsistance. Que le maréchal de Villeroy, qui n'avoit rien à faire qu'à observer le prince Eugène, le suivre, le barrer, ne s'en fût point laissé[5] amuser, puis moquer en s'échappant, jamais Marlborough, sans sa jonction, n'eût osé prêter le collet[6] à nos trois armées. Qu'elles eussent bordé le ruisseau de leur front, jamais ils ne se[7] seroient commis à le passer devant elles, ou y auroient été rompus et défaits. Qu'elles[8] n'eussent laissé que peu d'intervalle entre elles et le ruisseau pour les attaquer demi-passés, s'ils l'osoient entreprendre, ils étoient sûrement battus et culbutés dedans. Qu'elles eussent au moins pris un terrain où le vaste laissoit le choix libre, qui ne mît pas une large et longue fondrière entre les deux lignes de Tallard, encore auroient-elles eu au moins partie égale. Qu'on n'eût pas pris vingt-six batail-

1. *Dangeau*, p. 116. Il ne fut écchangé qu'en 1709.

2. Les sept derniers mots sont ajoutés après coup.

3. *Cy* est en interligne.

4. Comparez aux conclusions qui vont suivre celles de Feuquière, tome III, p. 376-387, les réflexions du comte Ottieri, dans l'ouvrage cité ci-dessus, et les récriminations de Villars citées aussi p. 169. Il y a encore une dénonciation anonyme au Dépôt de la guerre, vol. 1750, n° 140.

5. *Laisser* corrigé en *laissé*.

6. Ici encore, et p. 212, *colet*. — Saint-Simon se servira souvent de cette locution figurée, qu'on trouve employée par Molière, par Guy Patin, par Sourches, et par bien d'autres auteurs du dix-septième siècle. Elle signifiait, au figuré, « tenir tête à quelqu'un ou à quelque chose que ce soit » (*Académie*, 1718).

7. *Se* est en interligne, et, plus loin, *elle* est au singulier.

8. *Qu'ils* corrigé en *qu'elles*.

lons et douze escadrons de dragons de cette armée pour mettre dedans et autour d'un village, pour appuyer la droite, qu'on étoit maître de mettre tout près de là au Danube, on n'auroit pas affoibli cette armée, qui tenoit lieu d'aile droite, à être enfoncée[1], et le centre, qui étoit celle de l'Électeur, à être pris[2] en flanc. Qu'au moins une armée entière, établie dans ce village de Pleintheim, eût eu le courage de s'y défendre, elle eût donné le temps à l'armée de Marcin, qui faisoit la gauche, qui étoit entière, qui avoit toujours battu, de profiter du temps et de l'occupation qu'auroit donnée[3] ce village, de se rallier aux deux tiers de l'armée de l'Électeur, qui soutenoit encore, et, à la faveur d'une défense de vingt-six bons bataillons et de douze escadrons de dragons, d'y porter la bataille et tout l'effort des armes, qui peut-être eût été heureux[4]. Mais il étoit écrit que la honte, les fautes, le dommage seroient extrêmes du côté du Roi, et que toutes seroient comblées par le tournoiement de tête[5] de la dernière faute, en abandonnant la Bavière si aisée à tenir, avec ses places, sa volonté, son abondance, par une armée entière qui n'avoit rien souffert, et par le débris des deux autres, en prenant

1. Au point qu'elle pût et dût être enfoncée.

2. *Prise* corrigé en *pris*. — 3. *Donné*, sans accord, dans le manuscrit.

4. « Ceux qui étoient chargés en particulier du commandement de cette infanterie, ou l'abandonnèrent, même avant qu'elle fût attaquée, dès qu'ils virent la cavalerie battue, et allèrent se noyer dans le Danube en le voulant passer à la nage, ou restèrent dans le village n'osant en sortir, sans songer à faire aucun mouvement pour se débarrasser du village, ni même à se pratiquer des communications entre les bataillons, et ne semblèrent y être restés que pour se charger de la honte de faire mettre les armes bas aux bataillons malgré eux et livrer aux ennemis vingt-sept bataillons et douze escadrons des meilleurs troupes du Roi : action dont l'infamie est si grande, que je suis persuadé qu'elle ne sera pas crue de la postérité, quand elle apprendra en même temps qu'à la réserve d'un seul brigadier d'infanterie, qui a été cassé, tous les autres auteurs ou témoins de cette lâcheté ont été récompensés ou élevés en dignité » (*Mémoires de Feuquière*, p. 386-387).

5. *L'Académie* de 1718 ne donnait *tournoiement* qu'au sens propre ; mais nous le retrouverons encore employé comme ici.

des postes avantageux. En vain l'Électeur ouvrit-il cet avis[1] : la peur ne crut trouver de salut qu'à l'abri de l'armée du maréchal de Villeroy, et, quand la jonction fut faite, au lieu de profiter de ce que les passages étoient encore libres, et de ramener cette armée toute fraîche avec eux en Bavière, où tous ensemble se seroient trouvés aussi forts que devant la bataille et plus frais que les ennemis qui avoient combattu, car il étoit resté peu de troupes avec le prince Louis de Baden devant Ingolstadt, on ne songea qu'à hâter la fuite, à presser l'abandon de tant de places et de tant de vastes et d'abondants pays, on ne se crut en sauveté[2] qu'au Rhin, et au bout du pont de Strasbourg, pour être maître à tout moment de le passer. Ces prodiges d'erreurs, d'aveuglement, de ténèbres, entassés et enchaînés ensemble, si grossiers, si peu croyables, et dont un seul de moins eût tout changé de face, retracent bien, quoique dans un genre moins miraculeux, ces victoires et ces défaites immenses que Dieu accordoit ou dont il affligeoit son peuple suivant qu'il lui étoit fidèle, ou que son culte en étoit abandonné[3]. On peut juger quelle fut la consternation générale[4], où chaque famille illustre, sans parler des autres, avoit des morts, des blessés et des prisonniers, quel[5] fut l'embarras du ministre de la guerre et de la finance d'avoir à réparer une armée entière détruite, tuée ou prisonnière, et quelle la douleur du Roi, qui tenoit le sort de l'Empereur entre ses mains,

Cri public, consternation, embarras; contraste des fêtes continuées pour la naissance du duc de Bretagne.

1. Ci-dessus, p. 181.

2. Ce terme très ancien, déjà rencontré au tome VI, p. 435, est encore admis dans le *Dictionnaire de l'Académie*.

3. Les Impériaux présentèrent leur victoire comme un fait sans égal dans les annales de l'Europe (*Gazette d'Amsterdam*, 1704, Extr. LXX, et 1705, Extr. X). Au contraire, notre *Mercure* d'août, p. 426-438, ne manqua pas de contester la gravité de la défaite, puisque les alliés n'avaient pu empêcher la jonction de l'Électeur avec le maréchal de Villeroy.

4. Voyez, par exemple, deux lettres du Dépôt de la guerre, vol. 1738, nos 187 et 383.

5. *Quelle* est au féminin dans le manuscrit, et *du* corrige *des*.

et qui, avec cette ignominie et cette perte, se vit réduit, aux bords du Rhin, à défendre le sien propre. Les suites ne marquèrent pas moins l'appesantissement de la main de Dieu : on perdit le jugement, on[1] trembla au milieu [Add. StS. 568] de l'Alsace. La cruelle méprise du maréchal de Villeroy fut noyée dans sa faveur[2]. Nous allons voir Tallard magnifiquement récompensé[3]. Marcin[4] demeura dans l'indifférence : on trouva qu'il ne méritoit rien, puisqu'il n'avoit point failli, car le Roi ne le blâma point de ne s'être pas roidi en Bavière. Toute la colère tomba sur quelques régiments, qui furent cassés[5], sur des particuliers, dont tout le châtiment fut de n'être plus employés dans les armées[6], parmi lesquels quelques innocents furent mêlés avec les coupables. Denonville seul fut honteusement cassé, et son régiment donné à un autre[7] : tellement que, sa prison finie, il n'osa plus paroître nulle part[8]. Je ne veux pas dire que la proposition qu'il eut la folie de venir faire aux barrières de Pleintheim ne l'ait bien mérité ; mais ce ne fut pas à son éloquence que ce village

1. Ces trois derniers mots sont en interligne, au-dessus d'*et on*, biffé.

2. C'est précisément à cette époque que commence la série de lettres de Mme de Maintenon au maréchal publiée par Auger en 1807, et elle débute ainsi : « Je vous estime, je vous honore, et je déplore qu'il y ait si peu d'hommes comme vous. Je vois de trop près combien le Roi est mal servi, etc. »

3. Ci-après, p. 305.

4. L'initiale de *Marchain* est une minuscule corrigée en majuscule.

5. Ces six derniers mots ont été ajoutés en interligne.

6. Quatorze brigadiers et deux maréchaux de camp furent cassés.

7. « Le 19 septembre, on sut que le régiment Royal avoit été cassé : cruelle aventure pour le marquis de Denonville, qui étoit colonel, et, si on l'ose dire, plus cruelle encore pour son malheureux père, qui en mouroit de douleur. » (*Sourches*, p. 76-77 ; comparez *Dangeau*, p. 131-132, et le *Mercure* de septembre, p. 381.) On fondit ce qui restait dans le régiment de Chabrillan, dont le colonel avait été tué avec ses deux frères. Furent cassés également les régiments de Zurlauben, de Saint-Second et d'Albaret.

8. Son père essaya en vain d'obtenir qu'il se justifiât et reparût à la cour : *Dangeau*, p. 202 et 212 ; *Sourches*, p. 152. Voyez ci-après, p. 349.

mit les armes bas et se rendit prisonnier de guerre : ce fut à celle d'un Anglois seul envoyé après lui. Denonville fut le seul puni, et pas un de ceux qui remirent leur armée, car c'en étoit une, au pouvoir des Anglois sans tirer un seul coup depuis que la capitulation avec la condition de prisonniers de guerre leur eut été proposée, et le seul chef de troupe qui refusa de la signer n'en fut pas reconnu, ni distingué[1] le moins du monde[2]. En échange, le public ne se contraignit, ni sur les maréchaux, ni sur les généraux[3], ni sur les[4] particuliers qu'il crut en faute, ni sur les troupes dont les lettres parlèrent mal : ce fut un vacarme qui embarrassa leurs familles. Les plus proches furent plusieurs jours sans oser se montrer, et il y en eut qui regrettèrent de n'avoir pas gardé une plus longue clôture. Au milieu de cette douleur publique, les réjouissances et les fêtes pour la naissance du duc de Bretagne ne furent point discontinuées[5]. La Ville en donna une d'un feu sur la rivière[6], que Monseigneur, les princes ses fils et Mme la duchesse de Bourgogne vinrent

1. Après ce mot, il a biffé *d'eux*.

2. Cependant le lieutenant-colonel de Navarre (ci-dessus, p. 180) fut fait brigadier et colonel du régiment de Languedoc, et d'autres officiers récompensés également d'avoir essayé d'empêcher la capitulation (*Dangeau*, p. 131 et 133).

3. De là ce mot d'un Français à Marlborough : « Ce ne sont pas des soldats qui manquent au Roi, mais des généraux comme vous » (*Œuvres de Duclos*, éd. 1821, tome V, p. 9).

4. Au-dessus de *sur les*, il avait écrit en interligne : *corps ny sur les*, puis a biffé ces quatre mots.

5. Ci-dessus, p. 164. Le *Mercure* donna le compte rendu des réjouissances faites en province et à l'étranger : volumes de juillet (tome II, en entier), d'août, p. 16-95, 120-239, 245-281, 304-325 et 369-375, de septembre, p. 31-88, 105-212, 227-231, 275-298, et d'octobre, p. 223-252.

6. Le 28 août : *Dangeau*, p. 108 ; *Mercure* de septembre, p. 275-284; registres de la Ville, Arch. nat., H 1841, fol. 11. Le sujet était le triomphe de la Seine et du Tage sur la Tamise et sur les autres fleuves de l'Europe. Madame raconte que, à la nouvelle d'Hochstedt, un passant proposa d'envoyer à l'Empereur les pièces préparées.

voir des fenêtres du Louvre avec force dames et courtisans[1], et force magnificence de chère et de rafraîchissements[2] : contraste qui irrita plus qu'il ne montra de grandeur d'âme[3]. Peu de jours après, le Roi donna une illumination[4] et une fête à Marly, où la cour de Saint-Germain fut invitée, et où tout fut en l'honneur de Mme la duchesse de Bourgogne[5]. Il remercia le prévôt[6] des marchands du feu donné sur la rivière, et lui dit que Monseigneur et que Mme la duchesse de Bourgogne l'avoient[7] trouvé fort beau[8].

Marche des alliés. Marlborough feld-maréchal général des armées de l'Empereur et de l'Empire.

Les trois chefs ennemis[9], maîtres de la Bavière et de tout jusqu'au Rhin, ramenèrent leurs armées auprès de[10] Philipsbourg, dans les derrières, et y tinrent un pont tout prêt à y jeter sur le Rhin en trois heures[11]. Tandis que leurs troupes marchèrent et qu'ils les laissèrent se rafraîchir dans ce camp, le prince Louis de Baden reçut

1. Comme en 1699 : tome VI, p. 245. Voyez le registre de la maison du Roi pour 1704, O[1] 365, fol. 169, 174 v°, 175 et 181 v°.

2. La *Gazette d'Amsterdam* décrivit la décoration du palais dans son Extraordinaire LXXIII.

3. Le Roi, dit Dangeau, vit le feu de l'appartement que Mme de Maintenon occupa à Meudon du 27 au 30. La veille (p. 106-107), Monseigneur avait fait faire une illumination et un feu, aussi en l'honneur de la duchesse de Bourgogne; Madame en rendit compte dans ses lettres du lendemain.

4. Le *Mercure* du mois de septembre, p. 284-298, donne de curieux détails sur le genre d'illumination par « lamperons, » qui empestait l'air.

5. Cette fête avait eu lieu antérieurement, le 12 août, veille même de la bataille : *Dangeau*, p. 94-95; *Sourches*, p. 45. Bontemps en avait donné aussi une très remarquable, le 26 juillet : *Dangeau*, p. 80-81 et 214-216.

6. L'initiale de *prévost* a été corrigée en majuscule, et la lettre *s* surcharge un premier *t*. — C'était Charles Boucher d'Orsay, ancien conseiller au Parlement, frère de la feue marquise de Montchevreuil et protégé de Mme de Maintenon, qui passera conseiller d'État en 1709.

7. *Avoit*, au singulier, dans le manuscrit.

8. Dangeau dit cela dans les même termes, le 31 août, p. 113.

9. Le prince de Bade, le prince Eugène et Marlborough.

10. *De* semble surcharger *des*.

11. *Dangeau*, p. 116 et 117, nouvelles parties le 31 août de Lauterbourg. Le passage du Rhin s'effectua le 7.

dans ce voisinage, au beau château de Rastadt[1], qu'il avoit bâti en petit sur le modèle de Versailles[2], le prince Eugène et le duc de Marlborough, qui vinrent s'y reposer à l'ombre de leurs lauriers[3]. Ce fut là que ce duc reçut de l'Empereur les patentes de feld-maréchal général des armées[4] de l'Empereur et de l'Empire[5], grade fort rare, pareil à celui qu'avoit le prince Eugène[6], et supérieur aux feld-maréchaux, qui, pour l'armée, les troupes et les places, sont comme nos maréchaux de France; et la reine d'Angleterre lui permit de l'accepter en attendant les récompenses qu'on lui préparoit en Angleterre[7].

Nos armées en Alsace.

Pendant ce glorieux repos, nos maréchaux avoient repassé le Rhin et s'étoient avancés sur Haguenau. Tout leur faisoit craindre le siège de Landau. Le maréchal de Villeroy ne se crut pas en état de s'y opposer[8]; il se con-

1. Tome IV, p. 160. Deux histoires de ce château ont été publiées à Rastadt même, par Becht en 1832, par Eisinger en 1854.

2. Villars avait fait son possible, en 1703, pour épargner cette belle résidence, comme le lui demandait le prince : tome XI, p. 86, note 6.

3. *Dangeau*, p. 117. Il n'y avait pas toujours eu entente entre eux.

4. *Feldt* surcharge *M[l]*, et *des armées* corrige *de l'Em.*

5. Ci-dessus, p. 27. L'armée fournie en hommes ou en argent par chacun des dix cercles de l'Empire, selon un tarif proportionnel (*Gazette* de 1676, p. 147 et 153, et de 1682, p. 144-145 et 242), était distincte de celle qui appartenait directement à l'Empereur en tant que souverain autrichien. La composition des corps, leur levée et leur commandement étaient votés et déterminés par la diète impériale.

6. Tomes VI, p. 25, et VII, p. 360.

7. « L'Empereur a fait Milord Marlborough prince de l'Empire, et il lui donne un grade dans la guerre au-dessus même des feld-maréchaux; la reine Anne permet à ce milord d'accepter ces honneurs-là » (*Dangeau*, p. 119-120). Il avait déjà refusé d'être fait prince après Donauwerth; l'Empereur lui en conféra le titre par une lettre du 28 août (*Gazette d'Amsterdam*, n°s LXXIX; recueil de Lamberty, p. 104-105), et, l'année suivante, ce titre fut assis sur la terre de Mindelheim, en Souabe.

8. Mme de Maintenon écrivait, le 16 septembre, à Mme de Dangeau (recueil Lavallée, tome V, p. 266) : « Je crois que vous n'avez plus rien à craindre pour Monsieur votre fils; le maréchal de Villeroy, n'étant pas en état de donner une bataille, se retire. Il sera blâmé; mais il n'importe. » Deux jours après, le Roi écrivait au maréchal (*Mé-*

tenta[1] de le munir de tout le nécessaire pour un long siège, et d'y faire entrer, outre la garnison, huit bataillons, un régiment de cavalerie et un de dragons, sous Laubanie, gouverneur, chargé de le défendre[2]. Rien n'étoit pareil à la rage des officiers de cette armée. J'avois reçu depuis peu une lettre du duc de Montfort, qui étoit fort de mes amis[3], qui me mandoit qu'à son retour il vouloit casser son épée et se faire président à mortier. Il avoit toujours été de l'armée du maréchal de Villeroy. Sa lettre me parut si désespérée, qu'avec un courage aussi bouillant que le sien, je craignis qu'il ne fît quelque folie martiale, et lui mandai qu'au moins je le conjurois de ne se pas[4] faire tuer à plaisir[5]. Il sembla que je l'avois prévu[6].

moires militaires, p. 638) : « Faites en sorte de rassurer les esprits.... Mettez-vous au-dessus des discours du public. Ne vous regardez point comme la victime de la journée d'Hochstedt. Vous avez fait votre devoir en honnête homme, vous avez pris les partis que vous avez trouvés les plus convenables à mes intérêts et aux dépens d'un faux honneur mal placé, vous avez été plus occupé de conserver mon armée et mon État que de ce qui vous regardoit personnellement : rien ne me confirme davantage l'attachement que vous avez pour moi. »

1. Le sujet *il* de ce verbe est en surcharge sur *et*.

2. Tout cela est pris à Dangeau, p. 120 et 126. Laubanie avait été proposé par Vauban dès 1703, et nommé au commencement de 1704 (*Bulletin du Comité des travaux historiques*, 1888, p. 252-253; *Dangeau*, tome IX, p. 407). Une description de la place à cette époque avait été donnée dans le *Mercure* de janvier, p. 154-156.

3. Tome XI, p. 369. Le maréchal de Lorge lui avait préféré Saint-Simon pour sa fille : tome II, p. 272.

4. L'initiale de *pas* surcharge *f[aire]*.

5. Nous l'avons vu, en 1693, pour s'être trop aventuré, recevoir une grave blessure qui nécessita l'opération du trépan et laissa une balafre (notre tome I, p. 237; *Gazette* de 1693, p. 363). Il avait été déjà blessé légèrement au siège de Mons en 1691, puis six fois au combat de Tongres, en 1693, et s'était distingué à Leuze, Steinkerque, etc. Voyez sa notice dans la *Chronologie militaire*, tome VI, p. 533.

6. Le récit qui va suivre n'est pas donné par Dangeau, qui s'est borné à écrire, sous la date du 14 septembre, à Fontainebleau : « J'appris la funeste nouvelle que le duc de Montfort, mon gendre, avoit été tué ; » et qui donne, le jour suivant, les arrangements pris pour

Mort du duc de Montfort; son caractère.

Il fallut envoyer un convoi d'argent à Landau. On fit le détachement pour le conduire : il en demanda le commandement au maréchal de Villeroy, qui lui dit que cela étoit trop peu de chose pour en[1] charger un maréchal de camp. Peu après, il se fit refuser encore; à une troisième[2], il l'emporta de pure importunité. Il jeta son argent dans Landau sans aucun obstacle. Au retour, et marchant à la queue de son détachement, il vit des hussards qui voltigeoient: le voilà à les vouloir courre[3] et faire le coup de pistolet comme un carabin[4]. On le retint quelque temps; mais enfin il s'échappa sans être suivi que de deux officiers. Ces coquins caracolèrent, s'enfuirent, s'éparpillèrent, se rapprochèrent, et, l'ardeur poussant le duc de Montfort sur eux, il s'en trouva tout à coup enveloppé, et aussitôt culbuté d'un coup de carabine[5], qui lui fracassa les reins, et qui ne lui laissa le temps que d'être emporté comme on put, de se confesser avec de grands sentiments de piété et de regret de sa vie passée[6], et d'arriver au quartier général, où il mourut presque aussitôt après[7].

le transfert des chevau-légers au seul fils qui restât à M. de Chevreuse.

1. *En* surcharge *un*.

2. Une troisième demande ou une troisième fois.

3. Cet infinitif est en interligne, au-dessus d'un premier *courre*, surchargeant des lettres illisibles, et biffé.

4. Nous avons eu ci-dessus, p. 23, la même expression.

5. L'arme dont les carabins avaient tiré leur nom, et qui servait surtout aux chevau-légers. Le Roi en avait inventé un modèle à ressort, avec crosse ployante (*Mercure* de juin 1702, p. 410-411).

6. Dans une Addition sur les sœurs Loison (*Journal*, tome XII, p. 75), il dit que le duc de Montfort s'était ruiné, comme beaucoup d'autres, pour elles. Dangeau parle en effet (p. 125) de dettes non encore payées quand le jeune duc périt.

7. On donne généralement la date du 13 septembre pour cette mort, et Saint-Simon l'a adoptée dans sa notice du duché de Luynes; mais comment la nouvelle eût-elle pu parvenir le 14, au soir, à Fontainebleau, du quartier général de Langenkandel? D'ailleurs, nous voyons, par les *Mémoires militaires*, p. 627, que le secours fut envoyé le 8-9 à Landau, qui se trouva investi le 9. C'est aussi la date du 9 que donne la *Gazette*, p. 444 (*pour* 464); comparez les *Mémoires de Sourches*, p. 74,

Il[1] n'avoit pas encore trente-cinq ans[2], et en avoit cinq plus que moi; beaucoup d'esprit, un savoir agréable, des grâces naturelles, qui réparoient une figure un peu courte et entassée[3], et un visage que les blessures avoient balafré[4], une valeur qui se pouvoit dire excessive, une grande application et beaucoup[5] de talents pour la guerre, avec l'équité, la liberté, le langage fait pour plaire aux troupes et à l'officier, et, avec cela, à s'en faire respecter; une grande ambition, mais, par un mérite rare, toujours retenue dans les bornes de la probité. Un air ouvert et gai, des mœurs douces et liantes, une vérité, une sûreté à toute épreuve, jointe à une vraie simplicité, formoient en lui le caractère le plus aimable et un commerce délicieux. Avec cela[6], sensible à l'amitié et très fidèle, mais fort choisi dans ses amis[7], et le meilleur fils, le meilleur mari, le meilleur frère, et le meilleur maître du monde, adoré dans sa compagnie des chevau-légers[8]; ami intime de Tallard et de Marcin, fort de M. le prince de Conti, qui l'avoit fort connu chez feu M. de Luxembourg, qui l'aimoit comme son fils; ami particulier de M. le duc d'Orléans, et si parfaitement bien avec Mgr le duc de Bourgogne, qu'il en devenoit déjà

la *Gazette d'Amsterdam*, n° LXXVIII, de Paris, les *Mémoires de Saint-Hilaire*, tome III, p. 98-99, et la lettre du Roi, du 19 septembre, dans les *Mémoires militaires*, p. 638. Le *Mercure* de septembre, p. 430-433, ne donne pas de date; Quincy (tome IV, p. 293-294) adopte celle du 9.

1. Ici, l'écriture change. — 2. Né le 6 novembre 1669.

3. Nous avons eu le même emploi d'*entassé* dans notre tome III, p. 68; nous trouverons ailleurs *l'air entassé* (tome VIII de 1873, p. 261) et un *homme entassé* (ci-après, p. 320). C'est, dit l'*Académie* de 1718, un homme « contraint dans sa taille, la tête enfoncée dans les épaules. » — Rigaud avait peint le portrait du jeune duc en 1694.

4. Ci-dessus, p. 206, note 5.

5. L'initiale de *beaucoup* surcharge un *d*.

6. L'initiale de *cela* surcharge une *s*.

7. A noter cet emploi de *choisi*, pour *choisissant*.

8. Nous avons vu son père, par grande faveur, lui remettre le commandement de cette compagnie à la fin de 1701 (tome IX, p. 326), et il avait été fait maréchal de camp un mois après.

considérable à la cour[1]. Monseigneur aussi le traitoit avec amitié[2], et le Roi se plaisoit à lui parler et à le distinguer en tout[3] : tellement qu'il étoit compté à la cour fort au-dessus de son âge, et n'en étoit pas moins bien avec ses contemporains, dont ses manières émoussoient l'envie. Une éducation beaucoup trop resserrée, et trop longtemps[4], l'avoit jeté d'abord dans un grand libertinage, l'avoit écarté de cette assiduité qui étoit d'un si grand mérite auprès[5] du Roi, et avoit étrangement gâté ses affaires. Il revenoit depuis quelque temps d'un égarement si commun[6], et ce retour lui avoit tourné à grand mérite auprès du Roi[7]. Ma liaison intime avec le duc de Chevreuse, son père, et M. de Beauvillier, avoit formé la mienne avec lui. Une certaine ressemblance de goûts, d'inclinations, d'aversions, de vues, et de manières de penser et d'être, l'avoit resserrée jusqu'à la plus grande intimité, en sorte que, pour le sérieux, nous n'avions rien de caché l'un pour l'autre. L'habitation continuelle de la cour nous faisoit fort vivre ensemble. Sa femme[8] et Mme de Levis[9], sa sœur, étoient amies intimes de Mme de[10] Saint-Simon,

1. C'est lui que M. le duc de Bourgogne, par ordre du Roi, a invité à faire une partie de brelan alors que le cadavre de Monsieur était « encore tout chaud » (tome VIII, p. 330).

2. Monseigneur lui avait donné les entrées en 1694.

3. Peu après son installation aux chevau-légers, le Roi voulut bien le charger de distribuer dix mille livres de pensions entre les plus vieux sous-officiers (*Dangeau*, tome VIII, p. 387).

4. Par un acte du 16 novembre 1696 (Arch. nat., Y 268, fol, 136 v°), nous voyons qu'il avait eu pour gouverneur Alexandre-Louis-Joseph de la Brière, écuyer.

5. *Auprès* surcharge *pr le R[oy]*. — 6. Ci-dessus, p. 207.

7. Il faut comparer le portrait qu'on vient de lire avec celui de la notice du duché de Luynes, dans les *Écrits inédits*, tome VIII, p. 314-316.

8. Nous l'avons vu, en 1694 (tome II, p. 130), épouser la fille de Dangeau à défaut de Mlle de Lorge. C'est ainsi que le manuscrit du *Journal de Dangeau* vint plus tard aux mains du duc de Luynes, l'auteur des *Mémoires*, premier enfant issu de cette alliance : ci-après, p. 335.

9. La dame du palais, mariée en 1698 ; tome V, p. 25 et suivantes.

10. Ici, le changement d'écriture indique un temps d'arrêt.

que Mmes de Chevreuse et de Beauvillier traitoient comme leur fille. En absence, nous nous écrivions continuellement[1]. Sa perte fut aussi pour moi de la dernière amertume, et, tous les jours de ma vie, je l'ai sentie depuis tant d'années. On peut juger quelle fut la douleur de sa famille[2]. Il ne laissa que des enfants tous enfants[3]. Sa charge fut donnée à son frère le vidame d'Amiens[4], qui est parvenu depuis à tout[5].

Sa charge donnée à son frère.

1. Je n'ai pu savoir si cette correspondance existe à Dampierre? On n'en signale aucune pièce en circulation.

2. La lettre suivante de son père à l'évêque d'Alet, cet ami des Beauvillier dont nous avons déjà eu l'occasion de parler (tome XI, p. 333, note 5), a passé dans une vente d'autographes faite par M. Étienne Charavay le 26 mars 1892, n° 93 du catalogue : « A Paris, le 3e novembre 1704. La vive douleur de la perte que j'ai faite ne me peut empêcher d'être très sensible aux témoignages que je reçois, Monsieur, de votre amitié dans cette funeste occasion. Une main que j'adore m'a frappé, je l'avoue, bien douloureusement. Dieu retire tout à coup ce qu'il m'avoit donné de plus cher. C'est un terrible coup à la nature; mais je suis à lui avec tout ce que j'ai : qu'il en fasse tout ce qui lui plaira. C'est ce que mon cœur a senti dès le premier moment, et je me confie en sa grâce qu'il le sentira éternellement ainsi. Que votre charité lui demande, Monsieur, d'augmenter en moi ces dispositions, que lui seul peut entretenir après les avoir données, et de n'avoir jamais d'autre attache qu'à sa seule volonté. Votre amitié me permet cette liberté.... Le duc de Chevreuse. » *En marge :* « Je n'ai pu me résoudre à vous écrire, Monsieur, avec cérémonie, étant persuadé que vous voudrez bien le faire de votre côté, en billet, à l'avenir, comme je vous en supplie. » — Il faut voir aussi la lettre que Fénelon écrivit, le 22 octobre, au frère cadet dont il va être parlé, et quelques mots de Mme de Maintenon, qui haïssait d'ailleurs Mme de Chevreuse, dans sa lettre du 16 septembre à Mme de Dangeau.

3. Charles-Philippe, né le 30 juillet 1695, dont il sera parlé p. 335; Paul, celui qui devint le cardinal de Luynes, né le 5 janvier 1703; et deux filles : Charlotte-Mélanie, née le 10 septembre 1696, qui fut bénédictine et prieure du couvent de Montargis; Marguerite-Eustochie, née le 2 octobre 1697, qui fut religieuse dans la même maison.

4. Après ce nom, il a biffé les mots : *qui avoit un petit Rég^{t} d'inf^{e} et.* — Le vidame était second sous-lieutenant de la compagnie depuis le 5 mars 1702, et il reçut ses provisions de capitaine-lieutenant le 2 novembre 1704.

5. Le vidame vient de se marier (ci-dessus, p. 4) avec l'aînée des

La mort du comte de Verue, tué à cette funeste bataille[1], dégrilla[2] sa femme, qu'il tenoit dans un couvent à Paris depuis qu'elle y étoit revenue d'entre les bras de M. de Savoie comme je l'ai raconté en son lieu[3], et lui donna toute liberté[4]. Elle reviendra en son temps sur la scène. Verue ne laissa qu'un fils d'elle, qui le survécut peu, et des filles religieuses[5]. Sa charge de commissaire général de la cavalerie, qu'il venoit d'acheter du maréchal de Vil-

Mort, famille et dépouille du comte de Verue. [*Add. St-S.* 570]

Lavardin. — Dangeau, en annonçant le transfert de la compagnie au vidame d'Amiens et les arrangements pris par le Roi (p. 125, lundi 15 septembre), a naturellement passé sous silence un fait qui parut choquant, et que nous révèlent deux lettres de Mme de Maintenon à Mme de Dangeau et au cardinal de Noailles (*Correspondance générale*, tome V, p. 265 et 268) : c'est que M. de Chevreuse trouva le courage de venir immédiatement à Versailles pour demander au profit de ce cadet tout ce qui devenait vacant, y compris le logement à Versailles. « Je ne puis, écrivait Mme de Maintenon, m'empêcher de vous dire que M. le duc de Chevreuse a fait ici un étrange voyage et a fait une peine au Roi qu'il ne méritoit pas.... Mme d'Heudicourt dit qu'un quiétiste ne peut être affligé. » En apprenant la grâce obtenue pour le vidame, M. de la Feuillade écrivit à son beau-père (recueil Esnault, tome I, p. 393) que les Beauvillier et Chevreuse avaient fait pour le plus indigne sujet ce que lui, premier ministre, n'avait pas tenté pour un homme auquel le public accordait du mérite, c'est-à-dire pour son propre gendre.

1. A Hochstedt (*Dangeau*, p. 104 et 107; *Sourches*, p. 59) : voyez *la Comtesse de Verue*, par G. de Léris, p. 182-184.

2. Ci-après, note 4. Littré n'a pas relevé d'autre exemple de *dégriller*.

3. Tome VII, p. 216-229.

4. Dangeau dit, le 20 novembre (p. 183) : « J'appris que le Roi avoit donné mille écus de pension au jeune comte de Verue. Sa mère demeurera à Paris dans la maison qu'elle avoit, et qui étoit jointe à un couvent; elle en fait ôter les grilles à cette heure : ainsi elle aura la liberté, et elle sera dans le monde comme les autres femmes. »

5. Tome VII, p. 227, fin de la note 5. Un fils, qui s'appelait Charles-Auguste de Scaglia de Verue-Dizimieux, mourut en 1706 (*Dangeau*, tome XI, p. 148-149). Marie-Anne, d'abord abbesse de Sainte-Claire de Vienne, nommée en juin 1729 abbesse de la Trinité de Caen, refusa, après sa sœur, l'Abbaye-aux-Bois, et mourut à Caen le 15 janvier 1754; Marie-Angélique-Gabrielle, d'abord religieuse à Vienne comme sa sœur, puis coadjutrice de Sainte-Anne d'Issy, nommée en octobre 1722 abbesse de l'Abbaye-aux-Bois, mourut le 22 avril 1745, à cinquante-neuf ans.

lars[1], fut donnée à la Vallière, prisonnier d'Hochstedt[2], et ce choix fit fort crier[3].

Le Roi ne fut pas longtemps dans la douleur du désastre d'Hochstedt sans recevoir quelque consolation, médiocre pour l'État, mais sensible à son cœur. Le comte de Toulouse, qui ne ressembloit en quoi que ce pût être au duc du Maine son frère[4], avoit souffert impatiemment d'avoir consumé sa première campagne d'amiral à se promener sur la Méditerranée, sans oser prêter le collet aux flottes ennemies, trop fortes pour la sienne[5]. Il en avoit donc obtenu une cette année[6], avec laquelle il pût se mesurer avec celle qui, ayant hiverné à Lisbonne, tenoit la mer sous l'amiral Rooke[7], en attendant les secours d'Hol-

1. Tome XI, p. 74. Plus récemment encore, en mars 1704 (*Dangeau*, p. 459-460; *Sourches*, p. 316; *Mercure* du mois, p. 257-258), il avait obtenu du Roi une gratification annuelle de quinze mille livres, comme indemnité de la saisie de ses terres de Piémont. Depuis 1702, il s'était arrangé une jolie demeure dans une maison des Jacobins de la rue Saint-Dominique.

2. *Dangeau*, p. 101 et 125. C'est le gendre du duc de Noailles et le cousin germain de la princesse de Conti : tome V, p. 299-300.

3. Madame écrivait, le 20 septembre (recueil Jaeglé, tome II, p. 10-11) : « La Vallière n'a rien perdu à aller en captivité, car le Roi lui a donné la charge du dernier comte de Verue.... » Mais on doit faire observer que le frère cadet du marquis était mort à Hochstedt, et que lui-même, dans la désastreuse bataille, avait repoussé les ennemis jusqu'à sept fois, et ne s'était rendu qu'après avoir perdu sa monture et reçu plusieurs coups de sabre sur la tête. Il fut nommé commissaire général par provisions du 17 septembre, et passa maréchal de camp à la promotion du 26 octobre suivant, mais ne revint de captivité qu'en 1706. Par une singulière coïncidence, une autre partie de la dépouille des Verue, la belle collection de livres de la Dame de volupté, devait passer, en 1737, aux mains du fils de ce marquis de la Vallière.

4. Allusion à la pusillanimité dont ce prince a fait preuve en 1695, en face de M. de Vaudémont : tomes II, p. 316-323, et III, p. 144.

5. Voyez, en dernier lieu, notre tome XI, p. 312. — 6. Ci-dessus, p. 99.

7. Georges Rooke, battu par Tourville le 27 juin 1693 : tome I, p. 267. Depuis cette époque, la reine Anne l'a fait lieutenant de l'amirauté et de la flotte anglaise sous son mari (1702), puis amiral de l'escadre rouge (mars 1703), et, en octobre 1704, elle va le créer comte

lande et d'Angleterre[1]. Il faut dire, avant que d'aller plus avant, un mot d'Espagne pour l'intelligence de ce qui va suivre.

Entreprise manquée sur Cadix.

Le prince de Darmstadt, qui avoit été à la cour de Charles II comme on l'a vu en son lieu[2], et qui y avoit été si bien avec la reine sa dernière femme, s'étoit embarqué sur la flotte avec l'Archiduc, lorsque ce prince alla en Portugal[3], et, avec une partie, projeta de surprendre Cadix, qu'il savoit fort dégarni de toutes choses[4]. Un marchand françois, armé pour les îles de l'Amérique, moitié guerre, moitié marchandise, mais qui, pour son commerce, y portoit, sur deux gros bâtiments, beaucoup de munitions de guerre, d'armes, et assez d'argent, se trouva dans ces mers, et vit, à la manœuvre de l'escadre, le dessein sur Cadix. Il força de voiles, y entra en présence de l'escadre, débarqua toute sa cargaison, mit ainsi la place en état de

de Romney, pair d'Angleterre et baron des Cinq-Ports; mais le mauvais accueil qu'il trouvera à la cour le décidera à quitter son poste et à vivre dans la retraite.

1. *Dangeau*, p. 38 et 44. L'effectif de cette flotte fut donné dans le *Mercure* de juin, p. 356-363, et celui de la flotte française, en juillet, tome I, p. 440-441; comparez les *Mémoires de Villette*, p. 154. En juin ou juillet, les Hollandais voulurent qu'on fît le procès à l'amiral Rooke, pour n'avoir pas profité de sa supériorité numérique pour attaquer le comte de Toulouse avant qu'il n'allât se renforcer à Toulon.

2. Tome IV, p. 286-291.

3. Il prit les devants sur l'Archiduc (*Dangeau*, tome IX, p. 439 et 443), et arriva à Lisbonne le 1er février (*Gazette*, p. 101), c'est-à-dire cinq semaines avant ce prince : ci-dessus, p. 55.

4. Le petit Renau venait de fortifier ce port (*Gazette* de 1703, p. 281); mais il y a ici une singulière confusion : notre auteur va reprendre, et placer en 1704, avec attribution à l'amiral Rooke et au prince de Darmstadt, une tentative sur Cadix qu'il a déjà racontée en son vrai temps, 1702 (tome X, p. 231-232), et qui fut faite alors par l'escadre du duc d'Ormond. En 1704, il n'y eut, de la part des Anglais et de M. de Darmstadt, qu'une démonstration, plutôt qu'une descente, sur une île voisine de Cadix, une autre descente, qui échoua, au cap des Moulins, près Velez-Malaga, et la tentative sur Barcelone dont il va être parlé p. 215-216, mais à laquelle se rapportent les détails donnés p. 214.

se défendre, qui, faute d'armes et de munitions et d'argent[1], ne pouvoit autrement résister, et demeura dedans. Darmstadt, n'ayant donc pu réussir dans son dessein après l'avoir inutilement tenté pendant plusieurs jours, mit pied à terre, et pilla les environs de terre ferme. Les communes[2] s'assemblèrent sous le capitaine général du pays[3], les évêques voisins se surpassèrent par le prompt secours de monde et d'argent : en un mot, après un mois de courses, où les Anglois perdirent bien du monde, il fallut se rembarquer, et encore à grand peine, et faire voile vers le Portugal[4]. On a vu les négligences d'Orry, et, ce nonobstant, comment Puységur en répara tout[5] ce qui fut possible, et les succès du duc de Berwick sur la frontière de Portugal. Les chaleurs séparèrent les armées, qui mirent en quartier d'été[6]. Berwick et Villadarias, ni Tserclaës, dénués de tout par cette même négligence d'Orry, n'avoient pu pourvoir à tout, ni porter leurs[7] troupes partout où elles auroient été nécessaires. Gibraltar, cette fameuse place qui commande à l'important détroit de ce nom[8], avoit été pourvue comme les autres, c'est-à-dire qu'il n'y avoit quoi que ce soit dedans pour la défendre, et, pour toute garnison, une quarantaine de gueux. Le

1. *Et d'argent* est en interligne.
2. Les milices des communes, comme celles que nous avions eues en France jusqu'au règne de Charles VI, et dont on retrouve encore l'appellation dans les *Journaux de Pierre de l'Estoile*, tome II, p. 14, et dans les *Mémoires de M. de Rochefort*, p. 345. Nous avons vu en 1697 (tome IV, p. 147) que le Roussillon avait, lui aussi, une milice appelée *somettants*.
3. Selon le *Mercure* (juillet 1704, tome I, p. 230-233), le vice-roi Velasco communiqua les propositions ou sommations de M. de Darmstadt à la ville et aux communes, pour qu'elles en délibérassent.
4. *Dangeau*, p. 31, 36, 40 et 46; *Sourches*, p. 379-382.
5. *Tout* surcharge *à grd* [*peine*].
6. A remarquer l'absence du pronom *se* avant *mirent*. — Philippe V quitta l'armée le 1er juillet, et rentra à Madrid le 16.
7. *Leur* est au singulier.
8. Le *Mercure* de juin 1705 en donna une description, p. 268-275.

prince de Darmstadt, qui étoit bien averti, profita d'une faute si capitale[1]. Y aller[2] et s'en emparer ne fut que la même chose[3], et la grandeur de cette perte ne fut sentie qu'après qu'elle fut faite. D'un autre côté, le même prince de Darmstadt, qui avoit été sous Charles II vice-roi de Catalogne, avoit conservé dans cette province beaucoup d'intelligence, et dans Barcelone quantité de créatures.

1. « On apprit le soir (du 18 août) que la flotte ennemie, qui avoit pris la route du Détroit, avoit fait mettre pied à terre à quelque infanterie, qui avoit pris le château de Gibraltar, dans lequel les Espagnols n'avoient laissé que cinquante hommes : on ne sauroit s'imaginer le peu de précaution qu'ont les Espagnols. Quoique cette conquête soit peu importante, cela n'a pas laissé de déplaire ici. » (*Dangeau*, p. 99.) Voltaire a raconté la surprise qui fit perdre aux Espagnols ce poste imprenable que « les bourgeois seuls défendraient contre mille vaisseaux et cent mille hommes; » et il finissait en ces termes : « L'Espagne, redevenue une puissance,... voit encore, avec une douleur impuissante, Gibraltar aux mains d'une nation septentrionale dont les vaisseaux fréquentaient à peine, il y a deux siècles, la mer Méditerranée. » (*Siècle de Louis XIV*, p. 358-359.) Au contraire, le maréchal de Villars ne jugea pas que la perte fût grave (lettre du 11 avril 1705, à Mme de Maintenon, dans l'ouvrage de M. de Vogüé, tome I, p. 289), et cette illusion fut tout d'abord partagée par le Roi (réponse à la lettre désespérée de Philippe V : Dépôt des affaires étrangères, vol. *Espagne* 144, fol. 86 et 94). — Comparez les *Mémoires de Sourches*, p. 51, ceux de *Noailles*, p. 172, ceux de *Berwick*, tome I, p. 255, la *Gazette*, p. 424-425 et 441, le *Journal de Verdun*, p. 243-247, la *Gazette d'Amsterdam*, nos LXXI et LXXII, l'*Istoria delle guerre* d'Ottieri, tome III, p. 302-304, le recueil de Lamberty, tome III, p. 127-128, le tome VI des *Feldzüge des prinzen Eugen*, p. 684-691, le volume B4 27 du Dépôt de la marine, fol. 317-339, une lettre du duc de Gramont, au Dépôt de la guerre, vol. 1786, n° 93, etc.

2. *Aller* surcharge *mar*[*cher*].

3. Le 4 août. M. de Gramont écrivait au Roi, le 9 : « Tout est suspendu dans le temps que nous avons besoin d'une continuelle activité. L'on ne pense à rien, l'on ne donne ordre à rien, tout se gouverne à la fourche, et nous sommes peut-être à la veille de perdre Gibraltar..., le gouverneur m'ayant mandé qu'il n'y avoit que cinquante hommes dans la place, presque point de munitions de guerre et pas un canon en état de tirer. » La faute en fut attribuée généralement au ministre Canalès, aussi bien qu'à Orry, et le peuple eût voulu les lapider. Voyez les fragments de correspondance publiés par M. Communay, p. 15-18 du tirage à part.

On y méditoit une révolte; on la soupçonna : notre flotte y toucha. Le comte de Toulouse y mit pied à terre; il y fut quelque temps, et déconcerta entièrement le projet par les bonnes mesures qui furent prises[1]. Mais il vouloit rencontrer la flotte de Rooke et la combattre; il en avoit la permission : il se rembarqua et l'alla chercher[2]. Il la rencontra auprès de Malaga[3], et, le 24 septembre[4], il la combattit depuis dix heures du matin jusqu'à huit heures du soir[5]. Les flottes, pour le nombre des vaisseaux, étoient à

Bataille navale gagnée près de Malaga par le comte de Toulouse.

1. *Dangeau*, p. 36 et 40; *Sourches*, tome VIII, p. 372, 377-381, 393 et 394; *Gazette d'Amsterdam*, n° L; *Mercure* de juillet, tome I, p. 113-134, 228-237; *Journal de Verdun*, p. 32-33, 75-76 et 174; *Histoire militaire* de Quincy, tome IV, p. 414-417; *Istoria delle guerre*, tome III, p. 299-301; *Feldzüge des prinzen Eugen*, tome VI, p. 679-683; Dépôt des affaires étrangères, vol. *Espagne* 140, fol. 209-211, 219 et 224. Le comte de Toulouse, qui rentrait alors à Toulon pour compléter sa flotte, ne descendit point à terre, mais s'arrêta un instant à Cadix. Une partie de ses mouvements depuis le 14 mai est indiquée dans le *Dictionnaire* de Jal, p. 970, et dans les *Mémoires de Villette*, p. 154-155.

2. Voyez le *Mercure* de septembre, p. 359-364.

3. Le second *a* de *Malaga* surcharge un *g*. — Malaga est une ville d'Andalousie, au S. S. O. de Madrid, avec bon port sur la Méditerranée; Velez-Malaga (Vieux-Malaga) est à quelques lieues E. de Malaga, et à une courte distance de la mer. Le comte de Toulouse était occupé à prendre de l'eau en face de Velez, quand l'ennemi fut signalé.

4. Lisez : *août*.

5. *Dangeau*, p. 117-124; *Sourches*, p. 60-61, 67, 69-74, 77 et 87; *Gazette*, p. 437, 444, 449, 450, 454-456, 460, 461, 482, 516, 552 et 563; *Gazette d'Amsterdam*, n°s LXXIV-LXXXI; *Journal de Verdun*, p. 248-253 et 321-329; *Mercure* de septembre, p. 300-375 et 442-450, de novembre, p. 315-333, et de décembre, p. 218-227; relation du comte de Toulouse aux Archives nationales, M 645, n° 1; compte rendu de M. de Villette à Pontchartrain, dans ses *Mémoires*, Appendice, p. 349-354; lettres de Piganiol de la Force et autres, dans le *Mercure* d'octobre, p. 269-287; lettre de la flotte anglaise, au Dépôt des affaires étrangères, vol. *Espagne* 137, fol. 169, et lettres de Madrid, vol. *Espagne* 142-144; lettres de Rivas à Chamillart, Dépôt de la guerre, vol. 1786, n°s 131, 132 et 143-153; Eugène Sue, *Histoire de la marine française*, tome V, p. 273-281; Dépôt de la marine, vol. B[4] 27, fol. 156-185 et 249-311; estampes du temps, dans la collection Hennin, n°s 6919-6926, etc. Le volume B[4] 27 du Dépôt de la marine renferme, fol. 201-

peu près égales[1]. On n'avoit vu de longtemps à la mer de combat plus furieux ni plus opiniâtre[2]. Ils eurent toujours le vent sur notre flotte. La nuit favorisa leur retraite. Villette, lieutenant général[3], qui avoit l'avant-garde, défit celle des ennemis. Tout l'avantage fut du côté du comte de Toulouse, dont le vaisseau se battit longtemps contre celui de Rooke, et le démâta[4], qui put se vanter d'avoir remporté la victoire[5], et qui, profitant du changement du

222, un journal de la navigation du vaisseau amiral, illustré de dessins au lavis, et, entre autres, de celui de l'ordre de bataille.

1. L'effectif de la flotte française fut donné dans la *Gazette d'Amsterdam*, n° LXXIX, article de Paris, et dans plusieurs des relations; l'ordre de bataille, dans le *Mercure* de septembre, p. 340-348. D'après les rapports du duc de Gramont publiés par M. A. Communay dans les *Annales de la faculté des lettres de Bordeaux*, en 1885, les Français n'avaient que quarante-neuf vaisseaux et une vingtaine de galères, et leurs adversaires comptaient soixante-cinq voiles, non compris les bâtiments légers; comparez, au Dépôt de la marine, le volume B⁴ 27, fol. 45, etc.

2. *Opinastre*, dans le manuscrit. Ici, nous n'avons pas *opiniâtré*.

3. Philippe de Valois, premier du nom, marquis de Villette et de Mursay, père du Mursay que nous avons eu au tome XI, p. 162, était entré dans la marine, à défaut des ambassades ou de l'armée, en 1668, avec l'aide de sa cousine germaine Mme Scarron, avait eu une commission de capitaine entretenu en 1672, un titre d'enseigne en 1680, et, s'étant converti au catholicisme en 1685, avait été fait chef d'escadre le 1er janvier 1686, lieutenant général le 1er novembre 1689. On lui donna la lieutenance générale du bas Poitou en février 1706, et il mourut à Paris, le 25 décembre 1707, âgé de soixante-seize ans. C'est le mari, en secondes noces (1695), de Mlle de Marsilly, et l'auteur des *Mémoires* publiés en 1844, par Monmerqué, pour la Société de l'Histoire de France.

4. Ce qui précède, depuis *dont*, est ajouté en interligne et en marge.

5. Les ennemis contestèrent cette victoire : voyez une lettre de Rooke à la reine Anne, dans les *Mémoires de Sourches*, p. 89, et les relations anglaises ou hollandaises publiées dans la *Gazette d'Amsterdam*, nos LXXX-LXXXIV, LXXXVI et Extr. LXXXVIII, ou dans le *Mercure* d'octobre, p. 269-321. Cependant des arbitres se prononcèrent pour la flotte française, sur une gageure faite à Copenhague par notre résident Poussin : *Gazette*, p. 563, et recueil de Lamberty, tome III, p. 131. Mme de Maintenon écrivait au cardinal de Noailles (recueil Lavallée, tome V, p. 267-268), le 20 septembre : « Les nouvelles d'hier au soir qui viennent par

vent, poursuivit Rooke tout le 25, qui se retiroit vers les côtes de Barbarie. Ils perdirent six mille hommes, le vice-amiral hollandois sauté, quelques-uns coulés bas, et plusieurs dématés[1]. Notre flotte ne perdit ni bâtiment, ni mât ; mais la victoire coûta cher en gens distingués par leurs grades, et plus encore par leur mérite, outre quinze cents soldats ou matelots tués ou blessés[2]. Le bailli de Lorraine, fils de Monsieur le Grand et chef d'escadre[3], Bellisle et

l'Espagne nous font voir l'avantage de la marine encore plus grand que nous ne savions. Shovell a été tué, l'amiral hollandois a sauté, et il reste si peu d'hommes sur la flotte ennemie, qu'à peine en ont-ils pour manœuvrer. Ils ont quitté le Détroit, et notre flotte va à Gibraltar, voir si on peut en faire le siège. Voilà véritablement ce qui est, et qu'il faut répandre encore plus avantageusement, pour rassurer les peuples, qu'on dit bien effrayés. » Le mois suivant, elle fit chanter chez elle une ode de l'abbé Genest en l'honneur des vainqueurs (lettre de Madame, dans le recueil Jaeglé, tome II, p. 13-14). La circulaire royale pour faire les réjouissances accoutumées fut imprimée dans le *Mercure* et en plusieurs autres endroits. Le Roi annonça la nouvelle à M. de Marcin en ces termes (*Œuvres de Louis XIV*, tome VI, p. 172) : « Tout l'avantage m'est demeuré. Quoique les ennemis fussent considérablement plus forts en nombre, et qu'ils eussent le vent favorable, leurs premiers efforts ont été soutenus et repoussés avec tant de valeur, par tous les officiers et équipages de mes vaisseaux, animés par l'exemple du général, que les ennemis n'ont plus pensé, pendant un combat de dix heures, qu'à se défendre, à éviter l'abordage plusieurs fois tenté par mes vaisseaux, et à chercher leur sûreté dans la retraite, sans que, durant les deux jours suivants, le comte de Toulouse, qui a tout mis en usage pour les rejoindre, les ait pu engager dans un second combat. »

1. Tous ces détails sont pris à Dangeau.

2. *Dangeau*, p. 124 ; *Sourches*, p. 73-74. Madame cita à ce propos le mot de Mme Cornuel : « *Te Deum* de princes, *De profundis* de particuliers » (recueil Jaeglé, tome II, p. 10).

3. Louis-Alphonse-Ignace de Lorraine-Armagnac, né le 24 août 1675, garde-marine en 1690, enseigne en 1691, fait chevalier de Malte le 16 juin 1692, lieutenant et capitaine de vaisseau en 1692 et 1693, commandeur de Piéton depuis le mois de juillet 1702, chef d'escadre depuis le mois de décembre suivant. Le roi Philippe V lui avait accordé la couverture, comme prince lorrain, en avril 1702, à Barcelone (*Mercure* du mois, p. 392-393). Le *Mercure* de septembre 1704, p. 352-354, reproduisit son éloge par le duc de Gramont, et celui de décembre,

Errard[1], chefs d'escadre, et un fils du maréchal de Châteaurenault[2] furent tués. Relingue, lieutenant général[3], Gabaret, chef d'escadre sorti de France pour duel, mais que le roi d'Espagne avoit envoyé sur la flotte[4], un capi-

p. 218-227, le récit de sa mort glorieuse sur le vaisseau *le Vainqueur* (25 août). Un boulet lui ayant enlevé une partie de l'abdomen, il rentra lui-même ses intestins, en donnant encore l'ordre d'augmenter le feu.

1. Lisez : *Belisle-Érard*. — Jean Érard, seigneur de Belisle-Badoue, lieutenant de vaisseau en 1665, capitaine en 1673, pensionné à quinze cents livres en août 1688, chef d'escadre en janvier 1703, avait épousé Mlle Castel de Saint-Pierre par contrat du 14 mars suivant. Il était d'Alençon et avait servi sous les ordres du bailli de Forbin.

2. François-Louis-Ignace, fils aîné du maréchal, nommé enseigne le 15 mai précédent, servait sur le vaisseau de son cousin germain Dreux Rousselet. Celui-ci eut la cuisse emportée et mourut le 4 septembre à Malaga. Par sa mort, le titre de marquis, qui venait de lui être confirmé en avril 1704, revint au maréchal son oncle.

3. Ferdinand, comte de Relingue (*Erlingen* ou *Drelingen*), petit-fils d'un Allemand naturalisé en 1636, enseigne de vaisseau en 1670, capitaine en 1671, chef d'escadre en 1689, lieutenant général des armées navales depuis 1697, mourut à Malaga le 6 septembre 1704. Il était premier écuyer du comte de Toulouse depuis décembre 1696, et ce prince le regretta fort. Son corps fut inhumé à Paris, dans l'église des Jacobins. Son éloge est dans le *Mercure* d'octobre, p. 202-206, et dans la *Gazette d'Amsterdam* de 1704, n° LXXXI; son épitaphe, dans les *Descriptions de Paris*. La marquise de Leuville, sa cousine germaine et héritière, fit venir en France un neveu, Charles-Antoine, baron de Relingue, âgé de quatre ans et demi, et obtint pour lui des lettres de naturalité en septembre 1705 (Dépôt des affaires étrangères, vol. *France* 395, fol. 414). Ce nouveau Relingue devint lieutenant général en 1748. Selon la *Gazette* de 1704, p. 459, leur maison avait manifesté un grand zèle pour la France au temps de Gustave-Adolphe.

4. *Dangeau* (p. 123-124) ne dit pas que Gabaret fût mort de sa blessure : « Par les lettres qu'on reçut hier de Madrid, le roi d'Espagne prioit le Roi de donner grâce à Gabaret, qu'il avoit envoyé servir sur la flotte, et qui y a eu la jambe emportée. Gabaret avoit été longtemps capitaine de vaisseau en France; mais il se battit en duel il y a deux ans, et fut contraint de quitter le Royaume. Le Roi a répondu au roi d'Espagne qu'il n'y avoit rien qui lui pût faire accorder grâce pour un duel, et qu'il n'y avoit pas songé en le lui demandant. » Philippe V venait de donner un bâton d'exempt à Gabaret. C'était le second fils du

taine de vaisseau neveu et du nom du maréchal de Châteaurenault[1], eurent chacun une cuisse emportée, et moururent quelques jours après, ainsi qu'Herbault, capitaine de vaisseau, frère d'Herbault intendant des armées navales[2]. Ce dernier fut tué[3] aux pieds de M. le comte de Toulouse, qui empêcha qu'on le jetât à la mer, avec beaucoup de présence d'esprit, jusqu'après le combat, pour ne pas perdre ce qu'il pouvoit avoir de papiers de conséquence sur lui, et avoir le temps de le visiter[4]. Plusieurs de ses pages furent tués et blessés autour de lui. On ne sauroit une valeur plus tranquille qu'il fit paroître[5] pen-

lieutenant général des armées navales mort en 1697. Enseigne en 1682, lieutenant en 1689, capitaine de vaisseau en 1693, il avait été interdit en 1696, avant d'être obligé par son duel, en juin 1702, de quitter la France. Il n'y rentra qu'en 1716. Cette famille, sur laquelle Jal a donné quelques notes, avait été anoblie en 1673. Le frère aîné s'était fait capucin.

1. Ci-dessus, p. 219, note 2. Celui-ci avait le gouvernement de Redon depuis octobre 1702.

2. Ces deux arrière-petits-fils du secrétaire d'État Raymond Phélypeaux (1560-1629), frère aîné du premier Pontchartrain, étaient : 1° Antoine-François, né vers 1666, pris d'abord par son cousin comme premier commis de la marine, pourvu d'une commission d'intendant général et d'une charge de conseiller au parlement de Metz en 1693, créé intendant général des armées navales en janvier 1696, chargé en 1698 d'aller régler à Londres les différends relatifs à la paix, et, en 1699, de déterminer les limites de nos colonies dans l'Amérique du Nord; 2° Henri, dit le chevalier de Phélypeaux, garde-marine en 1691, lieutenant de vaisseau en 1693, capitaine en 1696, mort de ses blessures le 28 août 1704. Un autre frère devint évêque de Riez en 1713. Le château d'Herbault, à quatre lieues de Blois, proche la forêt de Boulogne, avait été acheté, au siècle précédent, par le secrétaire d'État.

3. Un boulet lui avait emporté le derrière du cou; son frère avait eu un bras enlevé.

4. A ce récit de Dangeau, p. 130, le duc de Luynes ajouta plus tard d'autres détails, que sans doute Saint-Simon ne connut point, mais qui se retrouvent dans les *Mémoires de Sourches*, p. 70. L'intendant ne mourut que le 10 octobre, à Malaga (*Gazette*, p. 540; *Journal de Dangeau*, p. 167).

5. *Fit paroistre* a été ajouté en interligne, au-dessus d'un premier *fit*, que Saint-Simon a oublié de biffer.

dant toute l'action, ni plus de vivacité à tout voir, et de jugement[1] à commander à propos. Il avoit su gagner les cœurs par ses manières douces et affables, par sa justice, par sa libéralité; il en emporta ici toute l'estime[2]. Ducasse, chef d'escadre, que nous verrons aller plus loin, reçut une grande blessure[3], et plusieurs autres de moindres[4].

Faute fatale malgré le comte de Toulouse. [*Add. St-S. 571*]

Le 25 au soir, à force de vent et de manœuvre, on rejoignit Rooke de fort près[5]. Le comte de Toulouse vouloit l'attaquer de nouveau le lendemain; le maréchal de Cœuvres, sans lequel il avoit défense de rien faire[6], voulut

1. Ces trois derniers mots sont en interligne, au-dessus d'un *et* qui n'a pas été biffé non plus.

2. Dangeau dit simplement (p. 124) : « Il y a donné beaucoup de marques de son courage; il est loué généralement par tous les officiers. » Comparez la lettre du duc de Gramont, 5 septembre, publiée par M. Communay, et le *Mercure* de novembre, p. 338-340. La lettre de félicitations que Philippe V lui adressa est au Dépôt des affaires étrangères, vol. *Espagne* 144, fol. 180.

3. *Dangeau*, p. 124. Voyez *l'Amiral Du Casse*, p. 276-284.

4. « Deux ou trois des pages de M. le comte de Toulouse ont été tués, et quatre ou cinq blessés; il y a beaucoup d'autres officiers encore tués ou blessés... » (*Dangeau*). Une liste est donnée dans les *Mémoires de Sourches*, p. 73-74, ainsi que dans le registre de Chantilly S 12, fol. 206, à côté de la relation de l'amiral, fol. 231-234. Les pertes des alliés sont indiquées dans le *Dangeau*, p. 131. Mme de Maintenon écrivait au cardinal de Noailles, le 20 septembre (*Correspondance générale*, tome V, p. 268) : « On mande que tous ceux qui ont été blessés considérablement ont des convulsions, et qu'ils en mourront. Que d'âmes perdues ! »

5. On sut, par les lettres arrivées le 11 septembre (*Dangeau*, p. 123), que, « le 25, au matin, nous poursuivions encore la flotte ennemie; que le vent nous étoit devenu favorable, mais qu'il étoit devenu si fort, que Monsieur le Comte avoit été obligé d'envoyer ordre aux galères de retourner à Malaga. » La suite de l'incident n'est ni dans le *Journal*, ni dans les *Mémoires de Sourches*. Il n'y en a pas trace non plus dans la correspondance publiée par M. Communay, ni dans la correspondance conservée aux Affaires étrangères.

6. Le maréchal avait étudié spécialement la défense des côtes de l'Espagne; ses mémoires sont aux archives de la Marine, vol. B[4] 24. Le comte de Toulouse lui attribua modestement l'honneur de la victoire, dit Mme de Maintenon dans sa lettre au cardinal de Noailles.

assembler le conseil. Relingue, qui se mouroit, et qui aimoit le Comte[1], dont il avoit bien voulu être premier écuyer, lui manda, en deux mots de sa main, qu'il battroit les ennemis, et qu'il le conjuroit de les attaquer. Le Comte fit valoir cette lettre écrite par un homme d'une capacité si reconnue, et le prix d'une seconde victoire, qui étoit Gibraltar : il captiva les suffrages ; il y mit de la douceur, les raisons les plus fortes ; il y ajouta ce qu'il osa d'autorité. Tous s'y portoient, lorsque d'O, le Mentor de la flotte, et contre l'avis duquel le Roi avoit très précisément défendu au Comte de faire aucune chose, s'y opposa avec un air dédaigneux et une froide, muette et suffisante opiniâtreté, qui le[2] dispensa, à la mer, d'esprit et de raisons, comme faisoit à la cour la confiance que Mme de Maintenon et le Roi avoient prise en lui. L'oracle prononcé, le maréchal de Cœuvres le confirma malgré lui et ses lumières, et chacun se retira à son bord consterné, le Comte dans sa chambre, outré de la plus vive douleur[3]. Ils[4] ne tardèrent pas à apprendre avec certitude que c'en étoit fait de la flotte ennemie, s'ils l'eussent attaquée, et tout[5] de suite de Gibraltar, qu'ils auroient trouvé dans le même état qu'il avoit été abandonné[6]. Le comte de Toulouse acquit un grand

1. Appellation courante qu'on donnait au jeune amiral : tome XI, p. 312.

2. Ce *le* est en interligne, au-dessus d'un premier *le*, surchargeant l'abréviation *co*e.

3. On retrouve ce récit dans la notice de M. d'O (notre tome III, p. 474), dans le *Parallèle*, p. 102 et 274, et dans la notice ESTRÉES, au tome VI des *Écrits inédits*, p. 146. Les faits seront rétablis ci-après, p. 599-601, d'après le procès-verbal du conseil de guerre du 25, et les termes mêmes de la délibération feront voir que la victoire resta indécise.

4. *Ils* surcharge *et*.

5. *Tout* surcharge *d[e]*.

6. « ....M. le comte de Toulouse.... avoit appareillé pour retourner encore combattre les ennemis, qu'on croyoit à Gibraltar ; mais, dès qu'ils ont su que la flotte de France se mettoit en état de les venir combattre encore, ils sont rentrés dans l'Océan après avoir laissé dans

honneur en tout genre, en cette campagne, et son plat gouverneur y en perdit peu, parce qu'il en n'avoit guères à perdre. Le Comte, mouillé devant Malaga, reçut dans son bord la visite de Villadarias, qui obtint de lui tout ce qu'il lui demanda pour le siège de Gibraltar. On mit à terre trois mille hommes, cinquante pièces de gros canon, et généralement tout le nécessaire pour ce siège, et Pointis fut détaché, avec dix vaisseaux et quelques frégates, devant Gibraltar, pour servir de maréchal de camp aussi au siège, comme étant chef d'escadre[1]. Tous ces ordres exécutés, le Comte et sa flotte appareillèrent pour Toulon[2].

Châteauneuf, ambassadeur en Portugal, arrivé d'Espagne; son frère, leur fortune, leur caractère.

Châteauneuf, qui avoit été ambassadeur en[3] Portugal, et qui, depuis la rupture, s'étoit, par ordre du Roi, arrêté à Madrid[4], venoit d'arriver à Paris[5]. C'étoit un Savoyard qui, en l'autre guerre, avoit quitté son maître, et avoit été fait premier président du sénat de Chambéry[6] par le Roi, et, depuis la paix, fait conseiller au Parlement et[7] envoyé ambassadeur à Constantinople, où il avoit très bien

Gibraltar le prince de Darmstadt, avec M. de la Corsane et deux mille hommes de leurs meilleures troupes. » (*Dangeau*, p. 128-129, nouvelles du 7, arrivées le 19.)

1. Ci-après, p. 383-384.

2. Ces détails sont textuellement empruntés à Dangeau, p. 130 et 136. Comparez la lettre du Comte au duc de Gramont, 15 septembre, donnée par M. Communay, p. 29-33, la *Gazette d'Amsterdam*, n°s LXXXIII et LXXXV, de Madrid, et le résultat de la conférence tenue sur *le Foudroyant* le 11 septembre, qui est au Dépôt de la marine, registre B[4] 27, fol. 143-144.

3. *En*, en interligne, remplace *de*, biffé.

4. Il avait été invité par la cour de Lisbonne à quitter cette ville dès l'arrivée de l'Archiduc, et, s'arrêtant à Madrid, y avait suppléé, comme on l'a vu, l'abbé d'Estrées parti pour l'armée. Sa correspondance est aux Affaires étrangères, vol. *Espagne* 140 et 141.

5. *Dangeau*, p. 114, 1er septembre.

6. Cette haute cour, instituée par Amé VIII en 1430, se composait de quatre présidents et quinze sénateurs, plus l'abbé de Hautecombe. Le chancelier en était chef.

7. *Et* est en interligne, au-dessus d'*et depuis*, biffé et surchargeant *et a[mb]*.

fait les affaires du Roi[1]. Lui et l'abbé son frère, qu'on a vu en son temps[2] envoyé rectifier les fautes de l'abbé de Polignac en Pologne, étoient gens de lettres, d'infiniment d'esprit et de beaucoup d'agrément. Châteauneuf savoit se manier[3], et s'étoit mis fort avant dans la confiance de la princesse des Ursins, à qui il ne fut pas inutile. Sur ses pas arriva Orry[4]. Le Roi ne voulut pas le voir, et fut au moment de lui faire faire son procès, et de le faire pendre[5]. Il le méritoit bien; mais la chose auroit trop porté contre Mme des Ursins, et Mme de Maintenon fut doucement à la parade[6]. Aubigny, resté à Madrid l'agent intime de sa maîtresse, eut, en ce temps-ci, deux mille ducats de pension, malgré l'épuisement des finances, et une maison dans Madrid aux dépens du roi[7]. La reine ne cessoit d'intercéder de toutes ses forces que[8] la princesse des Ursins fût écoutée à Versailles, et lui fût après rendue. Outrée des refus, elle se prit au duc de Berwick comme à l'auteur

Orry, arrivé* à Paris, en disgrâce et en péril. Aubigny bien traité à Madrid. [*Add. St-S.* 572]

Berwick

1. Voyez ci-après, p. 601, la rectification de toute cette phrase.
2. Tome IV, p. 135, etc.
3. Cet emploi de *se manier* ne se trouve pas dans le *Dictionnaire de l'Académie* de 1718, et Littré n'a cité que le présent exemple. Nous avons eu ci-dessus, p. 174, des troupes qui « se manioient aisément. »
4. Ci-dessus, p. 96. Sur un ordre formel, Orry arriva le 23 août à Versailles : Dépôt de la guerre, vol. 1788, n°s 143, 158, 189, 191 et 265.
5. « M. Orry est revenu d'Espagne depuis quelques jours; il a vu les ministres, et leur a parlé avec beaucoup d'esprit pour se justifier. Je ne sais s'il les a persuadés; mais il y a apparence qu'on ne le renverra pas en Espagne, et qu'on n'est pas tout à fait content de la conduite qu'il a eue en ce pays-là. » (*Dangeau*, p. 112, 30 août; *Sourches*, p. 61.) Philippe V lui avait délivré le certificat le plus chaleureux, qui est aux Affaires étrangères, vol. *Espagne* 144, fol. 95-96. La réponse du Roi, fol. 119, prouve que notre auteur exagère singulièrement les choses. La justification d'Orry est au Dépôt de la guerre, vol. 1789, n° 78. D'ailleurs, Chamillart continuait à le défendre : vol. 1786, n° 96.
6. Ci-dessus, p. 43. Terme d'escrime, « action par laquelle on pare un coup » (*Académie*, 1718). Nous l'avons déjà eu dans l'Addition n° 349.
7. *Dangeau*, p. 114.
8. Cet emploi d'*intercéder*, sans préposition avant *que*, n'a pas été relevé, et ce n'est peut-être qu'un oubli de notre auteur.

* *Arrivé* est en interligne.

de la disgrâce d'Orry par les plaintes qu'il en avoit faites, quoique, dès auparavant, Puységur eût vérifié et découvert au Roi sa turpitude et son crime[1]. Elle demanda si instamment le rappel de Berwick, que, pour ne la pas désespérer sur tout, on le lui accorda[2], et le liant, l'accort Tessé, malade ou sain suivant sa basse politique[3], fut nommé pour lui succéder[4]. Harcourt et Mme de Maintenon savoient bien ce qu'ils faisoient en procurant ce choix, moins, bien moins[5] utile aux armes que propre

rappelé d'Espagne aux instances* de la reine. Tessé nommé pour lui succéder. [*Add. S^tS. 575*]

1. Ci-dessus, p. 63-64.

2. Selon Berwick lui-même, que sa femme se préparait à rejoindre pour l'hiver, c'est le duc de Gramont qui persuada à Philippe V qu'il n'y avait que des difficultés à attendre de ce généralissime froid et sec ; selon les *Mémoires de Tessé*, Philippe V lui en voulait d'avoir empêché qu'il n'allât retrouver la reine. Louis XIV expliqua ses raisons à Berwick dans deux lettres du 21 septembre et du 5 octobre, et les fit expliquer par Chamillart à MM. de Puységur, de Tessé, de Tserclaës et autres (Dépôt de la guerre, vol. 1789, n°s 43, 44, 66, 79 et 86). Quant à Mme de Maintenon, elle considéra ce rappel comme une grande folie (recueil de 1826, tome I, p. 233). Voyez ci-après, p. 334.

3. Ci-dessus, p. 125. Il reparut guéri, mais très changé.

4. *Dangeau*, p. 126-127 : « Le Roi envoie M. le maréchal de Tessé pour commander l'armée d'Espagne. Il y avoit des embarras en ce pays-là sur le commandement, parce que le prince de Tserclaës et M. le duc de Berwick étoient tous deux capitaines généraux. Cette égalité de rang faisoit toujours des disputes entre eux, que le roi d'Espagne ne vouloit point régler, et il a prié le Roi lui-même d'y envoyer un maréchal de France, qui commandera ses troupes aussi bien que celles du Roi. Le maréchal de Tessé n'est pas trop en état, par sa mauvaise santé, de faire ce voyage ; mais le Roi a desiré, pour son service, qu'il marchât, et il partira dans quinze jours, et le duc de Berwick reviendra dès que M. de Tessé sera arrivé. » La lettre de Philippe V (5 septembre) à laquelle cet article fait allusion est en copie aux Affaires étrangères, vol. *Espagne* 144, fol. 149. Tessé partit le 10 octobre, ayant eu la précaution de se faire promettre quarante mille livres pour ses frais de voyage, avec trente mille ducats d'appointements par an (*Musée des Archives nationales*, n° 918 ; *Gazette d'Amsterdam*, 1705, n° XIX ; Dépôt de la guerre, vol. 1789, n°s 44, 53 et 79). Sa correspondance avec Chamillart commence dans ce dernier volume.

5. *Bien moins*, après un premier *moins*, qui semble ne pas devoir

* *Aux instances* surcharge *à la p[rière]*.

à leurs desseins pour le gouvernement et le cabinet[1].

Intrigues du mariage du duc de Mantoue, qui refuse Mlle d'Enghien, est refusé de la duchesse de Lesdiguières, et qui, contre le desir du* Roi et sa propre volonté,

Le duc de Mantoue étoit toujours à Paris[2]. La raison principale qui l'y avoit attiré étoit, comme je l'ai remarqué, d'y épouser une Françoise, et qu'elle lui vînt de la main du Roi, toutefois à son gré. Cette vue n'étoit pas cachée[3]. M. de Vaudémont étoit trop son voisin, et trop bien informé pour l'ignorer, trop avisé et trop touché de l'intérêt de la maison de Lorraine pour ne pas sentir l'importance de lui faire épouser une princesse de cette maison, qui, après sa mort, prétendoit le Montferrat[4]. Si

être supprimé, a été ajouté en interligne, au-dessus d'*uti[le]*, biffé.

1. Dès le milieu de 1703, Philippe V, à l'instigation de Mme des Ursins, avait exprimé le désir que Tessé fût envoyé, au défaut de M. d'Harcourt, comme général habile et comme diplomate propre aux affaires. Voyez sa lettre au Roi, dans les *Mémoires de Noailles*, p. 152, la réponse de Louis XIV, dans ses *Œuvres*, tome VI, p. 131, et la *Gazette d'Amsterdam* de 1704, n° LXXX, de Paris.

2. Ci-dessus, p. 99-105. Les documents diplomatiques relatifs à l'affaire qui va suivre se trouvent au Dépôt des affaires étrangères, vol. *Mantoue* 39 et 40, y compris même des copies de la correspondance du duc avec son représentant à Paris.

3. Le 23 juillet, Tessé écrivait, de son château du Maine, à M. de Torcy (recueil Rambuteau, p. 191) : « Mlle d'Elbeuf remportera la pomme; mais, d'un tel Pâris,... la peur est le seul mobile qui puisse être un ascendant pour lui plus certain que l'amour, et, si ce mariage se fait, je croirai que c'est parce que le Roi l'aura agréé et permis. Il n'est pas question de quatre pieds trois pouces qu'il veut admettre à la taille favorite de ses Dulcinées; il est question de lui dire : « Je le veux. »

4. En 1708, l'Empereur donnant l'investiture de tout le Montferrat (ci-après, p. 230) à Victor-Amédée, Dangeau fera cette observation (tome XII, p. 168) : « Cette investiture doit fort fâcher M. de Lorraine, car il n'y avoit que lui et Madame la Princesse qui y eussent des prétentions raisonnables. » On avait publié, vers 1697, un *Mémoire pour l'établissement du droit de S. A. R. Mgr le duc de Lorraine sur le pays de Montferrat à l'exclusion de Mme la princesse de Condé*. En un autre endroit des *Mémoires*, sous l'année 1707, nous verrons que la prétention des Lorrains venait du second mariage du duc Henri avec une fille du duc Vincent de Mantoue, en 1606.

Du a été écrit deux fois dans cette manchette, au bas de la page 457 et au commencement de la page 458.

ce mariage lui donnoit des enfants, encore valoit-il mieux pour eux qu'ils fussent d'une Lorraine, qui cependant seroit très dignement mariée, et, longtemps veuve, par la disproportion d'âge de sa belle-sœur[1] qu'il lui destinoit, pourroit, pendant le mariage, prendre de l'ascendant sur ce vieux mari, et, veuve, sur ses enfants et sur le pays par la tutelle, et faire compter avec soi le Roi même par rapport aux affaires d'Italie[2]. Mme d'Elbeuf, troisième femme et veuve alors du duc d'Elbeuf[3], étoit fille aînée de la maréchale de Navailles, dont la mère, Mme de Neuillan, avoit recueilli Mme de Maintenon à son retour des îles de l'Amérique, l'avoit gardée, nourrie et entretenue chez elle par charité, et, pour s'en défaire, l'avoit mariée à Scarron[4]. Mme de Navailles, dont le mari [avoit été[5]] domestique et le plus fidèle confident du cardinal Mazarin jusque dans les temps les plus calamiteux de sa vie, avoit été dame d'honneur de la Reine à son mariage; elle en avoit été chassée par le Roi, et avoit coûté[6] à son mari la charge de capitaine des chevau-légers de la garde et le gouvernement du Havre-de-Grâce, pour avoir fait trouver au Roi un mur au lieu d'une porte par laquelle il entroit secrètement la nuit dans la chambre des filles de la Reine. Les deux Reines avoient été outrées

épouse* fort étrangement Mlle d'Elbeuf, qu'il traite après fort mal.
[Add. St-S. 574]

[Add. St-S. 575]

1. Mlle d'Elbeuf, nommée à la page suivante.

2. Nous possédons, dans les *Mémoires du baron de Breteuil*, ms. Arsenal 3862, p. 297-323 (fragment publié dans le *Magasin de librairie*, tome I, 1858, p. 287-304), un récit des péripéties qui vont être contées, récit très complet, et très exact aussi, puisque le baron, étant, par sa femme, cousin germain de la duchesse d'Elbeuf, eut à s'entremettre activement dans toutes ces intrigues matrimoniales. Excepté sur quelques points secondaires, il confirme les dires de Saint-Simon. Le baron, ayant rempli une mission auprès du duc de Mantoue en 1685, en avait rapporté une relation qui est également publiée dans le *Magasin de librairie*, tome II, p. 275-292.

3. Tome VII, p. 37. — 4. *Ibidem*, p. 21-22.

5. Verbe oublié.

6. *Avoit cousté* est en interligne, au-dessus de *fait perdre*, biffé.

* La première lettre d'*espouse* surcharge une *s*.

de leur malheur, et la Reine mère obtint, en mourant, leur rappel de leur exil en leur gouvernement de la Rochelle. Quoique le Roi n'eût jamais bien pardonné ce trait à Mme de Navailles, qu'elle vînt très rarement et très courtement à la cour, le Roi, surtout depuis sa dévotion, n'avoit pu lui refuser son estime, et des distinctions qui la marquoient[1]. Sous ses auspices, Mme d'Elbeuf, sa fille, s'introduisit à la cour. Avec un air brusque, et de peu d'esprit et de réflexion, elle se trouva très propre au manège et à l'intrigue. Elle trouva moyen de faire que Mme de Maintenon se piquât d'honneur et de souvenir de Mme de Neuillan, et[2] le Roi de considération pour feu M. et Mme de Navailles; la princesse d'Harcourt rompit des glaces auprès de Mme de Maintenon, Monsieur le Grand s'intéressa auprès du Roi, Mlle de Lillebonne et Mme d'Espinoy l'appuyèrent partout, car rien n'est pareil au soutien que toute cette maison se prête[3]. Mme d'Elbeuf joua[4], fut à Marly, à Meudon[5], s'ancra, vit Mme de Maintenon quelquefois en privance, mena sa fille[6], belle et bien faite[7], à la cour, qui fut bientôt de tout avec Mme la duchesse[8] de Bourgogne. Elle y entra[9] si avant, et tellement encore dans le gros jeu, où elle avoit embarqué Mme la duchesse de Bourgogne, avec elle, en beaucoup de dettes, que, soit ordre, comme on le crut, soit sagesse de la mère, elle étoit avec sa fille dans ses

1. Anecdote déjà racontée en 1700 (tome VII, p. 29-35), rappelée en partie dans notre tome XI, p. 294.

2. *Et* est en interligne.

3. *Preste* est en interligne, au-dessus de *donne*, biffé, et, ensuite, *M*e surcharge *el[le]*.

4. Elle prit part au jeu de la cour.

5. Voyez le *Journal de Dangeau*. Elle ne commença d'aller à Marly qu'en août 1697, et n'eut un logement à Versailles qu'en juillet 1701.

6. Suzanne-Henriette de Lorraine, née en 1686 : tome IV, p. 319.

7. Le peintre de Troy avait fait un portrait de la duchesse, avec ses filles, pour le Salon de 1699.

8. *Duchesse* surcharge *Dau[phine]*.

9. *Entra* est en interligne, au-dessus de *fut*, biffé.

terres de Saintonge depuis plus de huit mois, et n'en revinrent que pour trouver[1] M. de Mantoue à Paris. C'étoit Mlle d'Elbeuf que M. de Vaudémont vouloit lui donner, et dont il lui avoit parlé dès l'Italie[2], et pour elle que toute la maison de Lorraine faisoit les derniers efforts. Monsieur le Prince avoit une fille dont il ne savoit comment se défaire[3]. Enrichi des immenses biens de Maillé-Brezé, des connétables de Montmorency, sa mère et sa

1. Le commencement de *trouver* surcharge des lettres illisibles.

2. On constate en effet, dans les *Mémoires du baron de Breteuil*, que M. de Mantoue s'était engagé en ce sens avant même d'être veuf, à la seule condition de voir préalablement Mlle d'Elbeuf, et, dans les *Lettres de Tessé*, p. 176-177 et 191, ou dans ses *Mémoires*, tome II, p. 105, 107, etc., que ce nom avait été mis sur le tapis dès la fin de 1703 : « Immédiatement après la mort de Mme de Mantoue, il desira passionnément Mlle d'Elbeuf, sur ce qu'on lui avoit dit qu'elle étoit grande. Il en écrivit, dans son premier mouvement, au prince et à la princesse de Vaudémont, qui lui répliquèrent simplement qu'ils ne savoient pas si Mme d'Elbeuf n'avoit point quelque autre engagement pour sa fille ; que, comme ils ne vouloient ni ne pouvoient entrer en matière sans en rendre compte à la cour, ils recevroient, pour se conduire, les ordres du Roi, à qui ils les demandoient. Depuis ce temps, d'autres partis ont été proposés à la traverse, et enfin ce prince a fait décider dans son Conseil qu'il falloit s'en tenir à Mme d'Arenberg, parce qu'elle étoit, disent-ils, grande, veuve, point Françoise, et en état de lui donner des successeurs. » En ce temps-là, on reparlait d'une alliance de Mlle d'Elbeuf avec le duc de Vendôme, alliance déjà proposée au commencement de 1701 (*Dangeau*, tome VIII, p. 20 ; *Gazette d'Amsterdam*, 1704, n° I) ; mais l'idée en fut abandonnée, et, dès le mois de janvier 1704, Tessé (ses *Mémoires*, tome II, p. 114 et suivantes) écrivit au Roi que M. de Mantoue « n'hésiteroit pas à préférer Mlle d'Elbeuf à la duchesse d'Arenberg, pour peu que S. M. le voulût. » Le baron de Breteuil ne se mit en mouvement qu'après la rupture des pourparlers avec M. de Vendôme.

3. Mlle d'Enghien (tome I, p. 101, note 1), sœur cadette de la princesse de Conti et de la duchesse du Maine, âgée de vingt-six ans et demi. Une première fille, morte à quinze ans (1670-1685), avait porté avant elle le surnom d'Enghien. Celle-ci, un peu moins petite que les autres, baptisée le 8 février 1680 (*Lettres de Mme de Sévigné*, tome VI, p. 254-255 ; *Gazette*, p. 96), était restée à Maubuisson, pour son éducation, jusqu'à la fin de 1697, époque où le Roi l'avait fait revenir (*Sourches*, tome VI, p. 5). Nous la verrons épouser le duc de Vendôme en 1710.

grand mère héritières[1], il avoit oublié la fille de la Trémoïlle[2] et l'héritière de Roye[3] dont il étoit sorti, et tous les autres mariages de seigneurs et de leurs filles faits par les diverses branches de Bourbon[4]. Quelque grandement honorables qu'en fussent les alliances directes, elles étoient devenues si onéreuses pour les biens, et si fâcheuses dans les suites[5] par les procédés[6], qu'il y avoit pour elles[7] maintenant aussi peu d'empressement dans la première noblesse, que de dédain nouveau dans les princes du sang : ce qui rendoit leurs enfants difficiles à marier, surtout les filles. Outre que M. de Mantoue parut un débouché pour sa fille à Monsieur le Prince, il avoit des prétentions sur le Montferrat[8] pour une grosse créance

1. Claire-Clémence de Maillé-Brezé et Charlotte de Montmorency : tome I, p. 139 et 165. — Sur la fortune des Condés, voyez l'Introduction de M. Lecestre, en tête de son édition des *Mémoires de Gourville*, tome I, p. LVII-LXVI, et l'*Histoire des princes de Condé*, par Mgr le duc d'Aumale, tomes II, p. 256-258, 442-444, et III, p. 250-252 et 439. Il n'était presque rien venu des Brezé, en proportion de l'énorme héritage de Montmorency, comprenant Chantilly, Montmorency, Écouen, l'Isle-Adam, Dammartin, etc.

2. Charlotte de la Trémoïlle, fille du premier duc de Thouars et d'une fille du connétable Anne de Montmorency : tome VII, p. 236.

3. Éléonore de Roye, héritière du comte de Roucy et première femme du premier prince de Condé : tome IV, p. 49.

4. On verra plus tard que notre auteur avait fait, sur ces alliances de la maison de Bourbon, un travail qui est encore inédit, et qui occupe une partie du volume 44 de ses Papiers, aujourd'hui vol. *France* 199.

5. *Suite*, au singulier, dans le manuscrit.

6. *Procédés* est pris encore ici au sens de *procédures*, comme dans notre tome I, p. 87 et Additions n°s 66 et 76, dans le tome VI, p. 157, manchette, ou ci-après, p. 568, et dans la lettre écrite à Mme de Maintenon par le cardinal de Noailles, le 11 mai 1711.

7. *P^r^ elles* est en interligne.

8. Nous avons vu, dans le tome XI, p. 222, que ce marquisat avait été partagé par le traité de Cherasco entre le duc de Savoie et le duc de Mantoue, mais que l'Empereur prétendait l'attribuer en entier au premier. En apprenant la mort de la duchesse de Mantoue, Monsieur le Prince écrivit au maréchal de Tessé, le 8 décembre 1703 (*Mémoires de Tessé*, tome II, p. 101-102) : « Vous savez tous les intérêts qui peuvent

sur la succession de la reine Marie[1] de Gonzague[2], tante maternelle de Madame la Princesse[3], dont toute son industrie n'avoit jamais pu rien tirer depuis tant d'années, ballotté sans cesse entre la Pologne et la maison de Gonzague. Il espéroit donc se procurer le payement de cette dette de façon ou d'autre, par sa fille devenant duchesse de Mantoue, si elle avoit des enfants, ou, si elle n'en avoit point, d'ajouter sa dot et ses droits à sa créance, et, par l'appui de la France, mettre le Montferrat dans sa maison. Il expliqua au Roi ses vues et son dessein, qui lui permit de les suivre, et qui lui promit de l'y servir de toute sa protection. Monsieur le Prince, qui craignoit là-dessus le crédit de Monsieur le Grand, et son habitude avec le Roi de tout emporter d'assaut, fit sentir au Roi, et plus encore aux ministres, les prétentions des ducs de Lorraine sur le Montferrat, fortifiées de l'engagement formel de l'Empereur, pendant cette guerre, d'y[4] soutenir le duc de Lorraine de tout son pouvoir, si le duc de Mantoue venoit à mourir sans enfants (que la nécessité lui fit changer depuis en faveur du duc de Savoie, mais en insistant sur un dédommagement au duc de Lorraine,

être à discuter entre M. de Mantoue et moi, tant pour le présent que pour l'avenir. Le Montferrat en est un si considérable, qu'il mérite une extrême attention et prévoyance, quoique l'on dise qu'il n'en peut disposer. » Le baron de Breteuil explique, dans sa relation (p. 285-286), quels étaient les droits respectifs des Lorrains et du duc de Mantoue, héritier des Paléologues.

1. *Me*, en abrégé, dans le manuscrit.

2. Louise-Marie de Gonzague, fille de Charles, duc de Nevers, puis de Mantoue, et de Catherine de Lorraine-Mayenne, épousa en premières noces, le 6 novembre 1645 (contrat original du 26 septembre : Arch. nat., K 540, n° 14), Ladislas-Sigismond IV, roi de Pologne; en secondes noces, le 30 mai 1649, son beau-frère Jean-Casimir, qui succéda à la couronne. Elle mourut le 9-10 mai 1667, comme nous l'avons dit au tome XI, p. 566. Ses papiers sont aux archives de Chantilly.

3. Anne de Bavière, femme du prince de Condé Henri-Jules, était fille d'Anne de Gonzague, sœur de la feue reine.

4. *D'y* corrige *de*.

comme on le verra dans les Pièces[1] concernant la paix d'Utrecht), et le danger pour l'État de laisser mettre un pied en Italie au duc de Lorraine, qui y rendroit l'Empereur, son protecteur, d'autant plus puissant, et qui engageroit le Roi[2] à des ménagements même sur la Lorraine, auxquels on n'étoit pas accoutumé, surtout en temps de guerre, et qui pouvoient devenir embarrassants. Ces raisons se firent sentir : le Roi promit à Monsieur le Prince tous les bons offices qui ne sentiroient ni la contrainte ni l'autorité; mais la laideur de Mlle d'Enghien mit un obstacle invincible à cette affaire. Monsieur de Mantoue aimoit les femmes[3], il vouloit des enfants[4]; il s'expliqua sur les desirs de Monsieur le Prince d'une façon respectueuse, qui ne le put blesser, mais si[5] nette, qu'il n'osa plus espérer[6]. La maison de Lorraine, informée par Vau-

1. Les Pièces justificatives des *Mémoires*, comme ci-dessus, p. 158.
2. *Le Roy* surcharge un premier *à d[es]*.
3. Nous savons déjà cela. Tessé écrivait à Monsieur le Prince, le 28 décembre 1703 (ses *Mémoires*, tome II, p. 105) : « Ce prince voluptueux est capable de tout faire par les principes imaginaires des plaisirs, dont la possession le dégoûte dans le moment. Si on lui dit qu'il y a à Naples ou en Sicile une belle courtisane, il remue ciel et terre pour l'avoir. Que quelqu'un l'assure qu'à Céphalonie les femmes y sont plus belles, il y dépêchera un envoyé.... » Même venant à Paris pour se remarier, il amena une partie de son harem. Et cependant le baron de Breteuil affirme que ses débauches l'avaient rendu impuissant.
4. Il avait deux bâtards, dont l'un, nommé Jean, né en 1671 et reconnu en février 1705 (*Gazette de Bruxelles*, p. 147), un autre né en 1692, et quatre bâtardes, dont la première était née en 1686. Le premier fils, qu'on appelait le chevalier de Gonzague, vint à la cour de France en 1705 et se maria avec une Provençale. Le duc le prit pour principal ministre à la fin de 1706.
5. *Mais si* est en interligne, au-dessus d'*et si*, biffé.
6. Voyez la correspondance déjà citée de Tessé avec M. de Torcy et avec Monsieur le Prince, au milieu de laquelle l'éditeur de ses *Mémoires* a intercalé (p. 107-110) une instruction de M. de Mantoue au comte Truzzi, son représentant à Paris, janvier 1704. « La princesse de Condé, y était-il dit, nous conviendroit beaucoup pour la noblesse du sang; mais, sa petite stature étant toute contraire à notre goût, nous doutons que sa vue puisse nous plaire. » Cependant il protestait tou-

démont des démarches qu'il avoit faites, et que la timidité de ce petit souverain à l'égard du gouverneur du Milanois avoit fait recevoir avec quelque agrément, ne trouva pas à Paris ses dispositions[1] si favorables. Dès avant de partir de chez lui, son choix étoit fait et arrêté. Soupant avec le duc de Lesdiguières peu de temps avant sa mort[2], il avoit vu à son doigt un petit portrait en bague, qu'il le pria de lui montrer; ayant la bague entre ses mains, il fut charmé du portrait, et dit à M. de Lesdiguières qu'il le trouvoit bien heureux d'avoir une si belle maitresse. Le duc de Lesdiguières se mit à rire, et lui apprit que ce portrait étoit celui de sa femme[3]. Dès qu'il fut mort, le duc de Mantoue ne cessa de songer à cette jeune veuve[4]. Sa naissance et ses alliances étoient fort convenables; il s'en informa encore secrètement, et il partit dans la résolution de faire ce mariage. En vain lui fit-on voir Mlle d'Elbeuf comme par hasard, dans des églises et en des promenades; sa beauté, qui en auroit touché beaucoup d'autres, ne lui fit aucune impression. Il cherchoit partout la duchesse de Lesdiguières, et il ne la rencontroit nulle part, parce qu'elle étoit dans sa première année de veuve; mais lui, qui vouloit finir, s'en ouvrit à Torcy, comme au ministre des affaires étrangères. Il en rendit compte au Roi[5], qui approuva fort ce dessein, et qui char-

jours de n'épouser que la femme que le Roi voudrait, tout en faisant agir du côté des Lorraines. Le comte Truzzi avait jusque-là négocié en faveur des Condés, tandis que M. de Breteuil travaillait pour les Elbeuf.

1. *Dispotions*, dans le manuscrit. — 2. Tome XI, p. 257-258.

3. Louise-Bernardine de Duras, cousine germaine de Mme de Saint-Simon.

4. On doit faire observer que, dans l'Addition n° 574, toute différente comme version, c'est le Roi qui songe le premier à mettre en avant Mme de Lesdiguières devenue veuve. Au contraire, le baron de Breteuil affirme que ce fut par feinte, et de peur d'offenser le Roi et les Condés, que le duc de Mantoue afficha une passion subite pour elle, mais seulement après son installation à Paris, et qu'elle fut la première dupe de cette feinte.

5. *Au Roy* est ajouté en interligne.

gea le maréchal de Duras d'en parler à sa fille. Elle en fut aussi affligée que surprise; elle témoigna à son père sa répugnance à[1] s'abandonner aux caprices et à la jalousie d'un vieil Italien débauché, l'horreur qu'elle concevoit de se trouver seule entre ses mains en Italie, et la crainte raisonnable de sa santé avec un homme très convaincu de ne l'avoir pas bonne[2]. Je fus promptement averti de cette affaire. Elle et Mme de Saint-Simon vivoient ensemble moins en cousines germaines qu'en sœurs; j'étois aussi fort en liaison avec elle : je lui représentai ce qu'elle devoit à sa maison prête à tomber après un si grand éclat par la mort de mon beau-père, la conduite de mon beau-frère, l'âge si avancé de M. de Duras, et l'état de son seul frère, dont les deux nièces emportoient tous les biens[3]; je lui fis valoir le desir du Roi, les raisons d'État qui l'y déterminoient, le plaisir d'ôter ce parti à Mlle d'Elbeuf, en un mot, tout ce dont je pus m'aviser. Tout fut inutile; je ne vis jamais une telle fermeté[4]. Pontchartrain, qui la vint raisonner, y échoua comme moi; mais il fit pis[5], car il l'irrita par les menaces qu'il y mêla que le Roi le lui sauroit bien faire faire. Monsieur le Prince se

1. *A* est en interligne, au-dessus de *de*, biffé.

2. Madame et le duc du Maine trouvèrent qu'il ressemblait au duc de Vendôme en vieux et en laid (recueil Jaeglé, tome II, p. 6; ci-après, p. 522). Comparez le portrait peu flatteur que le baron de Breteuil avait fait de lui en 1685 : *le Magasin de librairie*, tome II, p. 281-282.

3. Le duc de Duras, marié depuis 1689, avait perdu, en avril 1702, son seul fils, Louis, né en 1693 et reçu chevalier de Malte le 26 novembre 1695. Il ne lui restait que deux filles : 1° Jeanne-Henriette-Marguerite, née en 1691, qui épousa en 1709 le prince de Lambesc-Brionne, et qui mourut le 4 août 1750; 2° Henriette-Julie, née en 1696, qui épousa le comte d'Egmont en 1717, et qui ne mourut que le 20 janvier 1779.

4. M. Bertin, qui a consacré onze pages de ses *Mariages dans l'ancienne société* (p. 63-73) à M. de Mantoue, Mlle d'Elbeuf et Mme de Lesdiguières, fait remarquer quels intérêts purent pousser Saint-Simon à s'entremettre auprès de la cousine de sa femme contre les convenances et contre ses convictions personnelles. Le baron de Breteuil, allié au même degré, a senti la nécessité de se justifier dans son récit.

5. *Pis* est en interligne.

joignit à nos desirs, n'ayant plus aucune espérance pour lui-même, et qui surtout craignoit le mariage d'une Lorraine. Il fut trouver M. de Duras, le pressa d'imposer à Mme de Lesdiguières, lui dit, et le répéta au Roi, qu'il en vouloit faire la noce à Chantilly comme de sa propre fille[1], par sa proche parenté avec la maréchale de Duras, arrière-petite-fille comme lui du dernier connétable de Montmorency[2]. Je ne me rebutai point; je m'adressai à tout ce que je crus qui pouvoit quelque chose sur la duchesse de Lesdiguières, jusqu'aux filles de Sainte-Marie du faubourg Saint-Jacques, où elle avoit été élevée et qu'elle aimoit beaucoup[3] : je n'eus pas plus de succès. Cependant M. de Mantoue, irrité par les difficultés de voir la duchesse de Lesdiguières, se résolut de l'aller attendre un dimanche aux Minimes[4]. Il la trouva enfermée dans une

1. Dans une rédaction antérieure de cette partie de l'anecdote (notice de la duchesse de Lesdiguières, dans les *Écrits inédits*, tome VI, p. 22-23), c'est le Roi, et non Monsieur le Prince, qui « s'engagea à la marier et à en faire la noce comme si elle avoit l'honneur d'être sa fille, et de lui procurer tous les avantages qu'elle pourroit desirer. » Voyez ci-après, p. 237.

2. Marguerite-Félicie ou Félice de Levis-Ventadour, maréchale de Duras, était arrière-petite-fille du premier duc de Ventadour et d'une fille du connétable Anne, et petite-fille du second duc et d'une fille du connétable Henri, laquelle était sœur consanguine de Charlotte-Marguerite, princesse de Condé.

3. La plus ancienne des trois maisons de visitandines que possédait Paris (tomes V, p. 76, et VIII, p. 363). C'est là que Françoise d'Aubigné avait été placée pendant un temps et s'était convertie, là aussi que Marie et Hortense Mancini avaient été mises par leur oncle Mazarin, pour y être élevées sous la direction de Mlle de Lamoignon.

4. Ce couvent avait été établi, au commencement de la Régence, sur une partie des jardins du palais des Tournelles, derrière la place Royale, le quartier à la mode d'alors, et la première pierre de l'église en avait été posée, le 18 septembre 1611, par Marie de Médicis; mais la consécration n'avait été faite qu'en 1679. Le portail était de François Mansart, et l'intérieur très riche. Beaucoup de grandes familles y avaient leur chapelle et leur sépulture. C'était une des deux ou trois églises de bon ton : « Narcisse, dit la Bruyère, ...va tous les jours fort régulièrement à la belle messe aux Feuillants ou aux Minimes. » Mme de Sévigné en parle constamment. L'église a été abattue sous la Révolution.

chapelle; il s'approcha de la porte pour l'en voir sortir; il en eut peu de contentement : ses coiffes épaisses de crêpes étoient baissées ; à peine put-il l'entrevoir. Résolu d'en venir à bout, il en parla à Torcy, et lui témoigna que la complaisance de se laisser voir dans une église ne devoit pas être si difficile à obtenir. Torcy en parla au Roi, qui lui ordonna de voir Mme de Lesdiguières, de lui parler de sa part du mariage, comme d'une affaire qui lui convenoit et qu'il desiroit, mais pourtant sans y mêler d'autorité, de lui expliquer la complaisance que le duc de Mantoue desiroit d'elle, et de lui faire entendre qu'il souhaitoit qu'elle la lui accordât. Torcy fut donc à l'hôtel de Duras[1], lui exposer[2] sa mission. Sur le mariage, la réponse fut ferme, respectueuse, courte; sur la complaisance, elle dit que, les choses ne devant pas aller plus loin, elle la trouvoit fort inutile. Mais, Torcy insistant sur ce dernier point de la part du Roi, il fallut bien qu'elle y consentît. M. de Mantoue la fut donc attendre au même lieu où il l'avoit déjà une fois si mal vue : il trouva Mme de Lesdiguières déjà dans la chapelle; il s'en approcha comme l'autre fois. Elle avoit pris Mlle d'Espinoy avec elle. Prête à sortir, elle leva ses coiffes, passa lentement devant M. de Mantoue, lui fit une révérence en glissant, pour lui rendre la sienne, et comme ne sachant pas qui il étoit, et gagna son carrosse[3]. M. de Mantoue en fut charmé; il redoubla d'instances auprès du Roi et de M. de Duras. L'affaire se traita en plein Conseil, comme une affaire d'État : en effet, c'en étoit une[4]. Il fut résolu d'amuser M. de Mantoue, et cepen-

1. A la place Royale : tome III, p. 19.
2. *Exposer* est en interligne, au-dessus d'*expliquer*, biffé.
3. Comparez le récit du baron de Breteuil, p. 297.
4. Ce qui est certain, c'est que, à partir de septembre, une surveillance secrète fut organisée chez le duc lui-même, par les soins de Pontchartrain et du lieutenant général de police, pour que le Roi fût instruit des moindres incidents : Arch. nat., O[1] 365, fol. 195 v°, 218, 232 v°, 247 v°, 258 v° et 293 v°. L'abbé Melani fournissait aussi à M. de Torcy des notes, qu'on trouve dans le volume *Mantoue* 39, aux Affaires étrangères.

dant de tout faire pour vaincre cette résistance, excepté la force de l'autorité, que le Roi voulut bien ne pas employer. Tout fut promis à Mme de Lesdiguières de la part du Roi : que ce seroit S. M. qui stipuleroit dans le contrat de mariage, qui donneroit une[1] dot et la lui assureroit, ainsi que son retour en France, si elle devenoit veuve ; sa protection dans le cours du mariage. En un mot, elle fut tentée de toutes les façons les plus honnêtes, les plus honorables pour la résoudre. Sa mère, amie de Mme de Creil si connue pour sa beauté et sa vertu[2], emprunta sa maison pour une après-dînée, pour que nous puissions[3] parler plus de suite et plus à notre aise, à Mme de Lesdiguières[4], qu'à l'hôtel de Duras : nous n'y gagnâmes qu'un torrent de larmes. Peu de jours après, je fus bien étonné que Chamillart me raconta tout ce qui s'étoit dit de plus particulier là-dessus entre la duchesse de Lesdiguières et moi, et encore entre elle et Pontchartrain là-dessus. Je sus bientôt[5] après que, craignant enfin que ses refus ne[6] lui attirassent quelque chose de fâcheux de la part du Roi, ou ne fussent enfin forcés par son autorité absolue, elle s'étoit ouverte à ce ministre à notre insu à tous, pour faire, par son moyen, que le Roi trouvât bon qu'il ne fût plus parlé de ce mariage, auquel elle

1. *Une* surcharge un *a*.

2. Ce peut être la dame de Creil dont Coulanges parle en 1695 (*Sévigné*, tome X, p. 250), c'est-à-dire Catherine-Antoinette Bétaud de Chemauld, fille d'un président des comptes, mariée le 9 mars 1671, et qui devint veuve en 1697 de Jean de Creil-Soisy, intendant à Rouen ; elle ne mourut que le 11 janvier 1735, à quatre-vingts ans passés. On a le portrait d'une dame de Creil en pied, avec un nègre, dans la collection de modes de Bonnart (1695). Est-ce celle-là, ou bien Suzanne d'Argouges, fille du premier président de Rennes, mariée à un autre Jean de Creil en 1681, et qui mourut également en 1735, à soixante-quinze ans ?

3. *Puission*, dans le manuscrit.

4. Ces quatre derniers mots sont ajoutés en interligne, et, avant *parler*, il y a un *luy* biffé.

5. Le *b* surcharge un *d*.

6. Ce *ne* semble biffé, mais non le suivant, avant *fussent*.

ne se pouvoit résoudre, que M. de Mantoue en fût si bien averti qu'il tournât ses pensées ailleurs, et qu'elle fût enfin délivrée d'une poursuite qui lui étoit devenue une persécution très fâcheuse. Chamillart la servit si bien, que dès lors tout fut fini à cet égard, et que le Roi, flatté peut-être de la préférence que cette jeune duchesse donnoit à demeurer sa sujette sur l'état de souveraine, fit son éloge, le soir, dans son cabinet, à sa[1] famille et aux Princesses, par lesquelles cela se répandit dans le monde. M. de Duras se soucioit trop peu de tout[2] pour contraindre sa fille, et la maréchale de Duras, qui l'auroit voulu, n'en eut pas la force. Le duc de Mantoue, informé enfin par Torcy du regret du Roi de n'avoir pu vaincre la résolution de la duchesse de Lesdiguières de ne se point remarier (car ce fut ainsi qu'on lui donna la chose), cessa d'espérer, et résolut de se pourvoir ailleurs.

Il faut achever cette affaire tout de suite. Les Lorrains, qui avoient suivi de toute leur plus curieuse attention la poursuite du mariage avec la duchesse de Lesdiguières, reprirent leurs espérances, le voyant rompu, et leurs errements. Monsieur le Prince, qui les suivoit de près, parla, cria, excita le Roi, qui se porta jusque-là de faire dire à Mme d'Elbeuf, de sa part, que ses poursuites lui déplaisoient[3]. Rien ne les arrêta : ils comprirent que le Roi n'en viendroit pas jusqu'à des défenses expresses, et, sûrs par l'expérience de n'en être que mieux après à force de flatteries et de souplesses, ils poussèrent leur pointe avec roideur. Un certain Cassado qui se faisoit depuis peu appeler marquis de Monteleon[4], créature de M. de Vaudé-

1. *Sa* corrige *la*. — 2. Ci-après, p. 292.

3. On lit dans les *Mémoires de Tessé*, tome II, p. 123-124, que, d'après le prince Emmanuel d'Elbeuf, frère de la demoiselle, leur mère ayant dit au Roi que, s'il songeait à faire épouser Mlle d'Enghien, elle n'y penserait plus pour sa fille, quoique favorite de la duchesse de Bourgogne, le Roi se défendit d'agir aucunement par contrainte.

4. Isidore Cassado (ici, *Casado*) de Azevedo de Rosalez, marquis de Monteleon par donation de Philippe V, et qu'il ne faut pas confondre

mont et Milanois, avoit obtenu, par lui, l'emploi d'envoyé d'Espagne à Gênes, puis auprès de M. de Mantoue, dont il gagna les bonnes grâces et qu'il accompagna à Paris[1]. C'étoit un compagnon de beaucoup d'esprit, d'adresse, d'insinuation et d'intrigue, hardi avec cela et entreprenant, qu'on verra dans la suite devenir ambassadeur d'Espagne en Hollande et en Angleterre, et y bien faire ses affaires, et pas mal celles de sa cour[2]. Il eut pour adjoint, pour

avec le duc de ce nom, avait été *questor del Estado* en Milanais, puis agent de l'Espagne en Italie, ensuite en Angleterre (août 1700), et il revenait d'un séjour auprès du duc de Mantoue; son maître et le cardinal d'Estrées faisaient beaucoup valoir ses services (*Dangeau*, p. 32; *Sourches*, p. 198; *Mercure* de mai, p. 329-331, et de juillet, tome I, p. 188-189). Au bout de six semaines, il repartit pour Madrid, et, en décembre 1704, Philippe V le nomma son envoyé à Gênes sur les instances de Chamillart, qui l'avait pris comme agent confidentiel. (Dépôt de la guerre, vol. 1786, nos 64, 87, 100, 120, etc.) En 1711, on le désigna comme troisième plénipotentiaire aux conférences de paix, avec un titre de conseiller d'épée au conseil des Indes. En 1712, il alla occuper l'ambassade d'Angleterre, et prit une part importante aux conférences de 1713-14. En 1718, il quitta l'ambassade de Londres pour celle de la Haye, où il était encore en 1723. Il vint en France lors du renvoi de l'Infante, retourna ensuite à l'ambassade de Venise, et y mourut le 11 novembre 1733, dans sa soixante-dixième année (*Gazette* de 1733, p. 582 et 606; *Moréri*, tome III, p. 363). Son père était sénateur en Milanais (Dépôt de la guerre, vol. 1783, n° 269).

1. *Dangeau*, tome X, p. 32; *Sourches*, tome IX, p. 198. C'est lui qui avait fait obtenir l'entrée des troupes françaises dans Mantoue en 1701, et Tessé était fort ami avec lui.

2. Dans la notice Gonzague-Nevers (*Écrits inédits*, tome V, p. 202), il avait écrit ceci sur le même personnage : « Mme d'Elbeuf, par M. de Vaudémont, tonnela M. de Mantoue pour épouser sa fille. M. de Vaudémont en chargea, de Milan, où il étoit, un nommé Primi, théatin profès renié, et un Milanois ami intime du maréchal de Tessé, grand intrigant, et qui, depuis, a fait fortune sous le nom de marquis de Monteleon par le sacrifice de son fils à la Laura, nourrice de la reine d'Espagne, dont il lui a fait épouser la fille, et puis, à sa prière, l'a fait enfermer, et, par ce chemin, a été chargé des affaires d'Espagne, comme ministre plénipotentiaire, en Angleterre, aux Pays-Bas, un instant en France au renvoi de l'Infante, enfin à Rome et vers les princes d'Italie, avec le caractère d'ambassadeur à Venise. Ces deux hommes de beaucoup d'es-

marier M. de Mantoue au gré de Vaudémont[1], un autre Italien subalterne, théatin renié[2], connu autrefois à Paris, dans les tripots[3], sous le nom de Primi, et qui avoit de- [Add. SᵗS. 576] puis pris le nom de Saint[4]-Mayol[5], homme à tout faire avec de l'esprit et de l'argent, dont il fut répandu quantité dans la maison[6]. Avec ces[7] mesures, et le congé donné par Mme de Lesdiguières, ils[8] vainquirent la répugnance de M. de Mantoue, qui, au fonds, ne pouvoit être que caprice par la beauté, la taille et la naissance de Mlle d'Elbeuf[9]; mais la sienne[10] ne laissa pas de les embarrasser. Avec un rang et du bien, initiée à tout à la cour, et avec une réputation entière, elle ne se vouloit point marier, ou se marier à son gré, et disoit toutes les mêmes raisons qu'avoit alléguées Mme de Lesdiguières pour ne point épouser M. de Mantoue. Elle avoit subjugué sa mère, qui trouvoit même son joug

prit persuadèrent M. de Mantoue, qui n'en avoit guères, à l'aide du maréchal de Tessé, qui l'avoit fort pratiqué en Italie.... » Le duc de Gramont se servit aussi de lui à Paris, en janvier et mars 1705, pour tâcher qu'on ne renvoyât pas Mme des Ursins à Madrid (*Cabinet historique*, tome XI, p. 352-353; Dépôt des affaires étrangères, vol. *Espagne* 146, fol. 36 et 62), et le Roi, qui le goûtait fort, lui donna encore une longue audience le 17 mars (*Sourches*, p. 198).

1. De son château de Vernie, Tessé écrivait à M. de Torcy, le 6 juillet (recueil Rambuteau, p. 188) : « J'ai totalement perdu de vue votre sérénissime Mantouan, et je ne sais si le marquis de Monteleon l'aura pu déterminer au choix de celle qui doit lui donner des héros.... »

2. Voyez Renié dans le *Dictionnaire de Littré*.

3. L'initiale de *tripots* surcharge une *s*, et, plus loin, celle d'*avoit* surcharge une lettre illisible.

4. *S*, en abrégé, pour *San* ou pour *Saint*.

5. Jean-Baptiste Primi Félicien Visconti, chevalier, comte de Fassola de Saint-Maiole (*sic*), au diocèse de Novare, etc. On trouvera ci-après une notice sur cet aventurier, p. 603.

6. Le baron de Breteuil ne parle point de ces deux acolytes.

7. *Ses*, au possessif, dans le manuscrit. — 8. *Il*, dans le manuscrit.

9. On a vu plus haut qu'au commencement de juillet, Tessé considérait l'affaire comme gagnée. Comparez le *Journal de Dangeau*, p. 64, 8 juillet.

10. La répugnance de la demoiselle. Le baron de Breteuil en parle aussi.

pesant, mais qui n'avoit garde de s'en vanter : elle avoit donc grande envie de s'en défaire. Elle la tint à Paris, pour l'éloigner de la cour, de ses plaisirs, de ses semonces. Elle fit un présent considérable à une bâtarde de son mari[1] qui avoit tout l'esprit du monde et toute la confiance de sa fille, et lui fit envisager une fortune en Italie. Toute la maison de Lorraine se mit après Mlle d'Elbeuf, Mlle de Lillebonne surtout, et Mme d'Espinoy, qui vainquirent enfin sa résistance. Quand ils en furent venus à ce point, la souplesse auprès du Roi vint au secours de l'audace d'un mariage conclu contre sa volonté qu'il leur avoit déclarée : ils firent valoir la répugnance invincible du duc de Mantoue pour Mlle d'Enghien, celle de la duchesse de Lesdiguières pour lui, qui n'avoit pu être surmontée, et la spécieuse raison de ne pas forcer un souverain son allié, et actuellement dans Paris, sur le choix d'une épouse, lors surtout qu'il la vouloit prendre

1. *Son mari* est en interligne, au-dessus de *sa fille*, biffé. — Le baron de Breteuil dit que cette bâtarde s'appelait la dame d'Ausselle et avait été gouvernante de Mlle d'Elbeuf. Comme son père, le duc Charles III eut force enfants naturels, que les généalogistes n'ont pas convenablement débrouillés. Deux des bâtardes du père, issues d'une Bournonville et nées à Bruxelles, étaient Élisabeth, demoiselle de Rochefort, et Thérèse, demoiselle de Luigny, que le duc avait amenées en France et instituées ses légataires pour une rente de huit mille livres chacune. Mlle de Rochefort entra en 1670 dans la communauté de Mme de Miramion (Arch. nat., Y 218, fol. 372), et celle-ci consentit, par acte du 13 décembre 1692 (Catalogue d'autographes vendus par M. Ét. Charavay le 23 mars 1888, n° 113), qu'elle reçût du Roi toutes lettres de légitimation et de naturalité : ce qui fut fait pour les deux sœurs, et, après la mort de Mme de Miramion, Élisabeth d'Elbeuf fut élue supérieure à sa place (1696). Thérèse était, depuis 1680 environ, placée auprès de la duchesse douairière d'Uzès (Arch. nat., M 612). — Le duc Charles III aurait eu au moins trois bâtardes dans les derniers temps de sa vie (*Histoire généalogique*, tome III, p. 495), auxquelles il faut ajouter une autre Charlotte, dont le *Moréri* signale seulement la légitimation en décembre 1680. Celle-ci, engendrée pendant le premier veuvage du duc, était née huit jours après son second mariage, c'est-à-dire en mai 1656; la mère s'appelait Marie-Anne Poulain (Arch. nat., X[1A] 8675, fol. 159 v°).

parmi ses sujettes; car les Lorrains savent très impudemment disputer, ou très accortement avouer, selon leur convenance occasionnelle[1], la qualité de sujets du Roi. S. M. fut donc gagnée, avec cet ascendant de Monsieur le Grand sur lui, à laisser faire sans rien défendre, et aussi[2] sans s'en mêler[3]. Monsieur le Prince obtint que le mariage ne se feroit pas en France, et il fut convenu que, le contrat signé entre les parties[4], elles s'en iroient, chacun[5] de leur côté, le célébrer à Mantoue[6]. M. de Mantoue, qui, en six ou sept[7] mois qu'il fut à Paris, ne vit le Roi que cinq ou six fois *incognito* dans son cabinet, reçut du Roi, la dernière fois qu'il le vit à Versailles[8], une belle épée de diamants que le Roi avoit exprès mise à son côté, et

1. *Occasionnel* était présenté, dans tous les dictionnaires, comme un terme de philosophie.

2. *Aussy* est en interligne.

3. *Dangeau*, p. 100, 20 août : « Le Roi donna audience, l'après-dînée, à M. de Mantoue, dont le mariage avec Mlle d'Elbeuf est entièrement réglé; mais on n'en dit point encore les conditions. » — *Sourches*, p. 53, 21 août : « Le soir, comme le Roi sortoit de son cabinet pour aller chez la marquise de Maintenon, la duchesse d'Elbeuf et sa fille se présentèrent pour y entrer. Le Roi rentra avec elles dans son cabinet et leur donna un moment d'audience, qu'on ne douta point être pour leur accorder l'agrément d'accomplir le mariage de la jeune princesse avec le duc de Mantoue, en cas qu'il ne fût pas déjà fait, comme plusieurs se l'imaginoient. »

4. Le contrat était signé dès le 18 août; il y en a un exemplaire imprimé dans le volume *Mantoue* 39, fol. 174-178. Une confirmation de naturalité fut expédiée le mois suivant, pour Mlle d'Elbeuf et ses enfants à venir (*ibidem*, fol. 196). Le baron de Breteuil dit (p. 298) que les splendeurs du trousseau la consolèrent pour un temps. Selon les *Mémoires inédits pour servir à l'histoire des membres de l'Académie de peinture et de sculpture*, tome II, p. 119, Rigaud fit, en 1704, le portrait de M. et Mme de Mantoue; ce ne put être que par anticipation, avant la célébration du mariage qui va être racontée.

5. Ainsi, au manuscrit.

6. M. de Mantoue n'osa retourner, pour cela, à Charleville, de peur d'y être enlevé par quelque parti ennemi.

7. *5 ou 6* corrigé en *6 ou 7*.

8. Le 31 août : *Dangeau*, p. 113.

qu'il en tira pour la lui donner, et lui mettre, lui dit-il, les armes à la main[1] comme au généralissime de ses armées en Italie. Il en avoit eu le titre en effet depuis la rupture avec M. de Savoie, mais pour en avoir le nom et les honneurs, sans autorité, dont il étoit incapable, et sans exercice, dont il auroit trop appréhendé le péril[2]. Il voulut encore aller prendre congé du Roi à Marly, et lui demanda permission de le saluer encore en passant à Fontainebleau, s'en allant à cheval, avec sa suite, en Italie[3]. Il arriva à Fontainebleau le 19 septembre[4], et coucha à la ville, chez son envoyé[5]. Le 20[6], il dîna chez Monsieur le Grand, vit le Roi dans son cabinet, et soupa chez Torcy[7]. Le 21[8], il vit encore le Roi un moment, dîna chez Chamillart, et s'en alla, toujours à cheval, coucher à Nemours, et tout de suite en Italie[9]. En même temps Mme et Mlle d'Elbeuf, avec Mme de Pompadour[10], sœur de Mme d'Elbeuf, passèrent à Fontainebleau sans voir personne[11], suivant leur proie jusqu'où leur chemin four-

1. *Mains*, au pluriel, dans le manuscrit.

2. La nomination remontait au 19 août, selon la *Chronologie militaire*, tome I, p. 589. D'ailleurs, le duc se contenta, revenu en Italie, d'aller conférer une ou deux fois avec M. de Vendôme pendant le siège de Verue. Il en avait fait à peu près autant en 1702 : voyez notre tome X, p. 220, note 2.

3. *Dangeau*, p. 121.

4. Non pas le 19, mais le 30 : *Dangeau*, p. 138; *Sourches*, p. 85.

5. Truzzi (il signait : TRUZY), son ancien secrétaire, installé comme résident depuis le 22 août 1702 et décoré d'un titre de comte. Il se maria à Paris en 1705, et y mourut, le 27 décembre 1726, âgé de soixante ans.

6. Le 1er octobre. — 7. Avant ce nom, Saint-Simon a biffé *M. de*.

8. Le 2 octobre : *Dangeau*, p. 140; *Sourches*, p. 85.

9. « Il dîna chez le secrétaire d'État Chamillart, et puis il monta en carrosse pour aller coucher à Nemours, ayant d'ailleurs dessein de faire tout son voyage à cheval, quand même il auroit rejoint sa future épouse » (*Sourches*, p. 85-86). Comparez la *Gazette d'Amsterdam*, n° LXXXIII.

10. Gabrielle de Montault-Navailles : tome VII, p. 37.

11. *Sourches*, p. 85, 29 septembre : « La duchesse d'Elbeuf et sa fille vinrent à Fontainebleau, prendre congé de la duchesse de Bourgogne,

choit[1] pour aller, lui par terre, elles par mer, de peur que le marieur[2] ne changeât d'avis et leur fît un affront : c'étoit, pour des personnes de ce rang, un étrange personnage que suivre elles-mêmes leur homme de si près. En chemin, la frayeur leur redoubla. Arrivées à Nevers dans une hôtellerie, elles jugèrent qu'il ne falloit pas se commettre plus avant sans de plus efficaces sûretés. Elles y séjournoient un jour[3]. Ce même jour, elles y reçurent la visite de M. de Mantoue[4]. Mme de Pompadour, qui, tant qu'elle avoit pu avec son art et ses minauderies, s'étoit insinuée auprès de lui dans le dessein d'en tirer tout ce qu'elle pourroit, lui proposa de ne différer pas à se rendre heureux par la célébration de son mariage. Il s'en défendit tant qu'il put. Pendant cette indécente[5] dispute, elles envoyèrent demander permission à l'évêque. Il se mouroit[6]; le grand vicaire[7], à qui on s'adressa, la refusa : il dit qu'il n'étoit pas informé de la volonté du Roi, qu'un mariage ainsi célébré ne le seroit pas avec la dignité requise entre de telles personnes, que, de plus, il se trouveroit dépouillé des formalités indispensablement

car elles avoient déjà pris congé du Roi à Versailles, et ensuite elles allèrent coucher à Nemours, prenant la route de Marseille, où le Roi leur devoit donner deux galères pour passer à Oneglia. »

1. Bifurquait.

2. Nous ne connaissons plus *marieur* qu'au sens d'entremetteur de mariage, et Littré n'a cité que le présent exemple au second sens. Le mot n'était pas admis autrefois par le *Dictionnaire de l'Académie*.

3. Le 7 octobre.

4. Le baron de Breteuil raconte (p. 299-301) que le duc avait usé de stratagème pour les faire arrêter à Nevers et pour hâter le dénouement en dépit du Roi.

5. *Indéncente*, dans le manuscrit.

6. C'était Édouard Vallot, fils du premier médecin. Évêque depuis 1667, il mourut à Paris le 2 septembre suivant, à soixante-huit ans.

7. Édouard de Bargedé, qui, trois semaines plus tard, obtint l'abbaye de Beaulieu, puis eut la coadjutorerie, et enfin l'évêché de Nevers, comme récompense de sa prudente conduite en cette occasion. Il mourut le 20 juillet 1719, à soixante-sept ans.

nécessaires pour le mettre à couvert de toute contestation d'invalidité. Une si judicieuse réponse fâcha fort les dames, sans leur faire changer de dessein. Elles pressèrent M. de Mantoue, lui représentèrent que ce mariage n'étoit pas de ceux où il y avoit des oppositions à craindre, le rassurèrent[1] sur ce que, se faisant ainsi dans l'hôtellerie d'une ville de province, le respect au Roi se trouvoit suffisamment gardé, le piquèrent sur son état de souverain qui l'affranchissoit des lois et des règles ordinaires, enfin le poussèrent tant, qu'à force de l'importuner, elles[2] l'y firent consentir. Ils avoient dîné : aussitôt le consentement arraché, elles firent monter l'aumônier de son équipage, qui les maria dans le moment. Dès que cela fut fait, tout ce qui étoit dans la chambre sortit pour laisser les mariés en liberté de consommer le mariage, quoi que pût dire et faire M. de Mantoue pour les retenir, lequel vouloit absolument éviter ce tête-à-tête. Mme de Pompadour[3] se tint en dehors, sur le degré, à écouter près de la porte; elle n'entendit qu'une conversation fort modeste et fort embarrassée, sans que les mariés s'approchassent l'un de l'autre. Elle demeura quelque temps de la sorte; mais, jugeant enfin qu'il ne s'en pouvoit espérer rien de mieux, et qu'à tout événement ce tête-à-tête seroit susceptible de toutes les interprétations qu'on lui voudroit donner, elle céda enfin aux cris que, de temps en temps, le duc de Mantoue faisoit pour rappeler la compagnie, et qui demandoit ce que vouloit dire de s'en aller tous, et de les laisser ainsi seuls tous deux. Mme de Pompadour appela sa sœur; elles rentrèrent[4]. Aussitôt le duc prit congé d'elles, et, quoiqu'il ne fût pas de bonne heure, monta à cheval, et ne les revit qu'en Italie, encore qu'ils fissent même route jusqu'à Lyon. La nouvelle de cette étrange célébration

1. *Rasseurent*, dans le manuscrit.
2. *Ils* corrigé en *elles*.
3. Ces trois mots ont été ajoutés en interligne.
4. Le baron de Breteuil dit aussi qu'il n'y eut pas consommation.

de mariage ne tarda guères à se répandre avec tout le ridicule dont elle étoit tissue[1]. Le Roi trouva très mauvais qu'on eût osé passer ses défenses. Les Lorrains, accoutumés de[2] tout oser, puis de tout plâtrer, et à n'en être pas plus mal avec le Roi, eurent la même issue de cette entreprise. Ils s'excusèrent sur la crainte d'un affront; et il pouvoit être que M. de Mantoue, amené à leur point à force de ruses, d'artifices, de circonventions, n'eût pas mieux aimé que de gagner l'Italie, puis se moquer d'eux. Ils aimèrent donc mieux encourir la honte qu'ils essuyèrent en courant et forçant M. de Mantoue[3], que celle de son dédit, accoutumés comme ils sont à tant d'étranges façons de faire des mariages[4]. De Lyon, Mme de Pompadour revint pleine d'espérances de l'Ordre pour son mari à la recommandation du[5] duc de Mantoue, qui n'eut aucun succès[6]. Mme d'Elbeuf et sa fille allèrent s'embarquer à

1. *Dangeau*, p. 151, 14 octobre : « M. de Mantoue s'est marié à Nevers. C'est son aumônier qui a fait la cérémonie du mariage, sans que l'évêque, son grand vicaire, ni le curé, en eussent connoissance. Il leur fit demander, après le mariage, des certificats, qu'ils ont refusé de lui donner. On a su cela ici par le curé de Nevers, qui l'a écrit au P. de la Chaise; mais M. de Mantoue, ni Mme d'Elbeuf, n'en ont rien mandé. » Outre le récit de M. de Breteuil, comparez la *Gazette d'Amsterdam*, n° LXXXVI, et la lettre de Mme d'Huxelles au marquis de la Garde, datée du 14 octobre. « On ajoute, disait Mme d'Huxelles, que ce souverain partit le lendemain, de bonne heure, mais que, tous les soirs, il se doit trouver à la couchée, ne pouvant s'accommoder d'aller si doucement. » Il y a aussi une relation dans les notes recueillies sur ce duc de Mantoue et sur son voyage par le P. Léonard (Arch. nat., K 1325, n° 31), et une autre dans les papiers du prince de Condé, reg. Chantilly T 2, fol. 75.

2. Ce *de* et celui qui suit surchargent deux *à*.

3. Comme une bête de chasse courue et forcée par les chiens.

4. Monsieur le Prince écrivit au duc de Vendôme, le 13 octobre (reg. Chantilly T 2, fol. 43) : « Je crois que l'aventure de M. de Mantoue ne laissera pas que de vous faire rire. Le Roi en a été très surpris, et encore plus de la sottise de Mme d'Elbeuf. On ne sait point si le mariage a été consommé; mais celui qui s'est fait ne vaut rien devant les hommes, peut-être est-il meilleur devant Dieu. »

5. *De* corrigé en *du*.

6. Affaires étrangères, vol. *Mantoue* 42, fol. 8, et 43, fol. 157 et 162.

Toulon sur deux galères du Roi[1], par une mescolance[2] rare d'avoir défendu à Mme d'Elbeuf de penser à ce mariage, ou l'équivalent de cela, de n'avoir voulu, dans la suite, ni le permettre, ni le défendre, ni s'en[3] mêler, d'avoir défendu après qu'il se fît en France, et de prêter après deux de ses galères pour l'aller faire ou achever. Ces galères eurent rudement la chasse par des corsaires d'Afrique; ce fut grand dommage qu'elles ne fussent prises pour achever le roman[4]. Débarquées enfin à sauveté[5], M. de Vaudémont les[6] joignit. Il persuada à M. de Mantoue de réhabiliter son mariage par une célébration nouvelle qui rétablit tout le défectueux de celle[7] de Nevers. Ce prince l'avoit lui-même trouvée si contraire aux défenses précises que le Roi leur avoit faites de se marier en France, qu'il l'avoit[8] fait assurer par son envoyé qu'il n'en étoit rien et que ce n'étoient que des[9] bruits faux que ceux qui couroient de son mariage fait à Nevers[10]. Cette raison le détermina donc à suivre le conseil de Vau-

1. Ci-dessus, p. 244.
2. Mot italien, signifiant mélange d'éléments contradictoires selon Littré, qui en cite, outre le présent exemple, un autre de d'Aubigné. On peut le signaler encore dans deux Additions de Saint-Simon au *Journal de Dangeau*, tomes III, p. 336, et XVII, p. 350.
3. L'élision *s'* surcharge un *a*.
4. Quoique ces mers fussent constamment infestées par les corsaires barbaresques (ci-après, p. 447), ce furent deux frégates anglaises qui rencontrèrent nos galères à la hauteur de Monaco et qui forcèrent les dames à se réfugier à Gênes dans une chaloupe (*Sourches*, p. 130; *Mercure* de décembre, p. 173-182; *Gazette de Bruxelles*, 1705, p. 42; récit du baron de Breteuil, p. 303-304).
5. Ci-dessus, p. 201.
6. *Le* corrigé en *les*. — 7. *Cette* corrigé en *celle*.
8. *Lui* corrigé en *l'avoit*. — 9. *Ces* corrigé en *des*.
10. *Dangeau*, p. 173; *Gazette d'Amsterdam*, n° XCIII, de Paris; Dépôt des affaires étrangères, vol. *Mantoue* 39, fol. 212-213. La marquise d'Huxelles annonça, le 7 novembre, à M. de la Garde : « M. de Mantoue a écrit à M. de Torcy, pour le dire au Roi, qu'il ne s'étoit point marié, et que, lui ayant promis de ne le faire en France, il n'avoit garde de manquer à sa parole. Il a été à l'armée de M. de Vendôme,

démont. L'évêque de Tortone[1] les maria dans Tortone publiquement, en présence de la duchesse d'Elbeuf et du prince et de la princesse de Vaudémont[2]. Ce beau mariage, tant poursuivi par les Lorrains, tant fui par M. de Mantoue, fait avec tant d'indécence, et refait après pour la sûreté de l'état de Mlle d'Elbeuf, n'eut pas des suites
[Add. S^tS.577] heureuses. Soit dépit de s'être laissé acculer à épouser malgré lui, soit caprice ou jalousie, il renferma tout aussitôt sa femme avec tant de sévérité, qu'elle n'eut permission de voir qui que ce fût excepté sa mère, encore pas plus d'une heure par jour, et jamais seule, pendant les quatre ou cinq mois qu'elle demeura avec eux. Ses femmes n'entroient chez elle que pour l'habiller et la déshabiller précisément. Il fit murer ses fenêtres fort haut, et la fit garder à vue par de vieilles Italiennes. Ce fut donc une cruelle prison. Ce traitement, auquel je ne m'atten-

se faire recevoir général; mais il devoit se rendre à San-Salvador pour recevoir Mme et Mlle d'Elbeuf et achever le mariage. »

1. Cette ville (ici, *Tortone;* plus loin, *Tortonne*) passait pour être un des plus petits et des plus pauvres évêchés d'Italie. Le titulaire, suffragant de Milan, était, depuis 1701, Jules Resta.

2. *Dangeau*, p. 187; *Sourches*, p. 136; *Mercure* de décembre, p. 182-183; *Gazette d'Amsterdam*, n^os xcii-xcix; récit du baron de Breteuil, p. 304. La célébration eut lieu le 8 novembre. Mme d'Elbeuf l'ayant annoncée à Mme de Maintenon, celle-ci répondit, le 1er décembre (*Correspondance générale*, tome V, p. 284-286) : « Vous avez grande raison, Madame, de me faire l'honneur de me donner part de la conclusion du mariage de Mme la duchesse de Mantoue, puisque personne ne s'intéresse plus à son bonheur et au vôtre, que je crois être la même chose. Dieu veuille bénir cette grande princesse, lui donner un mari fidèle et un garçon dans neuf mois !... Personne n'est plus persuadé que nous de ce que vous dites de M. et Mme de Vaudémont, ni ne desire plus ce qui leur convient, qui me paroît toujours fondé sur la droiture et la raison, dont vous savez que je fais beaucoup de cas. Nous avons compté sur votre bravoure dans l'occasion de Gênes.... Mme la duchesse de Bourgogne .... conserve pour vous et pour Mme la duchesse de Mantoue l'estime et l'amitié qu'elle a eue pour vous dès qu'elle vous a connue.... Il faut finir, Madame, par où je devois commencer, qui sont les compliments de S. M. sur la conclusion de votre mariage.... »

dois pas, et le peu de considération, pour ne pas dire le mépris, qu'on témoigna ici à ce prince toujours depuis son départ, me consolèrent beaucoup de l'invincible opiniâtreté de la duchesse de Lesdiguières. J'eus pourtant peine à croire que, prise de son choix, elle eût essuyé les mêmes duretés, ni lui les traitements qu'il reçut, s'il n'eût pas fait un mariage auquel le Roi se montra si contraire. Six mois après, Mme d'Elbeuf, outrée de dépit, mais trop glorieuse pour le montrer, revint remplie, à ce qu'elle affectoit, des grandeurs de son gendre et de sa fille, ravie pourtant au fonds d'être défaite d'une charge devenue si pesante[1]. Elle déguisa les malheurs de sa fille jusqu'à s'offenser qu'on dît et qu'on crût ce qui en étoit, et ce qui en revenoit par toutes les lettres de nos armées[2]; mais, à la fin, Lorraine d'alliance, non de naissance, le temps et la force de la vérité les lui fit avouer. Le rare[3], et qui montra bien tout l'art et l'ascendant des Lorrains, elle ne fut pas moins bien traitée après ce voyage que si elle n'eût rien fait que de la volonté du Roi. Je me suis peut-être trop étendu sur cette[4] affaire; il m'a paru qu'elle le méritoit par sa singularité, et plus encore[5] pour montrer, par des faits de cette sorte, quelle fut la cour du Roi. Reprenons maintenant le courant[6] où nous l'avons laissé.

1. *Dangeau*, p. 371, 18 juillet 1705, avec l'Addition n° 577 : « Mme la duchesse d'Elbeuf est revenue d'Italie après avoir laissé Mme la duchesse de Mantoue à Casal, et assure qu'elle est fort heureuse et fort contente de ce mariage. » Elle avait obtenu (Arch. nat., E 1927, 10 septembre) une surséance contre ses créanciers, qui fut prorogée le 30 avril 1705.

2. Et par les lettres de la duchesse elle-même, comme celle à Mme de Maintenon qui est imprimée dans les *Mémoires de Tessé*, tome II, p. 127-130. Nous la verrons, en 1707, rentrer en France, sous la protection des Vaudémont, et se retirer à Pont-à-Mousson.

3. Après *avouer*, ayant d'abord écrit : *à la fin*, il a biffé ces trois mots, et écrit : *mais ce qui est rare*, et a enfin biffé *mais* et *qui est*, et corrigé *ce* en *le*.

4. *Cette* surcharge *un* [*e*].

5. *Encore* est en interligne, au-dessus d'*en plus*, biffé.

6. L'initiale de *courant* surcharge une *s* qui se trouvait à la fin de *le*.

Tracy; sa catastrophe, sa mort. [Add. SᵗS. 578]

La triste destinée que le pauvre Tracy[1] acheva en ce temps-ci put servir de grande leçon aux ambitieux même qui méritent les faveurs de la fortune. C'étoit un gentilhomme de Bretagne, d'esprit et bien fait, parent proche de la duchesse de Coislin[2], mais pauvre, qui fut exempt[3], puis enseigne des gardes du corps[4]. Il se distingua à la cour et à la guerre par ses divers talents[5], et les fit servir les uns aux autres. Il devint un des meilleurs partisans[6] de l'armée; ce fut lui qui, étant dehors, sauva l'armée de M. de Luxembourg lors du combat de Steinkerque, comme je l'ai raconté en son lieu[7]. Sa volonté, sa valeur, l'exécution parfaite de tout ce dont il étoit très ordinaire-

1. Jean-Louis du Halegoët, marquis de Tracy, exempt des gardes du corps en 1686, enseigne en janvier 1694, avait reçu une commission de mestre de camp le 10 avril 1701. Il mourut le 30 août 1704 (*Dangeau*, p. 112). Il n'était pas brigadier comme va le dire Saint-Simon.

2. Madeleine du Halegoët, dame de Kergrec'h, héritière d'un maître des requêtes, mariée le 29 mars 1654 à Armand, duc de Coislin, celui que nous avons vu mourir en 1702 et dont Saint-Simon a raconté longuement (notre tome X, p. 267-282) les singularités légendaires. Elle mourra le 9 septembre 1705. Tracy appartenait à une branche cadette des Halegoët séparée depuis trois générations, et à qui le marquisat de Tracy était venu récemment par une Prouville, fille du lieutenant général de ce nom mort en 1670 (*Chronologie militaire*, tome IV, p. 124-126).

3. La lettre *m* d'*exempt* surcharge un *p*.

4. Voyez l'*Abrégé historique de la maison militaire du Roi*, par le Pippre de Nœufville, tome I, p. 258.

5. Il avait eu un bras cassé à Leuze, avait reçu une blessure grave à Nerwinde, et était tout percé de coups, lorsqu'on le fit monter à l'enseigne de sa compagnie (*Dangeau*, tome V, p. 442).

6. Tome I, p. 239.

7. Il ne l'a pas raconté par la raison que le combat de Steinkerque est un des faits importants de la campagne de 1692 qu'il a omis dans la première partie des *Mémoires*, et dont il ne parle jamais que par rappel : voyez nos tomes I, p. 55, note 4, II, p. 46, et VI, p. 353; mais on constate effectivement, dans la longue relation de Luxembourg lui-même, que ce fut Tracy qui, envoyé en partisan du côté de l'armée ennemie, donna avis qu'elle se mettait en marche. Comparez le même texte dans l'Appendice de la *Gazette* de 1692, et une autre relation, p. 437-440. Feuquière, dans ses considérations sur ce combat (tome III, p. 276-287), ne prononce pas le nom de Tracy.

ment chargé par les généraux, lui acquirent leur estime, puis leur amitié. Il entra dans toute la confiance de M. de Luxembourg. Son service auprès de Monseigneur lui en avoit valu des bontés[1] très particulières. Une des filles d'honneur de Mme la princesse de Conti[2] le voyoit de bon œil, et, de meilleur encore, la princesse même[3]. Il fut recueilli et considéré; il avoit lieu d'attendre tout de la fortune et à la guerre et à la cour. Malheureusement, elle ne le servit pas aussi rapidement qu'il l'avoit attendu. Sa tête s'altéra, on s'en aperçut; on s'en tut jusqu'à ce que des disparades plus fortes firent juger dangereux de le laisser approcher d'aussi près que le demandoit son service d'enseigne des gardes du corps en quartier[4]. Il étoit brigadier : on lui donna un régiment. Ce changement d'état acheva de lui tourner la tête[5] : tant qu'à la fin on

1. L'initiale de *bontés* surcharge un *p*.

2. Il y en eut trois, Mlles de Hautefort Saint-Chamans, de Sanzay et de Viantais (tomes III, p. 138, VI, p. 243, et VIII, p. 237); la dernière seule était jolie (*Sourches*, tome I, p. 324 et 390).

3. En 1692, sur l'arrivée de Richard Hamilton, on fit ces vers (Chansonnier, ms. Fr. 12 690, p. 427) :

> Rocheguyon, Albergotti,
> Vous allez répandre des larmes;
> Vous ne plairez plus à Conti,
> Villeroy n'aura plus de charmes.
> Adieu, pauvres amants, et la Chastre et Tracy;
> Richard revient ici.

4. Voyez l'*État de la France*, année 1698, tome I, p. 400-402 et 425-429. Tracy faisait partie de la compagnie du maréchal de Duras.

5. Il était, avec sa compagnie, en quartier à Beauvais, lorsqu'un premier accès força de le garder à vue, en mars 1701. Au bout de quatre ou cinq semaines, croyant à une simple fièvre chaude, on lui fit changer son enseigne contre le régiment de cavalerie de Marnais, en portant sa pension à six mille livres; mais, dès le mois de janvier suivant, quelques violences commises par lui dans les rues de Paris obligèrent de reconnaître que sa raison était altérée, peut-être par suite de ses blessures : on le força de vendre son régiment, qu'il avait reçu en pur don du Roi, et on le mit d'abord chez les Pères de Nazareth, puis « à un château près de Paris où l'on en a grand soin. » (*Dangeau*, tome VIII, p. 53, 79 et 291.) On avait pris des mesures pour régler ses dettes : Arch. nat., E 1921, n°s 26 et 34, et E 1925, n°s 70 et 125.

lui fit entendre de ne plus venir à Versailles. Cela combla[1] son malheur; son mal redoubla, et se tourna bientôt en fureur, qui obligea de le mettre à Charenton, chez les Pères de la Charité[2], où le Roi fit prendre grand soin de lui, et où il mourut en ce temps-ci, trois ou quatre ans après y avoir été mis. Il n'étoit point[3] marié. Ce fut grand dommage. Je le connoissois extrêmement[4], et je n'ai guères trouvé un plus galand homme[5].

Reneville retrouvé. [*Add. St-S. 579*]

En ce même temps Reneville, lieutenant des gardes du corps, qu'on a vu, p. 180[6], disparoître en 1699, coulé à fond par le jeu, fut reconnu et retrouvé caché, et servant pour sa paye, dans les troupes de Bavière[7].

Mort de Rigoville.

En même temps aussi[8] mourut Rigoville[9], lieutenant général fort vieux, et homme d'honneur, de valeur et de mérite, qui avoit longtemps commandé les mousquetaires[10]

1. Ce verbe est en interligne, au-dessus d'*acheva*, biffé.

2. Ce sont les mêmes religieux qui avaient établi l'hôpital de la Charité, au faubourg Saint-Germain (tome XI, p. 105), et dont le premier fondateur avait été le Portugais Jean de Dieu, canonisé en 1690. Un contrôleur des guerres nommé le Blanc de Saint-Jean les amena à Charenton en 1641. Sur la procédure usitée pour faire enfermer un aliéné à la requête de sa famille, on peut voir le registre de la Secrétairerie coté O¹ 365, fol. 186. Les pensions coûtaient entre six cents et six mille livres. Tracy avait été interdit par sentence du Châtelet du 28 mars 1702

3. *Point* est en interligne.

4. Sans doute comme servant dans la compagnie de Duras.

5. Toute la phrase qui va suivre a été ajoutée après coup dans le blanc qui restait à la fin du paragraphe, et sur la marge.

6. Tome VI, p. 145-146.

7. M. le Gall, arrivant de Bavière, dit que, depuis trois mois, ce disparu faisait fonction d'aide de camp de l'Électeur, pour quatre cents livres par mois et la table (*Dangeau*, p. 56).

8. *Aussy* est en interligne, ainsi que, plus loin, *l. g^l*.

9. Louis de Vasson, marquis de Rigauville ou Rigoville, mort en août, à soixante-quinze ans, dans l'île de Ré, dont il venait d'être nommé gouverneur le 1er janvier précédent (*Dangeau*, tomes IX, p. 360, et X, p. 123; *Sourches*, tome IX, p. 68 et 76).

10. Entré à la première compagnie en 1657, parvenu au grade de maréchal de logis en 1668, il était passé, comme cornette, à la seconde compagnie en 1674, puis, devenu sous-lieutenant en 1692, ne s'était

noirs sous Jonvelle et Vins[1]. Le vieux la Rablière mourut aussi à Lille, où il commandoit depuis très longtemps[2]. Il étoit lieutenant général, grand-croix de Saint-Louis dès l'institution, frère de la maréchale de Créquy[3]. Il but du lait à ses repas toute sa vie, et mangeoit bien et de tout jusqu'à quatre-vingt-sept ou huit ans, et la tête entière. Il avoit été très bon officier, mais un assez méchant homme. Il ne but jamais de vin. Honorable, riche, de l'esprit, et sans enfants. Le maréchal de Boufflers le protégeoit fort. Il se piquoit de reconnoissance pour le maréchal de Créquy[4], et rendit toute sa vie de grands devoirs à la maréchale de Créquy[5].

La comtesse d'Auvergne[6] acheva aussi une courte vie Mort et

démis de cette charge qu'en novembre 1703; mestre de camp en 1677, brigadier en 1691, maréchal de camp en 1696, lieutenant général à la promotion du 23 décembre 1702. Voyez la *Chronologie militaire* de Pinard, tome IV, p. 482-483, l'*Abrégé historique* de le Pippre, tome II, p. 219, et le *Mercure* de janvier 1703, p. 304-307. Il avait une pension de deux mille livres sur l'ordre de Saint-Louis.

1. Tome I, p. 40.

2. *Dangeau*, p. 160 ; *Sourches*, p. 102. François de Bruc de la Rablière, né à Nantes en 1624, mourut à Bouchain, et non à Lille, en octobre 1704, selon la *Chronologie militaire*, tome IV, p. 344-346. Ayant débuté en 1645, dans le régiment d'infanterie de Poitou, il avait fait l'expédition de Naples, en 1654, comme sergent de bataille, y était resté prisonnier jusqu'en 1657, était devenu mestre de camp à cette époque, brigadier en 1674, maréchal de camp en 1677, lieutenant de Roi et commandant à Lille en 1681, gouverneur de Bouchain en 1688, lieutenant général en 1690, et s'était alors retiré du service, mais avait eu une grand'croix le 8 mai 1693. Un certain nombre de ses actions de guerre est relevé dans la Table de la *Gazette*.

3. Non pas frère de la maréchale de Créquy, mais de la marquise du Plessis-Bellière, mère de cette maréchale (tome XI, p. 259-260, et ci-après, p. 452).

4. Il servit sous ce maréchal, son neveu par alliance, en 1672 et 1679.

5. Tout cet article sur M. de la Rablière a été ajouté après coup dans la marge du manuscrit, comme celui de Reneville.

6. Élisabeth de Wassenaar ou Wassenaër, mariée en 1699 : tome VI, p. 136-138.

conversion de la comtesse d'Auvergne. [*Add. St-S. 580*]

par une maladie fort étrange et assez rare, qui fut une hydropisie de vents[1], et ne laissa point d'enfants[2]. On a vu en son lieu qui elle étoit, et comment se[3] fit ce mariage. Le comte d'Auvergne, qui avoit obtenu la permission de l'amener à Paris et à la cour quoique huguenote, desiroit fort qu'elle se fît catholique. Un fameux avocat, qui s'appeloit Chardon[4], et qui l'a été de mon père et le mien[5], avoit été huguenot, et sa femme aussi[6]. Ils étoient[7] de ceux qui avoient fait semblant d'abjurer, mais qui ne faisoient aucun acte de catholiques[8], qu'on connoissoit parfaitement pour tels, qui même ne s'en cachoient pas, mais que la grande réputation de Chardon soutenoit, et le nombre de protecteurs considérables qu'elle lui avoit acquis[9]. Ceux-là même avoient fait tout ce qu'ils avoient pu pour leur persuader au moins d'écouter; ils n'en purent venir à bout : le moment de Dieu n'étoit pas venu[10]. Il arriva enfin[11]. Ils

1. Littré n'a pas relevé cette « maladie étrange et rare. » Ce peut être une pneumatose intestinale.

2. Elle mourut le 16 septembre : *Dangeau*, p. 127; *Sourches*, p. 75; *Mercure* d'octobre, p. 35-47.

3. *Ce* corrigé en *se*.

4. Daniel Chardon, déjà cité dans notre tome III, p. 195, note 1.

5. Les trois derniers mots ont été ajoutés en interligne.

6. Sa femme s'appelait Marie Caillard et était fille d'un avocat. Ils s'étaient mariés en février 1659.

7. *Ils estoient* surcharge *C'estoi[t]*. — 8. *Cath.*, dans le manuscrit.

9. La conversion de Chardon s'était produite au moment de la Révocation, et le Roi, l'ayant fait venir, lui avait dit « fort obligeamment qu'il étoit bien aise de voir un homme de son mérite qui prenoit le bon parti; que, s'il avoit affaire de lui, il le trouveroit toujours » (Gazettes du P. Léonard, ms. Fr. 10 265, fol. 85 v°, 24 novembre 1685). Le *Mercure* annonça, comme notre auteur va le dire, que Chardon avait fini par sentir qu'une religion aussi nouvelle que la réformée ne pouvait être la véritable; mais *la France protestante*, éd. nouvelle, tome IV, p. 46, estime que le vrai motif était la Révocation.

10. « Marie Caillard, plus opiniâtre, fut enfermée en 1686 chez Mme de Miramion. Elle feignit d'abjurer; mais son orthodoxie était suspecte : aussi, en 1691, lui enleva-t-on ses enfants pour les faire élever dans la religion romaine. » (*Ibidem.*)

11. Ces trois mots sont en interligne.

étoient tous deux vertueux, exacts à tout, et d'une piété dans leur religion qui auroit fait honneur à la véritable. Étant un matin dans leur carrosse, tous deux, arrêtés auprès de l'Hôtel-Dieu[1], attendant une réponse que leur laquais fut un très long temps à rapporter, Mme Chardon porta ses yeux vis-à-vis d'elle, au hasard, sur le grand portail de Notre-Dame, et, peu à peu, tomba dans une profonde[2] rêverie, qui se doit mieux appeler réflexion[3]. Son mari, qui, à la fin, s'en aperçut, lui demanda à quoi elle rêvoit si fort, et la poussa même du coude pour l'engager à lui répondre. Elle lui montra ce qu'elle considéroit, et lui dit qu'il y avoit bien des siècles avant Luther[4] et Calvin[5] que toutes ces figures de saints avoient été

1. Sur le parvis de Notre-Dame.

2. Le *p* initial surcharge un *g*.

3. On peut comparer beaucoup d'autres cas, celui, par exemple, de la demoiselle que convertit une comédie jouée à Senlis, dont le sujet était la conversion de saint Augustin (*Gazette* de 1641, p. 706). Nous avons eu déjà le récit de la conversion de M. de Lorge par la démonstration de « l'antiquité de la prière pour les morts. »

4. Martin Luther, né en Saxe en 1483, entré dans l'ordre des religieux augustins en 1505, rompit avec Rome en 1517, fut excommunié en 1520, entreprit en 1522 de répandre les traductions en langue vulgaire de la Bible, fit rapidement de nombreux adhérents en Allemagne, travailla de 1524 à 1532 à obtenir pour eux la liberté du culte nouveau, et mourut en 1546.

5. Jean Calvin, né à Noyon en 1509, d'abord curé de Marteville et de Pont-l'Évêque, quitta l'Église pour étudier le droit, puis embrassa avec ardeur les principes de la réforme luthérienne, qui avaient pénétré en France dès les premiers jours, mais y substitua des principes d'indépendance absolue encore plus éloignés du catholicisme, pour le dogme comme pour le culte et la discipline. Bossuet a fait le parallèle des deux réformateurs allemand et français, ce dernier proscrivant tout culte extérieur et toute hiérarchie, rejetant la messe, la présence réelle, l'invocation des saints, etc. Forcé de quitter la France en 1534, Calvin se retira à Genève, qui venait de proclamer la Réforme, fit adopter par le peuple de cette ville, comme par celui de Strasbourg, son formulaire et son plan d'organisation ecclésiastique, mais prit surtout à partir de 1546 une influence toute-puissante, qui devint du despotisme jusqu'à sa mort, 27 mai 1564.

faites à ce portail[1], que cela prouvoit qu'on invoquoit donc alors les saints; que l'opposition de[2] leurs réformateurs à cette opinion si ancienne étoit une nouveauté; que cette nouveauté lui rendoit suspects[3] les autres dogmes qu'ils leur enseignoient, contraires à l'antiquité catholique; que ces réflexions, qu'elle n'avoit jamais faites, lui donnoient beaucoup d'inquiétude, et lui faisoient prendre la résolution de chercher à s'éclaircir. Chardon trouva qu'elle avoit raison, et, dès ce même jour, ils se mirent à chercher la vérité, puis à consulter, enfin à se faire instruire. Cela dura plus d'un an, pendant lequel les parties[4] et les amis de Chardon se plaignoient qu'il ne travailloit plus, et qu'on ne pouvoit plus le voir, ni sa femme[5]. Enfin, secrètement instruits et pleinement persuadés, ils se déclarèrent tous deux : ils[6] firent une abjuration nouvelle, et tous deux ont passé depuis une longue vie dans la piété et dans les bonnes œuvres, surtout dans un zèle ardent de procurer à leurs anciens frères de religion la même grâce qu'ils avoient reçue[7]. Mme Chardon s'instruisit fort dans la controverse; elle convertit beaucoup d'huguenots[8]. Le comte d'Auvergne l'attira chez sa femme : l'une et l'autre avoient de l'esprit et de la douceur; la comtesse la vit volontiers. Mme Chardon en profita; elle en fit une très bonne catholique[9]. Tous les

1. Voyez Viollet-le-Duc, *Dictionnaire raisonné de l'architecture française*, tomes II, p. 387-390, et VII, p. 51-52, Guilhermy, *Description archéologique des monuments de Paris*, p. 40-77, etc. Modifiées sans aucun scrupule en 1771, puis mutilées encore en 1794, les sculptures des trois portails de la façade, qui dataient des premières années du treizième siècle, ont été habilement rétablies de notre temps.

2. *Que* corrigé en *de*.

3. *Suspectes*, au féminin, dans le manuscrit.

4. Les clients qui lui confiaient leurs affaires.

5. Ces trois derniers mots sont en interligne. — 6. *Ils* corrige *et*.

7. *Receues*, au pluriel, dans le manuscrit.

8. Ni Agrippa d'Aubigné avant notre auteur, ni Voltaire de son temps, n'aspiraient l'*h* initiale de *huguenots*.

9. La comtesse abjura en avril 1700, entre les mains de l'archevêque

Bouillons, outrés de ce mariage, l'avoient reçue fort froidement; sa vertu, sa douceur, ses manières, à la fin, les charma. Elle devint le lien du père et des enfants, et elle s'acquit le cœur et l'estime d'eux tous et de tout ce qui la connut particulièrement, dont elle fut extrêmement regrettée[1].

Mort et caractère du prince d'Espinoy.

Le prince d'Espinoy ne le fut pas tant, à beaucoup près. Il mourut de la petite vérole[2] à Strasbourg[3], par l'opiniâtreté d'avoir voulu changer de linge trop tôt et faire ouvrir ses fenêtres[4]. C'étoit un homme d'assez peu agréable figure,

de Paris (*Dangeau*, tome VII, p. 289; *Sourches*, tome VI, p. 255; *Gazette d'Amsterdam*, n° XXXIII). Jusque-là, comme étrangère, on avait toléré son hérésie : *Bulletin de la Société de l'Histoire du protestantisme françois*, 1892, p. 497.

1. Sa mort fut très édifiante selon le *Mercure*.

2. On sait quels ravages cette maladie faisait alors, et combien les médecins étaient impuissants contre elle. C'est ainsi que le prince de Conti était mort en 1685 pour avoir soigné sa femme, dont la charmante figure garda quelques traces ineffaçables de ce mal, ainsi que celle de Madame la Duchesse (1686). Le Roi lui-même en était marqué. Philippe V en a eu aussi des suites assez inquiétantes en 1702 (tome X, p. 438), et son successeur le roi Louis Ier y succombera en 1724. Peu de saisons se passaient sans que de nombreux cas se déclarassent à la cour et fissent des victimes. Certains médecins n'ordonnaient aucun remède; on parlait cependant de ceux des empiriques, comme l'abbé Aignan ou le P. du Soleil. Contre la contagion, l'isolement et les quarantaines étaient de rigueur, surtout autour de la maison royale. Les tentatives de préservation par l'insertion semblent avoir commencé en Angleterre un peu plus tard, et souvent elles eurent une issue fatale : voyez la *Gazette* de 1721, p. 446-447 et 470, de 1722, p. 238, 250, 262, de 1743, p. 613, etc., et la *Correspondance de Madame*, tome III, p. 99-100. On peut se reporter, sur tout cela, à la curieuse lettre de Voltaire au baron de Breteuil, janvier 1724. Notre auteur redoutait extrêmement la petite vérole, et nous l'en verrons gravement atteint en 1721, pendant son séjour en Espagne.

3. Le 24 septembre : *Dangeau*, p. 131, 134, 135 et 136; *Sourches*, p. 79, 80, 82 et 83; *Gazette*, p. 457; *Mercure* d'octobre, p. 193-198. Les dames d'Espinoy voulurent le rejoindre, malgré l'opposition de leur famille. Le duc de Roquelaure était atteint aussi à Strasbourg.

4. Ces détails, que l'on retrouve dans la notice du prince (duché de Joyeuse, au tome VI des *Écrits inédits*, p. 356-357), ne viennent pas

qui avoit beaucoup d'esprit[1], et l'esprit fort orné, avec beaucoup de valeur. J'avois été élevé comme avec lui, c'est-à-dire à nous voir continuellement[2], plusieurs que nous étions, enfants, puis jeunes gens[3]. Sa mère l'avoit gâté, et c'étoit dommage, car il avoit des talents pour tout, et beaucoup d'honneur; mais je n'ai connu personne plus follement glorieux, ni plus continuellement avantageux[4]. Il abusa donc de tout ce qu'il avoit de bon et d'utile, ne ménagea personne, voulut surpasser chacun en tout, et fut le fléau de sa femme parce qu'elle étoit d'une maison souveraine qui avoit un rang qu'il n'avoit pas, et un crédit et une considération à la cour et dans le monde dont il ne vouloit pas qu'on crût qu'il voulût dépendre[5]. Avec ce rang des siens et cette faveur si déclarée de Monseigneur, elle se conduisit avec lui comme un ange, sans qu'elle[6] ait jamais pu rendre sa condition plus heureuse avec lui : aussi se trouva-t-elle bien délivrée, quoique en gardant toutes les bienséances. Presque[7] personne de la cour ni

de Dangeau. Ce fut l'abbé Aignan qui appliqua son remède : *Notes tirées du cours d'opérations du chirurgien Dionis*, éd. 1740, p. 787; Dépôt de la guerre, vol. 1753, n° 171.

1. La fin *d'esprit* surcharge des lettres illisibles.

2. Cet adverbe est en interligne.

3. Il était né en 1673, et avait été tenu sur les fonts, à l'église Saint-Julien de Versailles, le 3 mai 1675, par le Roi et la Reine.

4. « C'étoit un homme qu'on étoit forcé d'estimer avec dépit, et qu'on se dédommageoit à haïr » (*Écrits inédits*, tome VI, p. 357). Le Chansonnier (ms. Fr. 12 692, p. 184 et 207) dit que le marquis de Coislin et lui se piquaient d'être les arbitres du bel esprit, et que, à la Comédie, ils se plaçaient toujours au balcon pour juger les pièces à tort et à travers; que le prince, fort laid, chassieux, avec un air de porc, était, au moral, un esprit dur, brutal, insociable à force de présomption.

5. En 1698, il eut des procès retentissants et malheureux contre les Bournonville et les Ligne : *Annales de la cour pour 1697 et 1698*, tome II, p. 247-248; *Mémoires de Sourches*, tome VI, p. 30; factums conservés dans les papiers de M. le Camus, ms. Arsenal 673, fol. 287-317; *Catalogue des factums de la Bibliothèque nationale*, par M. Corda, tome II, p. 198-199.

6. *Elle* est en interligne. — 7. Avant ce mot, il a biffé l'abréviation d'*et*.

des armées ne le plaignit. Il laissa un fils et une fille, desquels la catastrophe mérita, trente ans après[1], la compassion de tout le monde et combla les malheurs que leur mère avoit commencé d'éprouver[2].

Assassinat, extraction, caractère de Vervins; singularité de sa fin.

Il arriva en ce mois de septembre[3] un étrange assassinat. Le comte de Grandpré, chevalier de l'Ordre en 1661, frère aîné du maréchal de Joyeuse chevalier de l'Ordre en 1688[4], mort sans enfants, avoit laissé des enfants de deux lits[5]. Sa seconde femme étoit fille et sœur des deux

1. Vingt ans seulement, en 1724.

2. Louis II de Melun, né en octobre 1694, tenu sur les fonts en juillet 1698 par Monseigneur et la princesse de Conti, mestre de camp du régiment Royal-cavalerie en 1712, lieutenant général d'Artois en 1716, créé duc de Joyeuse en octobre 1714, mais connu sous les titres de prince d'Espinoy, puis de duc de Melun, mourut sans postérité, d'un accident de chasse arrivé à Chantilly le 31 juillet 1724. — Anne-Julie-Adélaïde, mariée le 18 septembre 1714 à Jules-François-Louis de Rohan, prince de Soubise, et nommée gouvernante des enfants de France, en survivance de la duchesse de Ventadour, le 9 avril 1722, mourut à Paris le 18 mai 1724, de la petite vérole, comme son père et comme son mari, celui-ci mort douze jours avant, à vingt-sept ans et cinq mois. Voyez leurs articles dans les *Écrits inédits*, tome VI, p. 357-358.

3. Le 31 août : *Dangeau*, p. 114; *Rapports de police de René d'Argenson*, p. 147-149; ms. Fr. 8124, fol. 83-85 et 248.

4. Tome I, p. 114.

5. Charles-François de Joyeuse, comte de Grandpré (de la dernière branche de ce nom), fut gouverneur de Mouzon et de Beaumont-en-Argonne en 1639, mestre de camp de cavalerie en 1648, maréchal de camp en 1651, lieutenant général en 1653, chevalier des ordres en 1661. Une copie de son portrait est dans le ms. Clairambault 1153, fol. 26. Il mourut subitement, le 8 mars 1680, à soixante ans, ayant laissé d'un premier mariage avec Charlotte de Mailly, dite de Coucy, morte le 24 novembre 1657, dans sa vingt-septième année, deux fils, l'un religieux à Prémontré, et l'autre, Anne-Jules de Joyeuse, comte de Grandpré, né le 29 mars 1655, colonel d'infanterie, pouvu d'une charge de lieutenant de Roi en Champagne et du gouvernement de Stenay en 1698, mais qui, n'ayant pas d'enfants, fit passer Grandpré aux Joyeuse de Saint-Lambert, et mourut en 1726; de son second mariage, en 1658, avec Henriette-Louise de Cominges, qui mourut en 1678, sept enfants au moins, dont aucun ne fit souche, quoique le second, titré baron de Verpel, puis comte de Joyeuse, capitaine de

marquis de Vervins, l'un après l'autre premiers maîtres d'hôtel du Roi. Le dernier des deux mourut jeune en 1663[1]. Il étoit gendre du maréchal Fabert[2], par conséquent beau-

cavalerie, mort en 1725, eût épousé une Mérode en 1689. (*Histoire généalogique*, tome III, p. 843-844.) Les *Mémoires de M. de Bordeaux*, tome I, p. 24-25, racontent que ce Grandpré, d'abord homme à la mode, devint méprisable pour son ivrognerie et sa malpropreté, et qu'il épousa Mlle de Vervins alors que Mazarin lui destinait une autre femme.

1. Claude-Roger de Cominges, marquis de Vervins par sa mère, né le 16 juillet 1604, lieutenant de Roi à Metz comme son père, leva un régiment d'infanterie de son nom en 1632, acheta en 1636 la charge de premier maître d'hôtel du Roi vacante par la mort d'un Cominges-Fléac, et mourut en 1655, ayant épousé, le 7 janvier 1630, une certaine Angélique-Gabrielle de Pouilly dont Tallemant nous a laissé l'historiette, veuve, très grande dame, belle et fière, qui visa aux faveurs de Louis XIII, puis du jeune Condé. Tous deux, en vrais Sauboles, crevaient de graisse. Ils eurent pour fils aîné Louis de Cominges, marquis de Vervins, premier maître d'hôtel après son père le 29 avril 1655 (Arch. nat., KK 1454, fol. 117), mestre de camp d'infanterie, lequel figura au carrousel de 1662 et mourut à trente-trois ans, le 11 novembre 1663, ayant épousé, le 3 octobre 1657, Anne-Dieudonnée Fabert. Leur mariage n'avait pas été heureux. Fabert écrivait à Pomponne, le 5 mai 1660, à propos des noces du fils de ce ministre : « Je frémis lorsque je pense à ces sortes de marchés. J'en ai fait un en ma fille aînée, et j'en ai d'autres à faire en deux autres, dont l'une s'avance assez en âge. Le premier m'a fait sentir la peine qu'il y a à un père de délivrer un enfant à un homme qui en peut être aussi bien le tyran que le mari. » (Catalogue d'autographes vendus par M. Étienne Charavay le 25 février 1891, n° 45.) M. de Vervins n'était pas moins bel homme que ses père et grand-père. Quand il mourut, il était ruiné; sa veuve se remaria, « assez mal à propos, » le 3 mars 1677, avec un grand seigneur flamand, Claude-François, comte de Mérode, marquis de Trélon (*Mémoires de Sourches*, tome I, p. 241). Une donation qu'elle fit à son fils en 1678 est transcrite aux Insinuations, Y 235, fol. 330 v°.

2. Abraham Fabert (voyez ci-après, appendice X, sa notice inédite). Avant même d'être lieutenant général, il avait obtenu l'érection de ses terres en marquisat, en mai 1650. Il eut, de son mariage avec la fille du gouverneur de Pont-à-Mousson, un fils, qui périt à Candie le 23 juin 1669, et trois filles : 1° Anne-Dieudonnée, de qui il s'agit ici; 2° Claude, mariée en 1663 au marquis de Caylus; 3° Angélique, demoiselle d'Esternay, mariée en premières noces, mars 1669, à Charles Brûlart, marquis de Genlis, et, en secondes, au marquis de Beuvron.

frère du marquis de Beuvron[1] et de Caylus[2] père de celui qui a passé en Espagne[3], du mari de Mme de Caylus nièce à la mode de Bretagne de Mme de Maintenon[4], et de l'abbé de Caylus que nous venons de voir évêque d'Auxerre[5]. Vervins avoit épousé[6] l'aînée, qu'il[7] laissa grosse de Vervins dont il s'agit ici[8], et qui se remaria depuis, en Flandres, au comte de Mérode[9]. Vervins eut force procès avec ses cousins germains, enfants de la sœur de son père et du comte de Grandpré[10], dont il fut étrangement tourmenté presque toute sa vie. Enfin il étoit sur le point

1. Le contrat de mariage de celui-ci avec la dernière fille du maréchal, passé le 19 janvier 1677, est dans le registre des Insinuations Y 233, fol. 33 v°. Nous verrons mourir en 1705 (ci-après, p. 459) ce marquis de Beuvron, qui avait eu le maréchal-duc d'Harcourt d'un premier mariage avec Mlle le Tellier de Tourneville. Sa seconde femme ne mourut que le 12 octobre 1730, âgée de quatre-vingt-deux ans.

2. Après *de*, l'auteur a biffé un premier *Cailus*, surchargeant *du C. de Mérode*, et il a corrigé *du* en *de*. — Charles-Henri de Thubières de Pestels de Levis, marquis de Caylus, fils de celui qui figure dans la relation des Grands Jours d'Auvergne, épousa Claude Fabert par contrat du 4 février 1663, et mourut subitement et mystérieusement à Guignes-en-Brie, le 28 décembre 1679, âgé de quarante-deux ans. Son testament, fait le 28 mai 1667, au moment de partir pour l'armée, est dans le registre des Publications Y 28, fol. 28. Sa veuve ne mourut que le 1er avril 1728, à quatre-vingt-trois ans. On possède quelques lettres de Mme de Maintenon à cette dame.

3. Tome IV, p. 17.

4. Ci-après, p. 328. — Ici, *Quailus;* plus haut, *Cailus*.

5. Ci-dessus, p. 158. — 6. *Espousée*, au féminin, dans le manuscrit.

7. *Que* corrige *et*.

8. Louis-Joseph, né posthume le 30 avril 1664, et tenu sur les fonts baptismaux, au Louvre, le jour suivant, par le Roi et la Reine mère, comme son père l'avait été, à huit ans, le 26 avril 1640, par Louis XIII et Mademoiselle.

9. Sur cette alliance, voyez ci-dessus, p. 260, note 1, et le *Mercure* de janvier 1708, p. 76-80. Claude-François de Mérode, qui portait, outre le titre de marquis de Trélon, ceux de baron de Ray et de prince de Montglion, mourut en 1690, ne laissant que des filles.

10. Ci-dessus, p. 259, note 5. Voyez ce que notre auteur a dit de cette branche dans la notice du premier duché de JOYEUSE, au tome V des *Écrits inédits*, p. 251-253.

d'achever de les gagner tous[1], lorsqu'un de ses cousins germains qui avoit des prieurés et se faisoit appeler l'abbé de Grandpré[2] le fit attaquer comme il passoit dans son carrosse sur le quai de la Tournelle, devant la communauté de Mme de Miramion[3]. Il fut blessé de plusieurs coups d'épée, et son cocher aussi, qui le voulut défendre. Sur la plainte en justice[4], l'abbé s'enfuit en pays étranger, d'où il n'est jamais revenu, et bientôt après, sur les preuves, condamné[5] à être roué vif[6]. Il y avoit longtemps

1. Le 7 août 1694, ses cousins germains le comte de Joyeuse, l'abbé dont il va être parlé et Mlle de Joyeuse lui avaient constitué une rente de quinze cents livres : Arch. nat., Y 264, fol. 118 v°. On possède plusieurs des factums produits dans leur procès en 1701.

2. Louis-Joseph de Joyeuse, dit l'abbé de Grandpré, prieur des Saints-Geosmes ou Gémeaux, au diocèse de Langres. Une donation de 1701 (Arch. nat., Y 40, fol. 52) nous le montre habitant dans l'hôtel de Dangeau.

3. La marquise de Vervins, l'ancienne douairière, dont la conduite ou la santé laissaient sans doute à désirer, avait été amenée du château de Vervins aux Ursulines du faubourg Saint-Jacques, le 3 février 1687, et, de là, conduite aussitôt aux Miramionnes (Arch. nat., O[1] 31, fol. 30 v°); ce doit être la folle enragée, lubrique et cruelle dont Tallemant des Réaux (tome VI, p. 157-166), Loret (tome I, p. 141-142), Dubuisson-Aubenay (tome II, p. 99), etc., racontent les débordements étranges. Nous voyons, en outre, par les rapports de police, que la sœur du marquis était pensionnaire aux Miramionnes en 1704.

4. L'ordre fut donné de l'arrêter jusque dans les maisons royales (registre O[1] 48, fol. 144-145).

5. Suppléez, avant ce participe, *fut*.

6. Le 25 octobre : *Dangeau*, p. 170; Arch. nat., O[1] 365, fol. 193, 197, 198, 203 v°, 204, 208 v°, 217, 220 v°, 244, 246 v° et 272, et O[1] 367, fol. 40-278, *passim*. L'abbé alla prendre parti dans l'armée de Rakoczy, selon le *Moréri*, puis dans celle du roi Auguste de Pologne, et périt le 12 février 1706, à la suite de la bataille gagnée par le général Renschild sur ce prince et les Moscovites (*Dangeau*, tome XI, p. 49). Ce que Saint-Simon ne dit pas, quoique la chose soit piquante, c'est que, M. de Vervins ayant accusé de complicité le comte de Joyeuse, frère de l'abbé, le valet de chambre de Mme de Joyeuse et un garde de la prévôté de l'hôtel, et ces trois prévenus ayant été déchargés par la déclaration du véritable assassin avant qu'on ne l'exécutât, en septembre 1707, M. de Vervins fut condamné à dix mille livres de dommages-intérêts envers son cousin, mais obtint réduction de cette peine

que Vervins étoit menacé d'un mauvais coup de sa part. Vervins se prétendoit Cominges[1] des anciens comtes de [Add St-S. 581] ce nom[2]. Son bisaïeul, père du premier des deux premiers maîtres d'hôtel du Roi, étoit ce Saubole[3], gouverneur[4] de la citadelle de Metz, qui est si connu dans la Vie du duc d'Épernon[5] et dans les Mémoires de ces temps-là[6], qui

à dix livres. L'affaire fit un bruit fort désagréable pour la maison de Joyeuse, particulièrement pour le maréchal, et il fallut que le Roi fît prendre les mesures les plus sévères pour éviter un esclandre nouveau entre les cousins. Voyez les *Rapports de police*, p. 214-215, les *Causes célèbres* (1738), tome XII, p. 115-124, les factums conservés dans le ms. Clairambault 1153, fol. 100-113, l'arrêt du Parlement, 2 septembre 1707, dans le registre X^{2A} 543, et les lettres de M. de Pontchartrain, dans le registre O^1 366, fol. 224-315, *passim*.

1. Les signatures sont généralement : *Comenge*.

2. Voyez une étude de M. Édouard Fleury sur *les Cominges-Vervins* (1875), une généalogie conservée aux Archives nationales, dans le carton M 373, et un manuscrit du P. de Blainville, dans le carton R^2 71. La filiation très obscure des différentes familles ou branches du nom de Cominges, descendant plus ou moins authentiquement des premiers comtes de ce nom antérieurs au quatorzième siècle, occupe près de quarante pages, à la suite de celle des ducs de Guyenne, dans le tome II de l'*Histoire généalogique*, p. 629-666. C'est de ce texte que va se servir notre auteur, comme il s'en était servi pour la notice du chevalier des ordres mort en 1670 (Dépôt des affaires étrangères, vol. *France* 189, fol. 123). Aujourd'hui, l'ancien Cominges est divisé entre les trois départements de la Haute-Garonne, de l'Ariège et du Gers.

3. Saubole ou Sobole était une seigneurie située près d'Espaon, en Cominges. Roger de Cominges, connu sous ce surnom, naquit en septembre 1553, commença à servir à seize ans, fut capitaine de Saint-Béat en 1585, et obtint la lieutenance de Roi au pays Messin en 1588, puis eut le gouvernement de la citadelle de Metz jusqu'en 1603. Henri IV lui donna un titre de conseiller d'État et le cordon de l'ordre de Saint-Michel, comme acheminement à celui du Saint-Esprit. Il mourut à Vervins, le 24 juillet 1615.

4. L'initiale *G* surcharge *si*.

5. Par son secrétaire Girard : voyez notre tome II, p. 92. Saint-Simon en avait deux éditions. La querelle avec Épernon qui fit enlever Metz à ce Saubole est racontée, non seulement dans l'édition de 1730, tome II, p. 256-265, mais aussi au livre CXXIX de l'*Histoire* du président de Thou.

6. Le père de Fabert imprima en 1610 une relation du voyage que le roi Henri IV fit alors à Metz pour vérifier par lui-même les accusa-

avoit épousé l'héritière de Vervins, qui étoit Coucy[1]. Le grand-père de ce Saubole étoit second fils d'Aimery, dit de Cominges, seigneur de Puyguilhem[2], dont le père, nommé aussi Aimery, étoit cru sorti des vicomtes de Conserans, mais dont l'union n'étoit pas bien prouvée[3]. Pour ces Conserans, leur auteur Roger[4] étoit marqué comme étant quatrième fils de Bernard II comte de Cominges et de Diaz de Muret, qui fonda les abbayes de Bonnefonds et de Feuillants, et qui fut tué près la ville de [Saint-]Gaudens, en 1150[5]. Voilà pour l'extraction de Vervins. Quant à lui,

tions de trahison lancées contre les deux Saubole. Voyez, à la Bibliothèque nationale, le ms. Fr. 4828.

1. Isabeau de Coucy, petite-fille du malheureux Jacques de Vervins, fille et héritière pour moitié de Jacques de Coucy de Vervins favori de Charles IX, mariée en 1600, épousa en secondes noces René du Bec, grand-père du marquis de Vardes, et mourut en 1649. Cette branche descendait du fameux Raoul de Coucy et de son second fils Thomas, célèbre par ses prouesses à Bouvines et à Constantinople. Roger de Cominges avait quarante-sept ans quand il épousa Isabeau; tous deux étaient énormément gros.

2. Puyguilhem, à deux lieues et demie O. N. O. d'Aurignac, dans l'ancien Armagnac, ne doit pas être confondu avec la seigneurie du même nom que les Caumont possédaient en Périgord, et dont le beau-frère de notre auteur avait longtemps porté le nom, qu'on prononçait Péguilem ou Péguilan. Aimery Ier eut pour fils aîné Aimery II, qui mourut jeune, et pour fils cadet Jean, né en 1510, qui fut père de Saubole.

3. C'est l'*Histoire généalogique* qui s'exprime ainsi, p. 659. La filiation des vicomtes de Conserans issus des comtes de Cominges est donnée dans le même ouvrage, p. 642-644. Le titre fut porté aussi par une branche des Foix-Rabat, du quinzième au dix-huitième siècle. L'ancien pays et diocèse de Conserans (*Consorani*), placé entre le Cominges et le comté de Foix, fait aujourd'hui partie du département de l'Ariège, et a pour ville principale Saint-Girons.

4. Le nom *Roger* est ajouté en interligne.

5. *Histoire généalogique*, p. 630. Diaz était fille de Geoffroy, seigneur de Muret et de Samathan; selon l'*Art de vérifier les dates*, son mari devrait être le troisième du nom de Bernard. Bonnefonds ou Bonnefont, fondé vers 1136, et la Bastide-de-Feuillants, fondée en 1145, l'un et l'autre en Cominges, étaient deux abbayes cisterciennes; la seconde, se séparant de l'ordre en 1565, donna naissance à la congrégation dite des Feuillants. Saint-Gaudens (notre auteur a mal copié l'*Histoire gé-*

c'étoit un grand homme fort bien fait, d'un visage assez agréable, de l'esprit, quelque lecture, et fort le vol des femmes[1]; particulier, extrêmement paresseux, fort dans la liaison et les parties de Monsieur le Duc, et fort dans le grand monde[2]. Il quitta le service de bonne heure[3], fit plusieurs séjours chez lui en Picardie, toujours reçu avec empressement quand il en revenoit. A la fin, sans dire mot à personne, il se confina dans une terre en Picardie[4], sans aucune cause de dégoût ni de déplaisir, sans besoin du

néalogique) est à peu de distance N. de Saint-Bertrand-de Cominges.

1. Le *Dictionnaire de l'Académie* donnait plusieurs emplois analogues de *vol*.

2. Voyez Desnoiresterres, *les Cours galantes*, tome IV, p. 16. Il avait figuré au carrousel du 4 juin 1685, y ayant pour emblème un laurier mort, mais muni d'un rejeton vert (*Mémoires de Sourches*, tome I, p. 241). Ce n'est pas lui, mais son oncle Philippe-François, qui, en 1664 (*Histoire des princes de Condé*, tome VII, p. 234), tua en duel, peut-être irrégulièrement, un Launay-Gravé, fut arrêté pour ce fait, convaincu de relations étroites avec l'empoisonneuse Voisin, et renvoyé au Châtelet pour y être jugé, mais relâché comme fou (*Archives de la Bastille*, tomes VI, p. 53, 54, 88 et 89, et VIII, p. 171; Arch. nat., O[1] 22, fol. 241). Un autre duel força plus tard ce Vervins à aller chercher du service en Moscovie, et, n'ayant pu y obtenir le grade qu'il espérait, il finit par se suicider à Moscou, en 1686 (*Dangeau*, tome I, p. 420). Louis de Vervins était aussi un querelleur et un duelliste, si l'on en croit la *Muse historique* de l'année 1651 (tome I, p. 113, 148 et 158), et Monglat rapporte (*Mémoires*, p. 306) qu'il usa d'intimidation pour se faire conserver par le cardinal Mazarin la charge de premier maître d'hôtel de son père, en 1655.

3. Il avait eu dès son bas âge le gouvernement de la ville de Picardie dont il portait le nom, et il en obtint encore le renouvellement en 1713 (Arch. nat., O[1] 57, fol. 87). Comme capitaine de cavalerie, il n'avait pas eu bonne réputation à l'armée de Flandre (Chansonnier, ms. Fr. 12690, p. 342). Il n'alla pas plus loin, et on ne doit pas le confondre avec un Vervins, de tout autre famille, qui fut fait brigadier d'infanterie en mars 1693, ayant longtemps rempli les fonctions de major général auprès de Boufflers.

4. Il perdit contre le duc de Chevreuse, en 1700, un procès pour les terres de Chaulnes, Pecquigny et Magny, qu'il réclamait comme ayant-droit de la maison d'Ongnies par les Coucy-Vervins. Le marquisat de Vervins passait pour rapporter soixante-dix mille livres.

côté de ses affaires : il étoit riche, arrangé[1], et ne fut jamais marié ; sans vue de piété : il n'en eut pas la moindre veine ; sans occasion de santé, qu'il eut toujours parfaite, et sans goût d'ouvriers, dont il n'employa aucun ; encore moins entraîné par le plaisir de la chasse, où il n'alla jamais. Il demeura chez lui[2] plusieurs années sans aucun commerce avec personne, et, ce qui est incompréhensible, sans bouger de son lit, que le temps de le faire[3] faire. Il y dînoit et y soupoit tout seul, y faisoit le peu d'affaires qu'il avoit, et y recevoit le peu de gens qu'il ne pouvoit éconduire, et, depuis qu'il avoit les yeux ouverts jusqu'à ce qu'il les fermât, y travailloit en tapisserie[4], et lisoit quelquefois un peu ; et a persévéré jusqu'à la mort dans cette étrange sorte de vie, si uniquement singulière, que j'ai voulu la rapporter[5].

Voyage de Fontainebleau par Sceaux.

Le Roi alla à Fontainebleau, où il arriva le 12 septembre, ayant séjourné un jour à Sceaux ; la cour de Saint-Germain y vint le 23, et y demeura jusqu'au 6 octobre[6]. En y arrivant[7], le Roi apprit que les armées alliées avoient toutes passé le Rhin sur le pont de Philipsbourg, et, bientôt après[8], que Landau étoit assiégé par le prince Louis de Baden, qui attendoit le roi des Romains, qui y arriva le 25 septembre[9], et que le prince Eugène et le duc de Marlborough commandoient l'armée d'observation,

1. Un homme qui « fait toutes choses avec ordre » (*Académie*, 1718).
2. Avant *demeura*, il a biffé *y*, et *chez luy* est en interligne.
3. Ce premier *faire* surcharge des lettres illisibles.
4. La même façon de parler se trouve dans une lettre de Mme de Maintenon au maréchal d'Albret (recueil Geffroy, tome I, p. 27).
5. Il mourut à Vervins, le 2 novembre 1725. — La notice consacrée par notre auteur à ce Vervins, comme premier maître d'hôtel (Affaires étrangères, vol. *France* 200, fol. 190), ne présente rien qui n'ait été reproduit ici.
6. *Dangeau*, p. 122, 123, 133 et 143 ; *Mercure* d'octobre, p. 396-404 ; *Correspondance de Madame*, recueil Jaeglé, tome II, p. 13.
7. Avant d'y arriver, le 10 septembre : *Dangeau*, p. 121 ; *Sourches*, p. 69.
8. *Dangeau*, p. 126 et 131-136 ; *Sourches*, p. 78.
9. Ces six derniers mots sont en interligne.

qu'ils portèrent sur la Lauter[1]. Marcin demeura, avec la sienne, sous Haguenau[2]. Le maréchal de Villeroy et son fils s'en allèrent de leurs personnes en Flandres, passant à Fontainebleau, où ils demeurèrent quelques jours[3]. Ils allèrent après trouver l'électeur de Bavière[4] à Bruxelles, et, chemin faisant, virent l'électeur de Cologne à Lille, où il avoit établi sa demeure[5] en même temps que son frère étoit allé à Bruxelles, après[6] avoir [été] ensemble quelques jours[7].

Maréchal de Villeroy à la cour, puis* à Bruxelles. Électeur de Bavière à Bruxelles; électeur de Cologne à Lille.

Pendant tous ces malheurs, Villars étoit venu à bout d'achever à peu près de dissiper les Fanatiques. Cinq ou six de leurs chefs, les autres tués ou accommodés et sortis du pays, obtinrent de se retirer à Genève. On comptoit qu'il ne restoit qu'une centaine de ces gens-là dans les hautes Cévennes, et qu'il n'étoit plus besoin de laisser de

1. Rivière qui descend du Hardt, sépare la basse Alsace de la Bavière rhénane, et va se jeter dans le Rhin sous Neubourg. — « M. de Marlborough et le prince Eugène font travailler à des retranchements sur la Lauter, comme étoient ceux qu'ils y avoient déjà faits, et que M. de Tallard détruisit au commencement de la campagne de l'année passée » (*Dangeau*, p. 131). Comparez les *Mémoires militaires*, tome III, p. 406, 407 et 559-560

2. *Dangeau*, p. 154 et 168. M. de Marcin avait été blessé par accident en août.

3. *Dangeau*, p. 141, 144, 153-155 et 157; *Sourches*, p. 88, 90 et 98.

4. *Bavière* surcharge *Col[ogne]*.

5. Ce prélat (tome IX, p. 317), mis au ban de l'Empire depuis le 9 février 1702, avait dû quitter ses États en lançant un manifeste, l'Empereur et la Diète ayant également repoussé ses protestations. Il avait encore, en 1703, protesté contre l'adhésion de ses sujets à la Grande Alliance (*Gazette de Bruxelles*, p. 87-88).

6. Le dernier membre de phrase a été ajouté après coup.

7. *Dangeau*, p. 130, 146 et 173. M. de Bavière, comme vicaire général de Philippe V (on remit à la fin de la guerre de déclarer la cession des Pays-Bas qui lui avait été promise : Affaires étrangères, vol. *Espagne* 142, fol. 129-131, 140-144, 145, 155, 180, 321, et vol. 144, fol. 182, 194, 199, 205 et 223), eut quelques démêlés avec le maréchal de Villeroy, quand ils se rencontrèrent à Bruxelles; mais cela s'arrangea : voyez la correspondance du maréchal, au Dépôt de la guerre, vol. 1739.

* *Puis* est en interligne, au-dessus d'*et*, biffé.

troupes en Languedoc[1]. Peu de jours après[2], le Roi reçut la nouvelle de la prise d'Ivrée[3] après un siège assez court, et qui ne coûta guères que deux cents hommes et

1. C'est Dangeau qui dit cela le 26 septembre (p. 135). Nous avons vu plus haut, p. 116-120, que Villars avait voulu essayer de la douceur, et même de la tolérance; ce fut au grand scandale du « petit ministre » la Vrillière, contre qui Mme de Maintenon et Chamillart l'aidèrent à se défendre : voyez le livre de M. de Vogüé, tome I, p. 271-286, et le *Mercure* de juin 1704, p. 166-171. Madame disait, à ce propos (recueil Jaeglé, tome II, p. 8 et 10), que le maréchal lui semblait trop romanesque pour réussir, et qu'il lui eût fallu plutôt de la cervelle que du cœur. D'ailleurs, il ne tarda pas, nous l'avons vu, à user des rigueurs quand il en fut besoin. On doit se reporter, sur ce sujet, non seulement à ses propres *Mémoires*, dans l'édition d'Anquetil et dans celle de M. de Vogüé, mais aussi aux correspondances données par M. Roschach dans sa continuation de l'*Histoire du Languedoc*, tomes XIII et XIV. La lettre à laquelle Dangeau a emprunté ses nouvelles du 26 septembre, lettre datée du 20, parut dans l'Extraordinaire LXXXI de la *Gazette d'Amsterdam*, d'après les copies qui circulaient dans le public. « Si ma destinée n'a pas voulu que je fusse employé cette campagne à détruire les bataillons ennemis, disait le maréchal, ou à conserver ceux du Roi, Dieu m'a fait la grâce d'en pouvoir rendre à S. M. qui étoient sinistrement employés, dans le cœur du Royaume, à détruire ses propres sujets et à étouffer une révolte d'autant plus dangereuse qu'il y avoit à craindre qu'elle ne se communiquât dans les provinces voisines.... » Le *Mercure* de septembre, p. 382-402, d'octobre, p. 214-219, et de novembre, p. 414-415, rendit compte des succès obtenus sur divers points; mais nous verrons qu'ils ne furent pas définitifs, et que l'insurrection reprit plusieurs fois.

2. Le 25 septembre et le 7 octobre : *Dangeau*, p. 121, 128, 134, 136, 137, 141-144; *Sourches*, p. 81-84 et 90; *Gazette d'Amsterdam*, n°s LXXXI, LXXXIV et LXXXV (avec lettre de Vendôme); *Mercure* de septembre, p. 416-424 et 450-451, et d'octobre, p. 359-380; *Journal de Verdun*, p. 266-267 et 348-349; *Histoire militaire*, p. 365-371; Ottieri, *Istoria delle guerre*, p. 331-334; *Mémoires militaires*, tome IV, p. 249-270, etc. La correspondance est au volume 1778 du Dépôt de la guerre.

3. Cette place forte, avec un évêché, à quarante-neuf kilomètres N. de Turin, sur la Doire Baltée, avait été prise par nous dans la campagne de 1641. Tessé demandait qu'on s'en emparât dès le mois de novembre 1703; mais M. de Vendôme ne s'y résigna que sur les instances du Roi : il eût préféré s'occuper de Verue, en vue du siège de Turin. La ville se rendit le 19 septembre, le château le 29.

quatre cents blessés. M. de Vendôme eut, avec la place, onze bataillons prisonniers de guerre[1].

Petits exploits de la Feuillade.

La Feuillade n'épargnoit pas les courriers pour annoncer ses conquêtes dans les vallées des Alpes[2], tantôt un petit fort pris, défendu par des milices, tantôt quelque peu de troupes réglées forcées derrière un retranchement qui gardoit quelque passage. Tout cela étoit célébré comme si c'eût été quelque chose[3]. Chamillart, ravi, en recevoit les compliments, et savoit faire valoir ces merveilles au Roi et à Mme de Maintenon[4].

Anecdote curieuse; état brillant de Mme la duchesse de Bourgogne.

Il se présente ici une anecdote très sage à taire, très curieuse à écrire à qui a vu les choses d'aussi près que j'ai fait. Ce qui me détermine au second parti, c'est que[5] le fait en gros n'a pas été ignoré, et que les trônes de tous les siècles et de toutes les nations fourmillent d'aventures pareilles. Faut-il donc le dire? Nous avions une princesse charmante, qui, par ses grâces, ses soins et des façons uniques en elle, s'étoit emparée[6] du cœur et des volontés du Roi, de Mme de Maintenon et de Mgr le duc de Bourgogne[7]. Le mécontentement extrême, trop justement conçu contre le duc de Savoie, son père, n'avoit pas apporté la plus petite altération à leur tendresse pour elle. Le Roi, qui ne lui cachoit rien, qui travailloit avec ses ministres en sa présence toutes les fois qu'elle y vouloit entrer et demeurer, eut toujours l'attention pour elle de ne lui ouvrir

1. Ces détails sont pris à Dangeau. — 2. Ci-dessus, p. 126-127.

3. *Dangeau*, p. 85, 88, 128, 139, 141 et 147; *Sourches*, p. 44, 64, 74, 86 et 95; *Mémoires militaires*, p. 153-186; Ottieri, *Istoria delle guerre*, p. 336-340; lettres intimes du duc de la Feuillade à son beau-père et à sa femme publiées dans le recueil de l'abbé Esnault, tome I, p. 312-318, 339, 370-377, 390-399, 405-409 et 412-413.

4. Son gendre ne cessait de lui reprocher de ne l'avoir fait ni colonel des gardes françaises, ni colonel général des dragons.

5. Ce *que* est ajouté en interligne.

6. *Emparé*, sans accord, dans le manuscrit.

7. Comparez ce qui a déjà été dit dans nos tomes III, p. 276-277, et IX, p. 59.

jamais la bouche de rien de tout ce qui pouvoit regarder le duc son père ou avoir trait à lui. En particulier, elle sautoit au col du Roi à toute heure, se mettoit sur ses genoux, le tourmentoit de toutes sortes de badinages[1], visitoit ses papiers, ouvroit et lisoit[2] ses lettres en sa présence, quelquefois malgré lui[3], et en usoit de même avec

1. Voyez nos tomes III, p. 158, V, p. 156, X, p. 372-373, etc., et ci-dessus, p. 44. Quoique le « temps de poupée » soit passé, la princesse se permet bien des sortes de libertés qui eussent fait condamner à jamais la Dauphine-Bavière, et, soutenue par Mme de Maintenon, qui veut divertir le Roi, elle obtient tout. Voyez une lettre de Madame dans le recueil Brunet, tome II, p. 137, et ces deux passages d'autres lettres de 1698, dans le recueil Jaeglé (tome I, p. 182 et 184-185) : « ....Ils gâtent absolument la duchesse de Bourgogne. En voiture, elle ne reste pas un instant en place; elle s'assied sur les genoux de tous ceux qui se trouvent dans le carrosse, et elle voltige tout le temps comme un petit singe. Tout cela, on le trouve charmant. Elle est maîtresse absolue dans sa chambre. On fait tout ce qu'elle veut. Quelquefois l'envie lui prend d'aller courir à cinq heures du matin : on lui permet tout, et on l'admire. Un autre donnerait le fouet à son enfant, s'il se conduisait de la sorte. Ils se repentiront, je crois, avec le temps, d'avoir ainsi laissé faire à cette enfant toutes ses volontés. » — « Mon Dieu ! qu'à mon avis on élève donc mal la duchesse de Bourgogne ! Cette enfant me fait pitié. En plein dîner, elle se met à chanter, elle danse sur sa chaise, fait semblant de saluer le monde, fait les grimaces les plus affreuses, déchire de ses mains les poulets et les perdrix dans les plats, fourre les doigts dans les sauces. Bref, il est impossible d'être plus mal élevée, et ceux qui se tiennent derrière elle s'écrient : « Ah ! qu'elle « a de grâce ! qu'elle est jolie ! » Elle traite son beau-père d'une façon irrespectueuse, et le tutoie. Lui s'imagine alors qu'il est en faveur, et en est tout joyeux. Elle traite, dit-on, le Roi avec plus de familiarité encore. » — « Si cela continue, ajoutait encore Madame (p. 206 et 239), on apprendra bien des petites histoires. » Était-ce, comme cette princesse le semblait croire (*ibidem*, p. 138 et 139), une manœuvre de politique à l'italienne?

2. *Et lisoit* est en interligne.

3. C'est ainsi qu'en 1702 elle aurait découvert et entravé la promotion projetée de quatre maréchaux, tome X, p. 41-42; comparez tome IX, p. 59. En 1705, nous la verrons moins bien réussir pour connaître à l'avance la promotion de l'Ordre (ci-après, p. 375, note 2); mais elle découvrira plus tard (éd. 1873, tome V, p. 214, année 1707) que Mme d'Espinoy faisait auprès d'elle le métier d'espionne.

Mme de Maintenon. Dans cette extrême liberté, jamais rien ne lui échappa[1] contre personne : gracieuse à tous, et parant même les coups toutes les fois qu'elle le pouvoit; attentive aux domestiques intérieurs du Roi, n'en dédaignant pas les moindres; bonne aux siens, et vivant avec ses dames comme une amie, et en toute liberté, vieilles et jeunes. Elle étoit l'âme de la cour, elle en étoit adorée; tous, grands et petits, s'empressoient à lui plaire; tout manquoit à chacun en son absence, tout étoit rempli par sa présence; son extrême faveur la faisoit infiniment compter, et ses manières lui attachoient tous les cœurs[2]. Dans cette situation brillante, le sien ne fut pas insensible.

Nangis.

Nangis[3], que nous voyons aujourd'hui un fort plat maréchal de France[4], étoit alors la fleur des pois[5]; un visage gracieux sans rien de rare, bien fait sans rien de merveilleux. Élevé dans l'intrigue et dans la galanterie par la maréchale de Rochefort, sa grand mère, et Mme de Blanzac, sa mère, qui y étoient des maîtresses passées[6], produit[7] tout jeune par elles dans le grand monde, dont elles étoient une espèce de centre, il n'avoit d'esprit que celui de plaire aux dames, de parler leurs langages[8], et de s'assurer les plus desirables par une discrétion qui n'étoit pas de son âge, et qui n'étoit plus de son siècle[9]. Personne que lui n'étoit alors plus à la mode. Il avoit eu un régiment

1. *Échapoit* corrigé en *échapa*.

2. Voyez notamment, dans une lettre de Mme de Maintenon à la reine d'Espagne, fin de l'année 1704 (*Correspondance générale*, tome V, p. 281), l'éloge de ses qualités, et même de ses défauts encore enfantins.

3. Avant ce nom, il a biffé *Ce*.

4. Nangis vient d'être nommé maréchal le 11 février 1741, et il mourra le 8 octobre 1742, âgé de soixante et un ans.

5. Locution appliquée déjà (tome III, p. 175) à la mère même de Nangis, devenue comtesse de Blanzac en secondes noces, comme il sera dit encore trois lignes plus loin.

6. Voyez ce qui a été dit des deux dames à l'endroit indiqué.

7. Ce participe est ajouté en interligne.

8. *Leur* au singulier, *langages* au pluriel, dans le manuscrit.

9. Il nous a été présenté ci-dessus, p. 3, comme le « favori des dames. »

tout enfant[1]; il avoit montré de la volonté, de l'application et une valeur brillante à la guerre[2], que les dames avoient fort relevée, et qui suffisoit à son âge[3]. Il étoit fort de la cour de Mgr le duc de Bourgogne, et à peu près de son âge, et il en étoit fort bien traité[4]. Ce prince, passionnément amoureux de son épouse, n'étoit pas fait comme Nangis; mais la princesse répondoit si parfaitement à ses empressements, qu'il est mort sans soupçonner jamais qu'elle[5] eût des regards pour un autre que pour lui. Il en tomba pourtant sur Nangis, et bientôt ils redoublèrent. Nangis ne fut pas ingrat; mais il craignit la foudre, et son cœur étoit pris[6]. Mme de la Vrillière[7], qui, sans beauté, étoit jolie comme les amours et en avoit toutes les grâces[8], en avoit fait la conquête. Elle étoit fille de Mme de Mailly dame d'atour de Mme la duchesse de Bourgogne, elle étoit de tout dans sa cour. La jalousie l'éclaira bientôt. Bien loin de céder à la princesse, elle se piqua d'honneur de conserver sa conquête, de la lui disputer, de l'emporter. Cette

Mme de la Vrillière.

1. A huit ans, en 1690, comme succédant à son père, mais sous condition de ne servir qu'après avoir passé deux ans aux mousquetaires.

2. Il n'a encore pris part, à la tête du régiment de Bourbonnais cédé par son oncle Rochefort, qu'aux campagnes d'Allemagne de 1701 et 1702, sous Villeroy et Catinat, puis à celle de 1703 sous Villars, et sert à l'armée de Bavière en 1704. Il a eu un brevet de brigadier le 26 octobre. Voyez la *Chronologie militaire*, tome III, p. 308-309.

3. Ce portrait sera répété en 1719.

4. Du Roi aussi : *Mémoires du duc de Luynes*, tome I, p. 244-245.

5. Ce pronom *elle* est en interligne.

6. Voyez ci-après, p. 605-606, quelques témoignages du temps.

7. L'aînée des trois filles de la comtesse de Mailly, celle que nous avons vue (tome VII, p. 144-147) épouser le secrétaire d'État la Vrillière en 1700, bien malgré elle et avec l'intention de faire payer cher à ces bourgeois l'honneur qu'elle leur faisait. Elle n'est encore âgée que de seize ans, mais a déjà deux filles.

8. Vingt ans plus tard, au dire du président Hénault (*Mémoires*, p. 81), elle conservait encore toutes les grâces de la jeunesse dans une figure enfantine, et le commerce de Nangis avec elle durait toujours, lorsque, en 1723, le cardinal Dubois essaya de la substituer à Mme de Prye auprès du duc de Bourbon.

lutte mit Nangis dans d'étranges embarras. Il craignoit les furies de sa maîtresse, qui se montroit à lui plus capable d'éclater qu'elle ne l'étoit en effet. Outre son amour pour elle, il craignoit tout d'un emportement, et croyoit déjà sa fortune perdue. D'autre part, sa réserve ne le perdoit pas moins auprès d'une princesse qui pouvoit tant, qui pourroit tout un jour, et qui n'étoit pas pour céder, non pas même pour souffrir une rivale. Cette perplexité, à qui étoit au fait, donnoit des scènes continuelles. Je ne bougeois alors de chez Mme de Blanzac à Paris et de chez la maréchale de Rochefort à Versailles, j'étois ami intime de plusieurs dames du palais qui voyoient tout et ne me cachoient rien, j'étois avec la duchesse de Villeroy sur un pied solide de confiance, et, avec la maréchale, tel, qu'ayant toujours été mal ensemble, je les raccommodai si bien, que, jusqu'à leur mort, elles ont vécu ensemble dans la plus tendre intimité[1]. La duchesse de Villeroy savoit tout par Mme d'O et par la maréchale de Cœuvres, qui étoit raffolée d'elle, et qui étoient les confidentes et quelque chose de plus. La duchesse de Lorge, ma belle-sœur, ne l'étoit guères moins, et, tous les soirs, me contoit tout ce qu'elle avoit vu et appris dans la journée. J'étois donc instruit exactement et pleinement d'une journée à l'autre. Outre que rien ne me divertissoit davantage, les suites pouvoient être grandes, et il étoit important pour l'ambition d'être bien informé. Enfin toute la cour, assidue et éclairée, s'aperçut de ce qui avoit été caché d'abord avec tant de soin. Mais[2], soit crainte, soit amour de cette princesse, qu'on adoroit, cette même cour se tut, vit tout[3], se parla entre elle, et garda le secret qui ne lui étoit pas même confié. Ce manège, qui ne fut pas sans aigreur de la part de Mme de la Vrillière pour la princesse, et quelquefois insolemment placée, ni sans une souffrance et un éloigne-

1. Déjà dit en 1702 : tome X, p. 413.
2. *Et* corrigé en *mais*.
3. *Tout* est ajouté en interligne.

ment doucement marqué de la princesse pour elle, fit longtemps un spectacle fort singulier[1]. Soit que Nangis, trop fidèle à son premier amour, eût besoin de quelque grain de jalousie, soit que la chose se fît naturellement, il arriva qu'il trouva un concurrent. Maulévrier, fils d'un frère de Colbert mort de douleur de n'être pas maréchal de France à la promotion où le maréchal de Villeroy le fut[2], avoit épousé une fille du maréchal de Tessé[3]. Maulévrier n'avoit point un visage agréable ; sa figure étoit d'ailleurs très commune. Il n'étoit point sur le pied de la galanterie. Il avoit de l'esprit, et un esprit fertile en intrigues sourdes, une ambition démesurée, et rien qui la pût retenir, laquelle alloit jusqu'à la folie[4]. Sa femme étoit jolie[5], avec fort peu d'esprit, tracassière, et, sous un extérieur de vierge, méchante au dernier point. Peu à peu elle fut admise, comme fille de Tessé, à monter dans les carrosses, à manger, à aller à Marly, à être de tout chez Mme la duchesse de Bourgogne[6], qui se piquoit de reconnoissance pour Tessé qui avoit négocié la paix de Savoie et son mariage, dont le Roi lui savoit fort bon gré. Maulévrier[7] écuma des premiers ce qui se passoit à l'égard de Nangis :

Maulévrier et sa femme. [Add. St-S. 582]

1. La Dauphine-Bavière avait agi plus dignement, selon Madame (recueil Jaeglé, tome I, p. 70), en faisant prier M. de la Trémoïlle de ne plus se présenter chez elle avec des airs compromettants. Cela se passait en 1688. La même Madame raconte une bien singulière plaisanterie que la duchesse de Bourgogne se serait permise envers son mari en se substituant à elle-même, dans le lit conjugal, Mme de la Vrillière, présentée ici comme sa rivale auprès de Nangis (*Correspondance*, tome II, p. 112-113).

2. Tomes IV, p. 330, et VII, p. 39.

3. En 1698 : tome IV, p. 330.

4. Comme Nangis, il est brigadier de la promotion d'octobre 1704, s'étant distingué en 1701 à la défense de Caneto.

5. Il y a une marquise de Maulévrier dans la collection de modes de Bonnart, mais avec la date de 1695 ; ce n'est donc pas celle-ci.

6. *Journal de Dangeau*, tomes III, p. 402 et 410, VII, p. 347, VIII, p. 12, 96 et 506, etc.

7. Ce nom est en interligne, au-dessus d'*Il*, biffé.

il se fit donner des privances chez Mme la duchesse de Bourgogne par son beau-père, il s'y rendit assidu; enfin, excité par l'exemple, il osa soupirer. Lassé de n'être point entendu, il hasarda d'écrire; on prétendit que Mme Quantin[1], amie intime de Tessé, trompée par le gendre, crut recevoir de sa main des billets du beau-père[2], et que, les regardant comme[3] sans conséquence, elle les rendoit. Maulévrier, sous le nom de son beau-père, recevoit, crut-on, les réponses aux billets par la même main qui les avoit remis. Je n'ajouterai pas ce qu'on crut au delà[4]. Quoi qu'il en soit, on s'aperçut de celui-ci comme de l'autre, et on s'en aperçut avec le même silence. Sous prétexte d'amitié pour Mme de Maulévrier, la princesse alla plus d'une fois pleurer avec elle, et chez elle, dans des voyages de Marly, le prochain départ de son mari et les premiers jours de son absence[5], et quelquefois Mme de Maintenon avec

1. La première femme de chambre de Mme la duchesse de Bourgogne : tomes III, p. 159, et IV, p. 351.

2. On sait, par la publication de M. le comte de Rambuteau, combien la correspondance de Tessé avec sa maîtresse était suivie et familière.

3. *Co^e* est en interligne.

4. Sur celui-ci, la comtesse de Caylus s'est exprimée comme il suit (p. 195-196) : « On a parlé de deux hommes pour lesquels on a prétendu qu'elle avoit eu du goût. Le premier étoit un fou, et il étoit un enfant, quand il alla en Espagne, où il fut aussi l'amoureux de la reine d'Espagne sœur de Mme la duchesse de Bourgogne. Je ne l'ai pas connu, parce que je n'étois pas à la cour dans ce temps-là ; mais j'en sais assez pour dire que les passions étoient en lui des folies, et par les excès où elles le portoient, et par les moyens qu'il employoit. Cependant, comme il avoit de l'esprit, il a ébloui pendant un temps les gens les plus sages ; Mme de Maintenon n'a pas même été exempte d'avoir quelque bonne opinion de lui : ce qui a paru par des audiences particulières qu'elle a bien voulu lui donner quelquefois. Mme de Maulévrier, fille du maréchal de Tessé, qui fut bien avec Madame la Dauphine jusqu'à la mort de son mari, s'est brouillée avec cette princesse pour n'avoir pas voulu, à ce qu'on dit, lui rendre ses lettres, mais, dans la vérité, pour avoir, je crois, répandu ce bruit-là sans fondements. Quoi qu'il en soit, il est certain qu'elle a toujours été mal avec elle depuis. »

5. On va voir le départ de Maulévrier pour l'Espagne.

elle. La cour rioit[1]. Si les larmes étoient pour lui ou pour Nangis, cela étoit douteux; mais Nangis toutefois, réveillé par cette concurrence, jeta Mme de la Vrillière dans d'étranges douleurs, et dans une[2] humeur dont elle ne fut point maîtresse[3]. Ce tocsin[4] se fit entendre à Maulévrier. De quoi ne s'avise pas un homme que l'amour ou l'ambition possède à l'excès? Il fit le malade de la poitrine, se mit au lait, fit semblant d'avoir perdu la voix, et sut être assez maître de soi pour qu'il ne lui échappât pas un mot à voix intelligible pendant plus d'un an[5], et, par là, ne fit point la campagne[6], et demeura à la cour[7]. Il fut assez fou pour conter ce projet et bien d'autres au duc de Lorge, son ami, par qui, dans le temps même, je le sus. Le fait étoit que, se mettant ainsi dans la nécessité de ne parler jamais à personne qu'à l'oreille, il se donnoit la liberté de parler de même à Mme la duchesse de Bourgogne devant toute la cour, sans indécence, et sans soupçon que ce fût en secret. De cette sorte, il lui disoit tout ce qu'il vouloit tous les jours, et il prenoit son temps de manière[8] qu'il n'étoit point entendu, et que, parmi des choses communes, dont les réponses se faisoient tout haut, il en mêloit d'autres dont les réponses courtes se ménageoient de façon qu'elles ne pouvoient être entendues

1. Ce qui précède, depuis *et quelquefois*, est en interligne.

2. *Un*, dans le manuscrit.

3. Il faut se rappeler que Nangis allait épouser Mlle de la Hoguette : ci-dessus, p. 3.

4. Nous aurons souvent cet emploi de *tocsin* au figuré. On trouve dans la *Gazette* de 1669, p. 46 : *sonner le tocsain* (sic) *sur quelqu'un*. Voyez les variantes orthographiques du mot dans un livre récent de M. Alfred Franklin : *les Magasins de nouveautés*, p. 166-167.

5. Comme Mme de Clérambault : tome X, p. 101.

6. Il a fait celle de 1703 avec Villars et s'est distingué à Kehl; mais, son mal s'étant augmenté, le Roi et Mme de Maintenon l'ont obligé à revenir dès le mois de mars (*Dangeau*, tome IX, p. 140; *Mémoires de Villars*, tome II, p. 279).

7. Ce qui précède, depuis *et par là*, est en interligne.

8. *De manière* est en interligne, au-dessus d'*en sorte*, biffé.

que de lui. Il avoit tellement accoutumé le monde à ce manège, qu'on n'y prenoit plus garde, sinon[1] pour le plaindre d'un si fâcheux état; mais il arrivoit pourtant que ce qui approchoit le plus de Mme la duchesse de Bourgogne en savoit assez pour ne s'empresser pas autour d'elle quand Maulévrier s'en approchoit pour lui parler. Ce même[2] manège dura plus d'un an, souvent en reproches; mais les reproches réussissent rarement en amour. La mauvaise humeur de Mme de la Vrillière le tourmentoit : il croyoit Nangis heureux, et il vouloit qu'il ne le fût pas. Enfin la jalousie et la rage le transportèrent au[3] point d'hasarder une extrémité de folie. Il alla à la tribune sur la fin de la messe de Mme la duchesse de Bourgogne. En sortant, il lui donna la main, et prit un jour qu'il savoit que Dangeau, chevalier d'honneur, étoit absent. Les écuyers, soumis au premier écuyer son beau-père, s'étoient accoutumés à lui céder cet honneur à cause de sa voix éteinte, pour le laisser parler en chemin, et se retiroient par respect pour ne pas entendre. Les dames suivoient toujours[4] de loin : tellement qu'en pleins appartements et au milieu de tout le monde, il avoit, depuis la chapelle jusqu'à l'appartement de Mme la duchesse de Bourgogne, la commodité du tête-à-tête, qu'il s'étoit donné[5] plusieurs fois. Ce jour-là, il chanta pouille[6] sur Nangis à la princesse, l'appela par toutes sortes de noms, la menaça de tout faire savoir au Roi, à Mme de Maintenon, au prince son mari, lui serra les doigts[7] à les lui écraser, en furieux, et la conduisit de la sorte jusque chez elle. En arrivant, tremblante

1. *Sinon* est en interligne, au-dessus d'un *que* surchargé en *pour;* mais *de* n'a pas été biffé.
2. *Mesme* est en interligne, et ensuite le *p* de *plus* surcharge une *l*.
3. Avant *au*, il a biffé *enfin*.
4. *Toujours* est en interligne. — 5. *Donné* est bien au masculin.
6. Locution déjà signalée, mais au pluriel, dans notre tome IV, p. 52, et qu'on trouve ainsi, au singulier, dans une lettre de Mme de Maintenon (*Correspondance générale*, tome IV, p. 383). Voyez ci-après, p. 527.
7. *Doigs*, dans le manuscrit.

et prête à s'évanouir, elle entra tout de suite dans sa garde-robe, et y appela Mme de Nogaret[1], qu'elle appeloit sa *petite bonne*[2], et à qui elle alloit volontiers au conseil, quand elle ne savoit plus où elle en étoit[3]. Là, elle lui raconta ce qui venoit de lui arriver, et lui dit qu'elle ne savoit comment elle n'étoit pas rentrée sous les parquets, comment elle n'en étoit pas morte, comment elle avoit pu arriver jusque chez elle. Jamais elle ne fut si éperdue. Le même jour, Mme de Nogaret le conta à Mme de Saint-Simon et à moi dans le dernier secret et la dernière confiance. Elle[4] conseilla à la princesse de filer doux avec un fou si dangereux, et si fort hors de tout sens et de toute mesure, et toutefois d'éviter sur toutes choses de se commettre avec lui. Le pis fut qu'au partir de là il menaça, dit force choses sur Nangis, comme un homme qui en étoit vivement offensé, qui[5] étoit résolu d'en tirer raison et de l'attaquer partout. Quoiqu'il n'en dît pas la cause, elle étoit claire. On peut juger de la frayeur qu'en conçut la princesse, de la peur et des propos de Mme de la Vrillière, et de ce que devint Nangis. Il étoit brave de reste pour n'en craindre personne et[6] prêter le collet à quiconque ; mais, le prêter sur pareil sujet, il en pâmoit d'effroi : il voyoit sa fortune et des suites affreuses entre les mains d'un fou furieux. Il prit le parti de l'éviter avec le plus grand soin qu'il put, de paroître peu, et de se taire. Mme la duchesse de Bourgogne vivoit dans des mesures et des transes mortelles, et cela dura plus de six semaines de la sorte, sans que pourtant elle en ait eu autre chose que l'extrême peur. Je n'ai point su ce qui arriva, ni qui avertit Tessé ; mais il

1. Mlle de Biron : tome III, p. 194-196 et Addition n° 157. Saint-Simon a dit (tome VII, p. 148) que c'était son intime amie, et nous la verrons servir d'intermédiaire entre lui et la duchesse de Bourgogne.
2. Et aussi *son puits* (sa confidente), comme on le verra plus tard.
3. Le *Journal de Dangeau* les montre inséparables l'une de l'autre.
4. Ici, l'écriture change.
5. Avant ce *qui*, il a biffé *et*.
6. *Et* surcharge *à*.

le fut, et fit un trait d'habile homme. Il persuada son gendre de le suivre en Espagne, où il lui fit voir les cieux ouverts pour lui. Il parla à Fagon, qui, du fonds de sa chambre et du cabinet du Roi, voyoit tout et savoit tout. C'étoit un homme d'infiniment d'esprit, et, avec cela, un bon et honnête homme : il entendit à demi-mot, et fut d'avis qu'après tous les remèdes que Maulévrier avoit tentés pour son extinction de voix et sa poitrine, il n'y avoit plus pour lui que l'air des pays chauds ; que l'hiver où on alloit entrer le tueroit infailliblement en France, et lui seroit salutaire dans un pays où cette saison est une des plus belles et des plus tempérées de l'année. Ce fut donc sur le pied de remède, et comme l'on va aux eaux, que Maulévrier alla en Espagne. Cela fut donné ainsi à toute la cour, et au Roi, à qui Fagon persuada ce qu'il voulut par des raisonnements de médecine, où il ne craignit point de contradicteur entre le Roi et lui, et à Mme de Maintenon tout de même, qui, l'un et l'autre, le prirent pour bon, et ne se doutèrent de rien. Sitôt que la parole en fut lâchée, Tessé n'eut rien de plus pressé que de tirer son gendre de la cour et du Royaume, et pour mettre fin à ses folies et aux frayeurs mortelles qu'elles causoient[1], et pour couper court à la surprise et aux réflexions sur un si long voyage d'un homme en l'état auquel Maulévrier passoit pour être. Tessé[2] prit donc congé les premiers jours d'octobre, et partit, avec son gendre, de Fontainebleau pour l'Espagne[3]. Mais il étoit trop avisé

Maulévrier va avec Tessé en Espagne ; passent* par Toulouse, y voient la princesse des Ursins.

1. *Elle causoit*, au singulier dans le manuscrit.

2. *Tessé* est en interligne, au-dessus d'*il*, biffé, comme, à la ligne suivante, *son gendre*, au-dessus de *luy*.

3. *Dangeau*, p. 141, 5 octobre. Les *Mémoires de Sourches* disent, le 6 (p. 89) : « Le maréchal de Tessé partit pour l'Espagne, emmenant avec lui son gendre le marquis de Maulévrier, qui avoit absolument voulu le suivre quoique la parole ne lui fût pas encore revenue depuis plus d'un an et demi qu'il l'avoit perdue par une maladie. » Le départ n'eut cependant lieu que le 10, selon le *Recueil de la guerre d'Espagne*

* *Passe* corrigé en *passent*, et *voit* en *voyent*.

pour y aller tout droit : il y vouloit une fortune[1], il la savoit, pour ce pays-là, entre les mains de la princesse des Ursins. Il en savoit trop de notre cour pour ignorer que Mme de Maintenon demeuroit sourdement sa protectrice : il ne crut donc pas lui déplaire de lui représenter qu'allant en Espagne pour servir, il ne le pouvoit faire utilement qu'avec les bonnes grâces du roi et de la reine d'Espagne; qu'il se gardoit bien de pénétrer dans tout ce qui s'étoit passé sur la princesse des Ursins, mais qu'il ne pouvoit ignorer avec tout le monde jusqu'à quel point elle tenoit au cœur de Leurs Majestés Catholiques; qu'une visite de sa part à Mme des Ursins ne pouvoit influer sur rien, mais que cette attention, qui plairoit infiniment au roi et à la reine d'Espagne, feroit peut-être tout le succès de son voyage en lui conciliant Leurs Majestés Catholiques, et lui aplaniroit tout pour le service des deux rois. Avec ce raisonnement, il supplia Mme de Maintenon de lui obtenir la liberté de passer par Toulouse, uniquement dans la vue de se mettre en état de pouvoir bien répondre à ce qu'on attendoit de lui au pays où le Roi l'envoyoit. Mme de Maintenon goûta fort une proposition qui lui donnoit moyen de charger Tessé de lettres et de choses qui, sans le mettre dans le secret, lui étoient utiles à mander commodément, et, à la princesse des Ursins, d'apprendre. Le Roi, qui alors étoit un peu calmé sur Mme des Ursins, entra dans les raisons du maréchal de Tessé, que Mme de Maintenon sut doucement appuyer, et lui permit de passer
Tessé grand à Toulouse[2]. Tessé y demeura trois jours : il n'y perdit

fait par Tessé lui-même et qui débute ainsi : « Je partis par obéissance pour l'Espagne le 10 octobre.... » On verra, p. 388, la suite de l'histoire de Maulévrier en Espagne, et, en 1706, sa mort tragique, conséquence de la passion dont parle notre auteur.

1. Une fortune de titres et d'emplois, mais non d'argent.

2. *Dangeau*, p. 156, 19 octobre : « M. le maréchal de Tessé a eu permission, en allant en Espagne, de passer à Toulouse pour y voir la princesse des Ursins, qui n'en est pas encore partie. » Tessé y arriva ce jour-là même.

pas son temps[1]. Ce premier rayon de retour de considération lui donna une grande joie, et lui rendit Tessé infiniment agréable. Il se livra à elle pour tout ce qu'elle pourroit souhaiter pour les deux cours[2]. Il partit de Toulouse chargé de ses lettres et de ses ordres pour Madrid, où, en arrivant, c'est-à-dire le lendemain qu'il eut fait la première révérence au roi et à la reine, il fut fait grand d'Espagne de la première classe[3]. Il dépêcha un courrier au Roi pour lui demander la permission d'accepter cette grande grâce, qui la lui accorda aussitôt[4]. Tel fut le lien qui les unit, Mme des Ursins et lui, intimement, pour

d'Espagne en arrivant à Madrid. [*Add. S^tS. 583*]

1. Voyez la *Gazette d'Amsterdam*, n°s LXXXIX et XC, de Paris.

2. Voyez le livre de Combes, p. 168, 169 et 199, et celui du P. Baudrillart, p. 195-196. Le 20 octobre, Tessé envoya des comptes rendus de cette entrevue à Mme de Maintenon (recueil Rambuteau, p. 192-194), au Roi, à Chamillart et à M. de Torcy (ci-après, appendice XI), et ensuite il en fit part à la maréchale de Noailles (recueil Rambuteau, p. 194-195). L'effet de ces lettres, joint au radoucissement qui s'était produit, et auquel les menées de d'Aubigny ne devaient pas être étrangères, fut de faire supprimer un réquisitoire en forme préparé le 20 septembre, à l'adresse de la jeune reine d'Espagne, et où la princesse des Ursins était formellement accusée, si ce n'est de trahir la France, du moins d'avoir conseillé à Marie-Louise la résistance aux volontés du Roi (*Œuvres de Louis XIV*, tome VI, p. 167-170; *Philippe V*, par le P. Baudrillart, p. 190-193).

3. *Dangeau*, p. 188; *Gazette*, p. 583; *Mémoires de Noailles*, p. 176; lettres de Tessé à M. de Torcy, 9 novembre, dans le volume des Affaires étrangères coté *Espagne* 142, fol. 331, et à Monseigneur et à Mme la duchesse de Bourgogne, 12 novembre, dans le recueil Rambuteau, p. 195-200. On n'a mention de ces nouvelles dans les *Mémoires de Sourches*. Il fit sa couverture le 17, et en envoya la relation dès le 18 à la duchesse de Bourgogne, en même temps qu'il rendait compte à Mme de Maintenon de ses rapports avec la jeune reine, qui lui avait manifesté l'espoir que Mme des Ursins irait à Paris : recueil Rambuteau, p. 202-206. Les patentes de grandesse furent signées par Philippe V le 12 novembre 1704 et le 17 mars 1705.

4. Cette autorisation ne fut expédiée qu'en 1705 (Arch. nat., O[1] 49, fol. 83, et O[1] 50, fol. 42 et 121), et la grandesse assise sur ses terres du Maine. Nous avons vu (tome IX, p. 175 et 332, et Addition n° 398), et nous le reverrons en 1706, que Tessé transféra habilement cette grandesse à son fils.

Comte de Toulouse chevalier de la Toison d'or*.

tout le reste de leur vie[1]. En même temps le roi d'Espagne envoya au comte de Toulouse une Toison d'or de diamants admirable[2] et le collier de cet ordre, qu'il reçut, à son[3] retour à Versailles[4], des mains de M. le duc de Berry, dans la chambre de ce prince[5], et son portrait, avec des diamants, au maréchal de Cœuvres[6].

Mort du prince de Montauban; caractère

Un frère de M. de Guémené mourut en ce temps-ci[7]. Il se faisoit appeler le prince de Montauban[8]. C'étoit un homme obscur et débauché[9], que personne ne voyoit

1. La suite sera racontée p. 388. — 2. Valant cent mille écus, disait-on.

3. *A son* surcharge *en arr*[*ivant*].

4. Ci-dessus, p. 223. Il arriva à Versailles le 10 novembre : *Dangeau*, p. 175 et 178; *Sourches*, p. 125; *Mercure* du mois, p. 346-347; réflexions sur ce retour, dans les Extr. LXXXVII et LXXXVIII de la *Gazette d'Amsterdam*.

5. Cette réception n'est pas mentionnée par Dangeau, mais dans le *Journal de Verdun*, février 1705, p. 93-94, avec la lettre de Philippe V à son « libérateur, » qui est aussi dans la *Gazette d'Amsterdam* de 1705, Extr. VI. Les ducs de Berry et d'Orléans avaient reçu leurs colliers, en 1701, dans la chapelle, de la main du Roi (notre tome IX, p. 26-27); Boufflers a reçu le sien chez le duc de Berry (*Dangeau*, tome IX, p. 407).

6. *Dangeau*, p. 154 et 205; *Sourches*, p. 93 et 151; *Gazette d'Amsterdam*, 1705, n° I; lettres du duc de Gramont publiées par M. Communay, p. 34-36. Les patentes royales et la lettre de commission au duc de Berry sont aux Affaires étrangères, vol. *Espagne* 144, fol. 212-215. — Le dernier membre de phrase, depuis *et son portrait*, a été ajouté après coup à la fin du paragraphe.

7. Le 6 octobre, à Brie-Comte-Robert : *Dangeau*, p. 144; *Mercure*, p. 252-258.

8. Jean-Baptiste-Armand de Rohan : tome V, p. 259. Le surnom de Montauban était venu aux Guémené, en 1443, par l'héritière du maréchal de Bretagne; mais le duc de Montbazon et prince de Guémené, père de Jean-Baptiste-Armand, ne s'était jamais qualifié que comte de Montauban. C'est une seigneurie, avec restes de château fort, à trente kil. N. O. de Rennes. On a vu que le frère aîné (tome VI, p. 233-234) ne voulut pas relever le titre ducal quand leur père mourut enfermé à Liège en 1699, et que, « par raffinement de princerie, » il conserva celui de Guémené.

9. En 1694 (contrat du 19 juin), il avait acheté, pour soixante mille livres, le régiment de dragons du comte de Verue.

* Manchette placée deux lignes trop haut dans le manuscrit.

jamais, et qui, pour vivre[1], avoit épousé la veuve de Ranes tué lieutenant général et mestre de camp général des dragons, laquelle[2] étoit Bautru, sœur du chevalier de Nogent[3] et de Nogent tué au passage du Rhin, beau-frère de M. de Lauzun[4]. On a vu, p. 154[5], comment Monsieur escroqua au Roi[6] un tabouret pour elle. C'étoit une bos- de sa femme.

1. Dans la notice de MONTBAZON, à l'article du prince et de la princesse de Montauban (*Écrits inédits*, tome VIII, p. 158-161), comme dans les Additions nos 258 et 259 (tome V), premières rédactions de l'article que nous avons ici, notre auteur a exposé plus au long comment Mme de Ranes, non contente d'avoir déjà ses grandes entrées à Saint-Cloud et dans la familiarité de Monsieur, voulut, par un second mariage, parvenir au tabouret. Comparez les notes de notre tome V, p. 259-260.

2. *Laquelle* est en interligne, sur *qui*, biffé.

3. Louis Bautru, dit le chevalier de Nogent, mestre de camp de cavalerie, fit les fonctions d'aide de camp du Roi dans les campagnes de 1672-1677 et de 1684, mais est qualifié à tort de maréchal de camp par le *Moréri*. Il avait une pension de six mille livres. En 1703, déjà vieux, il se maria avec la veuve du trésorier la Jonchère, et prit alors le titre de marquis de Nogent. Il mourut sans enfants, le 24 janvier 1708, ayant le gouvernement de Sommières depuis 1691.

4. Armand de Bautru, tenu sur les fonts, le 13 août 1631, par le cardinal de Richelieu et la comtesse de Soissons, d'abord marquis, puis comte de Nogent-le-Roi (en Bassigny) après son père, mestre de camp de cavalerie en 1653, survivancier de la charge de capitaine des gardes de la porte, prit possession de cette charge le 23 avril 1658. Il commandait alors la cavalerie dans l'armée du duc de Modène. Il épousa Diane-Charlotte de Caumont-Lauzun, fille d'honneur de la Reine, le 29-30 avril 1663, eut la charge de lieutenant général en basse Auvergne le 4 mai suivant, se distingua dans la campagne de 1667, se démit des gardes de la porte en avril 1670, ayant acheté celle de maître de la garde-robe du marquis de Guitry en décembre 1669, suivit l'armée de Condé en 1672 comme maréchal de camp, se distingua le 3 juin à la prise du fort de la Lippe, et fut tué le 16 au passage du Rhin (*Gazette*, p. 666; *Mémoires de Mademoiselle*, tome IV, p. 386). C'est de sa femme que Mademoiselle parle si souvent à propos de Lauzun. Il y avait eu encore un autre frère, tué à Altenheim (tome X, p. 336). Voyez ci-après, appendice XII, la notice inédite.

5. Pages 259-260 de notre tome V.

6. *Au Roy* est en interligne. Avant *escroqua*, l'auteur a biffé *luy*, et il a ajouté *pr elle* sur la marge.

sue tout de travers, fort laide, pleine de blanc, de rouge et de filets bleus pour marquer les veines, de mouches, de parures et d'affiquets, quoique déjà vieille[1], qu'elle a conservés jusqu'à plus de quatre-vingts ans qu'elle est morte[2]. Rien de si effronté, de si débordé, de si avare, de si étrangement méchant, que cette espèce de monstre, avec beaucoup d'esprit, et du plus mauvais, et toutefois de l'agrément quand elle vouloit plaire[3]. Elle étoit toujours à Saint-Cloud et au Palais-Royal, quand Monsieur y étoit, à qui on reprochoit de l'y souffrir quoique sa cour ne fût pas délicate sur la vertu[4]. Elle n'approchoit

1. N'oublions pas les boules de cire, pour soutenir ses joues affaissées, dont Saint-Simon parle dans l'Addition n° 258. La Bruyère dit (*Caractères*, tome I, p. 172; comparez tome III, 1re partie, p. 208) : « Le blanc et le rouge les rend affreuses et dégoûtantes; le rouge seul les vieillit et les déguise. Ils (tous les hommes, ou la plus grande partie) haïssent autant à les voir avec de la céruse sur le visage, qu'avec de fausses dents en la bouche et des boules de cire dans les mâchoires. » Selon le Chansonnier (ms. Fr. 12 620, p. 78), Mme de Montauban n'était pas la seule dans ce cas : sa sœur la marquise de Rambures, avec qui elle faisait tant de folies (*Lettres de Mme de Sévigné*, tome VI, p. 551), usait du même artifice. Une seconde chanson (ms. Fr. 12 691, p. 595; comparez p. 347), qui est peut-être de Barbanson comme celle dont il a été parlé dans notre tome I, p. 126, note 5, et Addition n° 33, p. 361, sur la princesse et sur son ami le chancelier Terrat, se trouve dans le ms. Fr. 12 689, p. 63, et d'autres encore dans les mss. 12 687, p. 407 et 431, et 12 690, p. 409, ou dans le recueil de Tallemant des Réaux, ms. la Rochelle 673, fol. 234; mais ni les vers, ni le commentaire de Gaignières ne sauraient se reproduire ici.

2. En 1725, à quatre-vingt-quatre ans. Mathieu Marais écrivait alors au président Bouhier (*Journal*, tome III, p. 379) : « Cette mort a fait renouveler la chanson de M. Terrat et d'autres encore. Elle est morte intestat, et M. de Ramier (*lisez :* Rannes?) n'en est point du tout fâché. »

3. On trouve encore les Montauban dans les *Caractères*, tome II, p. 394, comme types d'époux séparés. Ils se quittèrent avec grand fracas dès 1686 (*Dangeau*, tome I, p. 296). Poursuivie d'abord par son mari, la princesse argua de violences exercées par lui pour faire prononcer la séparation en 1693-94 : voyez deux arrêts du Conseil (Arch. nat., E 1862, 28 juin 1691, et E 1884, 6 décembre 1694) et les *Annales de la cour*, tome II, p. 182.

4. « La Montauban, qu'on ne nommoit jamais autrement, fut toujours

point de la cour, et personne de quelque sorte de maintien ne lui vouloit parler, quand, rarement, on la rencontroit. Elle passoit sa vie au gros jeu et en débauches, qui lui coûtoient beaucoup d'argent[1]. A la fin, Monsieur fit tant[2] que, sous prétexte de jeu, il obtint un voyage de Marly[3]. Les Rohans, c'est-à-dire alors Mme de Soubise, l'y voyant parvenue, la soutint de son crédit. Elle joua, fit cent bassesses à tout ce qui la pouvoit aider, s'ancra à force d'esprit, d'art et de hardiesse. Le jeu l'appuya beaucoup. Son jargon à Marly amusa Mme la duchesse

très attachée à Monsieur, qui la logea et la protégea hautement. Le débordement public de sa vie en fut la partie la moins criminelle. C'étoit une femme pleine d'esprit, et qui le mettoit à toutes sortes d'horreurs : en sorte qu'à Saint-Cloud, qui en étoit un étrange repaire, on s'étonnoit qu'elle y fût soufferte. » (*Écrits inédits*, p. 160.) Au Palais-Royal, elle habitait l'hôtel de la Chancellerie d'Orléans, plus tard demeure des d'Argenson, et qui subsiste encore aux n°s 10 de la rue de Valois et 19 de la rue des Bons-Enfants ; elle y donna une collation à la duchesse de Bourgogne le 20 mai 1701 (*Dangeau*, tome VIII, p. 106). Plus tard, en 1711 (*ibidem*, tome XIV, p. 30), elle acheta la jolie maison que le duc d'Orléans avait fait arranger pour Mlle de Séry sur le Palais-Royal, et, en 1720, elle vendit au prince la nue-propriété de la Chancellerie.

1. « Femme de grand appétit et digne sœur de Mme de Rambures, » dit le pamphlet déjà cité (à la suite de l'*Histoire amoureuse des Gaules*, tome III, p. 504-505). Comparez le second couplet de la 3e Philippique de 1720.

2. *Tant* corrige *temps*, et, plus loin, après *obtint*, il a biffé *enfin*.

3. C'est au voyage du 19 juin 1697 qu'elle figure pour la première fois (*Dangeau*, tome VI, p. 137, avec l'Addition placée dans notre tome V, n° 258). Non seulement il en fut fait une chanson (ms. Fr. 12692, p. 253-257), mais on prétendit (*ibidem*, p. 255 ; *Lettres de Mme Dunoyer*, lettre XXX, tome I, p. 364 ; *Annales de la cour pour 1697*, reproduites ci-après, p. 607, et *Mémoires historiques* du P. Léonard, Arch. nat., M 757, p. 5-6) que la princesse d'Harcourt avait reçu d'elle, pour lui obtenir cette faveur, une somme de deux cents louis d'or ou de mille écus, et cela sans le cacher au Roi. Il est vrai que les mêmes *Annales de la cour* prétendent ailleurs (tome I, p. 7) que c'est la duchesse du Lude qui, avant sa grande faveur, aurait fait ce marché avec la princesse d'Harcourt. Amelot de la Houssaye (*Mémoires historiques*, tome II, p. 67) rapporte aussi que Berthelot donna dix mille écus à la duchesse de Richelieu pour faire monter sa fille Gacé dans les carrosses de la Dauphine.

de Bourgogne; la princesse d'Harcourt[1] la protégea chez Mme de Maintenon, qu'elle vit quelquefois[2]; le Roi la faisoit causer quelquefois aussi[3] à table[4] : en un mot, elle fut de tous les Marlis[5], et, bien que l'horreur de tout le monde, il n'y en eut plus que pour elle, en continuant la licence de sa vie, ne la cachant pas, et sans se donner la peine du mérite des repenties[6]. Elle survécut le Roi, tira gros de M. le duc d'Orléans, quoiqu'il la méprisât parfaitement, et mourut tout comme elle avoit vécu[7]. Elle avoit un fils de son premier mari, qui servoit et qu'elle

1. Voyez la note précédente.

2. La Beaumelle, qui parle de l'affaire de Marly dans les *Mémoires sur Mme de Maintenon*, a reproduit ailleurs (*Lettres*, tome VIII, p. 170-171) cette lettre de la princesse de Montauban à Mme de Maintenon : « Vous avez, Madame, les airs les plus gracieux pour moi. Hier, vous me saluâtes; aujourd'hui, vous m'avez trouvée à votre passage, et vous avez souri.... J'ai vu avec douleur donner l'abbaye de Maubuisson à un sujet qui me paroissoit n'avoir rien de préférable à ma fille, si ce n'est une étoile plus heureuse. Je serai contente de la mienne, si vous avez assez de bonté pour moi pour me consoler un peu en me menant à Marly ce voyage. En voilà trois de passés sans que le Roi y ait mené la triste princesse de Montauban. » Cette démarche de la princesse pourrait se rapporter au temps où était morte l'abbesse Louise-Hollandine (11 février 1707).

3. *Aussy* est en interligne.

4. Au milieu de 1701, le Roi lui donna le logement de Rose, sur la cour des Secrétaires d'État, au-dessus de Bossuet, et, en 1711, la duchesse de Bourgogne, devenue Dauphine, le lui fit échanger pour celui que le baron de Breteuil avait dans le château même : *Dangeau*, tome VIII, p. 143, et tome XIV, p. 36.

5. En 1714, Dangeau dit que Mmes de Montauban, de Roquelaure, d'Estrées et de la Vallière « ont accoutumé de venir à Marly quand elles se présentent. »

6. « Son argent, moins encore que la peur qu'elle sut donner d'elle, suppléa, tant que le Roi vécut, à ses charmes » (*Écrits inédits*, p. 160).

7. Voyez ci-après, p. 606-608, le passage des *Annales de la cour* dont tout ceci paraît inspiré, avec une lettre de 1720, au Régent, sur l'acquisition de la maison du Palais-Royal, lettre d'une orthographe tout à fait extraordinaire.

traitoit fort mal[1], et une fille du second, qu'elle avoit faite religieuse[2].

Mort du fils du comte de Grignan; mot impertinent de sa mère. [Add. StS. 584]

Je perdis un ami avec[3] qui j'avois été élevé[4], et qui étoit un très galand homme et qui promettoit fort : c'étoit le fils unique du comte de Grignan et de cette Mme de Grignan si adorée dans les *Lettres* de Mme de Sévigné, sa mère, dont cette éternelle répétition est tout le défaut[5]. Le comte de Grignan, chevalier de l'Ordre en 1688[6], s'étoit

1. Louis d'Argouges, marquis de Ranes, né le 2 avril 1669, mousquetaire en 1686, lieutenant de dragons en 1687, capitaine en 1689, colonel en 1690, brigadier depuis le mois de décembre 1702, passa maréchal de camp le 12 novembre 1708, se retira du service en 1712, et mourut le 15 août 1748 (*Chronologie militaire*, tome VI, p. 594). Il avait une sœur qui fut supérieure de la Présentation, et une autre qui épousa en 1709, à trente-cinq ans, le marquis de Vieuxpont.

2. La première fois qu'il a parlé des Montauban (tome V, p. 260), il a oublié cette fille, nommée Jeanne-Armande, et pour laquelle nous venons de voir sa mère briguer Maubuisson. Elle était à Port-Royal en 1700 (Arch. nat., O[1] 44, fol. 116 v°). — Dangeau dit qu'il n'y avait eu que « des filles » de ce mariage; mais le prince avait deux bâtards d'une maîtresse nommée Marie Sanguin : Arch. nat., MM 758, p. 424.

3. *Avec* surcharge un *qui* effacé du doigt.

4. Comme avec le prince d'Espinoy, ci-dessus, p. 258.

5. La même idée est développée dans sa notice sur Mme de Sévigné, tome III, p. 393. — Depuis que nous avons eu à parler de ces personnages dans nos tomes II, p. 146, et III, p. 77-78, M. Frédéric Masson a fait paraître, en 1882, une étude intitulée : *le Marquis de Grignan petit-fils de Mme de Sévigné*, et le feu marquis de Saporta une autre étude sur *la Famille de Mme de Sévigné* (1889), auxquelles on ne peut que renvoyer le lecteur.

6. François Adhémar de Monteil, titré d'abord marquis de Grignan, puis comte après la mort de son père (1668), naquit vers 1629, et mourut le 30 décembre 1714, ayant été successivement colonel du régiment de Champagne (1654), capitaine-lieutenant des chevau-légers de la reine Anne d'Autriche (1656), lieutenant général en Languedoc pour les diocèses de Toulouse, Montpellier, Cominges, Rieux, Albi, Lavaur, Castres, Carcassonne, Saint-Papoul et Saint-Pons (décembre 1663), enfin lieutenant général du duc de Vendôme au gouvernement de Provence (29 novembre 1669). Il eut le collier des ordres à la promotion de 1688, mais ne fut reçu qu'en 1692. Devenu veuf, en 1665, d'Angélique-Claire d'Angennes-Rambouillet, puis, en 1667, de Marie-

ruiné à commander en Provence, dont il étoit seul lieutenant général[1]. Ils marièrent donc leur fils à la fille d'un fermier général fort riche[2]. Mme de Grignan, en la présen-

Angélique du Puy-du-Fou, il se remaria avec « la plus jolie fille de France » le 29 janvier 1669, et n'en eut qu'une fille, qui devint Mme de Simiane, et le fils dont il s'agit ici, né trois ans et deux mois avant notre auteur, le 17 novembre 1671, et tenu sur les fonts par les députés de l'assemblée des communautés de Provence. La jeunesse de ce fils est racontée par M. Masson; je ne vois à y ajouter que ce fait qu'en juin 1678, à la Bravade d'Aix, il fut nommé roi de l'Oiseau (*Mercure* du mois d'août, p. 15-27). Comme son père jeune, il prit le titre de marquis.

1. Tandis qu'il en existait trois en Languedoc, comme nous le savons déjà. M. de Grignan avait au-dessous de lui quatre lieutenants de Roi, douze sénéchaux et vingt-quatre gouverneurs ou commandants de places frontières : voyez l'*État de la France*, année 1698, tome III, p. 202-209. Le produit de la lieutenance générale atteignait environ trente mille livres, mais était insuffisant pour fournir aux dépenses d'une maison trop hospitalière, et endettée depuis longtemps. Dans les derniers temps, le commandement du Comtat avait été une ressource, mais passagère, et, à partir de 1700, on n'eut même plus de lettres d'État pour échapper aux créanciers. Voyez le chapitre IV du livre de M. Masson, où sont énumérées les dettes et charges de la maison, le livre du marquis de Saporta, p. 95-112 et 356-363, et celui de M. Ernest Bertin sur *les Mariages*, p. 540-548. En mars 1705, le Roi accorda un brevet de retenue de deux cent mille livres sur la lieutenance générale, « sans quoi, dit Dangeau (tome X, p. 273), Mme de Grignan ne pourroit pas trouver ses reprises quand son mari mourra, s'étant engagée à toutes les dettes de son mari, qui vit fort noblement dans son emploi ».

2. Arnaud de Saint-Amans, fils d'un bourgeois anobli de Montpellier, n'était que receveur des tailles à Meaux, depuis la fin de 1666, quand il avait épousé, en 1670 (Arch. nat., Y 220, fol. 156 v°), Anne Racyne d'Ormoy, fille d'un huissier ordinaire de la chambre du Roi et sœur d'un aide-major de Dunkerque et de deux ecclésiastiques. Il avait eu ensuite une commission pour les vivres à Marseille, peut-être une autre commission à la trésorerie des états de Provence, et était entré en 1687 dans le bail de la ferme générale des domaines et aides passé à Christophe Charrière. Son père avait acheté une charge de secrétaire du Roi, en 1680, pour acquérir la noblesse; mais le *Mercure galant* présentait la famille comme très ancienne et tirant son nom de la ville de Saint-Amand en Tournaisis. Mme de Saint-Amans, au dire de M. de Grignan, était une femme tendre et faible pour tout ce qu'elle aimait. Sa fille, Anne-Marguerite, baptisée le 2 mai 1674, à l'église

tant au monde[1], en faisoit ses excuses, et, avec ses[2] minauderies en radoucissant ses petits yeux, disoit qu'il falloit bien de temps en temps du fumier sur les meilleures terres[3]. Elle se savoit un gré infini de ce bon mot, qu'avec raison chacun trouva impertinent, quand on a fait un mariage, et le dire entre bas et haut devant sa belle-fille. Saint-Amans, son père, qui se prêtoit à tout pour leurs dettes, l'apprit enfin, et s'en trouva si offensé, qu'il ferma le robinet[4]. Sa[5] pauvre fille n'en fut pas mieux traitée[6];

Saint-Jean-en-Grève, avait une dot de quatre cent mille livres, dont deux cent soixante-dix mille durent être appliquées à la liquidation des dettes des Grignan. Le contrat fut passé le 18 novembre 1694 et ratifié le 1er janvier 1695 (Arch. nat., Y 264, fol. 346 v° à 351), le mariage célébré le 2 janvier à Grignan, où Mme de Sévigné s'était transportée et devait mourir quinze mois et demi plus tard. Cette marquise de Grignan resta veuve pendant vingt-deux ans, sans enfants, et mourut à Paris le 20 septembre 1736, laissant le comté de Grignan aux deux demi-sœurs de son mari, qui le vendirent au marquis du Muy.

1. Lorsqu'elle vint régler la succession de sa mère, à la fin de 1696 : voyez le livre de M. Masson, p. 212-214.

2. *Se*, dans le manuscrit.

3. Même récit dans sa notice Sévigné, tome III, p. 394. On a fait observer, avec raison, que Saint-Simon était seul à rapporter ce mot[a], et, en général, on s'est demandé si son jugement sur Mme de Grignan n'était pas d'une sévérité outrée : voyez la notice de M. Mesnard, p. 310-313. Cependant Bussy écrivait, lui aussi, à une amie, en 1678 (*Correspondance*, tome IV, p. 101) : « Cette femme-là a de l'esprit, mais un esprit aigre, d'une gloire insupportable, et fera bien des sottises. Elle se fera autant d'ennemis que la mère s'est fait d'amis et d'adorateurs. » Saint-Simon y reviendra encore en 1705, à propos de la mort de Mme de Grignan.

4. Nous trouverons de même, au figuré, les locutions *tenir le robinet* et *tourner le robinet*. Le *Dictionnaire de l'Académie* de 1718 donnait *lâcher le robinet*, appliqué à un grand parleur, comme terme bas.

5. *La* corrigé en *sa*.

6. Le livre de M. Frédéric Masson nous renseigne amplement sur ces divers points de la vie de famille.

[a] Voyez cependant une lettre de Coulanges à la mère, tome X des *Lettres*, p. 164-165. Les historiens des fermiers généraux racontent aussi qu'en 1734, quand le savant duc de Pecquigny épousa une fille du financier Bonnier de la Mosson, sa mère la duchesse de Chaulnes lui dit : « Mon fils, ce mariage est bon. Il faut bien que vous preniez du fumier pour engraisser vos terres. »

mais cela ne dura pas longtemps : son mari, qui s'étoit fort distingué à la bataille d'Hochstedt, mourut au commencement d'octobre, à Thionville ; on dit que ce fut de la petite vérole[1]. Il avoit un régiment, étoit brigadier, et sur le point d'avancer[2]. Sa veuve, qui n'eut point d'enfants, étoit une sainte, mais la plus triste et la plus silencieuse que je vis jamais. Elle s'enferma dans sa maison, où elle passa le reste de sa vie, peut-être une vingtaine d'années, sans en sortir que pour aller à l'église, et sans voir qui que ce fût[3].

Mort de Coigny.

Coigny, dont j'ai assez parlé pour n'avoir plus rien à en dire, avoit passé le Rhin avec son corps destiné sur la Moselle[4], lorsque le maréchal de Villeroy le passa[5]. Après le malheur d'Hochstedt, et nos armées prêtes à rentrer en Alsace, il fut renvoyé avec son corps sur la Moselle[6]. Il n'avoit pu se consoler de n'avoir pas compris l'énigme de Chamillart, et d'avoir, sans le savoir, refusé le bâton en refusant d'aller en Bavière. Marcin l'avoit eu en sa place. Depuis l'hiver, que Chamillart lui avoit achevé de dévoiler un mystère que le bâton de Marcin déclaré à son arrivée en Bavière lui avoit suffisamment révélé, il ne fit plus que tomber. Le chemin où il étoit, et l'espérance d'y revenir, ne le put soutenir contre l'amertume de sa douleur : il avoit déjà de l'âge ; il mourut sur la Moselle, au commencement d'octobre, à la tête de ce petit corps qu'il y

1. La maladie qui faisait alors tant de victimes (ci-dessus, p. 257), et dont la grand'mère du marquis était morte en 1696, dont sa mère doit aussi mourir le 16 août 1705. Il faut souligner les deux mots *on dit* ajoutés par Saint-Simon au texte de Dangeau, 15 octobre (p. 154), qui était ainsi conçu : « On apprit que le marquis de Grignan, brigadier de cavalerie qui s'étoit fort distingué à la bataille d'Hochstedt, étoit mort de la petite vérole à Thionville. » C'est le 12 que cette mort était arrivée : Dépôt de la guerre, vol. 1758, n° 196.

2. Voyez la note reportée ci-après aux Additions et corrections, p. 608.

3. Voyez la fin du livre de M. Frédéric Masson, p. 293-298.

4. Ci-dessus, p. 35. — 5. Ci-dessus, p. 138-139.

6. *Dangeau*, p. 133. Voyez le volume 1758 du Dépôt de la guerre, et les *Mémoires militaires*, p. 633, 635, 639, 641, 644, 645, 648-649.

commandoit[1]. Son fils fut plus heureux[2], et son petit-fils aussi, à qui on voit maintenant une si brillante fortune[3].

Mort de M. de Duras ; sa fortune et son caractère. [*Add. St-S. 585*]

Précisément en même temps[4], mourut aussi[5] M. le maréchal de Duras, doyen des maréchaux de France[6], et frère aîné de huit ans de mon beau-père[7]. C'étoit un grand homme maigre, d'un visage majestueux et d'une taille parfaite[8], le maître de tous en sa jeunesse, et longtemps depuis, dans tous les exercices; galand et fort bien avec les dames; de l'esprit beaucoup, et un esprit libre et à traits perçants, dont il ne se refusa jamais aucun; vif, mais poli, et avec considération, choix et dignité; magnifique en table et en équipages; beaucoup de hauteur sans

1. Cette mort arriva le 10-11 octobre, à Königsmakeren, à deux lieues de Thionville : *Dangeau*, p. 148, avec l'Addition placée déjà dans notre tome XI, sous le n° 499; *Sourches*, p. 95 (là, il est parlé d'esquinancie, et non de petite vérole); *Mercure* du mois, p. 349-352; Dépôt de la guerre, vol. 1758, n°s 190 et 192-194; lettre de la Feuillade à son beau-père Chamillart, dans le recueil Esnault, p. 392-393. « Vous l'aimiez tendrement, dit la Feuillade : cela suffit pour m'affliger; mais, outre cela, je lui connoissois une probité bien rare dans le pays que vous habitez. »

2. Tomes VI, p. 429, et XI, p. 282; ci-après, p. 314.

3. Jean-Antoine-François, comte de Coigny, favori de Louis XV et amant de Mlle de Charolais; né le 27 septembre 1702, mestre de camp en 1718, gouverneur de Caen en 1719, colonel général des dragons en 1734, et brigadier, puis maréchal de camp, la même année, gouverneur de Choisy en 1739, lieutenant général et cordon bleu en 1743, capitaine des chasses de la Varenne du Louvre en 1747, tué en duel le 4 mars 1748.

4. Le 12 octobre : *Dangeau*, p. 148; *Sourches*, p. 96; *Gazette*, p. 483.

5. Ces deux mots sont en interligne.

6. Nous avons vu (tome IV, p. 256-257) qu'il n'avait quitté le titre de duc de Duras, pour prendre celui de maréchal, qu'en cédant la dignité ducale à son fils aîné, le 7 mars 1689, puis au cadet (acte de cession du 23 juillet 1698, Arch. nat., Y 271, fol. 113 v°). Jusque-là, il signait : J. HENRY DE DURAFORT LE DUC DE DURAS.

7. Malade depuis le commencement de la guerre précédente, réduit à l'inaction presque absolue, nous l'avons même vu, en 1702 (tome X, p. 206), manquer son quartier de capitaine des gardes.

8. Rigaud l'avait peint en 1698, et, antérieurement, son portrait avait été gravé dans la collection de Larmessin. Un portrait au pastel, conservé aujourd'hui au Louvre, a été copié pour le musée de Versailles.

aucune bassesse, même sans complaisance; toujours en garde contre les favoris et les ministres, toujours tirant sur eux, et toujours les faisant compter avec lui[1]. Avec ces qualités, je n'ai jamais compris comment il a pu faire une si grande fortune. Jusqu'aux[2] princes du sang et aux filles du Roi, il ne contraignoit aucun de ses dits[3], et le Roi même, et parlant à lui, en éprouva plus d'une fois, et devant tout le monde, puis rioit et regardoit la compagnie qui baissoit les yeux. Le Roi, parlant un jour des majors, du détail desquels il s'étoit entêté alors, M. de Duras, qui n'aimoit point celui des gardes du corps, et qui entendit que le Roi ne désapprouvoit pas qu'ils se

1. Comparez le portrait qu'Ézéchiel Spanheim faisait de lui dans sa *Relation de 1690*, p. 332-334. Mais, en 1700, le même Spanheim (*ibidem*, p. 391-392) le considérait comme incapable de rien faire, ayant perdu par l'âge le « peu de bon sens qu'il avoit. » C'est aussi ce que disent les *Caractères de la cour* de 1702 et de 1703 : « Il a brillé dans sa jeunesse, et ne vaut presque plus rien; le grand âge l'a dépouillé des bonnes qualités qu'il paroissoit avoir. Toujours prêt autrefois à combattre; mais la témérité ne fit jamais un habile capitaine. Sa vieillesse et une espèce d'enfance où il est rentré le rendent fort incommode. Grand seigneur dans son domestique; suivant la coutume ordinaire, dépensant beaucoup et ne payant personne. Trois mois de fonctions lui conservent encore un peu de nom à la cour, et, si, comme doyen des maréchaux de France, il n'avoit plus à signer les ordres, sa mémoire seroit tout à fait ensevelie. Ce n'est plus qu'un squelette de grandeur. » Et les *Portraits* inédits du Musée britannique (ms. Addit. 29507, fol. 19) : « Le maréchal de Duras étoit autrefois assez bien tourné; mais, à présent, il est si vieux de corps et d'esprit, qu'on ne le compte plus au rang de ceux qui valent quelque chose. Son génie et son mérite ont été fort bornés. Il y a longtemps qu'il est dans les emplois; mais il n'a jamais passé pour un grand capitaine, ni habile général, quoiqu'il se soit toujours estimé infiniment au-dessus de ceux qui valoient mieux que lui. Il doit toute sa fortune à son oncle M. de Turenne. Il a eu l'adresse de s'enrichir des dépouilles des pays où il a commandé : ce qui ne lui a pas acquis une réputation avantageuse. Sans sa charge de capitaine des gardes du corps, on ne le connoîtroit presque plus à la cour. »

2. Après *jusque*, il a biffé *a*, et corrigé *ce* en *aux*.

3. Nous en avons eu deux exemples : tomes VIII, p. 31, et IX, p. 56-57.

fissent haïr : « Par...[1] ! dit-il au Roi, derrière lequel il avoit le bâton, et traînant Brissac par le bras pour le montrer au Roi ; si le mérite d'un major est d'être[2] haï, voici bien le meilleur de France, car c'est celui qui l'est le plus. » Le Roi se mit à rire, et Brissac confondu[3]. Une autre fois, le Roi parloit du P. de la Chaise. « Il sera damné, dit M. de Duras, à tous les mille diables ; mais je le comprends d'un moine dans la contrainte, la soumission, la pauvreté, qui se tire de tout cela pour être dans l'abondance, régner dans son ordre, se mêler de tout et avoir le clergé, la cour et tout le monde à ses[4] pieds ; mais ce qui m'étonne, c'est qu'il puisse, lui, trouver un confesseur[5], car celui-là se damne bien sûrement avec lui, et, pour cela, n'en a pas un morceau de plus, ni un grain de liberté ni de considération dans son convent. Il faut être fou pour se damner à si bon marché. » Il n'aimoit point les jésuites : il lui étoit resté un levain contre eux du commerce qu'il avoit eu avec des prêtres attachés au Port-Royal lors de sa conversion[6], et qu'il avoit conservé toute sa[7] vie avec eux. Il avoit suivi Monsieur le Prince, auquel il s'étoit attaché plutôt par complaisance pour ses oncles de Bouillon et de Turenne[8]. Il étoit le meilleur officier de cavalerie

1. *Pardieu !* comme au tome IV, p. 263.
2. *D'estre* est ajouté en interligne.
3. Voyez notre tome VI, p. 222. Une autre fois, Dangeau montre, au contraire (tome V du *Journal*, p. 235-236), M. de Duras essayant de fléchir le Roi en faveur de ce même major.
4. Le manuscrit porte : *ces*.
5. Un pamphlet du temps lui donne comme confesseur le P. Bobinet.
6. Comme son oncle Turenne, comme son frère Lorge, il fut déterminé par la lecture, en manuscrit, du livre de la *Perpétuité de la foi* : voyez notre tome X, p. 329, note 1, et le *Port-Royal* de Sainte-Beuve, tome IV, p. 445. *La France protestante* ne donne pas de date pour son abjuration, mais relève amèrement son ardeur à faire des conversions au temps de la Révocation.
7. *Sa* surcharge *leur*.
8. Encore comme son cadet Lorge : voyez notre tome X, p. 326, et la *Gazette* de 1653, p. 519, et de 1654, p. 154, 179 et 895. Tous

qu'eût eu le Roi, et le plus brillant pour mener une[1] aile et un gros corps séparé; à la tête d'une armée, il n'eut ni les mêmes occasions, ni la même application. Il mena pourtant très bien le siège de Philipsbourg[2] et le reste de cette courte campagne où le Roi lui avoit confié les premières armes de Monseigneur. Mal d'origine avec Louvois, à cause [de][3] M. de Turenne, et dégoûté des incendies du Palatinat[4] et des ordres divers qu'il reçut sur le secours de Mayence[5], se trouvant dans la plus haute fortune, il envoya tout promener, et n'a pas servi depuis[6]. Il avoit fort brillé en chef à[7] la guerre de Hollande[8] et aux deux conquêtes

deux reparurent à la cour le 10 avril 1656 : *Gazette*, p. 395. Lors du procès de mars 1654, Duras avait été décrété de prise de corps, ainsi que Fiesque, Bouteville et Saint-Ibal : *Gazette*, p. 330.

1. *Un*, dans le manuscrit.

2. Voyez les correspondances publiées dans l'Appendice du tome I des *Mémoires de Catinat*, p. 269-341, l'*Histoire de Louvois*, tome IV, p. 120-140, et les *Lettres de Pellisson*, tome III, p. 381, 397, etc. Le maréchal avait ordre de suivre en tout la direction de Vauban.

3. *A cause* est en interligne, au-dessus de *depuis*, biffé sans addition de la préposition nécessaire.

4. Tome II, p. 151-152 et 301. Voyez, dans l'*Histoire de Louvois*, tome IV, p. 180, ce que Camille Rousset a dit de la douleur que l'obligation de détruire fit éprouver au maréchal en 1688, et des opérations analogues de l'année 1689, p. 227-230; comparez les chansons, dans le *Nouveau siècle de Louis XIV*, tome II, p. 310-312, ou dans le Chansonnier, ms. Fr. 12 689, p. 533-542, et le passage des *Mémoires de Villars*, en 1689 (tome I, p. 120-121), sur un « ouvrage très opposé à la gloire de la nation, et même à celle d'un très bon et très grand roi. » « Le maréchal, dit Villars, étoit occupé à tout brûler et rebrûler, car on détruisoit même les caves, on ne pardonnoit à aucune église. »

5. Tome X, p. 348 et 595-597.

6. Nous avons vu (*ibidem*) que c'est son cadet Lorge qui lui fut substitué pour 1690, et que, seul des capitaines des gardes, il n'eut plus d'armée à commander. D'ailleurs, il était malade cette année-là. Dans la campagne suivante, 1691, il ne fit que suivre le Roi.

7. *A* surcharge *en*.

8. Il remplaça à Maseyck Chamilly mort le 8 octobre 1672, et, en 1675, reçut le bâton après la mort de Turenne : voyez la *Gazette*, p. 633, les *Œuvres de Louis XIV*, tome IV, p. 14-17, et l'éloge de M. de Lorge par notre auteur, dans notre tome X, p. 334 et suivantes.

de la Franche-Comté, dont il eut le gouvernement à la dernière. Le Roi lui avoit donné fort jeune un brevet de duc[1] pour faciliter son mariage avec Mlle de Ventadour[2], qui fut longtemps heureux[3]. Un démon domestique les brouilla : ils trouvèrent à Besançon[4] Mlle de Bauffremont[5], [Add. St S. 586] tante paternelle de ceux-ci[6], laide, gueuse, joueuse, mais qui avoit beaucoup d'esprit[7], et qui sut leur plaire assez pour la prendre avec eux et la mener à Paris, où ils l'ont gardée bien des années[8]. L'enfer n'étoit pas plus méchant, ni plus noir que cette créature. Elle s'étoit introduite dans

1. Les lettres de duché simple sans pairie étaient de mai 1668 ; le Roi ne lui permit de les faire enregistrer au Parlement qu'en mars 1689, quand il céda le titre à son fils aîné : *Dangeau*, tome II, p. 343 ; *Sourches*, tome III, p. 46-47.

2. Ci-dessus, p. 235.

3. Cette maréchale était fort mal tournée, si l'on en croit la *Correspondance de Bussy*, tome V, p. 415-416, et Saint-Simon dira d'elle : « Femme singulière ; boiteuse, fort grosse, et de beaucoup d'esprit. »

4. Capitale de leur gouvernement. Mme de Sévigné y représente la maréchale avec « le poignard dans le sein » (*Lettres*, tome VIII, p. 517 ; *Lettres inédites*, recueil Capmas, tome II, p. 263-264).

5. Desle de Bauffremont-Listenois, fille du marquis de Meximieux, née au château de Gray le 8 février 1651. Nous la verrons plus loin, p. 457, mourir le 20 avril 1705. Elle avait une pension de deux mille livres depuis le mois de février 1688.

6. Son frère le marquis de Listenois a laissé deux fils, titrés de même. Nous verrons bientôt l'aîné épouser Mlle de Mailly, puis périr devant Aire, en 1710, étant déjà maréchal de camp, et c'est le second qui épousera en 1712 la dernière héritière du nom de Courtenay. Celui-ci, devenu lieutenant général en 1738, vécut jusqu'en 1755.

7. On la voit, dans les *Brouillons* de 1712 (*Écrits inédits de Saint-Simon*, tome III, p. 338), conter à notre auteur une « histoire » sur les armoiries des Grammont de Franche-Comté.

8. Comparez les pièces réunies dans le Chansonnier, toujours plein d'analogies avec notre texte, mss. Fr. 12 620, p. 77, 12 688, p. 243, et 12 691, p. 451. M. Baille a critiqué les dires de Saint-Simon dans un article du *Correspondant*, 10 janvier 1890, p. 100-102, à propos de deux religieuses de la même maison ; mais il n'a pu que réfuter la qualification de *gueuse*, impropre évidemment puisque les Bauffremont étaient aussi riches que puissants, et, pour le reste, il n'a fourni ni arguments décisifs ni preuves.

la maison par Mme de Duras; elle s'empara du cœur du maréchal, fit entre eux des horreurs qui causèrent des éclats, et qui confinèrent la maréchale à la campagne[1], dont elle n'est jamais revenue que par de courts voyages, de fort loin à loin, et où elle aimoit mieux sa solitude que la vie où elle étoit réduite à l'hôtel de Duras[2]. Mlle de Bauffremont y en fit tant dans la suite, que le maréchal la congédia[3], mais pour se livrer à une autre gouvernante qui ne valoit pas mieux, et qui, avec de l'esprit, de l'audace, une effronterie sans pareille, des propos de garnison, où pourtant elle n'avoit jamais été, et le jeu de même, le gouverna de façon qu'il ne pouvoit s'en passer, qu'elle le suivoit exactement partout à Versailles et à Paris, domina son domestique, ses enfants, ses affaires, en tira tant et plus, et, jusqu'à son déjeuner le matin, l'envoyoit chercher chez lui. C'étoit une commère au-dessus des scandales, et qui rioit de celui-là, comme n'y pouvant avoir matière. Cela dura jusqu'à la mort du maréchal[4], que le curé de Saint-Paul[5] se crut obligé en conscience de la chasser de l'hôtel de Duras, avec éclat par sa résistance, quoi que pût faire la maréchale, arrivée sur cette extrémité, pour sauver cet affront. Depuis que le maréchal étoit devenu doyen des maréchaux de France[6], on n'appeloit plus sa dame que la Connétable; elle en rioit, et le trouvoit fort bon. Cette dangereuse et impudente créature étoit fille de Besmaus gouverneur de la Bastille, et femme de Saumery sous-gouverneur des enfants de France,

1. Sans doute au château de la Motte, où le maréchal alla se reposer en 1695 : *Dangeau*, tome V, p. 306.

2. De là vient que Dangeau ne parle d'elle que trois ou quatre fois.

3. Le Chansonnier dit qu'on la força de se retirer dans un couvent, mais que le maréchal continua de la voir.

4. *La* corrige *sa*, et *du Ml* a été ajouté en interligne.

5. Gilles le Sourd, qui fut curé de l'église Saint-Paul et Saint-Louis de 1692 à 1711, et dont le portrait se voit encore dans la sacristie.

6. Le 5 novembre 1694 : *Dangeau*, tome V, p. 115-116; notre tome VI, p. 367, note 2.

dont elle eut beaucoup d'enfants, et qui, avec toute son arrogance, étoit petit comme une fourmi devant elle, et lui laissoit faire et dire tout ce que bon lui sembloit. Il reviendra en son particulier sur la scène. Sa femme étoit une grande créature sèche, qui n'eut jamais de beauté ni d'agrément, et qui vit encore à plus de quatre-vingt-dix ans[1].

M. de Duras, n'allant plus à la guerre, avoit presque toujours le bâton pour les autres capitaines des gardes qui servoient[2]. Il n'aima jamais rien que son frère[3], et assez Mme de Saint-Simon, avec quoi j'avois trouvé grâce devant lui, en sorte que j'en ai toujours reçu toutes sortes de prévenances et de marques d'amitié. De ses enfants[4], il n'en faisoit aucun compte. Rien ne l'affecta jamais, ni ne prit un moment sur sa liberté d'esprit et sur sa gaieté naturelle; il le dit un jour au Roi, et il ajouta qu'il le défioit, avec toute sa puissance, de lui donner jamais de chagrin qui durât plus d'un quart d'heure. Sa propreté étoit extrême, et poussée même fort loin. A quatre-vingts ans, il dressoit encore des chevaux que personne n'avoit montés[5]. C'étoit aussi le plus bel homme de cheval et le meilleur qui fût en France. Lorsque les enfants de France[6] commencèrent à apprendre sérieusement à y monter, le Roi pria M. de Duras de vouloir bien les voir monter et présider à

1. Tout cela a déjà été dit dans notre tome VI, p. 366-368. Mme de Saumery ne mourut qu'en 1743.

2. Voyez sa contestation avec M. de Noailles, en 1702, dans notre tome X, p. 205-206.

3. Le maréchal-duc de Lorge, père de Mme de Saint-Simon.

4. Nous connaissons déjà Jacques-Henri, duc de Duras, Jean-Baptiste, devenu duc après la mort de cet aîné en 1697 (tome IV, p. 255-258), et les duchesses de la Meilleraye et de Lesdiguières, mariées à bon marché (tome III, p. 19). Une autre fille, Marie, religieuse à Conflans en 1696, devint abbesse de Notre-Dame de Saintes en 1725, et y mourut le 30 mai 1754, ayant refusé d'accepter Fontevrault en 1742.

5. *Monté*, sans accord, dans le manuscrit.

6. Les enfants du Dauphin. Les écuyers Bournonville et du Plessis furent chargés de cette partie de l'éducation du duc de Bourgogne.

leur manège; il y fut quelque temps, et à la grand[1] écurie[2], et à des promenades avec eux, puis dit au Roi qu'il n'iroit plus, que c'étoit peine perdue, que ses petits-fils n'auroient jamais ni grâce ni adresse à cheval, qu'il pouvoit s'en détacher, quoi que les écuyers lui pussent dire dans la[3] suite, et qu'ils ne seroient jamais à cheval que des paires de pincettes : il tint parole, et eux aussi[4]. On a vu en son lieu ce qu'il décocha au maréchal de Villeroy, lorsqu'il[5] passa de Flandres en Italie[6]. On ne finiroit pas à rapporter ses traits. Aussi les gens importants le ménageoient, et le craignoient plus qu'ils ne l'aimoient. Le Roi se plaisoit avec lui, et il s'étoit fait à en tout entendre, et, si[7] M. de Duras eût voulu, il en eût tiré beaucoup de grâces. Il fut attaqué de l'hydropisie dont il mourut ayant le bâton : il disputa quelque temps; enfin il fallut céder, et lui-même comprit très bien qu'il n'en reviendroit pas. Il prit congé du Roi dans son cabinet[8], qui le combla d'amitiés, et qui s'attendrit jusqu'aux larmes. Il lui demanda ce qu'il pouvoit faire pour lui; il ne demanda rien, et n'eut rien aussi, et il est certain qu'il ne tint qu'à lui d'avoir sa charge ou son gouvernement pour son fils; il ne s'en soucia pas[9]. Quelque temps après, le Roi alla à Fontainebleau[10]; il s'y fâcha de ce que les dames négligeoient de s'habiller

Comédies*.

1. *Grd*, en abrégé et sans accord, dans le manuscrit.

2. Louis XIV avait organisé magnifiquement cette grande écurie en 1666 (ses *Mémoires*, tome I, p. 74), et nous avons déjà vu (tome VI, p. 396, note 5) que les coureurs anglais y étaient devenus meilleurs que ceux mêmes de la petite écurie.

3. *Le*, dans le manuscrit.

4. Sauf le duc de Berry. — 5. L'initiale de *lorsque* surcharge un *q*.

6. En 1701 : tome IX, p. 56-57.

7. *Si* corrige *s'il*, et *M. de Duras* a été ajouté en interligne.

8. Il vint pour remettre le bâton le 15 juin 1704, et trouva encore moyen de rendre au maréchal de Noailles l'équivalent du tour que celui-ci lui avait joué en 1700 : *Sourches*, tome VIII, p. 392.

9. Voyez ci-après, p. 301 et suivantes.

10. Le 12 septembre : *Dangeau*, p. 123; *Sourches*, p. 70.

* Après ce seul mot de manchette, on voit un *a* effacé du doigt.

pour la comédie[1], et se passoient d'y aller, ou s'y[2] mettoient à l'écart pour n'être pas obligées à s'habiller[3] : quatre mots qu'il en dit, et le compte qu'il se fit rendre de l'exécution de ses ordres, y rendit toutes les femmes de la cour très assidues en grand habit[4]. Là-dessus, il nous vint des nouvelles de l'extrémité de M. de Duras[5]. On ne vivoit pas alors comme on fait aujourd'hui : l'assiduité, dont le Roi ne dispensoit personne de ce qui étoit ordinairement à la cour, n'avoit pas permis à Mmes de Saint-Simon et de Lauzun de s'absenter de Fontainebleau ; mais, sur ces nouvelles, elles furent dire à Mme la duchesse de Bourgogne qu'elles s'en iroient le lendemain, et que, pour la comédie, elles la supplioient de les en dispenser ce soir-là. La princesse trouva qu'elles avoient raison, mais que le Roi ne l'entendroit pas : tellement qu'elles capitulèrent de s'habiller, de venir à la comédie en même temps qu'elle, ou un moment après ; qu'elles en sortiroient aussitôt sous prétexte de n'y avoir plus trouvé place, et que la princesse le diroit au Roi. Je marque cette très légère bagatelle pour montrer combien le Roi ne comptoit que lui et vouloit être obéi, et que ce qui n'auroit pas été pardonné aux nièces

Bienséances.

1. Dangeau, à ce voyage (p. 145), mentionne des représentations fréquentes de comédie, mais dit que le Roi n'y allait jamais, non plus qu'aux musiques.

2. *Se* corrigé en *s'y*.

3. On voit, en effet, dans la correspondance de Madame (recueil Jaeglé, tome I, p. 272), que le grand habit était obligatoire à Versailles, considéré comme résidence, tandis que le manteau et la robe simple étaient permis à Marly, Meudon, Saint-Cloud, comme résidences passagères, de voyage. Il fallait un cas exceptionnel, une grossesse par exemple (*Dangeau*, tome XV, p. 52), pour qu'une princesse obtînt d'aller à la comédie sans grand habit.

4. Il a déjà été parlé du grand habit dans nos tomes VI, p. 11-12, et X, p. 374, et nous avons vu qu'il comportait une longue queue ou traîne, avec le corps de robe. Comparez le *Mercure* de janvier 1708, p. 279-280. Saint-Simon se plaint, dans son mémoire de 1711 (*Écrits inédits*, tome III, p. 192), que cette distinction ait été usurpée par toutes les femmes.

5. Il avait reçu le viatique le 26 septembre (*Sourches*, p. 85).

de M. de Duras en l'état où il étoit, partout ailleurs qu'à la cour, y étoit un devoir, qui eut besoin d'adresse et de protection pour ne se pas faire une affaire sérieuse en préférant la bienséance[1]. M. de Duras mourut en bon chrétien et avec une grande fermeté. La parenté, les amis, beaucoup d'autres, et la connétablie[2] accompagnèrent son corps à Saint-Paul[3]. M. de Soubise, alerte sur tout, et dont la belle-fille[4] étoit fille unique du duc de

Ruse d'orgueil de M. de Soubise inutile.

1. La mort fut connue à Fontainebleau le jour suivant, tandis que le Roi allait au salut (*Dangeau*, p. 148). « Le soir, disent les *Mémoires de Sourches* (p. 96), sa famille[a] vint saluer le Roi sans avoir de grands manteaux. (*En note* : On y trouva à redire, et depuis ils en reprirent et vinrent saluer le Roi en cérémonie.) »

2. Nous avons déjà dit, dans la première rédaction de l'historiette de *la Connétable* (tome VI, p. 367), ce qu'était la juridiction de la connétablie, maintenue entre les mains des maréchaux de France malgré la suppression de la dignité de connétable en 1627. On peut voir le détail du personnel judiciaire et militaire dans l'*État de la France*, année 1698, tomes II, p. 399, et III, p. 370-376, ou dans le *Grand dictionnaire géographique* d'Expilly. Une compagnie de quarante-huit gardes, quatre exempts, etc. (voyez les *Œuvres de Molière*, tome V, p. 490-492, notes), fournissait un détachement en permanence chez le maréchal doyen, et, s'il mourait, ce détachement ne le quittait qu'après l'inhumation de son corps : *Mémoires du duc de Luynes*, tome II, p. 2-5.

3. Une copie de l'acte d'inhumation, où signa Saint-Simon, se trouve dans les papiers de feu M. Rochebilière, ms. Nouv. acq. fr. 3622, n° 8261. Le 13 octobre, Mme d'Huxelles écrivit ces nouvelles au marquis de la Garde : « M. le maréchal de Duras mourut hier, à neuf heures du matin. Mme la maréchale se retira à la Roquette, les deux filles vinrent à l'hôtel de Mazarin, le fils et le duc de la Meilleraye allèrent à Fontainebleau. La connétablie se rendit chez M. le maréchal d'Estrées, qui est le doyen des maréchaux de France à présent. Il l'a renvoyée à la garde du corps mort, qu'on portera à Duras suivant l'intention du testateur; car ce pauvre maréchal défunt a fait un testament quoiqu'il ne laisse pas grand'chose. On compte, de dettes, deux cent mille écus pour les mariages de Mmes de la Meilleraye et de Lesdiguières, quatre cent mille livres aux deux filles de Mme la duchesse de Duras afin de retirer la duché, deux cent mille francs qui sont encore dus de la charge de capitaine des gardes, et cent mille de dettes criardes. »

4. Anne-Geneviève de Levis, princesse de Rohan : tome I, p. 129.

[a] *En note* : « C'est-à-dire son fils le comte de Duras, son gendre le duc de la Meilleraye, et le duc de Lauzun, qui étoit son neveu par sa femme. »

Ventadour frère de la maréchale de Duras, lequel n'y étoit pas, envoya proposer à la famille de mener le deuil. Celui qui le mène est en manteau et précède toute la parenté. Je leur fis remarquer que ce n'étoit que pour cela que M. de Soubise s'y offroit, et dire après qu'il avoit précédé la famille, et ne point parler qu'il eût mené le deuil. On se moqua de moi; mais je tins ferme, et leur déclarai que, si l'offre étoit acceptée, je me retirerois et ne paroîtrois à rien. Cela les arrêta. M. de Soubise fut remercié, et, ce qui montra la corde, il ne vint point à l'enterrement, ni son fils, et il fut fort piqué.

Régiment des gardes arraché par ruse au maréchal de Boufflers pour le duc de Guiche, et le maréchal fait capitaine des gardes du corps. [*Add. St-S.* 587]

La longueur de la maladie de M. de Duras avoit donné temps aux machines. Le duc de Guiche, revenu fort mal de l'armée du maréchal de Villeroy, se portoit mieux[1], et il étoit à Fontainebleau, depuis longtemps mal avec le Roi par sa conduite, et ayant reçu plusieurs dégoûts[2]. Malgré cela[3], les Noailles se mirent dans la tête de lui faire tomber le régiment des gardes, qu'avoit son beau-frère le maréchal de Boufflers, qui étoit aussi à Fontainebleau, et de le faire capitaine des gardes du corps. Quelque belle que fût cette dernière charge, celle de colonel étoit sans comparaison[4] : il n'y avoit donc pas moyen de faire entrer

1. « Le soir du 13, disent les *Mémoires de Sourches* (p. 97), on vit arriver à la cour le duc de Guiche, tout pâle et tout défait de sa maladie; mais la charge de colonel des gardes étoit un merveilleux remède pour remettre sa santé. » Les mêmes *Mémoires*, précédemment, p. 16 et 41, avaient donné quelques détails sur son « mal très extraordinaire. »

2. Nous l'avons vu cependant se faire pourvoir, en 1703, de la charge de colonel général des dragons, au grand dépit de la Feuillade : tome XI, p. 74; *Mercure* de mars 1703, p. 242-243; *Michel Chamillart*, par l'abbé Esnault, tome I, p. 390-392. Ensuite, à Eckeren, il s'était signalé par sa belle conduite, mais avait refusé de porter la nouvelle de la victoire à Paris, estimant qu'il était à l'armée pour faire son devoir, et non des courses : *Gazette d'Amsterdam*, 1703, Extr. LIX.

3. Ce qui précède, depuis *depuis longtemps*, est en interligne.

4. Voyez une note ci-après, p. 613, sur ces deux commandements. Boufflers avait failli, en 1691, avoir la compagnie du duc de Noailles, celui-ci devant prendre le régiment des gardes : *Sourches*, tome III, p. 484.

Boufflers dans cette affaire. Il vivoit intimement avec le duc et la duchesse de Guiche, sa belle-sœur, et avec tous les Noailles; ils étoient lors au comble de la faveur, et le maréchal n'avoit garde de se défier d'eux. Le mariage du duc de Noailles, qui avoit environné Mme de Maintenon des siens, en avoit plus approché sa sœur aînée, la duchesse de Guiche, que pas une. Son âge, fort supérieur à celui de ses sœurs[1], y contribuoit. Quoiqu'elle eût quitté le rouge[2], sa figure étoit encore charmante. Elle avoit infiniment d'esprit, du souple, du complaisant, de l'amusant, du plaisant, du bouffon même, mais tout cela sans se prodiguer; du sérieux, du solide. Raffolée[3] de Monsieur de Cambray, de Mme Guyon, de leur doctrine, et de tout le petit troupeau[4], et dévote comme un ange, séparée d'eux par autorité et fidèle à l'obéissance, tout cela étoit devenu des degrés de mérite, auprès de Mme de Maintenon, supérieurs à celui qu'elle tiroit de l'alliance de son frère. Sa retraite la faisoit rechercher; elle n'accordoit pas toujours d'aller aux voyages de Marly, et Mme de Maintenon croyoit recevoir une faveur toutes les fois qu'elle venoit chez elle. Il pouvoit y avoir du vrai; mais ce vrai n'étoit pas sans art. Sa dévotion, montée sur le ton de ce petit troupeau à part, qui avoit ses lois et ses règles particulières, étoit, comme la leur, compatible avec la plus haute et la plus

Duchesse de Guiche.

1. Tome IX, p. 21.

2. Nous avons déjà vu (tomes III, p. 165, note 3, et VI, p. 588) que les dévotes affectaient de se passer de rouge. Marie-Thérèse l'avait supprimé en 1677, parce que Louis XIV la trouvait trop âgée, à trente-neuf ans, pour porter des rubans de couleur (*Correspondance de Bussy*, tome III, p. 228), et la reine d'Angleterre n'en mettait pas pendant l'absence de son mari (*Dangeau*, tome V, p. 401). L'abbé J.-J. Boileau avait examiné cette question (recueil de ses *Lettres*, 1737-1742, tome II, lettre XXXIII) : Une femme mariée doit-elle mettre du rouge sous prétexte de plaire à son mari ou de lui obéir? Plus tard, Mme du Deffant, vieille et invitée à le supprimer, répondait : « Quant au rouge et au président Hénault, je ne leur ferai pas l'honneur de les quitter. »

3. L'initiale de *raffollée* surcharge un *a*.

4. Comme la duchesse de Mortemart : tome XI, p. 332-333.

vive ambition, et avec tous les moyens de la satisfaire[1]. Quoique son mari n'eût rien d'aimable, même pour elle, elle en fut folle d'amour toute sa vie[2]. Pour lui plaire, et pour se plaire à elle-même, elle ne songeoit qu'à sa fortune[3]. Sa famille, si maîtresse en cet art, n'en avoit pas moins de passion; ils s'entr'aidèrent. Rien n'est pareil au trébuchet[4] qu'ils imaginèrent pour tendre au maréchal de Boufflers, et dans lequel ils le prirent; aussi tout étoit-il bien préparé à temps, et il n'y fut pas perdu une minute. M. de Duras mourut à Paris le dimanche matin, 12 octobre, et, l'après-dînée, le Roi le sut au sortir du salut[5]. Le lendemain matin, comme le Roi, au sortir de son lever, eut donné l'ordre[6], il appela le maréchal de Boufflers, le surprit par un compliment d'estime[7], de confiance, et jusqu'à la tendresse; lui dit qu'il ne pouvoit pas lui en donner une plus sensible marque qu'en l'approchant au plus près de sa personne et la lui remettant entre les mains, que c'étoit ce qui l'engageoit à le préférer à qui que ce fût pour lui donner la charge de M. de Duras, persuadé qu'il l'accepteroit avec autant de joie et de sentiment qu'il la lui donnoit avec complaisance[8]. Il n'en falloit pas tant pour étourdir un homme qui ne s'attendoit à rien moins, qui n'avoit aucun lieu de s'y attendre, qui avoit peu d'esprit, d'imagination, de repartie, pour qui le Roi étoit un dieu,

1. La Feuillade, qui redoutait son ascendant sur Chamillart, écrivait à celui-ci, en 1704 (recueil Esnault, tome I, p. 320) : « Je sais quels sont les charmes de son esprit; mais je ne la crois ni si naturelle ni si désintéressée que la cadette des deux autres (Lillebonne). »

2. On la trouvait toujours mélancolique et craintive à cet égard (Geffroy, *Madame de Maintenon*, tome II, p. 167).

3. Elle s'occupait beaucoup d'affaires de finance avec l'assentiment de Mme de Maintenon et du Roi lui-même (tomes IX, p. 21-22, et X, p. 381).

4. Acception de ce mot déjà signalée dans notre tome VIII, p. 347.

5. Ci-dessus, p. 291 et 300, note 1.

6. *Dangeau*, p. 149; *Sourches*, p. 96-97; *Mercure*, p. 353-355.

7. L'élision *d'* est ajoutée en interligne.

8. Mêmes procédés que pour dépouiller le duc de Chaulnes en 1695 (tome II, p. 256).

et qui, depuis qu'il l'approchoit et qu'il étoit parvenu au grand, n'avoit pu s'accoutumer à ne pas trembler en sa présence[1]. Le Roi, bien préparé, se contente de sa révérence, et, sans lui laisser le moment de dire une parole, dispose tout de suite de la charge de colonel du régiment des gardes, et lui dit qu'il compte lui faire une double grâce de la donner au duc de Guiche : autre surprise, autre révérence, pendant laquelle le Roi tourne le dos, se retire, et laisse le maréchal stupéfait, qui se crut frappé de la foudre. Il sortit donc du cabinet sans avoir pu proférer un seul mot, et chacun lui vit les larmes aux yeux. Il s'en alla chez lui, où sa femme ne pouvoit comprendre ce qui venoit d'arriver, et qui s'en prit abondamment à ses yeux. Les bons Noailles, et la douce, humble et sainte[2] duchesse de Guiche, leur bonne et chère sœur, avec qui ils vivoient comme telle, non contents de lui avoir arraché sa charge, eurent le front de le prier de demander au Roi, pour le duc de Guiche, le même brevet de cinq cent mille livres qu'il avoit sur le régiment des gardes[3], qui alloit payer le pareil de M. de Duras[4]. Boufflers, hors de lui de douleur et de dépit, mais trop sage pour donner des scènes, avala ce dernier calice, et obtint ce brevet de retenue au premier mot qu'il en dit au Roi, toujours sur le ton de lui faire des grâces pour son beau-frère[5]. Jamais Boufflers ni sa femme ne se sont consolés du régiment des

1. Nous aurons plus tard, en 1711, son portrait complet.

2. L'abréviation *Ste* surcharge *dévo[te]*. — 3. Ci-dessus, p. 35.

4. Le 1er avril 1672, en même temps que M. de Duras était nommé, le Roi lui avait donné un brevet de retenue de deux cent mille livres, équivalent de ce qu'il fallait payer aux Charost, et un autre brevet de trois cent mille livres y avait été ajouté le 12 décembre 1695.

5. Le 17 octobre, « le maréchal de Boufflers parla au Roi pour le duc de Guiche, qui n'osoit demander un brevet de retenue sur la charge de colonel des gardes, et S. M. lui en accorda un de cinq cent mille livres » (*Dangeau*, p. 155). Le brevet sur la charge de capitaine des gardes ne fut expédié que le 10 décembre suivant, avec les provisions (Arch. nat., O1 48, fol. 186-188, et E 1929, arrêt du 5 décembre 1704). Sur le règlement de l'achat du duc de Guiche, voyez E 1930, n° 153.

gardes[1], jamais ils n'en ont pardonné le rapt au duc, et moins encore à la duchesse de Guiche[2]; mais, en gens qui ne veulent point d'éclats, et d'éclats inutiles, ils gardèrent les mêmes dehors avec eux et avec tous les Noailles[3]. Ils essayèrent de consoler le maréchal, comme un enfant avec un hochet : le Roi lui dit de conserver partout le logement de colonel des gardes, et de continuer d'en mettre les drapeaux à ses armes[4].

Tallard gouverneur de la Franche-Comté.

Le gouvernement de la Franche-Comté fut donné à Tallard, à l'étonnement et au scandale de tout le monde[5].

1. Il le commandait depuis février 1692. Le *Mercure* de décembre 1704 rendit compte, p. 230-235, de la façon dont il prit congé du régiment et dont son successeur fut installé.

2. La Feuillade, encore plus jaloux, reprocha à son beau-père d'avoir tout laissé mener par la duchesse de Guiche, et fit entendre qu'il comptait, comme compensation, sur un commandement en chef pour 1705.

3. L'*Histoire de la maison de Gramont* conteste (p. 267-268) qu'il y eût eu aucune intrigue.

4. Le 1er janvier suivant, des lettres patentes concédèrent au maréchal et à ses héritiers le droit d'orner leur écusson des étendards des dragons et des drapeaux du régiment des gardes, en considération de ce qu'il était le premier du règne à avoir exercé consécutivement les trois charges de colonel général des dragons, de colonel des gardes françaises et de capitaine des gardes du corps : O1 49, fol. 19 v°.

5. *Dangeau*, p. 149-150; *Mercure* du mois, p. 355-359. Le Grand-Prieur, puis M. d'Alègre, avaient demandé ce gouvernement (Dépôt de la guerre, vol. 1738, n° 421, et vol. 1783, n° 260). L'annotateur des *Mémoires de Sourches* dit (p. 97, note 6) que l'étonnement fut général, et ce couplet courut (Chansonnier, ms. Fr. 12 693, p. 247) :

A mal servir on est bien sûr
De belle et bonne récompense,
Témoin l'affaire de Namur
Qui fit Boufflers pair de France.
Tallard n'est-il pas mal traité?
Il n'a que la Franche-Comté!

Il y avait encore, attachée à ce gouvernement (tome VII, p. 187), une pension de vingt mille livres (*Mercure*, septembre 1700, p. 193); le Roi la continua au fils de M. de Duras, comme il avait fait en 1702 pour le fils du maréchal de Lorge, et celui-ci, qui allait quitter le service, hérita du justaucorps bleu : *Dangeau*, p. 150; *Sourches*, p. 97; *Gazette d'Amsterdam*, n° LXXXVI. Le Roi déclara d'ailleurs qu'il reconnaissait le comte de Duras pour duc, mais ne l'aiderait point à retirer le

Mot salé de M. le duc d'Orléans.

M. le duc d'Orléans dit là-dessus, plaisamment, qu'il falloit bien donner quelque chose à un homme qui avoit tout perdu. Comme il le dit sur-le-champ et tout haut, ce bon mot vola de bouche en bouche, et il déplut fort au Roi[1].

40 000 ₶ de pension au fils enfant du prince de Conti.

Peu de jours après[2], le Roi donna quarante mille livres de pension au petit comte de la Marche, tout enfant, fils du prince de Conti[3]. Cela parut prodigieux, et l'étoit en effet pour lors[4]. Pour aujourd'hui, à ce qu'en ont tiré ces princes depuis la mort du Roi, ce seroit une goutte d'eau.

Siège de Verue par le duc de Vendôme.

M. de Vendôme[5] s'opiniâtra à vouloir assiéger Verue[6]; il dépêcha, à son ordinaire, un courrier pour mander qu'en y arrivant le 14 octobre, il avoit emporté trois hauteurs que les ennemis avoient négligé de retrancher, d'où il les avoit chassés à la vue de M. de Savoie et de toute sa cour, qui avoit été obligé de se retirer à toutes jambes[7]. Avec

duché des mains de la veuve et des filles du frère aîné (*Sourches*, p. 99; comparez *ibidem*, tome VI, p. 124 et 128).

1. Ci-après, Addition n° 587, p. 500. Le remerciement de Tallard au Roi est au Dépôt de la guerre, vol. 1751, n° 135.

2. On ne sut la nouvelle que le 23 octobre (*Dangeau*, p. 161; *Sourches*, p. 102); mais le brevet était du 15, avec jouissance du 1er janvier de l'année courante (Arch. nat., O1 48, fol. 156 v°).

3. Louis-Armand de Bourbon, né le 10 novembre 1695, avait été seulement présenté et tenu sur les fonts le 30 juin 1704, par le Roi et la reine d'Angleterre (*Dangeau*, p. 58). Il conserva son titre de comte jusqu'à la mort de son père, en 1709, reçut l'Ordre le 1er janvier 1711, fit la campagne de 1713 sous Villars, prit place au conseil de régence le 5 avril 1717, fut fait gouverneur et lieutenant général de Poitou le 29, lieutenant général des armées le 1er janvier 1719, pour commander la cavalerie à l'armée de Roussillon, et mourut le 4 mai 1727.

4. Cette pension sera portée à soixante-dix mille livres lorsque le prince succédera à son père.

5. Ici, l'écriture change, indice d'un temps d'arrêt.

6. *Verrua Savoja*, ville du comté d'Asti, dont les Scaglia portaient le nom (ci-dessus, p. 211). Elle était bâtie sur une éminence très forte, au bord du Pô, entre Turin et Casal. Les Espagnols n'avaient pu s'en emparer en 1635. Il y avait trois enceintes, mais place pour deux bataillons seulement. Victor-Amédée venait d'y envoyer un commandant jeune et résolu (*Sourches*, p. 219, note 4; *Gazette d'Amsterdam*, n° xxxvi).

7. Ces détails sont pris au rapport reproduit dans le *Journal de Dan-*

ces fanfaronnades, il repaissoit le Roi, à l'appui de Mme de Maintenon par M. du Maine[1]. Jamais siège si follement entrepris, peu qui aient tant coûté de temps, d'hommes et d'argent; il influa encore sur la campagne suivante, qu'on ne put ouvrir à temps par le délabrement de l'armée[2]. Le terrain étoit extrêmement mauvais, même dans la plus belle saison, et on alloit se trouver dans la mauvaise, et, tandis que la place étoit attaquée d'un côté, elle étoit soutenue[3] de l'autre par un camp retranché de l'autre côté de l'eau, qui rafraîchissoit la place tout à son aise de troupes et de tout, et inquiétoit continuellement notre armée[4]. L'opiniâtreté et l'autorité que M. de Vendôme s'étoit acquise par son crédit l'emportèrent sur toute raison de guerre et sur le sentiment de toute son armée, qui à peine osa-t-elle témoigner[5] ce qu'elle en pensoit, tant le peu d'officiers généraux, de ceux qui étoient le mieux avec le duc de Vendôme, furent mal reçus dans leurs courtes et modestes représentations. Outre ces difficultés, la subsistance de la cavalerie y étoit d'une difficulté extrême : tellement qu'il fallut, dès les premiers commen-

geau, p. 158-160, ainsi que dans le *Mercure* du mois, p. 409-411, et analysé dans les *Mémoires de Sourches*, p. 101-102. Sur les premières opérations, il y a des rapports d'ingénieurs dans le *Michel Chamillart* de l'abbé Esnault, tome I, p. 399-400, 402-405 et 409-416. La correspondance, au Dépôt de la guerre, remplit les volumes 1777 à 1779.

1. Ci-dessus, p. 122. Nous avons, dans le ms Fr. 14178, fol. 288 v° et 289, la copie d'une lettre obligeante que Vendôme écrivit au duc de Savoie, le 18 novembre, pour offrir de lui ménager un accommodement avec Versailles, et de la réponse de Victor-Amédée.

2. Le jugement de Saint-Simon sur cette entreprise est absolument contredit par le général Pelet, dans le tome IV des *Mémoires militaires*, p. 306-307, et par Quincy, *Histoire militaire*, p. 399-400. Comparez Chéruel, *Saint-Simon considéré comme historien*, p. 583.

3. Après ce mot, Saint-Simon a biffé *et raffraischie*.

4. Ci-après, p. 340. « Toutes ces difficultés, disent les *Mémoires de Sourches*, n'empêchoient pas qu'on n'espérât fortement de la bonne fortune et de la bonne conduite du duc de Vendôme, outre que la foiblesse des ennemis étoit encore une bonne raison pour attendre un bon succès. »

5. Les deux premières lettres de ce verbe surchargent une *m*.

cements, renvoyer presque tous les équipages de l'armée du côté d'Alexandrie, où M. de Vaudémont leur fit donner des quartiers et du fourrage, mais pour de l'argent, à un prix modique[1]. On comprend ce que ce peut être pour tous les officiers généraux et particuliers qui font un grand siège sans investiture vis-à-vis un camp[2] ennemi séparé d'eux par la rivière[3], dans un très mauvais terrain, sans équipages, et qui sont, avec cela, obligés de les nourrir, hors de leur portée, à leur dépens. Ce fut avec cette bonne nouvelle que le Roi partit de Fontainebleau, le 23 octobre, pour retourner à Versailles par Sceaux, où il séjourna un jour[4]. Incontinent après, il envoya Rouillé[5], sans caractère, résider à Bruxelles auprès de l'électeur de Bavière, avec vingt-quatre mille [livres] d'appointements[6]. Il étoit président en la Cour[7] des aides[8], frère de Rouillé[9] qui avoit été directeur des finances et qui étoit conseiller d'État[10], et il étoit revenu, il y avoit deux ans[11], de Lisbonne, où il avoit été ambassadeur avec satisfaction. C'étoit un homme d'esprit, appliqué, capable[12], un peu

Retour de Fontainebleau par Sceaux. Rouillé sans caractère près l'électeur de Bavière; son caractère et ses emplois.

1. Ce sont les termes mêmes du rapport indiqué ci-dessus.
2. Le *Dictionnaire de l'Académie* ne semblait pas admettre que l'on supprimât la préposition *de* après *vis-à-vis*.
3. Le Pô.
4. *Dangeau*, p. 161-162; *Sourches*, p. 102-103; *Mercure* d'octobre, p. 401-405; lettre de Madame, dans le recueil Rolland, p. 260-262.
5. Ici, *Roullier*. — Pierre Rouillé de Marbeuf : tome XI, p. 314-315.
6. Dix-huit mille livres d'appointements et une gratification annuelle de deux mille écus : *Dangeau*, p. 162; *Sourches*, p. 116. Il ne prit aucune qualité parce qu'il avait eu déjà celle d'ambassadeur. Son instruction est dans le recueil des *Instructions de Bavière*, p. 119-132.
7. Ce mot *cour* surcharge *ch[ambre des comptes]*.
8. Il n'était président ni des aides, ni des comptes, mais président au Grand Conseil, n'ayant pu se faire nommer ni maître des requêtes, ni premier président du parlement de Bordeaux. Il finit par vendre sa présidence.
9. Ici, *Rouiller*.
10. Rouillé du Coudray : tomes IX, p. 18, et XI, p. 256.
11. Un an seulement : tome XI, p. 314-315. — *Ans* surcharge une *L*.
12. « Fort sage, fort avisé, fort instruit » (*ibidem*).

timide[1], et que les ducs de Chevreuse et de Beauvillier protégeoient fort. Il figurera dans la suite, et on le verra employé aux affaires les plus importantes et les plus secrètes, où il se conduisit toujours très bien[2]; il est donc bon, dès ici, de le connoître[3].

Progrès des Mécontents. Ragotzi élu prince de Transylvanie. Des Alleurs; subsides.

Les Mécontents d'Hongrie ne se laissèrent point abattre par le grand et inespéré succès de la bataille d'Hochstedt. Loin d'écouter les propositions que l'Empereur leur fit faire[4], ils prirent Neutra[5], et Ragotzi fut élu prince de Transylvanie. Il en envoya donner part au Grand Seigneur, et lui offrir pour sa protection le même tribut que payoient[6] à la Porte son bisaïeul et son grand-père en la même qualité[7]. Ils se rendirent depuis maîtres d'Épéries et de Cassovie[8], et de cent quarante pièces de canon qu'ils y trouvèrent[9]. Il y avoit déjà du temps que des Alleurs[10] étoit secrè-

1. Taciturne, disent les notes de Léonard : Arch. nat., MM 827, fol. 114 v°.

2. Aux négociations de Hollande.

3. Son éloge sera répété en 1709 et en 1712. — 4. Ci-dessus, p. 32.

5. Nitrach, dans la langue du pays : ville forte de la haute Hongrie, entièrement entourée par une rivière du même nom.

6. Avant ce verbe, il a biffé *luy*.

7. Tout cela est pris au *Journal de Dangeau*, p. 137, 29 septembre. Voyez, dans la *Gazette* de 1642, p. 829, une pareille investiture pour Georges Ier Rakoczy, déjà cité, ainsi que son père, dans notre tome VIII, p. 308. En 1687, la Transylvanie avait été asservie, comme la Hongrie, et forcée de reconnaître la protection de l'Autriche, au lieu de celle des Turcs. En 1704, Rakoczy s'intitula : « François II, par la grâce de Dieu élu prince de Transylvanie, seigneur d'une partie de la Hongrie, comte de Siener, duc de Monkacs et de Makvits. »

8. Ces deux villes sont de la haute Hongrie, comme Neutra : la première, sur la Toricza, près des mines de sel; la seconde, appelée Caschau dans le pays, avait vu exécuter en masse les rebelles de 1687.

9. *Dangeau*, p. 167; *Sourches*, p. 98; *Gazette d'Amsterdam*, 1705, n° xI.

10. Tome IV, p. 277 et 283. Cet agent avait refusé l'ambassade de Portugal en 1703 : tome XI, p. 315, note 5, et le poste de Naples en avril 1704 (*Dangeau*, tome IX, p. 478). Voyez, sur son origine, sur ses débuts comme page favori de Mademoiselle, et sur les services que sa femme lui rendit, le *Mémoire historique sur l'ambassade de France à Constantinople*, publié par M. Schefer, p. 57. Son instruction et sa correspondance sont aux Affaires étrangères, vol. *Hongrie* 9 et 10.

tement de la part du Roi auprès de Ragotzi, à qui il donnoit trois mille pistoles par mois[1]. Il envoya, en ce temps-ci, un officier de confiance à l'électeur de Bavière, à Bruxelles, qui le renvoya au Roi[2]. Ragotzi vouloit quelque augmentation et moins de secret dans la protection du Roi, pour se donner plus de crédit, et à son armée plus de confiance[3]. La vérité étoit que personne ne doutoit en Europe qu'il ne fût soutenu par la France, quelque obscurément qu'elle le fît[4]. Ils prirent bientôt après Neu-

1. Forval (tome IV, p. 134) avait eu une pareille mission en 1677, et le marquis de Bonnac, dans son séjour en Pologne, avait également soutenu les Mécontents au début. Des Alleurs, désigné en mars 1704, n'arriva à l'armée de Rakoczy qu'au commencement de 1705, amenant des ingénieurs, des artilleurs et des officiers (*Gazette d'Amsterdam*, n° XXI; *Memoires de Villars*, tome II, p. 345). Il y eut un titre de major général. Avant son arrivée, un autre français, le colonel de Fierville, avait été pris dans la bataille gagnée par Heister, à Tyrnau, sur la principale armée des Mécontents, le 26 décembre 1704 : *Gazette d'Amsterdam*, 1705, Extr. IV, et nos V et VIII; *Mémoires de Sourches*, p. 163 et 173; *Journal de Verdun*, p. 126-131 et 206-207. Malgré cette défaite, Rakoczy put rallier ses forces et redescendit bientôt jusque dans les faubourgs de Vienne, d'où l'Empereur vit de nouveau la banlieue incendiée.

2. *Dangeau*, p. 167 et 189. Une relation du voyage de cet agent, secrétaire à l'ambassade de Constantinople, est indiquée dans le catalogue des manuscrits de Cheltenham, en Angleterre, n° 2819. « On voyoit alors à la cour, disent les *Mémoires de Sourches* (p. 138), un gentilhomme hongrois qui ne parloit que latin, et qu'on écoutoit volontiers, parce qu'on le croyoit envoyé de la part du comte Tœkœly et du prince Ragotzki, aussi bien que de tous les Hongrois et Transylvains mécontents. »

3. « On sait seulement, dit Dangeau, que le prince Ragotzki, qui veut s'attacher d'intérêts à la France, demande une petite augmentation de subsides. On lui donne déjà trois mille pistoles par mois; il en voudroit avoir mille de plus, et qu'elles fussent payées en espèces, afin que, dans son armée et en Hongrie, on fût assuré qu'il est payé par le Roi et qu'il en reçoit de l'argent. »

4. La *Gazette d'Amsterdam* venait de publier, Extr. LVIII, une lettre interceptée que Marcin écrivait au chef des Mécontents le 17 janvier précédent. De même, le grand-père de Rakoczy avait reçu nos subsides pendant la guerre de Trente ans, puis Tœkœly en 1682. Un recueil d'*Actes et documents pour servir à l'histoire de l'alliance de Rakoczy avec les Français et les Suédois* a été publié à Pesth en 1874.

hausel[1], et obligèrent ensuite le général Heister de se hâter de se retirer devant eux[2].

La Bavière en proie à l'Empereur.

L'Empereur cependant fit à l'électrice[3] de Bavière[4] des propositions si étranges, qu'elle ne les voulut pas écouter[5]. Les Impériaux trouvant plus de difficulté qu'ils ne pensoient à leur conquête, la cour de Vienne changea de ton, sans changer de volonté, et conclut un accommodement par lequel il fut convenu que l'Électrice retireroit toutes ses troupes des places du Danube, et qu'elle demeureroit dans la paisible possession de la Bavière, qui ne payeroit aucunes contributions[6]; mais elle ne fut obéie qu'à Pas-

1. Ce nom en surcharge un autre commençant par l'initiale *C*. — Neuhausel (*Owar* dans le pays) était une petite ville très forte, sur la Neutra, proche du Danube et couvrant l'île de Schutt. Le prince Charles de Lorraine, le comte Caprara et le prince de Commercy l'avaient enlevée aux Turcs, en 1685, après trente-cinq jours de tranchée ouverte, et le prince de Conti avait pris part à ce siège glorieux; mais les Mécontents de 1704 ne trouvèrent presque pas de résistance (*Gazette* de 1685, p. 419-529, *passim; Dangeau*, tome X, p. 192, 195 et 200; *Sourches*, p. 145 et 146; *Journal de Verdun*, 1705, p. 69-70; *Gazette d'Amsterdam*, Extr. XCIX).

2. *Dangeau*, p. 210, 26 décembre.

3. L'initiale majuscule surcharge une *l*. — 4. Ci-dessus, p. 183.

5. A la fin de juillet, l'Électeur ayant envoyé à Marlborough une énergique protestation contre la conduite horrible des alliés en Bavière, et le général anglais ayant répondu qu'il n'avait qu'à faire un accommodement avec eux, l'Électeur répliqua que, depuis qu'on l'avait obligé de tirer son épée, il en avait perdu le fourreau (*Gazette d'Amsterdam*, n° LXVII, de Paris). Dangeau dit (p. 156, 172, 173, etc.) : « Les propositions que l'Empereur avoit faites à Mme l'électrice de Bavière pour un accommodement étoient si déraisonnables et si honteuses, que cela n'a fait qu'irriter cette princesse et tous ses sujets. » Comparez la *Gazette d'Amsterdam*, Extr. LXXII, LXXV, LXXXII et LXXXVI, et le *Journal de Verdun*, 1704, p. 281-282, 285-286 et 361-363.

6. *Dangeau*, p. 182; *Sourches*, p. 130. Le texte, arrêté à Straubingen le 28 octobre, est dans la *Gazette d'Amsterdam*, Extr. XC. L'Électrice le fit ratifier le 7 novembre, devant Landau; puis l'Empereur l'accepta sous la forme définitive donnée dans l'Extraordinaire CII, et, *in extenso*, dans le recueil Lamberty, tomes III, p. 114-117, et XIII, p. 497-500. Comparez l'*Istoria delle guerre*, par le comte Ottieri, tome III, p. 258-265, et les *Feldzüge des prinzen Eugen*, tome VI, p. 630-647 et 893.

sau : les gouverneurs d'Ingolstadt, Brünnau et Kuefstein[1] s'excusèrent sur leur serment à l'Électeur, sans un ordre duquel, signé de sa main, ils ne sortiroient pas de leurs places, et la cavalerie bavaroise, qu'on vouloit séparer, en répondit autant[2]. Le prince Eugène remarcha[3] en Bavière, prit les places, et mit le pays et la famille électorale en étrange état[4].

Trèves et Trarbach perdus. Marlborough en diverses

Marlborough, d'autre part, suivit de près son frère[5], qu'il avoit envoyé sur la Moselle avec un gros détachement; ils s'emparèrent de Trèves[6], et, tôt après, firent le siège de Trarbach[7], et le prirent : pendant quoi le duc

1. Brünnau est en Bavière, et Kuefstein, sur l'Inn, dans le Tyrol.

2. *Dangeau*, p. 192, 195 et 196; *Sourches*, p. 138, 141 et 146; *Gazette d'Amsterdam*, Extr. xcvi et xcviii-c, n° cii, et Extr. civ.

3. Verbe que nous ne trouvons pas dans le *Dictionnaire de l'Académie*, mais dans les *Recherches* de Nicot, et qui était fréquemment employé par Dangeau, tomes III, p. 325, IV, p. 165, 169, 186, IX, p. 275, etc., comme par la *Gazette*, année 1675, p. 283, etc.

4. *Dangeau*, p. 203; *Gazette d'Amsterdam* de 1705, Extr. ii et iii. L'Électrice accoucha d'un fils, à Munich même, le 23 décembre.

5. Son frère cadet, Charles Churchill, né le 2 février 1656, mort le 9 janvier 1715. C'est lui qui, à Nerwinde, avait fait prisonnier leur neveu Berwick. Guillaume III lui donna le grade de lieutenant général et le gouvernement de Kingsale, et la reine Anne, le gouvernement de la Tour de Londres, puis celui de Bruxelles, le régiment des Coldstream-guards, enfin le gouvernement de Guernesey; mais il fut disgracié en janvier 1711. A Hochstedt, il a conduit l'infanterie anglaise avec Orkney et Ingolsby, et forcé Blindheim à se rendre; aussi le commit-on à la garde des prisonniers de distinction.

6. *Dangeau*, p. 171-172.

7. Traërbach ou Trarbach était un des fiefs dont la réunion à l'Alsace, comme dépendance du comté de Veldenz, avait été prononcée en 1680-81 (*Histoire de Louvois*, tome III, p. 27-29). Très fort par sa situation au-dessus de la Meuse, en face de Mont-Royal et au milieu des électorats ecclésiastiques, comme le Roi l'avait constaté dans son voyage de Luxembourg, ce poste avait été pris ensuite par nous en 1687 et fortifié, puis repris le 7 novembre 1702 et fortifié de nouveau; le prince de Hesse-Cassel, en janvier 1703, n'avait pu s'en emparer après six semaines de blocus (*Dangeau*, tome IX, p. 106-141). La mort des principaux officiers de la garnison força seule les défenseurs de 1704 de se rendre aux alliés le 18 décembre (*Dangeau*, tome X, p. 172, 175-176, 181, 190,

de Marlborough s'alla promener en Allemagne, et voir les électeurs de Brandebourg et d'Hanover, le landgrave de Hesse et quelques autres princes[1]. Chacun, après, quitta les armées en Flandres, qui se séparèrent incontinent pour les quartiers d'hiver. Il n'y eut que celle d'Alsace qui, sous Marcin, attendoit impatiemment la prise de Landau pour s'aller reposer de même. Cette[2] place capitula enfin le 23 décembre[3]. Laubanie y avoit fait merveilles, même après y[4] avoir perdu les deux yeux[5]. Le roi des Romains le

cours d'Allemagne*.

Landau rendu au roi des Romains; Laubanie,

194, 199, 202-203 et 210; *Gazette*, p. 586-587; *Gazette d'Amsterdam*, n° CIV, de la Haye; recueil de Lamberty, tomes III, p. 121-123, et XIII, p. 37-39; *Feldzüge des prinzen Eugen*, tome VI, p. 594, etc.).

1. L'électeur de Brandebourg avait mis sur pied une armée de vingt-cinq mille hommes au commencement de l'année. Le prince héréditaire de Hesse-Cassel, envoyé par son père à la tête de leur contingent, avait été fait général de la cavalerie anglaise sous les ordres de Marlborough.

2. *Cette* surcharge *la*.

3. Lisez : *novembre* (*Dangeau*, p. 192-194; *Sourches*, p. 142-143; *Gazette*, p. 596-597; *Journal de Verdun*, 1705, p. 59-67; *Mercure* de novembre, p. 396-407, et de décembre, p. 106-173; *Quincy*, p. 292-314; Ottieri, *Istoria delle guerre*, tome III, p. 261 et suivantes; *Feldzüge des prinzen Eugen*, tome VI, p. 568-589 et 878-889; *Mémoires militaires*, tome IV, p. 940-949, etc.). On possède plusieurs journaux de la défense, dont l'un (Dépôt de la guerre, vol. 1751, n°s 205-207), rédigé sur l'ordre de Laubanie, est imprimé dans l'Appendice du tome IV des *Mémoires militaires*, p. 949-964; comparez les mss. Fr. 4166 et Nouv. acq. fr. 1222, fol. 1-136, de la Bibliothèque nationale, et le ms. 137 de la bibliothèque d'Aix. Des estampes du temps se trouvent dans la collection Hennin, n°s 6936-6939. Les Allemands firent frapper une médaille commémorative, qui a été publiée en 1888, dans les *Mittheilungen des historischen Vereins der Pfalz*. A la date même de décembre 1704 (annonces de la *Gazette d'Amsterdam*, 1705, n° I), on joua en Hollande une comédie intitulée : *les Aventures galantes de la prise de Landau*, mais qui se devait rapporter à l'un des sièges précédents.

4. Cet *y* est en interligne.

5. C'est le 10 ou le 11 octobre, selon sa relation (p. 955), qu'une bombe le blessa. Quand on le revit à Paris, un œil était perdu; il finit par perdre aussi l'autre, et ne survécut pas beaucoup plus d'un an et demi : *Dangeau*, p. 162, 180, 194 et 206; *Sourches*, p. 143 et 153; *Gazette d'Amsterdam*, n°s CI et CII, de Paris, et n°s I et II de 1705.

* *Allemage* corrigé en *Allemagne*.

aveuglé dedans, récompensé. Séparation des armées.

traita avec toute la distinction que sa valeur méritoit, lui surtout, et sa garnison, dont il ne sortit que la moitié de ce qu'elle étoit au commencement du siège[1]. Le Roi donna à Laubanie trente-six mille livres de pension, outre de petites qu'il avoit déjà, et sa grand croix de Saint-Louis de six mille livres[2]. C'étoit un excellent officier, et un très galand homme d'ailleurs[3], aveuglé dans Landau, et qui avoit très bien servi toute sa vie[4].

Coigny colonel général des dragons.

Coigny[5], fils de celui que nous venons de voir mourir sur la Moselle[6], eut, par la protection de Chamillart, l'agrément d'acheter du duc de Guiche la charge de colonel général des dragons[7], qui fut le commencement et

1. *Dangeau*, p. 194; *Sourches*, p. 143. La capitulation, signée le 24, fut la même qu'avaient obtenue Mélac en 1702, le comte de Frise en 1703.

2. *Dangeau*, p. 195, avec rectification p. 235. La grand'croix lui avait été donnée le 21 octobre précédent, le siège étant commencé depuis six semaines. Dans le public, on eût voulu mieux encore (Chansonnier, ms. Fr. 12 693, p. 261) :

Pour assurer sa vie,
Il lui faut un bâton.

Mais Dangeau raconte qu'il repoussa les offres faites de la part du Roi, regrettant de ne pouvoir plus agir pour le service d'un si bon maître.

3. Allusion à sa conduite envers M. de Charost, en 1689, sur laquelle notre auteur reviendra en 1711 : tome IX de 1873, p. 101. Comparez son article nécrologique dans le *Mercure* d'août 1706, p. 49-53 et 182.

4. On a deux portraits du temps dans la collection Hennin, n°s 6934 et 6935 du catalogue.

5. François de Franquetot : tomes VI, p. 429, et XI, p. 282. Il changea son titre de marquis de Coigny contre celui de comte aussitôt que son père fut mort.

6. Ci-dessus, p. 290.

7. On a vu ci-dessus, p. 304, le duc de Guiche pourvu du régiment des gardes. Il fit marché avec Coigny pour le même prix de quatre cent quatre-vingt mille livres que les dragons lui avaient coûté en 1703 : tome XI, p. 74; *Dangeau*, p. 169 et 174; *Sourches*, p. 124; Arch. nat., E 1930, n° 151. Selon la *Chronologie militaire*, les provisions du nouveau colonel général furent expédiées le 7 décembre. — Nouveau sujet de récriminations jalouses pour la Feuillade, qui écrivit à son beau-père (recueil Esnault, tome I, p. 395) : « Il n'est pas, de vous à moi, de naissance à occuper un pareil emploi, et n'a aucun acquis. C'est un dégoût marqué pour tout le corps des dragons. »

le fondement de la grande fortune où on le voit aujourd'hui[1].

Abbé de Pomponne ambassadeur à Venise. [Add. St-S. 588]

Depuis le[2] retour de Charmont de Venise[3], le Roi, mécontent de cette république[4] sur plusieurs griefs, n'y avoit envoyé personne, et refusé même d'admettre son ambassadeur[5] à son audience[6]. Par force souplesses et propos de respect peu solides, ils[7] se raccommodèrent avec le Roi[8]. L'abbé de Pomponne vieillissoit dans la charge d'aumônier de quartier[9]; le Roi s'étoit expliqué avantageusement sur lui[10], mais que son nom d'Arnauld lui répugnoit trop dans l'épiscopat pour l'y faire jamais monter[11] : il fallut donc se tourner ailleurs. Il étoit beau-frère de Torcy; Pomponne, son père, lui avoit fait mettre le nez dans ses papiers avec l'agrément du Roi, et il continuoit de même avec Torcy[12]; il avoit déjà été à Rome et en diverses cours d'Ita-

1. En 1741, il est maréchal de France et gouverneur général de l'Alsace, ayant passé à son fils, depuis 1734, la charge des dragons.

2. *Le* surcharge *u[n]*.

3. Ci-dessus, p. 97-98.

4. *De cette Rép.* est en interligne, au-dessus de *d'eux*, biffé.

5. La première lettre d'*Amb.* est un *a* minuscule corrigé en majuscule.

6. Ce nouvel ambassadeur s'appelait Laurent Tiepolo; il fit son entrée à Paris le 16 novembre 1704, eut sa première audience le 18 (ms. Arsenal 3862, p. 293-295), et mourut à Venise, le 12 avril 1742, dans sa soixante-neuvième année, étant procurateur de Saint-Marc. Voyez ses dépêches de 1704 dans les mss. Ital. 1924 et 1925.

7. Les Vénitiens : voyez la correction ci-dessus, note 4.

8. Dépôt des affaires étrangères, *Venise* 140, fol. 379-421.

9. Il a trente-cinq ans, mais n'est aumônier que depuis le 1er septembre 1698 : tome VI, p. 354.

10. *Lettres de Mme de Sévigné*, tome IX, p. 580.

11. Cinquante ans plus tard, quand il mourut, le duc de Luynes disait (*Mémoires*, tome XV, p. 140) : « On ne peut pas douter qu'il ait eu de l'attachement pour les jansénistes; on en voit la raison par le détail de sa famille.... »

12. Le marquis d'Argenson le qualifiait plus tard (*Loisirs*, tome I, p. 103, éd. Jannet) de « linotte savante. » Selon le duc de Luynes, le trait principal du caractère de l'abbé était un parfait contentement de lui-même et de tout ce qui le touchait.

lie : tout cela ensemble le fit choisir pour l'ambassade de Venise, et il remit sa place d'aumônier[1].

Puysieulx; sa famille, son caractère. Son adresse le fait chevalier de l'Ordre. [*Add. St-S.* 589 et 590]

Puysieulx, revenu depuis peu, par congé, de son ambassade de Suisse, où il faisoit fort bien[2], avoit obtenu, ainsi que l'année précédente, la singulière faveur de rendre compte directement au Roi des affaires de ce pays-là, et dans son cabinet, tête à tête[3]. Il étoit petit-fils de Puysieulx secrétaire d'État, fils du chancelier de Sillery, enveloppé dans sa disgrâce, qui lui fit perdre sa charge[4], et de sa seconde[5] femme, qui étoit Estampes[6], sœur de M. de Valençay chevalier de l'Ordre en 1619, gouverneur de Montpellier, puis de Calais, et grand maréchal des logis de la maison du Roi[7], de l'archevêque-duc de Reims[8], du cardinal de Valençay[9], de la seconde maréchale de la

1. *Dangeau*, p. 177, 12 novembre : « L'abbé de Pomponne partira incessamment pour l'ambassade de Venise. On avoit tenu cela secret jusques ici, et on ne le dira à l'ambassadeur de Venise qui est ici que quand il aura fait son entrée. » La déclaration officielle eut lieu le jour même de l'audience de cet ambassadeur, 18 novembre; l'abbé ne prit congé du Roi que le 3 février 1705.

2. « On a envoyé le congé à M. de Puysieulx, notre ambassadeur en Suisse, qui a permission du Roi de venir ici faire ses affaires pendant six semaines. On est très content de lui de la manière dont il se conduit en ce pays-là. » (*Dangeau*, tome IX, p. 408, 15 janvier 1704.) Voyez ci-dessus, p. 1.

3. Nous ne trouvons pas ce détail dans le *Journal de Dangeau*.

4. Tomes V, p. 86-87, et XI, p. 201.

5. Le manuscrit porte : 2^d, au masculin.

6. Charlotte d'Estampes-Valençay : tome V, p. 87.

7. Jacques II d'Estampes, marquis de Valençay, chevalier des ordres en 1619, etc., mort à Boulogne le 21 novembre 1639, âgé de soixante ans.

8. Léonor, second fils de Jean d'Estampes, fait abbé de Vaas en 1600 et de Bourgueil en 1605, évêque de Chartres en 1620, abbé de la Cour-Dieu en 1634, archevêque de Reims et abbé de Saint-Martin de Pontoise en 1641, mourut le 8 avril 1651, à soixante-trois ans. Auteur d'écrits dogmatiques ou de polémique.

9. Achille d'Estampes-Valençay, né à Tours le 5 juillet 1593, reçu chevalier de Malte de minorité à huit ans, servit d'abord la Religion et arriva à une commanderie, puis entra dans les armées de Louis XIII, fit

Chastre[1], tante paternelle de la maréchale d'Hocquincourt[2], et[3] du grand prieur de France et ambassadeur à Rome[4]. Elle avoit un autre frère, qui s'étoit avisé de se faire de robe, et qui, après avoir été ambassadeur aux Grisons[5] et en Hollande, étoit devenu conseiller d'État[6], et beau-père

même les fonctions de vice-amiral au siège de la Rochelle, obtint alors un grade de maréchal de camp, accompagna la Reine mère en Flandre et fut capitaine de ses gardes depuis le mois de septembre 1632 jusqu'en août 1633, revint alors en France pour obtenir sa grâce, commanda les galères de Malte en 1635, fut appelé à Rome par Urbain VIII, pour mener son armée contre le duc de Parme (septembre 1642 à mai 1644), reçut le chapeau de cardinal le 14 décembre 1643, et mourut le 7 juillet 1646. Comme le frère qui précède, il a son historiette dans Tallemant des Réaux. Celui-ci fut à la fois homme d'Église, homme d'épée, duelliste, etc.; l'autre était surnommé le *maréchal de camp comique*, parce qu'il avait pour mission de placer les invités du cardinal de Richelieu à la comédie, grand escroc d'ailleurs, et des plus habiles à duper les créanciers.

1. Élisabeth d'Estampes, femme de Louis de la Chastre, second maréchal de ce nom, mourut à Coubert le 14 septembre 1654, âgée de soixante-douze ans, étant veuve depuis 1630.

2. Éléonore d'Estampes, mariée en novembre 1628 avec Charles de Monchy, marquis d'Hocquincourt, maréchal de France en 1651, devint veuve le 13 juin 1658, et mourut à Plainville, le 27 mai 1679, âgée de soixante-douze ans.

3. Cette conjonction est en interligne.

4. Henri d'Estampes, né en 1603, reçu chevalier de Malte en 1608, servit sur les galères de la Religion, puis alla la représenter à Rome et à Venise, commanda ensuite l'armée navale de France à partir de 1632 jusqu'en 1649, que la Régente l'envoya remplacer Fontenay-Mareuil à l'ambassade de Rome, revint au commencement de 1654, eut alors les abbayes de Bourgueil et de Champagne, fut élu grand prieur de la province de Champagne en octobre 1659, grand prieur de France le 23 mai 1670, et passa le reste de sa vie à Malte, comptant devenir cardinal ou remplacer le grand maître Cotoner, mais mourut avant celui-ci, en avril 1678.

5. Les trois ligues de cette partie de la Suisse allemande, constituées depuis le quinzième siècle en république fédérative, ne faisaient pas encore partie des Cantons et avaient leur diète particulière, auprès de laquelle la France entretenait un représentant.

6. Jean d'Estampes, conseiller au Parlement en 1619, maître des requêtes de 1626 à 1637, président au Grand Conseil, conseiller d'État

du comte de Béthune, chevalier d'honneur de la Reine et chevalier du Saint-Esprit, en son temps un personnage[1]. Mme de Puysieulx, veuve dès 1640, ne[2] mourut qu'en 1677, à quatre-vingts ans, avec toute sa tête et sa santé. C'étoit une femme souverainement glorieuse, que la disgrâce n'avoit pu abattre, et qui n'appeloit jamais son frère le conseiller d'État que « mon frère le bâtard. » On ne pouvoit avoir plus d'esprit qu'elle en avoit, et, quoique impérieux, plus tourné à l'intrigue[3]. Elle haïssoit mortellement le cardinal de Richelieu pour la disgrâce de son beau-père et de son mari, et elle étoit dans l'intime confiance de la Reine[4]. Revenue de Sillery[5] dès 1640, cette amitié se resserra de plus en plus par les besoins et par les intrigues, en sorte que, lorsque la Reine fut régente, chacun compta avec Mme de Puysieulx, et y a compté tant qu'elle

en 1655, alla comme ambassadeur au pays des Grisons en 1637, puis fut nommé en Hollande le 5 octobre de la même année, et mourut le 4 février 1671, à soixante-dix-sept ans. — Tous ces personnages étaient enfants de Jean d'Estampes et de Sarah d'Happlaincourt, laquelle avait pour trisaïeul Gilles de Saint-Simon, bailli de Senlis, quintaïeul de notre auteur. Leurs portraits sont encore conservés dans la famille d'Estampes. Voyez, dans l'*Histoire généalogique* et dans le *Moréri*, la généalogie dont se sert Saint-Simon.

1. Marie d'Estampes, fille du conseiller, épousa en premières noces, le 24 juillet 1652, non pas le chevalier d'honneur Hippolyte de Béthune-Selles (tome XI, p. 296), mais son fils aîné Philippe, comte de Selles, né le 3 novembre 1630, mort le 12 mars 1658, sans enfants. Elle se remaria avec le marquis de Rouillac, dont elle eut la fameuse duchesse d'Épernon, et elle mourut le 13 décembre 1697.

2. Avant *ne*, il a biffé *qui*.

3. Comparez ce qu'il a déjà dit en 1698 : tome V, p. 87-88. A sa mort, Mme de Sévigné s'écria (*Lettres*, tome V, p. 319) : « Nous en voilà délivrés! Ne trouvez-vous pas qu'elle contraignoit un peu ses amis? Il falloit marcher si droit avec elle! »

4. Voyez *Madame de Sablé*, par Victor Cousin, p. 355-356 et p. 421-427.

5. Ce village, si renommé pour ses vins mousseux et situé sur la Vesle, à dix kilomètres S. E. de Reims, avait été érigé en marquisat le 23 avril 1632 (ms. Fr. 22 720, fol. 27), et la cour y avait logé le 6 octobre 1673. Le château de Puysieulx est tout à côté.

a vécu. Le Roi et Monsieur, dans leur enfance, ne bougeoient de chez elle; dans leur jeunesse, ils continuèrent à y aller, et, tant qu'elle a été au monde, le Roi l'a toujours singulièrement distinguée et considérée. Elle étoit magnifique, et ruina elle et ses enfants. On portoit, en ces temps-là, force points de Gênes, qui étoient extrêmement chers; c'étoit la grande parure, et la parure de tout âge[1] : elle en mangea pour cent mille écus en une année, à ronger entre ses dents celle qu'elle avoit autour de sa tête et de ses bras[2]. Elle eut des fils comblés d'abbayes[3], une fille abbesse[4], une autre mariée au fils du maréchal d'Estampes[5], et son fils aîné, M. de Sillery, qui épousa une fille[6] de M. de la Rochefoucauld si connu par son esprit et par la figure qu'il fit dans la minorité de Louis XIV[7]. Sillery, ruiné, servit peu; il étoit fort aimable, et fort du

1. Voyez ce qu'en dit Quicherat dans son *Histoire du costume*, p. 508-509.

2. Anecdote déjà racontée dans notre tome V, p. 88, mais en d'autres termes, et avec le chiffre de cinquante mille écus, doublé ici.

3. Nicolas-François Brûlart, abbé de Saint-Basle (1629), de la Cour-Dieu (1635), du Jard (1645), de la Plisse (1648 jusque vers 1653), de Saint-Michel de Tonnerre (1675) et de Lespau, qu'il échangea en 1689 contre le prieuré de Sainte-Eulalie de Benet; et Léonor-Adam, abbé de Marines, mort en décembre 1699. Un troisième, Charles-Claude, baron de Précigny, fut reçu à l'ordre de Malte en juillet 1640, et servit dans la campagne de 1642 en Franche-Comté.

4. Marie-Éléonore, élue en 1666 abbesse d'Avenay en Champagne, et morte le 3 février 1687. Une autre fille, Françoise, fut religieuse dans la même maison.

5. Charlotte, mariée le 6 mai 1641 à François d'Estampes, marquis de Mauny, et morte le 28 septembre 1697, à soixante-dix-huit ans, figure dans Tallemant des Réaux et dans les *Précieuses*. M. de Mauny, qui était premier écuyer de Gaston d'Orléans et lieutenant de ses gendarmes depuis 1639, mourut en mars 1667, avant son père, qui ne mourut que le 20 mai 1668, à Mauny, âgé de soixante-dix-huit ans. Celui-ci, qui avait commencé à servir en 1610 sous le nom de la Ferté-Imbault, eut le bâton de maréchal, par l'entremise de Monsieur, dans la promotion du 5 janvier 1651, et le collier des ordres le 31 décembre 1661.

6. Lisez : *sœur*.

7. Tome V, p. 86.

grand monde. M. de la Rochefoucauld, son beau-frère[1], les retira chez lui à Liancourt, où ils sont morts[2]. Ils laissèrent plusieurs enfants[3], dont Puysieulx duquel[4] je parle ici fut l'aîné. C'étoit un petit homme fort gros et entassé[5], plein d'esprit, de traits et d'agrément, tout à fait joyeux, doux[6], poli et respectueux, et le meilleur homme du monde. Il savoit beaucoup, avec goût, et avec une grande modestie ; il étoit d'excellente compagnie, et un répertoire de mille faits curieux. Tout le monde l'aimoit. Il servit tant qu'il put[7]; mais M. de Louvois le prit en aversion, et l'arrêta tout court. Il étoit maréchal de camp, et déjà gouverneur de Huningue[8], fort bien avec le Roi, qui se souvenoit toujours de sa grand mère avec amitié, et d'avoir passé sa première jeunesse à jouer chez elle avec ses enfants. Après la mort de Louvois, il fut employé en haute Alsace, et fait enfin lieutenant général[9]. Il trouva l'ambassade de Suisse tout auprès de lui et à sa bienséance[10] : M. de la Rochefoucauld la lui obtint, et il y servit à merveilles. Ses anciennes privances et M. de la Rochefoucauld lui obtinrent ces audiences du Roi tête

1. Lisez : *neveu*. — 2. Tome V, p. 86.

3. Au moins sept fils, dont nous connaissons déjà les trois survivants, et quatre filles. Voyez le *Mercure* de janvier 1705, p. 22-23.

4. *Dont je* corrigé en *duquel*.

5. Ci-dessus, p. 208.

6. Cet adjectif est en interligne.

7. Voyez la *Chronologie militaire*, tome IV, p. 398-399.

8. Il était lieutenant-colonel, sous le duc du Maine, du régiment de Turenne, où il avait débuté en 1655, lorsque le brevet de maréchal de camp lui fut accordé le 25 février 1676, et, trois ans et demi plus tard, il fut le premier gouverneur d'Huningue (7 août 1679), y résida jusqu'en 1697, et ne s'en démit que quelques jours avant de mourir.

9. Ordre du 20 juin 1695, pour commander en Alsace en l'absence du marquis d'Huxelles, et pouvoir de lieutenant général, du 3 janvier 1696, pour être employé à l'armée du Rhin.

10. Comme il le rappela dans son discours du 14 juillet 1699 à la diète de Bade, il était le troisième de sa famille chargé du poste de Suisse. Son grand-père l'avait même occupé trois fois avant de devenir garde des sceaux et chancelier : *Mercure* de janvier 1705, p. 13-16.

à tête, à ses retours, pour lui rendre un[1] compte direct de son ambassade : ce qui ne fut jamais accordé à nul autre[2]. Torcy étoit le seul ministre que M. de la Rochefoucauld vît sur un pied d'amitié et de familiarité. Il falloit tout ce préambule pour comprendre ce qui va suivre. Puysieulx, arrivant de Suisse par congé après le retour de Fontainebleau cette année, fut fort bien traité du Roi dans l'audience qu'il en eut[3]. Comme il avoit beaucoup d'esprit et de connoissance du Roi, il s'avisa tout à coup de tirer hardiment sur le temps, et, comme le Roi lui témoignoit de l'amitié et de la satisfaction de sa gestion en Suisse[4], il lui demanda s'il étoit bien vrai qu'il fût[5] content de lui, si ce n'étoit point discours, et s'il y pouvoit compter. Sur ce que le Roi l'en assura, il prit un air gaillard et assuré, et lui répondit que, pour lui, il n'étoit pas de même, et qu'il n'étoit pas content de S. M. « Eh! pourquoi donc, Puysieulx? lui dit le Roi. — Pourquoi, Sire? parce qu'étant le plus honnête homme de votre royaume, vous ne laissez pourtant[6] pas de me manquer de parole depuis plus de cinquante ans. — Comment, Puysieulx, reprit le Roi, et comment cela? — Comment cela, Sire? dit Puysieulx. Vous avez bonne mémoire,

1. *Une,* dans le manuscrit. — 2. Déjà dit en commençant, p. 316.

3. Il avait fait demander par l'évêque son frère que Mme de Maintenon lui procurât une audience; mais elle s'excusa sur ce que le Roi n'aimait point qu'elle fît le rôle de ministre d'État : voyez sa lettre au cardinal de Noailles, tome V de la *Correspondance générale*, p. 275.

4. En dehors du Dépôt des affaires étrangères, nos bibliothèques publiques (voyez l'*Inventaire sommaire des documents relatifs à l'histoire de Suisse*, par M. Édouard Rott, tome IV) possèdent des copies de la relation de son ambassade et de son mémoire sur la Suisse (ms. Mazarine 1902 et ms. Grenoble 1314), et le brouillon avec corrections, en deux volumes in-folio, en a passé sous mes yeux dans un chartrier particulier. J'ai déjà dit que presque tous les actes de cette ambassade, lettres, mémoires, discours, étaient immédiatement publiés dans les gazettes de Hollande, d'où ils ont passé dans le *Mercure historique et politique* et dans le recueil de Lamberty.

5. *Fut*, à l'indicatif, dans le manuscrit. — 6. *Pourtant* est en interligne.

et vous ne l'aurez pas oublié : Votre Majesté ne se souvient-elle pas qu'ayant l'honneur de jouer avec vous à colin-maillard[1] chez ma grand'mère, vous me mîtes votre cordon bleu sur le dos pour vous mieux cacher au colin-maillard, et que, lorsqu'après le jeu je vous le rendis, vous me promîtes de m'en donner un quand vous seriez le maître. Il y a pourtant longtemps que vous[2] l'êtes, et bien assurément; et toutefois ce cordon bleu est encore à venir. » Le Roi s'en souvint parfaitement, se mit à rire, et lui dit qu'il avoit raison, qu'il lui vouloit tenir parole, et qu'il tiendroit un chapitre exprès avant le premier jour de l'an pour le recevoir ce jour-là. En effet, le jour même, il en indiqua un pour le chapitre, et dit que c'étoit pour Puysieulx[3]. Ce fait n'est pas important; mais il est plaisant, il est tout à fait singulier avec un prince aussi sérieux et aussi imposant que Louis XIV, et ce sont de ces petites anecdotes de cour qui ont leur curiosité[4].

1. Sur ce jeu au dix-septième siècle, voyez les *Mémoires sur Mme de Sévigné*, par Walckenaer, tomes I, p. 51, et II, p. 398-399. En 1686, Dangeau (tome I, p. 380-381) nous montre encore Monseigneur jouant avec les dames à colin-maillard et à de « petits jeux à courir. » Comparez une lettre de 1696, dans la *Correspondance de Madame*, recueil Jaeglé, tome I, p. 138.

2. L'initiale de *v*[e] surcharge une lettre illisible.

3. Dangeau dit, le 1er décembre (p. 191; comparez *Sourches*, p. 142) : « Le Roi, en sortant de la messe, fit entrer M. de Puysieulx dans son cabinet, et lui dit qu'il le faisoit chevalier de l'Ordre. Il sera reçu le premier jour de l'an. Le Roi fera assembler le chapitre pour cela un des jours de cette semaine. » — L'anecdote que nous venons de lire est confirmée par cette lettre de la marquise d'Huxelles, du 3 décembre, que les éditeurs du *Dangeau* ont reproduite (p. 221) : « Le Roi a fait M. de Puysieulx chevalier du Saint-Esprit sur ce qu'il l'a prié de se ressouvenir que c'étoit chose promise par S. M. dès son âge de quatre ans, lorsqu'il avoit l'honneur de le faire jouir (?) de son Ordre étant âgé d'autant d'années. Le Roi lui dit : « Mais suis-je tenu aux paroles « que je donnois en ce temps-là? » Après cela, il lui accorda. »

4. C'est pour la même raison que, dans l'année précédente (tome XI, p. 369), il s'est excusé de trop s'étendre sur son rôle personnel dans l'affaire de la quête.

Comte de Toulouse de retour, résolu de perdre Pontchartrain, est arrêté par sa femme. Caractère de Pontchartrain. [Add. S^tS. 591]

En voici une plus importante, et de laquelle l'État se sent encore[1]. Pontchartrain, secrétaire d'État de la marine, en étoit le fléau, comme de tous ceux qui étoient sous sa cruelle dépendance[2]. C'étoit un homme qui avoit de l'esprit, du travail, de l'adresse, mais gauche à tout, désagréable et pédant à l'excès, volontiers le précepteur grossier de tout le monde; suprêmement noir[3], et aimant le mal précisément[4] pour le mal; jaloux jusque de son père, qui s'en plaignoit amèrement à ses plus intimes amis[5]; tyran cruel

1. Nous verrons cela jusqu'en 1715.

2. Le portrait qui va suivre se retrouvera plusieurs fois. En voici l'équivalent, d'abord dans les *Caractères* inédits de 1703 (Musée britannique, ms. Addit. 29 507, fol. 33) : « Il est d'une petite taille, et est borgne. Il avoit besoin de toute la faveur de son père, qui étoit dans le Contrôle général lorsque le fils fut fait secrétaire d'État. C'est un homme d'un génie fort commun, qui ne fait presque rien que par ses commis. Il n'y a point de fonds à faire sur lui pour les affaires importantes. » En 1700, Ézéchiel Spanheim disait de même (*Relation*, p. 422) : « Il est secouru par l'intendant général M. Arnoul et par plusieurs commis qui y sont consommés. — Joueur, dur, cruel, méprisé, glorieux, ambitieux. » Son cousin Phélypeaux, dans les mémoires inédits dont il a été parlé ci-dessus, p. 131, note 6, fait ce portrait : « Un vilain borgne, ayant assez d'esprit, mais aussi mal tourné que son corps, qui l'étoit infiniment; d'ailleurs le cœur très mauvais, ne voulant point d'amis, ni obliger qui que ce soit, mais faisant le mal pour le mal même, sans intérêt et par générosité. » L'âge l'avait donc bien changé, si c'est en toute sincérité que Vauban, dix ans auparavant, dirigeant la tournée de Jérôme en Bretagne, écrivait à son père (lettre citée par Jal, dans le *Dictionnaire critique*, p. 1232) : « Il est affable, doux et honnête, fort attaché à ce qu'il doit apprendre, ne perdant pas un moment de temps de voir et de s'instruire. Il a bon esprit, et son honnêteté lui attire fort l'estime des officiers de la marine. »

3. Capable de toutes les noirceurs.

4. Cet adverbe, en abrégé, est ajouté en interligne.

5. En 1724, le commissaire de police Narbonne dit encore (*Journal*, p. 114-115) : « Il étoit très malfaisant. Il se faisoit une règle étroite de ne pas rendre justice, même à la recommandation de son père. Après la mort de Louis XIV, le duc d'Orléans ôta tous ses emplois au comte de Pontchartrain; le Chancelier étant allé le voir, il lui dit que, s'il trouvoit une seule personne qui dît du bien de son fils, il le conserveroit dans ses emplois. » Notre auteur a résumé ailleurs, en

jusque de sa femme, qui, avec beaucoup d'esprit, étoit l'agrément, la douceur, la complaisance, la vertu même, et l'idole de la cour ; barbare jusqu'avec sa mère : un monstre en un mot, qui ne tenoit au Roi que par l'horreur de ses délations de son détail de Paris[1], et une malignité telle, qu'elle avoit presque rendu d'Argenson bon. Un amiral étoit sa bête, et un amiral bâtard du Roi son bourreau ; il n'y avoit rien qu'il n'eût[2] fait contre sa charge, et, pour l'empêcher de la faire, point d'obstacles qu'il n'eût semés sur son chemin, rien qu'il n'eût employé pour l'empêcher de commander la flotte, et, après, pour rendre cette flotte inutile, comme il y avoit réussi l'année précédente de celle-ci[3]. Il lui disputa tous ses honneurs, toutes ses distinctions, ses pouvoirs encore davantage, et lui en fit retrancher des uns et des autres qui, par leur nature et par leur exemple, ne pouvoient être, et n'avoient pas été contestés. Cela fut hardi contre un fils de la personne, bien plus que si c'eût été contre un fils de France ; mais il sut prendre le Roi par son foible, balancer le père naturel par le maître, s'identiser[4] avec le Roi, et lui persuader qu'il ne s'agissoit de l'autorité qu'entre le Roi et l'amiral. Ainsi le fils de l'amour disparut aux yeux d'un maître, toujours maître de préférence infinie à tout autre sentiment. Sous ce voile, le secrétaire d'État le fut entièrement, et nourrit le comte de Toulouse de contretemps pour le faire échouer, et de dégoûts à le mettre au désespoir, sans qu'il pût que très légèrement se[5] défendre. Ce fut un spec-

deux mots (notre tome VI, p. 559), que c'était « en tout et par tout le contradictoire parfait de son père. »

1. Comme secrétaire d'État de la maison du Roi. — 2. *Eut*, au manuscrit.

3. Il a dit seulement (tome XI, p. 312) que le comte de Toulouse et son mentor le maréchal de Cœuvres n'avaient pas eu des forces « bastantes pour se mesurer avec les Anglois et les Hollandois. »

4. Ce verbe, qui se retrouve dans l'Addition correspondante, n'est pas donné dans les dictionnaires ; Littré lui-même ne l'a point relevé. *Identifier* ne paraît dater que de Voltaire et de Rousseau.

5. *Ce*, dans le manuscrit.

tacle public à la mer et dans les ports où la flotte toucha, qui indigna toute la marine, où Pontchartrain étoit abhorré, et le Comte adoré par son accès facile, sa douceur, sa libéralité, son application, sa singulière équité[1]. Le maréchal de Cœuvres, M. d'O et tous les autres chefs de degré ou de confiance ne furent pas mieux traités : tellement qu'ils excitèrent tous le Comte à ce qu'il s'étoit déjà proposé, qui étoit de perdre Pontchartrain en arrivant, par montrer au net les contretemps et leurs suites, et le secrétaire d'État comme l'auteur de malice méditée, et, de là, par effort de crédit auprès du Roi. Il falloit l'audace de Pontchartrain pour s'être mis en ce danger, prévu et déploré souvent et inutilement par son sage père, par sa mère et par sa femme. L'ivresse dura jusqu'au retour du comte de Toulouse, que la famille fut avertie de

1. « Le 18 juin, selon les *Mémoires de Sourches* (tome VIII, p. 396), on disoit que le comte de Toulouse étoit toujours à la grande rade de Toulon, faisant tous les efforts imaginables et de ses soins et de sa bourse.... » Et l'annotateur a ajouté : « Cela donna occasion à un sanglant démêlé entre le comte de Toulouse et le comte de Pontchartrain, les créatures du Comte jetant feu et flamme contre ce secrétaire d'État de la marine pour n'avoir pas trouvé tout ce qu'ils croyoient trouver à Toulon, et celui-ci rétorquant l'argument contre eux, et disant hautement que c'étoit la faute des commandants de la flotte de n'avoir pas attaqué les ennemis, qui n'étoient nullement aussi forts qu'ils l'avoient mandé. » Comparez *ibidem*, p. 399 et 401-402. Dans la correspondance publiée par M. Communay en 1885, le duc de Gramont donne à entendre que, sous main, Pontchartrain faisait décrier toutes les manœuvres et les opérations de l'amiral. Mais la Feuillade, encore qu'il accusât toujours le « vilain borgne, » écrivait à son beau-père, à propos du siège de Nice projeté, le 6 avril 1704 (recueil Esnault, tome II, p. 10) : « Je suis convaincu qu'il n'y a point eu de mauvaise volonté de la part de M. de Pontchartrain ; les galères ont été dans leur assoupissement ordinaire. » Il est juste de faire remarquer que, si l'amiral et ses amis se plaignaient de n'avoir pas des forces suffisantes, un illustre conseiller de Pontchartrain, Vauban, était formellement d'avis qu'il fallait « renoncer à la vanité des grandes armées navales, » mais plutôt employer les vaisseaux du Roi à faire la course avec des escadres de soutien, et à ruiner ainsi le commerce des Anglais et des Hollandais. Voyez sa lettre du 24 octobre 1706, dans le *Dictionnaire critique* de Jal, p. 1233-1234.

toutes parts de l'orage, et Pontchartrain lui-même, par l'accueil qu'il reçut de l'amiral et des principaux de la flotte. Aussi abject dans le danger qu'audacieux dans la bonace[1], il tenta tout à la fois pour prévenir sa chute, et n'en remporta que des dédains. Enfin, le jour venu où le Comte devoit travailler seul à fonds avec le Roi pour lui rendre un compte détaillé de son voyage, et de tout faire pour perdre Pontchartrain, sa femme[2] prit sur sa modestie et sur sa timidité naturelle de l'aller trouver chez Mme la duchesse d'Orléans, et le[3] forcer à entrer seul avec elle dans un cabinet. Là, fondue en larmes[4], reconnoissant tous les torts de son mari, exposant quelle seroit sa condition à elle, si il étoit perdu selon ses mérites, elle désarma l'amiral, et en tira parole de tout oublier, pourvu qu'à l'avenir le secrétaire d'État ne lui donnât pas lieu de rappeler l'ancien avec le nouveau. Il avoua qu'il n'avoit jamais pu résister à la douceur et à la douleur de Mme de Pontchartrain, et que, quelque résolution qu'il eût faite, les armes lui étoient tombées des mains en considérant quel seroit le malheur de cette pauvre femme entre les mains d'un cyclope furieux de sa chute, qui n'auroit plus rien à faire dans son délaissement que de la tourmenter[5].

Suites funestes à l'État.

Ce fut ainsi que Pontchartrain fut sauvé; mais il en coûta cher à l'État : la peur qu'il eut de succomber sous la gloire ou sous la vengeance d'un[6] amiral fils du Roi le

1. Ce mot « ne se dit guère que de la mer » (*Académie*, 1718).
2. Mme de Pontchartrain.
3. Avant *le*, il a biffé *là*, surchargeant *de* et reporté plus loin.
4. Emploi de *fondu* que ne donnait pas *l'Académie*. Ci-après, p. 503.
5. Le Comte était revenu le 10 novembre. Dangeau dit, le 23 (p. 184) : « Hier, avant le conseil de finances, le Roi travailla avec M. le comte de Toulouse et M. de Pontchartrain. Il avoit paru, au retour de M. le comte de Toulouse, qu'il n'étoit pas content de M. de Pontchartrain, qui prétend n'avoir eu aucun tort avec ce prince, et qui prend le Roi à témoin de sa conduite. C'est lui seul qui peut en savoir le fond. » C'est sur ce passage du *Journal* que notre auteur a fait l'Addition, base du présent passage des *Mémoires*.
6. *D'un* surcharge *de l'*.

détermina à perdre lui-même la marine, pour la mettre hors d'état de revoir l'amiral à la mer. Il se le promit, et se tint exactement parole : cela ne fut que trop bien vérifié depuis par les faits[1], et que les débris de la marine ne l'appauvrirent pas. Le comte de Toulouse ne revit plus ni port ni vaisseaux[2], et il ne sortit depuis que de très foibles escadres, et le plus rarement qu'il se put. Pontchartrain eut l'impudence de s'en applaudir devant moi[3].

Mort de Caylus; caractère de sa femme.

Au commencement de novembre mourut, sur la frontière de Flandres[4], un homme qui fit plaisir à tous les siens[5] : ce fut Caylus, frère de celui d'Espagne et de

1. *Faits* surcharge des lettres illisibles.

2. En 1705, on crut d'abord que l'amiral ferait une nouvelle campagne (*Dangeau*, p. 231; *Sourches*, p. 161); mais tous les armements commencés furent suspendus au dernier moment. En 1706, nous verrons M. de Toulouse reprendre la mer; mais il se retirera devant la flotte anglaise, encore supérieure en nombre. Depuis lors, est-ce la haine de Pontchartrain qui l'empêcha de servir, ou bien simplement la maladie des reins dont lui-même commençait à souffrir?

3. Notre auteur ignore, oublie ou dissimule que l'on accusait le père de Pontchartrain d'avoir commencé cette ruine de la marine dès le jour où il avait succédé à Seignelay. Deux personnages considérables dans l'administration navale, Bonrepaus et Valincour, l'un attaché à Seignelay, l'autre à l'amiral, ont précisé ces accusations, que j'ai résumées, en 1877, dans *M. de Bonrepaus, la marine et le désastre de la Hougue*.

4. « M. de Caylus mourut, il y a quelques jours, à Bruxelles » (*Dangeau*, p. 179-180, 16 novembre). Même mention dans les *Mémoires de Sourches*, p. 129; article dans le *Mercure* de décembre, p. 189-192. Voyez sa notice ci-après, Additions et corrections, p. 614.

5. C'est-à-dire dont la mort fit plaisir à tous les siens. Mme de Maintenon écrivait au maréchal de Villeroy, général de l'armée où servait Caylus (*Correspondance générale*, tome V, p. 276-277, 15 novembre) : « Il ne me paroît pas, Monsieur, que vous ayez d'autres affaires en Flandre que de suivre la maladie de M. de Caylus. Je ne sais si je suis la dupe des soins que vous avez pris dans cette occasion; mais il vaut encore mieux l'être que de manquer de reconnoissance. Recevez donc, Monsieur, les assurances de la mienne.... Vous avez conduit cette affaire au gré de tout le monde; Dieu veuille lui faire miséricorde! Le monde n'en a pas pour lui. » Le même jour, Mme de Maintenon adressa ses condoléances à la veuve, mais sur un ton contraint et sec qui s'explique par ce fait que les tendances ou apparences jansénistes dont

l'évêque d'Auxerre, cousin germain d'Harcourt, qui avoit épousé la fille de Villette, lieutenant général des armées navales[1], cousin germain de Mme de Maintenon, qui avoit toujours pris soin d'elle comme de sa propre nièce[2]. Jamais un visage si spirituel, si touchant, si parlant, jamais une fraîcheur pareille[3], jamais tant de grâces ni plus d'esprit, jamais tant de gaieté et d'amusement, jamais de créature plus séduisante[4]. Mme de Maintenon l'aimoit à ne se pouvoir passer d'elle, au point de fermer les yeux sur une conduite que Mme de Montchevreuil avoit autrefois trop éclairée[5],

il va être question tout à l'heure les avaient brouillées momentanément et gênaient la « tante » qui l'avait élevée.

1. Ci-dessus, p. 217. — 2. Voyez ci-dessus, p. 261.

3. *Pareilles*, au pluriel, dans le manuscrit.

4. Comparez le *Mercure*, à propos de la mort du mari, décembre 1704, p. 191-192, et ci-après, p. 558, la notice FABERT. Le portrait de la comtesse peint par Rigaud, et gravé par Daullé en 1743, n'est que de l'extrême vieillesse; mais elle est représentée en habit d'hiver dans la collection de modes de Bonnart, 1694.

5. Quand on avait marié Mme de Caylus, comme elle n'était âgée que de quinze ans à peine, Mme de Maintenon l'avait laissée d'abord sous la direction de sa belle-mère, puis, ne s'entendant pas avec celle-ci, l'avait envoyée à Saint-Germain, sous la férule de la terrible Mme de Montchevreuil. Saint-Simon a raconté ailleurs (notre tome VI, appendice XXI, p. 589) que cette nièce bien-aimée et la fille même de Mme de Montchevreuil « ne laissèrent pas d'être prises sur le fait, sans qu'elle se fût aperçue de rien, et chassées avec scandale. » Sur le mariage Caylus, 14-15 mars 1686, voyez *Dangeau*, tome I, p. 310-311, *Sourches*, tome I, p. 367, les propres *Souvenirs de Mme de Caylus*, p. 164, et surtout ces pages des *Mémoires de l'abbé de Choisy*, tome I, p. 191-192 : « Mlle de Mursay avoit tout ce qu'il faut pour se bien marier : une protection si puissante, que la fortune de son mari paroissoit immanquable; les jeux et les ris brilloient à l'envi autour d'elle; son esprit étoit encore plus aimable que son visage; on n'avoit pas le temps de respirer, ni de s'ennuyer, quand elle étoit quelque part; toutes les Champmeslé du monde n'avoient point ces tons ravissants qu'elle laissoit échapper en déclamant, et, si sa gaieté naturelle lui eût permis de retrancher certains petits airs un peu coquets que toute son innocence ne pouvoit pas justifier, c'eût été une personne tout accomplie.... » L'abbé raconte ensuite que ce mariage, trouvé bien médiocre pour une si charmante personne, était un témoignage de la modération de Mme de

et qui, n'étant pas devenue meilleure dans le fonds, avoit encore des saillies trop publiques. Son mari, blasé, hébété [Add. StS. 592] depuis[1] plusieurs années de vin et d'eau-de-vie, étoit tenu à servir hiver et été sur la frontière, pour qu'il n'approchât ni de sa femme, ni de la cour[2]. Lui aussi ne demandoit pas mieux pourvu qu'il fût toujours ivre[3]. Sa mort fut donc une délivrance dont sa femme ni ses plus proches

Maintenon, qui avait repoussé avec beaucoup de dignité la demande de Boufflers. — Le Roi ajouta aux « droits et espérances » de la demoiselle une somme de cinquante mille livres, comme on le verra dans le contrat reproduit ci-après, appendice XIII. Il donna en outre, le 27 avril suivant, un collier de perles valant vingt-huit mille deux cents livres (ms. Arsenal 4267, p. 137; *Correspondance de Bussy-Rabutin*, tome V, p. 522-523).

1. *Depuis* corrige *de pl*[*usieurs*].

2. Capitaine de cavalerie à la suite lorsqu'il se maria, mais pourvu d'un régiment de dragons dès le commencement de la guerre de 1688, il suivit Monseigneur, comme menin et comme aide de camp, au siège de Philipsbourg et aux autres, y servit très utilement, dit la *Gazette*, et fut blessé à Fleurus, puis à la défense de Namur, en 1695. Il était employé à l'armée de Boufflers en Flandre, lorsque le Roi le créa lieutenant général (23 décembre 1702). Le 14 février suivant, il fut autorisé à lever une compagnie de cent volontaires à pied, qui, selon le *Mercure* (mars 1703, p. 244-246, et mai, p. 154-156), rendit de bons services aux maréchaux de Villeroy et de Boufflers. — Il ne portait que le titre de comte parce que sa mère (ci-dessus, p. 261), veuve depuis la fin de 1679, vivait encore. Il avait perdu plusieurs enfants. L'aîné de ceux qui lui restaient, ondoyé le 31 octobre 1692, venait de débuter fort bien à la cour malgré son jeune âge; c'est celui qui devint célèbre comme savant archéologue et collectionneur. Un autre, né en 1698, fut lieutenant général aux colonies.

3. Mme de Maintenon avait vainement essayé, dès le premier jour, de le tirer de l'engourdissement. Dans une lettre du 24 juin 1686, à M. de Jussac, qui n'a pas été comprise dans les recueils modernes, elle disait : « Il faut qu'il hasarde quelque chose. Combien y en a-t-il qui font leur fortune n'ayant rien du tout, et que ne doit point faire un jeune homme poussé et soutenu de tous côtés!... On n'a jamais tout à la fois. Je le puis servir, mais non pas lui donner de l'argent, dont j'ai assurément fort peu. » (Répertoire d'autographes de M. Étienne Charavay.) Plusieurs des lettres insérées dans le tome III de la *Correspondance générale*, p. 80, etc., témoignent de la persistance de ces efforts.

ne se contraignirent pas de la trouver telle. Mme de Maintenon se tint toujours dans la chambre de cette belle à son mariage[1], à recevoir les visites, et la princesse d'Harcourt, servante à tout faire, chargée des honneurs à tout ce qui y venoit[2]. Mme de Caylus s'échappoit tant qu'elle pouvoit chez Madame la Duchesse, où elle trouvoit à se divertir[3]. Elle aimoit le jeu sans avoir de quoi le soutenir, encore mieux la table, où elle étoit charmante[4] ; elle excelloit dans l'art de contrefaire, et surpassoit les plus fameuses actrices à jouer des comédies ; elle s'y surpassa à celles

1. Ces trois mots sont en interligne, au-dessus de *vefve*, biffé.

2. Ces détails ne sont pas pris à Dangeau (tome I, p. 309-310), qui dit simplement, le 14 mars 1686 : « M. le comte de Quélus (*sic*) épousa Mlle de Murcé (*sic*), à minuit, dans la chapelle. Toute la cour a été voir aujourd'hui la mariée, qu'on a trouvée bien plus jolie que quand elle entra dans le couvent. » Ils ne se trouvent pas non plus dans les *Mémoires de Sourches*, tome I, p. 367, qui font cette réflexion : « Grand mariage pour une fille qui avoit si peu de bien ! Mais la faveur fait ordinairement ces sortes d'effets, et l'on ne s'étonne point que l'espérance d'une puissante protection fasse passer par-dessus toutes les autres considérations. » Notre auteur avait alors onze ans ; s'est-il souvenu de ce qu'il avait entendu raconter, sinon vu lui-même ?

3. La jeune femme arriva à la cour en 1687. En ce temps-là, le Roi l'emmenait à Marly dans son propre carrosse, avec l'autre « nièce » de Mme de Maintenon, Mme de Mailly, et la comtesse de Mornay (Coëtquen), belle-fille de Mme de Montchevreuil. Les deux premières de ces « trois comtesses, » comme on les appelait, reçurent pour logement à Versailles l'ancien appartement des filles de la Reine : voyez le *Journal de Dangeau*, tome II, p. 97 et 98. C'est alors que Mme de Caylus, comme elle le raconte elle-même (*Souvenirs*, p. 164-165), s'attacha à Madame la Duchesse malgré les remontrances de sa tante et protectrice.

4. Dans le délicieux portrait que l'abbé Gédoyn fit plus tard d'elle, comme un type d'urbanité, d'aisance, de naturel et de simplicité (*Œuvres diverses*, éd. 1745, p. 229), il dit : « Après qu'on avoit admiré la droiture de son bon sens dans les conversations sérieuses, si on se mettoit à table, elle en devenoit la déesse.... Elle répandoit une joie si douce et si vive, un goût de volupté si noble et si élégant, dans l'âme de ses convives, que tous les âges et tous les caractères paroissoient aimables et heureux : tant est surprenante la force, ou plutôt la magie, d'une femme qui possède de véritables charmes ! »

d'*Esther* et d'*Athalie* devant le Roi[1]. Il ne la goûta pourtant jamais, et fut toujours réservé, même sévère, avec elle; cela surprenoit et affligeoit Mme de Maintenon[2]. Je me suis étendu sur Mme de Caylus, qui, après de longs revers, fit enfin une sorte de personnage. Ce[3] revers étoit arrivé; plusieurs imprudences en furent cause. Il y avoit trois ou quatre ans qu'elle étoit chassée de la cour et réduite à demeurer à Paris[4].

Le feu Roi, qui n'aimoit la dignité que pour lui, et qui aimoit la majesté de sa cour, regrettoit toujours celle des cercles de la Reine sa mère, parmi lesquels il avoit été nourri, et dont la splendeur finit avec elle[5]. Il essaya de les soutenir chez la Reine sa femme, dont la bêtise et l'étrange

Cercles. [*Add. St-S. 593*]

1. Son succès dans *Esther*, en 1689, a déjà été rappelé dans notre tome VI, p. 172 et 173. Quant à *Athalie*, qui fut répétée seulement, en janvier et février 1691, devant une assistance très restreinte, rien ne prouve que Mme de Caylus y ait eu un rôle, ni dans les mentions du *Journal de Dangeau* ou des *Mémoires de Sourches*, ni dans les *Souvenirs*, où elle-même a raconté (p. 143-149) comment ce fut précisément le trop grand succès des actrices qui fit renoncer le Roi et Mme de Maintenon à continuer ce divertissement.

2. C'est encore elle-même qui a raconté (p. 170) comment, en 1692, le Roi découvrit qu'elle avait fait pour son amie Madame la Duchesse des « portraits vifs de Mme de Montchevreuil et de sa dévotion, » et que « ces plaisanteries, qui lui avoient paru innocentes,... disposèrent les esprits à recevoir les impressions désavantageuses qui lui firent enfin quitter la cour pour quelque temps. » Mme de Maintenon l'avait cependant avertie « qu'il n'y avoit rien de bon à gagner avec ces gens-là. »

3. Tout ce qui suit a été ajouté après coup à la fin du paragraphe.

4. On verra plus loin, p. 407-411, les motifs de cette disgrâce. Elle remontait à septembre 1696, époque où Dangeau annonce (tome V, p. 476) que son logement du château a été donné à la marquise du Châtelet, et ne parle plus d'elle ensuite. Les *Mémoires de Sourches* disent que le Roi, en mars 1699, lui permit de revenir à la cour, en même temps que Mme de Saint-Géran, et qu'elle refusa : voyez notre tome VI, p. 135, note 6. Selon la *Gazette d'Amsterdam* de 1697, n° LXXVII, une première permission de revenir lui avait été donnée à la mi-septembre de cette année-là. — A Paris, les deux époux habitaient un hôtel de la rue de Vaugirard.

5. Tomes I, p. 218, et IV, p. 315-316.

langage les éteignirent bientôt[1]. Le Roi, qui ne s'en pouvoit départir, les releva du temps de Madame la Dauphine, après la mort de la Reine[2]. Elle avoit[3] l'esprit, la grâce, la dignité et la conversation très propres à cette sorte de cour; mais les incommodités de ses fréquentes grossesses, celles des longues suites de ses couches, la longue maladie qui dura depuis la dernière jusqu'à sa mort, les interrompirent bientôt[4]. L'excessive jeunesse, pour ne pas dire l'enfance, de Mme la duchesse de Bourgogne, ne permit pas d'y penser depuis son arrivée jusqu'en ce temps-ci, que le Roi, toujours touché des cercles, la crut assez formée pour les tenir[5]. Il voulut donc que, tous les mardis, qui est le jour que tous les ministres étrangers sont à Versailles[6],

1. Comparez la notice COISLIN, dans les *Écrits inédits*, tome VI, p. 224-225. Il est parlé de ces cercles de la reine Marie-Thérèse dans le *Journal du voyage du cavalier Bernin*, p. 157, dans les *Lettres de Mme de Sévigné*, tome II, p. 134-135, etc.

2. *Écrits inédits*, tome VI, p. 225.

3. L'initiale d'*avoit* surcharge un *e*.

4. Voyez les *Lettres de Mme de Sévigné*, en 1680, tome VI, p. 322-323. Mme de Caylus raconte (*Souvenirs*, p. 106-108) que le Roi, voyant la Dauphine répondre mal à ses prévenances, la laissa dans sa solitude, et que toute la cour, par suite, l'abandonna. D'ailleurs, les contemporains s'accordent sur sa mauvaise santé et sur son caractère de lendore.

5. Il oublie qu'une première reprise des cercles chez la jeune princesse a eu lieu au moment du mariage, et que lui-même nous a décrit celui du 8 décembre 1697 (tome IV, p. 315-316), puis celui du mardi 13 janvier 1699, pour l'audience de l'ambassadrice anglaise (tome VI, p. 89-90).

6. Voyez notre tome V, p. 66, note 2. Les *Mémoires de Pontchartrain* prouvent que ces audiences de huitaine ou de quinzaine, générales pour tous les ministres étrangers, étaient déjà fixées au même jour sous Louis XIII. Après avoir été reçus par le Roi, s'il y avait lieu (voyez le *Journal de Dangeau*, tome X, p. 325 et 334), et après avoir causé ou conféré avec le secrétaire d'État, comme ils se trouvaient éloignés de leur résidence, l'introducteur des ambassadeurs les emmenait dîner à la table du grand chambellan : voyez la *Relation de Spanheim*, p. 150 et 213. Quand le Roi était à Marly, les ambassadeurs ne pouvant s'y présenter, M. de Torcy les recevait à Paris (*Sourches*, tome XII, p. 26). Ses bureaux conservaient un mémorandum de ces

Mme la duchesse de Bourgogne dînât seule, servie par ses gentilshommes servants, qu'il y eût à son dîner force dames assises et debout, et qu'ensuite elle tînt un cercle où Mme la duchesse d'Orléans, les princesses du sang et toutes les dames assises et debout se trouvassent avec tous les seigneurs de la cour. Cet ordre commença à s'exécuter de la sorte à la mi-novembre de cette année[1], et se continua quelque temps; mais la représentation sérieuse, et l'art d'entretenir et de faire entretenir un si grand monde n'étoit pas le fait d'une princesse vive, timide en public, et encore bien jeune : peu à peu elle en brûla[2],

audiences, que nous retrouvons, de 1680 à 1724, dans les volumes *France* 297-313 du Dépôt des affaires étrangères.

1. *Dangeau*, p. 181, mardi 18 novembre : « Le Roi donna le matin audience à l'ambassadeur de Venise, qui fit ici son entrée.... Mme la duchesse de Bourgogne lui donna audience l'après-dînée.... Mme la duchesse de Bourgogne avoit dîné à son grand couvert, seule à table, servie par ses gentilshommes servants, ce qui ne lui étoit pas arrivé depuis plus de quatre ans; elle en usera de même tous les mardis. Il y avoit beaucoup de dames à son dîner, après lequel il y eut un grand cercle, où Mme la duchesse d'Orléans et Madame la Duchesse vinrent, et ce cercle dura assez longtemps avant que l'ambassadeur arrivât, et finit après l'audience. » Ce qu'il y avait de nouveau, c'était seulement que la princesse dînât en public. Selon les *Mémoires de Sourches* (p. 132), il s'y trouva quinze duchesses et soixante autres dames, comme au grand couvert du Roi. Au cercle de l'après-dînée, encore plus nombreux, on compta quarante duchesses et plus de cent dames, à cause de l'audience de l'ambassadeur, et il fut décidé que ce train continuerait deux fois par semaine durant tout l'hiver. L'inaction forcée pendant les derniers mois de grossesse avait singulièrement pesé à la duchesse de Bourgogne, et, la veille même de ses relevailles, le mardi 29 juillet, au matin, elle avait « reçu les compliments de tous les ministres étrangers couchée dans son lit, avec tous les ornements les plus galants et les plus magnifiques. » Puis, le soir, après être allée dîner chez Mme de Maintenon, elle s'était remise au lit, les rideaux tout ouverts, et avait tenu ainsi un cercle magnifique, où étaient venus le roi d'Angleterre, sa mère, et le Roi lui-même (*Dangeau*, p. 81; *Sourches*, p. 30 et 31).

2. *Brûler* un devoir, une obligation, comme *brûler* une carte, c'est-à-dire les mettre de côté, s'en débarrasser par omission volontaire. Le *Dictionnaire de l'Académie* ne donnait pas cette acception.

et, à la fin, ils cessèrent[1], sans qu'ils aient été rétablis depuis[2].

Berwick de retour d'Espagne.

Le duc de Berwick avoit appris son rappel étant à la tête de son armée en présence des ennemis; il avoit continué à donner ses ordres sans la moindre émotion[3]. Ils trouvèrent moyen de se retirer en lieu où ils ne purent être attaqués; alors Berwick rendit publique la nouvelle qui le regardoit comme s'il n'eût pas été question de lui[4]. Outre qu'il étoit froid et naturellement silencieux, fort maître de soi[5] et grand courtisan, peut-être que, content d'avoir dépassé les lieutenants généraux par le commandement en chef d'une armée, il regretta peu un pays où il avoit trouvé tant de mécomptes, et une cour si passionnée où il n'y avoit de salut ni de résolution que par la reine et par l'esprit absent de la princesse des Ursins. Tessé et lui se rencontrèrent arrivant à Madrid chacun de son côté; ils conférèrent, et Berwick prit aussitôt congé, et salua le Roi à Versailles, le 3 décembre[6].

1. Nous voyons encore grande toilette, grand couvert et grand cercle le 10 février 1705 : *Dangeau*, p. 253.

2. Madame en donnait plus tard cette raison (recueil Brunet, tome II, p. 240; comparez le recueil Jaeglé, tome III, p. 75) : « Il n'y a plus de cour en France, et c'est la faute de la Maintenon, qui, voyant que le Roi ne voulait pas la déclarer reine, ne voulut plus qu'il y eût de grandes réceptions, et persuada à la jeune Dauphine de se tenir dans sa chambre à elle, où il n'y avait plus de distinction de rang, ni de dignité.... »

3. C'est Dangeau qui dit cela textuellement (p. 163). Berwick, en effet, était en présence de l'ennemi, le 7 octobre, lorsque lui arrivèrent à la fois de Madrid une permission de combattre, de Versailles (21 septembre) l'ordre de revenir, provoqué par le duc de Gramont (ci-dessus, p. 224-225. Il répondit à la lettre du Roi, sur un ton très sec : « Je serai toujours ravi de tout ce qui pourra contribuer au bien du service, » mais déclara à Chamillart qu'il s'en rapportait à la justice du Roi pour démêler sa droiture des intrigues où il s'était trouvé (Dépôt de la guerre, vol. 1788, n° 258, et vol. 1789, n°s 10, 43, 86 et 92-94).

4. Dangeau dit seulement : « Il continua à donner ses ordres avec beaucoup de sang-froid, et ne marqua pas le moindre chagrin, ni la moindre altération; et on lui sait fort bon gré ici de cela. »

5. *Soy* surcharge *luy*. — 6. *Dangeau*, p. 176, 192 et 197.

Le marquis de Charost[1] et[2] les ducs ses père et grand-père[3] vinrent dîner dans ma chambre à Marly, où il y avoit longtemps que je retournois[4], venant faire signer au Roi le contrat de mariage[5] du marquis de Charost et de la fille, devenue héritière[6], de la duchesse de Choiseul sœur de l'ancien évêque de Troyes Bouthillier, retiré, de la maréchale de Clérambault, etc., et de son premier mari, Brûlart, mort premier président du parlement de Dijon[7]. C'est elle que nous voyons remariée au duc de Luynes[8] et dame

Mariage du marquis de Charost et de Mlle Brûlart, depuis duchesse de Luynes et dame d'honneur de la Reine. [Add. St-S. 594]

1. Louis-Joseph de Béthune, marquis de Charost, né en juillet 1681, mousquetaire en 1699, capitaine de cavalerie en 1701, colonel en 1702, passera brigadier en 1708, mais sera tué à Malplaquet, le 11 septembre 1709. Sur son mariage, voyez le *Mercure* de janvier 1705, p. 208-211.

2. *Et* surcharge *se*, et ensuite *pères* est au pluriel.

3. Armand Ier, dit le duc de Béthune depuis sa cession de 1695, et Armand II, duc actuel de Charost : tomes III, p. 93, et V, p. 174. Nous savons déjà que le second est ami intime de notre auteur, quoique plus âgé de douze ans.

4. Ci-dessus, p. 51, et ci-après, p. 401. Comparez nos tomes X, p. 63, et XI, p. 357.

5. Le mercredi 17 décembre, à Marly, « le Roi, avant que d'entrer au Conseil, signa le contrat de mariage du marquis de Charost avec Mlle Brûlart. Il avoit permis aux ducs de Béthune et de Charost de venir ici pour cela. La noce se fera demain à Paris, chez la duchesse de Choiseul, mère de la mariée. » (*Dangeau*, p. 201.) On comptait (*ibidem*, p. 199) que la mariée aurait un million de bien. Elle s'appelait Marie Brûlart (tome VI, p. 184), et mourut à Versailles, le 11 septembre 1763, dans sa soixante-dix-neuvième année, n'ayant eu du marquis de Charost qu'une fille, morte jeune, et point d'enfants du second mariage dont il va être parlé. Elle avait dû épouser le vidame d'Amiens (note du duc de Luynes sur le *Journal de Dangeau*, tome IX, p. 353, et ci-dessus, p. 5, note 3).

6. Par la mort de son frère, tué à la bataille de Spire : *Sourches*, p. 146 ; *Dangeau*, tome IX, p. 353.

7. Nous avons vu ce mariage du duc de Choiseul se faire en 1699.

8. Charles-Philippe d'Albert, fils aîné du duc de Montfort que nous venons de voir mourir prématurément (p. 210), né le 30 juillet 1695, épousera, en 1710, l'héritière de Bourbon-Soissons et de Neuchâtel, et se remariera, le 13 janvier 1732, avec la marquise de Charost. Il n'eut point d'autre emploi que celui de mestre de camp de cavalerie (1719-1732), mais s'occupa beaucoup d'histoire, et tint plusieurs journaux de la cour pour faire suite à celui de son grand-père Dangeau. On n'en a pu-

d'honneur de la Reine, lorsque la maréchale de Boufflers, qui l'avoit été malgré elle[1], remit cette place[2] et se retira à Paris[3].

Mort de Mme de Gamaches.

La bonne femme[4] Gamaches[5], veuve du chevalier de l'Ordre, mère de Cayeux, qui alors prit le nom de Gamaches[6], mourut à plus de quatre-vingts ans[7]. Elle étoit fille[8] et sœur des deux Briennes Loménie, secrétaires d'État[9], et tante paternelle de sa belle-fille[10]. C'étoit une femme aimable, de beaucoup d'esprit[11], toute sa vie fort du grand monde, et qui conserva sa tête, sa santé et des amis jusqu'à la fin[12]. Elle avoit été amie[13] intime de Mme de Longue-

blié que la partie connue sous le nom de *Mémoires du duc de Luynes*, 1735-1758, où ses étroites et constantes relations avec notre auteur, leurs communications réciproques de souvenirs ou d'idées sont souvent mises en lumière. Nous ne saurions laisser oublier que c'est lui, qui, en communiquant à Saint-Simon le manuscrit du *Journal de Dangeau*, l'a amené à composer les *Mémoires*. Il mourut à Dampierre le 2 novembre 1758, ayant eu le collier des ordres en 1748.

1. Le 27 avril 1725.

2. Ces deux mots sont ajoutés en interligne, l'auteur ayant biffé *la* avant *remit*.

3. Le 14 octobre 1735 : *Mémoires de Luynes*, tome I, p. 25 et 125-126.

4. Comme il dit : le bonhomme, pour un vieillard très âgé et respectable. Voyez le *Lexique de la langue de Molière*, par Ch. Livet, tome I, p. 268.

5. Marie-Antoinette de Loménie-Brienne : tome V, p. 98.

6. Voyez notre tome I, p. 104-105, et, en dernier lieu, notre tome X, p. 180; article dans le *Mercure* de janvier 1707, p. 128-131.

7. Le 8 décembre : *Dangeau*, p. 196 et 200; *Sourches*, p. 146. Dangeau dit : « *à près* de quatre-vingts ans, » ce qui est peut-être une mauvaise lecture des éditeurs, pour *plus*, car la marquise était dans sa quatre-vingt-unième année (*Gazette*, p. 600).

8. *Fille* surcharge *sœur*, et, plus loin, *Loménie* est en interligne.

9. Tome V, p. 98.

10. Louise-Madeleine de Loménie, mariée par contrat du 13 décembre 1680 (Arch. nat., Y 239, fol. 236 v°).

11. Auteur de deux des portraits qui composent la *Galerie de Mlle de Montpensier*.

12. Elle termina « une longue vie par une plus heureuse mort, » disent les *Mémoires de Sourches*.

13. *Anie*, au manuscrit.

ville depuis son dernier retour[1], et dans la plus étroite confiance de la princesse de Conti Martinozzi. J'ai ouï conter à mon père que, toutes les semaines, à jour pris, elles venoient toutes les deux dîner chez sa première femme, la meilleure amie qu'eût la princesse de Conti; que mon père alloit ce jour-là dîner chez ses amis, et qu'elles dînoient toutes trois la clochette sur la table[2] et passoient ensemble le reste du jour. Toutes deux alors étoient fort belles. J'en ai trouvé à la Ferté deux petits portraits en pied de ce temps-là, en pendants d'oreille, les plus agréables du monde, que j'ai conservés avec soin[3].

Enfin le vieux duc de Gesvres mourut aussi, et délivra sa famille d'un cruel fléau[4]. Il n'avoit songé qu'à ruiner

Mort du duc de Gesvres.

1. A propos de son père, dans le tome I, il a parlé à plusieurs reprises de cette princesse et du rôle joué par elle dans le parti de Condé et pendant la Fronde. Une première fois, en 1651, elle avait quitté momentanément la politique et la galanterie pour se retirer aux Carmélites de Bourges. C'est après l'amnistie générale de 1653 que son retour à la vertu et à la piété fut définitif, et il devint une vraie pénitence lorsqu'elle eut perdu son mari en 1663.

2. Voyez notre tome VI, p. 49, note 5. C'était une invention de ce fou de marquis de Rouillac pour dîner seul et sans valets à le regarder, selon Tallemant des Réaux (*Historiettes*, tome VI, p. 449).

3. L'inventaire de 1755 analysé par Armand Baschet (*le Cabinet du duc de Saint-Simon*, p. 62) ne mentionne que deux portraits peints sur toile, dans une petite pièce qui séparait la chambre à coucher du duc de sa bibliothèque. Le terme de *pendants d'oreille* serait-il pris ici au figuré, comme ci-dessus, p. 148?

4. Nous l'avons vu se remarier au commencement de 1703 : tome XI, p. 5-6. Il mourut le 9 décembre 1704 : *Dangeau*, p. 196; *Sourches*, p. 138, 139 et 145; ms. Nouv. acq. fr. 3618, n° 3673; *Mercure* du mois, p. 238-239. Il n'avait pas encore quatre-vingt-deux ans, tandis que sa fille arriva presque à quatre-vingt-trois, ses deux fils à quatre-vingt-quatre et à quatre-vingt-huit. Depuis bien des mois, les médecins l'avaient condamné. Le 10 mai précédent, Mme d'Huxelles écrivait : « Tous ses enfants sont chez lui, y couchant et y mangeant. La jeune femme tâche d'avoir quelque bribe. Elle lui demanda, l'autre jour, un beau meuble non achevé et sa croix de l'Ordre de diamants : ce qu'il accorda; mais, comme tout est inventorié, il fallut en parler au duc de

ses enfants, et y avoit parfaitement réussi[1]. J'ai assez parlé[2] de cette espèce[3] de monstre pour n'avoir rien à y ajouter[4]. Le duc de Tresmes avoit depuis longtemps la survivance de sa charge[5] et de la capitainerie de Montceaux[6]; il eut, le lendemain de cette mort, le gouvernement de Paris[7].

Mort du président Payen.

Le président Payen[8], homme d'esprit, de bonne compagnie, et qui étoit assez parmi le grand monde et les gens de la cour[9], étant en ce temps-ci chez Armenonville,

Tresmes, qui répondit souhaiter que la dernière pièce fût d'un plus grand prix pour consentir à ce présent, estimé deux mille francs. »

1. Voyez un arrêt du Conseil, de 1706, dans le registre E 1735, fol. 177 et 284. Suivant un état conservé dans les Papiers du Contrôle général, Arch. nat., G⁷ 637, les payements faits de 1670 à 1689 s'étaient élevés à plus de quinze cent mille livres. Selon les *Mémoires de Sourches*, p. 148, les obsèques du duc coûtèrent cinquante mille livres, et tout autant son tombeau dans la splendide sépulture des Luxembourg, aux Célestins, qu'il avait fait réparer en 1702 : notre tome VI, p. 601, note 1 ; *Épitaphier du vieux Paris*, par M. Raunié, tome II, p. 418-419.

2. Particulièrement au tome VI, p. 403-416.

3. *Cette esperce*, au manuscrit.

4. Sa notice militaire est dans la *Chronologie* de Pinard, tome IV, p. 93-95. Rien de plus étrange que l'écriture et l'orthographe de ses lettres aux contrôleurs généraux.

5. Le père avait définitivement renoncé à faire son service de premier gentilhomme depuis novembre 1701 : *Dangeau*, tome VIII, p. 239-240; *Sourches*, tome VII, p. 152.

6. Tome VI, p. 422, note 6.

7. Le défunt avait eu ce gouvernement, renouvelable de trois en trois ans, et qui rapportait de trente à quarante mille livres, à la mort du duc de Créquy, le 13 février 1687 (Arch. nat., X¹ᴬ 8681, fol. 83-87), et les Gazettes du P. Léonard, ms. Fr. 10265, fol. 215, racontent comment le Roi lui en fit l'agréable surprise. Deux semaines plus tard, le 26 février 1687, il avait obtenu le justaucorps bleu. Son fils, pourvu par lettres du 10 décembre 1704, sera installé le 24 janvier 1705 : ci-après, p. 413.

8. Paul Payen, conseiller à la Cour des aides en 1671, président depuis le 8 mai 1681.

9. Famille de robe, mais bien alliée, qui avait sa sépulture aux Filles Saint-Thomas. Il n'y avait qu'une parenté éloignée entre le président et Mme de Lionne, ci-dessus, p. 40.

à Rambouillet[1], qu'il vendit depuis au comte de Toulouse[2], sortit un moment avant souper, hors la cour, apparemment pour quelque nécessité, et, comme il avoit de gros yeux sortants qui voyoient fort peu, il tomba dans le fossé, où on le trouva mort, la tête cassée sur la glace[3]. Il fut fort regretté[4]. Le Roi l'avoit chargé de gouverner les abbayes du Grand Prieur, et lui donnoit deux mille livres de pension[5] Il étoit vieux et point marié[6].

Bouligneux, lieutenant général[7], et Wartigny[8], maréchal Bouligneux et

1. Le duc d'Uzès, héritier par sa femme des Angennes, pour qui cette terre avait été érigée en marquisat, l'avait vendue à M. d'Armenonville en 1698. Voyez les monographies publiées par Auguste Moutié en 1850, par M. J. Maillard en 1891.

2. Cette vente se fera en 1705.

3. *Dangeau*, p. 206, 24 décembre; *Sourches*, p. 151; *Mercure* de janvier 1705, p. 173-174.

4. « Homme d'esprit et fort en commerce avec beaucoup de courtisans, » dit Dangeau.

5. *Dangeau*, p. 148, 11 octobre; *Sourches*, p. 95.

6. Après ce mot, il a biffé le paragraphe suivant : « Il mourut en ce mesme temps une personne des plus singulières, la Duch. d'Aiguillon, sœur du Duc de Richelieu et du père du M. de Richelieu gendre du duc Mazzarin, à près de 70 ans. »

7. Louis de la Palu, comte de Meilly, puis marquis de Bouligneux, débuta en 1682 au régiment du Roi, eut en 1684 le régiment d'infanterie de Limousin, fit toute la guerre suivante, et passa brigadier en 1693. Maréchal de camp depuis le 29 janvier 1702, il avait pris part à toutes les actions principales de l'armée d'Italie, et il venait d'être fait lieutenant général en février 1704. Il fut tué devant Verue le 14 décembre. (*Chronologie militaire*, tome IV, p. 520-521; V. des Diguères, *Étude sur les Médavy-Grancey*, p. 222-224; *Gazette* de 1705, p. 8; *Dangeau*, p. 211; *Mercure* de janvier 1705, p. 109-114.) De bonne maison bourguignonne et très riche, « assez adroit et fort honnête garçon, » il s'était refusé à épouser Mlle de Biron (*Sourches*, tomes I, p. 106, et II, p. 103).

8. César de Brouilly, marquis de Wartigny, entré aux dragons en 1676, mestre de camp en 1689, brigadier en 1702, maréchal de camp le 10 février 1704, venait de se défaire du régiment des dragons du Dauphin, qu'il avait eu en 1700. Il fut tué devant Verue le 27 octobre (*Dangeau*, p. 173; *Gazette* de 1704, p. 548; *Mercure* de novembre 1704, p. 281-284; Dépôt de la guerre, vol. 1778, n° 199; lettre à M. Desmaretz, dans les Papiers du Contrôle général, G[7] 555, 28 octo-

Wartigny tués devant Verue. Singularité arrivée à des masques* de cire.

de camp, furent tués devant Verue; deux hommes d'une grande valeur, mais tout à fait singuliers. On avoit fait, l'hiver précédent, plusieurs masques de cire de personnes de la cour, au naturel, qui les portoient sous d'autres masques, en sorte qu'en se démasquant, on y étoit trompé en prenant le second masque pour le visage, et c'en étoit un véritable, tout différent, dessous; on s'amusa fort à cette badinerie[1]. Cet hiver-ci, on voulut encore s'en divertir. La surprise fut grande lorsqu'on trouva tous ces masques naturels frais, et tels qu'on les avoit serrés après le carnaval, excepté ceux de Bouligneux et de Wartigny, qui, en conservant leur parfaite ressemblance, avoient la pâleur et le tiré de personnes qui viennent de mourir. Ils parurent de la sorte à un bal, et firent tant d'horreur, qu'on essaya de les raccommoder avec du rouge; mais le rouge s'effaçoit dans l'instant, et le tiré ne se put rajuster. Cela m'a paru si extraordinaire, que je l'ai cru digne d'être rapporté; mais[2] je m'en serois bien gardé aussi, si toute la cour n'avoit pas été, comme moi, témoin, et[3] surprise extrêmement, et plusieurs fois, de cette étrange singularité. A la fin on jeta ces deux masques.

Mort de la duchesse d'Aiguillon; son caractère.

Le 18 octobre[4], mourut à Paris la duchesse d'Aiguillon, sœur du duc de Richelieu, qui ne fut jamais mariée. C'étoit une des plus extraordinaires personnes du monde, avec beaucoup d'esprit[5]. Elle fit un mélange de vanité et

bre). Il y a une lettre de lui à Chamillart dans le recueil de l'abbé Esnault, tome I, p. 265. Voyez ci-après, p. 537, son éloge par Louville.

1. Il en a été parlé en 1700, tome VII, p. 55.

2. *Mais* est en interligne, au-dessus d'*et*, biffé.

3. *Témoin et* est en interligne.

4. Lisez : *décembre*. — *Dangeau*, p. 202; *Sourches*, p. 150; *Mercure* de janvier 1705, p. 181-185, et d'avril, p. 102-138; Éd. de Barthélemy, *la Marquise d'Huxelles*, p. 198-199, etc.

5. « Mme la duchesse d'Aiguillon, dit Dangeau, mourut à Paris, dans un couvent où elle étoit novice. Elle l'avoit été dans deux ou trois autres sans se faire religieuse. Elle signoit : LA DUCHESSE NOVICE, et étoit

* *Masque*, au singulier, dans le manuscrit.

d'humilité, de grand monde et de retraite, qui dura presque toute sa vie[1]. Elle se mit si mal dans ses affaires, qu'elle raccommoda depuis[2], qu'elle cessa d'avoir un carrosse et des chevaux. Elle auroit pu, quand elle vouloit sortir, se faire mener par quelqu'un ou se faire porter en chaise : point du tout; elle alloit dans ces chaises à roue qu'on loue, qu'un homme traîne, et qu'un petit garçon pousse par derrière, qu'elle prenoit au coin de la rue[3]. En cet équipage elle s'en alla voir Monsieur, qui étoit au Palais-Royal, et dit à son traîneur d'entrer. Les gardes de la porte[4]

fort extraordinaire en tout. » Marie-Madeleine-Thérèse de Wignerod, née le 25 avril 1636, avait porté le nom de demoiselle d'Agenois avant de recueillir le titre ducal en 1675, et mourut au couvent de la rue Cassette.

1. Voyez *les Mariages dans l'ancienne société*, par M. Bertin, p. 149-151.

2. Voyez, en 1691, la *Correspondance administrative* publiée par Depping, tome II, p. 263-264.

3. C'est ce qu'on appelait alors, comme aujourd'hui, du sobriquet de *vinaigrette*. Sous Henri III et sous la première régence, Paris ne connaissait que les chaises à l'italienne, à peine couvertes, et portées par deux hommes; un privilège pour en établir dans Paris à l'usage du public fut accordé le 22 octobre 1617 à Pierre Petit, capitaine des guides, Jean Regnault d'Ézanville et Jean Douet. Ces chaises, qui reçurent un numérotage, se multiplièrent à tel point, qu'elles gênaient la circulation dans les rues ; mais elles furent perfectionnées si habilement, que, disent les *Lois de la galanterie*, « ayant été enfermé là-dedans sans se gâter le long des chemins, l'on en sort aussi propre que si l'on sortoit de la boîte d'un enchanteur. » Les inventeurs finirent par substituer deux roues à l'un des porteurs, et ces chaises roulantes, analogues à celles dont nous avons vu le Roi et Mme de Maintenon se servir (tomes II, p. 280, note 1, et V, p. 367, note 4), furent l'objet d'un nouveau privilège, accordé, le 28 septembre 1686, à Charles du Fresny de Rivière (Arch. nat., O[1] 30, fol. 321 v°). Dans les premiers temps, on voit Anne d'Autriche en donner une à M. de Caracène (*Gazette* de 1664, p. 1272-1273); Gourville et Mme de Sévigné en parlent. Il y en eut même à trois roues, inventées en 1693 (Jal, *Dictionnaire critique*, p. 350), et d'autres à quatre places, avec parasol (*Sévigné*, tome VII, p. 430). Toutes les chaises publiques, à porteurs ou roulantes, dépendaient de la petite écurie, dit l'*État de la France*, année 1698, tome I, p. 559.

4. Ces gardes de la porte du duc d'Orléans étaient au nombre de seize, appointés à deux cents livres chacun, avec un capitaine et un lieutenant (*État de la France*, 1702, tome II, p. 136).

le repoussèrent; il eut beau dire ce qu'il voulut, il ne put les persuader. Mme d'Aiguillon[1] laissoit disputer en silence. Comme elle se vit éconduite, elle dit tranquillement à son pousseur de la mener dans la rue Saint-Honoré; elle y arrêta chez le premier marchand de drap, et se fit ajuster à sa porte une[2] housse rouge[3] sur sa vinaigrette, et, tout de suite, retourna au Palais-Royal. Les gardes de la porte, bien étonnés de voir cet ornement sur une pareille voiture, demandèrent ce que cela vouloit dire. Alors Mme d'Aiguillon se nomma, et, avec autorité, ordonna à son pousseur d'entrer. Les gardes ne firent plus de difficulté, et elle alla mettre pied à terre au grand degré. Tout le Palais-Royal s'y assembla, et Monsieur, à qui on le conta[4], se mit à la fenêtre, et toute sa cour, pour voir cette belle voiture houssée[5]. Mme d'Aiguillon la trouva si à son gré, qu'elle y laissa sa housse, et s'en servit plusieurs années, ainsi houssée, jusqu'à ce qu'elle pût remettre son carrosse sur pied. Elle prit et quitta[6] plusieurs fois le voile blanc aux Filles du Saint-Sacrement de la rue Cassette[7], à qui elle fit

1. *Aiguillon* corrige un *E*. — 2. *Un*, dans le manuscrit.

3. Couverture de l'impériale que nous connaissons déjà comme réservée aux dames titrées, et l'un des insignes de la dignité ducale auxquels notre auteur tenait plus particulièrement : il dit, en un endroit (*Écrits inédits*, tome III, p. 191), que ce morceau d'écarlate et quatre coups de pinceau étaient la seule distinction qui restât aux duchesses. Il parle aussi des housses dans plusieurs passages de ses *Projets de rétablissement du royaume de France*, de 1712 (tome IV des *Écrits inédits*, p. 204-206, 208, 211, 212, 229 et 230).

4. *Compta* corrigé en *conta*.

5. Selon les dictionnaires, *housser* ne signifiait que nettoyer avec un balai ou *houssoir;* mais *houssé* se disait, en blason, du cheval couvert d'une housse. Saint-Simon se sert de ce même terme de *carrosse houssé* dans ses *Projets* de 1712, p. 208.

6. Les deux derniers mots sont en interligne.

7. Ces filles de l'Adoration perpétuelle du Saint-Sacrement, d'abord établies dans la rue Férou en 1654, s'étaient transférées à la rue Cassette en 1669. Elles suivaient la règle de Saint-Benoît, avec un quatrième vœu d'adoration perpétuelle. Leur costume est représenté dans l'*Histoire des ordres religieux*, par Hélyot, tome VI, p. 370-390.

de grands biens, et dont elle faisoit fort la supérieure, sans avoir pu se résoudre à y faire profession[1]; et elle le portoit depuis plusieurs années, lorsqu'elle mourut dans ce monastère, à près de soixante-dix ans. Elle avoit encore beaucoup de bien, et ne se remaria jamais[2]. [Add. St-S. 595]

Marquis de Richelieu; explication de sa prétention de succéder à la dignité

Le marquis de Richelieu[3], fils de son frère[4] et[5] cadet du duc de Richelieu, étoit un homme obscur, ruiné, débauché[6], qui avoit été longtemps hors du Royaume pour avoir enlevé des Filles Sainte-Marie de Chaillot[7] une fille du duc Mazarin[8] qui s'est depuis rendue fameuse par les désor-

1. Gazettes du P. Léonard, ms. Fr. 10 265, fol. 15 v°, 4 mai 1682: « La duchesse d'Aiguillon veut se faire religieuse. Il y a longtemps qu'elle demande l'habit aux Filles du Saint-Sacrement, pour lesquelles elle a une amitié particulière. » Nous avons plusieurs actes de donations pieuses faites par elle à cette congrégation, en 1682, 1689, 1691 (Arch. nat., Y 242, fol. 204 v°, Y 254, fol. 347 v°, et G⁷ 427, janvier 1691, placets au Roi), et elle lui laissa cent mille écus.

2. Lisez : *ne fut jamais mariée*, comme au début de l'article.

3. Louis-Armand-Jean du Plessis-Wignerod né le 9 novembre 1654, tenu sur les fonts à Avon, le 19 août 1661, par le Roi et la Reine mère, ne fut que mestre de camp de cavalerie et gouverneur de la Fère (septembre 1684). Il mourut à Paris, le 22 octobre 1730.

4. Le marquis Jean-Baptiste-Amador du Plessis, second fils du marquis du Pont-de-Courlay et de Marie-Françoise du Guémadeuc, né le 8 novembre 1632, mestre de camp en 1650, maréchal de camp en 1652, brigadier de cavalerie à la première création de 1657, gouverneur de Saint-Germain-en-Laye le 10 mars 1661, mourut le 11 avril 1662 (*Chronologie militaire*, tome VI, p. 353-354). Il avait épousé une fille de la Beauvais. Portraits dans le ms. Clairambault 1140, fol. 182-188.

5. Il a mis cet *et* en interligne, mais entre *cadet* et *du*.

6. L'annotateur des *Mémoires de Sourches* dit, en 1682 (tome I, p. 124 et 161) : « C'étoit un garçon extraordinaire. Il étoit de complexion très amoureuse; il étoit un des plus vigoureux et des plus agiles hommes de son temps. Comme son oncle de Richelieu n'avoit point d'enfants, il étoit le présomptif héritier de toute la maison, et, quand son oncle auroit eu des enfants, la duché de Fronsac lui étoit toujours substituée. » Il avait été question, en 1679, de lui faire épouser Mme d'Albret : *Correspondance de Bussy*, tome IV, p. 417.

7. Tome IX, p. 293.

8. Marie-Charlotte de la Porte-Meilleraye-Mazarin, fille du duc Armand-Charles et d'Hortense Mancini, née le 28 mars 1662, mariée à la fin

d'Aiguillon rejetée par le Roi. [*Add. S^tS. 596*]

dres et les courses de sa vie errante, belle comme le jour[1]. C'étoit un homme enterré[2] dans la crapule et la plus vile compagnie, quoique avec beaucoup d'esprit, et qu'on ne voyoit ni ne rencontroit jamais nulle part. On l'annonça à Marly, à Pontchartrain, comme nous allions nous mettre à table chez lui, pour souper. Toute la compagnie en fut extrêmement surprise : on jugea qu'[il][3] lui étoit survenu quelque affaire bien pressante, pour laquelle[4] il étoit permis à tout le monde de venir à Marly, par les derrières, chez le ministre à qui on avoit à parler, en s'en allant après tout de suite, et ne se montrant point. Tandis que Pontchartrain étoit allé lui parler, j'imaginai que Mme d'Aiguillon étoit morte, qu'il venoit pour faire parler au Roi sur le duché; conséquemment, qu'il n'y avoit ou point de droit, ou un droit litigieux, parce qu'un fils de duc, ou un héritier nécessaire dont le droit est certain, est duc d'abord, ne demande aucune permission pour en prendre le nom et le rang[5], et vient seulement, comme tout autre homme de qualité, faire sa révérence au Roi, etc., en manteau long, s'il ne demande la permission de se dispenser de cette cérémonie, comme fait maintenant presque tout le monde depuis la prostitution des manteaux longs

de 1682 au marquis de Richelieu, et morte à Dieppe le 13 mai 1729. C'était la sœur aînée de la marquise de Bellefonds.

1. On a son portrait en pied, de 1694, dans la collection de modes de Bonnart. C'était, en 1682, une des plus jolies personnes de la cour; point méchante, dit le Chansonnier (ms. Fr. 12 692, p. 199), mais coquette et étourdie; horriblement débauchée plus tard, selon Madame, et s'enivrant (recueil Brunet, tome I, p. 40 et 59; recueil Jaeglé, tome I, p. 208). Notre auteur racontera que, pour ne pas perdre les bonnes grâces de Monsieur le Prince, elle lui proposa de faire assassiner le comte de Roucy, qui « partageoit ses faveurs. » Sur son enlèvement, son mariage et sa « vie errante, » voyez les Additions et corrections, p. 614-621.

2. *Enterrée*, au féminin, corrigé en *enterré*.

3. *Il* a été omis en passant de la page 473 à la page 474 du manuscrit.

4. *Lesquelles* corrigé en *laquelle*.

5. Voyez ce qu'il a dit à propos de la grandesse, tome IX, p. 249, 250, 275 et 283.

à toutes sortes de gens[1]. En effet Pontchartrain, de retour, nous dit que la duchesse d'Aiguillon étoit morte, qu'elle avoit fait le marquis de Richelieu son héritier, et qu'il venoit le prier d'obtenir du Roi la permission d'être duc et pair[2]. Le Roi, à qui il en rendit compte le lendemain, lui ordonna de mander au marquis de Richelieu d'instruire le Chancelier de sa prétention, avec lequel S. M. l'examineroit à son retour à Versailles, qui fut peu de jours après[3]. Le fait est que le cardinal de Richelieu avoit obtenu, en 1638, une érection nouvelle d'Aiguillon[4] en duché-pairie mâle et femelle pour sa chère nièce de Combalet[5] et ses enfants, etc., si elle se remarioit, car

1. Cet abus est un de ceux sur lesquels il reviendra plus d'une fois, se plaignant que l'usage se soit introduit de placer dans les antichambres, à la disposition de tout venant, des piles de manteaux, alors que ce vêtement de cérémonie devrait être réservé aux princes et gens titrés. Voyez l'article XXXIII du mémoire de 1711 sur les *Changements arrivés à la dignité de duc*, dans le tome III des *Écrits inédits*, p. 75.

2. Tout de suite, chacun avait pensé, comme le dit Dangeau (p. 202), que les deux Richelieu se disputeraient le duché.

3. *Ibidem*, vendredi 19 : « Le marquis de Richelieu vint ici (à Marly) ; mais il ne vit point le Roi, il vit M. de Pontchartrain, à qui S. M. a ordonné d'examiner les prétentions qu'il a au duché d'Aiguillon, pour lui en rendre compte. »

4. La baronnie d'Aiguillon, en Agenais, au confluent du Lot et de la Garonne, avait été érigée une première fois en duché-pairie pour le fils aîné du duc de Mayenne (1599-1621), une seconde fois pour Puylaurens (1634-1635).

5. Marie-Madeleine de Wignerod du Pont-de-Courlay, fille de la sœur du cardinal de Richelieu, née vers 1604, épousa, par contrat passé le 26 novembre 1620, au Louvre, dans le cabinet de la Reine mère, de qui elle était fille d'honneur, Antoine de Beauvoir du Roure, sieur de Combalet (dép. Ardèche), neveu du connétable de Luynes, lequel périt, sans avoir eu d'enfants et n'étant que capitaine dans le régiment de Navarre, au siège de Montpellier, en 1622. Elle fut dame d'atour de la Reine mère de 1625 à 1631. Le cardinal son oncle eût voulu la remarier soit au comte de Soissons, soit même à Monsieur ; mais elle persista toute sa vie dans un veuvage cénobitique, et mourut le 17 avril 1675, renouvelant chaque année, dit-on, son vœu d'entrer dans les carmélites. Fléchier et Brisacier prononcèrent son oraison funèbre. Feu M. Bonneau-Avenant a publié en 1879 un volume sur sa vie et ses œuvres charitables,

elle étoit veuve sans enfants d'un Beauvoir du Roure, avec la clause inouïe, devant et depuis cette érection, en cas qu'elle n'eût point d'enfants, de choisir qui bon lui sembleroit pour lui faire don du duché d'Aiguillon, en vertu duquel don la personne choisie seroit duc ou duchesse d'Aiguillon et pair[1] de France, dont la dignité et la terre passeroit à sa postérité[2]. Mme de Combalet, dès lors duchesse d'Aiguillon et en portant le nom, mourut en 1675 sans s'être remariée, et fit un testament par lequel elle exerça le pouvoir que lui donnoit cette clause en faveur de sa nièce, fille de son frère[3], non mariée, qui, en conséquence, fut sans difficulté duchesse d'Aiguillon, pair de France, et en porta le nom. Mme de Combalet, que je continue d'appeler ainsi pour la distinguer de sa nièce, fit une longue substitution, par son testament, du duché d'Aiguillon et de tous ses biens, par laquelle elle ne fait aucune mention de sa dignité qu'en faveur de sa nièce, n'en dit pas un mot sur aucun autre appelé après elle, si elle meurt sans enfants, à la terre et duché d'Aiguillon, d'où je conclus, dans le mémoire que je fis pour le Chancelier[4] : 1° que les lois qui sont exceptions ou extensions du droit commun se prennent à la rigueur et précisément à la lettre ; que la clause extraordinaire et inouïe

et elle a une historiette dans Tallemant des Réaux. La congrégation des Missions étrangères possède d'elle un portrait qui a été exposé au Trocadéro en 1878; Jérôme Falck et Moncornet en ont gravé d'autres.

1. *Et pair* surcharge *avec.*

2. Les lettres patentes d'érection, qui sont imprimées dans le tome IV de l'*Histoire généalogique*, p. 483-484, portent simplement ces termes : « Pour en jouir, par ladite dame, ses héritiers et successeurs, tant mâles que femelles, tels qu'elle voudra choisir.... » C'étaient les formules applicables à tous les duchés femelles, c'est-à-dire à ceux qui pouvaient se transmettre par les femmes aussi bien que par les héritiers et successeurs masculins : voyez notre tome II, p. 65, 66, etc.

3. Voyez sa notice ci-après, p. 621.

4. Ce mémoire (ci-après, appendice XV) se trouve aux Affaires étrangères, avec le testament de la duchesse d'Aiguillon, 17 mai 1674, copié par notre auteur, dans les volumes *France* 206, 212 et 222.

de choix en faveur de Mme de Combalet n'en porte qu'un, et non davantage; encore moins l'étend-elle à la personne par elle choisie pour avoir droit, comme elle, de faire un nouveau choix à faute d'enfants; 2° ce choix a été fait et consommé par Mme de Combalet en faveur de Mme d'Aiguillon sa nièce, et il[1] a eu tout son effet; 3° que Mme d'Aiguillon, à faute d'enfants, n'a aucun droit de choix, ni de laisser à personne sa dignité, éteinte en elle faute de postérité; 4° que Mme de Combalet, pour qui la clause de choix a été faite, a tellement senti qu'elle n'étoit que pour elle et que son choix à elle ne se pouvoit répéter par la personne choisie par elle, ni par elle-même, Mme de Combalet, après le premier, que, dans toute l'étendue de sa substitution, elle n'a énoncé sa dignité, avec le duché d'Aiguillon, qu'en faveur de sa nièce, et, toutes les fois qu'elle a appelé, après elle, d'autres substitués au duché d'Aiguillon, elle n'a jamais fait la moindre mention de la dignité, mais uniquement de la possession de la terre; 5° que le choix est consommé dans la personne de Mme d'Aiguillon, qu'elle n'a aucun titre pour en faire un autre, que la clause insolite a sorti son effet et n'a plus d'existence, que Mme d'Aiguillon, morte fille, par conséquent sans postérité, peut disposer de la terre et duché d'Aiguillon comme de ses autres biens, mais non de sa dignité, qui est éteinte par le droit commun, qui reprend toute sa force sitôt qu'il n'y a plus de loi expresse qui en excepte; 6° que le marquis de Richelieu peut être seigneur et possesseur du duché d'Aiguillon, soit comme appelé à cette substitution par Mme de Combalet sa grand tante, soit comme héritier testamentaire de Mme d'Aiguillon sa tante, mais qu'il ne peut jamais recueillir d'elles la dignité de duc et pair d'Aiguillon. Les ducs de la Trémoïlle, la Rochefoucauld et autres en parlèrent au Chancelier, comme s'opposant[2]

1. Avant *il*, Saint-Simon a biffé l'abréviation de *que*.
2. *Opposants*, au pluriel, dans le manuscrit.

aux prétentions du marquis de Richelieu[1]. Je fis mon mémoire en peu d'heures, je le lus au Chancelier, et le lui laissai[2]. Il avoit les pièces du marquis de Richelieu[3], et l'avoit amplement entretenu. Il rapporta au Roi cette affaire, qui[4] tint une partie de la matinée du lendemain[5], sans tiers entre le Roi et lui, et il en reçut l'ordre de rendre au marquis de Richelieu ses papiers, de lui défendre de sa part de prendre le nom et[6] les marques de duc, d'en prétendre aucun rang ni honneurs, ni d'en faire aucune poursuite dans quelque tribunal que ce pût être[7].

1. « Mémoire fait par moi, qui fis signer à plusieurs pairs l'opposition aux prétentions de M. le marquis de Richelieu » (Affaires étrangères, vol. *France* 206, fol. 183-184). Voyez ci-après, p. 583, sa lettre au prince de Monaco.

2. Ces quatre derniers mots sont en interligne.

3. Vol. *France* 206, fol. 185 : « Transaction entre le duc de Richelieu et la duchesse d'Aiguillon ; testament de Mme d'Aiguillon ; » fol. 188-189 : « Mémoire pour M. Armand-Louis de Wignerod, marquis de Richelieu, substitué au duché-pairie d'Aiguillon » (copies de la main de Saint-Simon); fol. 220 : « Remarques (autographes) sur le mémoire de M. le marquis de Richelieu du 26 décembre 1704. »

4. Ou *qu'il*, la fin du mot étant cachée par une tache d'encre qui a été faite anciennement sur la page opposée du manuscrit, et qui a maculé également celle-ci.

5. Ces deux derniers mots sont en interligne. — 6. *Et* est en interligne.

7. Ces quatre mots sont en interligne, au-dessus de *de son roy°*, surchargé d'autres lettres. — Dangeau dit seulement, le 22 décembre (p. 205) : « M. le duc de Richelieu a bien voulu voir chez lui M. le marquis de Richelieu, son neveu ; ils sont raccommodés, et il ne lui dispute rien sur le duché d'Aiguillon. » Puis, le 25 (p. 207) : « Il y a plusieurs ducs et pairs qui s'opposent à ce que le marquis de Richelieu soit reçu duc d'Aiguillon. » Mais les *Mémoires de Sourches* contiennent ces trois articles, aux 19 et 26 décembre, et au 3 janvier : « L'après-dînée, on apprit que la duchesse d'Aiguillon, qui s'étoit, depuis quinze ou seize ans, retirée dans un monastère de Paris, y étoit enfin morte de maladie, et sa mort donnoit occasion à une question que le Roi seul pouvoit décider, qui étoit de savoir si ce seroit son frère le duc de Richelieu qui hériteroit de sa duché, qui étoit femelle, ou bien le marquis de Richelieu, son neveu. Le duc de Richelieu étoit l'aîné, et le marquis seulement fils du cadet ; mais le cardinal de Richelieu, en faisant donner à la vieille duchesse d'Aiguillon la duché d'Aiguillon,

La chose en demeura là jusqu'en 1711, qu'elle n'eut pas un meilleur succès. Il sera temps alors de dire ce qu'elle est devenue depuis[1].

Denonville obtient permission de venir se justifier.

Denonville, qui avoit été sous-gouverneur de Mgr le duc de Bourgogne, et qui avoit marié son malheureux fils à la fille de la Vienne premier valet de chambre du Roi[2], qu'il n'a pas rendue heureuse, fit tant auprès du Roi, qu'il permit qu'il vînt tâcher de se justifier de sa belle harangue de Pleintheim[3]. Le duc de Marlborough lui donna aussitôt un

Marlborough

lui avoit aussi fait donner la faculté de la transmettre à tel de ses héritiers qu'elle voudroit, et elle l'avoit transmise à sa nièce la duchesse d'Aiguillon qui venoit de mourir, et, en cas qu'elle n'eût point d'enfants, à son neveu le défunt marquis de Richelieu et à ses enfants. » — « Le 26, on commençoit à dire à la cour que les ducs et pairs se remuoient fortement pour empêcher que le marquis de Richelieu n'eût la duché d'Aiguillon, et cela, selon les apparences, parce qu'il auroit été plus ancien que la plupart d'entre eux. On disoit même que le Roi avoit renvoyé au premier président du parlement de Paris le mémoire que le marquis de Richelieu lui avoit donné, afin de l'examiner, avec les lettres d'érection de la duché d'Aiguillon et les autres pièces qui concernoient cette affaire, et de pouvoir lui en rendre compte. » — « L'après-dînée du 3 janvier, le Roi donna, dans son cabinet, une longue audience au premier président du parlement de Paris, lequel avoit conféré tout le soir précédent avec le Chancelier, et on ne douta pas que ce ne fût pour l'affaire des ducs contre le marquis de Richelieu; mais on ne sut en aucune manière ce qui s'étoit passé dans cette audience. »

1. Le marquis de Richelieu étant mort en 1730 sans avoir réussi, son fils le comte d'Agenois parvint, le 16 mai de l'année suivante, à se faire mettre en possession du titre de duc d'Aiguillon malgré l'opposition de vingt-deux ducs et pairs; mais il n'eut rang que de cette date. C'est ce qui est raconté dans l'Addition placée ici, n° 596.

2. Il avait épousé, le 15 avril 1697, Jeanne-Catherine Quantin de la Vienne, qui mourut le 31 janvier 1742, à soixante-sept ans. Elle avait deux cent cinquante mille livres de dot (*Dangeau*, tome VI, p. 87-88).

3. Ci-dessus, p. 178 et 202. Contrairement à ce que l'on avait cru d'abord, le Roi se refusa à voir le fils, et permit seulement que l'acheteur du régiment Royal, qui était le jeune d'Aubigné, ce prétendu parent de Mme de Maintenon, payât dix mille écus au colonel cassé; mais celui-ci les refusa : *Dangeau*, p. 202 et 212; *Sourches*, p. 152; *Gazette d'Amsterdam*, n° CIV, de Paris. Comme aide de camp du duc de Bourgogne, il avait été fait brigadier en février 1704 (*Dangeau*, tome IX,

passe en Angleterre avec Tallard et les principaux prisonniers.

congé de quelques mois. Il[1] étoit revenu de ses voyages d'Allemagne en Hollande, où il avoit fait venir le maréchal de Tallard et tous les prisonniers considérables[2]; il les fit embarquer avec lui, pour orner le triomphe de son retour en Angleterre[3].

Villars rappelé de Languedoc, où Berwick

Villars, qui avoit à peu près vu finir l'affaire des Fanatiques[4], tenoit par commission les états de Languedoc[5]. Il eut ordre de revenir à Paris[6], et le duc de Berwick d'aller

p. 440; *Mercure* de mai, p. 182-183; *Chronologie militaire*, tome VIII, p. 140). Il ne reprit des fonctions que sous la Régence, comme lieutenant général au pays Chartrain.

1. Marlborough.

2. Avant de partir, Tallard put aller aux bains d'Aix-la-Chapelle.

3. *Dangeau*, p. 200 et 211; *Sourches*, p. 154; *Gazette d'Amsterdam*, n[os] CIII et CIV. Voyez ci-après, p. 384.

4. *Dangeau*, p. 147, 148, 154, 158, 169 et 226; *Mercure* de janvier 1705, p. 157-161; *Gazette de Bruxelles*, p. 276, 277, 284-286, 309, 350, etc.; *Mémoires de Villars*, tome II, p. 169-170.

5. *Dangeau*, p. 210; *Gazette*, p. 623-624. Voyez les *Mémoires de Villars*, tome II, p. 167-168, et la *Correspondance des Contrôleurs généraux*, tome II, n° 730. La session dura du 4 décembre au 19 février. Le *Mercure* du mois d'avril suivant reproduisit, p. 60-63, comme le *Journal de Verdun*, p. 106-108, la harangue adressée au maréchal par le représentant des états. D'avance (sa lettre au prince de Conti, dans l'Appendice de ses *Mémoires*, tome I, p. 332), il s'était promis « de les faire boire et manger, danser leurs femmes, et des comédiens tant qu'il pourrait, afin que la douceur de la musique et les plaisirs leur fissent prendre en grande douceur tout l'argent que M. de Bâville leur demanderait. » Les votes du don gratuit et des subsides se firent, comme d'ordinaire, sans difficulté. Ainsi qu'il a été déjà dit dans notre tome X, p. 317, notes 4 et 5, le maréchal fit peindre un tableau commémoratif de cette session si flatteuse pour son orgueil, et on en fit une reproduction dans l'*Histoire du Languedoc* éditée en 1729. Une biographie manuscrite du maréchal conservée à Chantilly, ms. 1747, dit (fol. 66 v°) qu'il « parut dans cette auguste assemblée comme les illustres Romains qui, après avoir commandé avec tant de gloire les armées, venoient présider dans le sénat. » On trouve dans les Papiers du Contrôle général, G[7] 1004, 10 octobre 1705, la liste des prélats, barons et autres députés qui avaient assisté à l'assemblée.

6. *Dangeau*, p. 212-213, 30 décembre : « Le Roi a envoyé un courrier à M. de Villars pour le faire revenir de Languedoc; il n'atten-

commander dans cette province après la fin des états et le retour du maréchal de Villars. Ce fut par où finit cette année. On ne voulut pas laisser Berwick sans un emploi principal en chef après la conduite qu'il avoit eue en Espagne et la façon dont il en étoit revenu. va commander.

1705. Maréchaux de France subitement nommés chevaliers de l'Ordre. Abus et suites de cette promotion. Bon mot de M. de Lauzun. [*Add. S^tS. 597*]

Le premier jour de cette année[1], l'abbé d'Estrées et Puysieulx furent reçus dans l'ordre du Saint-Esprit, et l'abbé en rochet et camail violet comme les évêques[2]. Harcourt avoit le bâton pendant la cérémonie, parce qu'au changement de quartier parmi les capitaines des gardes, celui qui sort garde le bâton jusqu'au sortir de la messe du Roi, et, à la porte de la chapelle, le donne à celui qui le relève. Tandis que Puysieulx prêtoit son serment[3], le Roi se tourna par hasard, vit Harcourt vêtu de son justaucorps à brevet[4], et fut choqué que ce qui l'approchoit là

dra point que le duc de Berwick, que le Roi envoie commander en Languedoc en sa place, y soit arrivé. On croit que le Roi donnera au maréchal de Villars le commandement de l'armée de la Moselle ou de celle d'Alsace. » Le maréchal répondit au Roi : « Servez-vous de moi, car je suis le seul général de l'Europe dont le bonheur à la guerre n'ait jamais été altéré. Dieu me conserve cette fortune pour le service de Votre Majesté! » Voyez l'ouvrage de M. de Vogüé, tome I, p. 288-292.

1. *Dangeau*, p. 219; *Sourches*, p. 153. Voyez ci-après, appendices XIV et XVI, des fragments d'écrits de notre auteur sur l'Ordre.

2. « Le Roi, étant arrivé à la chapelle, reçut d'abord l'abbé d'Estrées, parce que les ecclésiastiques sont toujours reçus avant la messe. Il étoit habillé de violet (*En note :* quoiqu'il ne fût point évêque; mais on prétendoit qu'il y avoit des exemples pareils, et que le violet n'étoit pas une couleur particulière aux évêques), et les cardinaux commandeurs ne vouloient pas le souffrir avec eux; mais le Roi décida que tous les ecclésiastiques devoient être ensemble. » (*Sourches.*)

3. Sur la réception de celui-ci, qui avait Dangeau pour un de ses parrains, voyez le *Mercure* du mois, p. 8-23.

4. Notre auteur ne reviendra que bien plus tard sur ces justaucorps à brevet (éd. 1873, tome XII, p. 69-70; Addition au *Journal de Dangeau*, tome I, p. 393); il faut donc expliquer ici ce que c'était. Voltaire dit : « Pour distinguer ses principaux courtisans, Louis XIV avait inventé des casaques bleues brodées d'or et d'argent. La permission de les porter était une grande grâce pour des hommes que la vanité mène. On les

de si près ne fût pas chevalier de l'Ordre[1]. Cette fantaisie, qui ne lui avoit jamais pris, et qui ne lui revint plus dans

demandait presque comme le collier de l'Ordre. » (*Siècle de Louis XIV*, p. 476.) Bussy-Rabutin place (ses *Mémoires*, tome II, p. 133) au commencement de l'année 1662 la désignation de soixante courtisans qui, pour pouvoir suivre le Roi dans tous ses petits voyages de plaisir sans en demander la permission, reçurent alors la « casaque de moire bleue en broderie d'or et d'argent pareille à la sienne. » La première liste fut dressée en effet le 23 décembre 1661, pour 1662, et nous l'avons dans les *Bienfaits du Roi* de l'abbé de Dangeau, mss. Fr. 7651, fol. 23 et 30, et 7666, fol. 88 v° et 89; elle a été publiée dans le recueil des *Curiosités historiques* de 1759, tome I, p. 101-103, et comprend trente et un noms, dont un Anglais, lord Craft, envoyé du roi Charles II; mais, peu à peu, le nombre en fut porté à quarante-quatre, ou même plus. La formule du brevet était à peu près invariable, et nous en avons les textes, à partir de 1672, dans les registres de la secrétairerie d'État. Celui de Condé (Arch. nat., K 118, n° 125, 4 février 1665) a été imprimé dans les *Œuvres de Louis XIV*, tome VI, p, 375; celui de son petit-fils le duc de Bourbon (10 octobre 1685), dans le *Musée des Archives nationales*, n° 886. Mais, de ce qu'ils spécifient la dérogation à l'ordonnance somptuaire renouvelée sans cesse depuis 1639 pour le moins, et qui, particulièrement en 1661 et en 1665, avait proscrit l'application de passements de dentelles ou broderies d'or et d'argent sur les vêtements, on a supposé à tort que les justaucorps à brevet ne remontaient pas plus haut que 1665. — Le justaucorps était l'ancienne casaque, allongée peu à peu jusqu'aux jarrets et serrée à la taille. Ces changements de forme ont fait croire à quelques auteurs, sur le vu de l'historiette bien connue de Vardes revenant d'exil avec son vêtement vieux de plus de vingt ans, qu'il n'y avait plus eu de concessions de ce genre après 1665; mais nous en pouvons noter chaque année, à mesure qu'il se produisait une vacance dans les privilégiés : ainsi, en 1702, 1703, 1704 (*Dangeau*, tomes VIII, p. 507, et IX, p. 76 et 256; ci-dessus, p. 61, note 7, 305, note 5, 338, note 7, etc.), et Saint-Simon dira lui-même (tome XII de 1873, p. 69-70, cité ci-dessus) que l'empressement à briguer cette distinction persista jusqu'à la mort de Louis XIV. Aussi était-on obligé de donner des promesses, des expectatives, comme pour le conseil d'État (*Dangeau*, tome IX, p. 256), et les fils n'avaient nulle assurance d'hériter du justaucorps paternel : M. d'Harcourt eut par faveur singulière celui du comte de Beuvron, en septembre 1688, « afin qu'il ne sortît pas de la famille » (*Dangeau*, tome II, p. 176). On remarquera que le justaucorps bleu, avec ses broderies d'argent et sa doublure rouge, représentait les couleurs tricolores de la maison royale.

1. Après avoir écrit : *que ce*, il l'a, par mégarde, répété en interligne.

la suite, le frappa tellement pour lors, et il le dit ensuite, que, dans le moment, il voulut faire Harcourt; puis, songeant qu'il y en avoit d'autres à faire, s'il faisoit celui-là, il rêva qui faire, et qui laisser, pendant le reste de la cérémonie. Enfin il s'arrêta aux maréchaux de France, parce que, les faisant tous, aucun d'eux n'auroit à se plaindre, et que, se bornant à ce petit nombre, cette borne n'excluoit personne personnellement. Il y auroit eu grandement à répondre à un raisonnement si faux. Jamais les maréchaux de France n'avoient eu droit à l'Ordre comme tels, et plusieurs ne l'ont jamais eu. Une dignité, ou plutôt un office de la couronne purement militaire, tel qu'est celui-là, et qui est la récompense du mérite militaire, est donné sans égard à la naissance, et c'est pour la naissance que l'Ordre a été institué[1]. Alors même le cas en existoit: de neuf maréchaux de France qui n'avoient pas l'Ordre, il y en avoit plus d'un qui n'étoient pas nés pour cet honneur-là, et plus d'un aussi qui, ayant quelque noblesse, n'étoient pas faits pour porter l'Ordre[2]. En un mot, le Roi le conçut et l'exécuta. En sortant de la chapelle, il fit

1. Voyez le préambule de ses *Remarques sur l'Ordre*, publié dans l'Appendice de notre tome XI, p. 444-445. Dans la suite des mêmes *Remarques* (vol. *France* 189, fol. 35 v° et 36), il a donné une liste des maréchaux ayant eu ou n'ayant pas eu l'Ordre. Nous l'avons vu déjà plusieurs fois protester contre le caractère presque purement militaire donné par Louvois à la promotion du Saint-Esprit de 1688; dans son mémoire de 1711 sur les *Changements arrivés à la dignité de duc et pair* (*Écrits inédits*, tome III, p. 67-68), il a représenté la promotion de 1705 comme continuant celle de 1688. « Une distinction destinée à décorer et honorer la plus haute noblesse comme noblesse, disait-il, fut déférée à un office de la couronne comme particulièrement office de la couronne, tellement militaire que la naissance n'y fait rien.... La dignité de duc et pair, la première du Royaume, cette dignité qui n'est conférée que par l'union de la naissance avec le mérite, et qui, par sa nature, est à la tête de toute la noblesse, fut exclue pour la première fois de l'Ordre, et ces deux offices de duc et pair et de maréchal de France changèrent ainsi de place, de nature et d'état pour la première fois. »

2. Ils feront leurs preuves à la façon de Barbari, dirent alors les faiseurs de vaudevilles (ms. Fr. 12 693, p. 253 et 257).

dire de main en main aux chevaliers d'entrer dans son[1] cabinet, au lieu de demeurer en haie dans sa chambre, et qu'il vouloit tenir chapitre[2]. Il le tint donc tout de suite en rentrant, et nomma en bloc les maréchaux de France : d'où M. de Lauzun dit que le Roi, comme les grands capitaines, avoit pris son parti le cul sur la selle[3]. C'est depuis cette promotion qu'on s'est infatué de croire que le bâton donne l'Ordre de droit, que Monsieur le Duc, étant premier ministre, et qui haïssoit les rangs et les dignités par ce qu'il leur devoit, et qu'il ne vouloit devoir ni rendre à personne, tout confondre, et que tout fût égal et peuple devant les princes du sang, fit les maréchaux de France en 1724[4], excepté ceux qu'il fit maréchaux de France le

1. *Son*, écrit à la fin d'une ligne, est répété à la ligne suivante.

2. *Dangeau*, p. 219. « On fut bien surpris, disent les *Mémoires de Sourches* (p. 154), quand, quelques officiers principaux voulant entrer dans le cabinet du Roi pour y voir changer d'habit à S. M., ils apprirent qu'elle alloit tenir un nouveau chapitre auquel personne ne s'attendoit. Tous les prétendants furent dans une grande altération ; mais le chapitre ne dura qu'un moment, et on apprit, par les premiers chevaliers qui sortirent du cabinet, que le Roi avoit déclaré qu'il donneroit le collier de l'Ordre à tous les maréchaux de France qui ne l'avoient point, qui étoient, etc. » L'annotateur a ajouté : « Au grand regret des ducs, lesquels ne purent se tenir d'en témoigner leur chagrin, qui n'étoit pas sans raison, particulièrement celui des pairs, qui avoient certainement le rang, entre les officiers de la couronne, devant les maréchaux de France. » Les chevaliers non titrés devaient aussi garder rancune aux maréchaux de ce que ceux-ci, en 1687, s'étaient permis de leur infliger la qualification peu respectueuse de *sieur* (*ibidem*, tome II, p. 69-70), et, de plus, suivant l'usage adopté depuis 1688 (notre tome II, p. 45), les nouveaux nommés devaient nécessairement prendre le pas sur les simples gentilshommes.

3. Locution déjà relevée dans nos tomes X, p. 341, et XI, p. 420. — Ce membre de phrase, depuis *d'où M.*, a été ajouté en interligne et sur la marge du manuscrit, probablement en même temps que la manchette.

4. Le manuscrit porte : *1624*. — C'est la promotion où il a déjà dit ci-dessus, p. 194, que Monsieur le Duc « y fourra tant de canailles. » Le duc de Luynes raconte, en 1746 (tome VII de ses *Mémoires*, p. 201), qu'elle avait été préparée par le cardinal Dubois, et que, le dossier étant soumis au Roi par Monsieur le Duc, ce fut Fleury (dont il va être

même jour[1], et ne fit point les ducs que ceux qu'il lui plut de faire[2], tandis qu'aucun d'eux en âge, et non en disgrâce marquée[3], n'avoit jamais été omis comme tels en pas une grande promotion, même par Louis XIV, qui les dépouilla et les avilit tant qu'il put toute sa vie, et qui, publiquement, au chapitre de la promotion de 1688, fit les excuses qu'on a vues sur les trois seuls qu'il ne fit pas, et en voulut bien dire les raisons[4]. Le cardinal Fleury, depuis

parlé) qui fit ajouter le duc d'Uzès, disant qu'il « falloit envoyer une lettre de cachet au premier pair de France, ou le faire chevalier de l'Ordre. »

1. Promotion du 2 février 1724. Voyez trois pages des *Mémoires de Mathieu Marais*, tome III, p. 81-83.

2. Cette promotion comprit un grand d'Espagne, Brancas-Céreste, et les derniers maréchaux de Louis XIV, dont un, Gacé, se désista en faveur de son fils. Sur trente-neuf ducs vivant alors et non décorés de l'Ordre, neuf le reçurent qui étaient plus âgés que notre auteur : Sully (né en 1668), la Rochefoucauld (1666), Luxembourg (1661), Villeroy (1666), Tresmes (1655), Béthune (1663), Berwick (1671), Antin (1667), Valentinois-Monaco (1667); sept étaient moins âgés que lui : Uzès, premier pair de France (29 décembre 1675), Mortemart (1681), Saint-Aignan (1684), Noailles (1678), Chaulnes (1676), Villars-Brancas (1682), Hostun-Tallard (1683). Quatre ducs l'avaient eu dans de précédentes promotions : Coislin et Tallard, en 1701; Villars, en 1705; Aumont, en 1712. Quatre le reçurent en 1728, avec Saint-Simon, dont un, Roquelaure, avait vingt ans de plus que lui, et les trois autres étaient plus jeunes : Harcourt (1689), Richelieu (1696) et Gramont (1698). Le duc de Luynes, né en 1695, le reçut seulement en 1748, tandis que le duc de Boufflers, qui n'était que de 1706, l'eut en 1743. Douze ducs enfin ne l'eurent jamais, pour des motifs divers qui nous sont déjà connus, ou qui seront exposés plus tard : la Trémoïlle, Brissac, Montbazon, la Force, Rohan, Bouillon, Estrées, Mazarin, Rohan-Rohan, Melun-Joyeuse, la Feuillade-Rouannez, Mancini-Nevers.

3. Le souvenir du procès du duc de la Force le fit exclure, dit Mathieu Marais en 1724.

4. Il a raconté, non pas dans les *Mémoires*, mais dans la grande Addition sur la promotion de 1688 (tome I, p. 319) et dans la notice sur cette promotion (tome V, p. 570-571 et 575), que le Roi s'était excusé alors de ne point nommer le duc de la Force père parce qu'il était protestant, les ducs de Ventadour et de Brissac de peur d' « exposer son ordre dans les cabarets et les mauvais lieux, » le duc de Rohan parce qu'ils ne « s'aimaient point » l'un l'autre, enfin le duc de la Ferté, à

son règne, a fait tous les maréchaux de France[1], quoiqu'il n'ait fait que de petites promotions de l'Ordre[2] : en sorte que le droit établi et suivi, depuis l'institution de l'Ordre, en faveur de la première dignité du Royaume[3], et qui, au contraire de l'office de maréchal de France, suppose tellement la grande naissance, que les érections ont menti là-dessus quand la faveur déplacée y[4] a élevé des gens du commun[5], a été pour ainsi dire aboli et transmis à un office de la couronne qui ne suppose[6], et qui souvent tombe sur des gens de peu ou d'aucune naissance, depuis que la fantaisie momentanée du feu Roi a été prise pour une loi parce qu'on l'a voulu de la sorte, tandis que lui-même a fait des maréchaux de France depuis, à qui il n'a jamais songé de donner l'Ordre, et qui ne l'ont eu que longtemps après sa mort[7]. Cela peut s'appeler un rare échange. Mais achevons tout de suite cette promotion du Saint-Esprit. Ces maréchaux étoient[8] : le duc d'Harcourt; Cœuvres, grand d'Espagne; Villars, qui venoit d'être fait duc; Catinat; Vauban, qui s'appeloit le Prestre, étoit de Nivernois[9]. S'il étoit gentilhomme, c'étoit bien tout au

qui il ne manquait que très peu d'âge, parce que ses goûts de vin, de cabaret et de mauvaise compagnie ne permettaient pas de lui accorder une dispense. Des trois premiers, il répétera en 1706 ce qu'il avait écrit précédemment.

1. Les a tous faits chevaliers de l'Ordre.

2. En 1728, 1729, 1731, 1733, 1735, 1736, 1737, 1739, 1740, 1741, 1742. Sur toutes ces promotions, il n'y eut que deux maréchaux non ducs en 1728, et un en 1739.

3. La duché-pairie. — 4. *Y* surcharge un *a*.

5. C'est-à-dire que les considérants, préparés par les impétrants eux-mêmes, selon l'usage constant, leur attribuaient une extraction et des origines beaucoup plus illustres qu'exactes et authentiques.

6. Ne suppose [que peu ou point de naissance].

7. Les quatre maréchaux de France qu'il fit en 1706, 1708 et 1709 n'eurent l'Ordre qu'en 1724.

8. *Estoient* corrige *estoit*, et *Harcourt* a été ajouté après coup en interligne, puis corrigé en *le duc d'Harcourt*.

9. Et non de Bourgogne, comme notre auteur l'a dit à propos de sa promotion à la dignité de maréchal de France : tome XI, p. 27.

plus[1] : il montra son frère aîné[2] pour le premier qui ait servi de leur race, et qui avoit été seulement en l'arrière-ban de Nivernois, au retour duquel il mourut en 1635. Rien donc de si court, de si nouveau, de si plat, de si mince. Voilà ce que les grandes et uniques parties militaires et de citoyen ne pouvoient couvrir dans un sujet d'ailleurs si digne du bâton et de toutes les grâces que le seul mérite doit et peut acquérir. Rosen étoit de condition : on l'a vu par ce que j'en ai rapporté sur le[3] témoignage de M. le prince de Conti, qui s'en informa fort en son voyage de Pologne[4]; mais je ne sais si c'étoit bien là de quoi faire un chevalier de l'Ordre. Chamilly s'appeloit Bouton; il étoit de bonne noblesse de Bourgogne, dès avant 1400 chambellans des ducs de Bourgogne et baillis de Dôle[5]; ces emplois ne se donnoient alors qu'à des gens distingués. Ce nom assez ridicule de Bouton le fit passer mal à propos pour peu de chose. Châteaurenault s'appeloit Rousselet[6]; il étoit de Dauphiné[7]. Il falloit que ce ne fût rien du tout, puisqu'eux-mêmes ne montrèrent rien avant le bisaïeul du maréchal, intitulé seigneur de quelques petits fiefs ou rotures[8], mort en 1564[9], et qui dut son être et celui de ses

1. Une généalogie dressée en 1758, pour l'ordre de Malte, remonte jusqu'à l'année 1357, tandis que la filiation de l'*Histoire généalogique*, tome VII, p. 654-655, que notre auteur a sous les yeux, ne dépassait pas 1550. Dans une lettre du 15 décembre 1671, à Louvois, Vauban dit que « la fortune l'a fait naître le plus pauvre gentilhomme de France. »

2. Non pas son frère aîné, mais celui de son père, par conséquent son oncle : Paul Ier le Prestre, écuyer, seigneur de Vauban, qui « mourut en 1635, au bourg de la Ratière, près de Rethel, au retour de la campagne faite l'année précédente par l'arrière-ban de Nivernois. » Sur cette convocation de l'arrière-ban en 1635 (et non *l'année précédente*), voyez notre tome I, p. 153, note 2. Vauban venait de naître en 1633, et il n'eut point de frère : Jal, *Dictionnaire critique*, p. 1225.

3. *Le* corrige *s[on]*. — 4. Tome XI, p. 30-31.

5. Déjà dit au tome XI, p. 10. — 6. *Ibidem*, p. 22.

7. Et non Breton comme il l'avait dit au tome XI, p. 24.

8. Terres non nobles. « Ce n'est pas un fief, une seigneurie, c'est une *roture* » (*Académie*, 1718).

9. Déjà dit aussi. « François Rousselet, seigneur de la Pardieu, de

enfants à la sœur du maréchal et du cardinal de Gondy, qu'il épousa en 1533, en décembre[1], c'est-à-dire du temps qu'Antoine[2] Gondy, son beau-père, étoit banquier à Lyon, et quelques mois avant que Catherine de Médicis y passât après son mariage, et qu'elle y prît Catherine de Pierrevive, sa belle-mère, à son service, qui devint sa favorite, sa confidente, la gouvernante de ses enfants, et qui fit la fortune des Gondy en France[3]. Avec cela, le fils de[4] Rousselet ne fut que le protégé des Gondy, gouverneur de leurs châteaux de Machecoul et de Belle-Isle, et rien de plus[5].

Jaunage et de la Bastie en Dauphiné, et de Lilly en Normandie, mourut avant le 5 novembre 1564. Femme : Méraude de Goudy, fille d'Antoine de Gondy, seigneur du Perron, et de Marie-Catherine de Pierrevive, et sœur du cardinal de Gondy et du maréchal-duc de Retz; survécut son mari, et fit partage avec ses frères au mois de février 1574. » (*Histoire généalogique*, tome VII, p. 651.)

1. C'est à l'article RETZ (tome III, p. 894) qu'il a trouvé cette date grâce au renvoi indiqué à la suite de l'article qu'on vient de citer.

2. *Ant.*, en abrégé, dans le manuscrit.

3. « Antoine de Gondy, IIe du nom..., passa en France, s'établit d'abord à Lyon, de même que plusieurs autres familles considérables de Florence, y exerça différents emplois, et acquit les terres du Perron et de Toislay. Il mena sa femme à Florence au mois d'avril 1516. Catherine de Médicis, passant par Lyon en 1533, prit Marie de Pierrevive, sa femme, à son service, et attacha Antoine à celui du duc d'Orléans, depuis Dauphin, son mari, en qualité de maître d'hôtel, et il continua d'exercer cette charge lorsque ce prince fut parvenu à la couronne.... » (*Histoire généalogique*, tome III, p. 893.) Marie-Catherine de Pierrevive, fille d'un maître d'hôtel ordinaire du Roi, avait épousé Antoine de Gondy le 20 janvier 1516; elle fut inhumée auprès de son mari, dans l'église des Quinze-Vingts, le 4 août 1574. — Notre auteur aura l'occasion de revenir sur l'origine des Gondy, origine contestée en tous les temps, comme on peut le voir dans un appendice du tome IX des *Œuvres du cardinal de Retz*, p. 420-436, ou dans les notes préparées pour la continuation du tome III de l'*Histoire généalogique*, Arch. nat., M 609.

4. Ayant d'abord écrit : *le p[r] Rousselet*, il a mis *fils de* en interligne et biffé par mégarde *le*, au lieu de *p[r]*.

5. Cependant l'*Histoire généalogique* présente Albert Rousselet, seigneur de la Pardieu, etc., mort en 1621, comme ayant été successivement enfant d'honneur et gentilhomme de la chambre du duc de Savoie, puis, en France, chevalier de l'ordre du Roi, gentilhomme ordinaire

Il acheta d'eux une terre en Bretagne et Châteaurenault en Touraine[1]. Le père n'ayant rien été, qui étoit le beau-frère, le fils ne pouvoit guère être mieux, et cela montre le cas que le maréchal de Retz, si puissant toute sa vie, et le cardinal son frère faisoient de cette alliance et de leur propre neveu. Leur petit-neveu, père du maréchal, ne fut rien du tout[2], dont le[3] frère aîné, pour tout grade, fut lieutenant de la mestre de camp du régiment des gardes[4]. Cela est bien neuf, bien chétif, bien éloigné de l'ordre du Saint-Esprit. Pour le bâton, Châteaurenault l'avoit dignement mérité. Montrevel, tout au contraire, sans aucune sorte de mérite, avec une grande naissance, étoit de plain pied avec l'Ordre, et d'une inégalité au bâton qui faisoit honte à le lui voir entre les mains[5]. Harcourt, s'il étoit Harcourt comme il le prétendoit[6], valoit au

de sa chambre, capitaine de trente hommes d'armes de ses ordonnances, etc.

1. Il « acquit la terre de la Blanchardière, en Bretagne, et la baronnie de Châteaurenault, en Touraine, par échange avec Henri de Gondy, duc de Retz, le 25 mai 1618, et obtint des lettres d'érection de cette terre en marquisat au mois de décembre 1620 » (*Histoire généalogique*, tome VII, p. 651). En 1700, Châteaurenault, près de Tours, sur la Bransle, comptait dix-neuf cents habitants, et la justice s'étendait sur dix-sept paroisses.

2. François II, deuxième marquis, mort en décembre 1677.

3. *Dont le* est en interligne, au-dessus d'*et son*, biffé. Plus loin, *fut* est également en interligne.

4. De la première compagnie, appartenant au mestre de camp ou colonel et commandée par un capitaine-lieutenant. Voyez l'*Abrégé historique de la maison militaire*, tome III, p. 208. François Rousselet, troisième marquis, eut cette compagnie en 1648, la quitta en 1652 pour commander un vaisseau, et mourut en décembre 1681.

5. Comparez notre tome XI, p. 49-52.

6. L'article Harcourt, dans les notes fournies en 1706 par d'Hozier (ms. Clairambault 719, p. 79), commence en ces termes : « De quelque côté que l'on regarde la maison d'Harcourt, elle est tellement distinguée par sa grandeur et par l'élévation qu'elle a eue dans le Royaume, qu'il n'y a aucune race qu'elle puisse trouver au-dessus d'elle. » Et, après avoir énuméré les personnages illustres de ce nom, depuis Anchetil, constructeur du château d'Harcourt au commencement du onzième siècle, il va jusqu'à Philippe d'Harcourt, sire de Bonnétable en 1374,

moins Montrevel pour la naissance; il étoit duc, et on a vu plus d'une fois ici quel personnage ce fut.

Catinat refuse l'Ordre faute de pouvoir prouver.

Catinat étoit arrière-petit-fils[1] du lieutenant général de Mortagne au Perche, mort en 1584[2]; c'étoient apparemment des manants de là autour, puisque c'est le premier qu'on connoisse. Son fils et son petit-fils furent conseillers au Parlement[3]; le petit-fils devint doyen de cette compagnie, et[4] eut Saint-Gratien de sa femme, fille d'un autre conseiller au Parlement[5]. De ce mariage quantité d'enfants, dont le

troisième fils de Jean V, comte d'Harcourt, et de Blanche de Ponthieu, marié par son frère aîné avec l'héritière de Guillaume de Tilly, baron de Beaufort, Beuvron, etc., d'où « la branche qui s'est depuis fait connoître par le titre de la seigneurie de Beuvron.... » La généalogie de cette illustre maison, publiée par Gilles-André de la Roque en 1662, et dont Saint-Simon possédait un exemplaire, ne conteste point la vraisemblance de cette origine.

1. *Arrière* est ajouté en interligne.

2. Nicolas Catinat, ou Catinal, seigneur de Bougis ou Bourgis, « fit quelques acquisitions en la paroisse de Mesmers en 1573 et 1576, vivoit encore en 1583, et étoit mort en 1584 » (*Histoire généalogique*, tome VII, p. 636). La filiation donnée à la suite des *Mémoires de Catinat*, tome III, p. 347-358, comprend trois degrés de plus.

3. Pierre Ier, pourvu de sa charge le 18 mai 1586, et mort vers 1626; Pierre II, seigneur de la Fauconnerie, reçu conseiller le 5 mai 1623, et mort conseiller de grand'chambre et doyen, le 13 février 1674. Tous deux furent marguilliers d'honneur à Saint-Benoît. Selon une note du P. Léonard (Arch. nat., MM 824, fol. 14), la fortune devait venir d'un grand-père receveur du chapitre de Saint-Martin de Tours.

4. *Et* est en interligne.

5. Catherine-Françoise Poille, fille de Jacques Poille, conseiller au Parlement, mort en 1623, auteur d'un volume de poésies (1626), et de Catherine Tiraqueau (fille de l'ami de Rabelais), fut mariée par contrat du 8 janvier 1624, et mourut en juillet 1649. Nous avons déjà eu mention de sa terre de Saint-Gratien, tome X, p. 119 et 306. Son mari, que Colbert fit entrer dans la Chambre de justice de 1662 comme homme de bien, bon juge et d'assez d'esprit (il opina en faveur de l'indulgence pour Foucquet), est ainsi caractérisé dans le tableau du Parlement dressé vers la même époque (*Correspondance administrative*, tome II, p. 37) : « Homme d'honneur, très capable, hors d'intérêt; a une grande probité, et grande créance dans la grand'chambre; est l'un des piliers de M. le premier président (Lamoignon); a grande

maréchal Catinat fut le cinquième fils[1]. L'aîné[2] fut conseiller au Parlement, puis conseiller d'honneur en faveur de son frère, et laissa[3] un fils aussi conseiller au Parlement[4]. Catinat apprit de bonne heure à Paris la promotion des maréchaux de France : il alla à Versailles, et fit demander au Roi à lui parler dans son cabinet, qui l'y fit entrer au sortir de son dîner. Là, il remercia le Roi de l'honneur qu'il venoit de lui faire, et, en même temps, lui dit qu'il ne pouvoit le tromper, et lui expliqua qu'il ne pouvoit faire de preuves. Il étoit extrêmement mécontent, et avec grande raison; il étoit philosophe, il s'accoutumoit de propos délibéré à la retraite[5]. Cela se passa de sa part très

déférence aux sentiments de M. Pucelle, son gendre, et de son fils, conseiller au Parlement, qui promet beaucoup, et de son frère, lieutenant général à Tours, qu'il croit presque en tout; est assez dépendant de M. le Tellier, et aussi de M. Talon. »

1. Et le onzième enfant sur seize, dont l'aînée, mariée en 1652 à Claude Pucelle, ne mourut que le 19 mars 1702.

2. René Catinat, seigneur de Courteraye, Saint-Mars, etc., né le 30 avril 1630, reçu conseiller au Parlement le 29 mai 1655, honoraire en août 1696, mourut subitement le 24 janvier 1704. « Esprit doux, agréable, de beaucoup d'honneur, de nul intérêt, aimé dans sa chambre (des enquêtes), retiré et renfermé dans sa famille » (*Correspondance administrative*, p. 58). Voyez le *Mercure* de février 1704, p. 190-194.

3. Avant *laissa*, l'auteur a biffé *qui*.

4. Pierre Catinat de Saint-Mars, qui hérita Saint-Gratien de son oncle, né le 10 avril 1670, pourvu conseiller au Parlement le 6 décembre 1696, mourut le 30 mars 1745, dernier du nom.

5. Depuis qu'on l'avait forcé à se retirer à Saint-Gratien par dégoût des intrigues : tome X, p. 306. En racontant ailleurs le pareil acte d'humilité de l'archevêque de Sens qui va être rappelé quatre lignes plus loin, notre auteur a dit, d'une façon plus claire (*Écrits inédits*, tome VI, notice Coislin, p. 263) : « Ce fut le second exemple dans l'Ordre, que le maréchal Fabert avoit donné le premier, et que le maréchal Catinat imita quatre ans après celui-ci, en 1705. Il fut nommé avec tous les maréchaux de France, comme on le verra au titre d'Harcourt, et il ne fut point pressé. Il étoit retiré à sa campagne, et très justement mécontent. On l'accusa du refus pour le refus, et qu'à la rigueur il auroit pu faire les preuves, qui sont si minces qu'il eût bien mieux valu n'en point demander, comme dans tous les autres grands ordres de l'Europe, dont les statuts n'en demandent point, et qui, dans un nombre moindre

respectueusement, mais fort froidement, jusque-là qu'il y en eut qui crurent qu'il n'avoit pas été trop fâché de faire ce refus[1]. Le Roi le loua fort, mais sans le presser[2] comme il avoit fait en pareil cas l'archevêque de Sens Fortin de la Hoguette[3], et toute la cour, qui sut le jour même ce refus, y applaudit extrêmement[4]. Au sortir du cabinet du Roi, il s'en alla à Paris, et s'y déroba modestement à toutes les louanges[5]. Ce fut donc le troisième, et tous trois

de moitié pour la Toison, et des trois quarts pour la Jarretière et l'Éléphant, sont infiniment mieux conservés. »

1. Dangeau raconte ainsi les faits, le vendredi 2 janvier (p. 222) : « Le Roi alla tirer l'après-midi, et, avant que de sortir, il donna audience au maréchal de Catinat, qui la lui avoit demandée. Ce maréchal le remercia fort de l'honneur qu'il lui avoit fait de le nommer chevalier de l'Ordre, honneur qu'il auroit toujours souhaité, mais qu'il ne vouloit pas tromper S. M. ; qu'il ne pouvoit faire de preuves que de son père, qui avoit été doyen de la grand'chambre, et de son grand-père, qui avoit été conseiller du Parlement. On a fort loué le procédé de ce maréchal. Voilà présentement trois exemples de bonne foi en pareille occasion : feu M. le maréchal de Fabert, M. l'archevêque de Sens depuis peu, et M. de Catinat aujourd'hui. » Comparez les *Mémoires de Sourches*, p. 154.

2. Il ne manquait qu'un degré de noblesse. Saint-Foix, l'historiographe de l'Ordre, dit (tome III, p. 197-198) que le Roi répondit à Catinat, comme à Fabert en 1661, qu'il regrettait de ne pouvoir lui accorder une dispense, se trouvant lié par la constitution fondamentale.

3. Raconté dans notre tome VIII, p. 283-285.

4. Voyez des vers très louangeurs dans le Chansonnier, ms. Fr. 12 693, p. 265-266, et dans le *Nouveau siècle de Louis XIV*, tome III, p. 185.

5. Selon une lettre de la marquise d'Huxelles datée du 4 janvier, il « remercia hier le Roi du Saint-Esprit, disant qu'il lui avoit fait déjà plus d'honneur qu'il ne méritoit, et qu'en celui-ci, lui manquant un degré, il ne vouloit faire de faux serments, ni que S. M. en fît par trop de bonté pour lui, laquelle avoit juré de garder les statuts de l'Ordre ; qu'il ne demandoit que de venir savoir de temps en temps des nouvelles de sa santé, et à prier Dieu dans sa retraite pour sa continuation. » Clairambault raconte (ms. 1174, fol. 77) que les Catinat, à qui il réclamait un bisaïeul bien authentique, avec des qualifications meilleures que celle de *noble homme*, ne purent y satisfaire, et qu'on en resta là, sans que le maréchal déclarât s'il acceptait ou non la nomination à l'Ordre, le Roi l'ayant laissé libre d'agir à son gré.

du règne du Roi, qui refusa l'Ordre faute de pouvoir faire ses preuves : le maréchal Fabert en 1661[1], et ces deux-ci.

1. Ci-dessus, p. 260 ; tome VIII, p. 285, note 6, et Addition n° 374, p. 397 ; ci-après, appendice X, p. 558. Huit ans avant la promotion de 1661, Mazarin avait offert le même honneur à Fabert, en même temps qu'un brevet de retenue pour ses enfants, et Fabert avait refusé le brevet et répondu quant à l'Ordre : « Mon père ayant été le premier gentilhomme de sa race, je ne vois pas d'apparence que je pusse tirer de ce brevet-là plus d'avantage que de l'autre, sans faire des faussetés qui seroient honteuses ; ainsi je tiens mon bien et mon honneur bornés à l'état présent de ma fortune » (Lettre du 21 février 1653 : Arch. nat., KK 1072, fol. 351 ; comte de Cosnac, *Souvenirs du règne de Louis XIV*, tome VI, p. 103-107). Effectivement, le maréchal était fils d'un imprimeur juré de Metz, mais qui avait été honoré de toutes sortes de distinctions. Quoi qu'il en soit, Louis XIV revint à la charge au moment de faire la promotion de décembre 1661 ; Fabert répondit au duc de Noailles qu'il eût accepté, si la difficulté de fournir les preuves réglementaires pouvait être levée par ce seul fait d'être officier de la couronne, mais qu'il ne voulait point s'exposer à un refus. « Quant aux preuves qu'il faudroit pour être chevalier par la voie ordinaire, j'aimerois mieux la mort, écrivait-il, que d'y donner mon consentement. Je n'ai fait de ma vie faussetés, et, pour porter une marque d'honneur sur mon manteau, je ne rendrai jamais ma personne aussi infâme qu'elle le seroit, si je m'étois porté à mentir à mon roi. » Celui-ci répondit, le 29 décembre : « Ce rare exemple de probité me paroît si admirable, que je vous avoue que je le regarde comme un ornement de mon règne.... Ne pouvant faire davantage pour rendre justice à votre vertu, je vous assurerai.... que jamais il n'y eut dispense accordée avec plus de joie que celle que je vous envoierois de mon propre mouvement, si je le pouvois sans renverser le fondement de mes ordres. » Cette correspondance, publiée dès le siècle dernier dans les *Mémoires de Noailles*, p. 388-389, dans les *Pièces intéressantes et peu connues*, tome VI, p. 259-263, dans les *Œuvres de Louis XIV*, tome V, p. 64-66, se retrouve dans le livre du colonel Bourelly, tome II, p. 300-315. A propos du refus de Fabert, Bussy-Rabutin écrivait, dans ses *Mémoires*, tome II, p. 121 : « Cette action me parut belle, et je l'admirai comme venant d'un homme qui se trouvoit assez paré de sa vertu sans vouloir acheter d'autres ornements de la moindre tache à son honneur. Cependant la plupart des courtisans dirent, les uns qu'elle venoit de vanité, et les autres de bassesse ; mais la vérité fut qu'ils la blâmèrent parce qu'ils ne se sentoient pas le cœur assez bien fait pour l'imiter. » Il y a, dans le Chansonnier, ms. Fr. 12 617, p. 435, des vers de l'année 1665 comparant la modestie du refus de Fabert avec l'audace des Colbert.

Combien d'autres en auroient dû faire de même, sans parler des légers !

Villars et sa naissance ; fait duc vérifié. [*Add. S^t^S. 598*]

Venons maintenant au maréchal de Villars[1], le plus complètement et constamment heureux de tous les millions d'hommes nés sous le long règne de Louis XIV[2]. On a vu ci-devant[3] quel fut son père, sa fortune, son mérite, celui que Mme Scarron lui trouva, et que, devenue Mme de Maintenon, elle n'oublia jamais. Il passoit pour être fils du greffier de Condrieu[4]. Son père eut pourtant un régiment, peut-être de milice, et passa en 1635 pour sa prétendue noblesse[5]. On sait assez comment se font ces recherches de noblesse[6]. Ceux qui en sont

1. Outre l'Addition, on trouvera ci-après, appendice XVI, une rédaction primitive tirée des *Remarques sur l'Ordre*.

2. Voyez le « Caractère de Villars, » dans notre tome X, p. 307-321.

3. Tomes I, p. 76-81, V, p. 88-89, VII, p. 290, X, p. 304, 308, etc.

4. Déjà dit au tome I, p. 77, où nous avons donné une note sur la vraie extraction de cette famille. On trouvera ci-après, appendice XVII, la notice que d'Hozier lui consacra dans le mémoire sur les familles ducales qu'il dressa en 1706. — Le grand noël de 1696 faisait parler ainsi Villars père (ms. Fr. 12 692, p. 151) :

> A Coudrieu, dit-on, don, don,
> Mon père écrivoit, la, la, la,
> Les contrats d'importance.

« Le grand-père de Villars étoit un simple procureur de village, » dit encore en 1719 la mère du Régent (recueil Brunet, tome II, p. 114).

5. Il suit l'*Histoire généalogique*, tome V, p. 105 : « Claude de Villars, IIIe du nom, seigneur de la Chapelle, baron de Masclas, mestre de camp d'un régiment d'infanterie par commission du 13 septembre 1622, gentilhomme de la chambre du Roi, fut maintenu dans sa noblesse par jugement des commissaires du Roi au régalement des tailles, du 19 février 1635, et fit son testament le 14 avril 1657. »

6. En 1635, il ne s'agissait pas d'une recherche ou réformation de la noblesse comme celle qui eut lieu trente ans plus tard, en 1663 et dans les années suivantes, à l'instigation de Colbert, et dont il est parlé par tant de contemporains, Mme de Sévigné, Bussy, la Fontaine, Foucault, Huet, etc. On peut voir, sur ce sujet, les articles de feu Louis Paris, dans son *Cabinet historique*, tome VI, 1re partie, p. 214-218, 246-259 et 305-318, et tome XVI (1870), 1re partie, p. 1-11, avec une bibliographie des manuscrits de cette grande recherche classés par provinces, 2e partie, p. 1-7 et 38-49. Une revision fut entreprise en 1685.

chargés ne sont pas de ce corps, et, plus que très ordinairement, le haïssent, et ne songent qu'à l'avilir : ils dépêchent besogne, leurs secrétaires la défrichent, et font force nobles pour de l'argent[1]. Aussi est le proverbe qu'ils en font plus qu'ils n'en défont[2]. La femme de ce

1. Voyez, par exemple, dans les Papiers du Contrôle général, Arch. nat., G7 304, 1er janvier 1700, une dénonciation des gains énormes faits par les cessionnaires du traitant Belleguise en Languedoc, ou bien les détails consignés sur un exemplaire de la *Recherche de Champagne* (Cabinet des titres, vol. 715, p. 399).

2. C'est Bâville qui s'exprime ainsi dans le *Mémoire sur le Languedoc* dressé pour l'instruction du duc de Bourgogne (éd. 1734, p. 124) : « On peut dire qu'elles (les recherches) ont fait plus de mal que de bien, et que la facilité que l'on a eue à donner des jugements de noblesse à des familles qui ne le méritoient pas, a beaucoup mêlé ce corps.... » Bâville n'était pas seul à penser ainsi ; son collègue M. de Creil écrivait de Moulins, en 1684 : « La recherche qui fut faite il y a dix-huit à dix-neuf ans fit plus de nobles qu'il n'y en avoit ; le traitant, pour de l'argent, consentoit à tout : aussi a-t-il fait amende honorable dans la généralité du Berry et dans celle-ci, plus heureux en cela que le traitant du Poitou, que M. Rouillé, lors intendant, fit pendre, pour un cas pareil, à Poitiers. » De même, en 1693, à Rennes, le procureur général la Bédoyère, et, en 1707, l'intendant Lebret, à Aix (*Correspondance des Contrôleurs généraux des finances*, tomes I, nos 136 et 1222, et II, no 1264). Le résultat avait donc été l'inverse de celui que Colbert eût voulu obtenir, diminuer le nombre des privilégiés qui arguaient d'une prétendue noblesse sans titres valables, et les faire rentrer dans le nombre des taillables. Un des exemples les plus caractéristiques est le jugement rendu en 1699, en faveur des Boileau, contre toute vraisemblance : voyez la *Correspondance de Boileau et Brossette*, p. 7-11, 19-27 et 39. Boileau, sans doute, s'était pourvu de pièces justificatives chez ces faussaires, complices et associés des traitants, dont Saint-Simon parlera bientôt, et auxquels la chanson du temps fait allusion :

Apportez-nous bon nombre de pistoles,
 Nous aurons soin de vous ;
Nous vous ferons, moyennant bonnes sommes,
 Anciens gentilshommes.

La Fontaine a stigmatisé le principal de ces traitants, la Vallée-Corné, dans son épître V :

Homme rusé, Janus à double front,
L'un de rigueur, l'autre à composer prompt....

Le fabuliste était poursuivi pour avoir pris sans droit la qualité d'écuyer.

grand-père du maréchal étoit Louvet, qui est le nom des Cauvissons[1], et ces Cauvissons ne sont pas grand chose[2]. Le père de celui-là eut, disent-ils[3], un guidon dans la

1. « Charlotte Louvet de Nogaret-Cauvisson, fille d'Aymar Louvet et de Louise d'Auzon de Montravel,... fut mariée par contrat du 16 décembre 1620 » (*Histoire généalogique*, p. 105).

2. Voyez nos tomes III, p. 194, et VII, p. 147-148. Gaignières, dans son commentaire du Chansonnier (ms. Fr. 12 689, p. 236), rapporte qu'ils descendaient d'un Louis Louvet ou Louet, seigneur de Mirandol, marié en 1471 à Marguerite de Murat, laquelle avait pour quartaïeul le chancelier Nogaret, mais qu'on disait aussi que ce Louet descendait d'un médecin, tout comme les Cadart d'Ancezune et les Robin de Barbantane. Aussi, lorsque M. de Nogaret avait acheté le régiment d'infanterie de la Ferté-Senneterre, les officiers, ne voulant pas qu'il lui donnât son nom comme cela se faisait pour les régiments de gentilshommes, obtinrent-ils du Roi qu'on l'appelât le régiment de la Sarre. Le duc de Luynes dit encore, en 1752 (*Mémoires*, tome XI, p. 433), que les Cauvisson-Nogaret sont de la même maison que le chancelier de Philippe le Bel si connu pour sa participation à l'attentat d'Anagni. Quant à l'*Histoire généalogique*, elle admet (tome VI, p. 300-301) que Marguerite de Murat « porta les biens de la maison de Nogaret dans la maison de Louet, d'où sont venus les seigneurs de Cauvisson (suivant la prononciation des derniers temps), dont quelques-uns se sont surnommés de Nogaret. » Voyez aussi le *Mercure* de janvier 1707, p. 171-172, et le manuscrit des *Honneurs de la cour* : Arch. nat., MM 810, p. 385. — Sur ce Louis Louvet, qui était lieutenant du sénéchal de Beaucaire sous Louis XI, et sur sa famille, on peut voir le tome III de l'*Histoire de Nîmes*, par Ménard, p. 24-25, 242-243, etc. La généalogie du *Moréri* en fait un chambellan du roi Charles VII, et, de son père, un chambellan de Charles VI, avec de très belles alliances.

3. « Claude de Villars, IIe du nom, seigneur de la Chapelle et de Masclas, dit *le Jeune*, guidon de la compagnie de M. de Peyrand capitaine de cent chevau-légers, est employé au nombre des cent gentilshommes de la maison du Roi depuis 1578 jusqu'en 1585, fut gentilhomme de la Reine mère le 15 septembre 1582, et du Roi le 22 février 1598. Il commandoit à Montluel le 25 mars 1597, et fut fait chevalier de Saint-Michel le 14 mai 1604. La noblesse du Lyonnois lui donna la commission, le 4 août 1614, pour dresser ses mémoires et les présenter aux états, et le marquis d'Alincourt, gouverneur de cette province, lui en donna une autre, le 20 mars 1619, pour commander à Coindrieux (*sic*). Il testa le 28 juin 1624, et avoit fait un premier testament le 23 décembre 1594. » (*Histoire généalogique*, tome V, p. 104.)

compagnie de chevau-légers du sieur de Peyrand[1], c'est-à-dire d'une compagnie levée dans le pays par qui en voulut prendre la peine. On le donne encore pour avoir commandé à Montluel[2] et à Condrieu[3] par commission de M. d'Alincourt, gouverneur de la province[4]. Ce dernier eût été bien étonné, quelque fortune qu'il eût faite, s'il eût vu celle de son fils[5]. A quel excès l'eût-il donc été, s'il eût pu prévoir celle de la postérité d'un manant renforcé, qu'il trouva sous sa main à mettre dans un colombier[6]! Ce même homme eut une place dans les cent gentilshommes de la maison du Roi, c'est-à-dire les becs-de-corbin, depuis longtemps dès lors anéantis par les compagnies des gardes du corps[7], et ces places s'achetoient déjà du capitaine pour s'exempter de la taille[8]. J'ai peine à croire que la noblesse du[9] Lyonnois l'ait employé en 1614 à dresser ses mémoires et à les présenter aux états, peut-être comme un compagnon entendu et intrigant, car on n'ose proférer le mot de député de la noblesse, qu'on n'eût pas oublié, s'il eût eu cet honneur, qui auroit constaté la sienne. On le dit aussi chevalier de

1. Les auteurs ou les compositeurs de l'*Histoire généalogique* ont imprimé *Peyrand*, pour *Peyraud*, et il semble que notre auteur ait fait la même erreur. C'est très probablement Noël de Fay, seigneur de Peyraud et lieutenant de Roi en Dauphiné, dont la petite-fille, Jeanne de Fay, selon les généalogies, épousa en 1581 Claude II de Villars.

2. Petite ville de Bresse, sur les confins du Dauphiné, au S. E. de Trévoux. On y voit encore les ruines d'un très ancien château.

3. Notre auteur écrit: *Coindrieux*, comme l'*Histoire généalogique*.

4. C'est ce fils du secrétaire d'État Villeroy qui a figuré dans notre tome XI, p. 194-199.

5. Voyez au même endroit l' « Origine de la première fortune solide de MM. de Villeroy. »

6. Une bicoque, un semblant de château fort, de donjon.

7. Tome V, p. 381. Comparez la notice de Lauzun, qui fut capitaine d'une des deux compagnies : *Écrits inédits*, tome VII, p. 313-315.

8. Lauzun vendait encore les charges deux mille livres, à raison de l'avantage des privilèges qui y étaient attachés, et notamment du *committimus* : Arch. nat., O[1] 44, fol. 396.

9. *De* corrigé en *du*.

Saint-Michel; mais, dès lors, qu'est-ce qui ne l'étoit pas avec la plus légère protection, qui que l'on pût être[1]? Le père de celui[-ci] est donné pour avoir été mis commander dans Condrieu par le duc de Nemours[2]; outre la petitesse de l'emploi, il ne prouve point de noblesse[3]. Ce qu'ils ont de mieux est un oncle paternel de Villars père du maréchal, archevêque de Vienne, duquel un oncle paternel le fut aussi[4]. De ces temps-là de troubles, encore plus que de ceux-ci, on choisissoit des évêques par d'autres raisons que par la naissance, et cette illustration, quand elle est unique, n'en est pas une. Ils prétendent en avoir eu deux antérieurs, et ainsi quatre de suite[5]; mais on prétend

1. Ailleurs (notice LONGUEVILLE, tome VII des *Écrits inédits*, p. 11), il a rappelé que, dès le temps de Charles IX, cet ordre (tome XI, p. 179) était devenu « collier de toutes bêtes, » selon le mot de Montaigne, dit-il. En effet, Montaigne parle des avantages primitifs et du discrédit de cet ordre dans les *Essais*, liv. II, chap. VII et XII; mais je n'y trouve pas le dicton allégué par notre auteur, et Agrippa d'Aubigné l'attribuait au capitaine la Roche-du-Maine : voyez la promotion de 1560, dans *Antoine de Bourbon et Jeanne d'Albret*, par M. le baron de Ruble, tome II, p. 330-331, et dans l'*Histoire universelle* d'Aubigné, éd. de Ruble, tome I, p. 247; comparez les *Mémoires de Tavannes* (1555), p. 195, les *Mémoires de Cheverny*, p. 475 et 479, les *Journaux de P. de l'Estoile*, tome I, p. 297, etc.

2. « Claude de Villars.... se retira à Coindrieux et y fut établi capitaine par le duc de Nemours le 11 décembre 1589 » (*Histoire généalogique*, p. 104). Ce duc de Nemours est Charles-Emmanuel de Savoie (février 1567-juillet 1595), qui faillit être massacré aux états de Blois avec son frère utérin Henri de Guise, se fit donner, à la fin de 1588, le gouvernement de Lyon (notre tome XI, p. 196, note 3), défendit Paris contre les royalistes, avec son autre frère Mayenne et les Seize, mais fut emprisonné à l'instigation de ce même frère en 1593, put se sauver en Franche-Comté, et mourut à Annecy au moment où il se préparait à reconquérir le Lyonnais avec l'aide des Espagnols.

3. Ce Claude de Villars, ancien fermier et marchand, avait épousé en 1544 la fille du capitaine de Condrieu, Jean Gayan, secrétaire du Roi.

4. Voyez la note suivante.

5. Lisez : *cinq*. — Le premier, et le seul qui eût une notice individuelle dans les éditions primitives du *Moréri*, est Pierre de Villars, que l'*Histoire généalogique* place au premier degré de la filiation (p. 101-102); créature du cardinal de Tournon, conseiller clerc au Parlement

aussi que ces deux précédents étoient de ces anciens Villars seigneurs de Dombes[1], égaux en naissance aux Dauphins[2], avec qui ils avoient des alliances directes, des filles de Savoie, et de très grandes terres[3]; que ce Villars

en 1555, évêque de Mirepoix en 1566, archevêque de Vienne de 1576 à 1587, mort le 14 novembre 1592, à soixante-quinze ans. Il s'était démis de Mirepoix, puis de Vienne, au profit de son neveu, autre Pierre de Villars, né le 3 mars 1545, qui mourut le 18 août 1613, à soixante-huit ans, s'étant démis, lui aussi, de Vienne en 1598, au profit de son frère cadet Jérôme, conseiller au parlement de Paris depuis 1588, et ce dernier, qui mourut le 18 janvier 1626, eut pour successeur son cousin et coadjuteur Pierre, grand-oncle du maréchal, évêque d'Éphèse, lequel mourut doyen de l'épiscopat français le 25 mai 1662, et fut, à son tour, remplacé par Henri de Villars, propre oncle du maréchal, chanoine de Vienne et agent général du clergé, à qui le cardinal Mazarin avait fait obtenir la coadjutorerie en 1655, et qui mourut le 27 décembre 1693, à soixante-douze ans, sans avoir pris les mesures nécessaires pour que son neveu Villars recueillît toute sa succession (*Dangeau*, tome IV, p. 429 ; *Mercure* de janvier 1694, p. 217-221 ; *Mémoires de Villars*, tome I, p. 167 ; oraison funèbre du maréchal par Massillon). L'archevêché de Vienne valait de vingt à vingt-cinq mille livres.

1. Ce petit pays, de soixante-quatre paroisses, mais très riche et productif, venu des sires de Beaujeu aux ducs de Bourbon et de Montpensier, avait été constitué en souveraineté, sous le protectorat de la France, en 1682, comme nous le verrons plus tard, et Mlle de Montpensier l'avait donné, bon gré mal gré, au duc du Maine (tome I, p. 124-125). Il ne fut annexé à la France qu'en 1762. Il y avait à Trévoux un parlement, dont le procureur général, M. de Poleins, écrivit pour le duc du Maine un *Abrégé de l'histoire de la souveraineté* qui n'a été publié qu'en 1884. En 1874, M. M.-C. Guigue avait donné deux éditions de l'ouvrage, inédit jusque-là, de Samuel Guichenon : *Histoire de la souveraineté de Dombes*.

2. Les Dauphins de Viennois et de Dauphiné, qui ne commencèrent qu'au milieu du douzième siècle à porter ce titre dynastique, et dont la succession passa dans la maison de la Tour sous Philippe le Bel.

3. Villars de la Dombes, gros bourg situé au N. O. de Trévoux, sur la Chalaronne, avait été porté dans la maison de Levis-Lautrec, tige des Ventadour, par l'héritière de Humbert VI, sire de Thoire et de Villars, en 1372, et, plus tard, Philibert II de Savoie le donna à son fils naturel le Grand Bâtard, d'où vint le marquis de Villars, amiral de France en 1572, mort en 1580. Sur les sires de Thoire et de Villars du moyen âge, qui s'appelaient presque tous Humbert, comme les Dau-

du maréchal[1] étoit aumônier du second de ces archevêques, qui le prit en amitié, l'éleva, le fit évêque *in partibus*, puis son coadjuteur[2]. En effet, il est difficile d'ajuster ces deux premiers Villars archevêques de Vienne, oncle et neveu[3], qui ont tous deux fait un personnage très principal dans toutes les affaires de leur temps[4], être fils d'un homme de rien et tout à fait inconnu, frère du juge ordinaire de Lyon devenu lieutenant particulier civil et criminel de ce siège, et celui-là père du second de ces deux premiers archevêques et du lieutenant général au présidial et sénéchaussée de Lyon, qui succéda après à son beau-père en la place de premier président au parlement de Dombes[5].

phins, et qui furent très puissants du onzième au treizième siècle, voyez Guichenon, *Histoire de Bresse*, 2e partie, p. 127-132, 3e partie, p. 397, et dernière partie, p. 186-187 et 249-259, et *Histoire de la souveraineté de Dombes*, tome I, p. 16-17. L'*Histoire généalogique* les mentionne (tome I, p. 543) pour une alliance avec la maison de Bourgogne. Le *Mercure* de janvier 1705, à propos du duché de notre maréchal, reconnut (p. 277-282) qu'il ne se rattachait pas à l'ancienne maison de même nom; en février 1702 (p. 279), le même recueil s'était contenté de dire que sa maison, à lui, avait donné de grands hommes à l'épée et à l'Église, dont plusieurs archevêques de Vienne. Dès 1705, le maréchal fit insérer deux autres personnages de son nom dans les considérants de ses lettres de duché, que l'on trouvera plus loin, p. 375.

1. Sans doute son grand-oncle Pierre, qui mourut en 1662 : ci-dessus, p. 368, note 5.

2. L'*Histoire généalogique* dit (tome V, p. 104-105) : « Pierre de Villars fut nommé en 1608 coadjuteur de Nicolas de Villars, son oncle, évêque d'Agen; mais Jérôme de Villars, archevêque de Vienne, son cousin, le demanda en 1612 pour son coadjuteur, et le fit sacrer à Paris évêque titulaire d'Ephèse, etc. »

3. Il y eut même deux neveux, comme nous l'avons vu.

4. Voyez les trois notices dans l'*Histoire généalogique*, p. 101-103.

5. Le premier degré donné est un Pierre de Villars qui « épousa à Lyon Suzanne Jobert, veuve de Jean Chapoton, » d'où : 1° François, qui suit; 2° Claude de Villars, auteur de la branche du maréchal; 3° le premier archevêque du nom de Pierre. François « exerça comme son père des charges honorables au parlement de Dombes, au présidial et en la sénéchaussée de Lyon. Les registres du parlement portent que,

Voilà un préambule étrange de ce qui va suivre. Le Roi et Chamillart étoient fort étourdis d'Hochstedt et de ses grandes suites. C'étoit le premier revers qu'il avoit essuyé, et ce revers le ramenoit de l'attaque de la Bohême et de l'Autriche à la défense de l'Alsace, qui se regardoit comme très difficile après la perte de Landau, sans compter les États de l'électeur de Bavière et ses enfants en proie à la vengeance de l'Empereur. Tallard étoit prisonnier; Marcin sembloit trop neuf et trop futile pour se reposer sur lui d'un emploi si important; Villeroy, quel qu'il fût, étoit destiné pour la Flandre avec l'Électeur; Boufflers étoit hors de gamme[1], et tous les autres maréchaux aussi[2]. De princes du sang, le Roi n'en vouloit pour rien à la tête de ses armées. Restoit Villars, car Harcourt se gardoit bien de se vouloir éloigner de la cour, ni Mme de Maintenon de s'en défaire dans la crise où ils se trouvoient pour

le 19 mai 1565, François de Villars, juge ordinaire de Lyon, fut reçu conseiller au siège présidial de cette ville; il y fut lieutenant particulier, civil et criminel en 1578 et 1579.... » Ce François, d'abord garde des sceaux au parlement de Dombes, échevin de Lyon en 1578, écrivit et publia un *Abrégé de la doctrine chrétienne*. De la fille du châtelain de Condrieu, il eut le second archevêque, Pierre II, et le troisième, Jérôme, cadets de Balthazar, lieutenant général à Lyon, qui épousa, le 6 avril 1592, Louise, fille de Nicolas de Langes, seigneur de Laval, premier président du parlement de Dombes, succéda à son beau-père dans cette charge, le 3 novembre 1596, fut trois fois prévôt des marchands de Lyon, et y mourut le 12 avril 1629, âgé de soixante-dix ans; sa veuve, le 9 août 1630. Leur fille aînée passa la première présidence à son mari Pierre de Sève. Nous avons l'éloge de ce Balthazar, par Chérubin de Marcigny, 1627; son épitaphe et celle de son père, mort en 1582, sont dans l'*Histoire* de Guichenon, tome II, p. 11 et 22. La *Gallia christiana*, sur les archevêques de Vienne (tome XVI, col. 125-132), donne les épitaphes latines de Pierre II, *civis Lugdunensis ex nobili et antiqua Villariorum gente*, et de Jérôme, *Villartiæ surculus familiæ vetustæ, hercle et nobilis.*

1. *Mettre quelqu'un hors de gamme*, c'est « le déconcerter, lui rompre ses mesures, le réduire à ne savoir plus que répondre » (*Académie*, 1718). On en cite un exemple des *Pensées* de Pascal.

2. *Aussy* est en interligne.

lors. Villars, comme on l'a vu[1], avoit, comme Harcourt, et par les mêmes raisons paternelles[2], toute la protection de Mme de Maintenon, conséquemment celle de Chamillart, plus favori alors, s'il se peut, encore que ministre tout-puissant de la guerre et des finances. Villars, qui, dès la Bavière, avoit osé prétendre à la dignité de duc[3], n'avoit rien rabattu de son audace pour ses pillages et sa chute en Languedoc[4]; il y triomphoit de la besogne qu'il y avoit trouvée faite, il en donnoit la consommation comme due uniquement à lui, et Bâville, le plus haineux des hommes, et qui n'avoit jamais pu souffrir Montrevel[5], secondoit du poids de son témoignage[6] les vanteries de Villars[7]. Ce maréchal n'avoit cessé d'écrire au Roi, à Chamillart, à Mme de Maintenon, sur les fautes d'Hochstedt et sur celles de ses suites, de leur mander tout ce qu'il auroit fait, de déplorer de s'être trouvé éloigné de ces armées[8], en un mot de fanfaronner[9] avec une effronterie qui ne lui avoit jamais manqué, et qui le servit d'autant mieux en cette occasion, qu'il parloit à des gens ébranlés et dans le dernier embarras sur le choix d'un général capable de soutenir un poids devenu si difficile du côté du Rhin et de la Moselle, et si âpres à se flatter et à se promettre. Mme de Maintenon tira sur le temps. Elle sentit l'em-

1. Ci-dessus, p. 46 et 364. Comparez notre tome XI, p. 158.

2. Tous deux fils d'anciens tenants de Mme de Maintenon. De plus, Villars avait pour intermédiaire auprès de celle-ci Mme de Saint-Géran, sa parente maternelle.

3. Tome XI, p. 153. — 4. Ci-dessus, p. 46-48. — 5. *Ibidem.*

6. *Tesmoignages*, au pluriel, dans le manuscrit.

7. C'était un échange réciproque de bons services : voyez les témoignages obligeants rendus à Bâville par le maréchal, dans les lettres de celui-ci, à Chamillart, que comprend l'arrangement de ses *Mémoires* fait par Anquetil, et comparez le tome I de *Villars d'après sa correspondance*, p. 271-286.

8. Ci-dessus, p. 169, note 4.

9. Seul exemple de ce verbe que Littré ait relevé. On ne le trouvait pas dans le *Dictionnaire de l'Académie*, mais bien dans les *Recherches italiennes et françoises* d'Oudin (1642).

barras et le besoin, elle vit les pillages de Villars et ses insolences avec l'Électeur effacées, elle comprit quelles pouvoient être les grâces d'un homme devenu comme nouveau : elle en profita, et Villars, qui sentit ses lettres goûtées, fit sentir aussi[1] combien il se trouvoit affligé sur la manière dont ses espérances d'être duc avoient été reçues. Quand le Roi se fut bien laissé mettre dans la tête qu'il n'y avoit que Villars dont il se pût servir dans la conjoncture présente, il fut aisé de lui persuader qu'il ne s'en falloit pas servir mécontent et offensé, et, de là, le ministre et la dame qui le faisoit agir parvinrent à faire qu'il seroit duc en arrivant. Il reçut donc un courrier qui lui porta ordre de finir le plus promptement qu'il lui seroit possible les états de Languedoc, qu'il avoit la commission de tenir[2], et de se rendre en même temps à la cour le plus diligemment qu'il lui seroit possible[3]. Il arriva à Versailles le 15 janvier[4], et fit la révérence au Roi comme il arrivoit de se promener à Marly. Le Roi, en descendant de carrosse, lui dit de monter en haut, et qu'il lui parleroit. Étant rhabillé et entré chez Mme de Maintenon, il l'y fit appeler, et, dès qu'il le vit : « Je n'ai pas maintenant, lui dit-il, le temps de vous parler ; mais je vous fais duc[5]. » Ce monosyllabe[6] valoit mieux que toutes les audiences, dont aussi, pour le maréchal, il étoit le but. Il sortit transporté de la plus pénétrante joie, et, en apprenant la grâce qu'il venoit de recevoir, causa la

1. *Aussy* est en interligne, et, ensuite, *affligé* corrige *affligée*.

2. Ci-dessus, p. 350.

3. « Il arriva un courrier de M. de Villars, qui sera ici au premier jour, » dit Dangeau le 6 janvier (p. 226). Il avait été rappelé par une lettre du 29 décembre.

4. Le vendredi 16 : *Dangeau*, p. 232 ; *Sourches*, p. 162 ; *Mercure* du mois, p. 275-277.

5. C'est à peu près textuellement ce que rapporte le *Journal de Dangeau ;* mais Villars lui-même a fait parler beaucoup plus longuement le Roi dans ses *Mémoires*, tome II, p. 170.

6. Il a écrit, par mégarde : *monsyllabe*.

plus étrange surprise, pour ne pas dire au delà, et la plus universelle consternation dans toute la cour, qui, contre sa coutume, ne s'en contraignit pas[1]. Jusqu'à Monsieur le Grand jeta chez lui feu et flammes devant tout le monde, et tous les Lorrains s'en expliquèrent avec le même ressentiment et aussi peu de ménagement[2]. Les ducs, ceux qui aspiroient[3] à l'être, ceux qui n'y pouvoient penser, furent également affligés[4]. Tous furent indignés d'avoir, les uns un égal de cette espèce, les autres d'en être précédés et distingués, les princes du sang d'avoir à lui rendre, et les autres princes d'avoir à céder ou à disputer à[5] une fortune aussi peu fondée en naissance[6]. Le murmure fut donc plus grand pour cette fois que la politique, les compliments froids et courts, et le nouveau duc les cherchant, se les attirant, et allant assez infructueusement au-devant de chacun, montrant, au travers de

1. Villars dit lui-même qu'après sa conversation avec le Roi, « les compliments des courtisans furent, à l'ordinaire, aussi vifs que peu sincères, car les grâces que les seuls services attirent ne sont pas de leur goût.... »

2. Ici, l'écriture change. — 3. Avant *aspiroient*, il a biffé *y*.

4. L'annotateur des *Mémoires de Sourches* dit (p. 162) : « On prétendoit que, les ducs s'étant déchaînés particulièrement contre le maréchal de Villars sur sa promotion au cordon bleu, le Roi l'avoit fait duc pour les en châtier. »

5. *A* est en interligne, au-dessus d'*avec*, biffé.

6. De là ce couplet (ms. Fr. 12 693, p. 253) :

Que, sans égard à la naissance,
On fasse un maréchal de France,
Quand la valeur l'a mérité,
La récompense est ordinaire ;
Mais le public est irrité
D'un duc petit-fils d'un notaire.

Et celui-ci encore (p. 254) :

Les greffiers de Coindrieux,
Ses aïeux,
Auroient-ils jamais pu croire
Qu'on vît duc et cordon bleu
Leur neveu ?
Le beau trait pour notre histoire !

beaucoup d'effronterie, grand respect aux uns et grand embarras à tous[1].

Le jour de la Chandeleur venu[2], les maréchaux furent reçus[3] excepté Harcourt, qui s'étoit trouvé mal, et l'abbé d'Estrées chanta la messe comme prélat de l'Ordre. Pontchartrain, fort mal avec tous les Estrées[4], content d'avoir échappé au comte de Toulouse par la compassion qu'il

Remarques sur la cérémonie de l'Ordre où les maréchaux de France furent reçus.

1. Les lettres d'érection en duché simple ne furent expédiées qu'au commencement du mois de septembre suivant, après l'acquisition de Vaux (Arch. nat., registre O[1] 49, fol. 125-131; comparez l'*Histoire généalogique*, tome V, p. 95). En voici le début : « Les hommes nés pour les plus grandes choses n'ont point de motif plus fort et plus puissant que l'amour de la gloire, et les princes qui veulent récompenser de pareils sujets n'ont point de plus riches trésors à leur distribuer que des titres et des marques d'honneur. Ainsi, faisant attention aux importants services que notre très cher et bien amé cousin Louis-Hector, marquis de Villars, maréchal de France, chevalier de nos ordres, nous a rendus dans la guerre et dans les négociations, nous avons cru qu'il étoit juste de lui accorder une récompense éclatante et qui passât jusqu'à sa postérité. Il est d'une des plus anciennes et des plus nobles maisons de notre royaume, de laquelle étoit Guillaume de Villars, prieur et commandeur de Saint-Gilles, de la langue de Provence, et depuis grand maître de l'ordre de Jérusalem en 1296. Barthélemy de Villars, chevalier, seigneur de Montbel, se distingua par sa fidélité et par sa valeur sous les règnes de Charles V et de Charles VI. Cinq archevêques de Vienne qui ont été de cette maison lui ont donné aussi de l'éclat dans l'Église, et enfin le feu marquis de Villars, père de notre cousin le maréchal de Villars, mérita par ses services, tant dans la guerre que dans les ambassades de Danemark, de Savoie et d'Espagne dont nous l'avions chargé, que nous le fissions lieutenant général de nos armées, conseiller d'État et chevalier de nos ordres.... »

2. *Dangeau*, p. 245-246; *Sourches*, p. 169-170; *Gazette d'Amsterdam*, n° XIII, etc. Voyez ci-après l'appendice XVI. Selon les *Mémoires de Sourches*, la cour avait cru qu'il y aurait une promotion à cette occasion, car le nombre des vacances s'élevait à quinze; mais la curiosité indiscrète de la duchesse de Bourgogne y fit renoncer le Roi.

3. Voyez ci-après, p. 586, une note de Torcy sur les commissaires nommés pour recevoir les preuves.

4. Il nous a été dit (tome XI, p. 16) que le maréchal de Cœuvres devait son bâton aux Pontchartrain, et Dangeau, à la fin de mars 1705 (p. 292), époque où cessa la brouille dont il s'agit, n'en reporte l'origine qu'à six mois plus tôt, c'est-à-dire au temps du combat de Malaga.

[Add. St-S. 599] avoit eue de sa femme[1], fit une niche à l'abbé d'Estrées, qu'il me conta en s'en applaudissant fort. Quoiqu'il ne fût pas lors, ni de quatre ans depuis, officier de l'Ordre[2], il alla, comme secrétaire d'État de la maison du Roi, lui faire remarquer que l'abbé d'Estrées, n'étant point évêque, ne devoit point s'asseoir en officiant devant lui qu'aux temps où les prêtres s'y asseyent[3], et n'avoir comme eux qu'un siège ployant, et non pas un fauteuil. L'avis fut goûté, et toujours exécuté depuis, à la grande amertume du pauvre abbé d'Estrées[4]. Il fut réglé, à l'occasion de cette promotion, qu'encore que les grands d'Espagne n'observent entre eux aucun rang d'ancienneté[5], ils le garderoient en France, parce que les ducs l'avoient toujours fait entre eux, et qu'étant égalés, et par conséquent mêlés ensemble, ce mélange ne se pouvoit exécuter autrement; et cela s'est depuis toujours observé parmi eux. Ainsi[6], Harcourt étant malade, qui étoit duc plus ancien que le maréchal de Cœuvres étoit grand, ce maréchal fut présenté seul par les ducs de la Trémoïlle et de Chevreuse, et, après avoir reçu l'Ordre seul, prit sa place après le dernier duc, n'y en ayant point de moins ancien que lui grand[7]. Le maréchal de Villars, déclaré duc héréditaire, n'étoit pas encore enregistré au Parlement; il n'avoit point même de terre qui pût être érigée[8] : ce ne

1. Ci-dessus, p. 323-326.

2. Pontchartrain n'achètera la charge de prévôt des ordres du Roi qu'en 1709.

3. Il a écrit : *asséent*, et, ensuite : *un qu'un*, au lieu d'*eux qu'un*.

4. « L'abbé d'Estrées officia, mais sans mitre, et ne s'assit que dans les endroits où s'assoient les célébrants des grandes messes qui ne sont pas évêques » (*Dangeau*). Nous l'avons vu, plus haut, officier en violet le 1er janvier.

5. Cela a été dit dans le tome IX, p. 129 et suivantes.

6. L'initiale d'*ainsy* surcharge un *d*.

7. C'est Dangeau qui rapporte cela, comme les autres détails.

8. Au moment d'acheter Verneuil aux héritiers de la duchesse, il y renonça pour le laisser à Monsieur le Prince (*Dangeau*, p. 279) ; puis il pensa à une terre de Normandie qui venait des Saint-Luc et valait

fut que plusieurs mois après qu'il acheta Vaux, où M. Foucquet avoit dépensé tant de millions et donné de si superbes fêtes[1]. Vaux[2] relevoit presque toute de Nangis[3], avec qui il s'accommoda pour ne relever que du Roi, suivant le privilège d'y forcer les suzerains des duchés[4],

quatre cent trente mille livres, pour un revenu de vingt mille (*Gazette d'Amsterdam*, 1705, n° XLII).

1. Vaux-le-Vicomte, dans la paroisse de Maincy, à un peu plus d'une lieue de Melun, avait été acheté par le père du surintendant. Sur l'histoire de cette terre, des magnificences que Foucquet y déploya dans les derniers temps de sa puissance, et des fêtes incomparables qu'il y donna à la cour en 1660 et 1661, voyez les *Mémoires sur Foucquet*, par Chéruel, tome I, p. 467-470, et tome II, p. 222-227, *la Maréchale de Villars*, par Charles Giraud, p. 142-151, *le Surintendant Foucquet*, par M. Lair, tome I, p. 73, 387-388, 482-483 et 521-531, et tome II, p. 43-51, les *Œuvres de la Fontaine*, tome IX, p. 342-352, le *Siècle de Louis XIV*, p. 456-457, et les estampes d'Israël Silvestre. « Ce palais et les jardins, dit Voltaire, lui avaient coûté dix-huit millions, qui en valent aujourd'hui environ trente-cinq. »

2. *Vaux* est en interligne, au-dessus d'*Elle*, biffé. C'est le 29 août qu'il traita de cette terre avec la veuve du surintendant Foucquet, sur le pied de cinq cent cinquante mille livres, pour un revenu de vingt-deux mille (*Dangeau*, p. 403; *Gazette d'Amsterdam*, n° LXXV).

3. Sur Nangis, voyez le *Mémoire de la généralité de Paris*, p. 226.

4. Les lettres d'érection dont les considérants ont été cités tout à l'heure, p. 375, disent : « Avons créé, érigé et élevé, créons, érigeons et élevons, par ces présentes signées de notre main, en titre de duché, les terres et seigneuries de Vaux-le-Vicomte, appartenantes à notredit cousin le maréchal de Villars, ensemble les vicomtés de Melun, seigneurie de Maincy, circonstances et dépendances, acquises par notredit cousin le maréchal de Villars, par contrat passé par-devant Lemoine et Tabouré, notaires au Châtelet de Paris, le 29e août dernier, que nous avons unies audit duché pour ne composer à l'avenir, avec ce que notredit cousin pourra acquérir dans la suite, qu'une seule et même terre en titre et dignité de duché, sous le nom de duché de Villars : à l'effet de quoi nous avons changé et commué, changeons et commuons par ces présentes le nom de ladite terre de Vaux en celui de Villars, pour, par notredit cousin Louis-Hector, marquis de Villars, maréchal de France, ses enfants et descendants mâles en ligne directe, nés et à naître en loyal mariage, jouir à perpétuité, comme seigneur propriétaire dudit duché, des titres, honneurs, dignités, rangs, prérogatives, prééminences et privilèges qui y appartiennent, ainsi qu'en jouissent les

et on peut croire que Nangis, qui servoit dans[1] son armée[2], où le marché se conclut, et qui étoit un de ses plus bas courtisans, de la complexion dont il le connoissoit sur la bourse, ne lui tint pas la bride haute[3]. Villars donc, jusqu'à son enregistrement, n'étant considéré que comme duc à brevet, c'est-à-dire non vérifié ou enregistré[4], n'eut aucun rang dans l'Ordre jusqu'à ce qu'il le fût[5]; il marcha entre les maréchaux de Chamilly et de Châteaurenault, comme leur ancien de maréchal de France, et tous trois ensemble furent présentés par le comte de Solre[6] et par le marquis d'Effiat. Après avoir reçu l'Ordre, ils pri-

autres ducs de notre royaume, soit en assemblée de noblesse, faits de guerre, qu'autres lieux, et ce sous le ressort immédiat de notre cour de parlement de Paris, en laquelle nous voulons que les appellations qui seront interjetées des officiers dudit duché ressortissent nûment et sans moyen. Et, à cet effet, nous avons distrait et exempté ledit duché de Villars et ses dépendances, distrayons et exemptons de tous autres juges, cours et juridictions où elles avoient accoutumé de ressortir, tant en première instance que par appel, avant la présente érection, et en tous cas, hors et excepté les cas royaux, dont la connoissance appartiendra à nos juges devant lesquels ils avoient coutume de ressortir; le tout à la charge d'indemniser nos officiers et les autres, si aucuns y a. Lequel duché notredit cousin tiendra de nous nûment et en plein fief à cause de notre couronne, et relèvera de notre tour du Louvre sous une seule foi et hommage, lequel il sera tenu de nous prêter en ladite qualité de duc, à la charge par lui d'indemniser pareillement les seigneurs particuliers de qui pourroient relever tant lesdites terres et fiefs que celles qu'il pourra unir ci-après audit duché. »

1. *Dans* corrige *so*[*us*].

2. « Il servit, en 1705, sous le maréchal de Villars, à l'attaque des lignes de Wissembourg, qu'on emporta le 3 juillet; il y reçut deux contusions » (*Chronologie militaire*, tome III, p. 309).

3. *Tenir la bride haute* à quelqu'un, c'est « le traiter avec quelque sorte de sévérité, de peur qu'il ne s'échappe » (*Académie*, 1718). Comparez un exemple dans les *Lettres de Peiresc*, tome III, p. 555.

4. L'enregistrement par les cours compétentes ne pouvait se faire sur un simple brevet de la forme indiquée par M. Giry, *Manuel de diplomatique*, p. 785; il fallait des lettres patentes, *ibidem*, p. 765-780.

5. *Dangeau*, p. 246. — Les lettres patentes, dont j'ai donné une partie, furent enregistrées le 5 septembre au Parlement.

6. Un Croy, prince de l'Empire : tome IV, p. 320.

rent les dernières places après tous les chevaliers, et Villars comme eux[1]. MM. d'Estampes et de Puysieulx présentèrent après les maréchaux de Vauban, Rosen et Montrevel, qui s'assirent, après avoir reçu l'Ordre, après les trois autres maréchaux, et, au retour de la chapelle chez le Roi, marchèrent tous six les derniers de tous, et le maréchal de Cœuvres précéda tous les chevaliers qui n'étoient pas ducs[2]. Je remarque[3] ce détail, qui, depuis l'institution de l'Ordre, a toujours été observé et pratiqué sans aucune difficulté de même, et il se trouvera dans la suite que cette remarque n'est pas inutile. J'ajouterai[4] que les preuves de Rosen ne furent que testimoniales. Torcy, qui, comme chancelier de l'Ordre, rapporta les preuves, ne montra que les attestations du commandant pour le roi de Suède en Livonie[5], et des premiers seigneurs et des principaux magistrats du pays, qu'il pouvoit entrer dans tous les chapitres nobles[6]. Torcy s'appuya de l'exemple des maréchaux de Schonberg père et fils, dont le dernier fut duc et pair d'Halluin[7], et du cardinal de Fürstenberg[8], dont les preuves pour l'ordre du Saint-Esprit ne furent que testimoniales.

1. Ce détail est le seul qui ne vienne pas de Dangeau.

2. Lui seul, comme grand d'Espagne, avait eu deux ducs pour parrains, ces Messieurs étant parvenus à éviter que le Roi ne persistât à les désigner pour le même emploi auprès des simples gentilshommes, disent les *Mémoires de Sourches*, p. 169.

3. *Remarque* surcharge une *m*.

4. Toujours d'après le *Journal de Dangeau*, p. 246.

5. Conquise par les Suédois en 1617, la Livonie leur avait été cédée définitivement par la Pologne, dans le traité d'Oliva; elle passera aux Russes après Poltava. Une description de ce pays par le baron de Blomberg fut publiée à Utrecht en 1705.

6. Voyez notre tome XI, p. 30-31, et les notes.

7. Dangeau ne parle que d'un « M. de Schonberg. » Nous connaissons déjà l'un et l'autre, tome I, p. 165, et tome IV, p. 22; le père eut l'Ordre en 1619, et le fils, seul duc d'Halluin, le reçut le 14 mai 1633, deux ans et demi avant d'avoir le bâton. Ils étaient originaires de la Misnie, que représente aujourd'hui le royaume de Saxe.

8. Reçu le 2 février 1694 : *Dangeau*, tome IV, p. 429 et 445.

Harcourt et Bedmar reçus extraordinairement chevaliers de l'Ordre. Caractère de Bedmar; ses obligations au Roi.

Achevons de sortir de la matière de l'Ordre. Le marquis de Bedmar[1] y avoit été nommé, ses preuves admises, et il le portoit en attendant qu'il fût reçu[2] : le Roi avoit été extrêmement content de lui, lorsqu'il avoit été gouverneur des armes aux Pays-Bas[3] sous l'électeur de Bavière, gouverneur général de ces provinces depuis l'avénement de Philippe V à la couronne d'Espagne, et encore davantage depuis que le commandement en chef roula sur lui par *intérim* tandis que l'Électeur fut en Allemagne[4]. Bedmar, sorti de bonne heure d'Espagne, avoit toujours servi au dehors[5]. Il avoit de l'esprit, de la grâce, du liant, des manières douces, affables, honnêtes; il étoit ouvert et poli, avec un air de liberté et d'aisance fort rare aux Espagnols; de la valeur et du maniement de troupes; grand courtisan, qui fit son capital[6] de plaire aux maréchaux de Villeroy et de Boufflers, qui le vantèrent fort au Roi, à nos officiers généraux, particuliers, et de bien traiter partout les troupes françoises[7]. De tout cela, le Roi le prit en amitié, demanda et obtint pour lui la grandesse de première classe, que sa naissance comportoit fort[8], le fit chevalier de l'Ordre, et, depuis le malheur d'Hochstedt

1. Ci-dessus, p. 138 et 144.

2. *Dangeau*, tome IX, p. 423, et tome X, p. 115; *Gazette*, p. 82; registre de l'Ordre, aux Archives nationales, MM 839[4], p. 1247.

3. En 1698. C'est à cette occasion qu'on l'avait vu pour la première fois à Paris et à Versailles : tome V, p. 64-65.

4. A partir de mars 1701 : tome VIII, p. 248-251.

5. Il avait commencé par commander une compagnie d'infanterie à Milan, puis un terce espagnol en Flandre, était alors passé général de bataille, et avait eu le gouvernement de la ville de Bruxelles.

6. « Faire fonds principalement sur quelque chose, ou en faire sa principale occupation » (*Académie*, 1718). Voyez Ch. Livet, *Lexique de la langue de Molière*, tome I, p. 329.

7. Comparez un pareil éloge dans notre tome X, p. 187-189. Notre auteur le refera encore deux fois. Il avait pu connaître M. de Bedmar, avant d'aller lui-même en Espagne, dans ses deux séjours de 1698 et de 1700 à la cour de France.

8. Tome X, p. 188. Depuis M. de Bedmar a été fait conseiller d'État (tome XI, p. 132).

et le retour de l'Électeur aux Pays-Bas[1], lui procura la vice-royauté de Sicile, que le cardinal del Giudice n'exerçoit que par *intérim*[2]. Bedmar quitta donc les Pays-Bas. Il salua le Roi le 2 mars, et en fut reçu en homme comblé de ses grâces[3]. Le 8[4], il fut reçu extraordinairement chevalier de l'Ordre, avec Harcourt, qui le précéda comme plus ancien duc que Bedmar n'étoit grand[5], et ils furent présentés ensemble par le maréchal de Villeroy et le duc de Beauvillier. Tout se passa comme aux fêtes de l'Ordre, excepté qu'il n'y eut qu'une messe basse[6]. Il n'y avoit presque point d'exemple de réception hors[7] les fêtes de

1. Ci-dessus, p. 183, 267 et 308. La maladie avait forcé également M. de Bedmar, en août 1704, à quitter l'armée et à regagner Bruxelles, d'où il partit le 12 février 1705.

2. Tome VIII, p. 186. Le cardinal a été nommé archevêque de Monreale, en Sicile, au mois d'octobre 1703. Dès cette époque, M. de Bedmar désirait le remplacer dans la vice-royauté (tome XI, p. 132, note 3), et Louis XIV chargea M. de Gramont d'obtenir cette nomination (Affaires étrangères, vol. *Espagne* 142, fol. 129, et vol. 144, fol. 174). C'était un poste fructueux, mais difficile, comme on le voit dans les *Mémoires de Mme d'Aulnoy*, tome I, p. 106-110. Le marquis de Bedmar y arriva le 5 juillet. Il a son article dans le tome IV, p. 34-43, de la *Storia cronologica de' vice-re di Sicilia*.

3. *Dangeau*, p. 270; *Sourches*, p. 186-187.

4. *Dangeau*, p. 273; *Sourches*, p. 189-190. Comparez le *Mercure* d'avril, p. 5-11. Quand le marquis prit congé le 27, le Roi lui fit présent d'une croix de l'Ordre en diamants valant plus de quinze mille livres (*Dangeau*, p. 288; *Sourches*, p. 205; Maze-Sencier, *le Livre des collectionneurs*, p. 89).

5. Ce détail n'est pas tiré de Dangeau; Saint-Simon le reprend dans une première rédaction qu'il avait placée, en 1711, au milieu de son mémoire sur les *Changements arrivés à la dignité de duc et pair* (tome III des *Écrits inédits*, p. 58-59).

6. « Le maréchal d'Harcourt tenoit la droite, parce qu'il étoit plus ancien duc que le marquis de Bedmar n'étoit grand d'Espagne. Mais on ne chanta point le *Veni Creator* en plain-chant avant la messe, suivant les statuts de l'Ordre; le Roi le fit chanter en musique, en manière de motet, pendant une messe basse, qui fut célébrée par l'abbé Blouin, son chapelain en semaine. » (*Sourches*, p. 190.)

7. *Hors* surcharge *dans*.

l'Ordre. Il se trouva pourtant que le marquis de Béthune[1], l'allant porter au roi de Pologne son beau-frère, avoit été reçu ainsi[2], et nous verrons dans la suite le duc d'Aumont l'être de même, partant pour son ambassade extraordinaire d'Angleterre[3]. Reprenons maintenant le fil ordinaire.

Action devant Verue.

Il se passa une assez grande action, le soir du 26 décembre, devant Verue[4]. M. de Savoie fit passer le[5] pont de Crescentin[6], par un brouillard fort épais, à la plupart des troupes qu'il avoit dans ce camp, et qui, sans entrer dans Verue, dont on se souviendra qu'elles avoient la communication libre[7], vinrent envelopper les tranchées par la droite et par la gauche, se rejoignirent à la queue, pour couper[8] toute retraite pendant qu'elles attaqueroient par les deux flancs et par la queue même, et qu'en même temps la tête le seroit par une sortie de la garnison : c'est ce qu'elles[9] exécutèrent. Chartoigne, lieutenant général[10], et Imécourt[11], maréchal de camp de tranchée, rassemblèrent

1. François-Gaston : tome III, p. 309.

2. Le 22 décembre 1675 : *Gazette*, p. 983. Outre l'article consacré à ce personnage dans les *Chevaliers du Saint-Esprit* (notre tome XI, p. 546), on trouve une note, sur la réception alléguée ici, dans les Papiers de notre auteur, vol. *France* 188, fol. 29-30. C'est d'ailleurs Dangeau qui, par son premier texte (p. 270), lui a rappelé ce précédent.

3. En 1712 : suite des *Mémoires*, éd. 1873, tome IX, p. 367.

4. Ce qui va suivre est pris au *Journal de Dangeau*, p. 223, 3 janvier. Comparez les *Mémoires de Sourches*, p. 155-156, qui résument presque dans les mêmes termes la nouvelle apportée par le courrier Buffet, le *Journal de Verdun*, p. 58-59, 118-121 et 270-272, la *Gazette d'Amsterdam*, n°s IV-IX, et l'*Histoire militaire* de Quincy, p. 380-382. Il n'est pas question de cet incident dans les *Mémoires militaires* de Pelet.

5. *Le* corrige *la*.

6. Crescentino est dans une sorte d'îlot, au-dessous du confluent de la Doire Baltée avec le Pô. Victor-Amédée s'y était installé depuis le mois de mai, et la *Gazette d'Amsterdam* en recevait des bulletins réguliers.

7. Ci-dessus, p. 307.

8. *Couper* surcharge une lettre illisible. — 9. *Elles* corrige *ils*.

10. Tome II, p. 216. Cet officier, parvenu par les degrés, était fort estimé et faisait les fonctions de directeur général de l'infanterie. Il perdit à ce siège un fils âgé de quinze ans.

11. Jean-Bernard de Vassinhac d'Imécourt, né en 1663, frère cadet du

tout ce qu'ils purent pour faire face partout et se défendre; le premier y fut blessé et pris[1], l'autre tué. Cependant l'attaque fut si bien soutenue partout, que M. de Vendôme, qui venoit de se coucher, eut le temps de faire prendre les armes à six brigades d'infanterie, à la tête desquelles il rechassa les ennemis de tous les postes qu'ils avoient pris. Ils tinrent assez dans la batterie; mais, à la fin, ils cédèrent, et furent poursuivis jusque dans les fossés. Il y eut force monde tué et blessé de part et d'autre, mais beaucoup plus du leur. M. de Savoie étoit ce pendant dans une des tours du donjon, attendant un meilleur succès. Leur surprise fut grande le lendemain, lorsque, de vingt-trois pièces de canon qu'ils avoient enclouées, ils virent et entendirent qu'on avoit trouvé moyen d'en désenclouer vingt et une, qui tirèrent sur eux à l'ordinaire.

Le siège de Gibraltar se poussoit comme on pouvoit[2]. Combat naval

lieutenant général, lieutenant au régiment de Picardie en 1689, et employé en cette qualité sous le maréchal de Lorge, colonel d'infanterie en 1693, brigadier en 1702, avait le régiment d'Auvergne depuis 1703, venait d'être créé maréchal de camp le 26 octobre 1704, et faisait les fonctions de major général (*Chronologie militaire*, tome VI, p. 574-575; *Dangeau*, tome X, p. 219, 223, 224 et 226; *Mercure* de janvier 1705, p. 331-334). Le père avait été huguenot (*la France protestante*, tome IX, p. 452-453), et ses huit ou dix fils servaient tous.

1. Il mourut le 30 (*Dangeau*, p. 229; *Sourches*, p. 160; *Mercure* du mois de janvier 1705, p. 334-337; recueil de Lamberty, tome III, p. 161), au moment où le duc de Savoie allait l'échanger contre le général Vaubonne, et la *Gazette d'Amsterdam* raconte (Extr. IX) qu'il adressa ce dernier mot, tout militaire, au prince : « Quoique j'aie fait la guerre depuis quarante ans, Votre Altesse Royale vient pourtant de m'apprendre une chose du métier que j'avois ignorée jusqu'ici, car je ne savois pas qu'on attaquât des tranchées par la queue. »

2. Ci-dessus, p. 223. Un plan des attaques, en octobre, se trouve dans le registre de Chantilly T 11, fol. 91, ainsi qu'aux Affaires étrangères, vol. *Espagne* 139, fol. 122, et des relations du siège, mois par mois, dans le *Mercure*. Comparez le *Journal de Dangeau*, p. 156-158, 167, 168, 170, 171, 177, 188, 193, 195, 199 et 204, les *Mémoires de Sourches*, les gazettes, le volume 1789 du Dépôt de la guerre, n°s 208 et 227, l'*Histoire militaire* de Quincy, p. 442-458, etc. La correspondance de Madrid est au Dépôt des affaires étrangères, vol. *Espagne* 142.

et secours jeté dans Gibraltar.

Six vaisseaux anglois s'y présentèrent le 24 décembre, escortant sept frégates destinées[1] à y entrer et à y porter du secours. Pointis[2] les attaqua, prit quatre frégates; mais il ne put empêcher les trois autres d'entrer, et de porter aux assiégés mille hommes de secours, avec les munitions et les rafraîchissements dont elles étoient chargées[3]. Le roi d'Espagne envoya quatre mille [hommes] de renfort à ce siège[4].

Marlborough grandement reçu

Marlborough[5] fut reçu en Angleterre avec des acclamations et des honneurs extraordinaires[6]. La Chambre basse

1. *Destinées* surcharge *pr*.

2. Sur l'arrivée de ce marin, voyez le *Journal de Dangeau*, p. 158, 167, 177, 199, 204 et 213. Il venait de recevoir un brevet de lieutenant général espagnol demandé pour lui par M. de Villadarias. Sa correspondance est au Dépôt de la marine, B⁴ 27, fol. 343-385.

3. Une tentative pour entrer par conspiration dans la ville fut déjouée vers le même temps (*Gazette d'Amsterdam*, Extr. VIII et XV).

4. Tous ces détails sont pris au *Journal de Dangeau*, p. 224. Le duc de Luynes a ajouté à un des articles antérieurs, celui du 19 septembre (p. 129), une longue note sur les fautes de M. de Pointis, de M. de Visconti et de M. de Villadarias. Ce dernier était très suspect, ou du moins considéré comme un fort médiocre général (notre tome XI, p. 573). Chamillart écrivait au duc de Gramont, dans les derniers jours de novembre (recueil Esnault, tome I, p. 402) : « Quoi qu'en puisse mander M. Renau, j'appréhende que cette entreprise ne finisse pas aussi heureusement qu'il seroit à desirer. Il faut de bonnes troupes pour prendre une ville d'assaut : celles qui sont aux ordres de M. de Villadarias ne valent rien. » Nous verrons ces pronostics défavorables se réaliser à la fin d'avril 1705.

5. Ci-dessus, p. 350. Il arriva à Londres le 25 décembre.

6. *Dangeau*, p. 227 et 242; *Sourches*, p. 372. Comparez le *Journal de Verdun*, p. 153-154 et 228-231, le recueil de Lamberty, tome III, p. 328-331, les *Mémoires de Marlborough*, par W. Coxe, tome I, p. 361-364, le *Siècle de Louis XIV*, p. 354-355, etc. Les vainqueurs entreprirent alors de faire préparer une relation officielle d'après les rapports de Marlborough et de ses officiers : *Gazette d'Amsterdam*, Extr. XI. Le 14 janvier, les drapeaux français furent transportés en grande pompe à Westminster : *ibidem*, n° VIII. Le principal témoignage de l'admiration des Anglais fut la construction de ce splendide château de Blenheim, à Woodstock, où plus tard Voltaire vit tant de tableaux et de tapisseries représentant notre défaite de 1704. Quant à la pyramide que l'empereur Léopold

lui envoya une députation; son orateur[1] le harangua; il le fut aussi par le chancelier, lorsqu'il alla prendre séance pour la première fois dans la Chambre haute[2]. Ils ne voulurent point souffrir le maréchal de Tallard dans Londres, ni près de cette ville, où il avoit été longtemps ambassadeur et avoit conservé force connoissances : ils l'envoyèrent fort loin de là et de la mer, à Nottingham[3], avec les prisonniers les plus distingués, et répandirent les autres ailleurs[4]. Ils eurent tous les lieux où on les mit pour prison, avec la liberté de se promener partout, et même à la campagne, mais sans découcher, et doucement observés de fort près[5].

en Angleterre. Tallard et les principaux prisonniers à Nottingham.

Le Grand Prieur, de son côté, attaqua, le 2 février, les postes que le général Patay[6] gardoit entre le mont

Action légère en Italie. Lautrec tué;

aurait fait ériger sur le champ de bataille avec une inscription « flétrissante » pour Louis XIV (*Nouveau siècle*, tome III, p. 151-152), elle n'exista que dans l'esprit des réfugiés français qui avaient proposé cette manifestation, ou des entrepreneurs qui offrirent de faire dans Londres même une place Marlborough, avec pyramide et inscriptions triomphales (*Gazette d'Amsterdam*, Extr. IX; Voltaire, *Anecdotes sur Louis XIV*).

1. Ci-dessus, p. 157.

2. La chambre des lords, ou seigneurs, où le chancelier, en place du roi, faisait le même office que le *speaker* aux Communes : voyez le *Moréri*, tome I, art. ANGLETERRE, p. 82, et le *Journal de Verdun*, 1704, p. 433-437. Le duc de Marlborough étant venu y prendre place le 26 décembre, le président lui adressa un compliment, qui fut reproduit par la *Gazette d'Amsterdam* (Extr. II), et qu'on trouve dans le recueil de Lamberty, comme la réponse du duc aux députés des Communes et l'adresse qu'elles firent ensuite présenter à la reine.

3. Cette ville, chef-lieu de comté, sur la Trent, auprès de la forêt de Sherwood, est à cent soixante-quinze kil. N. O. de Londres. C'est là que la guerre civile avait commencé en 1642.

4. *Dangeau*, p. 211 et 227; *Sourches*, p. 154 et 162; *Journal de Verdun*, p. 154-156; *Gazette d'Amsterdam*, n[os] I-III, avec liste des prisonniers. Madame écrivait, le 28 décembre (recueil Jaeglé, tome II, p. 17) : « Ce doit être une grande mortification pour Tallard d'arriver en vaincu dans un pays où, il y a quelques années, il a brillé comme ambassadeur. Il peut dire avec Mascarille : « J'étais César; me voilà Pompée! »

5. Cette dernière phrase n'est pas prise à Dangeau.

6. Le colonel Paté ou Patté (c'est Dangeau qui a écrit : *Patay*),

son caractère. Baldo[1] et l'Adige, avec mille chevaux et trois bataillons en divers endroits. Ces troupes firent une assez molle défense, et furent chassées de partout. On leur prit six drapeaux et quatre cents prisonniers, et cette expédition leur ôta la communication avec le Véronois, d'où ils tiroient leurs vivres[2]. Médavy avoit, le même jour, assemblé ses troupes de l'Oglio[3], pour inquiéter les ennemis de ce côté-là et les empêcher de secourir leur major général Patay[4]. Le comte de Linange[5], qui commandoit l'armée depuis que le prince Eugène n'étoit plus en Italie[6], se sentant beau-

fameux partisan, était, selon l'annotateur des *Mémoires de Sourches*, tome IX, p, 158 et 167, un Lorrain parvenu par tous les degrés dans l'armée impériale, et, selon le *Mercure* de novembre 1706, p. 137-138, le fils d'un ancien officier de cette armée, ayant servi avec distinction. En 1704, on lui avait confié un corps de plus de deux mille hommes pour protéger les communications avec l'Adige. Il devint bientôt sergent général, avec un titre de baron, et reçut de l'Empereur le régiment de dragons de Palffy. Nous retrouverons son nom en 1707.

1. Cette montagne, de deux mille mètres passés, sépare la vallée de l'Adige du lac de Garde, à l'O., avant le célèbre passage de Vérone et le village de Rivoli.

2. Ces détails sont pris à Dangeau, p. 255. Comparez les *Mémoires de Sourches*, p. 175, 183, 189 et 193, le *Journal de Verdun*, p. 183-184, et les *Mémoires militaires*, tome IV, p. 359-360.

3. Cette rivière, venant du pays de Brescia, va se jeter dans le Pô sous Borgoforte, entre l'Adda et le Mincio.

4. Le *Journal* dit : général major.

5. Philippe-Louis, comte de Leiningen-Westerburg, né en 1652, élevé à Paris, converti au catholicisme le 5 décembre 1671 et marié alors à une fille d'Henri de Rueil, marquis de Ruzé, laquelle mourut le 8 juin 1700 sans enfants, avait quitté la France, peu après le commencement de la guerre de 1701, de dépit d'avoir été condamné par la Chambre souveraine de Brisach à rendre Oberbronn à une autre branche de sa famille, et était alors retourné au service de l'Empire. Il périra à Cassano, le 16 août 1705. Sur cette famille, encore représentée parmi les maisons princières d'Allemagne, et dont le nom avait été francisé chez nous en *Linange*, on peut se reporter à Imhof, *Notitia S. R. Imperii*, p. 306-308, à Lehr, *l'Alsace noble*, tome I, p. 299-338, et aux *Genealogische Tabellen* de Hübner, n° 474. Linange lui venait d'une alliance avec les comtes de Saarbrück au treizième siècle.

6. Il avait quitté le Trentin, pour remplacer le prince Charles de

coup supérieur à Médavy, leva tous ses quartiers pour le venir combattre : sur quoi, Médavy se retira sur l'Oglio en un poste où il ne[1] pouvoit pas l'être, et détacha Lautrec[2], avec cinq cents chevaux, pour observer les ennemis. Il fut coupé par un corps plus fort que le sien pendant que le gros marchoit à lui pour l'attaquer. Dans cette presse, il remarcha en arrière pour rompre les troupes qui l'avoient coupé, et se percer une retraite avant que de se trouver pris en tête et en queue. Il réussit en effet, et rejoignit Médavy avec soixante prisonniers qu'il avoit faits; mais il reçut une grande blessure, dont il mourut peu de jours après à Brescia[3], où on l'avoit porté[4]. Ce fut un extrême dommage. Il étoit fort bien fait, avec infiniment d'esprit, de grâce dans l'esprit, et du[5] savoir, une grande application, une grande volonté, et beaucoup de talents pour la guerre; doux, poli et très aimable. Le traitement plus que très dur d'Ambres, son père[6], lui avoit [fait] prendre le parti, depuis plusieurs années, de ne bouger de sa garnison et des frontières[7], faute de subsistance et de pouvoir soutenir ses humeurs. Cette vie, et une santé assez délicate, l'avoit rendu très particulier et très studieux, et il s'étoit enfin fort accoutumé à ce genre

Vaudémont, en juin, puis, à l'entrée de l'hiver, avait pris le commandement à défaut du prince Eugène.

1. *Ne* corrige un *p*.

2. Ce fils du marquis d'Ambres qui fut un des compagnons de notre auteur à l'armée du Rhin, en 1696 : tome II, p. 146.

3. Cette ville et le pays Bressan, dont elle était la capitale, appartenaient aux Vénitiens depuis 1517, par cession du roi François Ier. Voyez une notice dans le *Mercure* de juillet 1706, p. 147-151.

4. *Dangeau*, p. 255, 269 et 274. Le récit est pris au premier de ces trois articles. Comparez les *Mémoires de Sourches*, p. 175-176 et 198, la *Gazette*, p. 108 et 116, les *Mémoires militaires*, p. 360-362, l'*Histoire militaire* de Quincy, p. 345, la *Gazette d'Amsterdam*, n° ii, etc.

5. *Du* corrige *de*.

6. Tome V, p. 146. Nous verrons plus tard que c'était un vieil ennuyeux et un vrai tyran.

7. Il avait un régiment de dragons et était brigadier depuis 1703.

de vie, quoique fait pour la meilleure compagnie, qu'il aimoit beaucoup, et dont aussi il étoit fort recherché.

Conduite de Maulévrier à Madrid, et sa faveur.

Maulévrier, dans le dessein où nous l'avons laissé[1], s'étoit chargé de force lettres importantes pour la princesse des Ursins, et de celles de Mme la duchesse de Bourgogne pour la reine d'Espagne[2]. Au succès qu'on a vu de Tessé fait grand le lendemain de son arrivée à Madrid[3], on peut juger si lui et son gendre avoient bien travaillé à Toulouse. Mme des Ursins regarda cette visite et les nouvelles qu'elle en reçut comme les avant-coureurs de sa délivrance, et Tessé et son gendre livrés à elle comme des gens qu'il falloit combler, et qui lui seroient également utiles aux deux cours. Elle gagnoit tout à l'échange de Berwick pour Tessé[4]. Maulévrier

1. Ci-dessus, p. 279.

2. M. de Noailles l'avait fort recommandé, d'autre part, au duc de Gramont : *Cabinet historique*, tome XI, p. 348.

3. Ci-dessus, p. 281.

4. Les deux lettres par lesquelles Tessé rendit compte de son « pèlerinage » à Mme de Maintenon et à la maréchale de Noailles, et commença la réhabilitation de Mme des Ursins, lettres datées de Toulouse même le 20 octobre, sont imprimées dans le recueil de M. de Rambuteau, p. 192-195. En dehors des registres du maréchal que possèdent les héritiers du comte Édouard de Barthélemy, et dont M. le comte de Rambuteau a tiré les éléments de sa publication de 1888, le Musée britannique a recueilli (mss. Addit. 9773-9776) une copie du recueil qu'il fit sur son séjour en Espagne de 1704 à 1706, comprenant ses lettres, non seulement à Chamillart et à Torcy, mais aussi à Louis XIV, à Philippe V, à Mme de Maintenon, à la duchesse de Bourgogne, au prince de Condé, à Pontchartrain fils, etc. Quatre lettres ont été communiquées par Gustave Masson à l'*Annuaire-Bulletin de la Société de l'Histoire de France*, année 1868, 1re partie, p. 26-30 et 37-39. Les originaux de la correspondance officielle se trouvent disséminés dans les fonds *Espagne* du Dépôt des affaires étrangères et du Dépôt de la guerre. Ceux des lettres aux Noailles existaient à la bibliothèque du Louvre, mais y ont été brûlés dans l'incendie de 1871, avec les lettres du duc de Gramont et de M. Amelot : *Cabinet historique*, tome XVIII, 2e partie, p. 196-213 et 264-278. — Tessé avait emmené, à sa suite, comme commissaire des guerres, la Porte du Theil, si connu dans la suite pour ses travaux d'histoire diplomatique et pour ses services au

n'oublia rien pour se rendre considérable; il n'avoit que trop de quoi jeter de la poudre aux yeux. Mme des Ursins y fut prise[1]. Elle étoit trop bien informée pour ignorer les visites continuelles, à Marly, de Mme de Maintenon et de Mme la duchesse de Bourgogne à Maulévrier sous prétexte d'aller chez sa femme, et quantité d'autres détails; mais, quand Maulévrier lui eut raconté son roman en beau[2], et que Tessé en appuyoit la croyance, elle ne crut pouvoir trop acheter un homme aussi initié dans le plus intérieur, et capable de si profondes et de si hardies intrigues : elle lui donna[3] donc sa confiance ainsi qu'à Tessé, et leur[4] assura ainsi toute celle du[5] roi et de la reine d'Espagne avant que d'être arrivés auprès d'eux. De Toulouse, elle gouvernoit leur esprit et leurs affaires plus despotiquement encore, s'il se peut, et plus sans partage, que le cardinal Mazarin[6], chassé du Royaume, ne gouverna jamais la Reine mère et les affaires de France de chez l'électeur de Cologne[7], où il étoit retiré[8]. Tessé

Dépôt des affaires étrangères, et Orry essaya vainement de retenir pour lui ce collaborateur : voyez *le Dépôt des affaires étrangères*, par Arm. Baschet, p. 276-278, où sont cités quelques spécimens de la correspondance badine du maréchal.

1. Une lettre de Tessé à M. de Torcy, du 11 décembre, donne le tableau complet de la cour espagnole.

2. Ci-dessus, p. 274-279.

3. Ce verbe est répété deux fois.

4. *Leur* est en interligne, au-dessus de deux *luy* biffés, dont le premier surchargeait un autre mot.

5. *De du*, dans le manuscrit.

6. *Mazzarin* est ajouté en interligne.

7. Maximilien-Henri de Bavière; tome VII, p. 92. Comme le raconte Pomponne (*État de l'Europe*, 1671-1680, p. 210-220), cet électeur, tout entier aux recherches de chimie, finit par laisser le gouvernement de ses États aux deux frères Fürstenberg.

8. Mazarin, quittant le sol français à la prière de la Reine mère, se retira d'abord à Bouillon, qui dépendait de Liège, et y séjourna du 14 au 27 mars 1651, puis alla s'installer à Brühl, autre maison de l'Électeur entre Bonn et Cologne, et n'en revint qu'au bout de dix mois. Voyez le livre XII de l'ouvrage de Chéruel : *Histoire de France pendant la*

et Maulévrier, annoncés à Madrid sur le pied de ce que je viens d'expliquer, et chargés encore des lettres de la princesse des Ursins, trouvèrent une ouverture entière dans le roi et la reine d'Espagne[1]. La première conversation fut un épanchement de cœur de leur part, surtout de celle de la reine : c'étoit par eux qu'elle fondoit ses plus grandes espérances du retour de la princesse des Ursins, sans laquelle elle ne croyoit pouvoir subsister ni vivre[2]. Tessé, pressé d'aller sur la frontière donner ordre[3] à tout, et par la chose même, et par les ordres réitérés du Roi, ne put différer dès qu'il eut conféré avec Berwick à Madrid[4] et fait sa couverture[5]. Maulévrier, allé en Espagne comme un malade aux eaux, demeura à Madrid pour suppléer à l'absence de son beau-père dans tout ce qui regardoit l'intime confidence du palais sur Mme des

minorité de Louis XIV, le tome IV des *Lettres de Mazarin* publiées par le même historien, et les quatre-vingt-quinze *Lettres de Mazarin à la Reine* publiées par Ravenel dès 1836. Toute la correspondance prouve à quel point, du fond de l'exil, Mazarin continuait, comme le dit notre auteur, à « gouverner la Reine mère et les affaires de France. »

1. Voyez, dans le livre de Combes, p. 202-204, le jugement que Tessé porta dès la première heure sur les hommes et les choses. A son ami Pontchartrain, il écrivait, le 6 décembre (recueil Rambuteau, p. 215) : « Nous n'y voyons goutte. La Providence gouverne tout; l'on vit au jour la journée. Le premier chapitre, qui est celui de l'argent, quand on en parle, l'on dit : *Nada; idem* pour les munitions; et l'armée : *Caret.* » Le contingent français était alors réduit à quelque cinq mille hommes, et presque plus de chevaux : *Gazette d'Amsterdam*, n° II, de Paris; lettres de Tessé à Chamillart.

2. En novembre, la reine dit à Tessé, qui le rapporta aussitôt à Mme de Maintenon (recueil Rambuteau, p. 205) : « Quand on m'ôta Mme des Ursins, qui me tenoit lieu de tout, je pris le parti de m'adresser à Mme de Maintenon pour me conduire, et je la priai de tout mon cœur de le faire. Je fus sensible à ce qu'elle ne me fit point de réponse, et ma tête s'égaroit. Enfin je reçus une lettre qui me donna une extrême consolation, et depuis j'ai lieu d'être contente, et j'espère que cela durera. »

3. Dans le manuscrit : *donner à ordre*. — 4. *Madrid* surcharge *la*.

5. Le 17 novembre : *Dangeau*, p. 188; ci-dessus, p. 281. Ses lettres de Madrid, au Roi et à Chamillart, sont au Dépôt de la guerre, vol. 1789, n°s 177, 179, 189, 249 et 250.

Ursins. Avec de l'esprit, la connoissance qu'il avoit de notre cour, les lumières qu'il avoit tirées de la confiance de la princesse des Ursins à Toulouse, il donna à la reine des conseils pour des démarches dont elle éprouva l'utilité. Elle, Mme des Ursins, Mme de Maintenon, tout marchoit en cadence[1]. Maulévrier sut profiter de ce que la reine n'avoit personne de notre cour à qui elle pût s'ouvrir de son desir le plus ardent, ni plus instruit, ni de qui elle fût là-dessus plus sûre. Elle prit[2] tant de goût à ces entretiens secrets, qu'elle fit donner les entrées à Maulévrier par le roi d'Espagne[3], qui, par chez ce prince, entroit chez la reine à toute heure. Il avoit pour cautions son beau-père, Mme la duchesse de Bourgogne et la princesse des Ursins. Avec ces avantages, il sut pousser ses privances bien loin. En sous-ordre, la reine vouloit aussi le rappel du duc de Gramont, coupable du crime, irrémissible à ses yeux, d'être contraire au retour de Mme des Ursins, et de ne l'avoir vue que froidement dans sa route[4]. Par là il étoit devenu insupportable au roi et à la reine[5].

1. Aux plaintes éplorées de la reine Louis XIV et Mme de Maintenon avaient d'abord répondu par de fortes semonces, et cela jusqu'au commencement d'octobre; la visite de Tessé à Toulouse fut le point de départ d'un revirement complet, qui se constate dans la correspondance de la reine avec Mme de Maintenon, durant les mois de novembre et de décembre (recueil Lavallée, tome V, p. 270 et suivantes).

2. Avant ce verbe, il a biffé *y*.

3. Cette nouvelle arriva à la cour le 23 décembre : *Dangeau*, p. 205.

4. Voyez une lettre de la princesse à Mme de Maintenon, dans la *Correspondance générale*, tome V, p. 442-445.

5. Voyez le livre de Combes, chap. xv, et celui du P. Baudrillart, tome I, p. 180-185 et 199-210. Ce dernier auteur cite les portraits, au physique et au moral, que l'ambassadeur envoya du roi et de la reine, dès son arrivée, à Mme de Maintenon, puis un jugement tout contraire, défavorable, porté sur la reine. Aussi cette dernière conçut-elle une rancune non moins vive que celle dont témoignent les lettres de Mme des Ursins à Mme de Maintenon (recueil 1826, tome III, p. 187, 194, 244, 246, 433, 434, etc.). On peut voir d'ailleurs, dans une lettre de Tessé (recueil Rambuteau, p. 237), avec quelle crudité irrévérencieuse le duc s'exprimait sur la reine et sur son ancienne camarera-mayor. Il se

Les affaires les plus pressantes périssoient entre ses mains. Il y avoit plus : par un conseil profond, la reine d'Espagne avoit persuadé au roi son mari de choquer en tout les volontés du Roi son grand-père et de négliger en tout ses conseils avec affectation. Le Roi s'en plaignoit avec amertume. Le but étoit de le lasser par là, et de lui faire comprendre qu'il n'y avoit que Mme[1] des Ursins, bien traitée et renvoyée toute-puissante, qui[2] pût remettre les choses dans le premier état, et le faire obéir en Espagne comme dans les premiers temps[3]. Quand tout fut bien préparé, et que, le Roi adouci par le temps de l'exil, par les grâces faites aux Estrées, par les insinuations éloignées, par les artifices des lettres qui lui venoient de Tessé, où il n'étoit pas toutefois question de la princesse[4],

Adresse étrange de la reine d'Espagne.

Adresse d'Harcourt et de Mme de Maintenon en faveur de Mme des Ursins. [*Add. St-S. 600 et 601*]

croyait sûr d'avoir gagné la confiance du roi et de le soustraire à toute autre influence, et prenait les ordres de Versailles à ce sujet par le moyen de la correspondance secrète que M. Geffroy a publiée dans son livre sur *Madame des Ursins*, p. XXXVII-XLI et 470-476 (comparez les lettres que Chéruel avait données, en 1856, dans le tome IV de son édition des *Mémoires*, p. 445-449, et une lettre toute mystérieuse, du 25 décembre, avec la réponse du Roi, au Dépôt des affaires étrangères, vol. *Espagne* 139, fol. 202-208); mais la reine, dirigée par Mme des Ursins, Mme de Maintenon et les autres amis dont il va être parlé y mirent promptement ordre. Les archives de la maison de Gramont, où M. Geffroy a eu la bonne fortune de retrouver la correspondance secrète, possèdent aussi les registres de l'ambassadeur, allant du 26 mai 1704 au 28 mai 1705, et sans doute la relation du séjour en Espagne dont il s'entretenait avec Chamillart; nous pouvons donc espérer que, quelque jour, cet ensemble viendra compléter les lettres adressées aux Noailles que Louis Paris avait insérées dans son *Cabinet historique*, en 1865 et en 1872, mais dont les originaux ont disparu lors de l'incendie de 1871, et les dépêches publiées par M. Communay en 1884 et 1885. La correspondance diplomatique, aux Affaires étrangères, commence au volume *Espagne* 139.

1. Avant *Me*, il a biffé *par*.

2. Il a corrigé *que* en *qui*, et, ici, l'écriture change.

3. Voyez les plaintes de la reine et une lettre de l'ambassadeur à Mme de Maintenon, au Dépôt des affaires étrangères, vol. *Espagne* 141, fol. 183-184 et 187.

4. Il ne cessait pourtant d'en écrire à Mme de Maintenon.

qu'il[1] fut jugé qu'il étoit temps d'agir plus à découvert, et que le Roi, lassé des dépits de la reine, de la mollesse pour elle de son petit-fils, et de la résistance qu'il trouvoit à tout ce qu'il proposoit de plus utile et de plus raisonnable en Espagne, où il avoit longuement éprouvé avec tant de complaisance qu'on n'y cherchoit qu'à prévenir son goût et sa volonté, surtout à lui[2] marquer une complaisance et une obéissance parfaite, on se garda bien de lui laisser entrevoir qu'on songeât, ni Mme des Ursins elle-même[3], à aucun retour en Espagne, comme, pour obtenir Toulouse au lieu de l'Italie, on avoit pris le même soin de l'empêcher de s'apercevoir qu'il pût être jamais question de la revoir à Paris et à la cour. Ce changement de l'Italie à Toulouse, que la mollesse ou le peu de lumière des ministres souffrit dans un temps de colère à eux si favorable pour l'empêcher[4], fut le salut de toute la grandeur de leur ennemie, qui, une fois en Italie et à Rome, eût été trop éloignée d'Espagne et de France pour machiner à temps et utilement, et, revenue là en son premier état de consistance, y seroit demeurée pour toujours. On se garda donc bien, je le répète, de laisser entrevoir au Roi aucun desir, aucune idée de retour en Espagne; mais Harcourt, d'une part, qui, avec art et hardiesse, s'étoit toujours conservé la liberté de parler au Roi des choses d'Espagne, et Mme de Maintenon de l'autre, lui représentèrent peu à peu le pouvoir sans bornes de la reine d'Espagne sur le roi son mari, le dépit extrême dont elle donnoit des marques jusqu'à la contradiction la plus continuelle et la plus aigre pour tout ce qui venoit du Roi[5], aux dépens de ses propres affaires, par une humeur dont elle n'étoit plus maîtresse, et qui en effet avoit bien sa

1. Avant ce *qu'il*, il a biffé *et*.
2. Ces trois mots en surchargent d'autres illisibles.
3. La première lettre d'*elle* surcharge *à*. — Voyez tome XII, p. 399, note 4.
4. Ci-dessus, p. 91-97. — 5. *Du Roy* est en interligne.

cause dans la dureté qu'éprouvoit une personne pour qui elle avoit déployé tout ce qui étoit en elle pour adoucir l'ignominie de son sort; qu'après tout, il n'étoit question, pour la contenter, que d'une complaisance entièrement étrangère et indifférente aux affaires, qui n'y pouvoit rien influer, de permettre à Mme des Ursins de venir à la cour, y dire tout ce qu'il lui plairoit pour sa justification, et devenir après tout ce qu'il lui plairoit, excepté d'y[1] demeurer et de retourner en Espagne, retour dont la reine même ne parloit plus, et se bornoit à ce que son amie pût être entendue elle-même; que ce qui ne se refusoit pas aux plus coupables pouvoit bien s'accorder à une personne de son sexe et de cette qualité[2]; que, quelques fussent les fautes qu'elle eût commises, sa chute de si haut et si prompte, l'exil où, depuis si longtemps, elle en donnoit le spectacle, le contraste des récompenses si marquées du cardinal et de l'abbé d'Estrées, étoient une pénitence qui méritoit bien qu'enfin le Roi, content de lui avoir fait sentir le poids de son indignation, et à la reine d'Espagne celui de son autorité paternelle, voulût bien marquer à une princesse par les mains de qui on étoit réduit à passer pour toutes les affaires, et qui étoit outrée, une considération qui sûrement l'adouciroit, la charmeroit même, et la feroit rentrer dans le chemin d'où le dépit l'avoit égarée, qui[3], s'il étoit continué, pouvoit, par[4] de mauvais conseils d'humeur et de colère, porter les affaires en de fâcheuses extrémités qui, après les malheurs d'Hochstedt, de Gibraltar, de la révolte de la Catalogne, demandoient des soins et une conduite qui ne pouvoient réussir que par

1. *De* corrigé en *d'y*.

2. Dès l'arrivée de Tessé à Madrid, la reine et son mari demandèrent pour la princesse permission d'aller à Versailles (Lavallée, *Correspondance générale*, tome V, p. 270 et suivantes), tandis que Tessé appuyait cette manœuvre auprès de Mme de Maintenon et de la duchesse de Bourgogne (recueil Rambuteau, p. 210-214, 217-218, 223-224, etc.; *Philippe V*, par le P. Baudrillart, tome I, p. 197-199).

3. Ce dépit. — 4. Ce *par* corrige *p^r*.

un grand concert[1]. L'archevêque d'Aix[2], maître consommé en intrigues, l'homme le plus hardi, le plus entreprenant, le plus plein d'esprit et de ressource, et qui, depuis les temps de Madame et le retour de son exil, s'étoit conservé une sorte de liberté avec le Roi, qu'il connoissoit parfaitement[3], rompit les premières glaces[4], et ne parla que de l'état malheureux de Mme des Ursins, qu'une folie sans excuse (il vouloit parler de la lettre apostillée) avoit précipitée dans l'abîme de l'humiliation. Il exagéra sa douleur[5] d'avoir déplu et de ne pouvoir être écoutée, après n'avoir été appliquée en Espagne qu'à y faire obéir le Roi, et cherché[6] en tout à lui plaire. A mesure qu'Harcourt d'une part, et Mme de Maintenon de l'autre, avec qui il agissoit de concert, et à qui, dans cette crise, il donna d'utiles et de fermes conseils[7], il retournoit à la charge. Le Roi, dont la vérité n'approcha jamais dans la clôture où il s'étoit emprisonné lui-même, fut le seul des deux monarchies qui ne se douta du tout point[8] que l'arrivée de Mme des Ursins à sa cour fût le gage assuré de son retour en Espagne, et de celui d'une puissance plus grande que jamais[9]. Fatigué des contradictions qu'il y éprouvoit, inquiet du désordre dangereux qui en résultoit aux affaires, dans un temps où leur changement de face demandoit un parfait unisson entre les deux couronnes, lassé des instances qui lui étoient faites et des réflexions qui lui étoient présentées, il accorda enfin la grâce qui

1. Tessé recommandait que « l'on prît avec elle de bonnes mesures d'intelligence, se livrant à elle, la regardant comme le premier ministre, et l'ambassadeur de France comme son très humble serviteur. »

2. Daniel de Cosnac. Voyez ci-après, Additions et corrections.

3. Tome VIII, p. 271-278 et Addition n° 373. — 4. Ci-dessus, p. 93.

5. Ayant d'abord écrit : « l'humiliation, de sa douleur », il a modifié sa phrase, changé la virgule en point, et écrit en interligne : *il exagéra*, mais a oublié de biffer *de* avant *sa douleur*.

6. Et après avoir cherché. — 7. Ci-dessus, p. 93 et p. 132, note 2.

8. *Du tout point* est en interligne, au-dessus de *jamais*, biffé.

9. Dès septembre 1704, on estimait cette rentrée inévitable : *Sourches*, p. 79.

Permission accordée à la princesse des Ursins de venir à la cour.

lui étoit si pressamment demandée, dont les ministres se trouvèrent fort étourdis. Harcourt profita de ce court intervalle. Il étoit irréconciliable avec Torcy et avec le duc de Beauvillier. Chamillart n'étoit son homme que parce qu'il étoit celui de Mme de Maintenon; il n'auroit pas voulu moins se mêler de ses deux départements que de celui de Torcy[1] : ce n'étoit donc pas là où il pouvoit compter de se réunir réellement. L'esprit, le tour, la capacité du Chancelier lui plaisoient; la malignité et l'inquisition de Pontchartrain lui pouvoient être utiles; leur département n'avoit rien qui pût le tenter, ni leur en donner ombrage; ils étoient ennemis déclarés de Chamillart, et le Chancelier mal avec Beauvillier de tout temps, et même avec peu de mesures. Tout cela plaisoit fort à Harcourt, et lui donna le desir de se réunir au père et au fils, avec qui il n'avoit point eu d'occasion de prises particulières. Cela pouvoit lui servir pour les choses du Conseil, et ôter au Roi l'idée fâcheuse qu'il ne pouvoit vivre avec pas un de ses ministres. Je fus surpris qu'il m'accueillit avec une attention très marquée et suivie, qu'il entama des propos avec moi, pour voir comment j'y prendrois cette recherche. Je[2] me tins en garde avec un homme ennemi de ce que j'avois de plus intime, et qui ne faisoit rien qu'avec des vues. Ma politesse ne lui suffit pas. L'affaire de Mme des Ursins s'avançoit dans les ténèbres[3]. Il étoit pressé de s'unir aux Pontchartrain; c'étoit sur moi qu'il avoit jeté les yeux pour la former[4]. Il se dégoûta, et tourna court sur le premier écuyer, déjà de ses amis, et qui, n'ayant pas mes raisons, devint bientôt son homme,

Réunion d'Harcourt au Chancelier et à son fils, et d'eux, par lui, à la princesse des Ursins.

1. Voyez leur correspondance, ci-après, appendice V.
2. *Je* est en interligne, et la dernière lettre de *tins* corrige un *t*, parce que, primitivement, il avait coupé la phrase par un point après *j'y prendrois*, et écrit : *Cette recherche me tint.*
3. Avant de sortir d'Espagne, elle avait déjà envoyé d'Aubigny négocier et préparer le terrain. D'Orléans, elle l'expédia encore à Paris : voyez le livre de Combes, chap. XIII, p. 171, et celui de M. Geffroy, p. 179-182.
4. Pour former cette union.

et fit en un instant l'union qui leur convenoit à tous[1]. Le Chancelier mal avec Beauvillier, brouillé ouvertement avec Chamillart, sans liaison avec Torcy[2], contre lequel son fils crevoit de jalousie, totalement déchu auprès de Mme de Maintenon, avec peu d'affaires, rares, et souvent plutôt embarrassantes pour lui qu'agréables, directement avec le Roi, et ne tenant plus à lui que par l'habitude et par l'esprit et l'agrément, il fut ravi de se lier à un homme tel qu'étoit Harcourt, et tel qu'il pouvoit si naturellement devenir, qui avoit avec lui des aversions ou des raisons communes d'éloignement, avec qui d'ailleurs il ne pouvoit entrer en compromis ni en soupçon pour son ministère, ni pour celui de son fils, lequel[3], abhorré de tout le monde, et de ses confrères même, ne faisoit que prendre haleine[4] de la peur que le comte de Toulouse lui avoit faite[5], étoit trop heureux de se pouvoir lier avec un homme aussi considérable que l'étoit Harcourt au dehors, et plus encore en dedans, dont la protection et les conseils lui pouvoient être d'un usage si utile. Mais, en faisant cette union, Harcourt, qui, tout en douceur, donnoit[6] la loi, voulut à découvert que Mme des Ursins y fût[7] comprise, et qu'il pût lui répondre pour toujours à l'avenir de leur amitié et de leurs services. Ce point fut gagné avec la même facilité, et toutes les grâces du Chancelier s'y déployèrent. C'étoit l'ennemie de ceux qu'il haïssoit, ou avec qui il vivoit sans liaison. Ni lui, ni son fils n'étoient pas à portée qu'on leur demandât de rompre des glaces. S'engager à vouloir du bien à une personne

1. Nous verrons en 1711 (tome IX de 1873, p. 21 et suivantes) une autre preuve du crédit dont M. de Beringhen jouissait chez les deux Pontchartrain.
2. Voyez notre tome X, p. 27 et 30.
3. *Lequel* est en interligne, au-dessus de *qui*, biffé.
4. Voyez Haleine 2°, propre et figuré, dans le *Dictionnaire de Littré*.
5. Ci-dessus, p. 323-326.
6. Cet imparfait est en interligne, au-dessus de *faisoit*, biffé.
7. *Fust* corrige *pust*.

éloignée, sans moyen de la servir, étoit s'engager à peu de chose; et, si elle venoit à reprendre le dessus, elle leur devenoit une protection. L'union entre eux venoit donc d'être conclue, et Harcourt, le premier écuyer et les Pontchartrain s'étoient vus, promis, et convenus de leurs faits, précisément quelques jours devant que le Roi eût lâché la grande parole, sur laquelle il fut dépêché un courrier à Toulouse, portant permission de venir quand elle voudroit à Paris et à la cour[1]. Quelque informée qu'elle fût de tout ce qui se brassoit pour elle, la joie surpassa l'espérance; mais le coup d'œil de son retour à la toute-puissance en Espagne, conséquent à cette permission[2], ne la dérangea pas plus qu'avoit fait la chute de la foudre sur elle à Madrid : toujours maîtresse d'elle-même, et attentive à tirer tout le parti qu'elle pourroit de son admission à se justifier, elle[3] conserva l'air d'une disgraciée qui espère, mais qui est humiliée. Elle avoit prévenu ses intimes amis de s'en tenir exactement à ce ton. Elle crai-

Politique de la princesse des Ursins.

1. La cour sut le 17 novembre qu'un courrier portant la permission de venir à Paris était parti pour Toulouse : *Dangeau*, p. 180. L'auteur des *Mémoires de Sourches* n'apprit que le 21 (p. 134) qu' « on disoit que la princesse des Ursins arriveroit dans peu de jours à Paris et qu'elle viendroit à la cour. » Dangeau ajoutait : « On ne dit point encore si on la renverra en Espagne. » Le texte des lettres du Roi et de Torcy à la reine et à Mme des Ursins, datées du 16, se trouve aux Affaires étrangères, vol. *Espagne* 144, fol. 236-238, suivi des lettres de remerciement du couple royal, fol. 288-289, d'une autre lettre du Roi à la reine, 30 novembre, fol. 266, et des remerciements de Mme des Ursins et de la reine au duc de Gramont, fol. 267-268. En écrivant à Mme de Maintenon (*Correspondance générale*, tome V, p. 279), la reine ajoutait : « Vous marquez de ne pas accepter ma confiance, à cause, dites-vous, que vous ne pouvez pas me servir. Quoi que vous en disiez, je veux vous la donner.... Vous ne pouvez pas me refuser vos conseils, et, quoique de loin, quand on a l'esprit que Dieu vous a donné, cela ne fait rien, et, tout ce que vous manderez, je suis sûre que je me trouverai fort bien de le suivre. » On a (p. 280-281) l'original de la réponse.

2. Comme conséquence de la permission de venir à Versailles. Voyez le *Dictionnaire de Littré*, Conséquent 1°.

3. Avant *elle*, l'auteur a biffé *à elle mesme*.

gnit surtout de laisser rien apercevoir au Roi qui le fronçât[1], et qui le tînt[2] en garde. Elle prit avec une grande présence d'esprit ses mesures en Espagne; elle ne se précipita point de partir, et partit néanmoins assez promptement pour ne rien laisser refroidir, et marquer son empressement à[3] profiter de la grâce qu'elle recevoit, et qu'elle avoit toujours tant souhaitée[4].

Attente à la cour de la princesse des Ursins.

A peine le courrier fut-il parti vers elle, que le bruit de son retour se répandit sourdement et devint public, et confirmé peu de jours après. Le mouvement qu'elle produisit[5] à la cour fut inconcevable; il n'y eut que les amis intimes de Mme des Ursins qui demeurèrent dans un état tranquille et modéré. Chacun ouvrit les yeux, et comprit que l'arrivée d'une personne si importante n'auroit rien d'indifférent[6]. On se prépara à une sorte de soleil levant[7] qui alloit changer et renouveler bien des choses dans la nature. On ne voyoit que gens à qui on n'avoit jamais

1. Littré a cité cet emploi, comme dérivé de la locution *faire froncer le sourcil*. Il se retrouvera dans la suite des *Mémoires*, éd. 1873, tomes VII, p. 155, X, p. 251, XI, p. 10, et il est dans les *Écrits inédits*, tome IV, p. 95.

2. *Tint* est à l'indicatif. — 3. *A* est en interligne, au-dessus de *de*, biffé.

4. Le 4 novembre, elle écrivait encore à la maréchale de Noailles : « J'ai grande envie de vivre dans un pays où l'on n'a de commerce qu'avec qui l'on veut. C'est ce qui m'a fait préférer Rome, jusqu'à cette heure, à tout autre lieu, parce que l'on n'y voit que les gens qu'on veut voir, outre que le climat est doux, commode pour une paresseuse qui aime à être bien logée et à entendre les meilleures musiques qu'il y ait, et enfin qui cherche à passer le reste de sa vie avec quelque tranquillité.... Je prends du lait d'ânesse, dont j'avois beaucoup de besoin. Je m'en trouve assez bien, et j'espère, quand je l'aurai fini, être bientôt après en état de m'en aller en Italie.... » (Recueil Geffroy, p. 179-180.)

5. Que cette nouvelle produisit, idée contenue dans *le bruit de son retour*.

6. De Madrid, Tessé rendit compte des effets produits par la nouvelle (Affaires étrangères, vol. *Espagne* 139, fol. 174).

7. Nous avons déjà eu cet emploi au figuré, tome IX, p. 120. *Adorer le soleil levant*, c'est « s'attacher, faire sa cour à une puissance et à une faveur naissante » (*Académie*, 1718).

ouï proférer son nom, qui se vantoient de son amitié, et qui exigeoient des compliments sur sa prochaine arrivée. On en trouvoit d'autres, liés avec ses ennemis, qui n'avoient pas honte de se donner pour être transportés de joie, et de prodiguer les bassesses à ceux de qui ils se flattoient qu'elles seroient offertes en encens à la princesse des Ursins. Parmi ces derniers, les Noailles se distinguèrent; leur union intime avec les Estrées, et, par leur gendre favori, avec le duc de Gramont, ne les arrêta point : ils se publièrent ravis du retour d'une personne qu'ils avoient, disoient-ils[1], dans tous les temps aimée et honorée, et qui étoit de leurs amies depuis toute leur vie; ils le voulurent persuader à ses meilleurs amis, à Mme de Maintenon, à elle-même[2]. Elle arriva enfin à Paris, le dimanche 4 janvier[3]. Le duc d'Albe, qui avoit cru bien faire en s'attachant fortement aux Estrées, espéra[4] laver cette tache en lui prodiguant tous les honneurs qu'il put. Il alla en cortège fort loin hors Paris, à sa rencontre, avec la duchesse d'Albe, et la mena coucher chez[5] lui, où il lui donna une fête[6]. Plusieurs personnes de distinction allèrent plus ou moins loin à sa rencontre; les Noailles n'y man-

Princesse des Ursins à Paris.

1. *Disoint t'ils* (sic) est ajouté en interligne.

2. Nous savons en réalité, par toutes les correspondances, que les Noailles, surtout la maréchale, avaient été ses meilleurs amis de tout temps, ses conseillers intimes, ses confidents et ses intermédiaires auprès de Mme de Maintenon et du Roi.

3. *Dangeau*, p. 225 : « Mme des Ursins arriva le soir à Paris, et elle verra le Roi au retour de Marly. » La cour venait de quitter Versailles dans l'après-dînée. Comparez la *Gazette*, p. 36, et le *Mercure* du mois, p. 343-349.

4. *Espéra* est en interligne, au-dessus de *crut*, biffé.

5. Avant *chez*, il a biffé *au*.

6. Dangeau n'en parle point; mais nous en trouvons la mention dans le n° v de la *Gazette d'Amsterdam*, et le récit dans le *Mercure* du mois, p. 343-348. Depuis leur arrivée à Paris, le duc et la duchesse d'Albe n'avaient cessé de donner des fêtes somptueuses ou d'en recevoir à tout propos : quoique le *Mercure* en rende compte minutieusement, on n'y voit jamais figurer Saint-Simon ni sa femme.

quèrent pas, et les plus loin de tous[1]. Mme des Ursins eut lieu d'être surprise d'une entrée si triomphante. Il lui fallut capituler pour sortir de chez le duc d'Albe : il lui importoit de se mettre en lieu de liberté. De préférence à la duchesse de Châtillon, sa propre nièce[2], elle alla loger chez la comtesse d'Egmont, qui ne l'étoit qu'à la mode de Bretagne, mais nièce de l'archevêque d'Aix, qu'elle avoit eue autrefois longtemps chez elle avec la duchesse de Châtillon, et qu'elle y avoit mariées l'une et l'autre[3]. Cette préférence étoit bien due à la considération de l'archevêque d'Aix, qui, dans les temps les plus orageux, n'avoit trouvé rien de difficile pour son service jusqu'à cet agréable moment. Le Roi étoit à Marly, et nous étions, Mme de Saint-Simon et moi, de ce voyage[4], comme, depuis que Chamillart m'avoit raccommodé[5], cela nous arrivoit souvent. Pendant le reste de ce Marly, ce fut un concours[6] prodigieux chez Mme des Ursins, qui, sous prétexte d'avoir besoin de repos, ferma sa porte au commun, et ne sortit point de chez elle[7]. Monsieur le Prince y courut des premiers[8], et, à son exemple, tout ce qu'il y eut de plus grand,

1. La princesse écrivait à Mme de Noailles le 8 décembre, n'étant pas encore partie (recueil Geffroy, p. 181) : « M. d'Aubigny m'a dit que vous voulez prendre la peine, Madame, de venir au-devant de moi. Quoique cela puisse peut-être un peu vous incommoder, je ne laisse pas que d'en être fort aise, car j'ai grand besoin d'instructions et de conseils tels que les vôtres. »

2. Celle que la princesse avait voulu faire épouser à notre auteur.

3. Tomes II, p. 260, III, p. 37, IV, p. 59, VI, p. 84, VII, p. 235-236, etc. Mme d'Egmont habitait rue de l'Université, entre la rue des Saint-Pères et la rue de Beaune.

4. Dangeau les nomme au bal du 5, p. 225. — 5. Ci-dessus, p. 51.

6. *Un concours* est en interligne, au-dessus d'un premier *un concours* surchargeant un autre mot et biffé.

7. Elle loua et meubla l'hôtel de Ventadour, situé dans la rue de Tournon, entre l'hôtel des ambassadeurs extraordinaires et la maison de Terrat : *Gazette d'Amsterdam*, n° xv ; *Gazette de Bruxelles*, p. 63 ; *Annuaire-Bulletin de la Société de l'Histoire de France*, 1868, 2e partie, p. 79-80.

8. *Des pres* est en interligne.

et de moins connu d'elle. Quelque flatteur que fut[1] ce concours, elle n'en étoit pas si occupée qu'elle ne le fût beaucoup plus de se mettre bien au fait de tout ce que les dépêches n'avoient pu comporter, et de[2] la carte présente[3]. La curiosité, l'espérance, la crainte, la mode, y attiroit cette foule, dont plus des trois quarts n'entroit pas. Les ministres en furent alors effrayés. Torcy eut ordre du Roi de l'aller voir : il en fut étourdi. Il ne répliqua pas ; en homme qui vit la partie faite et le triomphe assuré, il obéit. La visite se passa avec embarras de sa part, et une froideur haute de l'autre. Ce fut l'époque qui fit changer de ton à Mme des Ursins : jusque-là modeste, suppliante, presque honteuse, elle en vit et en apprit tant, que, de répondante[4] qu'elle s'étoit proposé d'être, elle crut pouvoir devenir accusatrice, et demander justice contre ceux qui, abusant de la confiance du Roi, lui avoient attiré un traitement si fâcheux et si long, et mise[5] en spectacle aux deux monarchies. Tout ce qui lui arrivoit passoit de bien loin ses espérances : elle-même s'en est étonnée avec moi plusieurs fois, et, avec moi[6], s'est moquée de force gens, et souvent des plus considérables, ou qu'elle ne connoissoit comme point, ou qui lui avoient été fort contraires, et qui s'empressoient bassement auprès d'elle[7].

1. *Fut* est bien à l'indicatif.

2. *De* est ajouté en interligne.

3. La carte de la cour, comme dans notre tome VII, p. 201, et comme ci-après, p. 406. « On dit proverbialement et figurément.... qu'*un homme sait la carte*, pour dire qu'il sait parfaitement les intrigues, les intérêts de la cour, les manières du monde..., etc. » (*Académie*, 1718). C'est dans ce sens qu'on avait imaginé la *Carte du pays de Tendre*, celle *du pays de Braquerie*, etc.

4. *Respondant*, « celui qui subit un examen public, qui soutient une thèse » (*Académie*, 1718). Ici, il y a une idée d'humilité voulue, analogue à celle d'un accusé qui subit l'interrogatoire.

5. Et l'avaient mise.

6. Ces cinq derniers mots sont en interligne, au-dessus d'un premier *et avec moy*, biffé.

7. Déjà dit p. 399-400.

Princesse des Ursins à Versailles.

Le Roi revint à Versailles le samedi 10 janvier[1]; Mme des Ursins y arriva le même jour. Elle logea à la ville, chez d'Alègre[2]. J'allai aussitôt la voir, n'ayant pu quitter Marly à cause des bals de presque tous les soirs. Ma mère l'avoit fort vue à Paris, où Mme de Saint-Simon et moi lui avions envoyé témoigner notre joie et notre empressement de la voir. J'avois toujours conservé du commerce avec elle, et j'en avois reçu en toute occasion des marques d'amitié. Sandricourt[3], qui étoit de ma maison et qui servoit en Espagne, duquel j'aurai un mot à dire en son temps[4], en avoit reçu, à ma prière, toutes sortes de distinctions, et elle l'avoit fort recommandé aux principaux chefs espagnols. Je fus très bien reçu. Cependant je m'étois promis quelque

1. *Dangeau*, p. 228; *Sourches*, p. 189. « Le soir, disent ces derniers *Mémoires*, le Roi revint s'établir à Versailles, et l'on apprit que la princesse des Ursins étoit arrivée, et qu'elle avoit été toute l'après-dînée à Saint-Cyr, enfermée avec la marquise de Maintenon. Elle soupa le même soir chez le marquis de Torcy, ministre et secrétaire d'État, et ce ne fut pas sans quelque étonnement de la part des courtisans, qui avoient appris quelque chose de leurs démêlés. (*En note :* Ils étoient fort brouillés ensemble; mais le Roi lui avoit positivement ordonné de se raccommoder avec elle.) »

2. A Versailles, dans la maison de la rue Saint-François, aujourd'hui de Gravelle, qu'habita plus tard Paris du Verney, et qui fut ensuite achetée à l'héritière des d'Alègre pour la compagnie des chevau-légers de la garde (*Mémoires de Luynes*, tome XII, p. 30).

3. Louis-François de Rouvroy, titré plus tard marquis de Sandricourt, avait levé une compagnie de cavalerie en 1701, après un an passé aux mousquetaires, et, devenu mestre de camp du régiment de Berry en 1702, il l'avait commandé à l'armée de Flandre, puis mené à l'armée d'Espagne, en décembre 1703. Il y resta jusqu'en 1709, sous Tessé, Berwick et Bezons, puis servit sur la frontière, de 1710 à 1713. Brigadier le 14 octobre 1705, il ne passa maréchal de camp que le 8 mars 1718, fit comme tel la campagne de 1733 en Italie, devint lieutenant général le 20 février 1734, servit en Italie jusqu'à la paix, fut employé à l'armée de Bohême en 1742, concourut à la défense de Prague, en ramena la quatrième division intacte, ne servit plus depuis, et mourut à Paris, le 15 août 1751. Voyez la *Chronologie militaire*, tome V, p. 124-125, et les *Mémoires de Luynes*, tome XI, p. 206.

4. A propos de son mariage avec une Gourgue.

chose de plus ouvert. J'y fus peu. Harcourt, qui, habilement, ne l'avoit pas encore vue, y arriva, et me fit retirer discrètement. Elle m'arrêta pour me charger de quelque bagatelle avec un air de liberté; et, tout de suite, reprenant toute son ouverture, elle me dit qu'elle se promettoit bien de me revoir bientôt, et de causer avec moi plus à son aise. J'en vis Harcourt surpris. Sortant de la maison, j'y vis entrer Torcy. Il avoit fait en sorte, dès Paris, par sa mère[1], qu'elle iroit souper chez lui. Elle étoit contente de l'avoir humilié, venu[2] chez elle par ordre du Roi[3]. Il n'étoit pas temps de faire des éclats, et contre un ministre : elle n'avoit encore vu ni le Roi, ni Mme de Maintenon, et ce qui se passeroit avec eux devoit être la boussole[4] de sa conduite. Le lendemain dimanche, huitième jour de son arrivée à Paris, elle dîna seule chez elle, se mit en grand habit, et s'en alla chez le Roi, avec lequel elle fut dans son cabinet deux heures et demie tête à tête; de là, chez Mme la duchesse de Bourgogne, avec[5] qui elle fut aussi assez longtemps seule dans son cabinet. Le Roi dit, le soir, chez Mme [de] Maintenon, qu'il y avoit encore bien des choses dont il n'avoit point encore parlé à Mme des Ursins. Le lendemain elle vit Mme de Maintenon en particulier fort longtemps, et fort à son aise[6]. Le mardi[7], elle y retourna, et y fut très longtemps en tiers entre elle et le Roi[8]. Le mercredi, Mme la duchesse de Bourgogne,

1. Ci-après, p. 622. — 2. Lui étant venu. — 3. Ci-dessus, p. 402.

4. Le *Dictionnaire de l'Académie* ne donnait pas encore en 1718 cet emploi figuré de *boussole*, que nous retrouverons souvent.

5. L'initiale d'*avec* surcharge un *q*.

6. Tout cela est pris au *Journal de Dangeau*, p. 229, 11 janvier. Les *Mémoires de Sourches* disent (p. 160) : « L'après-dînée, sur les deux heures, il y eut un grand cercle chez la duchesse de Bourgogne, où la princesse des Ursins fut reçue magnifiquement, et ensuite elle alla chez le Roi, dans le cabinet duquel elle resta enfermée avec lui pendant deux heures et demie. » C'était le septième jour, et non le huitième, depuis l'arrivée à Paris.

7. *Dangeau*, p. 230.

8. *Ibidem*, p. 231 : « M. le comte de Toulouse y fut une heure (chez

qui avoit dîné et joué chez Mme de Mailly, y fit venir la princesse des Ursins à la fin du jeu, passa seule avec elle dans un cabinet, et y demeurèrent très longtemps[1]. Un mois après[2] arriva un colonel dans les troupes d'Espagne, Italien[3] appelé Pozzobuono[4], dépêché exprès et uniquement par le roi et la reine pour venir apporter leurs remerciements au Roi sur la princesse des Ursins, et ordre au duc d'Albe d'aller, avec tout son cortège, lui faire une visite de cérémonie, comme la première fois qu'il fut chez les princesses du sang. De ce moment il fut déclaré qu'elle demeureroit ici jusqu'au mois d'avril pour donner ordre à ses affaires et à sa santé. C'étoit déjà un grand pas que d'être maîtresse d'annoncer ainsi son séjour. Personne, à la vérité, ne doutoit de son retour en Espagne[5]; mais la parole n'en étoit pas lâchée. Elle évitoit de s'en expliquer, et on peut juger qu'elle n'essuya pas là-dessus de questions indiscrètes. Elle se mesura fort à voir Monseigneur, Madame, M.[6] et Mme la duchesse d'Orléans, et les princesses du sang, donna plusieurs jours au flot du monde, puis se renferma sous prétexte d'affaires, de santé, d'être sortie, et, tant qu'elle put, ne vit à Paris[7] que ses amis, ou ses plus familières connoissances, et les gens que, par leurs places, elle ne pouvoit refuser. Tant d'audiences, et si longues, suivies de tant de sérénité et de foule, fit un grand effet dans le monde, et augmenta fort

Mme de Maintenon). Ensuite Mme la princesse des Ursins y vint, qui fut enfermée fort longtemps avec le Roi et Mme de Maintenon, et il paroît que S. M. est contente d'elle, et qu'on pourroit bien la renvoyer en Espagne. » Comparez les *Mémoires de Sourches*, p. 161.

1. *Dangeau*, p. 232. — 2. Le 5 février.

3. L'initiale d'*Italien* surcharge *a*[*ppelé*].

4. Ce Pozzobuono ou Pozzobueno, titré marquis, colonel du régiment de los Colorados et inspecteur de l'infanterie en Estramadure, devint lieutenant général, et sa veuve, Dorothée de Ruchens, mourut à Madrid, le 29 août 1734, âgée de soixante-deux ans.

5. Voyez ci-après, p. 441.

6. *Mr* surcharge *et les*.

7. L'initiale majuscule de *Paris* corrige une minuscule.

les empressements. Deux jours après ma première visite à Versailles, je retournai chez elle; je lui retrouvai[1] avec moi son ancienne ouverture, avec laquelle elle me fit quelques reproches d'avoir été plus intimement de ses amis avant ses affaires que depuis. Cela ne servit qu'à nous réchauffer dans la conversation même, où elle s'ouvrit, et me parut avoir envie de me parler. Je ne laissai pas d'être en garde par rapport à M. de Beauvillier; je savois le raccommodement du Chancelier, je ne la craignois pas sur Chamillart, et je ne[2] me souciois point de Torcy, avec qui je n'étois en aucune liaison. Elle ne me fit point d'embarras; elle savoit trop la carte de la cour pour ignorer mon intimité avec M. de Beauvillier, et sa politesse, et je puis dire son amitié, car elle m'en donna des marques dans tout son séjour, m'épargna là-dessus toute délicatesse. Le Nonce[3] nous interrompit; mais je la revis bientôt, et elle me parla de mille choses, et d'ici, et d'Espagne, avec confiance, et de la cour, et d'autres qui la regardoient. Elle fit à Mme de Saint-Simon toutes sortes d'amitiés et d'avances, et on verra bientôt[4] que cela ouvrit fort les yeux de toute la cour sur nous. Laissons-la triompher et besogner à son aise, et retournons en arrière, dont ce long mais curieux récit nous a distraits. Mais il ne faut pas oublier que cette réception du Roi à Mme des Ursins, au retour de laquelle Tessé s'étoit tant livré[5], plut tellement au roi et à la reine d'Espagne, qu'ils donnèrent
[Add. SᵗS. 602] à Tessé toutes sortes de pouvoirs et de distinctions militaires[6], de confiance et de faveur personnelle, et, à son gendre, toutes celles de leur cour.

1. Les premières lettres de ce verbe surchargent peut-être *mon*.
2. *Je ne ne me*, dans le manuscrit.
3. Gualterio. — 4. Ci-après, p. 435-437.
5. Ci-dessus, p. 389-395.
6. Philippe V lui envoya, le 16 décembre, des patentes de vicaire général de ses troupes, préparées dès le mois d'octobre, et pareilles à celles qu'avait eues jadis don Juan (*Dangeau*, p. 233; *Mémoires de Tessé*, tome II, p. 136-138; *Gazette de Bruxelles*, 1705, p. 12).

Pension du Roi à Mme de Caylus à condition de quitter le P. de la Tour; caractère de ce Père. [*Add. St-S. 603*]

Quelque occupée que pût être Mme de Maintenon du retour et de la réception de Mme des Ursins, rien ne la put distraire de la maladie antijanséniste[1]. Mme de Caylus avoit mis son exil à profit[2] : elle étoit retournée à Dieu de bonne foi; elle s'étoit mise entre les mains du P. de la Tour[3], qui fut ensuite, s'il ne l'étoit déjà, général des Pères de l'Oratoire[4]. Ce P. de la Tour étoit un grand homme bien fait, d'un visage agréable, mais imposant[5], fort connu par son esprit liant mais ferme, adroit mais fort, par ses sermons, par ses directions[6]. Il passoit, ainsi que la plupart de ceux de sa congrégation, pour être janséniste, c'est-à-dire réguliers, exacts, étroits dans leur conduite, studieux, pénitents; haïs de Saint-Sulpice et des jésuites, et, par conséquent, nullement liés avec eux[7]; enviés des uns dans leur ignorance, et des autres par la jalousie du peu de collèges

1. Mot composé que Littré n'a pas relevé.

2. Ci-dessus, p. 331.

3. *La Tour* est écrit à la suite d'un premier *la Tour*, biffé et surchargeant un autre nom effacé du doigt.

4. Il y avait huit ans passés que les oratoriens l'avaient élu, malgré les jésuites, qui lui reprochaient d'avoir Mme de Fontpertuis pour pénitente, mais qu'il désarma ensuite en rompant avec elle à cause de ses relations avec Arnauld, et les jésuites l'avaient alors invité à venir prêcher chez eux (*Mercure* d'octobre 1696, p. 57-65; *Annales de la cour pour 1697*, tome II, p. 115-117).

5. Un beau portrait de lui existe au collège oratorien de Juilly.

6. « Beaucoup de sens, d'esprit et de savoir, et d'une grande conduite et piété, » dira-t-il plus tard (éd. 1873, tome XV, p. 298). Voyez ci-dessus son rôle dans l'affaire de la béate Rose, tome VIII, p. 473.

7. Les jésuites, même les plus célèbres, comme Bourdaloue, se voyaient enlever par le Père leurs pénitentes les plus en vue; dans le passage indiqué plus haut, les *Annales de la cour* citent la duchesse d'Aumont, Mme de Harlay-Bonneuil, etc. Ces « Tourettes, » comme les appelait Tessé, étaient par suite très suspectées et tenues à l'écart : lettres de Mme de Maintenon au cardinal de Noailles, datées du 3 août 1696 et du 19 février 1703, et lettre du 13 juin 1710, au duc de Noailles (recueil Geffroy); Chansonnier, ms. Fr. 12694, p. 5, etc. On allait jusqu'à prétendre que le Père mêlait quelque galanterie à ces relations : ms. Fr. 12692, p. 104, 155, 230, 431 et 479.

et de séminaires qu'ils gouvernoient, et du grand nombre[1] d'amis, et illustres, qui les leur préféroient[2]. Depuis que le P. de la Tour conduisoit Mme de Caylus, la prière continuelle et les bonnes œuvres partagèrent tout son temps, et ne lui en laissèrent plus pour aucune société; le jeûne étoit son exercice ordinaire, et, depuis l'office du jeudi saint jusqu'à la fin de celui du samedi, elle ne sortoit point de Saint-Sulpice[3]. Avec cela, toujours gaie, mais mesurée, et ne voyant plus que des personnes tout à fait dans la piété, et même assez rarement. Dieu répandoit tant de grâces sur elle, que cette femme si mondaine, si faite aussi pour les plaisirs et pour faire la joie du monde, ne regretta jamais, dans ce long espace, que de ne l'avoir pas quitté plus tôt, et ne s'ennuya jamais un moment dans une vie si dure, si unie, qui n'étoit qu'un enchaînement sans intervalle de prière et de pénitence. Un[4] si heureux état

1. *Nombre* surcharge un premier *nombre*.

2. Suivant l'arrêt du 22 juillet 1686, rendu pour l'union de cures et de vicairies à la congrégation de l'Oratoire (Arch. nat., E 1835), son principal objet était « d'élever des sujets dignes de servir l'Église dans les fonctions du sacerdoce et d'instruire ceux que Dieu appelle à ce saint emploi des devoirs et des obligations de leur ministère, pour travailler conjointement, sous les sieurs archevêques et évêques, dans les diocèses où ils sont appelés, à l'édification des fidèles et à l'administration des sacrements, etc. » Mais, parallèlement à l'Institution proprement dite, ou noviciat des futurs Pères, il avait été établi en divers lieux de province des collèges pour l'instruction et l'éducation des jeunes gens, et la vogue de cet enseignement était devenue telle en trois quarts de siècle, qu'on ne comptait pas moins de trente collèges et douze séminaires de 1700 à 1740. Voyez le livre du P. Chauvin, *les Oratoriens instituteurs* (1889), et celui de l'abbé Paul Lallemand : *Histoire de l'éducation dans l'ancien Oratoire* (1888), p. 23-109. Les jésuites, de leur côté, installés en France depuis le règne d'Henri IV, avaient multiplié, eux aussi, leurs collèges, dont le plus illustre, celui de Clermont ou de Louis-le-Grand, à Paris, était toujours rempli des fils des plus grandes familles. De 1700 à 1750, on en comptait, pour toute la France, quatre-vingt-neuf. L' « antijansénisme » nuisait déjà aux oratoriens, comme notre auteur l'a dit antérieurement, tome VII, p. 84, et comme on le voit dans les livres indiqués ci-dessus.

3. Sa paroisse, puisqu'elle habitait rue de Vaugirard.

4. L'écriture change ici.

fut troublé par l'ignorance et la folie du zèle de sa tante, pour se taire sur plus haut : elle lui manda que le Roi ni elle ne se pouvoient accommoder plus longtemps de sa direction du P. de la Tour[1], que c'étoit un janséniste qui la perdoit; qu'il y avoit dans Paris d'autres personnes doctes et pieuses dont les sentiments n'étoient point suspects, qu'on lui laissoit le choix de tous ceux-là; que c'étoit pour son bien et pour son salut que cette complaisance étoit exigée d'elle; que c'étoit une obéissance qu'elle ne pouvoit refuser au Roi; qu'elle étoit pauvre depuis la mort de son mari; enfin que, si elle se conformoit de bonne grâce à cette volonté, sa pension de[2] six mille livres

1. Dans sa lettre du 19 février 1703 au cardinal de Noailles, Mme de Maintenon disait (recueil Geffroy, tome II, p. 15) : « Toutes ces pénitentes du P. de la Tour ont-elles d'autres livres que ceux qui s'appellent *de ces Messieurs* (de Port-Royal)?... Ne sont-ce pas là des marques de cabale, qui détruisent toute l'édification qu'on devroit tirer de la sainteté de leur vie? C'est au moins l'effet qu'a fait sur moi la conversion de Mme de Caylus. J'aurois été ravie, si je l'avois vue simple, estimant la piété partout, lisant tout ce qui est bon sans prévention, et se tenant même à la plus grande simplicité, qui est ce qui convient à notre sexe; mais il n'y en a plus depuis ces nouveautés. Elles portent l'orgueil avec elles.... Je ne sais comment les conducteurs de ces femmes-là, par politique même, ne les tiennent pas plus humiliées, car leur décision marque trop clairement qu'elles soutiennent un parti. » A Mme de Caylus elle-même, le 5 janvier suivant, elle écrivait (*Correspondance générale*, tome V, p. 237) : « Il est inutile de vous souvenir de ce que je vous ai écrit, si vous n'en changez point de conduite.... Je voudrois bien que vous aimassiez en tout ce qu'il y a de plus simple. » Et, en juin, elle s'expliquait en ces termes à la duchesse de Ventadour (p. 249) : « J'ai grande confiance en ses prières (du P. de la Tour), et, malgré certains pénitents que je lui vois, je ne crois point sa morale relâchée. Dites-lui encore que je pense tout comme lui sur la comtesse de Caylus, et que je n'ai aucun chagrin contre elle. J'en puis avoir pour elle, et je donnerois tout mon sang pour qu'elle eût moins de foiblesse. » Dans les mois suivants, juillet et août 1704, elle profita plusieurs fois (p. 250-252 et 255) de la présence de sa nièce à Paris pour lui faire faire des achats destinés à l'établissement de Saint-Cyr, et l'invita même à venir la voir dans cette maison.

2. Avant *de*, il a biffé *de 6[000]*, qui surchargeait *seroit*.

seroit augmentée jusqu'à dix[1]. Mme de Caylus eut grand peine à se résoudre. La crainte d'être tourmentée prit sur elle plus que les promesses; elle quitta le P. de la Tour, prit un confesseur au gré de la cour, et bientôt ne fut plus la même : la prière l'ennuya, les bonnes œuvres la lassèrent, la solitude lui devint insupportable[2]. Comme elle avoit conservé les mêmes agréments dans l'esprit, elle trouva aisément des sociétés plus amusantes, parmi lesquelles elle redevint bientôt tout ce qu'elle avoit été. Elle renoua avec le duc de Villeroy, pour lequel elle avoit été

1. *Dangeau* dit, le 5 janvier 1705 (p. 224-225) : « Le Roi a donné quatre mille francs de pension à Mme de Caylus; elle en avoit déjà six mille. On a souhaité d'elle qu'elle ne fût plus sous la direction du P. de la Tour, et elle a pris un directeur qui n'est point Père de l'Oratoire. » Cette nouvelle avait été sue dès le 29 décembre, selon les *Mémoires de Sourches*, dont l'annotateur écrit (p. 152, note 3) : « On disoit qu'on la verroit incessamment reparoître à la cour, d'où elle étoit absente depuis plusieurs années, d'abord par sa disgrâce auprès de la marquise de Maintenon, sa protectrice, et depuis n'ayant point voulu quitter Paris quand on avoit voulu la rappeler à la cour, et cela par chagrin d'avoir été chassée. » On voit Mme de Maintenon, dans deux de ses lettres (*Correspondance générale*, tome V, p. 295 et 305), s'employer à obtenir cette grâce du Roi et à faire expédier le brevet de pension, qui fut daté du 30 décembre (Arch. nat., O[1] 48, fol. 201; *Musée des Archives nationales*, n° 946).

2. Mme de Maintenon essaya d'abord de l'occuper pour Saint-Cyr; puis, en mars 1705, elle lui écrivit (tome V, p. 319) : « Je savois la sage réponse du P. de la Tour. Il est sage en tout, et plût à Dieu qu'il ne fût pas à la tête d'une congrégation dont il sort tant de maximes suspectes! Mais, pour vous, demeurez en paix et laissez dire le monde. Vous ne pouvez trop le haïr, le craindre et le mépriser. Soutenez votre piété.... » Et, le 1er avril (p. 320) : « Le déchaînement n'est pas cessé. Vous n'avez jamais été dévote que par politique, vous ne pensez plus qu'à vous remarier : voilà sur quoi on brode tous les jours quelque chose de nouveau. » Le même volume de la *Correspondance générale* comprend encore (p. 461) une autre lettre du 30 décembre suivant, pleine de sages conseils : « Vous serez une bonne mère, et vous ne serez pas assez sotte pour vous remarier. Vivez en paix, ma chère nièce; ne reprenez point le monde, choisissez un certain nombre d'amis pour quelque société, voyez peu d'hommes, et que ce peu soient honnêtes gens.... Occupez-vous de vos enfants, servez Dieu sans cabale, etc. »

chassée de la cour[1]. On verra bientôt[2] que cet inconvénient ne parut rien aux yeux du Roi et de Mme de Maintenon, en comparaison de celui de se[3] sanctifier sous la conduite d'un janséniste. Le P. de la Tour, qui excelloit par un esprit de sagesse, de conduite et de gouvernement[4], étoit guetté avec une application à laquelle rien n'échappoit, sans qu'il fît jamais un faux pas. Le Roi, qui, poussé par les jésuites et Saint-Sulpice, lui cherchoit noise[5] de tout son cœur, s'est plusieurs fois écrié avec dépit, mais avec admiration, sur la sagesse de cet homme, avouant que, depuis fort longtemps qu'il l'épioit, il n'avoit jamais pu le trouver en faute. Sa conversation étoit gaie, souvent salée, amusante, mais sans sortir du caractère qu'il portoit. C'étoit un homme imposant et dans la plus grande considération. Avec tout cela, ses lumières le trompèrent à la fin, et on le verra, dans la suite, tomber dans un terrible panneau, où son autorité, croyant éviter un grand mal, entraîna le cardinal de Noailles et[6] le chancelier Daguesseau, et eut de funestes suites[7]. Le P. de la Tour[8] étoit gentilhomme de bon lieu d'auprès d'Eu[9], et avoit été page de Mademoiselle[10].

1. Voyez une allusion dans la lettre de Mme de Maintenon citée ci-dessus, p. 327, note 5.

2. Suite des *Mémoires*, éd. 1873, tome V, p. 125-126.

3. *Sa* corrigé en *se*.

4. Comparez notre tome VII, p. 85, et ci-dessus, p. 407.

5. Ce mot est ajouté en interligne.

6. Cette conjonction est en interligne.

7. En 1718 : éd. 1873, tome XVI, p. 103.

8. Cette dernière phrase a été ajoutée après coup dans le blanc qui restait à la fin du paragraphe.

9. Les d'Arères venaient de Savoie, et leur seigneurie de la Tour était dans le pays de Bugey. Une généalogie dressée par d'Hozier nous montre un chambellan du duc de Savoie en 1523, deux capitaines du château de Fragues, etc. La famille, établie en Normandie, se fit confirmer dans sa noblesse en 1668.

10. Le père de l'oratorien, écuyer de Mlle de Montpensier, et fort aimé de cette princesse, est cité plusieurs fois dans ses *Mémoires*.

Mort de Pavillon.

Pavillon[1], neveu du célèbre évêque de Pamiers[2] si connu dans les affaires du jansénisme et de la régale[3], mourut vieux à Paris, où il étoit de l'Académie des sciences et des inscriptions[4], assez pauvre et point marié. C'étoit un homme infirme, de[5] beaucoup d'esprit et fort agréable, qui avoit toujours chez lui une compagnie choisie, mais excellente, où alloient même des gens considérables, un fort honnête homme, et qui fut fort regretté[6].

1. Étienne Pavillon, le « doux mais faible » continuateur de Voiture, né à Paris en 1632, avait d'abord commencé des études théologiques sous son oncle l'évêque, puis avait rempli pendant dix ans les fonctions d'avocat général à Metz, lorsqu'il vint se créer une existence absolument indépendante à Paris. Comme parent de Mme de Pontchartrain et comme favori de tous les grands seigneurs, il fut reçu à l'Académie française, le 17 décembre 1691, en remplacement de Benserade (notre tome VI, p. 573, note 2), remplaça également Racine à l'Académie des inscriptions et belles-lettres, par nomination directe du Roi, en avril 1699, et eut trois mille livres de pensions. Les infirmités dont il souffrait depuis bien des années l'empêchèrent de prendre aucune part aux travaux des deux compagnies; mais il s'en consola par les amitiés qui l'entourèrent jusqu'à sa mort, arrivée à Paris le 10 janvier 1705 (*Dangeau*, p. 230). Ses œuvres, aussi futiles que peu considérables, forment deux petits volumes in-12. Son éloge a été écrit par d'Alembert pour l'Académie française, et prononcé par Bignon et par l'abbé Tallemant à l'Académie des inscriptions : *Histoire de l'Académie*, tome I, p. 337-342; *Mercure* de janvier 1705, p. 249-253, et de mai, p. 152-156.

2. Non pas de Pamiers, mais d'Alet (Aude). Notre auteur confond Nicolas Pavillon avec Fr.-Ét. de Caulet, évêque de Pamiers de 1644 à 1680, et dont le rôle dans les affaires du jansénisme, de la régale et de Port-Royal fut encore plus considérable que celui de Pavillon. Ce dernier, né à Paris le 17 novembre 1597, fut désigné à Richelieu, en 1637, par saint Vincent de Paul, comme l'un de ses plus dévoués et éloquents auxiliaires, pour occuper le siège d'Alet, dont ni le Pape, ni Louis XIV ne purent le faire descendre. Il y mourut le 8 décembre 1677. Le prince de Conti l'avait pris pour directeur. Saint-Simon possédait sa *Vie*, imprimée en trois volumes en 1738.

3. Voyez ci-après, p. 622, une note sur la régale.

4. De l'Académie française et de celle des inscriptions et belles-lettres, comme on l'a vu dans la note 1. L'erreur vient de Dangeau.

5. Avant *de*, Saint-Simon a biffé *et*.

6. Comparez l'article que feu M. Victor Fournel a consacré à cet

Brevets de retenue à Livry et au comte d'Évreux.

Livry[1] eut, en ce même temps[2], quatre cent mille livres de brevet de retenue sur sa charge[3], et le comte d'Évreux, bientôt après[4], une augmentation de cent mille livres du sien[5], qui étoit déjà de trois cent cinquante mille livres.

Duc de Tresmes reçu à l'hôtel de ville.

Le duc de Tresmes fut reçu en grand pompe à l'hôtel de ville comme gouverneur de Paris[6]. Il y fut harangué par le prévôt des marchands[7], qui le traita toujours de *Monseigneur*. M. de Montbazon et les gouverneurs de Paris qui l'avoient précédé avoient eu ce traitement, qui s'étoit perdu ensuite[8]; le duc de Créquy le fit rétablir, et les ducs de Gesvres et de Tresmes en profitèrent. La Ville lui donna le même jour un grand festin où il mena quantité de gens de la cour et de Paris, qui furent placés à la droite d'une table longue, dans trente fauteuils; vis-à-vis, sur trente

académicien dans la *Nouvelle biographie générale* de 1865. Dangeau dit seulement : « Homme de beaucoup d'esprit, et qui étoit de l'Académie des sciences (*sic*) et de celle des inscriptions. »

1. Ci-dessus, p. 86 et 151.

2. *Dangeau*, p. 231 ; *Sourches*, p. 161. Le brevet fut expédié le 13 janvier : Arch. nat., O¹ 49, fol. 5 v°. On n'obtenait plus facilement la survivance; il ne l'eut que sous la Régence.

3. La charge de premier maître d'hôtel du Roi : ci-dessus, p. 86 et 151.

4. *Dangeau*, p. 254, 12 février; Arch. nat., E 1934, arrêt du 10.

5. Sur la charge de colonel général de la cavalerie légère, dont il avait eu l'agrément en 1703 (tome XI, p. 60-61); mais c'est seulement en février 1705 que, grâce au comte de Toulouse, il avait pu trouver les derniers cent mille francs dus à son oncle et régulariser sa situation : *Dangeau*, p. 252-253, et *Sourches*, p. 172 et 173. Dans une lettre que feu Éd. de Barthélemy a datée à tort de décembre 1705 (*la Marquise d'Huxelles*, p. 194), Coulanges parle de « la joie de toute la maison de Bouillon pour la belle charge du comte d'Évreux, assaisonnée de tous les agréments du monde grâce à S. M., » et des bruits qui couraient déjà d'un mariage avec quelque riche héritière.

6. Ci-dessus, p. 338.

7. M. Boucher d'Orsay, conseiller au Parlement : ci-dessus, p. 204.

8. Tout ce qui précède, comme ce qui suit, vient de l'article du 24 janvier du *Journal de Dangeau*, p. 238, où il est dit de plus que « le maréchal de l'Hospital, le maréchal d'Aumont et M. de Mortemart avoient laissé perdre ce droit. »

chaises à dos, furent les échevins, les conseillers de ville[1] et les conviés du prévôt des marchands, qui étoit seul avec le duc de Tresmes et à sa gauche, au haut bout de la table, dans deux fauteuils[2]; le prévôt des marchands et tous les officiers de la ville en habits de cérémonie[3]. On parla fort de la magnificence du repas, qui fut en poisson parce que c'étoit un samedi, 24 janvier[4]. Le duc de Tresmes jeta de l'argent au peuple en entrant et en sortant de l'hôtel de ville[5].

Mariage de Rupelmonde avec une fille d'Alègre.

Mme d'Alègre[6] maria, en ce même mois[7], sa fille à Rupelmonde, Flamand et colonel dans les troupes d'Espagne[8], pendant que son mari étoit employé sur la frontière[9]; elle

1. Quatre échevins et vingt-six conseillers, choisis parmi les notables bourgeois et magistrats, au suffrage de second degré, pour quatre ans.

2. « Il y avoit quatre-vingt-dix personnes au dîner, à la même table dans la grande salle, le duc de Tresmes à droite, et le prévôt des marchands à gauche, au bout de la table, dans des fauteuils » (*Dangeau*).

3. Les robes mi-cramoisies et tannées : *Armoiries de la ville de Paris*, tome I, p. 205-348.

4. Ce détail n'est pas pris au *Journal de Dangeau*.

5. Le 22 janvier, il était allé prendre séance à la grand'chambre du Parlement, où sa charge le faisait conseiller d'honneur. Voyez la relation du *Mercure*, p. 393-394, et le procès-verbal officiel de la Ville (Arch. nat., H 1841, fol. 84 v° à 96); comparez les curieux comptes rendus des deux réceptions du duc de Chevreuse, en 1757, dans les *Mémoires de Luynes*, tome XVI, p. 276-278 et 323-325.

6. Nous avons vu (tomes III, p. 8, et VI, p. 57) la marquise d'Alègre marier sa fille aînée à M. de Barbezieux, puis la recueillir chez elle après le « grand vacarme » de 1698.

7. Le 25 janvier : *Dangeau*, p. 239; *Mercure* du mois, p. 349-369; *Gazette d'Amsterdam*, n° x, etc.

8. Maximilien-Philippe-Joseph de Recourt de Lens et de Licques, des comtes de Boulogne, etc., comte de Rupelmonde, colonel d'un régiment wallon depuis 1702, passera brigadier dans l'armée espagnole en 1706, puis maréchal de camp, et périra en Espagne, le 10 décembre 1710. Sa femme, Marie-Marguerite-Élisabeth d'Alègre, née en 1688, devint dame du palais de la Reine le 27 avril 1725, se démit au profit de sa belle-fille le 25 mai 1741, et mourut à Bercy, le 31 mai 1752. La minute de leur contrat de mariage, du 25 janvier 1705, est actuellement conservée dans l'étude de M° Cocteau, notaire à Paris.

9. Ces quatre derniers mots sont en interligne, au-dessus de *pri-*

s'en défit à bon marché, et le duc d'Albe en fit la noce[1]. Elle donna son gendre pour un grand seigneur[2], et fort riche, à qui elle fit arborer un manteau ducal[3]. Sa fille, rousse comme une vache[4], avec de l'esprit et de[5] l'intrigue, mais avec une effronterie sans pareille, se fourra à la cour, où, avec les sobriquets de *la Blonde* et de *Vaque-à-tout*, parce qu'elle étoit de toutes foires et marchés[6], elle s'initia dans beaucoup de choses, fort peu contrainte par la vertu, et jouant le plus gros jeu du monde. Ancrée suffisamment, à ce qui lui sembla, non contente de son manteau ducal postiche, elle hasarda la housse sur sa chaise à porteurs[7]. Le manteau, quoique nouvellement, c'est-à-dire depuis vingt ou vingt-cinq ans, se souffroit à plusieurs gens qui n'en tiroient aucun avantage ; mais, pour la housse, personne n'avoit encore osé en prendre sans droit[8]. Celle-ci fit grand bruit, mais ne dura que vingt-

Caractère et audace de Mme de Rupelmonde, extraction de son mari, etc. [*Add. St-S. 604*]

sonnier, biffé. — M. d'Alègre commandait l'ancien corps de Coigny sur la Moselle.

1. Voyez les comptes rendus des gazettes et la lettre de la marquise d'Huxelles datée du 5 février.

2. Le *Mercure* avait vanté, dès le mois de décembre 1704, p. 195-198, l'antiquité de cette maison de Boulogne-Licques depuis « Eustache, cuens de Boulogne, surnommé Anguienen, » et il en donna la généalogie en janvier 1705, p. 369-377.

3. Tome III, p. 210-211. Dans le chapitre XIII de son mémoire de 1711 sur les *Changements arrivés à la dignité de duc* (*Écrits inédits*, tome III, p. 111-114), il avait signalé le cas de Mme de Rupelmonde parmi tant de « médiocres Flamands » venus en France.

4. C'est le premier emploi que donnât le *Dictionnaire de l'Académie*. Plus d'un siècle avant Sterne, voici l'anecdote qui courait dans les recueils d'ana (copie de Gaignières, ms. Nouv. acq. fr. 4529, p. 101) : « Un Anglois nouvellement débarqué à Dieppe, ayant eu contestation avec son hôtesse, qui étoit rousse et de mauvaise humeur, mit sur ses tablettes, pour commencer les remarques de son voyage : « Femme françoise rousse et criarde. »

5. L'initiale de cette préposition surcharge une *l*.

6. Je ne trouve cette locution, facilement compréhensible, dans aucun dictionnaire ni lexique.

7. Ci-dessus, p. 342.

8. Comparez notre tome VI, p. 320.

quatre heures : le Roi la lui fit quitter, avec une réprimande très forte. Le Roi, lassé des lettres de Mme d'Alègre, qui, tantôt pour Marly[1], tantôt pour une place de dame du palais[2], exaltoit sans cesse les grandeurs de son gendre, chargea Torcy de savoir par preuves qui étoit ce M. de Rupelmonde. Les informations lui arrivèrent, prouvées en bonne forme[3], qui démontrèrent que le père de ce gendre de Mme d'Alègre, après avoir travaillé de sa main aux forges de la véritable dame de Rupelmonde[4], en étoit devenu facteur[5], puis maître, s'y étoit enrichi, en avoit ruiné les possesseurs, et étoit devenu seigneur de leurs biens et de leurs terres en leur place[6]. Torcy me l'a[7] conté

1. Mme de Rupelmonde fut présentée par la princesse des Ursins au Roi, le 3 février, chez Mme de Maintenon, et eut peu après (*Dangeau*, p. 261) l'invitation pour Marly.

2. L'initiale majuscule de *Palais* corrige une minuscule.

3. Comparez une généalogie de la maison de Recourt, rectifiant et amplifiant toutes les précédentes filiations, dans le *Dictionnaire de la Noblesse*, tome XVI, col. 868-884, et, d'autre part, une note, à propos du manteau, dans le ms. Clairambault 719, p. 107-108; ci-après, p. 624.

4. Rupelmonde est un très gros bourg de la Flandre orientale, à l'embouchure de la Rupel. Suivant la généalogie indiquée ci-dessus, c'est le grand-père de notre personnage de 1705, capitaine d'infanterie wallonne, qui « acheta de Philippe IV roi d'Espagne, le 9 avril 1658, les ville, château, terre et seigneurie de Rupelmonde, mouvants du comté de Flandre, moyennant la somme de trente et une mille livres, et en donna son relief, le 5 septembre de la même année, en la Chambre du conseil de Flandre. » Le grand-père de ce premier comte de Rupelmonde aurait été capitaine du château de cette ville, colonel d'infanterie wallonne, grand bailli du pays de Waës, etc., et Philippe IV, en 1630, aurait érigé pour lui la terre de Wissekerke en baronnie.

5. *Facteur*, « celui qui est chargé de quelque négoce, de quelque trafic, pour quelqu'un » (*Académie*, 1718).

6. Tout comme le père ou le grand-père du comte de Mortagne, également venu des Flandres: tome V, p. 35. — Le père, Philippe-Eugène-François de Boulogne de Licques, selon le contrat de mariage du fils, avait obtenu en 1670 des lettres d'érection de Rupelmonde en comté, et avait épousé, par contrat du 21 avril 1677, Marie-Anne-Eusèbe de Truchsess, des comtes de Wolfegg, fille d'une Arenberg et issue de très haute origine. Les alliances antérieures étaient plus modestes.

7. *Ma la*, dans le manuscrit.

longtemps depuis en propres termes; mais l'avis étoit venu trop tard, et avoit trouvé Mme de Rupelmonde admise à tout ce que le sont les femmes de qualité. Le Roi ne voulut pas faire un éclat. Jamais je ne vis homme si triste que ce Rupelmonde, ni qui ressemblât plus à un garçon apothicaire[1]. Je me souviens qu'un soir que nous étions à Marly, et qu'au sortir du cabinet du Roi, Mme la duchesse de Bourgogne s'étoit[2] remise au lansquenet, où étoit Mme de Rupelmonde, qui y coupoit, un suisse du salon entra quelques pas, et cria fort haut : « Madame Ripilmand, allez coucher! Votre mari est au lit, qui envoie vous demander. » L'éclat de rire fut universel. Le mari, en effet, avoit envoyé chercher sa femme, et le valet, comme un sot, avoit dit au suisse la commission, au lieu de demander à parler à Mme de Rupelmonde et la faire appeler à la porte du salon. Elle ne vouloit point quitter le jeu, moitié honteuse, moitié effrontée; mais Mme la duchesse de Bourgogne la fit sortir. Le mari fut tué bientôt après[3]. Le deuil fini, la Rupelmonde intrigua plus que jamais, et, à force d'audace et d'insolence, de commodités et d'amourettes[4], parvint longtemps depuis à être dame du palais de la Reine à son mariage[5], et, par une longue et publique habi-

1. Il a déjà dit (tome VI, p. 60) que son propre beau-frère le duc de Brissac avait une « figure de plat apothicaire. »

2. L'élision *s'* corrige un *c'*.

3. Ce pourrait être au voyage d'octobre 1710, où Mme de Rupelmonde suivit à cheval les duchesses de Bourgogne et de Berry (*Dangeau*, tome XIII, p. 259), puisque son mari mourut le 10 décembre suivant, d'une blessure reçue à l'attaque de Brihuega (*Sourches*, tome XII, p. 418).

4. En ce temps-là, en 1710, Mme de Maintenon se plaisait à reconnaître que Mme de Rupelmonde se « conduisait parfaitement » pour plaire à Mme la duchesse de Bourgogne, jouant, dansant, montant à cheval, et passant pour une très bonne femme (*Lettres à Mme des Ursins*, éd. 1826, tome II, p. 33, 131 et 132).

5. A cette époque, les hommages et la familiarité de Voltaire, qui avait composé pour elle l'*Épître à Uranie*, et qui l'avait suivie, en 1722, à Bruxelles, à Cambray et à la Haye, lui faisaient une place à part

tude avec le comte depuis duc de Gramont, à faire le mariage de son fils unique avec sa fille, rousse et cruellement laide, sans un sol de dot[1].

Duc d'Aumont gagne contre le duc d'Elbeuf une affaire piquante.

Les ducs d'Elbeuf père et fils[2], gouverneurs de Picardie[3], avoient une dispute avec le maréchal et les ducs d'Aumont[4], gouverneurs de Boulogne et de Boulonnois[5], qui étoit devenue fort aigre, et qui avoit été plus d'une fois sur le

dans les femmes d'esprit. En 1731, on crut qu'elle se remarierait avec le duc de Brancas, revenu de sa retraite monastique (*Lettres de Mme de Sévigné*, tome XI, p. 88). A la cène de cette même année, elle avait eu le crève-cœur de voir condamner par Louis XV ses prétentions à prendre le pas sur certaines duchesses (*Mémoires de Villars*, tome V, p. 311-313).

1. Louis, comte de Lesparre, puis de Gramont, second fils du maréchal Antoine V, né le 29 mai 1689, entré aux gardes en 1705, colonel de dragons en 1706, brigadier en 1719, chevalier des ordres en 1728, maréchal de camp en 1734, lieutenant général en 1738, ne succéda au titre de duc de Gramont, et aux commandements qui y étaient joints, qu'à défaut de fils de son frère aîné, mort le 16 mai 1741 : ce qui précise encore la date de rédaction de la présente partie des *Mémoires*. Ce duc de Gramont fut tué à Fontenoy, le 11 mai 1745, conduisant les gardes françaises. De son mariage avec une fille du duc de Biron, il avait eu deux fils et la fille dont il s'agit ici : Marie-Chrétienne-Christine de Gramont, demoiselle de Lesparre, née le 15 avril 1721, mariée le 21 avril 1733 à Yves-Marie, comte de Rupelmonde. Celui-ci, né le 22 décembre 1707, colonel d'infanterie et brigadier en 1734, maréchal de camp en 1743, très bon officier selon Voltaire, fut tué en Allemagne, le 15 avril 1745, dernier du titre. La veuve, qui avait succédé à sa belle-mère, comme dame du palais, le 25 mai 1741, se retira en 1751 aux Carmélites de la rue Saint-Jacques, n'ayant eu qu'un fils, mort jeune. Elle y mourut en 1790.

2. Charles III, mort en 1692, et Henri, duc actuel, qui était survivancier depuis 1686.

3. En 1700, nous avons déjà vu (tome VII, p. 49) le duc actuel se faire donner une gratification à propos de ce gouvernement.

4. Antoine d'Aumont, fils cadet du prévôt de Paris mort en 1614, fut élevé enfant d'honneur de Louis XIII, devint capitaine des gardes en 1632, chevalier des ordres en 1633, gouverneur de Boulogne et du Boulonnais en 1635, maréchal de France en 1651, gouverneur de Paris en 1662, duc et pair en 1665, et mourut le 1er janvier 1669, dans sa soixante-huitième année. On le surnommait Tarquin le Superbe.

5. Ce gouvernement vient de passer du premier duc au second : ci-dessus, p. 38.

point de leur faire mettre l'épée à la main l'un contre l'autre. M. d'Elbeuf disoit que Boulogne et le Boulonnois étoient du gouvernement de Picardie, et le prouvoit parce qu'il étoit en usage de présenter au Roi les clefs de Boulogne quand il y étoit venu, et d'y donner l'ordre M. d'Aumont présent; mais il prétendoit, de là, mettre son attache aux provisions de gouverneur de Boulogne et du Boulonnois[1], et c'est ce que MM. d'Aumont lui contestoient[2]. Le Roi enfin jugea cette affaire en ce temps-ci, et M. d'Aumont la gagna de toutes les voix du conseil de dépêches[3].

Petits exploits de la Feuillade*.

La Feuillade, arrivé au commencement de janvier, présenté par Chamillart, et reçu en conquérant[4], ne dédaigna pas de danser à Marly avec nous[5]. Il avoit laissé sa petite armée en Savoie et[6] dans les vallées voisines, et au blocus de Montmélian[7]. Le voyage fut court et brillant. Un mois après, il travailla avec le Roi et Chamillart chez

1. L'*attache* était un *visa*, une espèce d'enregistrement nécessaire pour que les ordres du Roi adressés ou présentés à un gouverneur de province ou à un intendant fussent reconnus et mis à exécution.

2. Le duc d'Aumont, dit Dangeau, prouva que ni son père ni son bisaïeul n'avaient fait mettre l'attache sur leurs provisions.

3. Le 9 février : *Dangeau*, p. 252; *Gazette d'Amsterdam*, n° xv.

4. Le 5 janvier : *Dangeau*, p. 225; *Sourches*, p. 157. Il fut accueilli très gracieusement par le Roi, disent les *Mémoires de Sourches*.

5. Le jour même de son arrivée. Dangeau nomme les danseurs et danseuses.

6. *Et* est en interligne.

7. Montmélian, au S. E. de Chambéry, considéré comme la seule place de Savoie qui eût quelque valeur, à cause de la situation de son château sur l'ancien *Mons Æmilianus*, avait été surpris par Henri IV en 1600, et, en dernier lieu, enlevé par Catinat, à la fin de 1691, après deux mois de siège et de bombardement. Vauban eût voulu alors que l'on en rasât les fortifications; cette précaution n'ayant pas été prise, et Victor-Amédée étant rentré en possession de la place, il en avait augmenté les moyens de défense depuis 1697, et, cette fois, il ne faudra pas moins de deux ans de blocus pour que la Feuillade en ait raison. Voyez les *Mémoires militaires*, tomes IV et V, de janvier 1704 à décembre 1705, l'*Istoria delle guerre*, par Ottieri, tome III, p. 413-414, et les lettres de la Feuillade à Chamillart, dans le recueil Esnault.

* Même manchette qu'en 1704, ci-dessus, p. 269.

Mme de Maintenon, comme les généraux d'armée, prit congé et s'en retourna[1]. Il ne tarda pas à marcher à Nice et à Villefranche[2], et détacha Gévaudan[3] pour s'emparer de Pignerol tout ouvert[4]. Le marquis de Roye, lieutenant général des galères[5], les mena devant Villefranche avec des vaisseaux chargés des munitions[6]; elle fut bientôt prise l'épée à la main. Il fut de là à Nice, où il ouvrit la tranchée le 17 mars[7], et cependant le château de Villefranche se rendit aux troupes qu'il y avoit laissées[8]. Nice se rendit le 17 avril[9], et la garnison se retira au château,

1. Le 8 février (*Dangeau*, p. 252).

2. Ces deux places étaient visées par nos généraux depuis le début de la campagne.

3. François de Gévaudan débuta aux dragons de Listenois en 1673, passa lieutenant-colonel du régiment d'Asfeldt en 1678, eut une commission de mestre de camp en 1688, fit toute la guerre suivante, à partir de 1689, avec un régiment de son nom, eut le grade de brigadier en 1696, reprit un régiment en 1702, passa maréchal de camp à la fin de la même année, servit en Languedoc en 1703 avant de passer à l'armée du duc de la Feuillade, où il fut créé lieutenant général le 26 octobre 1704, et se distingua encore au siège de Turin en 1706; mais la *Chronologie militaire* (tome IV, p. 610-612) perd ses traces à partir de cette dernière époque et on ne le trouve pas dans les généalogies.

4. *Dangeau*, p. 268, 27 février. — 5. Tome XI, p. 151, 334 et 336.

6. M. de Roye, pourvu d'un pouvoir spécial pour commander les vaisseaux en même temps que les galères (10 décembre 1703), avait été désigné dès le 18 mars 1704 pour bloquer les deux ports lorsque le siège en serait fait. Villefranche n'avait d'ailleurs pour garnison que moins de cent soldats piémontais et trente matelots anglais. La Feuillade s'en empara le 7 mars (*Dangeau*, p. 277-278; *Sourches*, p. 195-196; *Gazette*, p. 144); mais il prétendit que les galères l'avaient mal secondé, non par la faute du ministre, mais par celle du lieutenant général, « une bête brute, incapable de décider la moindre chose » (*Michel Chamillart*, tome II, p. 10).

7. Dans la nuit du 15 au 16 : *Dangeau*, p. 284-285; *Sourches*, p. 203; *Mémoires militaires*, tome V, p. 116.

8. Le 2 avril : *Dangeau*, p. 289, 293, 297 et 298; *Sourches*, p. 213 et 214; *Gazette d'Amsterdam*, n° xxxv; *Gazette de Bruxelles*, p. 182-183. Ce château était perché sur un roc très escarpé.

9. Le 17 est la date de l'arrivée de cette nouvelle : *Dangeau*, p. 305; *Sourches*, p. 221. La ville avait ouvert ses portes le 10.

qu'on ne songea pas à attaquer, entre lequel et la ville on fit une trêve indéfinie, à laquelle M. de Savoie consentit[1].

Mort de l'électrice de Brandebourg.

L'électrice de Brandebourg[2] mourut au commencement de février[3]. Elle étoit sœur du duc d'Hanover fait neuvième électeur[4], et qui, depuis, a succédé[5] à la reine Anne à la couronne d'Angleterre[6]. Cette princesse mérite d'être remarquée pour n'avoir jamais approuvé que l'Électeur son mari prît le titre de roi de Prusse[7]. On n'en prit point le deuil parce qu'il n'y avoit point de parenté avec le Roi[8].

1. La suspension d'armes entre la ville et le château ne fut signée que pour six mois, le 19 : *Dangeau*, p. 317. Sur toute cette partie de la campagne de 1705, voyez les *Mémoires militaires*, tome V, p. 113-127, le *Mercure* de mars, p. 360-369 et 385-389, et d'avril, p. 399-418, l'*Istoria* d'Ottieri, p. 415-417, et le tome II de *Michel Chamillart*, par l'abbé Esnault. On peut comparer la campagne de Catinat en 1691, dans ses *Mémoires*, tome II, et dans l'*Histoire de Louvois*, tome IV, p. 455-458. Vauban avait été alors d'avis de faire un échange de tout le littoral avec la Savoie.

2. Sophie-Charlotte, fille de l'évêque-duc de Brunswick-Hanovre et deuxième femme de l'électeur Frédéric III de Brandebourg, née le 12 octobre 1668, mariée à Neubaus le 8 octobre 1684, mourut à Hanovre le 1er février 1705. B. Neukirch en 1705, J.-P. Erman en 1790 et en 1801, Varnhagen en 1837, Goeschel en 1851, ont écrit son éloge ou sa vie.

3. *Dangeau*, p. 254; *Mercure* d'avril, p. 273-293; *Gazette*, p. 86.

4. C'est leur père qui avait été créé neuvième électeur en 1692, et nous l'avons vu mourir en 1698 : tome V, p. 46-47.

5. Le manuscrit porte : *qui a depuis a succédé.*

6. Nous avons vu, en 1699 (tomes VI, p. 115-116, et VII, p. 359), le futur roi Georges d'Angleterre recevoir l'investiture de l'électorat.

7. Tome VII, p. 360-370. C'est Dangeau qui, en 1701, avait mentionné l'opposition de l'Électrice (tome VII, p. 369, note 2), et qui, en 1705, la rappelle encore « par parenthèse. » Gourville raconte, dans ses *Mémoires*, tome II, p. 127, que cette princesse avait été élevée en dehors de toute croyance, et, en effet, elle refusa les secours religieux à sa mort. Il y a un portrait d'elle, complet et intéressant, dans l'*État de la cour de Brandebourg en 1694*, publié par M. Schefer, p. 15-21, et l'on y voit qu'elle avait beaucoup de goût pour les Français. La duchesse de Hanovre écrivit à Madame qu'elle n'avait fait que passer comme une fleur (recueil Jaeglé, tome II, p. 21-24).

8. Il n'y a pas mention de cela dans le *Journal de Dangeau*. La cour de Vienne prit le deuil parce que c'était une cousine germaine de la reine des Romains.

Villars[1], après avoir travaillé avec le Roi[2], prit congé de lui les premiers jours de février. Il revint un mois après; il avoit été faire un tour sur la Moselle. Quinze jours après, il s'en alla à Metz en[3] attendant qu'il pût assembler son armée[4].

Marcin arriva d'Alsace[5], et Arco de Flandres, pour y retourner bientôt[6].

Mort de Courtebonne. Filles de Saint-Cyr. Mariage de Mlle d'Osmont

Courtebonne, lieutenant général[7], mourut[8]. Il étoit excellent officier et gouverneur de Hesdin[9], frère de la femme de Breteuil conseiller d'État[10], mère de Breteuil que nous verrons deux fois secrétaire d'État de la guerre[11]. Le Roi

1. Ci-dessus, p. 373. — 2. Voyez ses *Mémoires*, tome II, p. 173-174.

3. Avant *en*, il a biffé un premier *assembler*.

4. *Dangeau*, p. 237, 248, 275 et 280; *Sourches*, p. 170 et 196; *Mémoires militaires*, tome V, p. 382-390; lettre du 21 mars, dans le *Mercure* d'avril, p. 423-425. C'est dans l'intervalle qu'il avait acheté Vaux.

5. *Dangeau*, p. 309-310. — 6. *Ibidem*, p. 271 et 281.

7. Jacques-Louis de Calonne, marquis de Courtebonne (il signait : Courtebourne, qui est la vraie orthographe), entré au service en 1672, mestre de camp en 1677, gouverneur d'Hesdin en 1687, inspecteur général de la cavalerie en 1690, brigadier en 1691, lieutenant de Roi d'Artois en 1694, maréchal de camp en 1696, lieutenant général en décembre 1702, directeur général de la cavalerie en décembre 1703, avait combattu, à Hochstedt (*Chronologie militaire*, tome IV, p. 480-482). Courtebourne avait été érigé en marquisat, pour son père, en juin 1671.

8. Le 17 février, à cinquante-deux ans : *Dangeau*, p. 259; *Sourches*, p. 179.

9. Hesdin-Fert, sur la Canche, ville forte d'Artois changée d'emplacement au temps de Charles-Quint, et conquise par les Français en 1639. Le gouvernement rapportait douze mille livres et avait été acheté cent dix mille livres au duc de Créquy, en 1687 : *Dangeau*, tome II, p. 2 et 5; *Sourches*, tome II, p. 3; *Mémoires de Luynes*, tome I, p. 254.

10. Anne de Calonne de Courtebonne, mariée le 18 décembre 1684 à l'intendant François le Tonnellier de Breteuil (tome VI, p. 40, et ci-après, p. 462), mourut le 16 mai 1737, à quatre-vingt-six ans; très riche, mais très glorieuse malgré l'origine bourgeoise de sa fortune, et dépitée de n'avoir pas fait une plus noble alliance, selon le Chansonnier (mss. Fr. 12620, p. 377, et 12688, p. 555-562). Rigaud peignit son portrait en 1691 et en 1694.

11. Ce fils, François-Victor, marquis de Fontenay-Trésigny, né le

se servit de ce gouvernement pour faire plaisir à Mme de Maintenon. Elle trayoit d'ordinaire une demoiselle ou deux de Saint-Cyr, des plus prêtes à en sortir, pour se les attacher, écrire ses lettres, et la suivre partout[1]. Le Roi, qui les voyoit là sans cesse, prenoit souvent de la bonté pour elles, et les marioit. Mlle d'Osmont[2] se trouva dans ce cas-là, avec plus d'esprit et d'agrément que la plupart des autres. On lui trouva un parti, d'Havrincourt[3], qui avoit quelque peu servi de colonel de dragons en Italie[4]. Il avoit du bien en Artois, Hesdin lui convenoit : il en donna vingt-cinq mille écus aux enfants de Courtebonne, et on lui donna cent mille livres sur l'hôtel de ville[5]. Ce fut un

avec Havrincourt. [Add. St-S. 605]

7 avril 1686, conseiller au Parlement en 1705, maître des requêtes en 1712, intendant à Limoges en 1718, prévôt et maître des cérémonies des ordres en 1721, nommé une première fois secrétaire d'État de la guerre le 1er juillet 1723, chancelier de la Reine le 28 mai 1725, démissionnaire de la guerre en juin 1726, y fut rappelé le 17 février 1740, fut déclaré ministre d'État le 3 mars 1741, et mourut le 7 janvier 1743.

1. Mlle d'Aumale, la plus connue de ces secrétaires, succéda à celle dont il va être parlé. Voyez la publication de M. Albert Asselin : *Quelques lettres inédites d'Anne d'Osmond, marquise d'Havrincourt, et de Marie-Jeanne d'Aumale* (1721-1724).

2. Anne-Gabrielle d'Osmont, cousine germaine du premier marquis, entra à Saint-Cyr en 1688, se maria le 10 mars 1705, et mourut chez sa fille l'abbesse de Montreuil, le 12 novembre 1761, âgée de quatre-vingts ans. La Beaumelle a fait d'elle une fille de Louis XIV et de Mme de Maintenon. Les lettres que celle-ci lui écrivait ont été comprises par Lavallée dans les *Conseils et instructions aux demoiselles.*

3. François-Dominique de Cardevac, baron d'Havrincourt, en faveur de qui cette terre d'Artois avait été érigée en marquisat au mois de septembre 1693, y mourut le 4 avril 1747, âgé de quatre-vingt-deux ans. Une notice historique sur sa famille et sur son marquisat a été publiée en 1885.

4. Capitaine de cavalerie depuis 1688, il avait eu le commandement des dragons d'Artois le 31 octobre 1690.

5. Voici comment Dangeau raconte tout cela (p. 266-267) : « Le Roi donne cent mille francs sur la maison de ville à Mlle d'Osmont qui est chez Mme de Maintenon, et qui a été longtemps à Saint-Cyr. On la marie à M. d'Havrincourt, gentilhomme du pays d'Artois qui a vingt-cinq mille livres de rente en fonds de terre, et à qui il en viendra encore dix mille après la mort de sa mère, qui est fort vieille. Il a été colonel

homme d'esprit et adroit, qui, au lieu de se laisser estranger[1], et sa femme, sut plaire et en tirer les meilleurs partis : moyennant quoi il s'enrichit extrêmement, et trouva moyen, même longtemps depuis la mort du Roi, d'avoir un régiment royal de cavalerie et son gouvernement pour son fils[2]. Mme la duchesse de Bourgogne s'amusa fort de cette noce, et donna la chemise[3] pour se divertir et faire sa cour à Mme de Maintenon[4].

Mort

Il mourut en même temps[5] un autre homme, qui avoit

de dragons; il a servi quelque temps en Italie en cette qualité, et sa mauvaise santé lui avoit fait quitter le service; il demande avec empressement à y rentrer. Le Roi, en faveur de ce mariage, lui donne le gouvernement de Hesdin, et il payera vingt-cinq mille écus aux enfants de Courtebonne, qui avoit ce gouvernement. » Comparez le *Mercure* de mars, p. 114-115, et la *Correspondance générale de Mme de Maintenon*, tome V, p. 314-315. L'annotateur des *Mémoires de Sourches* dit, p. 182, que, « comme Mme de Maintenon témoignoit avoir beaucoup d'amitié pour elle, la jeune personne avoit poussé ses vues bien haut, et on avoit proposé à divers hommes de qualité distinguée de l'épouser; mais ils n'y avoient pas topé. »

1. Tome VIII, p. 268.

2. Louis de Cardevac, marquis d'Havrincourt, né en 1707, l'aîné de huit enfants, débuta dans le régiment du Roi en 1721, passa aux dragons Nicolay en 1731, eut le régiment des cuirassiers du Roi en 1734, le gouvernement d'Hesdin, par démission de son père, en 1737, le grade de brigadier en 1744, celui de maréchal de camp en 1748, l'ambassade de Suède de 1749 à 1762, une place de conseiller d'État d'épée en 1757, le grade de lieutenant général en 1758, l'ambassade de Hollande en 1763, et y mourut le 15 février 1767, ayant épousé une fille de l'ambassadeur Languet de Gergy.

3. Tomes IV, p. 314, et VIII, p. 347.

4. Le 9 mars, les fiançailles furent célébrées à la chapelle haute, après signature du contrat (voyez la notice de 1885, p. 78-79 et 160-163) chez Mme de Maintenon. Le soir du 10, la duchesse de Bourgogne alla donner la chemise, chez Mme de la Lande, à la mariée, qui avait dîné chez Mme de Maintenon (*Dangeau*, p. 275). Lavallée a publié (tome V, p. 379-381) une lettre de conseils très sages adressée par celle-ci à la jeune marquise, six mois plus tard.

5. C'était un faux bruit, enregistré par Dangeau le 17 février (p. 260), et non rectifié ensuite. Saint-Simon a même ajouté à la table de son manuscrit du *Journal*, année 1705, une note sur ce prétendu mort.

fait bien des manèges en sa vie, qui avoit succédé à l'archevêque d'Aix dans la charge de premier aumônier de Monsieur : c'étoit Tressan[1], qui ne put aller plus loin que l'évêché du Mans, et qui enfin, de guerre lasse, s'y confina, et vendit sa charge à l'abbé de Grancey[2].

de Tressan évêque du Mans.

Cela me fait souvenir d'une tracasserie qui arriva lors entre M. et Mme la duchesse d'Orléans[3]. Saint-Pierre[4], qui avoit beaucoup d'esprit et de l'intrigue, et qui, très bon marin, avoit été cassé pour n'avoir pas voulu prendre du petit Renau[5] les leçons publiques de marine que le Roi avoit ordonnées[6], avoit amené sa femme[7] de Brest, plus intrigante encore que lui, et fort vive[8]. Elle avoit été jolie quoique jeune encore, et avoit été fort sur le trottoir[9] à Brest, d'où elle étoit. Je ne sais qui la produisit à Mme la duchesse d'Orléans : elle devint sa favorite, s'établit partout à sa suite, quoique sans emploi chez elle[10], et vécut

Tracasserie entre Saint-Pierre et Nancré pour les suisses de M. le duc d'Orléans. [Add. St-S. 606]

1. Louis de la Vergne, qui ne mourra qu'en 1712 (tome VIII, p. 277-278). Notre auteur annoncera alors sa mort pour la seconde fois, et s'étendra davantage sur le personnage (éd. 1873, tome IX, p. 181).

2. En 1688. Il y sera rappelé par le duc d'Orléans en 1706, sans que Saint-Simon en parle (*Dangeau*, tomes II, p. 137, et XI, p. 255).

3. Ce sont deux passages du *Journal de Dangeau*, tome X, p. 263 et 268, qui lui rappellent le fait.

4. Louis-Hyacinthe Castel : tome VIII, p. 321. — 5. Tome X, p. 241.

6. En 1691 : cela sera expliqué dans le prochain volume.

7. Françoise-Jeanne de Kerven-Kerfily, fille d'un capitaine des vaisseaux du Roi et chevalier de l'ordre de Saint-Michel, mariée le 3 avril 1688, morte le 27 février 1740, dans sa soixante et onzième année.

8. Ces trois derniers mots sont en interligne.

9. « Terme populaire qui n'a guère d'usage qu'en cette phrase proverbiale : *Cette fille est sur le trottoir*, pour dire qu'elle est à marier... On dit aussi, dans le style familier, de plusieurs personnes qui prétendent à une même charge, qu'*ils sont sur le trottoir.* » (*Académie*, 1718.) Ce que Saint-Simon dit à la page suivante autoriserait une interprétation beaucoup plus désobligeante.

10. Nous la voyons dans le carrosse de la duchesse en 1699, à Fontainebleau (*Dangeau*, tome VII, p. 162), puis prenant part à une orgie des Princesses (notre tome II, p. 373, note 1), et recevant du duc, à la fin de 1701, une pension de mille écus (*Dangeau*, tome VIII, p. 272; Gazettes du P. Léonard, M 766, 4 janvier 1702).

comme à Brest. Elle avoit de l'esprit, de la gaieté, de la douceur; elle plut, et s'insinua fort avec le monde sous la protection de sa princesse[1]. Saint-Pierre étoit un homme froid, se piquant de lecture, de philosophie et de sagesse[2]. A la dévotion près, et dans le bas étage[3], c'étoit un ménage tout comme celui de M. et Mme d'O, de chez qui aussi ils ne bougeoient. M. le duc d'Orléans n'en faisoit pas grand cas, et ne trouvoit ni l'importance du mari à son gré, ni le fringant et le petit état de la femme propre à figurer favorite de Mme la duchesse d'Orléans. Ils vouloient une place à se fourrer, à quelque prix que ce fût, qui leur donnât quelque consistance. Liscouët[4] mourut, qui avoit les suisses de M. le duc d'Orléans, et la place est lucrative[5]: Saint-Pierre et sa femme se mirent après. Mme la duchesse d'Orléans prétendit que M. le duc d'Orléans la lui avoit promise. Nancré[6], qui étoit Dreux

1. M. d'Heudicourt fit des chansons contre elle : ms. Fr. 12694, p. 31.

2. Ce portrait sera développé en 1706, puis en 1715.

3. Nous aurons aussi, en 1706, quelques pages sur l'extraction de ces Castel.

4. René, chevalier du Liscouët, avait eu le gouvernement de Chartres, dans l'apanage de Monsieur, de 1686 à 1702, et recevait une pension de quatre mille livres, du duc d'Orléans, depuis cette dernière époque. Il mourut à Paris le 22 février 1705 : *Dangeau*, p. 263; *Sourches*, p. 181. Dans la table de son manuscrit du *Journal*, Saint-Simon dit que ce Liscouët avait été « fort dans un certain monde et le gros jeu. » Nous voyons de plus, dans les Gazettes du P. Léonard, en 1682 (ms. Fr. 10265, fol. 15 v°), qu'il avait été pris trichant au jeu de l'hôtel de Soissons, et, dans l'*Histoire amoureuse des Gaules*, tome II, p. 420, que c'était un de ceux qui avaient entretenu la maréchale de la Ferté. Monsieur l'avait envoyé en mission à Londres, en juillet 1688.

5. Cette garde comprenait trente-quatre suisses, divisés en deux escouades, avec deux lieutenants, deux enseignes et quatre exempts. Le capitaine n'avait que trois mille six cents livres d'appointements, mais disposait de toutes les charges et places qui venaient à vaquer, et en percevait un droit d'entrée. Voyez l'*État de la France*, année 1702, tome II, p. 146-148. Selon le *Journal de Dangeau*, tome X, p. 263, le produit atteignait quinze mille livres.

6. Louis-Jacques-Aimé-Théodore de Dreux, dit le marquis de Nancré, pourvu du commandement des suisses en février 1705, fut plus tard,

comme le gendre de Chamillart[1], étoit un garçon de beaucoup d'esprit, d'agrément, et fort orné; il avoit quitté le service lassé d'être lieutenant-colonel[2], où il avoit percé par ancienneté[3]. Son père[4] étoit mort lieutenant général et gouverneur de [Arras][5], qui, en secondes noces, avoit épousé une fille de la Bazinière[6] sœur de la mère du président[7] de Mesmes mort premier président[8], et

grâce à son maître et au cardinal Dubois, chargé de l'ambassade d'Espagne (février à octobre 1718), et mourut à Paris le 7 juillet 1719, dans sa cinquante-neuvième année, non marié. C'est un des « roués » du Régent dont parlera souvent notre auteur.

1. Voyez notre tome X, p. 141-142 et appendice IX. — Nancré, petit château du quinzième siècle, dans la paroisse de Jars (Cher), était venu, par succession du président Pierre Ruellé, au grand-père du marquis, lequel avait pris le titre de comte. Il appartient maintenant à M. le marquis de Vogüé, comme légataire de sa grand'tante la princesse de la Trémoïlle.

2. L'abréviation *l^t* surcharge *an*[*cien*].

3. L'annotateur des *Mémoires de Sourches* (tome IX, p. 182, note 4) dit en effet qu'étant lieutenant-colonel de cavalerie, mais ne pouvant obtenir un régiment et se dégoûtant du service, il s'était attaché au duc de Chartres et lui avait cédé pour soixante mille francs de tableaux moyennant une rente de trois mille francs, qui se trouva éteinte par le don dont il va être parlé plus loin. C'est donc lui qui, en 1690, n'avait pu obtenir l'agrément du Roi pour acheter le régiment de Monsieur le Duc (*Dangeau*, tome III, p. 139). En 1686, il avait été envoyé à la Bastille pendant quelque temps, pour violences et insultes à un commissaire (*Archives de la Bastille*, tome VIII, p. 468-470).

4. Il était fils aîné de Claude-Antoine de Dreux, comte de Nancré, qui, entré au service dans les gardes en 1641, était devenu maréchal de camp et gouverneur du Quesnoy en 1658 et 1660, gouverneur d'Ath en 1669, lieutenant général en 1672, gouverneur d'Arras et lieutenant général en Artois, avec le commandement de cette province, en 1679; mort le 2 avril 1689 (*Chronologie militaire*, tome IV, p. 252-253).

5. Le nom de ville est resté en blanc.

6. Veuf d'une fille du comte de Montgomery dont il avait eu quatre fils, il s'était remarié, le 10 septembre 1683, avec Marie-Anne Bertrand de la Bazinière (elle signait : Basinière), qui mourut à Paris, le 9 septembre 1727, âgée de quatre-vingts ans. Mme de Sévigné parle de celle-ci comme d'une jeune fille « façonnière, coquette et mignarde. »

7. Dans le manuscrit, *P*. — 8. Tome XI, p. 170.

intimement avec lui et avec son beau-fils. Celui-ci s'étoit trouvé dans des parties de M. le duc d'Orléans à Paris. Il étoit appuyé auprès de lui de l'abbé Dubois et de Canillac, qui lui firent donner la charge[1]. Voilà la Saint-Pierre aux grands pleurs, son mari aux grands airs de dédain, et à dire[2] que c'étoit l'affaire de Mme la duchesse d'Orléans, qui s'en brouilla avec M. le duc d'Orléans. Jamais elle ne l'a pardonné à Nancré; jamais, ce qui est bouffon à dire, Saint-Pierre ne l'a pardonné à M. le duc d'Orléans, quoiqu'il ait eu mieux dans la suite[3], et à peine, en aucun temps, a-t-il pris la peine de mettre le pied chez lui. Ce détail de Palais-Royal semble maintenant fort fade[4] et fort peu ici en sa place; les suites feront voir qu'il ne devoit pas être omis. Le rare est que Saint-Pierre arracha, sans se donner la peine de s'en remuer, quatre mille livres d'augmentation de pension d'une de six mille que Mme la duchesse d'Orléans lui avoit déjà obtenue[5], et que M. le duc d'Orléans n'en fut pas mieux dans ses bonnes grâces.

Brevet de retenue à Grignan; mariage du chevalier

A propos de grâces pécuniaires, Grignan, fort endetté à commander en Provence[6], obtint deux cent mille livres de brevet de retenue sur sa lieutenance générale de cette province[7]. Lui et sa femme, se voyant sans garçons[8], tour-

1. *Dangeau*, p. 263; *Sourches*, p. 182.
2. *Et à dire* est en interligne, au-dessus d'un *et* non biffé.
3. Nous le verrons, en 1706, se faire donner la charge de premier écuyer de la duchesse d'Orléans (et non de Madame, comme il a été imprimé dans notre tome VIII, p. 321, note 3) par cette princesse même, et malgré le prince.
4. *Fade* est en interligne, au-dessus de *plat*, biffé.
5. *Dangeau*, p. 268, 26 mars 1705 : « M. le duc d'Orléans a augmenté de quatre milles livres la pension de M. de Saint-Pierre; il lui donnoit déjà six mille livres, si bien qu'il en a dix mille présentement, et sa femme, outre cela, en a trois mille de Mme la duchesse d'Orléans. » Voyez le *Mercure* de janvier 1702, p. 83-84, et ci-dessus, p. 425, note 10.
6. Ci-dessus, p. 288. — 7. *Dangeau*, p. 273, 7 mars; *Sourches*, p. 192.
8. Voyez ce qu'en dit Mme des Ursins, *Correspondance générale de Mme de Maintenon*, tome V, p. 400-401.

mentèrent tant le chevalier de Grignan[1], qu'ils lui firent épouser Mlle d'Oraison[2]. C'étoit un homme fort sage, de beaucoup d'amis, très considéré, avec beaucoup d'esprit et du savoir[3]. Une goutte presque sans relâche lui fit quitter le service, où il s'étoit distingué[4], et la cour, où il auroit figuré même sans place[5]. Il étoit menin de Monseigneur, des premiers qui furent faits[6]. Il étoit retiré depuis longtemps en Provence, d'où il ne sortit plus[7]. Ce mariage

de Grignan avec Mlle d'Oraison. [*Add. S^tS. 607*]

1. Joseph de Castellane-Adhémar, appelé d'abord Adhémar, puis le chevalier de Grignan, enfin le comte d'Adhémar après son mariage, mourut le 15 novembre 1713, à soixante-trois ans. Il avait débuté aux mousquetaires en 1666, était passé au régiment de cavalerie du Plessis-Praslin en 1667, avait eu une place d'exempt aux gardes du corps de 1668 à 1669, un brevet d'aide de camp en 1670, en 1671 un régiment de son nom, à la tête duquel il avait fait toute la guerre de Hollande, le grade de brigadier en 1677, celui de maréchal de camp en 1688, mais s'était retiré alors en passant son régiment à son neveu. Il habitait à Versailles, rue des Bourdonnais, dans le quartier du Parc-aux-Cerfs (Arch. nat., O[1] 37, fol. 94 v°). Il signait : ADHÉMAR DE GRIGNAN.

2. *Oraisan* corrigé en *Oraison*. — Dangeau dit, le 31 mars (p. 291) : « Le chevalier de Grignan, qui est fort incommodé, a consenti, par complaisance pour sa famille, à se marier, dans l'espérance de conserver leur nom. Il épouse Mlle d'Oraison, fille de mérite qui a trente-cinq ans; elle aura cinquante mille écus de bien après la mort de son père. » Gabrielle-Thérèse, fille du marquis d'Oraison, grand sénéchal de Provence, était sœur cadette de l'autre fille dont Mme de Sévigné n'avait pas voulu pour son petit-fils, et qui avait épousé le marquis d'Ancezune en 1695. Elle fut mariée avec M. de Grignan en avril 1705.

3. Walckenaer est revenu à plusieurs reprises sur ce personnage, dans ses *Mémoires sur Mme de Sévigné*, tomes III, p. 287-289, IV, p. 54-55, et VI, p. 34-36. On avait glosé beaucoup sur ses attentions pour sa belle-sœur. Son sobriquet était : *le Petit Glorieux*.

4. Il avait été très estimé de Turenne, puis de Catinat. A Altenheim, il avait secondé de son .. ieux le beau-père de notre auteur.

5. Cela se voit bien dans la correspondance de Mme de Sévigné avec les Grignan. M. Frédéric Masson a publié quelques lettres du chevalier dans *le Marquis de Grignan*, p. 76, 79, 289-292 et 312. « Très honnête gentilhomme de toutes manières, » disent en 1688 les *Mémoires de Sourches*, tome II, p. 208. Comparez *la Marquise d'Huxelles*, p. 151.

6. En 1680 : tome III, p. 181, note 3; *Sévigné*, tome VI, p. 273-276.

7. Il s'était fait une retraite délicieuse à Mazargues, tout proche de

fut fort inutile : il n'en vint aucuns enfants[1]; mais ils n'avoient pas à craindre l'extinction de leur maison, tant il subsistoit encore de branches de Castellane[2].

Mariage de Montal avec la sœur de Villacerf, et d'Espinay avec une fille d'O. [*Add. St-S. 608*]

En même temps, le petit-fils de Montal mort chevalier de l'Ordre, et qui auroit mieux été maréchal de France[3], épousa une sœur de Villacerf, premier maître d'hôtel de Mme la duchesse de Bourgogne[4], et M. d'O maria sa fille aînée à M. d'Espinay, assez[5] pauvre[6].

Marseille, dans une situation que sa belle-sœur, qui devait mourir là même deux ans plus tard, décrit avec beaucoup de verve en 1703 (*Lettres de Mme de Sévigné*, tome X, p. 477-479).

1. On le savait d'avance : *Sourches*, tome IX, p. 97. Notre auteur fera son portrait à la date de sa mort, 1713.

2. A la fin du siècle dernier, les généalogistes comptaient encore une dizaine de branches. Celle de Novejan subsiste de nos jours, et ses représentants sont bien connus. Quant aux Grignan, le dernier du nom fut l'évêque de Carcassonne, qui ne mourut qu'en 1722, et le titre comtal ne fut relevé que pour la forme par le fils de Mme de Vibraye.

3. Voyez nos tomes I, p. 121-122, et III, p. 122. Le fils aîné du lieutenant général, Louis de Montsaulnin, marquis du Montal, mestre de camp de cavalerie, était mort avant son père, le 28 juin 1686, âgé de trente-huit ans, servant depuis dix-neuf, et laissant le garçon qui suit et trois filles; un autre fils était mort à Londres en 1691. L'aîné, Charles-Louis, comte du Montal, né le 7 juin 1681, débuta sous les ordres de son aïeul en 1696, puis passa au régiment du Roi, obtint le régiment de Poitou en 1702, fit toutes les campagnes d'Allemagne et de Flandre, devint brigadier en 1710, maréchal de camp en 1719 et lieutenant général en 1734, gouverneur de Villefranche-de-Roussillon en 1740, de Guise en 1743, et commandant en Lorraine la même année, fut fait chevalier des ordres l'année suivante, et mourut dans ses terres de Bourgogne, le 22 août 1758. Voyez la notice de son aïeul dans l'Appendice de notre tome III, p. 412.

4. Marie-Anne Colbert de Villacerf, née en juillet 1683, mariée le 21 avril 1705 (*Dangeau*, p. 290, 306; *Sourches*, p. 208, 222; *Mercure* de mai, p. 245-251), morte le 6 juin 1740. Rigaud la peignit en 1715 et en 1718, pour trois cents livres. Elle avait cent mille écus en mariage. Cette union était faite par l'archevêque de Toulouse, son oncle.

5. Avant *assez*, l'auteur a biffé *co^e Mme de S. Luc*.

6. Marie-Anne d'O, née le 14 octobre 1687, vivait alors chez Mme de Montespan, au couvent de Saint-Joseph. Elle fut mariée le 15 avril 1705, devint dame d'atour de la duchesse d'Orléans, à la place de Mme de

Mme des Ursins, triomphante à Paris fort au-dessus de ses espérances[1], faisoit en même temps bien des choses en Espagne. Rivas, autrefois Ubilla, secrétaire des dépêches universelles, célèbre pour avoir dressé[2] le testament de Charles II[3], fut chassé[4]; il ne s'en releva jamais, et Mejo- Rivas chassé; Mejorada en sa place. Ronquillo.

Castries, en mai 1718, et mourut le 4 avril 1727. Son mari, François-Rodrigue des Hayes, marquis d'Espinay et de Boisguéroult en Normandie, ancien page du Roi, puis mousquetaire, était capitaine de cavalerie au régiment de Bourgogne depuis 1693. Il eut un régiment de dragons à lever à la fin de l'année 1705, ne passa brigadier qu'en 1719, inspecteur général en 1732, maréchal de camp en 1734, lieutenant général à la fin de la même année, et commandant à Strasbourg en 1743 (*Chronologie militaire*, tome V, p. 185-187). Il mourut dans cette ville le 7 juillet 1745, à soixante-dix ou soixante-treize ans. Ces d'Espinay se disaient et étaient acceptés pour être de même souche que les Saint-Luc (*Dangeau*, p. 287; *Sourches*, p. 205; *Mercure* d'avril, p. 339-342; lettre de la marquise d'Huxelles, 1er avril 1705); mais notre auteur a contesté leur communauté d'origine dans ses Additions au *Journal de Dangeau* (n° 102, dans notre tome II, p. 400, et n° 608, placé ici). On peut consulter les généalogies faites dans notre siècle par Lainé et Courcelles. — Le comte de Toulouse se montra fort généreux à l'occasion du mariage de 1705, et envoya à Saint-Joseph, pour les habits de noce, une somme de mille louis. Du reste, le marié n'était pas absolument pauvre, puisque, selon Dangeau, il avait une dizaine de mille livres de rente et un beau château. La duchesse du Lude présenta Mme d'Espinay le 23 mai (*Sourches*, p. 254).

1. Ci-dessus, p. 405-406. — 2. *Dressé* corrige une *s*. — 3. Ci-dessus, p. 58.

4. Sur la demande de Louis XIV, on avait rendu les affaires de la guerre à Rivas en juillet (voyez sa lettre à Chamillart, Dépôt de la guerre, vol. 1786, n° 110); mais il était desservi par de nombreux ennemis, comme un fourbe dangereux, qui ruinait l'institution du *despacho* : voyez notre tome VIII, p. 154, 155, 576, 577 et 584, le P. Baudrillart, *Philippe V*, tome I, p. 183-188, 219-224 et 688-689; lettres du duc de Gramont, dans *le Cabinet historique*, tome XI, 1re partie, p. 360, et dans les volumes des Affaires étrangères cotés *Espagne* 142 et 144, les lettres de Tessé à Chamillart et à Torcy, 17 et 18 novembre 1704, 15 et 21 janvier 1705, etc. On lui accorda cependant, comme compensation, une place de gentilhomme de la chambre avec exercice et une bonne commanderie. Cette nouvelle révolution eut lieu à la fin de janvier 1705 et fut connue à Versailles le 4 février : *Dangeau*, p. 248; *Gazette*, p. 79 et 114; *Gazette d'Amsterdam*, nos XV et XXI; *Gazette de Bruxelles*, p. 106 et 107; *Mercure* du mois d'avril, p. 157-162 et 344-347. Les *Mémoires de Sourches* ne disent mot des affaires intérieures de l'Espagne.

rada[1] fut mis en sa place[2]. Le père de ce dernier[3] l'avoit eue[4] avant Rivas[5]. Il consentit à détacher pour Ronquillo[6] le département de la guerre, que celui-ci refusa[7]. Ce dernier[8] étoit corrégidor de Madrid, avec grande réputation[9];

1. Pierre-Caëtan Fernandez de Angulo, marquis de Mejorada, chevalier de l'ordre d'Alcantara, eut encore une charge de gentilhomme de la chambre avec exercice en février 1706, ne passa conseiller d'État que le 15 avril 1714, et mourut le 16 mai 1721, à Biñuelas. Selon le marquis de Saint-Philippe, c'était un homme d'esprit, d'un jugement solide, très expérimenté et fécond en expédients, mais d'un caractère tant soit peu dur. Tessé disait de lui, en avril 1705 (ses *Mémoires*, tome II, p. 158) : « Le marquis de Mejorada est honnête homme, riche, bien intentionné; n'a jamais servi, ne veut être responsable de rien, ni se charger de rien. Ce seroit un bon et fidèle commis sous ceux qui lui tailleroient et décideroient sa besogne; mais jamais, de lui-même, il ne se portera qu'à plaire à ces Messieurs. » Il avait achevé son éducation dans les pays du Nord en y apprenant plusieurs langues, le français surtout, et avait eu ensuite un emploi de secrétaire de suspatronat, mais avait refusé d'entrer au conseil des finances (*Mercure*, avril 1705, p. 344-346).

2. La *Gazette d'Amsterdam* et celle de *Bruxelles* donnent le détail de la distribution des secrétaireries faite en même temps.

3. Pierre Fernandez del Campo, après avoir occupé très longtemps diverses secrétaireries, fut chargé du *despacho* en 1669 et créé marquis de Mejorada en 1673, par le crédit de la reine; mais Valenzuela le força à se retirer en 1676. Mort le 4 mars 1680 (*Gazette*, p. 153).

4. *Eüe* est en interligne, au-dessus d'*esté*, biffé.

5. *Mémoires du marquis de Villars*, éd. Morel-Fatio, p. 25.

6. François Ronquillo y Briceño, comte de Gramedo, chevalier de l'ordre de Calatrava et ancien majordome de don Juan, fils d'un conseiller d'État mort en 1691, avait été successivement corrégidor de Palencia, de Cordoue, enfin de Madrid, au sortir de l'émeute du 28 avril 1699, jusqu'à la fin de 1703, et, non agréé pour le gouvernement politique de la Castille, avait été fait capitaine général des armées (lettre de Tessé à Chamillart, 18-20 décembre 1704, au Dépôt de la guerre, vol. 1789, n° 251). A la suite du refus dont il va être parlé, il deviendra gouverneur du conseil de Castille du 9 novembre 1705 au 9 novembre 1713. Exilé en avril 1714, il mourut le 30 mai 1719.

7. *Dangeau*, p. 291; *Gazette d'Amsterdam*, n°s XXVII, XXIX et XXXI; *Gazette de Bruxelles*, p. 218; *Mercure* d'avril, p. 151-153; Dépôt des affaires étrangères, vol. *Espagne* 146, fol. 152 et 196.

8. *Ce d*r est en interligne, au-dessus d'*il*, biffé.

9. Comme corrégidor, il avait contresigné l'original du testament de

il vouloit une plus haute fortune, et il parvint en effet, quelque temps après, à être gouverneur du conseil de Castille[1]. D'un autre côté, le duc de Gramont étoit accablé de dégoûts[2]. Poussé à bout sur toutes les affaires, qui ne réussissoient que lorsqu'il ne s'en mêloit pas[3], il demanda une audience à la reine, quoique le roi fût à Madrid, dans l'espérance de réussir par elle. Il l'obtint, lui exposa diverses choses importantes et pressées par rapport au siège de Gibraltar. La reine l'écouta paisiblement, puis, avec un sourire amer, lui demanda s'il convenoit à une[4] femme de se mêler d'affaires, et lui tourna le dos[5]. Mme des Ursins, qui, à cause de Mme de Maintenon, ménageoit les Noailles, ne vouloit pas elle-même demander son rappel; mais, outre qu'elle ne lui pardonnoit point les choses passées, il lui étoit important d'avoir un ambassadeur dont elle pût disposer : il falloit réduire celui qui l'étoit à demander son rappel lui-même, et c'est à la fin ce qui arriva[6]. Les Noailles, qui faisoient tout, comme on

Dégoûts à Madrid du duc de Gramont, qui demande son rappel et a la Toison.

Charles II. C'était un honnête homme, trop rigide, mais plein d'amour pour son pays et d'affection pour la France : Legrelle, *Succession d'Espagne*, tome II, p. 151; Combes, *la Princesse des Ursins*, p. 224-225.

1. C'est ce que nous verrons dans le prochain volume.

2. Sur tout ce qui va suivre, on doit voir le *Philippe V* du P. Baudrillart, tome I, p. 199-210.

3. Le 20 avril, « il arriva un courrier du duc de Gramont, et le Roi dit, en se couchant, au prince de Condé, que, depuis trois mois, on faisoit, en Espagne, tout au contraire de ce qu'il mandoit qu'on fît : ce qu'on expliqua ensuite de l'opiniâtreté avec laquelle les Espagnols vouloient que l'on continuât le siège de Gibraltar (*en note :* On les soupçonnoit de vouloir y faire achever de périr toutes les troupes françoises) » (*Sourches*, p. 223).

4. *Une* surcharge un jambage.

5. Le P. Baudrillart a retrouvé dans les lettres diplomatiques le détail de plusieurs autres audiences données par la reine à l'ambassadeur, mais point de celle-ci. Nous avons vu que M. de Gramont avait imaginé une correspondance secrète entre le jeune roi et son grand-père, pour contrecarrer l'influence de la reine et sa politique.

6. Le 23 mars, il écrivit au Roi : « Sire, retirez-moi promptement d'ici; je] ne vous y suis plus propre, et j'y ruinerois dorénavant les

a vu, pour son fils leur gendre, ne se soucioient point de lui; mais, par honneur pour eux-mêmes, ils desiroient au moins qu'il fût honnêtement congédié : c'est ce que la maréchale de Noailles négocia avec la princesse des Ursins, qui lui fit valoir la Toison qu'elle demandoit comme le comble de la considération du roi et de la reine pour eux, et tout l'effort de son amitié et de son crédit. Elle en fit sa cour à Mme de Maintenon, pour lui témoigner combien tout ce qui approchoit de son alliance l'emportoit sur les raisons les plus personnelles, et lui en faire valoir le sacrifice particulier que la reine d'Espagne lui faisoit de tout son mécontentement. Cette grâce fut donc assurée, mais seulement conférée peu avant le départ du duc de Gramont[1].

Triomphe éclatant et solide de la princesse des Ursins. Assurée de retourner en Espagne. [Add. StS. 609]

On retourna à Marly, où il y eut force bals[2]. On peut croire que Mme des Ursins fut de ce voyage; son logement fut à la Perspective[3]. Rien de[4] pareil à l'air de triomphe qu'elle y prit, à l'attention continuelle en tout qu'eut le Roi à lui faire les honneurs comme à un diminutif de reine étrangère à sa première arrivée, et à la ma-

affaires.... » Mais déjà le changement était réglé, puisque, le 24, Dangeau note ceci (p. 285) : « M. le duc de Gramont, ambassadeur en Espagne, demandoit depuis longtemps d'être rappelé, sa santé n'étant pas trop bonne en ce pays-là, et ne croyant pas, dans la disposition présente, y pouvoir bien servir le Roi. On lui envoie son congé, et on a nommé en sa place M. Amelot. Cela n'est pas encore public. » En effet, l'ambassadeur écrivait le 23, et une lettre du 29 le releva de ses fonctions (*Noailles*, p. 181-183). Son dépit n'en fut pas moins vif d'être rappelé « comme un galopin » (Geffroy, *Madame des Ursins*, p. 476).

1. *Dangeau*, p. 259, 16 février : « Le roi d'Espagne a écrit au Roi, il y a quelques jours, pour le prier de permettre au duc de Gramont.... d'accepter l'ordre de la Toison. » Selon la correspondance qui était jadis à la bibliothèque du Louvre, c'est le 21 janvier 1705 que Philippe V accorda à l'ambassadeur cette marque « d'estime et de reconnoissance, » au reçu de la première nouvelle d'un prochain retour de Mme des Ursins à Madrid.

2. Voyez le *Journal de Dangeau*, les *Mémoires de Sourches*, et le *Mercure* de janvier, p. 396-398.

3. Tome X, p. 371. — 4. *De* surcharge *n'est*.

jestueuse façon aussi dont tout étoit reçu avec une proportion de grâce et de respectueuse politesse, dès lors fort effacée, et qui faisoit souvenir les vieux courtisans de la cour de la Reine mère[1]. Jamais elle ne paroissoit que le Roi ne se montrât[2] tout occupé d'elle, de l'entretenir, de lui faire remarquer les choses, de rechercher son goût et son approbation avec un air de galanterie, même de flatterie, qui ne foiblit point. Les fréquents particuliers qu'elle avoit avec lui chez Mme de Maintenon, et qui duroient des heures, et quelquefois le double[3], ceux qu'elle avoit les matins, fort souvent, avec Mme de Maintenon seule, la rendirent la divinité de la cour. Les Princesses l'environnoient dès qu'elle se montroit quelque part, et l'alloient voir dans sa chambre. Rien de plus surprenant que l'empressement servile qu'avoit auprès d'elle tout ce qu'il y avoit de plus grand, de plus en place, de plus en faveur. Jusqu'à ses regards étoient comptés, et ses paroles adressées aux dames les plus considérables leur imprimoient un air de ravissement. J'allois presque tous les matins chez elle. Elle se levoit toujours de très bonne heure, et s'habilloit et se coiffoit tout de suite, en sorte que sa toilette ne se voyoit jamais ; je prévenois l'heure des visites importantes, et nous causions avec la même liberté qu'autrefois. Je sus par elle beaucoup de détails d'affaires, et la façon de penser du Roi, de Mme de Maintenon surtout, sur beaucoup de gens. Nous riions[4] souvent ensemble de la bassesse qu'elle éprouvoit de personnes les plus considérées[5], et du mépris qu'elles s'en attiroient, sans qu'elle le leur témoignât, et de la fausseté d'autres fort considérables, qui, après lui avoir fait, et nouvellement à son[6] arrivée, du pis qu'elles avoient pu,

Amitié de la princesse des Ursins pour Mme de Saint-Simon et pour moi, et ses bons offices.

1. Les sept derniers mots sont en interligne.
2. *Se monstrast* est en interligne, au-dessus de *parust*, biffé.
3. Ci-dessus, p. 404. — 4. *Riyons*, dans le manuscrit.
5. La quatrième lettre *s* corrige un *d*.
6. *A son* surcharge *en arr[ivant]*.

lui prodiguoient les protestations, et tâchoient à lui vanter leur attachement dans tous les temps, et à faire valoir leurs services. J'étois flatté de cette confiance de la dictatrice de la cour. On y fit une attention qui m'attira une considération subite. Outre que force gens des plus distingués me trouvoient les matins seul avec elle, et que les messages qui lui pleuvoient rapportoient qu'ils m'y avoient trouvé, et, très ordinairement, qu'ils n'avoient pu parler à elle, elle m'appeloit souvent dans le salon, où, d'autres fois, j'allois lui dire un mot à l'oreille avec un air d'aisance et de liberté fort envié, et fort peu imité. Elle ne trouvoit jamais Mme de Saint-Simon sans aller à elle, la louer, la mettre dans la conversation de ce qui étoit autour d'elle, souvent de[1] la mener devant une glace et de raccommoder sa coiffure ou quelque chose de son habit, comme, en particulier, elle auroit pu faire à sa fille. Assez souvent elle la tiroit de la compagnie, et causoit bas à part longtemps avec elle; toujours quelques mots bas de l'une à l'autre, et d'autres haut, mais qui ne se comprenoient pas. On se demandoit avec surprise, et beaucoup avec envie, d'où venoit une si grande amitié, dont personne ne s'étoit douté, et ce qui achevoit de tourmenter la plupart, c'est que Mme des Ursins, sortant de la chambre de Mme de Maintenon, d'avec le Roi et elle, ne manquoit guères d'aller à Mme de Saint-Simon, si elle la trouvoit dans le premier cabinet, où elle avoit la liberté d'entrer avec quelques autres dames privilégiées, et la mener en un coin, et de lui parler bas. D'autres fois, la trouvant dans le salon sortant de ces particuliers, elle en usoit de même. Cela faisoit ouvrir les yeux à tout le monde, et lui attiroit force civilités. Ce qu'il y eut de plus solide fut tout le bien qu'elle dit d'elle au Roi et à Mme de Maintenon, à plusieurs reprises, et nous avons su, par des voies sûres et tout à fait éloignées de Mme des Ursins, qu'il n'y avoit sorte de bons offices

1. Ainsi au manuscrit.

qu'elle ne lui eût rendus, sans jamais les lui avoir demandés[1], et souvent, et avec art et dessein, et qu'elle avoit dit au Roi et à Mme de Maintenon plus d'une fois qu'ils n'avoient aucune femme à la cour, et de tout âge, si propre, ni si faite exprès en vertu, en conduite, en sagesse, pour être dame du palais, et, dès lors même, quoique si jeune, dame d'honneur de Mme la duchesse de Bourgogne, si la place venoit à vaquer, ni qui s'en acquittât avec plus de sens, de dignité, ni plus à leur gré et à celui de tout le monde. Elle en parla de même à Mme la duchesse de Bourgogne plusieurs fois, et ne lui déplut pas, parce que, dès lors aussi, cette princesse avoit jeté ses[2] vues sur elle, si la duchesse du Lude, qui la survécut, venoit à manquer. Je suis persuadé qu'outre la bonne opinion qu'avec toute la cour, le Roi et Mme de Maintenon en avoient déjà, ces témoignages de Mme des Ursins, dans la confiance qu'ils avoient prise en elle, leur firent l'impression dont, toujours depuis, les effets se sont fait sentir, et, à la fin, comme on le verra en son temps[3], beaucoup plus que nous n'aurions voulu. Mme des Ursins ne m'oublia pas non plus; mais une femme étoit plus susceptible de son témoignage, et faisoit aussi plus d'impression. Cette façon d'être avec nous, et pour nous, ne se ralentit point jusqu'à son départ pour l'Espagne.

Duc et duchesse d'Albe à un bal à Marly; singularités.

Entre plusieurs bals où Mme des Ursins fut toujours traitée avec les mêmes distinctions, je veux dire un mot de celui où Mme des Ursins obtint avec quelque peine que le duc et la duchesse d'Albe fussent conviés[4]. Je dis avec peine, parce qu'aucun ambassadeur, ni étranger, n'avoit

1. Ces six mots sont en interligne, et, de même, à la ligne suivante, *plus d'une fois*.
2. *Ses* corrige *sa*.
3. En 1710, quand elle sera obligée d'accepter le poste de dame d'honneur de la duchesse de Berry.
4. Le 23 février : *Journal de Dangeau*, p. 263-265, avec reproduction de l'article du *Mercure* du même mois; *Mémoires de Sourches*, p. 181-182.

jamais été admis à Marly[1], excepté Vernon une fois[2], lors[3] du mariage de Mme la duchesse de Bourgogne, pour faire cette distinction à M. de Savoie, dont il étoit envoyé, et, dans les suites, les ambassadeurs d'Espagne[4].

La séance du bal dans le salon étoit un carré long fort vaste[5]. Au haut bout, c'est-à-dire du côté du salon qui séparoit l'appartement du Roi de celui de Mme de Maintenon, étoit le fauteuil du Roi, ou les fauteuils quand le roi et la[6] reine d'Angleterre y étoient[7], laquelle étoit entre les deux rois. Les[8] fils de France et M. le duc d'Orléans étoient les seuls hommes dans ce rang, que les princesses du sang fermoient[9]. Vis-à-vis étoient assis les danseurs, et, avec eux, M. le comte de Toulouse, et, dans[10] les commencements que j'y ai dansé, Monsieur le Duc, qui dansoit encore; des deux côtés, les dames qui dansoient, les titrées les premières des deux côtés, sans aucun mélange entre elles d'aucun[11] autre[12], non plus qu'à table avec le Roi ou avec Monseigneur, ou chez Mme la duchesse de Bourgogne; derrière le Roi, le service, Monsieur le Prince quelquefois, et ce qu'il y avoit de plus distingué, et der-

1. Voyez les *Mémoires de Sourches*, tomes VI, p. 317-318, X, p. 310, et XII, p. 114, ceux du *duc de Luynes*, tome VIII, p. 454, le *Journal de Dangeau*, tome XIV, p. 434, etc.

2. Non pas M. de Vernon, mais, avant lui, le comte de Govon, venu comme envoyé extraordinaire en 1696 : tome III, p. 267.

3. *Lors* surcharge *au m[ariage]*.

4. Nous y verrons venir ainsi, après le duc d'Albe, le prince de Cellamare et le cardinal del Giudice.

5. Il a déjà donné cette description en 1700 (tome VII, p. 58), mais est entraîné à une redite par l'article du *Journal de Dangeau*. Comparez un bal de 1708, à Versailles, dans le *Mercure* de janvier, p. 267-287, et un de 1739, dans les *Mémoires de Luynes*, tome II, p. 339-340.

6. Le manuscrit porte : *et le la*.

7. C'est le cas au bal du 23 février. — 8. *Ses* corrigé en *Les*.

9. Le 23 février, ce sont à droite Mme la princesse de Conti, à gauche les petites demoiselles de Charolais et de Sens.

10. *Dans* corrige un *t*.

11. Il y a bien *aucun*, au masculin.

12. Voyez notre tome VII, p. 58. Il y aura mélange plus tard.

rière encore; derrière les danseuses, les dames qui ne dansoient point, et derrière elles les hommes de la cour spectateurs, et quelques autres derrière les danseurs; Monsieur le Duc, ne dansant plus[1], et M. le prince de Conti toujours, derrière les dames spectatrices. En masque ou non, c'étoit de même, excepté qu'à visage couvert, les fils de France se mêloient au bas bout parmi les danseurs. Le roi d'Angleterre et la princesse sa sœur[2] ouvroient[3] toujours le bal, et, tant qu'il dansoit, le Roi se tenoit debout[4]. Après deux ou trois fois de ce cérémonial, le Roi demeuroit assis à la prière de la reine d'Angleterre. Le duc et la duchesse d'Albe arrivèrent sur les quatre heures[5], et descendirent chez la princesse des Ursins, qui avoit eu permission de les mener chez Mme de Maintenon avant que le Roi y entrât. Ce fut une grande faveur de Mme des Ursins : Mme de Maintenon ne voyoit jamais aucun étranger ni aucun ambassadeur[6], et le duc et la duchesse d'Albe n'avoient pas encore vu son visage[7]. On fit pour eux une chose sans conséquence : le Roi fit mettre la duchesse d'Albe au premier rang du fonds, à côté et au-dessous de Mme la princesse de Conti, pour qu'elle vît mieux le bal, et Mme des Ursins à côté et au-dessous d'elle. A souper[8], on fit mettre la duchesse d'Albe auprès de Madame la

1. Une fois qu'il eut cessé de danser, comme neuf lignes plus haut.

2. Louise-Marie Stuart, née le 8 mai 1692, morte le 18 avril 1712.

3. La syllabe *ou*, biffée une première fois, est rétablie en interligne.

4. Voyez le *Journal de Dangeau*, tome XII, p. 80, et comparez les *Mémoires de Luynes*, en 1738, tome II, p. 16, 288, 289, 292, et, en 1739, les *Lettres du commissaire Dubuisson au marquis de Caumont*, publiées par A. Rouxel (1882), p. 514-515.

5. Comparez l'article du *Mercure* de février, p. 377-381.

6. C'est ainsi qu'elle n'a vu le duc de Mantoue que passant dans l'antichambre du Roi.

7. « Ils descendirent à l'appartement de la princesse des Ursins, qui avoit obtenu de Mme de Maintenon la permission de les mener dans sa chambre. Ils ne l'avoient pas vue encore depuis qu'ils sont en France, parce qu'elle ne voit jamais les ambassadeurs » (*Dangeau*, p. 264).

8. La description du souper est prise aussi à Dangeau.

Duchesse[1], à la table du Roi, et Mme des Ursins auprès d'elle. Le maréchal de Boufflers fut chargé du duc d'Albe au bal, et de prier des courtisans distingués à une table particulière[2] qu'il tint pour le duc d'Albe, servie par les officiers du Roi. Il y en eut une autre pareille pour le duc de Perth et pour les Anglois. Après souper, Mme la duchesse de Bourgogne fit jouer la duchesse d'Albe au lansquenet avec elle. Le Roi, à son coucher, donna le bougeoir au duc d'Albe, et lui fit un[3] compliment sur la peine de s'en retourner coucher à Paris. Il parla fort à lui et à Mme d'Albe[4]. Aux autres bals, Mme des Ursins se mettoit auprès du grand chambellan[5], et, avec sa lorgnette[6], regardoit un chacun. A tout moment le Roi se tournoit pour lui parler, et Mme de Maintenon, qui, à cause d'elle, venoit quelquefois, avant le souper, un quart d'heure ou une demi-heure à ces bals, déplaçoit le grand chambellan, qui se mettoit derrière elle. Ainsi elle étoit joignante Mme des Ursins, et tout près du Roi, de l'autre côté en arrière, et la conversation entre eux trois étoit continuelle. Mme la duchesse de Bourgogne s'y mêloit beaucoup, et Monseigneur quelquefois. Cette princesse aussi n'étoit occupée que de Mme des Ursins, et on voyoit qu'elle cherchoit à lui plaire. Ce qui parut extrêmement singulier, ce fut de voir celle-ci paroître dans le salon avec un petit épagneul[7] sous le bras, comme[8] si elle

1. Au-dessous, dit Dangeau.
2. Celle du grand maître, disent les *Mémoires de Sourches*.
3. *Un* surcharge *des*. — 4. Tout cela est pris à Dangeau, mais non la suite.
5. Le duc de Bouillon.
6. Elle avait de très mauvais yeux, presque toujours malades. Voyez les *Mémoires du marquis de Franclieu*, publiés en 1896, p. 73 et 75. — La *lorgnette*, dit le *Dictionnaire de l'Académie* de 1718, est une « sorte de petite lunette qui éclaircit les objets, et dont se servent ceux qui ont la vue courte.... Il est du style familier. »
7. Sans doute de la petite race qui venait d'être mise à la mode par le roi Charles II d'Angleterre, et qu'on appela, pour cette raison, *King's Charles*.
8. Ce mot surcharge *et el[le]*.

eût été chez elle[1]. On ne revenoit point d'étonnement d'une familiarité que Mme la duchesse de Bourgogne n'eût osé hasarder; encore moins, à ces bals, de voir le Roi caresser[2] le petit chien, et à plusieurs reprises. Enfin on n'a jamais vu prendre un si grand vol; on ne s'y accoutumoit pas, et, à qui l'a vu, et connu le Roi et sa cour, on en est surpris encore quand on y pense après tant[3] d'années. Il n'étoit plus douteux alors qu'elle ne retournât en Espagne. Ses particuliers si fréquents avec le Roi et Mme de Maintenon rouloient sur les affaires de ce pays-là[4]. Le duc de Gramont demandoit son retour, la reine d'Espagne le pressoit avec ardeur. Le Roi et Mme de Maintenon, intérieurement blessés contre lui, et peu contents de sa gestion en ce pays-là, ne s'y opposoient pas; mais il

1. La veuve de Gaston d'Orléans, vers 1671, menait aussi avec elle un petit chien, du nom de Mignon, à qui la Fontaine dédia son épître IX, et la princesse de Tarente en donna un à Mme de Sévigné, en 1675, pour remplacer Marphise.

2. Avant ce verbe, il a biffé *carrasser*. — 3. *Tant* surcharge un *d*.

4. La reine d'Espagne agit d'abord auprès de Mme de Maintenon, et une partie de leur correspondance est imprimée dans le tome V du recueil de Lavallée, p. 270-318, novembre 1704 à mars 1705. Puis le roi s'adressa à Louis XIV, et, en même temps, à Mme de Maintenon et au duc de Beauvillier (lettre au duc de Beauvillier publiée dans le tome IV de l'*Isographie des hommes célèbres*). Déjà Tessé avait eu permission de faire espérer le retour de la princesse à Madrid, mais en dehors de l'ambassadeur, et celui-ci n'en fut avisé du Roi lui-même qu'avec toutes sortes de ménagements, le 13 janvier, par lettre confidentielle, en même temps que par lettre officielle. Prévenu déjà par Maulévrier, il répondit que cette nouvelle avait rempli la reine d'une joie délirante, frappé Philippe V de stupeur, et provoqué la consternation de tous les bons Espagnols; mais il fit encore des efforts pour que Philippe V combattît le retour, à l'insu de la reine, et pour qu'il demandât même que Mme des Ursins fût attachée définitivement à la duchesse de Bourgogne. Louis XIV répondit de telle façon et notifia si raidement sa volonté, qu'il ne resta plus à son petit-fils qu'à faire amende honorable (10 mars). Voyez le récit dans l'ouvrage du P. Baudrillart, tome I, p. 200-208, et les textes dans l'*Histoire de la maison de Gramont*, p. 447-450. Il y a aux Archives nationales, K 121, dossier 38, une lettre de Philippe V à Madame la Princesse, datée du 4 février, sur la grande nouvelle.

Amelot ambassadeur en Espagne; son caractère. [Add. S^tS. 610]

falloit choisir un ambassadeur. Amelot fut choisi[1]. C'étoit un homme d'honneur, de grand sens, de grand travail, et d'esprit. Il étoit doux, poli, liant, assez ferme, de plus un homme fort sage et modeste. Il avoit été ambassadeur en Portugal, à Venise, en Suisse, et avoit eu d'autres commissions au dehors. Partout il avoit réussi, s'étoit fait aimer, et avoit acquis une grande réputation[2]. Il étoit de robe, conseiller d'État, par conséquent point susceptible de Toison ni de grandesse[3]. Mme des Ursins ne crut pas pouvoir trouver mieux pour avoir sous elle un ambassadeur sans famille et sans protection ici autre que son mérite, qui[4], sous le nom de son caractère, l'aidât mieux dans toutes les affaires, et qui, en effet, ne fût sous elle qu'un secrétaire renforcé, qui, témoin ici de sa gloire, lui fût souple, et à l'abri du nom duquel elle agiroit avec toute autorité en Espagne, et toute confiance de ce pays-ci. Il étoit bien avec le Roi et avec Mme de Maintenon, à portée de recevoir d'elle des ordres et des impressions particulières qui le retiendroient du côté des ministres. Elle s'arrêta donc à lui, et le fit choisir, avec ordre très exprès de n'agir que de concert avec elle, et, pour trancher le mot, sous elle[5]. La déclaration suivit de près la résolution

1. *Dangeau*, p. 285, 290 et 310; *Sourches*, p. 206, 207 et 222. Michel-Jean Amelot, marquis de Gournay (tome IV, p. 285), conseiller d'État semestre, avait été chargé de la direction du commerce à son retour de l'ambassade de Suisse, en 1699, et nommé membre du conseil de commerce. Il était neveu de la première femme du prince de Soubise.

2. Comparez les *Mémoires de Mme de la Fayette*, p. 241, les *Mémoires de Noailles*, p. 182, et surtout l'étude préliminaire du baron de Girardot en tête de la *Correspondance de Louis XIV avec M. Amelot pendant son ambassade en Espagne*, publiée en 1864.

3. Six mois plus tard, la princesse des Ursins écrivait à Mme de Maintenon (recueil de 1826, tome III, p. 212) : « S. M. peut avec sûreté se reposer de l'événement sur la prudence de son ambassadeur, qui, n'envisageant point d'être fait grand d'Espagne, n'aura d'autre principe pour agir que la juste subordination qui doit être entre un roi et ses sujets. »

4. Avant *qui*, l'auteur a biffé *et*.

5. Dans l'instruction qui fut délivrée à M. Amelot le 24 avril, il est

prise[1]. Amelot eut plusieurs entretiens longs et près à près avec Mme des Ursins; il reçut immédiatement du Roi des ordres particuliers, plus encore de Mme de Maintenon[2]. Dès que la nouvelle en fut arrivée en Espagne, le duc de Gramont fut traité avec plus de ménagement, et fut fait chevalier de la Toison, suivant l'engagement que Mme des Ursins en avoit bien voulu prendre[3]. Elle obtint une autre chose, bien plus difficile, parce que le Roi s'étoit peu à peu laissé[4] aller à la résolution de ne lui rien refuser. Ce

Orry retourne en Espagne. [Add. StS. 611]

dit : « Le sieur Amelot est témoin de la promesse solennelle que la princesse des Ursins a faite au Roi d'agir en tout d'un parfait concert avec l'ambassadeur de S. M. Il n'y a pas lieu de douter qu'elle ne l'exécute. Le Roi veut aussi que le sieur Amelot y réponde par une union et par une confiance réciproques.... » (*Correspondance avec M. Amelot*, p. 4.)

1. *Dangeau*, p. 290, 30 mars : « M. Amelot, le conseiller d'État, a été déclaré ambassadeur en Espagne. Il s'étoit défendu quelque temps, par modestie, d'accepter cet emploi ; mais le Roi l'a voulu : il a obéi. C'est Mme la princesse des Ursins qui l'a proposé. Il a déjà été ambassadeur en Portugal, à Venise et en Suisse, et a été fort aimé et estimé dans ses ambassades. Il aura vingt mille écus d'appointements, dont on lui en avancera une année, et quarante mille francs, outre cela, pour son équipage. »

2. *Dangeau*, p. 306, 18 avril : « L'après-dînée, le Roi fut longtemps enfermé chez Mme de Maintenon, avec Mme des Ursins, qui est de ce voyage-ci (à Marly), et M. Amelot, que le Roi avoit fait venir de Paris. Il partira dans huit jours pour son ambassade d'Espagne.... » Les *Mémoires de Sourches* disent aussi (p. 222) qu'en venant prendre congé le 22, l'ambassadeur resta enfermé pendant trois heures, avec le Roi et Mme des Ursins, chez Mme de Maintenon.

3. Ci-dessus, p. 434. Les *Mémoires de Sourches* disent (p. 206-207), le 29 mars : « On sut.... que le duc de Gramont revenoit de son ambassade d'Espagne, et que S. M. Cath. lui avoit donné l'ordre de la Toison d'or et lui avoit fait présent de trois beaux tableaux du Titien (*en note :* Il étoit servi à souhait, car il aimoit mieux cela que des diamants); mais on ne disoit pas encore qui étoit nommé pour remplir sa place, quoiqu'il y eût déjà quelques gens qui le sussent. » L'auteur des *Mémoires de Noailles* nous apprend (p. 182) que l'ambassadeur avait refusé d'accepter le présent ordinaire et un collier en diamants de deux mille pistoles, disant qu'il valait mieux appliquer cet argent aux troupes. La *Gazette d'Amsterdam*, n° XXIX, parle d'une Toison de cent mille livres.

4. *Laisser*, à l'infinitif, corrigé en *laissé*.

fut le retour d'Orry en Espagne[1], sous prétexte de la grande connoissance qu'il avoit des finances de ce pays-là, et des lumières qu'Amelot ne pouvoit tirer de personne plus sûrement, ni avec plus d'étendue et de détail, que de lui, sur ces matières. On se persuada que, sous les yeux d'Amelot, il ne pourroit plus retomber dans les manquements qui, avec ses mensonges, avoient fait son crime : il fut donc effacé[2]. Amelot partit sur la fin d'avril[3], et Orry incontinent après, c'est-à-dire un mois après la déclaration de son ambassade[4]. Mme des Ursins obtint encore d'emmener en Espagne le chevalier Bourk[5] avec

Bourk; son caractère, ses aventures,

1. *Dangeau*, p. 306. Orry, lui aussi, eut une très longue audience du Roi, avec Mme des Ursins, sans aucun ministre (*Sourches*, p. 229).

2. Voyez les *Mémoires de Noailles*, p. 181-182.

3. Dangeau dit seulement, à propos du chevalier du Bourk qui va paraître ci-dessous, le 23 avril (p. 310) : « M. Amelot, notre ambassadeur, est parti. » Il arriva à Madrid le 19 mai : *Gazette*, p. 279.

4. En apprenant le retour prochain de Mme des Ursins, M. de Gramont avait demandé en grâce au Roi, dans leur correspondance secrète (Geffroy, *Madame des Ursins*, p. 475), de se garder surtout d'envoyer avec elle le *Sujet à caution*, c'est-à-dire Orry, ce fou, cet ambitieux, qui seul avait fait tourner la tête à la princesse. Il protesta en vain (vol. *Espagne* 146, fol. 164 et 179) contre cette mesure. Trois mois plus tard, Tessé s'exprimait comme il suit, dans un tableau de la cour de Madrid destiné à Chamillart : « Orry seul avoit commencé de saper par le fondement l'autorité des conseils, et en eût été capable, parce qu'il faisoit signer au roi tout ce qu'il vouloit. Je ne sais si tout ce qu'il proposoit étoit faisable, et il faut se garder de la séduction de ses projets, qu'il établit quasi toujours sur des principes dont l'exécution est impossible ; mais, s'il avoit réussi, le roi d'Espagne eût pu devenir un puissant monarque, et facilitoit tout au Roi. Il étoit soutenu par la reine, à qui il étoit agréable, et cet homme-là eût été pendu ou grand homme. » (*Mémoires de Tessé*, tome II, p. 166.) Tour à tour, Philippe V, selon qu'il cédait à l'influence de la reine ou à celle de l'ambassadeur, avait demandé qu'on lui rendît ou qu'on ne lui rendît pas Orry. Son grand-père lui écrivait un jour, le 3 février : « Je ne renverrai point Orry ; cependant vous me l'aviez demandé, et je croyois que vous le souhaitiez avant que d'avoir reçu votre dernière lettre ; » puis, le 23 mars : « Je vous renvoie Orry, et je rappelle le P. Daubenton. » (*Œuvres de Louis XIV*, tome VI, p. 180-181.)

5. *Dangeau*, p. 310, jeudi 23 avril : « Mme la princesse des Ursins

caractère public d'envoyé du roi d'Angleterre, et six mille francs d'appointements payés par le Roi[1]. C'étoit un gentilhomme irlandois catholique, qui, faute de pain, s'étoit intrigué à Rome et fourré chez le cardinal de Bouillon, qui alors étoit ami intime de Mme des Ursins. Bourk étoit homme de beaucoup d'esprit, entièrement tourné à l'intrigue, homme d'honneur pourtant, et malade de politique et de raisonnement. Le cardinal de Bouillon, qui l'avoit trouvé propre à beaucoup de choses secrètes, l'y avoit fort employé[2]. Il avoit fait sa cour à Mme des Ursins, qui l'avoit[3] goûté. Il y eut je ne sais quelle petite obscure négociation sur le cérémonial entre les cardinaux et les petits princes d'Italie; le cardinal de Bouillon fit envoyer Bourk vers eux avec une lettre de créance du sacré collège. Il s'élevoit aisément, et avoit besoin d'être contenu. Il réussit, fut connu et caressé de plusieurs cardinaux. L'état

sa chétive fortune. [*Add. St-S. 612*]

prendra congé du Roi samedi pour retourner en Espagne. Elle a obtenu pour le chevalier du Bourg (*sic*), Irlandois, qu'elle ramène avec elle, la qualité d'envoyé du roi d'Angleterre à Madrid, et c'est le Roi qui payera ses appointements, qui sont de deux mille écus. » — Toby Bourke[a], d'une maison irlandaise qui passait pour ancienne (voyez, au Cabinet des titres, les dossiers bleus 3026, fol. 2, et 3076, fol. 36), était sorti de son pays pour cause de catholicisme et avait étudié les sciences, les arts, les lettres, et surtout le français, en France même, d'où il était allé à Rome. Ayant beaucoup plu au Pape et aux cardinaux, il avait été emmené par le nouveau nonce à Madrid (1702), où la jeune reine l'avait fait nommer chevalier de Saint-Jacques et gentilhomme de la chambre. C'est en juin 1704 qu'il était revenu en France, avec une mission assez mystérieuse de la même reine (Affaires étrangères, vol. *Espagne* 141, fol. 167 et 226, et vol. 143, fol. 303; *Correspondance générale de Mme de Maintenon*, tome V, p. 246-247). Le *Mercure* fit son éloge dans les volumes d'avril 1705, p. 425-429, de juillet 1705, p. 151-158, et de septembre 1708, p. 116-122.

1. Il eut sa première audience à Madrid le 30 juin 1705 : *Gazette de Bruxelles*, p. 410 et 458.

2. Une lettre écrite par lui au cardinal de Bouillon, le 15 novembre 1701, sur les intrigues de la cour de Rome, se trouve dans le ms. Nouv. acq. fr. 778, fol. 43. L'Addition n° 612 parle de mission à Modène.

3. L'élision *l'* surcharge une autre lettre.

[a] Il signait ainsi d'abord, avant de s'intituler le chevalier du Bourk.

de domestique du cardinal de Bouillon commença à lui peser; il s'en retira avec ses bonnes grâces et une pension. Fatigué, dans les suites, de ne trouver point d'emploi à Rome, il revint en France, s'y maria à une fille de Varennes que nous avons vu ôter du commandement de Metz[1], et bientôt après s'en alla vivre à Montpellier. Voyant le règne de Mme des Ursins en Espagne, il alla l'y trouver, et en fut très bien reçu[2]. Elle s'en servit en beaucoup de choses, et lui donna un accès fort libre auprès du roi et de la reine d'Espagne. Il eut lieu de nager là en grande eau. Il aimoit les affaires et l'intrigue, il l'entendoit bien, et, avec l'esprit diffus, et quelquefois confus, il étoit fort instruit des intérêts des princes, et passoit sa vie en projets[3]. Avec tout cela et ses besoins, rien ne l'empêchoit de dire la vérité à bout portant aux têtes principales, à Orry, à Mme des Ursins, à la reine d'Espagne, et, dans les suites, au roi et à l'autre reine sa femme[4], à Alberoni[5], aux

1. Tome X, p. 196. Le chevalier n'épousa Marie-Anne Nagu de Varennes qu'en août 1708 : voyez le *Mercure* de septembre, p. 116-117.

2. Par une lettre de la princesse des Ursins à M. de Torcy datée du 7 avril 1703, on voit que c'est la reine d'Angleterre qui lui avait recommandé le chevalier, quoique, chargé de surveiller l'amirante de Castille au temps où celui-ci se préparait à partir pour la France, il se fût laissé duper par lui. Comparez le livre de Combes, p. 115-116.

3. C'est ainsi qu'il se chargea d'envoyer à Chamillart des rapports hebdomadaires sur la cour de Madrid, dont il existe environ deux cents au Dépôt de la guerre. Après l'abbé Millot, feu Fr. Combes s'en est servi dans ses *Lectures historiques* (tome II, 1885); mais il ne put en faire agréer la publication. Le chevalier fournit aussi des correspondances aux Noailles, à qui le Nonce l'avait recommandé.

4. Élisabeth Farnèse : tome IX, p. 178.

5. Jules Alberoni, né à Plaisance le 31 mai 1664. Nous verrons comment, ayant accompagné le représentant de son duc de Parme auprès de M. de Vendôme à partir de 1702, il s'attacha à ce général, le suivit partout, jusqu'en Espagne, avec la qualité d'agent de Parme et un titre de comte, retourna à Madrid, après la mort de Vendôme, comme envoyé extraordinaire de Parme, fit le second mariage de Philippe V, entra dans le cabinet de ce prince, fut créé cardinal par Clément XI le 12 juillet 1717, évêque de Malaga, archevêque de Séville, premier mi-

ministres les plus autorisés, qui tous l'admirent dans leur familiarité, s'en servirent au dedans, le consultèrent et l'estimèrent, mais le craignirent assez pour ne lui jamais donner d'emploi, ni de subsistance que fort courte[1]. Je l'ai fort vu en Espagne[2], et m'en suis bien trouvé[3]. Bourk avoit eu un fils, qui mourut, et une fille fort jolie. Il la voulut faire venir, avec sa mère, le trouver en Espagne ; elles s'embarquèrent en Languedoc, et furent prises par un corsaire. La mère se[4] noya, la fille fut menée à Maroc[5], où elle montra beaucoup d'esprit et de vertu; elle y fut bien traitée, mais gardée longtemps, puis, à grand peine, renvoyée en France[6]. Bourk, quelque temps après mon retour d'Espagne, lassé d'y espérer en vain, revint trouver sa fille, qui étoit à Paris dans un couvent[7]. Il y trouva

nistre et grand d'Espagne à la fin de la même année, fut disgracié le 5 décembre 1719, et se retira alors en Italie, où il parvint en 1725 à se faire sacrer évêque de Malaga le 18 novembre et eut de Clément XII la légation de Romagne en 1734, puis celle de Bologne. Il mourut dans sa ville natale de Plaisance, le 26 juin 1752.

1. En 1715, il eut le poste d'envoyé extraordinaire à Stockholm.

2. C'est à ce propos qu'il consacrera au chevalier, en 1722, une seconde notice, encore plus détaillée que celle-ci.

3. Voyez l'éloge qu'il fait de lui dans les *Lettres et dépêches de l'ambassade d'Espagne*, publiées par M. Drumont, p. 269-273.

4. *Se* corrige *f[ut]*.

5. Maroc était une des capitales du sultanat de même nom : voyez la description que le *Moréri* en fait; mais, ici, *à Maroc* signifie vraisemblablement au pays de Maroc. Cette façon de parler était constante.

6. Le président Hénault raconte cette aventure, assez longuement, et avec quelques différences de détail, dans ses *Mémoires*, p. 163-168. C'est le 25 octobre 1719 que Mme du Bourk et sa fille Marianne, passant de Cette en Espagne, furent prises sur leur tartane par un corsaire algérien, qui eut égard à leur passeport de la cour de France; mais, une tempête ayant séparé la tartane du corsaire et jeté le petit navire sur la côte kabyle, les pillards laissèrent périr la mère et son fils, âgé de huit ans, pour emmener plus facilement la fille en captivité. Elle parvint toutefois à se faire racheter par le consul d'Alger, et arriva à Marseille le 1er mars 1720.

7. C'est en octobre 1725 qu'il vint à Paris, et la veuve de Louis Ier, alors installée au palais de Luxembourg, le fit grand maître de sa garde-

encore moins son compte qu'en Espagne, où, au moins, il voyoit familièrement les ministres. Il me dit son ennui, et qu'il s'en alloit à Rome avec sa[1] fille, retrouver son amie Mme des Ursins et son roi naturel[2]. Il y fut bien reçu de l'un et de l'autre, et sa fille entra fille d'honneur chez la reine d'Angleterre[3]; mais le pauvre Bourk ne trouva pas plus de jointure[4] à Rome qu'en France et en Espagne. Ainsi cet homme propre à beaucoup de choses, et qui avoit été de part à[5] quantité d'importantes, trouva toujours les portes fermées partout à la moindre fortune[6].

Melfort rappelé à Saint-Germain et déclaré duc. Middleton se fait

Parlant d'Anglois catholiques, le feu roi Jacques crut, en mourant, devoir faire acte de miséricorde ou de justice, je ne sais trop lequel. Le comte de Melfort, frère du duc de Perth, avoit été son ministre; il l'avoit exilé à Orléans[7]. Middleton[8]

robe. En 1727, il prit part aux intrigues de la duchesse Sforce et du duc de Nevers qui aboutirent à la reclusion de la reine, comme le raconte la lettre de notre auteur au cardinal Gualterio datée du 8 décembre 1727. Voyez, au Cabinet des titres, le dossier bleu 3076, fol. 2, et le ms. Clairambault 1092, fol. 130-133.

1. *Sa* surcharge une *m*.

2. Jacques III, le Prétendant, se retira à Rome en 1718, et Mme des Ursins l'y rejoignit au commencement de 1720, ayant passé à Gênes les premières années de sa retraite forcée.

3. Marie-Clémentine Sobieska, née le 18 juillet 1702, petite-fille du roi de Pologne, épousa le Prétendant à Rome, le 3 septembre 1719, et mourut dans la même ville le 18 janvier 1735.

4. Nous avons déjà eu cet emploi dans notre tome X, p. 109.

5. Prendre part à quelque chose.

6. Saint-Simon dira plus tard que le chevalier ou comte du Bourk finit ses jours à Rome, après quelques années de résidence entre son roi (le Prétendant) et Mme des Ursins. Dans un acte du 14 mars 1735 (Archives du département du Rhône, liasse E 481), on voit sa fille Marie-Anne ou Marianne passer procuration pour vendre une rente noble provenant de sa grand'mère la marquise de Varennes, Gabrielle du Lieu, morte en 1732. Elle habitait encore Rome, à la Trinité-des-Monts.

7. A Rouen, puis à Angers, en 1701 : voyez tome VIII, p. 98-100.

8. Charles, second comte de Middleton, avait été, sous le roi Charles II, envoyé extraordinaire à Vienne (juillet 1680), chevalier de la Jarretière (août 1682), secrétaire d'État d'Écosse (septembre 1682), puis d'Angleterre (25 août 1684). Après avoir passé les cinq premières années de la

étoit entré en sa place[1], dont personne n'avoit d'opinion[2]. catholique.
étoit protestant[3], plein d'esprit et de ruse, avec force commerces en Angleterre, pour le service de son maître, disoit-il; mais on prétendoit que c'étoit pour le sien, et qu'il touchoit tous ses revenus[4]. Sa femme, qui avoit pour le moins autant d'esprit que lui, et beaucoup de manège, étoit catholique et gouvernante de la princesse d'Angleterre[5]. Elle[6] le soutint fort par la reine, avec qui elle étoit fort bien. Melfort étoit revenu à Paris[7]. Ce ne fut qu'en ce

domination de Guillaume d'Orange dans la retraite à la campagne, il fut forcé d'émigrer en 1693, et, à peine arrivé à Saint-Germain, devint premier ministre et chef du conseil de Jacques II, au-dessus de Melfort (avril 1693), puis le remplaça complètement en juin 1694, et reçut de son prince des patentes du titre de comte de Monmouth et pair d'Angleterre, mais ne le porta qu'après la mort de Jacques et sur l'ordre de sa veuve. Lorsque Jacques III, retiré à Bar, s'entoura d'anglicans (1713), Middleton le quitta pour prendre les fonctions de grand écuyer de sa mère, et il mourut à Saint-Germain, le 8 août 1719, âgé de soixante-neuf ans. Beaucoup de lettres de lui aux ministres français, sur la cour de Jacques II et sur ses manœuvres, ont été publiées dans le tome I des *Macpherson's original papers* (from Nairne's papers). Le Musée britannique possède (ms. Addit. 31 257) un volume de ses lettres au Prétendant et au cardinal Gualterio, 1711-1717.

1. En mai-juin 1694 : *Dangeau*, tomes V, p. 17 et 20, et VI, p. 228-229; *Annales de la cour pour 1697*, tome II, p. 204. Depuis lors, Melfort, tenu à distance de Saint-Germain, ne se mêla plus des affaires de la cour, tout en y conservant une charge.

2. Il veut dire sans doute que personne n'en avait bonne ou sûre opinion, pour les raisons indiquées ci-après. Voyez le *Guillaume III* de Macaulay, tome III, p. 124-125.

3. Le seul de cette religion qu'il y eût à la cour de Saint-Germain.

4. Voyez les notes de l'éditeur des *Archives de la Bastille*, tome IX, p. 404 et 453, et tome X, p. 110.

5. Catherine Brudenell, fille du comte de Cardigan, qui fut aussi dame d'honneur de la veuve de Jacques II, mourut à Saint-Germain-en-Laye, le 11 mars 1743, dans sa quatre-vingt-quinzième année.

6. *Elle* est en interligne.

7. C'est en décembre 1697 que Jacques II avait permis à M. de Melfort, alors relégué à Rouen, de revenir demeurer à Paris, même de faire quelques visites à Saint-Germain, et il lui avait rendu les appointements de sa charge de gentilhomme de la chambre; mais, quatre ans plus

temps-ci qu'il fut rappelé à Saint-Germain et déclaré duc : le feu roi d'Angleterre l'avoit ordonné ainsi en mourant[1]. Le duc de Perth, son frère, avoit été gouverneur du roi[2]. Middleton craignit, à ce retour, que Melfort[3] ne reprît son ancienne place qu'il occupoit en son absence. Il tourna court : il fut trouver la reine, lui dit que la sainte vie, et surtout la sainte mort du feu roi son mari, et l'exhortation qu'il avoit faite[4] en mourant à ses domestiques protestants[5], l'avoit converti ; il se fit catholique, et reverdit[6] en crédit et en confiance à Saint-Germain[7]. Melfort

tard, en 1701, l'incident de sa lettre à son frère le duc de Perth l'avait fait exiler à Angers, comme il vient d'être dit : *Journal de Dangeau*, tomes VI, p. 228-229, et VIII, p. 52-53 et 57.

1. *Dangeau*, tome X, p. 279, 16 mars 1705 : « Le roi et la reine d'Angleterre ont rappelé Milord Melfort, qui étoit exilé, et ils l'ont déclaré duc. Le feu roi Jacques, en mourant, lui avoit donné cette dignité ; mais Milord Melfort n'en avoit rien dit, et, durant son exil, n'en avoit point pris la qualité. LL. MM. BB. veulent qu'il la prenne présentement suivant l'intention du feu roi Jacques. » Le lendemain (*Sourches*, p. 198), « on vit Milord Melfort, revenu de son exil avec le titre de duc qu'on lui avoit rendu, faire la révérence au Roi et paroître comme s'il ne lui fût rien arrivé. »

2. Tome VIII, p. 98. J'ai publié dans l'Appendice du tome IX, p. 425-432, deux lettres de ce duc sur la fin de son maître. A peine reconnu, Jacques III avait déclaré le comte de Perth duc en Écosse, en même temps que Middleton comte de Monmouth en Angleterre : *Dangeau*, tome VIII, p. 289 ; *Gazette d'Amsterdam*, septembre 1701, n° LXXX.

3. Les lettres *or* en surchargent d'autres illisibles.

4. *Fait*, sans accord, dans le manuscrit.

5. Voyez notre tome IX, p. 426.

6. Seul exemple de cet emploi de *reverdir* que Littré ait cité.

7. C'est en août 1702, par conséquent deux ans et demi avant la réapparition de lord Melfort, que cette conversion fut connue (*Dangeau*, tome VIII, p. 480) : « Milord Middleton, premier ministre du roi d'Angleterre, et qui étoit protestant, se fait catholique, et son fils se fait catholique avec lui. Sa femme, qui a beaucoup de mérite et de vertu, étoit déjà catholique. Le feu roi Jacques, en mourant, avoit fort exhorté ce milord à prendre ce bon parti-là. » Nous avons, dans les papiers du couvent de Chaillot (Arch. nat., K 1302, n° 77), une lettre de la reine d'Angleterre à la Mère Priolo, sur cette conversion. Notre auteur y reviendra encore en 1708, et ajoutera bien des détails.

ne fut de rien[1]; mais lui et sa femme[2] eurent en France le rang et les honneurs de duc et de duchesse[3] comme tous ceux qui l'avoient été faits à Saint-Germain, ou qui y étoient arrivés tels[4].

Plusieurs personnes marquées ou connues moururent en même temps, comme à la fois :

Mort de Mme du Plessis-Bellière. [Add. St-S. 613]

Mme du Plessis-Bellière, la meilleure et la plus fidèle amie de M. Foucquet, qui souffrit la prison pour lui et beaucoup de traitements fâcheux, à l'épreuve desquels son esprit et sa fidélité furent toujours[5]. Elle conserva sa tête,

1. Quoique, dira notre auteur, les exils qui l'avaient frappé fussent injustes, et que Milord Middleton, au contraire, fût à bon droit soupçonné de trahir son maître au profit de la maison d'Orange.

2. Sa seconde femme, Euphémie Wallace, qui mourut à Saint-Germain le 6 mai 1743, âgée de quatre-vingt-dix ans.

3. *Duchesses*, au pluriel, dans le manuscrit.

4. Il y avait, en cela, réciprocité entre Saint-Germain et Versailles : voyez notre tome IX, p. 270.

5. Tome XI, p. 260. Sur la carrière militaire de son mari, voyez la *Chronologie militaire* de Pinard, tome IV, p. 86-87. Quand on apprit sa mort dans l'expédition de Naples, le cardinal Mazarin alla faire à la veuve une visite de condoléance qui fut mentionnée par la *Gazette* (janvier 1655, p. 104); mais elle refusa les honneurs du Louvre qu'on lui offrait. Les deux époux étaient depuis longtemps amis de Foucquet, puisqu'on voit celui-ci intervenir en 1650 (*Musée des Archives nationales*, n° 844) en faveur de M. du Plessis-Bellière, gouverneur de Dieppe ; la marquise, devenue veuve, fut marraine d'une fille de Foucquet en 1656 (Jal, *Dictionnaire critique*, p. 594), et Foucquet donna deux cent mille livres à Mlle du Plessis-Bellière, lorsque celle-ci épousa le marquis de Créquy. La mère fut, jusqu'à la fin, et même après la chute du surintendant, sa conseillère la plus intelligente, comme le rapportent Mme d'Huxelles, Gourville et l'abbé de Choisy. Ce dernier, il est vrai, l'accuse d'avoir « attaqué » Mlle de la Vallière au profit de Foucquet; mais ni cette allégation (qui vient sans doute des documents apocryphes de la fameuse cassette), ni celle qui a longtemps représenté la marquise comme une maîtresse attitrée du surintendant, ne reposent sur rien de sérieux. Mme de Motteville, bien que ne lui étant pas favorable, dit (tome IV, p. 290-291) : « Celle-là étoit amie de Foucquet, et, à ce qu'on a dit, avoit beaucoup aidé à lui gâter l'esprit par toutes ses intrigues. Elle le servoit particulièrement à entretenir les liaisons qu'il avoit avec les principaux de la cour. Elle avoit beaucoup d'esprit et d'am-

sa santé, de la réputation, des amis jusqu'à la dernière vieillesse[1], et mourut à Paris, chez la maréchale de Créquy, sa fille, avec laquelle elle demeuroit à Paris[2].

Mort, caractère et fortune de Magalotti. [*Add. S^tS. 614*]

Magalotti[3], un de ces braves[4] que le cardinal Mazarin avoit attiré[5] auprès de lui, quoique fort jeune, par le privilège de la nation[6]. Il avoit vu le Roi jeune chez le cardinal, et conservé liberté avec lui[7]. Le Roi avoit pour lui

bition: les honnêtes gens s'en trouvoient bien : ils entroient dans ses intérêts, et, pour les en payer, elle trouvoit toujours le moyen de les obliger. » Comparez le dernier ouvrage sur *Nicolas Foucquet*, par M. Jules Lair, tome I, p. 97-98, 405, 413, 462, 543-544, et tome II, p. 73.

1. L'abbé de Choisy dit, au début de ses *Mémoires* (tome I, p. 32) : « Je fais conter à M. de Pontchartrain, j'en ai usé ainsi avec feu Pellisson, je laisse jaser la bonne femme du Plessis-Bellière, qui ne radote point.... » M. Lair a reproduit le joli portrait que Mlle de Scudéry avait fait de la marquise, sous le nom de MÉLINTHE, dans le tome VII de la *Clélie*.

2. L'hôtel de Créquy était situé rue Saint-Nicaise, proche du Louvre. C'est là que la marquise, qui ne bougeait plus de son lit, sourde et aveugle, mais conservant tout son esprit, mourut le 25 mars 1705, en dictant une lettre : *Dangeau*, p. 286-287; *Sourches*, p. 204; *Gazette*, p. 156; *Mercure* d'avril, p. 183-187, etc. L'acte d'inhumation, reproduit dans le *Dictionnaire critique* de Jal, p. 978, la dit, ainsi que le *Mercure* et la *Gazette*, âgée de cent ans ou environ; cependant la marquise d'Huxelles, dans sa lettre du 27 mars, prétend qu'elle n'avait atteint que sa quatre-vingt-dix-septième année. Nous avons vu plus haut, p. 253, son frère cadet la Rablière mourir à quatre-vingt-cinq ans.

3. Bardo de' Bardi, appelé le comte de Magalotti en souvenir du frère de sa mère et par ordre du roi Louis XIII : tome I, p. 258.

4. *Brave* doit être pris ici dans le sens du *bravo* italien.

5. Ce singulier est bien au manuscrit, conformément à l'usage grammatical que nous avons déjà signalé.

6. Il mourut le 10 avril : *Dangeau*, p. 298; *Sourches*, p. 214; *Mercure* de mai, p. 25-29; *Gazette de Bruxelles*, p. 230, 247 et 288; *Gazette d'Amsterdam*, n° xxx, etc. L'abbé Aignan l'avait tiré d'apoplexie le mois précédent.

7. Quand le lieutenant général Magalotti, favori de Mazarin, fut tué devant la Motte-en-Argonne, en 1645 (*Chronologie militaire*, tome V, p. 27-28; *Gazette*, p. 553, 593 et 594; vers de Colletet sur cette mort), la Régente tint à exprimer à sa mère les regrets que cette perte lui inspirait : Arch. Nat., O[1] 12, fol. 172 v°. Bardo de' Bardi et son frère François-Louis ne furent naturalisés qu'en 1673. Sur eux et leur

de la bonté et de la distinction, qui pourtant ne le put soustraire à la haine de M. de Louvois, acquise par son intimité avec M. de Luxembourg. C'étoit un homme délicieux[1] et magnifique, aimé et considéré, et qui avoit été toute sa vie dans les meilleures compagnies des armées où il avoit servi[2]. Il étoit lieutenant général, gouverneur de Valenciennes[3], et avoit le régiment Royal-Italien, qui vaut beaucoup[4]. Dans sa vieillesse, le plus beau visage du

famille, voyez *la Toscane françoise*, par l'Hermite-Soliers, p. 126-134, ainsi que sur les Magalotti, p. 448-456. Bardo, entré chez le cardinal de Richelieu en 1641, choisi ensuite pour faire faire l'exercice aux premiers mousquetaires, accompagna le duc de Gramont en Espagne en 1659, puis le cardinal Mazarin aux conférences de paix.

1. *Délicieux* « se prend aussi quelquefois pour voluptueux. *C'est un homme délicieux dans son boire....* Il ne se dit guère solitairement en ce sens-là. » (*Académie*, 1718.)

2. En 1671, Mme de Sévigné écrivait à sa fille (tome II des *Lettres*, p. 157) : « Je crois que vous serez aise de voir un homme de ce mérite, un homme du monde, un homme avec qui vous parlerez françois et italien, si vous voulez, un homme dont les perfections sont connues de toute la cour, etc. » Bayle prétendait (*Lettres choisies*, tome I, p. 54) qu'il aurait été plus capable que Bourdaloue d'assister le chevalier de Rohan montant à l'échafaud.

3. Lieutenant général depuis 1676, il eut l'honneur d'ouvrir la tranchée devant Valenciennes et emporta le chemin couvert à la tête du régiment des gardes : ce qui lui valut le gouvernement de cette ville par provisions du 18 mars 1677 (Pellisson, *Lettres historiques*, tome III, p. 185 ; provisions originales aux Archives nationales, K 119B, n° 43, et K 121, nos 8, 23 et 31). Selon le Chansonnier, ms. Fr. 12620, p. 466, Louvois le forçait, comme gouverneur, de tenir table ouverte matin et soir, quoique, de lui-même, il fût déjà asssez galant et hospitalier.

4. Sur ce régiment, le second du nom, levé en Italie, en 1671, par Magalotti, voyez Susane, *Histoire de l'infanterie française*, tome VI, p. 285-289, et Rousset, *Histoire de Louvois*, tome I, p. 329. Magalotti le conserva jusqu'à sa mort, mais sans le commander lui-même, ne quittant pas le régiment des gardes ; cependant les *Mémoires de Sourches* disent (tome VI, p. 61) qu'il parut à sa tête au camp de Compiègne, avec l'uniforme brun doublé de jaune, le plumet rouge, la cocarde blanche, et ses longs cheveux qui lui donnaient un aspect vénérable. A la fin du camp, le Roi lui rendit son grand état-major, qui rapportait une douzaine de mille livres outre les trente mille livres du régiment.

monde, et le plus vermeil, avec des yeux[1] italiens et vifs, et les plus beaux cheveux blancs du monde[2]; et portoit toujours[3] le jupon à l'italienne[4]. Louvois, qui l'ôta du service, l'empêcha aussi d'être chevalier de l'Ordre quoique bon gentilhomme florentin. C'étoit d'ailleurs un très bon homme, avec bien de l'esprit, de l'entendement, et de

Albergotti, et son caractère.

l'agrément. Albergotti, son neveu[5], eut le Royal-Italien[6]. Il avoit plus d'esprit que son oncle, de grands talents pour la guerre et beaucoup de valeur[7], plus d'ambition encore, et tous moyens lui étoient bons. C'étoit un homme très dangereux, très intimement mauvais, et foncièrement

1. L'initiale d'*yeux* surcharge un *I*.

2. Cette particularité se distingue dans le portrait gravé par Vermeulen, le même peut-être que, suivant le Pippre (*Maison militaire du Roi*, tome III, p. 66-69), on voyait dans toutes les maisons bourgeoises de Valenciennes.

3. *Et portoit toujours* a été ajouté en interligne, au-dessus d'*avec*, biffé, et, à la fin de la phrase, après *italienne*, Saint-Simon a biffé *qu'il conserva toujours*.

4. Le *giuppone*, que Furetière définissait en 1690 : « Espèce de grand pourpoint ou de petit justaucorps qui a de longues basques, qui ne serre point le corps, et qui n'a point de basquiène » Voyez le *Dictionnaire critique* de Jal, p. 711, à propos du jupon de l'huissier Loyal, dans le Ve acte de *Tartuffe*. Il n'est plus question que du jupon de femme dans le *Dictionnaire de l'Académie* de 1718.

5. Ci-dessus, p. 25. Il était fils d'un sénateur florentin et de la sœur de Magalotti.

6. *Dangeau*, p. 298; *Sourches*, p. 214. Ce fut le neveu et lieutenant-colonel d'Albergotti, le chevalier de ce nom, qui vint annoncer la mort de son grand-oncle au Roi, en l'absence du lieutenant général, qui servait en Italie, et il obtint pour celui-ci le régiment seulement, le gouvernement de Valenciennes étant réservé à M. de Marcin (*Dangeau*, p. 313). Une curieuse lettre de Mme de Maintenon à sa nièce Caylus (*Correspondance générale*, tome V, p. 324-325) nous révèle que les parents de la toute-puissante marquise avaient compté sur elle pour leur assurer cette aubaine, et qu'elle fut forcée de leur faire entendre qu'elle ne demanderait plus rien pour eux. Le produit était de trente mille livres environ (*Dangeau*, tomes XI, p. 214, et XIV, p. 38; *Mercure* de mai 1705, p. 394-395).

7. Voyez son article dans la *Chronologie militaire* de Pinard, tome IV, p. 449-453.

malhonnête homme, avec un froid dédaigneux, et des journées sans dire une parole[1]. Son oncle l'avoit initié dans la confiance de M. de Luxembourg, et, par là, dans la compagnie choisie de l'armée, qui lui fraya celle de la cour. Il étoit intimement aussi avec M. le prince de Conti par la même raison, et fort bien avec Monsieur le Duc[2]. Il fut accusé, et sa conduite le vérifia, d'avoir passé d'un camp à l'autre, c'est-à-dire d'avoir toujours tenu à un filet[3] à M. de Vendôme lors et depuis sa rupture avec M. de Luxembourg[4], M. le prince de Conti et leurs amis, et, après la mort de M. de Luxembourg, de s'être jeté de ce côté-là sans mesure[5]. M. de Luxembourg fils,

1. Dans un tableau des officiers généraux de l'armée de Flandre dressé pour le duc de Bourgogne en 1711, Fénelon s'exprime ainsi : (*Correspondance*, tome I, p. 504) : « M. d'Albergotti, ancien lieutenant général, est haï ; on s'en défie. Ses amis mêmes, s'il est vrai qu'il en ait, ne comptent nullement sur son cœur. Il est haut, sec, dur, plein d'humeur, trop âpre pour son intérêt et trop épargnant, ambigu dans ses conseils et dans ses ordres, quelquefois extraordinaire dans ses projets. D'ailleurs, il est actif, laborieux, plein de valeur, d'expérience et de connoissances acquises. » Généralement, Albergotti passait pour être un espion, comme le marquis de Termes, et on l'évitait en conséquence : Chansonnier, mss. Fr. 12690, p. 342, et 12691, p. 352. Notre auteur étendra le portrait à l'occasion de la mort d'Albergotti, en 1717.

2. Il était aussi des familiers de Monseigneur, comme on le voit dans le *Journal de Dangeau*.

3. Nous avons eu dans notre tome V, p. 150, la locution « ne tenir plus à quelqu'un que par un filet d'estime, » et, dans l'Addition n° 57 (tome I, p. 379) : « Cela ne tint qu'à un filet. » Nous la retrouverons encore, et Littré l'a relevée dans *les Précieuses ridicules*. Ici, toute la phrase est compliquée et embrouillée.

4. Tome II, p. 185, 232 et 246.

5. La Fare raconte ceci, dans ses *Mémoires*, à propos de la victoire de Steinkerque (p. 299) : « Le duc de Luxembourg envoya Albergotti, l'un de ses favoris, qui s'étoit distingué dans cette occasion, en porter la nouvelle au Roi. Albergotti, qui avoit fait une cabale avec le prince de Conti et avec le fils aîné du général, pour le gouverner, et qui vouloit le brouiller avec MM. de Vendôme, et surtout avec le Grand Prieur, naguères son favori, ne parla que peu ou point d'eux dans le récit qu'il fit au Roi. Cependant ils avoient eu grande part au bon

M[1]. le prince de Conti et leurs amis s'en plaignoient fort en particulier; en public, ils gardèrent des dehors. Albergotti devint un favori de M. de Vendôme, qui lui valut la protection de M. du Maine, laquelle[2] l'approcha de Mme de Maintenon. Je me suis étendu sur ce maître Italien; on verra dans la suite qu'il étoit bon de le connoître[3].

Mort du duc de Choiseul, qui éteint son duché-pairie.

J'ai assez parlé en plusieurs occasions du duc de Choiseul[4] pour n'avoir rien à ajouter, sinon que, par sa mort[5], il ne vaqua qu'un collier de l'Ordre, et que ce duché-pairie fut éteint[6].

Mort

On a suffisamment vu, à propos du procès de préséance

succès.... » Ce fut lui également que M. de Luxembourg envoya porter au Roi le détail de Nerwinde, en 1693 (notre tome I, p. 259), et il aida Racine à en rédiger une relation pour la *Gazette* (*Œuvres de Racine*, tome I, p. 115). Pourtant M. de Luxembourg eut quelque peine à obtenir pour lui, l'année suivante, un brevet de maréchal de camp : *Œuvres de Louis XIV*, tome IV, p. 419-420.

1. *M.* corrige *et l[e]*. — 2. *Laquelle* est ajouté au-dessus de *qui*, biffé.

3. Notre auteur, en 1706, l'accusera d'avoir refusé de secourir le duc d'Orléans sous les murs de Turin, et cela par ménagement pour Chamillart et pour son gendre.

4. Nous l'avons vu manquer le bâton en 1693, aller en otage à Turin en 1696, perdre sa première femme en 1698, et se remarier en 1699 avec Mme Brûlart. On peut comparer son article dans la notice du duché de CHOISEUL, tome VI des *Écrits inédits*, p. 279-284. Le père de notre auteur avait déposé, en 1685, dans l'information de vie et mœurs du duc : Arch. nat., K 616, n° 14.

5. Cette mort arriva le 12 avril, jour de Pâques. « Le duc de Choiseul mourut à Paris, dit Dangeau (p. 300). Le duché est éteint, parce qu'il n'a point laissé de garçons; il a des filles de son premier mariage. Il n'avoit ni charge ni gouvernement; il avoit une pension de douze mille francs. Il étoit chevalier de l'Ordre, avoit un logement dans le château, et un justaucorps à brevet. » Comparez les *Mémoires de Sourches*, p. 216, le *Mercure* de mai, p. 8-16, etc. La marquise d'Huxelles, dans sa lettre du 13 avril, prétend qu'il s'empoisonna en mâchant du tabac comme remède contre la goutte.

6. Quand il avait dépassé la cinquantaine, sa première femme lui donna un fils, le 10 novembre 1688; mais cet enfant mourut le 13 août 1690, et il ne resta plus qu'une fille née en 1683; puis, une seconde naquit en 1692. Le Roi fit à chacune une pension de deux mille livres; mais elles moururent sans avoir pris alliance, l'une en 1710, la seconde

avec M. de Luxembourg, quel étoit le président de Maisons[1], pour n'avoir rien à en dire de plus, sinon qu'il mourut fort vieux en ce temps-ci[2], démis de sa charge en faveur de son fils, duquel il sera fort mention dans la suite[3].

du président de Maisons.

Mort de Mlle de Bauffremont.

Mlle de Bauffremont suivit de près M. de Duras, à propos duquel je l'ai fait connoître[4].

Mort de Saissac.

Saissac, dont j'ai suffisamment parlé aussi[5], finit son indigne[6] vie[7], et laissa une belle, jeune et riche veuve, fort consolée[8], qui perdit bientôt après le fils unique

en 1720. J'ai déjà dit (tome V, p. 347, note 5) qu'une certaine demoiselle de Saint-Cyr parvint, en 1726, à se faire reconnaître par le Parlement comme fille du duc et de la duchesse sa première femme, et à revendiquer la succession de celle-ci; mais Saint-Simon ne parle point, dans ses *Mémoires*, de cette cause célèbre. Quant au duché, qui demeurait éteint, les terres furent vendues à la mort de la fille aînée, en 1711, et achetées par M. Terray; le titre ne devait être relevé qu'en 1762, au profit du ministre de Louis XV, qui était de la branche des comtes de Chevigny-en-Auxois.

1. Jean de Longueil, marquis de Maisons et président à mortier : tome III, p. 91, etc.

2. Avant le 10 avril : *Dangeau*, p. 300; *Sourches*, p. 216; *Mercure* de mai, p. 16-25.

3. Le fils a déjà figuré dans nos tomes III et X. Il avait la survivance de la présidence depuis 1695, l'exercice depuis 1701, et son père s'était retiré alors dans leur beau château, où il mourut. Ce père, selon les portraits du Parlement faits vers 1662, à une époque où il n'était encore que conseiller aux enquêtes et survivancier, passait pour un esprit au-dessus du commun et particulier, avec de l'honneur, un bon ménage, etc., mais gouverné par Gourville, par Mme de Sablé, et par d'autres. Nous avons vu sa liaison scandaleuse avec la dame Bailly.

4. Ci-dessus, p. 295. Elle mourut le 20 avril, pour avoir voulu faire passer des dartres qu'elle avait au visage, et ayant reçu beaucoup de monde la veille : *Dangeau*, p. 308; *Sourches*, p. 224; *Mercure* de juin, p. 100-102. Elle fut inhumée à Saint-Roch.

5. Tome V, p. 118-122 et appendice VII.

6. *Indigne* surcharge un *d*, et, plus loin, *jeune* surcharge *et r*[*iche*].

7. Le 25 avril, à soixante-dix ans : *Dangeau*, p. 312; *Sourches*, p. 226; *Mercure* de mai, p. 263-267. Il était goutteux depuis longtemps, et sa mort fut étrange suivant une lettre de Mme de Maintenon (*Correspondance générale*, tome V, p. 334).

8. Nos *Mémoires* ne parleront plus d'elle; mais elle figure souvent

qu'elle en avoit eu[1], et hérita de tous ses biens. En lui s'éteignit l'illustre maison de Clermont-Lodève[2]. Comme il avoit la fantaisie de ne porter jamais aucun deuil, personne aussi ne le prit de lui, non pas même le duc de Chevreuse, son beau-frère[3].

Mort et deuil du duc

Le Roi le porta quelques jours du duc Maximilien[4], oncle paternel de l'électeur de Bavière, uniquement pour gra-

dans ceux du *marquis d'Argenson*, du *duc de Luynes*, de *Mathieu Marais*. Ce fut une des familières du Régent, et elle vécut presque constamment avec son frère le chevalier de Luynes et sa sœur Mme de Verue.

1. *Eus*, au pluriel, dans le manuscrit. — Constance (*sic*) de Guilhem de Castelnau de Clermont-Lodève, né le 15 mai 1699, mourut en juillet 1715. Voyez une curieuse page de la notice du duché de LUYNES, dans les *Écrits inédits*, tome VIII, p. 289-290.

2. M. de Saissac, par la mort de son frère sans enfants, en novembre 1692[a], avait hérité de tous les biens substitués (arrêts des 10 janvier 1695 et 27 février 1696, rendus par le Conseil entre lui et le cardinal de Bonsy, prétendu légataire : Arch. nat., E 1889 et 1895; *Mercure* de décembre 1692, p. 205). Nous avons des filiations de la maison des Guilhem de Clermont-Lodève et Castelnau aux Archives nationales, M 363, et dans la *Noblesse du Comté-Venaissin*, par Pithon-Curt, tome II, p. 124-126; M. Ernest Martin, ancien officier de marine, en a publié en 1892 une *Chronique et généalogie*. Le Laboureur avait donné leurs seize quartiers, en 1683, dans ses *Tableaux généalogiques*, tabl. 95. Cette maison « ne manquoit ni de grandeur ni d'orgueil, et ceux-là (MM. de Clermont-Lodève) singulièrement, » disait en 1711 notre auteur (*Écrits inédits*, tome III, p. 127). Ils prétendaient au titre de cousin du Roi : *Histoire du maréchal de la Feuillade*, p. 21-23; Cabinet des titres, vol. 157, dossier bleu 4108.

3. *Écrits inédits*, tome VIII, p. 289-290; comparez notre tome V, p. 121, où nous avons marqué les dissentiments survenus dès 1698 entre M. de Saissac et les Luynes. On le voit aussi se quereller avec son beau-frère le chevalier, en 1705, dans les *Archives de la Bastille*, tome XI, p. 248.

4. Maximilien-Philippe-Jérôme, duc de Bavière à Munich, mort le 20 mars 1705 : tome X, p. 249. Le second fils de son neveu fut son héritier universel (*Gazette* de 1705, p. 176; *Mercure* d'avril, p. 294-295 et 313).

[a] C'est de ce frère que l'empoisonneur Lesage, en 1679, prétendit que M. de Saissac avait cherché à se défaire par des maléfices, peut-être avec la complicité de sa belle-sœur (*Archives de la Bastille*, tome VI, p. 34-36).

Maximilien de Bavière.

tifier ce prince[1]. Ce duc Maximilien[2] avoit épousé une sœur de M. de Bouillon[3], dont il n'eut point d'enfants[4], et avec qui il vivoit depuis longtemps à la campagne en Bavière[5], dans une grande piété et dans une grande retraite.

Mort de Beuvron.

M. de Beuvron, chevalier de l'Ordre et lieutenant général de Normandie[6], y mourut, à plus de quatre-vingts ans, chez lui, à la Mailleraye[7], avec la consolation d'avoir vu son fils Harcourt arrivé à la plus haute et la plus complète fortune, et son autre fils Sézanne en chemin d'en faire une, et déjà chevalier de la Toison d'or[8]. On a vu comment elle étoit due aux agréments de la jeunesse du

1. Dangeau dit (p. 304) : « Monseigneur et Messeigneurs ses enfants prirent hier le deuil pour la mort du prince Maximilien de Bavière, qui étoit oncle de Madame la Dauphine, et le Roi, qui avoit envie de le porter pour faire honneur aux électeurs de Bavière et de Cologne, m'ordonna de lui dire s'il n'y avoit point quelque parenté assez proche. Je lui en trouvai deux, une au troisième degré, et une du trois au quatre, et le Roi prendra le deuil vendredi. » C'était un oncle à la mode de Bretagne, ayant pour mère une sœur de la mère d'Anne d'Autriche (*Sourches*, p. 220). Très Autrichien de cœur, il s'était refusé, comme régent, à faire épouser Mlle de Valois par le jeune électeur, ou du moins à faire contracter à celui-ci un mariage agréable à la France (Pomponne, *État de l'Europe en 1680*, p. 254-258 ; André Lebon, *Instructions pour les ambassadeurs en Bavière*, p. 56-69).

2. Ici, comme dans la manchette, *Max.*, en abrégé.

3. Mauricette-Fébronie : tome X, p. 249 ; *Gazette* de 1668, p. 386, 405 et 582-584. C'est elle sans doute qui, peu avant, avait dû épouser le frère du roi de Portugal : recueil des *Instructions pour les ambassadeurs en Portugal*, p. 115.

4. L'élision *d'*, écrite d'abord à la fin d'une ligne, est répétée au début de la suivante.

5. A Turckheim.

6. François III d'Harcourt, l'ami de Mme Scarron : tome II, p. 34, et ci-dessus, p. 261. Il mourut le 22 avril : *Dangeau*, p. 311 ; *Sourches*, p. 226 ; *Mercure* de mai, p. 29-39.

7. Tome XI, p. 55.

8. Sur ce dernier, voyez notre tome X, p. 153. L'un et l'autre vinrent faire la révérence de deuil en grand manteau, le 23 mai : *Sourches*, p. 234. L'aîné avait la survivance de Normandie, le second vit sa pension portée de mille écus à deux mille.

père[1]. C'étoit un très honnête homme, et très bon homme, considéré, et encore plus aimé[2].

Mort du petit duc de Bretagne; son deuil.

Enfin on perdit Mgr le duc de Bretagne d'une manière très prompte[3]. Mgr le duc de Bourgogne, et Mme la duchesse de Bourgogne surtout, en furent extrêmement affligés; le Roi marqua beaucoup de religion et de résignation[4]. Aussitôt après, c'est-à-dire le 24 avril[5], le Roi s'en alla à Marly, où il mena qui il lui plut sans que personne eût demandé[6]. Nous en fûmes, Mme de Saint-Simon et moi. La goutte qui y prit au Roi, et qui fut extrêmement longue, y fit demeurer plus de six semaines[7], et c'est depuis cette goutte qu'on ne vit plus le Roi à son coucher, qui devint pour toujours un temps de cour réservé aux entrées[8]. Il n'y eut point de cérémonies,

Longue goutte du Roi. Son coucher retranché au public pour toujours. [Add. St-S. 615]

1. En dernier lieu, par simple allusion, dans notre tome X, p. 27.

2. L'abbé Fossart prononça son oraison funèbre à Rouen : *Mercure* de septembre 1705, p. 44-48.

3. Le 13 avril : *Dangeau*, p. 301; *Sourches*, p. 217-219; *Mercure* d'avril, p. 363-371; *Gazette d'Amsterdam*, n° XXXIII, etc. Les premiers mois avaient été pleins de promesses, et, de laid tout d'abord, cet enfant avait paru devenir beau, avec quelque ressemblance du Roi; mais il avait fallu changer plusieurs fois de nourrice. Madame et la marquise d'Huxelles disent que les médecins tuèrent le petit malade (*Correspondance générale de Mme de Maintenon*, tome V, p. 285; *Correspondance de Madame*, recueil Jaeglé, tome II, p. 25 et 27). La *Gazette d'Amsterdam* donna une analyse de l'autopsie.

4. Outre les articles du *Journal de Dangeau*, des *Mémoires de Sourches* et du *Mercure*, voyez les lettres de Mme de Maintenon et les condoléances de son directeur, dans le tome V de la *Correspondance générale*, p. 326, 327, 331-333 et 340-341, ou dans le tome II des *Lettres édifiantes*, p. 169-170, la lettre du duc de Bourgogne à son frère Philippe V, dans le rapport du P. Baudrillart sur sa *Mission en Espagne*, p. 73-74, et ci-après, Additions et corrections, la lettre de la reine à Mme de Maintenon.

5. Lisez : *le 14* (*Dangeau*, p. 301-302; *Sourches*, p. 218).

6. Le *Journal* dit qu'il y eut autant de courtisans et de dames qu'à l'ordinaire, et l'annotateur des *Mémoires de Sourches* estime que c'était une façon « d'étourdir la douleur de la maison royale et de tout le monde. » Mme des Ursins reçut un avis spécial.

7. Jusqu'au samedi 23 mai.

8. Il a déjà été parlé du coucher dans nos tomes V, p. 65-66 et Addi-

sinon que le corps du petit prince fut porté dans un carrosse du Roi non drapé, environné de gardes et de pages avec des flambeaux[1]. Dans ce même carrosse étoient le cardinal de Coislin, à la première place parce qu'il portoit le cœur sur un carreau sur ses genoux; Monsieur le Duc, comme prince du sang, à côté de lui; M. de Tresmes, comme duc, et non comme premier gentilhomme de la chambre[2], au devant, avec Mme de Ventadour comme gouvernante. Une sous-gouvernante[3] et un aumônier du Roi[4] étoient[5] aux portières[6]. Le Roi, Monseigneur, ni M. et Mme la duchesse de Bourgogne, n'en prirent point le deuil[7]. M. le duc de Berry et toute la cour le porta comme

tion n° 243, p. 417, et VI, p. 82-83. Outre l'*État de la France*, voyez le Cérémonial de Sainctot, dans le Supplément du *Corps diplomatique*, tome IV, p. 429-430. Pendant cette maladie, il n'y eut également que les privilégiés au dîner et au souper; mais rien n'interrompit la tenue des conseils, ni le travail avec les ministres. L'avantage de Marly était que le petit chariot du Roi pouvait venir le prendre, de plain-pied, jusque dans sa chambre, pour la promenade ou même pour la chasse, et les *Mémoires de Sourches* donnent des détails sur la manière de le faire passer dans la petite calèche avec laquelle il suivait les chiens.

1. Dans la nuit du 15 au 16 : *Dangeau*, p. 302-303; *Sourches*, p. 219; procès-verbal dans le recueil du baron de Breteuil, ms. Arsenal 3863, p. 41-58, et dans celui de Desgranges, ms. Chantilly 427, p. 153-158. Lorsque Louis XIV avait perdu le premier duc d'Anjou, âgé de moins de trois ans (10 juillet 1671), il avait réglé qu'on ne ferait plus les grandes cérémonies pour les enfants au-dessous de sept ans, mais seulement un convoi pour porter le corps à Saint-Denis et le cœur au Val-de-Grâce. Cette fois, en 1705, il y eut trois carrosses sans deuil, quarante gardes du corps, cinquante gendarmes, cinquante chevau-légers, cent mousquetaires.

2. Cependant, disent les *Mémoires de Sourches*, il remplaçait, comme ordonnateur de la cérémonie, M. de Beauvillier, dont c'était l'année.

3. Mme de la Lande.

4. L'abbé de Sourches, chargé de garder le cœur pendant le dépôt du corps à Saint-Denis.

5. *Estoient* surcharge un mot illisible.

6. Les tableaux de Van der Meulen et de P.-D. Martin montrent ainsi les personnages secondaires aux portières du carrosse royal.

7. Mais ils le prirent le même jour, comme nous l'avons vu, pour le duc Maximilien de Bavière.

d'un frère[1]. De Saint-Denis, ils rapportèrent le cœur au Val-de-Grâce[2]. Paris et le public fut fort touché de cette perte.

Mort de Rubentel. [Add. St-S. 616]

Rubentel[3], vieux, retiré, disgracié comme je l'ai rapporté en son temps[4], mourut aussi à Paris quelques jours après[5].

Mort de Breteuil. Armenonville conseiller d'État. Mort du fils unique

Breteuil, conseiller d'État, qui avoit été intendant des finances, et dont le fils est aujourd'hui secrétaire d'État de la guerre pour la seconde fois[6], ne tarda pas à les suivre[7]. Sa place de conseiller d'État fut donnée à Armenonville, déjà directeur des finances[8]; je le remarque parce que

1. *Dangeau*, p. 302; *Sourches*, p. 221. L'étiquette était : la laine pendant trois semaines, la soie pendant quinze jours, et huit jours de petit deuil. On peut voir la description du costume féminin dans une lettre de Mme de Sévigné, tome III, p. 355-356.

2. Ce dépôt des cœurs de la maison royale (notre tome VIII, p. 369) avait été inauguré le 30 décembre 1662 pour la petite Madame Anne-Élisabeth, morte à l'âge de quarante-trois jours : *Muse historique* de Loret, tome IV, p. 4. Il était d'usage que les religieuses envoyassent demander chaque cœur par une députation : *Mémoires de Luynes*, tome XI, p. 409. Le cérémonial de réception est décrit dans le *Journal de Dangeau*, année 1690, tome III, p. 109-110. Il y eut en tout quarante-cinq dépôts jusqu'en 1789 : voyez le recueil des *Inscriptions de la France*, tomes I, p. 796, et V, p. 124-126.

3. Tome I, p. 243.

4. Tome III, p. 322-325.

5. Le 29 avril : *Dangeau*, p. 347; *Sourches*, p. 231; *Mercure* de mai, p. 267-270; *Gazette*, p. 216; *Gazette d'Amsterdam*, n° xxxvii. Rubentel était cousin germain, par sa mère, du maréchal de Catinat, mais brouillé également avec lui comme avec tant d'autres. En 1679, il s'était fortement compromis, non seulement avec des femmes galantes, mais avec les empoisonneurs : *Archives de la Bastille*, tome V, p. 376-379.

6. Ci-dessus, p. 422.

7. Il mourut le 9 mai : *Dangeau*, p. 322; *Sourches*, p. 236; *Mercure*, p. 327-332. Nous avons vu supprimer son intendance des finances en 1701. Comme intendant de la généralité d'Amiens, il a été l'objet d'une étude de feu M. Boyer de Sainte-Suzanne. Dans sa jeunesse, au Parlement, il passait pour aller vite et bien servir, mais se laissait gouverner, surtout par les femmes, et prenait souvent les choses de travers (Depping, *Correspondance administrative*, tome II, p. 43).

8. La place de conseiller ordinaire de M. de Breteuil fut donnée par

nous le verrons aller bien plus haut. En même temps aussi, d'Alègre perdit son fils unique[1]. d'Alègre.

Bouchu, conseiller d'État et intendant de Dauphiné[2], perdu de goutte, mais toujours homme de plaisir, voulut quitter cette place[3]; je le remarque parce qu'elle fut donnée à Angervilliers, quoique fort jeune, et seulement encore intendant d'Alençon[4]. Nous le verrons secrétaire

Angervilliers intendant de Dauphiné et des armées. [Add. St-S. 617]

ancienneté à l'intendant de Paris, Phélypeaux, frère du Chancelier, et celle de conseiller semestre à M. d'Armenonville, qui, jusque-là, ne siégeait au Conseil que comme intendant des finances, et qui ne put passer ordinaire qu'en 1717 : *Dangeau*, p. 322; *Mercure* de mai, p. 336-337.

1. Emmanuel-Yves-Joseph, marquis d'Alègre, né le 26 décembre 1685, mort le 9 mai 1705 : *Dangeau*, p. 322 ; *Sourches*, p. 236 ; *Mercure*, p. 314-317. Il avait acheté, au commencement de 1703, le régiment Royal-Cravates, pour plus de cent mille livres, que le Roi rendit au père. La marquise d'Huxelles dit, dans sa lettre du 14 mai : « Il étoit confisqué comme un homme de cent ans, d'avoir été abandonné de trop bonne heure aux mœurs de la jeunesse de ce temps. Il prenoit du lait d'ânesse, et on l'a trouvé mort dans son lit.... Il y en a qui disent que le feu président Donneville, père de Mme d'Alègre, a substitué tous ses biens, faute de mâles, à Mme de Barbezieux. »

2. Étienne-Jean Bouchu, né le 23 septembre 1655, était fils d'un conseiller d'État. Conseiller au parlement de Metz en 1679, maître des requêtes en 1685, intendant en Dauphiné depuis 1686 et aux armées d'Italie depuis 1693, conseiller d'État semestre depuis décembre 1702, il mourut le 27 octobre 1715. Il possédait le marquisat de Lessart.

3. *Dangeau*, p. 292; *Mercure* de mai, p. 239-240.

4. *Dangeau*, p. 293. Nicolas-Prosper Bauyn d'Angervilliers, né le 15 janvier 1675, conseiller aux enquêtes dès 1692 et maître des requêtes dès 1697, commissaire au conseil de commerce en 1700, avait eu l'intendance d'Alençon en 1702. Il reçut celle de Dauphiné en 1705, avec l'intendance de l'armée en 1707, passa à l'intendance d'Alsace en 1715, devint conseiller d'État en 1720, intendant de la généralité de Paris en 1724, secrétaire d'État de la guerre le 23 mai 1728, en place de M. le Blanc, ministre le 30 décembre 1729, et mourut à Marly le 15 février 1740. C'est sur la recommandation de M. de la Feuillade que Chamillart l'avait nommé à Alençon d'abord, et qu'après avoir essayé de l'envoyer à Caen en place de Foucault (*Mercure* d'avril 1704, p. 385), il lui donna le Dauphiné, poste important à cause des armées d'Italie, qui en dépendaient nécessairement, la Feuillade ayant d'ailleurs à se plaindre de l'âge avancé et de l'inaction de M. Bouchu (*Michel Chamillart*, tome I, p. 322 et 324).

d'État de la guerre, et aurons occasion d'en parler plus d'une fois[1].

Bouchu; son caractère; singularité de ses dernières années. [Add. St-S. 618]

Puisque j'ai parlé de Bouchu, il faut que j'achève l'étrange singularité qu'il donna en spectacle autant qu'un homme de son état en peut donner. C'étoit un homme qui avoit eu une figure fort aimable, et dont l'esprit, qui l'étoit encore plus, le demeura toujours. Il en avoit beaucoup, et facile au travail, et fertile en expédients[2]. Il avoit été intendant de l'armée du Dauphiné, de Savoie et d'Italie toute l'autre guerre et celle-ci[3]. Il s'y étoit cruellement enrichi, et il avoit été reconnu trop tard, non du public, mais du ministère[4]; homme d'ailleurs

1. Notre auteur se contentera, en 1720, de noter sa promotion de conseiller d'État en expectative, en disant quelques mots de sa capacité et de sa probité, à cause de l'alliance de sa fille unique avec le marquis de Ruffec. C'est pour la même raison qu'il ne parle nulle part du grand-père de cette bru, le trop fameux partisan Bauyn.

2. Cette réputation, aidée du souvenir de son père intendant en Bourgogne, et de la protection de son beau-père le conseiller d'État Rouillé, dont la fille lui avait apporté plus de deux cent mille écus en mariage, lui valut une première intendance dès qu'il eut été maître des requêtes pendant un an.

3. Sous Catinat, pendant la précédente guerre, et, dans celle-ci, sous Tessé, la Feuillade et le duc de Vendôme, qui tous firent son éloge et lui valurent l'estime du Roi et une place de conseiller d'État semestre (*Dangeau*, tomes I, p. 308, II, p. 296, VIII, p. 225 et 284, et IX, p. 61-62; *Sourches*, tome I, p. 366; *Mémoires militaires*, tome IV, p. 82; *Michel Chamillart*, tome I, p. 214; *Saint-Simon considéré comme historien*, p. 574-575). Il était d'usage, pendant la guerre, que l'intendant de chaque province frontière, Flandre, Alsace, Franche-Comté, Dauphiné, Béarn, Roussillon, fût chargé de l'intendance des armées opérant dans le voisinage, sans quitter l'administration de sa province.

4. Après avoir dit d'abord de M. Bouchu : « Il paroît avoir l'esprit bien supérieur aux affaires, et il est, de plus, d'une très agréable compagnie, » le duc de la Feuillade ne s'entendit plus avec lui et le dénonça comme ayant volé, par lui-même ou par les siens, quelque dix mille écus sur l'habillement des milices; de plus, on l'accusoit aussi de malverser sur les hôpitaux militaires (*Michel Chamillart*, tome I, p. 214, 323-324, 374-375). Bouchu passait pour avoir fait produire à la Savoie, pendant l'occupation, un revenu annuel de sept à huit millions, alors que, jusque-là, elle ne rapportait pas plus de cent cinquante

fort galant et de très bonne compagnie. Lui et sa femme[1], qui étoit Rouillé, sœur de la dernière duchesse de Richelieu et de la femme de Bullion[2], se passoient très bien l'un de l'autre. Elle étoit toujours demeurée à Paris, où il étoit peu touché de la venir rejoindre[3], et peu flatté d'aller à des bureaux et au Conseil, après avoir passé tant d'années dans un emploi plus brillant et plus amusant. Néanmoins, il n'avoit pu résister à la nécessité d'un retour honnête, qu'il avoit mieux aimé demander que se laisser rappeler[4]. Il partit pour ce retour le plus tard qu'il lui fut possible, et s'achemina aux plus petites journées qu'il

mille livres au duc Victor-Amédée (*Mémoires du duc de Luynes*, tome XI, p. 442).

1. Élisabeth Rouillé de Meslay, née le 22 juin 1664, mariée le 7 septembre 1683, se remaria en secondes noces, le 20 mars 1731, avec le duc de Châtillon, et mourut à Paris, le 8 février 1740. Du premier mariage elle avait eu deux filles : l'aînée mourra en 1707, et, auparavant, nous verrons l'autre épouser le fils de Tessé en 1706.

2. Tomes V, p. 137-139, et X, p. 112-114.

3. En 1718, pour avoir un titre comme sa sœur Richelieu, elle voulut épouser le prince d'Auvergne, au prix des plus gros sacrifices d'argent, mais rompit ce mariage faute d'obtenir un douaire suffisant, et n'arriva que treize ans plus tard à devenir la femme du duc de Châtillon, infirme et cul-de-jatte (*Mémoires de Mathieu Marais*, tome IV, p. 208-209). Madame raconte (recueil Brunet, tome II, p. 191-192) une curieuse ruse dont elle usa en 1719 pour causer d'affaires avec Law.

4. Sa pension de six mille livres lui fut conservée, et sa femme en vint remercier le Roi (*Sourches*, p. 254). On a, dans les Papiers du Contrôle général (Arch. nat., G^7 246), la lettre du 10 mars 1705, par laquelle il demanda à Chamillart de le rappeler au Conseil, pour qu'il pût se reposer de vingt ans d'intendance, et la réponse de Chamillart lui annonçant que d'Angervilliers irait le remplacer. Une autre lettre, du 13 avril (*Correspondance des Contrôleurs généraux*, tome II, n° 784), prouve que l'intendant partit de Dauphiné avec l'intention arrêtée de se rendre droit à Paris, et même d'y achever un travail de revision des feux commencé à Grenoble. Le même fonds renferme sa correspondance, comme intendant, avec les contrôleurs généraux le Peletier, Pontchartrain et Chamillart; nombre de lettres en ont été analysées ou reproduites dans les tomes I et II du recueil imprimé. Nous donnons ci-après, appendice XVIII, une lettre qu'il adressa de sa retraite, en 1712,

put. Passant à Paray[1], terre des abbés de Cluny assez près de cette abbaye, il y séjourna. Pour abréger, il y demeura deux mois dans l'hôtellerie. Je ne sais quel démon l'y fixa; mais il y acheta une place, et, sans sortir du lieu, il s'y bâtit une maison, s'y accommoda un jardin, s'y établit, et n'en sortit jamais depuis : en sorte qu'il y passa plusieurs années, et y mourut sans qu'il eût été possible à ses amis ni à sa famille de l'en tirer. Il n'y avoit, ni dans le voisinage, aucun autre bien que cette maison qu'il s'y étoit bâtie; il n'y connoissoit personne, ni là autour auparavant. Il y vécut avec les gens du lieu et du pays, et leur faisoit très bonne chère, comme un simple bourgeois de Paray[2].

à Desmaretz, pour obtenir une place de conseiller d'État ordinaire, quoique ayant cessé de faire aucun service depuis 1705.

1. Voyez, sur cette localité devenue si célèbre comme lieu de dévotion, une notice de M. Quarré de Verneuil, dans le tome XV des *Annales de l'Académie de Mâcon* (1877). On en a la description, par Coulanges, en 1705, dans les *Lettres de Mme de Sévigné*, tome X, p. 523, et dans *les Amis de la marquise d'Huxelles*, p. 235-246.

2. Dans une communication faite à l'Académie de Mâcon en 1882, imprimée dans les *Annales* de cette Société, 2e série, tome IV, p. 261-307, et tirée à part, M. Armand Bénet, archiviste du département de Saône-et-Loire, a rectifié le présent passage des *Mémoires* et l'Addition correspondante, où notre auteur, au lieu de Paray-le-Monial, parlait de Tournus (plus prudent ou insuffisamment informé, Dangeau avait dit simplement que M. Bouchu finit ses jours en Bourgogne). Il est vrai que l'abbaye de Cluny avait à Paray un doyenné et un magnifique château abbatial, embelli par le cardinal de Bouillon pendant son exil de 1704; mais Paray ne se trouve pas à proximité de Cluny, et n'est point non plus sur la route de Grenoble à Paris par Lyon, comme l'indiquent les *Mémoires*. Tournus, au contraire, remplit ces deux conditions, et d'ailleurs, quoi qu'en disent les *Mémoires* et l'Addition, l'intendant avait, pour s'y arrêter, et même pour s'y fixer, la raison que son propre frère, Claude Bouchu, abbé d'Ambournay, y possédait une maison (*Lettres de Mme de Sévigné*, tome X, p. 515; *les Amis de la marquise d'Huxelles*, p. 234), à côté de la magnifique abbaye fréquemment habitée par le cardinal de Bouillon (notre tome VII, p. 104) C'est là que Bouchu finit ses jours le 27 octobre 1715. Ainsi, d'une part, les *Mémoires* font erreur sur la localité, et, d'autre part, l'Addition et les *Mémoires* méconnaissent les motifs qui retinrent Bouchu parti pour Paris.

APPENDICE

PREMIÈRE PARTIE

ADDITIONS DE SAINT-SIMON

AU *JOURNAL DE DANGEAU*

516. *Rappel de la duchesse de Nemours.*

(Page 1.)

9 janvier 1704. — On fut enfin honteux de l'exil d'une vieille princesse dont tout le crime étoit d'être extrêmement riche, sans héritiers, et en procès avec un prince du sang, le prince de Conti[1], que le Roi n'aimoit point, mais à qui, par orgueil, il trouvoit mauvais qu'on résistât, et qu'il vouloit amuser, et le public, qui en étoit idolâtre, par des choses qui ne lui coûtoient rien, et petites en comparaison de celles où son mérite le portoit, et où il ne vouloit pas le laisser atteindre.

517, 518 et 519. *Les visites du Roi, de la Reine et des princes aux gens titrés.*

(Pages 5-6.)

29 septembre 1688. — Le Roi et la Reine alloient voir toutes les femmes titrées aux occasions de morts, mariages et couches. L'habitation de Saint-Germain rendit ces visites moins régulières, et la mort de M. de Lesdiguières, que le Roi n'aimoit point, ni sa femme, qui étoit Gondy, les finit tout à fait. Le Roi alloit même voir des seigneurs fort considérables en certaines occasions, et le dernier qu'il ait visité fut le maréchal de Gramont, à une grande maladie. Monsieur a continué jusqu'à sa mort dans cet usage; mais Madame, ayant vu Madame la Dauphine, qui a toujours été grosse ou hors d'état d'aller, ne visiter personne, s'en défit aussi peu à peu, et, depuis la mort du Roi, Mme la duchesse d'Orléans, qui avoit doucement évité de visiter d'autres que les titrées, a évité depuis toutes visites.

17 janvier 1704. — On a vu dans ces Mémoires et dans ces Additions

1. Ces quatre derniers mots ont été ajoutés postérieurement.

l'époque et la cause de la cessation des visites de la Reine aux occasions, non seulement de règle et d'usage constant aux duchesses et aux princesses, mais aux femmes des simples maréchaux de France, exclusivement à toutes autres. On a vu aussi que, longtemps depuis, Mme la Dauphine de Bavière fut sur le même pied, et que peu à peu Madame s'y mit sur cet exemple. Mme la duchesse d'Orléans, petite-fille de France, se met ici sur le pied où la Reine étoit n'y avoit guères que trente ans, et on verra enfin qu'elle est arrivée à celui où elle est depuis cette date, c'est-à-dire de ne visiter plus que les princesses du sang, et cela de volonté d'une part, et de tolérance de l'autre, sans que le Roi ait donné, sur rien de tout cela, le moindre signe, ni que personne aussi s'en soit formalisé, qu'au coin chacun de son feu. Pour la duchesse de Mortemart, le duc de Beauvillier aima mieux que Mme la duchesse de Bourgogne ne lui fît point l'honneur de l'aller voir, dès que c'étoit à titre de fille du gouverneur de Mgr le duc de Bourgogne, et non plus de duchesse.

26 janvier 1705. — On a vu en plus d'un endroit ce qui regarde ces visites.

520. *La Dauphine-Bavière.*

(Page 9.)

21 avril 1690. — Madame la Dauphine fut peu regrettée. Elle avoit beaucoup d'esprit; mais les mœurs allemandes s'y laissèrent trop sentir dans une cour qui n'étoit occupée qu'à adorer toutes les volontés et toutes les inclinations du Roi, ou ce qu'on pouvoit imaginer lui plaire. Mme de Maintenon fut, de ce côté-là, une pierre d'achoppement contre laquelle elle se brisa. Le Roi fit des merveilles dans les commencements, et Mme de Maintenon chercha aussi à lui plaire et à l'apprivoiser; mais, si elle y répondit d'abord avec grâce, elle ne tarda pas, après la mort de la Reine, à laisser sentir que le joug de Mme de Maintenon lui pesoit, et que sa cause lui étoit odieuse. Ses grossesses, ses couches, qui furent toutes fort difficiles, la retirèrent de la compagnie du Roi et des amusements de la cour, en lui rendant les voyages impossibles, et le Roi, qui aimoit que tout contribuât à rendre sa cour brillante et agréable, et qui ne pouvoit souffrir aucun contretemps, et qui mesuroit à sa santé celle de tout le monde, supporta d'abord cet éloignement avec peine, après avec chagrin; et, à la fin, Madame la Dauphine, mal servie par Mme de Maintenon, lui devint par degrés indifférente, à charge, et quelque chose de plus. D'un autre côté, cette princesse, qui aimoit Monseigneur avec passion, voyoit avec peine qu'il en aimoit d'autres et qu'après quelques années d'une sincère amitié, il s'étoit peu à peu éloigné d'elle. Elle n'avoit jamais été belle, ni rien d'approchant. Les séparations de lieux avoient accoutumé Monseigneur à l'être d'elle. Mme la princesse de Conti, fille du Roi, n'étoit occupée qu'à l'amuser chez elle; l'habitude, qui a plus de pouvoir sur ces princes que sur les autres hommes, rendit à Monseigneur les devoirs à Madame la Dauphine

importuns. L'aversion se mit entre elle et Mme la princesse de Conti. Monseigneur se trouva entre une épouse infirme et chagrine, et les jeux et les ris qui, partout ailleurs, naissoient sous ses pas. Besolla, que Madame la Dauphine avoit amenée avec elle, devint bientôt toute sa consolation, et une très longue maladie de Besolla, qui ne fut pas sans soupçon de poison, aigrit encore Madame la Dauphine, qui, accoutumée à passer la plupart de ses journées tête à tête avec elle, ne put s'en passer longtemps, et les alla passer dans sa chambre tant que la santé de Besolla l'empêcha d'en sortir. Elle n'étoit pourtant que femme de chambre, et, quoique fille d'esprit, de mérite, et qui eût bien voulu pouvoir amener sa maîtresse à une conduite[1] plus complaisante, sa faveur si marquée aliéna fort les esprits, et donna un champ libre à Mme de Maintenon et à Mme la princesse de Conti : tellement que Madame la Dauphine étoit souvent accusée de faire la malade, par préférer le tête-à-tête avec Besolla à tous les devoirs, et aux plaisirs même de son état. Cette injustice alla si avant, qu'il fallut son extrémité, et sa mort ensuite, pour persuader sa maladie. On a toujours cru que Clément, son accoucheur, l'avoit blessée en sa dernière couche, depuis laquelle elle n'eut pas un jour de santé, et que, comme on se soucioit peu d'elle, tout conspira à sauver la réputation de Clément. Mme la princesse de Conti fut aussi fort accusée d'avoir approché d'elle, aussitôt après, avec des senteurs dont elle n'est pas revenue. Sur la fin de sa vie, les démêlés de ses frères avec le cardinal de Fürstenberg pour l'électorat de Cologne, où le Roi prit tant de part si peu à propos et avec si peu de succès, ne diminuèrent pas ses déplaisirs, et il est vrai qu'une princesse qui, par ce prodigieux mariage, avoit fait une si haute fortune, fut heureuse de ne pas vivre longtemps. La Table des matières s'est assez étendue sur tout ce qui se passa pour n'en rien dire ici de plus. MM. de Vendôme y haussèrent encore d'un degré à la suite de MM. du Maine et de Toulouse.

521. *Les deuils d'enfants à la cour.*

(Page 11.)

21 janvier 1704. — Excepté pour le premier prince du sang, et pour des raisons directes, c'étoit toujours un gentilhomme ordinaire qui alloit aux princes du sang de la part du Roi. Le desir de relever les bâtards leur fit envoyer un maître de la garde-robe, et, par conséquent, aux princes du sang, comme la même raison fit porter le deuil des maillots, tandis qu'on ne l'a pas porté un seul jour des enfants du Roi et de la Reine avant l'âge de sept ans, ni de ceux de Monsieur. Cette nouveauté fut commencée pour un maillot de M. du Maine, et toutefois n'a pas toujours été continuée sans interruption pour ceux des princes du sang, ni pour l'envoi du maître de la garde-robe, mais pourtant presque toujours depuis.

1. Après *conduite*, le manuscrit porte : *et*.

522 et 523. *Envoi d'un gentilhomme ordinaire de la part du Roi.*

(Page 12.)

12 août 1707. — Cet envoi d'un gentilhomme ordinaire de la part du Roi aux ducs et aux princes étrangers, et à leurs femmes, et d'un écuyer ou maître d'hôtel de quartier de la Reine, s'est de tout temps observé, même lorsque LL. MM. visitoient encore, et toujours depuis. On les fait asseoir dans un fauteuil, on les presse de se couvrir, les dames sortent un peu la porte de leur chambre pour les conduire, et les hommes les mènent à leur carrosse.

23 mars 1711. — On a souvent parlé de ces envois de gentilshommes ordinaires de la part du Roi. N'en déplaise aux Mémoires, le Roi n'y manquoit guères aux gens titrés sans des raisons particulières, et ces raisons particulières même ne l'y firent manquer que dans les dernières quinze années de son règne, où, à la vérité, elles se multiplièrent davantage, car déjà il y manquoit quelquefois, mais très rarement.

524. *Le comte d'Ayen devient duc par la démission de son père.*

(Page 14.)

20 février 1704. — Mme de Maintenon, qui affectoit des modesties qui sentoient le relent de son ancien état, ne voulut jamais que le maréchal de Noailles donnât le tabouret à sa belle-fille en la mariant, et le lui fit acheter par ce délai.

525. *Le baron de Bressey.*

(Page 17.)

12 janvier 1704. — On a vu, lors du siège de Namur par le Roi, en 1692[1], quel étoit ce baron de Bressey.

526, 527 et 528. *Le marquis de Termes.*

(Page 19.)

17 décembre 1684. — Termes étoit de même maison que M. de Montespan, et n'avoit de noble que sa naissance et de la valeur. Il étoit pauvre, et si bas, qu'il fit l'impossible pour être premier valet de chambre du Roi. Il fut tellement accusé de lui rapporter tout ce qu'il voyoit ou entendoit, qu'il étoit seul au milieu de la cour, sans que personne voulût lui parler, encore moins le recevoir. Monsieur le Duc et Mme la princesse de Conti le soupçonnèrent d'avoir fait quelque rapport sur leur compte, et, dans leur colère, firent coucher des Suisses dans l'antichambre de Monsieur le Prince, qui n'y étoit pas, et qui donnoit sur la galerie auprès de la cour des Princes, et, comme Termes se retiroit

1. Notre tome I, p. 37.

tard et passoit souvent par là, il se trouva brusquement chargé à grands coups de bâton par ces Suisses, qui, n'épargnant que sa tête, le menèrent battant à l'autre bout de la galerie, et l'y laissèrent si moulu de coups, qu'il en fut plusieurs jours au lit. On se douta bien d'où venoit l'insulte; mais, comme elle ne put être démêlée assez pour prouver par qui, Termes en fut pour sa bastonnade, et le Roi bien fâché, sans s'en pouvoir prendre à de gens si grands, qui, faute de preuves, en demeurèrent quitte pour en rire, et à ignorer d'où la sérénade étoit partie.

19 février 1688. — Termes étoit un Pardaillan, de même maison que M. de Montespan, qui, par je ne sais quel accident, avoit un palais d'argent qui lui donnoit un parler fort étrange, et ne l'empêchoit pas de chanter très agréablement. Il sera parlé davantage de lui dans la suite : il suffit ici de dire que[1] personne ne vouloit non seulement avoir commerce avec lui, mais qu'on évitoit même avec soin d'en être abordé, parce que personne ne doutoit qu'il ne fût un fieffé rapporteur, et bien payé du Roi pour l'être. La Chesnaye étoit à peu près dans le même prédicament; mais, quoique bien des gens doutassent[2] qu'il le méritât, on prenoit avec lui, à peu près, les mêmes précautions. On a vu ci-devant qui il étoit: à quoi il faut ajouter qu'il étoit dévot. Ces deux hommes-là n'avoient jamais de chambre à Marly; mais ils en louoient une au village, et, sans demander, avoient la liberté d'être, tous les voyages, au château, dans les jardins et partout, à faire leur cour, comme les courtisans qui étoient sur la liste et qui avoient des chambres.

2 mars 1704. — Termes étoit cousin germain de M. de Montespan, fils des deux frères, et oncle à la mode de Bretagne de M. d'Antin. Son père avoit été premier gentilhomme de la chambre de Monsieur Gaston, sa mère étoit du Faur-Pibrac, sa femme étoit fille de Chastelain, secrétaire du Conseil, avec qui il étoit mal, et dont il n'eut qu'une fille, religieuse; sa sœur avoit épousé le marquis de Cardaillac, et le chevalier de Termes, son seul frère, n'avoit jamais vécu qu'obscurément. Termes étoit pauvre, bien fait, et je ne sais par quel accident il avoit un palais d'argent, qui lui rendoit la parole fort étrange, et ne nuisoit point à sa voix, qu'il avoit belle, et chantoit parfaitement. Il avoit été assez bien avec les dames en sa jeunesse, et il avoit beaucoup d'esprit, qui étoit même orné. Il ne passoit pas même pour manquer de valeur; mais il avoit peu servi. Avec tout cela, ne bougeant de la cour, il n'y étoit reçu dans aucune maison, ni à côté de personne. Il passoit pour rapporter tout au Roi, dont il tiroit sa très petite subsistance, et dont il avoit eu la bassesse d'avoir voulu être premier valet de chambre. Il louoit une chambre au village de Marly, et, sans avoir jamais de logement, il y étoit dans le salon et dans les jardins tant qu'il vouloit. Le Roi lui parloit quelquefois; mais il vivoit dans un mépris et dans une solitude, au milieu du plus grand monde, qui ne paroissoit pas suppor-

1. Ces quinze mots ont été biffés postérieurement.
2. On a biffé *en* avant *doutassent*.

table; et toujours poli et cherchant à accrocher quelqu'un, qui s'enfuyoit toujours. Il reçut une fois une pluie de bastonnades, à une heure après minuit, de quatre ou cinq Suisses, tout du long de la galerie des Princes à Versailles, dont il fut moulu et plusieurs jours au lit. Il s'en plaignit au Roi; mais les auteurs ne se trouvèrent pas. Personne ne douta que cette rude bastonnade ne lui eût été distribuée par ordre de Monsieur le Duc et de M. le prince de Conti, dont il avoit fait des rapports au Roi, qui leur revinrent, et que le Roi ne voulut pas approfondir le fait, qui fit un grand éclat, mais dont on ne fit que rire.

529. *Tessé et le duc de Vendôme.*

(Page 23.)

6 janvier 1704. — M. de Tessé, bon courtisan, prévoyoit de loin que le crédit de M. du Maine et de Mme de Maintenon feroit changer le Roi malgré toute la fermeté qu'il lui avoit montrée en le congédiant, et, n'osant obéir après des ordres si exprès, il évita de se commettre à la nécessité de commander, et donna ainsi tout ce qu'il pouvoit donner jusqu'à prise tacite à M. de Vendôme à faire valoir en son temps.

530. *Fortune de la Feuillade.*

(Page 26.)

31 janvier 1704. — Chamillart portoit ainsi par degrés, mais rapides, son gendre à la tête des armées, dont ce gouvernement[1] fut un grand échelon[2]....

531. *Le baron Pallavicin.*

(Page 32.)

6 mars 1704. — Ce Pallavicin étoit un homme très bien fait, de trente-cinq ou trente-six ans, point marié, de beaucoup d'esprit et de talents à la guerre, dont on n'a jamais bien démêlé l'histoire. Il avoit été fort bien avec M. de Savoie; son père étoit grand écuyer, et sa mère dame d'honneur. On n'a jamais su l'occasion de sa désertion, et encore moins si elle n'étoit pas feinte. Il empauma le maréchal de Villeroy, dont il fut l'homme de confiance à l'armée, et même à la cour, jusqu'à ce qu'il fut tué. Peu d'autres se seroient fiés en lui.

532, 533 et 534. *Les ducs à l'adoration de la Croix.*

(Page 35.)

14 avril 1702. — Le seul capitaine des gardes alloit à l'adoration

1. Le gouvernement de Dauphiné.

2. La fin de cette Addition, relative aux prérogatives du gouverneur de Dauphiné, trouvera place dans la suite des *Mémoires*, en regard de la p. 135 du tome V de l'édition de 1873.

avant personne ; nul autre officier de la couronne, ni grand officier de la maison du Roi, qu'en son rang et après les ducs. Les dames n'y alloient plus depuis longtemps. On s'avisa que la duchesse de Ventadour y devoit aller comme duchesse; mais question si elle couperoit les ducs suivant l'ancienneté de M. de Ventadour, et cela ne devoit pas faire la moindre difficulté. La question finit comme il se voit ici.

20 mars 1704. — Ce n'étoit pas depuis plusieurs années, mais de tout temps, que les ducs alloient à l'adoration de la Croix immédiatement après les princes du sang, et qu'ils les suivoient en toutes les cérémonies. Le Roi, élevé et habitué par ses ministres à tout abaisser, ôta peu à peu toutes les cérémonies qu'il put, et estropia le peu qui restèrent. Il se servit des disputes de rang qu'il trouvoit, et sur lesquelles il défavorisa toujours les ducs, dont la dignité lui étoit odieuse par son antiquité et ses prérogatives qui ne venoient pas de lui, par les brèches qu'il y faisoit pour ses bâtards, et, à leur occasion, pour les princes du sang, qu'il dédommageoit de ceux-là aux dépens des ducs, pour ses ministres, pour ceux qui étoient ou qui faisoient les princes étrangers, que Mme de Maintenon favorisoit, ou d'autres crédits auprès de lui, et par l'aversion qu'on avoit pour ceux à qui on sent qu'on fait injure et injustice. Il aimoit Monsieur le Grand sans savoir pourquoi, dont la fadeur pour lui, en contraste avec sa brutalité et sa stupidité pour le reste du monde, lui plaisoit. Il lui savoit gré d'avoir cédé de bonne grâce à l'entreprise nouvelle sur la quête. Il n'avoit ni M. de la Rochefoucauld, retiré les jours saints aux Loges de Saint-Germain, ni aucun duc, pour lors, dont la moue et l'air triste lui pût déplaire. Il savoit leur peu d'union, de courage et de fermeté, et il leur donna, par un valet à gages tel qu'étoit M. de Noailles, ce beau change du refus de la demande inepte et sans exemple de Monsieur le Grand, pour leur ôter une possession de tout temps en la seule cérémonie subsistante à leur avantage.

10 avril 1705. — Les ducs perdirent l'adoration de la Croix sans en dire un seul mot; les grands officiers de la maison du Roi, qui y alloient après eux, furent aussi les compagnons muets de cette perte.

535, 536 et 537. *Le ministre Lionne, sa femme et ses enfants.*

(Page 40.)

1er mai 1689. — Le célèbre Lionne, ministre et secrétaire d'État, mort en 1671, laissa quatre fils, et une fille mariée au marquis de Cœuvres, depuis duc d'Estrées. Les trois cadets furent l'abbé de Lionne, prieur de Saint-Martin des-Champs, si riche en bénéfices, qui passa sa vie à boire vingt pintes d'eau tous les matins, un missionnaire évêque de Rosalie, et un chevalier de Malte. L'aîné eut la survivance de secrétaire d'État, et, n'ayant pas été jugé propre à la faire, elle fut donnée à M. de Pomponne, et il en sortit par être maître de la garde-robe du Roi; mais sa tête fort mal en ordre lui permit peu de temps de l'exercer. C'est celle qu'eut M. de Souvré, fils de M. de Louvois.

M. de Lionne mourut en 1708, et laissa un fils, qui a épousé une fille du[1] cabaret de Phalsbourg, et a eu un régiment d'infanterie; mort sans enfants en 1731, brigadier d'infanterie. Tel est souvent le succès des fortunes des ministres.

1er février 1697. — M. de Lionne, père de l'abbé dont il est ici question, fut le plus habile ministre d'État pour les affaires étrangères qui ait paru du règne de Louis XIV, et qui ait porté la gloire, l'honneur et les avantages plus haut. Sa famille étoit ancienne dans le parlement de Grenoble, et l'alliance de son père, conseiller au même parlement, avec la sœur de M. Servien, fit sa fortune. Sa mère étant morte fort jeune, son père se fit prêtre, et devint évêque de Gap en 1638. Il avoit envoyé son fils auprès de Servien, son oncle, alors secrétaire d'État après Beauclerc, qui approcha ce jeune homme des affaires; mais, l'oncle ayant été congédié et de Noyers mis en sa place, Lionne alla voyager à Rome, en 1636, et y fit amitié avec Mazarin, depuis cardinal et premier ministre, qui dura toute leur vie, et qui rétablit sa fortune. En 1642, il fut envoyé en Italie et y finit la guerre de Parme, devint secrétaire des commandements de la Reine mère, et fut obligé de se retirer pendant les grands orages de sa régence. Revenu après sur l'eau, il fut prévôt et grand maître des cérémonies de l'Ordre, et alla en 1654 vers les princes d'Italie, et fit réussir l'élection d'Alexandre VII, ce Chigi qu'il sut après si bien humilier à l'affaire des Corses du duc de Créquy. En 1656, il fut envoyé secrètement à Madrid, où il prépara tout pour la paix des Pyrénées. En 1658, il alla à Francfort avec le maréchal de Gramont, pour l'élection à l'Empire, où il fit cette fameuse ligue du Rhin qui opposa la moitié de l'Empire à l'Empereur et ferma aux Espagnols tout chemin de secourir les Pays-Bas. Au retour, il fut ministre d'État, et travailla seul à la conclusion de la paix des Pyrénées sous le cardinal Mazarin. Après la mort de ce maître de l'État, le Roi, qui en prit le timon, le choisit avec le Tellier, Foucquet, et, après la chute de ce dernier, avec Colbert, pour gouverner principalement sous lui, dont il releva la gloire par la satisfaction éclatante de l'affaire des Corses et par celle du baron de Watteville en Angleterre, qui, ayant insulté et précédé le maréchal d'Estrades, produisit la déclaration solennelle du roi d'Espagne de céder partout au Roi par ses ambassadeurs aux siens. M. de Lionne tira aussi Dunkerque des mains des Anglois, pour de l'argent, après une possession de plusieurs siècles[2]. Il fut enfin secrétaire d'État des affaires étrangères en 1663, par la retraite de M. de Brienne, et mourut dans cet emploi, à soixante ans, à Paris, le 1er septembre 1671, pour avoir voulu imiter cette austère diète qui a rendu Cornaro célèbre. Ce grand ministre ne fut heureux ni en femme ni en enfants. La femme, Paule Payen, tomba dans la plus étrange misère, et vieillit en cet état, et comme une espèce de folle, jusqu'en 1704,

1. Ainsi, et non *de* ou *d'un*, dans le manuscrit.
2. Un correcteur a biffé *siècles*, pour y substituer, en interligne, *années*.

qu'elle mourut. Son fils aîné devint fol, étant maître de la garde-robe du Roi, et mourut tel en 1708, et ne laissa qu'un fils d'une autre Lionne qu'il avoit épousée; et ce fils, qui a montré de la valeur et du mérite, est tombé dans l'inconvénient d'épouser la servante d'un cabaret de Phalsbourg, dont il n'a pu faire casser le mariage. Les autres enfants du secrétaire et ministre d'État furent cet abbé de Lionne, abbé de Marmoutier, de Chalis, de Cercamp, et prieur de Saint-Martin-des-Champs de Paris, qui, pour ses désordres, fut enfin mis en tutelle, et a passé le reste de sa vie dans son prieuré, à ne voir personne et à avaler tous les jours autour de vingt pintes d'eau de rivière[1], qui est une sorte de prodige; et il est mort dans cet exercice de beaucoup d'années, en 1721. Il eut un frère célèbre dans les missions des Indes et de la Chine, et dans les affaires des jésuites et des autres missionnaires de ce pays-là qui ont fait tant de bruit et tant de maux, qui est mort enfin à Paris, au séminaire des Missions étrangères, à cinquante-huit ans, en 1713, après de grands voyages et une vie très laborieuse; un chevalier de Malte, dont on n'a guères ouï parler, et la marquise de Cœuvres, première femme du duc d'Estrées, fils de l'ambassadeur à Rome, dont le mariage hâta le chapeau du cardinal d'Estrées, pour ne pas dire le lui valut. Elle mourut dès 1684; son fils unique est mort sans enfants, et son duché a passé au maréchal d'Estrées. Tel a été le succès de la fortune de ce grand M. de Lionne. Il avoit fait donner l'archevêché d'Embrun à son père, qui le refusa, et qui mourut évêque de Gap, fort saintement, sans avoir voulu avoir part à la fortune ni aux affaires de son fils, qui avoit une grande considération pour lui[2]. Il avoit eu sa charge de prévôt et grand maître des cérémonies de l'Ordre, en 1653, de la Vrillière, secrétaire d'État, père de Châteauneuf, aussi secrétaire d'État, et la vendit en 1657 au sieur Rogier de Villeneuve, fils d'un président à mortier du parlement de Bretagne, à qui on la vit vendre quatre ans après, sans lui conserver le cordon bleu, à la Bazinière, trésorier de l'Épargne, qui la perdit dans sa déroute, sans conserver aussi le cordon bleu; et la charge passa à son gendre de Mesmes[3], président à mortier au parlement de Paris, père du président de Mesmes, qui l'eut après d'Avaux, son oncle paternel, qui lui-même l'avoit eue durant son ambassade en Hollande, en survivance de son frère le président de Mesmes, puis en titre après lui.

21 mars 1704. — Mme de Lionne étoit Payen, d'une bourgeoisie de Paris, veuve en 1671 du plus habile ministre qui ait été en place du dernier règne; il étoit secrétaire d'État avec le département des affaires étrangères et ministre d'État, et si connu, qu'il est inutile de s'y éten-

1. *Rivière* est en interligne, peut-être de la main de Saint-Simon, au-dessus de *reigles*, biffé.

2. Ici, on a biffé : « Le frère du maréchal de la Feuillade, mort évêque de Metz, fut archevêque d'Embrun, par le refus de l'évêché de Gap, auquel il avoit été nommé. »

3. Le manuscrit porte : *mesme*.

dre. Sa mère, qui étoit Servien, lui valut sa fortune par l'alliance du surintendant Servien. Son père, veuf de bonne heure, quitta sa charge de conseiller au parlement de Grenoble, et se fit prêtre. La sainteté de sa vie, qui l'éleva à l'évêché de Gap, l'empêcha de profiter de la fortune de son fils, et lui fit refuser l'archevêché d'Embrun, qui fut donné à M. d'Aubusson, mort évêque de Metz, qui avoit été nommé à Gap dans la pensée que l'autre accepteroit Embrun. M. de Lionne crut se faire une longue santé par la diète de Cornaro, dont le livre faisoit du bruit. Il l'entreprit, et en mourut au grand malheur de l'État. Sa famille tomba en confusion et en misère : son fils, survivancier de sa charge, fut congédié et fait maître de la garde-robe, dont il ne fut guères en état de faire de fonction, et laissa un fils, mort jeune, sans postérité de la servante d'un cabaret de Phalsbourg qu'il avoit épousée, et dont il ne put faire casser le mariage; deux autres fils d'Église, qui en épuisèrent les extrémités, l'un accablé des plus riches bénéfices et mis en tutelle par l'indigne usage qu'il en faisoit, sous Henriau[1], fils d'un procureur de Paris, qui vendoit toutes les collations de Saint-Martin des Champs, et qui d'ailleurs étoit un si dépravé misérable, que toute la faveur de Pontchartrain et du P. le Tellier réunis, auxquels il s'étoit vendu, ne put arracher un évêché du Roi, que la Constitution et tout ce qu'il y commit de crimes lui fit depuis trouver à Boulogne. Cet abbé de Lionne, son pupille, tenta un autre remède encore plus étrange que son père, qui pourtant le mena plus loin. Il buvoit tous les jours de sa vie dix-huit à vingt-deux pintes d'eau de rivière : aussi ne vaquoit-il à autre chose, après avoir été fort débauché en sa jeunesse. Son frère fut missionnaire aux Indes, et fort connu, sous le nom d'évêque de Rosalie, dans les fameux démêlés des Missions étrangères et des jésuites; il mourut à Paris[2]. La marquise de Cœuvres, dont le cardinal d'Estrées avoit fait le mariage avec son neveu, depuis duc d'Estrées, pour faciliter sa promotion, vécut peu, et ses enfants n'ont point laissé de postérité. Tel est la triste et rapide fin de celle des ministres pour la plupart. Mme de Lionne étoit une espèce de folle, avec beaucoup d'esprit et de hauteur, qui se seroit fait craindre avec un peu plus de mesure et de bien. Elle mangea promptement tout, et passa sa vie dans la dernière indigence et dans l'apparent mépris de tout, et mourut à la fin dans la piété depuis plusieurs années.

538. *La duchesse de Ventadour faite gouvernante en survivance des enfants de France.*

(Page 42.)

25 mars 1704. — Il y avoit longtemps que Mme de Ventadour et le maréchal de Villeroy, son plus que bon ami d'ancien jeu, travailloient à cette survivance. Depuis quelques années, elle s'étoit fait[3] dévote, et

1. *Henriot*, dans le manuscrit. — 2. *Paris*, en interligne, corrige *Rome*.
3. Ainsi, sans accord.

les converties l'emportoient de bien loin, auprès de Mme de Maintenon, sur les vierges ou sur les femmes qui n'avoient eu qu'un ou deux maris. Elle avoit quitté Madame pour ranger toute pierre de son chemin, et, à la fin, elle réussit. Sa joie en fut jusqu'à la dernière indécence, et la douleur de sa mère ne la fut guères moins. Elle n'avoit jamais voulu rien entendre là-dessus : de sorte que cela se fit à son insu, et qu'elle en fut outrée comme une vieille qu'on met en tutelle, et à qui on ne laisse que le nom. Aussi, avec le peu d'esprit qu'elle avoit apporté au monde et l'amour de l'esclavage, commençoit-elle à radoter. Ce furent tous apanages dont sa fille devint pleinement héritière.

539. *M. de Bissy, évêque de Toul, devient évêque de Meaux.*

(Page 54.)

10 mai 1704. — Monsieur de Toul, fils du vieux Bissy commandant en Lorraine, dont il a déjà été parlé à propos de la prophétie de son père sur lui[1], qu'il accomplit si bien, et qui s'est tant fait connoître avant et depuis qu'il est devenu cardinal, avoit de grands démêlés avec M. de Lorraine, duquel, comme évêque diocésain, il avoit imaginé de prétendre un fauteuil devant lui. L'aigreur s'y mit; disputes sur la jurisdiction séculière. Monsieur de Toul envoya un agent à Rome, et en conçut de telles espérances de tirer un chapeau de ces querelles, qu'il refusa l'archevêché de Bordeaux avec une opiniâtreté que rien ne put vaincre. Il en fit tant enfin, que, M. de Lorraine n'y pouvant plus durer, et Monsieur de Toul lui-même se trouvant engagé outre mesure, et espérant tout des dispositions de Rome, des jésuites et des manèges que la proximité de Meaux le laisseroit en liberté de mettre en usage, il fit le sacrifice au Roi de l'accepter, et à Mme de Maintenon, auprès de laquelle il avoit su s'introduire, de s'approcher de la cour, où il ne fut pas longtemps oisif.

540. *Orry en Espagne.*

(Page 62.)

17 mars 1704. — Orry et Mme des Ursins s'étoient intimement liés, lui, sentant son autorité, pour faire sa fortune, elle pour être maîtresse des finances et des affaires, et tous deux pour ne souffrir qui que ce fût en tiers et partager le gâteau. Il avoit de l'esprit et de l'habileté, encore plus de friponnerie et d'impudence. Avec lui, tout étoit toujours prêt, sans que quoi que ce soit le fût, et il n'avoit pas honte de promettre aux généraux ce qui, deux heures après, se vérifioit sans nulle existence. Le déchet du crédit de Mme des Ursins en notre cour fit le sien; les plaintes, ou plutôt les cris, furent écoutés, et c'est ce qui le mit dans une si grande peine.

1. Notre tome IX, p. 319 et suivantes, avec l'Addition n° 411.

541. *La princesse des Ursins ouvre les lettres de l'abbé d'Estrées.*

(Page 65.)

3 janvier 1704. — Ce fut une belle esclandre, et qui, à la fin, coûta cher à Mme des Ursins, et dont elle se tira par des miracles de cour, après de sensibles angoisses[1]. Le cardinal d'Estrées mis en déroute avec tous les Espagnols qui avoient eu part au testament de Charles II et depuis aux affaires, Louville expédié, et le roi d'Espagne entièrement pris, elle ne se contraignit pas de donner à sa nouvelle junte, et personnellement à l'abbé d'Estrées, toutes les sous-barbes possibles. L'abbé, qui se vouloit ancrer dans son ambassade et se rattraper aux affaires, en espérance qu'elles le porteroient à tout, souffroit ces mépris avec une extrême impatience, et butoit à perdre la princesse dans notre cour, sans quoi il se voyoit perdu lui-même. Quelque puissante qu'y fût la princesse par Mme de Maintenon, elle ne laissoit pas d'être inquiète des dépêches de l'abbé d'Estrées, surtout le cardinal d'Estrées venant d'arriver à notre cour, et, dans cette inquiétude, elle voulut s'éclaircir par elle-même. M. de Louvois et ceux qui l'ont suivi ont enseigné à toutes les cours le pernicieux secret d'ouvrir les lettres et de les refermer en un moment sans qu'il y paroisse, et ce détestable abus n'a fait que se multiplier depuis. Mme des Ursins s'en servit donc tant qu'elle put, et en profita de même, jusqu'à ce qu'enfin un mot qu'elle trouva dans une lettre de l'abbé d'Estrées au Roi la transporta de colère au point de lui faire commettre la plus folle imprudence[2].... Il y avoit donc, dans la dépêche de l'abbé d'Estrées au Roi, un fort article sur lui[3], sur son crédit, sur les affaires qu'il faisoit à toutes mains, sur ce qu'il étoit le seul homme qui couchât dans le palais, et sur ce qu'on disoit que la princesse et lui étoient mariés, après en avoir fait entendre tous les préalables. Ce dernier mot de *mariés*, l'orgueil de la princesse ne le put digérer. Elle prit une plume, et, de sa propre main, mit à côté, à la marge, rien que ces trois mots : *Pour mariés, non!* referme la dépêche comme elle étoit, et la renvoie. Qui fut bien étonné? ce fut le Roi et ses ministres, car ces lettres-là d'ambassadeurs se lisoient entières au conseil d'État, quand ils virent cette surprenante apostille. Le premier mouvement du Roi et des autres fut de rire de la chose, de ce que, ne démentant que le mariage, elle passoit légèrement tout ce qui le faisoit croire; mais, après avoir ri, on releva fort la hardiesse d'avoir ouvert la dépêche de l'ambassadeur au Roi, et celle de le prouver elle-même par l'audace de l'apostille. Le Roi en fut choqué au dernier point, et on verra que cette affaire, qui perdit Mme des Ursins pour un temps, la pensa perdre pour toujours.

1. Ici ont été biffés ces mots : « On remet ailleurs à parler d'Orry. »
2. Ici se trouve l'anecdote sur d'Aubigny qui a été placée dans notre tome XI, Addition n° 493.
3. Aubigny.

542. *Disgrâce de la princesse des Ursins.*

(Page 68.)

19 avril 1704. — On n'avoit fait que rire en apparence de la note de Mme des Ursins à la lettre au Roi de l'abbé d'Estrées; mais Mme de Maintenon en vit le Roi trop profondément irrité, en sus de tant d'autres choses qui lui déplaisoient dans sa conduite, qu'elle ne put seule arrêter sa colère. On attendit même le départ du roi d'Espagne de Madrid pour ne pas exposer son obéissance à sa complaisance pour la reine sa femme, et le coup parut frappé sans retour. La suite fera voir l'adresse, la souplesse, et toute l'étendue des ressources des femmes.

543. *L'abbé d'Estrées est fait commandeur du Saint-Esprit.*

(Page 69.)

3 avril 1704. — Tout concourut à faire à l'abbé d'Estrées cette grâce sans exemple : la petite envie de faire dépit à Mme des Ursins et de mortifier le roi et la reine d'Espagne, qui, pour lui faire plaisir, avoient insisté au rappel de cet ambassadeur; le crédit, brillant alors, des Noailles, joint à la considération du cardinal d'Estrées, et un dédommagement tacite au maréchal de Cœuvres de soumettre son bâton à M. le comte de Toulouse, qui, tout amiral qu'il étoit, ne lui auroit pas commandé, s'il n'avoit été bâtard du Roi. Le cardinal Portocarrero étoit l'unique exemple d'une place dans l'Ordre assurée d'avance avec la permission de le porter, et l'abbé d'Estrées eut, comme le cardinal de Janson, à attendre, pour le porter, que la place fût vacante; mais ce qui étoit sans exemple étoit de le donner à un abbé, car l'abbé des Châtelliers, qui étoit Daillon et oncle paternel du grand-père du duc du Lude, grand maître de l'artillerie, avoit été nommé à l'évêché de Luçon, puis à celui de Maillezais, dont le siège a été depuis transféré à la Rochelle, desquels il ne voulut point, et fut, tôt après sa promotion, nommé à l'évêché de Bayeux, qu'il accepta, et mourut en 1600; et, depuis lui, nul abbé, même nommé évêque, n'avoit eu l'Ordre. Ce qui acheva encore d'y déterminer le Roi pour l'abbé d'Estrées fut qu'il s'étoit déclaré qu'il ne le feroit point évêque, et que, dans la nécessité où il se voulut croire de quelque récompense d'éclat pour lui, il ne pouvoit lui donner que celle-là.

544. *La duchesse de Gramont Castelnau.*

(Page 83.)

28 janvier 1694. — La duchesse de Gramont étoit fille de ce marquis de Castelnau blessé à mort à la bataille des Dunes, et que le cardinal Mazarin fit maréchal de France sur la certitude que lui donnèrent les chirurgiens qu'il n'en pouvoit revenir, et, en effet, il mou-

rut peu de jours après. Il laissa un fils, qui n'a point laissé de postérité, et qui, voyant le duc de Gramont, alors le marquis de Louvigny, amoureux de sa sœur et bien avec elle, l'obligea à l'épouser; et ce mariage ne fut pas heureux, quoique sans grands éclats.

545. *Second mariage du duc de Gramont.*

(Page 85.)

27 avril 1704. — Ce mariage énorme du duc de Gramont étoit fait il y avoit du temps. C'étoit une créature qui s'appeloit la Cour, et qui avoit été femme de chambre de la femme de d'Aquin, premier médecin du Roi, qui l'avoit chassée, et qui servit après, en la même qualité, Mme de Livry, femme du premier maître d'hôtel du Roi. Des Ormes, contrôleur général de la maison du Roi, qui est une charge sous le premier maître d'hôtel, et qui jouoit souvent chez Livry, trouva cette femme de chambre à son gré. Elle en fut chassée, et des Ormes, après, l'entretenoit sans façon. Le duc de Gramont, qui le connoissoit fort du jeu et de chez Livry, soupoit souvent avec des Ormes et sa créature, et d'autres gens encore avec eux. Devenue vieille et borgnesse, des Ormes s'en lassa, et le duc de Gramont la prit et l'épousa. Elle avoit beaucoup d'esprit et de montant à gouverner, et toute la crasse et l'avarice de ses pareilles. Un si monstrueux mariage, et d'un homme rien moins que dévot, est encore moins surprenant que l'usage qu'il basarda d'en faire. Il se mit dans la tête de la parité avec celui de Mme de Maintenon, et que, de le déclarer, rien ne feroit sa cour davantage par ce témoignage si net de son approbation de celui du Roi, et par cet exemple qui pouvoit servir à Mme de Maintenon à faire déclarer le sien; mais, outre que la parité n'y pouvoit être, c'est que plus elle auroit été, et plus elle eût été odieuse, et plus elle eût piqué le Roi et Mme de Maintenon, et plus les cris de la famille et les bruits du monde les auroient éloignés d'une imitation, outre que les temps de cette déclaration étoient dès longtemps passés. Le duc de Gramont n'en recueillit aussi que la plus complète ignominie, la défaveur et le dommage. Il eut beau choisir le moment de son envoi en Espagne et remuer Saint-Sulpice et les dévots : ce fut pour néant, et le Roi défendit que sa femme mît le pied dans Versailles et ne prît ni housse ni manteau ducal.

546. *Les prêtres de la Mission à Versailles.*

(Page 88.)

22 janvier 1704. — Le Roi et Mme de Maintenon s'infatuèrent de la nouvelle congrégation de la Mission, qui, sous cette protection, s'est multipliée et enrichie à l'excès, a fait des établissements infinis et des édifices somptueux de tous côtés : en sorte qu'elle est devenue comme un ordre nouveau, au détriment de l'État, qui en regorge, et de l'Église,

où elle ne fait que des ignorants dont le mérite consiste en leur crasse affectée et en leurs simagrées. Leur institut est de n'habiter jamais de ville, et de se répandre par les campagnes pour faire la mission aux pauvres villageois, et apprendre à lire aux enfants et la religion aux pères et mères. La grossièreté première est demeurée avec l'ignorance de ces Messieurs; la finesse, la politique, l'avarice et la domination leur sont venues avec le crédit, les richesses, les séminaires et les palais dans les villes. Les exceptions, qui font les règles, ont peut-être produit une douzaine de très bons sujets en tout le Royaume. Un de ceux-là étoit le sieur Hébert, qui, de curé de Versailles, passa à l'évêché d'Agen, qu'il a longuement, sagement et saintement gouverné. Ce Huchon-ci[1] lui succéda, mais si grossier, si ignorant, si ridicule en toutes ses façons et en toutes ses expressions, qu'il y en a cent contes plaisants, et même honteux, par les sottises qu'il débitoit en chaire, de platitudes continuelles, et très souvent d'ordures, dont Mme de Maintenon et tout ce qui assistoit chez elle aux conférences qu'il y faisoit tous les mois pour l'assemblée où se faisoit la quête des pauvres, ne se pouvoient tenir de rire, ni s'empêcher souvent de rougir. Rien d'ailleurs ne dédommageoit en lui d'une telle ineptie. Cela s'appeloit simplicité, et il n'est pas croyable le crédit et l'autorité dont cette barbe sale jouit tant que le Roi vécut.

547. *La seconde duchesse de Gramont privée du rang et des honneurs de duchesse.*

(Page 88.)

30 novembre 1708. — Dangeau, ici, n'est ni instruit ni correct[2]. Lorsqu'un duc, pair ou héréditaire, c'est-à-dire vérifié non pair, se démet à son fils, il se dépouille en sa faveur de la propriété de son duché, qui emporte la dignité, et on lui expédie des lettres de conservation de rang et d'honneurs dont il jouit, excepté au Parlement, s'il est pair, et aux cérémonies d'État; mais, dans le courant ordinaire et dans les cérémonies de cour, tout va[3] comme s'il ne s'étoit pas démis, et précède son fils et tous les ducs moins anciens que lui partout. Jamais ces lettres ne font mention de sa femme, qui ne laisse pas de conserver son rang et ses honneurs partout, comme si son mari ne se fût point démis, parce que la femme jouit du rang et des honneurs de son mari de droit. Par la même raison, un duc démis et veuf, qui se remarie, communique de droit son rang et ses honneurs à la femme qu'il épouse,

1. Le successeur de M. Hébert à la cure de Versailles. Les *Mémoires* parleront du premier comme évêque d'Agen et à l'occasion d'actes de son ministère, mais sans prononcer son nom, ni reproduire le portrait fait ici.

2. Dangeau dit que le Roi interdit à la duchesse de Gramont les honneurs de duchesse parce que le duc avait cédé son duché à son fils et que les honneurs ne lui avaient été conservés que personnellement.

3. *Va* est ajouté en interligne.

et qui, pour en jouir, n'a besoin d'aucun autre titre que de celui de son mariage, et d'être reconnue pour la femme légitime d'un tel duc. C'est aussi ce qui arriva à la seconde femme du duc de Saint-Aignan, qui a porté la housse et le manteau, et joui du rang et des honneurs de son mari tant qu'elle a vécu, et qui en eût joui à la cour, si sa modestie lui eût permis de céder à l'instance que le Roi en fit à son mari à plusieurs reprises. C'étoit le même cas, à la vertu près, que cette duchesse de Gramont[1]. Elle avoit été femme de garde-robe, puis femme de chambre de la première duchesse de Saint-Aignan, et, lorsque le duc de Saint-Aignan, devenu veuf, la voulut épouser, il avoit cédé son duché au duc de Beauvillier, son fils, comme le duc de Gramont avoit cédé le sien au duc de Guiche, son fils, lorsqu'il fit cet infâme mariage. La différence fut donc que le Roi voulut bien reconnoître le mariage du duc de Saint-Aignan, ce qui seul emportoit le rang et les honneurs pour sa femme à la cour et partout, et que le Roi ne voulut jamais reconnoître le mariage du duc de Gramont, ce qui excluoit de tout rang et honneur une femme non reconnue. C'est, à la vérité, un exemple unique ; mais ce mariage le fut aussi encore plus. Cette folle politique de croire en faire sa cour au Roi et à Mme de Maintenon fut[2] ce qui, plus que l'infamie de ce mariage, valut ce juste affront au duc de Gramont. La curiosité fait ajouter que la première cession ou démission de duché de père à fils que l'on connoisse, n'en ayant qu'un, est celle du connétable de Montmorency à son fils, qui eut le col coupé à Toulouse, après le combat de Castelnaudary, en 1633.

548. *Espérances de la princesse des Ursins.*

(Page 93.)

27 juin 1704. — Mme des Ursins ne perdoit point courage avec une protectrice sûre comme Mme de Maintenon et un agent aussi actif et aussi plein d'expérience et de ressources que l'archevêque d'Aix ; on verra en elle jusqu'où peut aller l'art et la puissance des dames.

549. *Le duc de Mantoue* incognito *à Versailles.*

(Page 101.)

12 mai 1704. — L'*incognito* étrange et tout neuf que feu Monsieur avoit procuré à M. de Lorraine venant faire son hommage du duché de Bar fut un exemple pour M. de Mantoue, qui avoit livré sa place et son État au Roi de si bonne grâce. On peut juger des conséquences de pareilles condescendances ; on en verra qui surprendront.

1. Ces cinq derniers mots sont ajoutés en interligne.
2. Ce verbe *fut* est ajouté en interligne, au-dessus de *comme il a été dit*, biffé.

550 et 551. *La Queue épouse une fille naturelle du Roi.*

(Page 106.)

19 mai 1704. — Ce la Queue étoit un gentilhomme accommodé, seigneur de la Queue, à six lieues de Versailles, qui avoit épousé une fille du Roi et d'une comédienne, qui n'a point été reconnue, et que Bontemps, avant sa mort, avoit mariée pour que cela ne parût point, mais la Queue sachant bien qui il épousoit. Elle ne sortoit point de sa campagne à la Queue, et s'y montroit même fort peu. On dit qu'elle ressembloit fort au Roi, en fort laid, et qu'elle ne regardoit pas sans jalousie et sans douleur l'état de Mme d'Orléans et de Mesdames la Duchesse et princesse de Conti, qu'elle ne voyoit jamais. L'un et l'autre sont morts, et sans aucune fortune.

25 décembre 1704. — Ce la Queue étoit gendre du Roi non reconnu, mais bien connu pour tel, comme il a été dit p. 312[1].

552. *Rivarolles.*

(Page 108.)

1er juin 1704. — C'étoit un Piémontois de qualité, mécontent de son pays, que M. de Louvois avoit attiré jeune au service de France, où il avoit perdu une jambe et étoit devenu lieutenant général. Il étoit très bon officier et d'une valeur brillante. Sa jambe de bois fut emportée d'un coup de canon à Nerwinde : « La peste des sots! s'écria-t-il dans la commotion du coup. Ils seront bien attrapés; ils ne savent pas que j'en ai une autre dans mon coffre. » Il avoit été grand-croix de Saint-Lazare, lorsque M. de Louvois en fit étant vicaire général de cet ordre tandis que le Roi en fut grand maître, et, quand le Roi cessa de l'être, et qu'il établit l'ordre de Saint-Louis, les grands-croix qui restoient de Saint-Lazare, dont étoit Rivarolles, le furent de Saint-Louis. Avec sa jambe de bois, il étoit un des plus forts à jouer à la paume.

553 et 554. *La duchesse de Verneuil et sa sœur la marquise de Laval.*

(Page 110.)

22 avril 1688. — Le duc de Sully et le duc de Coislin, pères de M. d'Enrichemont et de Mlle de Coislin, étoient fils des deux filles du chancelier Séguier.

6 juin 1704. — Ces Mémoires, qui, page 37[2], parlent de la famille de la duchesse de Verneuil à l'occasion de son extrémité, devoient ajouter qu'elle étoit seconde fille du chancelier Séguier, et avec lui dans son carrosse, quand il courut tant de péril d'être tué aux Barricades de Paris, et que le maréchal de la Meilleraye l'alla délivrer. Sa

1. L'Addition qui précède.
2. *Journal de Dangeau*, tome X, p. 30, 1er juin.

sœur aînée avoit épousé le marquis de Coislin en premières noces, dont elle eut le duc, le cardinal et le chevalier de Coislin, et, par amour, en secondes noces, le marquis de Laval, cadet de M. de Boisdauphin, dont elle eut la maréchale de Rochefort. Cette marquise de Laval dit, à la mort de Mme de Verneuil, qui avoit quatre-vingt-deux ou trois ans, qu'elle avoit toujours bien cru que sa sœur mourroit jeune, parce qu'elle aimoit trop à faire des remèdes. Cette bonne femme n'en faisoit jamais, et poussa sa carrière bien plus loin. Elle appeloit cela mourir jeune pour se consoler d'être elle-même plus vieille. On ne fit quoi que ce fût du tout, aux obsèques de Mme de Verneuil, qui sentit bâtardise ni principauté du sang. Il n'y eut que le deuil de la cour, et rien autre.

555. *Le comte de Tréville.*

(Pages 112-113.)

10 juin 1704. — Troisvilles, que par corruption l'on[1] appeloit Tréville, étoit un gentilhomme de Béarn qui avoit beaucoup d'esprit et de lecture, et un esprit galant et fort agréable. Il débuta fort agréablement dans le monde et à la cour, où des dames du plus haut parage et de beaucoup d'esprit le recueillirent fort, et peut-être plus que de raison. La guerre, où son père commandoit les mousquetaires, ne lui fut pas si favorable que la cour, et on l'accusa de n'y pas être si propre. Il s'en dégoûta bientôt, mais pour se jeter dans une grande dévotion. Celle du fameux Port-Royal étoit celle des gens d'esprit : il tourna de ce côté-là, et se retira tout à fait. Il persévéra plusieurs années, puis alla revoir son pays. Il s'y dissipa, et se livra, à son retour, à des devoirs qui devinrent un soulagement de la solitude. Le pied lui glissa parmi les toilettes qu'il fréquenta : de dévot, il devint philosophe, et, dans cette philosophie, on lui reprocha de l'épicurien. Il se remit à faire des vers, à donner des repas recherchés, à exceller par un bon goût difficile à atteindre. Ses remords et ses anciens amis de piété l'y rappeloient par intervalle, et sa vie dégénéra en haut et bas, en quartiers de relâchement et de régularité, et le tout en une sorte de problème, qui, sans l'esprit qui le soutenoit et le faisoit desirer, l'eût tout à fait déshonoré et rendu ridicule. Ses dernières années furent plus réglées et plus pénitentes, et répondirent moins mal au commencement de sa dévotion. Ce qu'il conserva dans tous les temps fut l'abandon de la cour, auquel il joignoit souvent la satire, qui lui attira ce refus du Roi pour l'Académie : foible vengeance, mais qu'il ne put se refuser faute de trouver son homme mieux à sa portée. Cette satire et Port-Royal, qui toutefois étoit bien éloigné de l'approuver, étoient chacun plus qu'il ne falloit pour se plonger dans la disgrâce; mais ce qui seul y auroit suffi, c'étoit la profession de ne jamais voir le Roi. Cela[2] seul étoit un

1. L'élision *l'* a été ajoutée postérieurement.

2. Avant ce mot, un correcteur a biffé postérieurement : « il se retrouvera des occasions qui feront voir à quel point. »

crime, non de lèse-majesté, mais, ce qui étoit bien pis, de lèse-personne de Louis XIV, qu'il étoit acharné à venger.

556. *Le maréchal de Villars et Cavalier.*

(Page 117.)

17 mai 1704. — Cette réduction des Fanatiques étoit encore éloignée. Le public digéra plus difficilement que la cour la conférence de Cavalier, leur chef, avec le maréchal de Villars.

557. *Mort du fils de M. de Vaudémont.*

(Page 124.)

25 mai 1704. — M. de Vaudémont, gouverneur de Milanois, de Charles II, pour l'Empereur et le roi Guillaume, son ami intime, et lui personnellement mal avec le Roi, qu'il n'avoit jamais servi, resté gouverneur de Milanois en reconnoissant Philippe V, et général d'armée, pour les deux couronnes, d'un corps séparé, ou conjointement avec le général du Roi; et avoir, dans ce même Milanois, son fils unique général en chef d'une armée impériale, qui, depuis cette guerre, avoit toujours servi l'Empereur en Milanois dans les premiers emplois!

558. *Complaisances de Tessé pour la Feuillade.*

(Page 125.)

25 mai 1704. — Avec le même liant et pliant que le maréchal de Tessé s'étoit rencontré en Italie avec M. de Vendôme, quoi que lui eût dit le Roi là-dessus, il fit la navette avec la Feuillade au gré de Chamillart, puis le malade, et enfin demanda son congé, quand il en fut temps, pour faire cueillir à ce gendre bien-aimé le fruit de ses complaisances, pour le porter peu à peu, et comme naturellement, à commander une armée et à faire des exploits sans que le Roi s'en pût dédire. Cela s'appelle, comme disoit le vieux maréchal de Villeroy, tenir le pot de chambre au ministre. On le lui verra enfin renverser sur la tête ce même pot de chambre, et de la même main, comme disoit le même maréchal qu'il falloit faire aux ministres hors de place, ou comme Tessé fit aux ministres bien ébranlés, et les culbuter.

559. *Phélypeaux revient de captivité.*

(Pages 128-129.)

13 juin 1704. — Phélypeaux fit une relation de ce qui s'étoit passé à son égard depuis les premiers errements de la rupture, tout à fait curieuse et pleine d'esprit, où il ne ménagea ni M. de Savoie ni sa cour. Il en montra quelques copies, qui furent fort recherchées, et qui mériteroient de l'être encore aujourd'hui comme alors. C'étoit un franc

épicurien, de beaucoup d'esprit et de savoir, mais qui ne faisoit guères cas de personne, qui espéroit tout par son mérite et par l'appui de ceux de son nom qui étoient dans le ministère, mais qui demeura fort en arrière[1]. Il étoit frère d'un évêque de Lodève, plus savant, plus spirituel, plus adroit et plus épicurien que lui, plus aisé encore que lui, sur tout cela, dans sa taille, et qui, par la faveur de son nom et de Bâville, menoit presque tout en Languedoc depuis les chutes du cardinal Bonsy, entretenoit chez lui une maîtresse, et cela jusqu'à sa mort, d'une façon publique; et, tout aussi librement, ne se piquoit pas de croire en Dieu. Et cela lui fut souffert quarante ans durant, car il mourut fort vieux et ne sortoit guères de sa province.

560. *La Bourlie et sa famille.*

(Page 146.)

3 août 1704. — La Bourlie étoit un gentilhomme de valeur et fort sage, qui avoit été attaché au duc de Saint-Simon, dont il eut même un don assez considérable dans les marais de Blaye, lorsque le duc les fit dessécher et partager en différentes métairies; et ce bien en nature a passé à ses enfants, dont l'aîné l'a possédé longtemps, et vendu à la fin de sa vie. La Bourlie en fut toujours reconnoissant dans sa fortune. Il devint sous-gouverneur du Roi et gouverneur de Sedan[2]. Guiscard, son fils, s'éleva bien plus haut : il devint[3] lieutenant général, gouverneur de Dinant et de Namur, chevalier du Saint-Esprit, ambassadeur, infiniment riche, et beau-père du duc d'Aumont et grand-père de celui d'aujourd'hui. Ses deux frères ne prospérèrent pas de même. L'un eut le régiment de Normandie, qu'il quitta pour de fâcheuses affaires qu'il se fit. Il n'en eut pas de moins tristes dans sa province. C'étoit un homme d'une grande valeur, mais grand brigand et intraitable. Ce qui le mit à la Conciergerie fut un vol qui lui fut fait chez lui : il soupçonna un valet, et, de son autorité, lui fit donner, en sa présence, une question bien plus cruelle que la justice ne la pratique. Il avoit de plus cent autres vilaines affaires sur le corps. L'autre frère avoit beaucoup de bénéfices, très débauché, et très semblable à la Bourlie. Il finit par où l'on voit ici, et tous deux misérablement, l'un en France, l'abbé en Angleterre, et dans le dernier mépris.

561. *Augicourt.*

(Page 149.)

13 juillet 1704. — D'Augicourt étoit un gentilhomme de Picardie, d'esprit et de valeur, et qui, après avoir servi dans les troupes, fut connu par M. de Louvois, qui se l'attacha et lui fit quitter son emploi

1. Ici, a été biffée cette phrase : « Cela se retrouvera en son temps. »
2. Après ce nom, on a biffé un *etc.*
3. *Il devint*, en interligne, remplace *nous le verrons*, biffé.

pour le prendre chez lui et s'en servir en beaucoup d'affaires secrètes, et même à la guerre en différentes occasions. Il y fit très bien ses affaires, et parvint à une grande confiance de M. de Louvois, qui le fit connoître au Roi, avec lequel ces affaires secrètes lui donnèrent plusieurs entretiens et diverses occasions de lui rendre compte. La bourse alloit bien ; mais ce métier, qui n'alloit pas à la brillante fortune, dégoûta à la fin un homme que la confiance de M. de Louvois, et quelque part en celle du Roi, avoit rendu ambitieux et plein de soi-même, avec une humeur naturellement farouche. Il fut accusé de faire sa cour au Roi au dépens du ministre. Le fait est que M. de Louvois le chassa avec éclat, et s'en plaignit comme du plus ingrat, du plus faux et du plus indigne de tous les hommes, sans qu'il ait jamais rien articulé de particulier, sans que d'Augicourt se soit hasardé d'entrer en aucune autre justification que de dire vaguement qu'il l'avoit bien servi, mais qu'il n'y avoit pas moyen de durer avec lui ; sans que le Roi se soit formalisé, ni entremis de cette rupture ; sans qu'il ait cessé de le voir en particulier, de s'en servir en plusieurs choses secrètes, et sans lui avoir rien prescrit à l'égard de M. de Louvois, ni empêché de paroître publiquement à la cour et partout. Il lui augmenta même ses bienfaits publiquement, mais mesurément, et, en secret, lui donnoit de l'argent et lui faisoit les petites grâces qu'il lui pouvoit faire ; et, outre les audiences secrètes, d'Augicourt lui parloit assez souvent bas, comme tous les autres gens de la cour qui avoient à parler au Roi en allant et venant, et il étoit toujours bien reçu et bien écouté. Il voyoit aussi Mme de Maintenon en particulier, avec qui il étoit d'autant mieux qu'il étoit mal avec son maître. Du reste, haï, craint et méprisé comme sa conduite avec M. de Louvois le méritoit, qu'il soutint avec M. de Barbezieux et avec tous les Tellier, qui le détestoient et qui regardoient comme une mortification rude et continuelle, tant qu'ils existèrent, d'avoir sous leurs yeux d'Augicourt sur le pied où il étoit. Il n'entroit dans aucune maison de la cour que chez M. de Livry et Monsieur le Grand, où le jeu étoit ouvert toute la journée, et il étoit grand joueur et net, mais de mauvaise humeur. Il avoit aussi joué avec Monsieur, et jouoit aussi avec Monseigneur, quand il y avoit du lansquenet public. On peut croire que cet homme fut une cruelle poire d'angoisse à Louvois les dernières années de sa vie, et à Barbezieux toute la sienne. Il ne fréquentoit aucuns des ministres, en aucun temps, ni des généraux d'armées.

562. *Le marquis de Vérac.*

(Page 152.)

28 juin 1704. — On a vu[1] que Marillac fut fait conseiller d'État comme Vérac, homme de qualité d'ailleurs, devint chevalier de l'Ordre.

1. En 1691 : *Journal*, tome III, p. 374.

Son nom étoit Saint-Georges, et son fils, dont il est parlé ici, devint lieutenant général et chevalier de l'Ordre en 1724.

563. *Le secrétaire d'État le Blanc.*

(Page 158.)

5 juillet 1704. — C'est le Blanc qui fut longtemps secrétaire d'État dans la Régence, et dont il sera bien parlé en son temps.

564. *Stanislas Leszczynski élu roi de Pologne.*

(Page 158.)

4 août 1704. — Si l'auteur des Mémoires eût pu lire dans l'avenir, il se seroit plus étendu sur ce palatin Leszczynski, et Châteauneuf, notre ambassadeur à la Porte en même temps que ce palatin l'étoit au même lieu de sa République et de son roi, Châteauneuf, dis-je, qui l'y précédoit de si loin, l'eût traité avec un grand respect; mais de telles profondeurs sont réservées à Dieu même, et il n'y a point de négromancien qui eût prédit que la fille de ce palatin tombé du trône dans l'exil et la pauvreté, par cela même, deviendroit reine de France et mère d'un Dauphin, en chassant l'infante d'Espagne, fille d'un grand roi fils de France, venue sur la foi des traités les plus solennels et les plus utiles, et sur la signature d'un contrat de mariage célèbre, pour épouser le Roi son cousin germain, tous deux enfants des deux frères, et sans qu'il y eût ni cause ni prétexte le plus léger.

565. *L'abbesse de Fontevrault.*

(Page 161.)

18 août 1704. — Cette abbesse de Fontevrault avoit plus d'esprit qu'aucun de sa famille, ce qui étoit beaucoup dire, et le même tour qu'eux, et plus de beauté que Mme de Montespan. Elle savoit beaucoup, et même de la théologie. Son père l'avoit coffrée fort jeune; avec peu de vocation, elle avoit fait de nécessité vertu, et devint une bonne religieuse et une meilleure abbesse, et adorée autant que révérée dans tout cet ordre, dont elle étoit chef. Elle avoit un esprit de gouvernement singulier, qui se jouoit du sien, et qui auroit embrassé avec succès les plus grandes affaires. Elle en avoit eu qui l'avoient attirée à Paris dans le temps du plus grand règne de sa sœur, qui l'aimoit et la considéroit fort, et qui la fit venir à la cour, où elle fit divers voyages et de longs séjours; et c'étoit un contraste assez rare de voir une abbesse dans les parties secrètes du Roi et de sa maîtresse. Il goûtoit fort cette abbesse, à qui tout ce qu'il y avoit de plus élevé en rang, en place et crédit faisoit la cour, et qui conserva presque une égale considération après l'éloignement de sa sœur. Sa nièce, qui lui succéda tout aussitôt par ces raisons, et qui étoit religieuse de Fontevrault, auroit paru une

merveille, si elle n'avoit succédé à une tante si extraordinaire. Elle lui succéda toutefois en piété, en sage administration, en grande considération, et dans l'amour et le respect de son ordre.

566. *Clérambault se noie dans le Danube.*

(Page 175.)

22 août 1704. — ....On[1] ne peut se lasser d'admirer que Clérambault, parvenu à être lieutenant général, se soit allé noyer dans le Danube de peur d'être tué, et que la maréchale sa mère, n'en entendant point parler, n'en eût jamais parlé non plus, pour ne pas troubler son froid et sa tranquillité naturelle.

567. *Blainville et la Baume tués à Hochstedt.*

(Page 183.)

27 août 1704. — Blainville étoit frère des duchesses de Chevreuse, de Beauvillier et de Mortemart, qui en furent outrées. Il alloit au plus grand, et, avec cette fine valeur de tous les Colberts, avoit toutes les parties de capitaine; au demeurant, fort avant parmi les disciples de la Guyon[2].... La Baume, fils aîné de Tallard, et nouveau marié sans enfants, qui mourut incontinent après de ses blessures, fut fort regretté.

568. *Silly et son histoire.*

(Page 190.)

29 août 1704. — Silly, très simple et plat gentilhomme de Normandie vers Séez et Lisieux, étoit un homme parfaitement bien fait, d'infiniment d'esprit, d'une grande valeur, qui avoit de grandes parties de guerre, une ambition effrénée, et quoi que ce soit de ce qui en peut refréner les moyens; l'esprit orné, et de l'éloquence, qui, en le faisant très bien parler, le faisoit trop s'écouter. C'étoit l'homme le plus propre à pallier[3] et à exténuer les fautes de Tallard : aussi n'en choisit-il point d'autre, et il y réussit par delà ses espérances, quoique le début le dût étourdir par le ridicule qu'on lui donna de paroître sans épée, et par le dépit marqué avec lequel le Roi lui commanda de la reprendre. Il retourna joindre Tallard en Angleterre, où ils se brouillèrent tellement, que cela fut irréconciliable, apparemment sur choses qui ne faisoient honneur à l'un ni à l'autre, puisque leurs plus intimes amis n'ont jamais pu pénétrer rien d'approchant de la cause. Silly avoit eu le régiment d'Orléans, et étoit bien avec M. le duc

1. Le commencement se placera un peu plus loin, Addition n° 569.
2. Le milieu de cette Addition se rapporte : 1° à M. de Marillac, et cette partie trouvera place en regard de la page 276 du tome X de 1873; 2° au comte de Verue, et cette partie formera plus loin l'Addition n° 570.
3. *Publier*, par erreur, dans la copie.

d'Orléans. Il fit même quelque temps un peu de figure dans sa régence, mais avec une impertinence qui dégoûta. Il s'attacha à Madame la Duchesse dans ce temps de faveur; il mit le nez dans la compagnie des Indes et s'y enrichit, et s'attacha si bien à elle, qu'entre tous les pieds plats que Monsieur le Duc fit chevaliers de l'Ordre en 1724, elle y fourra Silly, dont le nom de Vipart dut être bien étonné d'une décoration si fort au-dessus de sa portée. Sa catastrophe fut le pot au lait, mais plus folle et plus funeste : elle mérite d'être racontée[1]. Il cultiva Morville, ministre et secrétaire d'État des affaires étrangères, qui se piquoit d'esprit, de savoir et de bien-dire, et Morville se prit à son éloquence et à l'ornement de son esprit. Il lui confia même beaucoup de choses, et le consultoit avec une déférence qui tourna la tête à Silly. Son château en Espagne fut d'y aller ambassadeur, et d'y être fait grand par le crédit de Morville et la protection de Madame la Duchesse, et, à son retour, d'être fait duc et pair et ministre d'État. Il se reput de ces idées jusqu'à ce que, tout d'un coup, Monsieur le Duc fut remercié et Morville expulsé. Quelle chute pour Silly! Toutefois, il ne quitta point la partie, quoiqu'il eût désormais affaire, ainsi que toute la France, à M. le cardinal Fleury, qui eut le chapeau bientôt après, et à M. Chauvelin, deux visages pour lui entièrement nouveaux. Sa haute opinion de soi-même l'empêcha donc de se désespérer. Il se mit à tâcher de s'en faire connoître, pour s'en faire goûter après, et les subjuguer ensuite comme Morville; mais ils avoient trop peu de loisir, et lui trop peu d'accès. Il crut y suppléer et se le procurer par l'assiduité, et se mit à ne bouger de la porte du cardinal, pour le voir entrer et sortir à toute heure. Cela dura plus d'un an. Enfin, soit que le cardinal fût averti, soit que la chose même lui devînt suspecte, il s'arrêta un jour à lui, en rentrant pour dîner, en présence d'une infinité de monde, et lui demanda fort poliment s'il avoit quelque chose à lui dire. Silly répondit que non, avec force compliments. Le cardinal répliqua civilement, mais sèchement, qu'il n'étoit pas accoutumé à voir des gens comme lui à sa porte, et qu'il le prioit de n'y plus venir, quand il n'auroit point affaire à lui. Ce fut un coup de foudre, qui pénétra d'autant plus Silly que les spectateurs étoient nombreux, et qu'il avoit compté circonvaller le cardinal par ses plus intimes amis. Il s'en alla dîner chez lui, à la ville, avec bien du monde qu'il avoit prié, et faisoit grande et délicate chère. Il y parut outré, et, à la fin, il éclata en plein dîner contre le cardinal, à faire baisser les yeux à tout le monde. Il continua à se soulager de la sorte; mais il sentoit bien qu'il ne faisoit par là que rengréger son mal. Il coula près d'un an de la sorte, puis s'en alla passer l'hiver chez lui, et dit qu'il étoit malade, renvoya le peu de gens qui l'y venoient voir, car ses nouveaux grands airs avoient déserté le voisinage. Il se mit au lit, et y demeura plusieurs jours. Ses valets, qui ne lui voyoient aucun mal, se regardoient, son chirurgien surtout, qui entra depuis au duc de Levis, et qui ne lui trouvoit point de fièvre. Enfin, le dernier jour,

1. Ici, on a biffé *d'autant qu'elle dépasse ces Mémoires*.

s'étant levé un moment, il se recoucha et renvoya tous ses gens. Sur les six heures du soir, déjà inquiets de ce qu'il faisoit ainsi seul et sans rien prendre, ils entendirent quelque bruit dans les fossés, plus pleins de boue que d'eau. Ils entrèrent, et écoutèrent à la cheminée un peu de temps; l'un d'eux sentit du vent de la fenêtre, et la voulut aller fermer, un autre leva doucement le rideau du lit, et tous deux furent épouvantés, l'un de ne trouver personne dans le lit, l'autre de voir la fenêtre ouverte, et les pantoufles au bas, en dedans. Ils coururent aux fossés, le trouvèrent, et le retirèrent palpitant encore, et tombé de façon à gagner le bord, s'il eût voulu; peu après, il mourut entre leurs bras. Il étoit encore conseiller d'État d'épée, et avoit une sœur, qu'il laissoit réellement mourir de faim, qui eut de quoi se consoler de sa mort. Il étoit devenu infiniment riche, et n'étoit point marié.

569. *La bataille d'Hochstedt.*

(Page 202.)

22 août 1704. — Cette bataille, qui a été le commencement de nos grands maux et le fruit de nos généraux de goût, et non de mérite, est la plus incroyable qui se soit vue depuis bien des siècles. Ce qui l'est davantage est la prodigieuse fortune que fit depuis, par la cour, celui qui la perdit, et qu'il commença de faire[1] incontinent après, absent et prisonnier. Blanzac et Denonville, à la persuasion duquel[2] il fit mettre les armes bas à vingt-six bataillons entiers et frais qu'il commandoit dans le village de Pleintheim, et quantité d'autres en furent perdus et ne servirent de leur vie; Denonville même fut cassé, et ne s'est guères montré depuis. Cette bataille est si connue, et dans tous ses surprenants détails, et dans ses surprenantes suites, qu'il est difficile de n'y pas reconnoître la main immédiate de Dieu, qui aveugle ceux qu'il veut perdre, et qu'il est inutile de s'y étendre[3]....

570. *Le comte de Verue tué à Hochstedt.*

(Page 211.)

27 août 1704. — ....Le comte[4] de Verue étoit le mari de la fameuse maîtresse de M. de Savoie, dont il n'a point eu d'enfants dans le monde, et qui, avec la fille qu'elle a eue de M. de Savoie, acquit ici, longtemps depuis, un crédit de bricole et de richesses directes infinies....

1. Ces deux mots ont été ajoutés en interligne, postérieurement, en place des mêmes mots, biffés à la fin de la phrase.
2. C'est à tort que, postérieurement, on a corrigé *duquel* en *desquels*.
3. La fin de cette Addition a formé ci-dessus l'Addition n° 566.
4. Le commencement et la fin de cette Addition se trouvent ci-dessus, Addition n° 567.

571. *Le lendemain de la bataille de Malaga*

(Page 221.)

6 septembre 1704. — M. le comte de Toulouse mouroit d'envie de recommencer le lendemain. Relingue, blessé à mort, l'en pressa par une lettre; le maréchal de Cœuvres s'y étoit rendu; mais d'O, le Mentor de la flotte, et contre l'avis duquel le comte de Toulouse avoit défense précise de faire quoi que ce soit, s'y opposa avec une froide, muette et suffisante opiniâtreté, qui, comme son crédit auprès du Roi et de Mme de Maintenon, le dispensa, en mer comme à la cour, d'esprit et de raisons. On sut après que la seconde victoire auroit été plus sûre et plus aisée que la première, et que Gibraltar, qui [a] tant et si vainement coûté depuis, en auroit été le fruit. Le comte de Toulouse s'acquit un grand honneur en cette campagne, et son gouverneur y en perdit peu, parce qu'il en avoit peu à perdre en ce genre.

572. *Orry rappelé d'Espagne.*

(Page 224.)

30 août 1704. — Orry, sans Mme des Ursins, n'avoit pas beau jeu en Espagne, et l'auroit eu encore plus vilain ici, s'il y avoit trouvé M. de Berwick de retour. Il [falloit[1]] Tessé, qui y alloit, et pour lui et pour sa protectrice, et hasarder du reste un voyage très scabreux avec Mme de Maintenon, protectrice secrète, et par son propre intérêt, qu'elle y croyoit attaché, pour ne perdre pas le gouvernement de l'Espagne, dont Mme des Ursins étoit venue à bout de la leurrer tant qu'elle-même l'auroit. De quoi ne venoit-on pas à bout?

573. *Le duc de Berwick rappelé d'Espagne.*

(Page 225.)

17 septembre 1704. — Le roi d'Espagne, sur qui la reine sa femme pouvoit tout, étoit outré du départ de Mme des Ursins et d'Orry, son ministre. Il ne put souffrir les témoignages que M. de Berwick avoit rendus de l'infidélité de sa conduite et de l'effronterie de ses mensonges sur tout ce qu'il disoit prêt, où on ne trouvoit rien : il fut donc sacrifié à Orry, comme l'abbé d'Estrées venoit de l'être à la princesse, et on prit un prétexte qui n'étoit point.

574. *Mariage du duc de Mantoue.*

(Pages 226-227.)

14 octobre 1704. — Les Mémoires ne disent pas tout. M. de Mantoue vouloit se remarier, mais de la main du Roi, à une Françoise. Mme d'Armagnac, toujours alerte pour trouver une ressource à sa fille, fut aisé-

1. Un blanc dans le manuscrit.

ment tentée de la grandeur de ce mariage, et se mit à y travailler de son mieux; elle compta sur la faveur de Monsieur le Grand, et, pour cette fois, s'y trompa. Le Roi, qui ne vouloit point de cette alliance lorraine par rapport aux droits de M. de Lorraine, si lié à l'Empereur, sur le Montferrat, qui seroit favorisé par M. de Mantoue amoureux de sa femme, ne s'y porta point du tout, et mit en avant Mlle d'Enghien qui a depuis épousé M. de Vendôme. Monsieur le Prince y fit de son mieux; mais il n'y eut jamais moyen de vaincre la répugnance de M. de Mantoue, qui vouloit une belle femme et à son gré. Mme d'Elbeuf avoit une fille sage et parfaitement belle. M. de Mantoue fut tourné par ce Casado, depuis marquis de Monteleon, et employé en Italie par le roi d'Espagne, et qui se trouvoit à Paris, et par un autre Italien, théatin défroqué, qui s'appeloit Primi, grand maître en intrigues, et que le maréchal de Tessé fournit à Mme d'Elbeuf. Le Roi le sut et imposa. Il chercha donc une quatrième dont la beauté et la naissance de tous côtés pût convenir à M. de Mantoue. Il songea à la duchesse de Lesdiguières, fille du maréchal de Duras, fort belle, faite en déesse, de grande mine et sans enfants, et encore fort jeune. Il en fit parler à M. de Mantoue, qui y consentit pourvu qu'il la pût voir et qu'elle lui plût. Alors, le Roi fit parler à Mme de Lesdiguières, qui refusa. Le Roi tint bon, et lui fit parler par sa famille et par ses amis, enfin par Torcy, qui lui représenta qu'au moins, étant sujette du Roi, elle ne pouvoit lui refuser de se laisser voir à M. de Mantoue. Le débat fut long. Elle étoit dans sa première année de veuve : elle persista à refuser la visite, et, par excès de tourment, elle consentit d'aller à onze heures à la messe aux Minimes, dans une chapelle dont on convint; que M. de Mantoue s'y trouveroit comme par hasard, et qu'en passant par-devant lui, elle lèveroit son voile en recevant sa révérence, et se laisseroit voir à lui un moment. Torcy avoit eu tant de peine à arracher cette complaisance, qu'il n'osa pousser plus loin, et se flatta que le voile demeureroit levé pendant la messe, sans pourtant en avoir obtenu parole; mais point du tout : le rendez-vous s'exécuta, et M. de Mantoue ne la vit que le moment qu'elle avoit promis; mais ce moment suffit pour le déterminer et pour lui faire desirer la chose aussi fortement que le Roi même la souhaitoit. Monsieur le Prince, qui avoit aussi, par la Palatine sa belle-mère, des prétentions sur la succession future de M. de Mantoue, et qui, par là, ne vouloit point d'une Lorraine, fit dire à Mme de Lesdiguières que, ne pouvant plus songer à ce mariage pour sa fille, il desiroit si passionnément le sien, comme de sa si proche parente, qu'il la conjuroit d'y vouloir entendre, et qu'il offroit, en ce cas, d'en faire lui-même la noce à Chantilly, comme de sa propre fille; mais tout fut inutile. On employa domestiques, religieuses du couvent où elle avoit été élevée, de Sainte-Marie de Saint-Jacques. En un mot, tout fut remué. Elle ne put se résoudre à se confiner en Italie avec un homme, à la vérité, fort singulier, mais qui étoit souverain; elle finit deux mois de persécution constante par une lettre qu'elle écrivit au

Roi, la plus sage et la plus respectueuse, la plus flatteuse même, par laquelle elle lui rendoit surtout grâces de l'avoir fait assurer qu'il ne la vouloit forcer que par ses desirs, et non par son autorité, et qu'elle le conjuroit de lui permettre de préférer l'honneur d'être une de ses premières sujettes à celui de la souveraineté. Le Roi fut vraiment touché de cette lettre, ne lui fit plus parler que pour l'assurer qu'il ne la presseroit plus, et qu'il l'en estimoit davantage. Le rare est qu'il lui en sut gré toute sa vie, et qu'il l'a souvent répété, et qu'étant fort peu riche, après l'avoir dû être infiniment par son mariage, ce gré et cette estime n'ont jamais passé le discours. M. de Mantoue fut outré, et Monsieur le Prince aussi. Mme d'Elbeuf, qui s'étoit ralentie, redoubla de jambes; mais elle reçut une défense du Roi si positive, qu'elle n'osa passer outre, et que, pour ne perdre pas aussi sa proie, elle trompa le Roi, lui désobéit, lui débaucha, pour ainsi dire, M. de Mantoue, et le paqueta à Nevers, où elle le vint joindre comme on le voit dans les Mémoires, et le suivit en Italie, n'osant revenir à Paris après ce mariage fait contre la défense du Roi.

575. *La jeunesse de Madame de Maintenon.*

(Page 227.)

18 juillet 1705. — .... Mme[1] de Maintenon, en arrivant des Îles, avoit été retirée en Saintonge et à Paris chez Mme de Neuillan, mère de la duchesse de Navailles, mère de Mme d'Elbeuf. Cette vieille Neuillan étoit d'une telle avarice, qu'elle gardoit la clef du coffre à l'avoine, et la confioit à Mme de Maintenon pour la voir mesurer et donner à ses chevaux. Elle fut là jusqu'à son mariage avec Scarron, et conserva depuis, pour la maréchale de Navailles et pour les siens, beaucoup d'amitié et de considération.

576. *Le comte de Saint-Mayol et le marquis de Monteleon.*

(Page 240.)

5 juin 1712. — Ce Saint-Mayol, Italien, étoit un théatin défroqué, longtemps connu dans les jeux à Paris sous le nom de Primi, homme d'esprit et d'une grande intrigue, qui s'attacha à Milan à M. de Vaudémont, et, par lui, au maréchal de Tessé, et se lia fort avec Monteleon, qui l'étoit fort avec eux aussi, et homme encore plus d'esprit et d'intrigue, qui parvint, de petit état, à être envoyé dernier plénipotentiaire à Utrecht par l'Empereur, puis ambassadeur en Angleterre, et enfin à Venise, où il est mort en 1734.

1. Le commencement de cette Addition, relatif au retour de Mme d'Elbeuf après le mariage de sa fille avec le duc de Mantoue, se trouvera ci-contre, Addition n° 577.

577. *Retour de Mme d'Elbeuf.*
(Page 248.)

18 juillet 1705. — Mme d'Elbeuf eut besoin de toute la protection de Mme de Maintenon pour la raccommoder sur le mariage de sa fille et son voyage d'Italie, où sa fille manqua de tout et fut très malheureuse; mais il fait bon battre glorieux. L'affaire de Mme d'Elbeuf étoit faite; elle comptoit sur une sûre ressource, qui ne lui manqua pas, et se consola, en attendant, de la disgrâce[1]....

578. *Tracy et sa folie.*
(Page 250.)

30 août 1704. — Ce malheureux Tracy étoit un des galants hommes de France en tous points : valeur, honneur, fidélité, vertu, esprit, ambition honnête, parties de guerre, actions brillantes, estime et amitié des généraux, bien avec le Roi, mieux avec Mme la princesse de Conti, avec Monseigneur, avec les dames. Il fut souffert fou et dangereux bien plus longtemps qu'on ne le devoit, à la cour et dans le monde, où il n'y avoit point de sûreté avec lui, par compassion et par regret; il en fit tant qu'on l'éloigna, et tant encore qu'on l'enferma. Il n'étoit point marié, et ne fut pas le premier de sa race attaqué de ce cruel malheur. C'étoit un gentilhomme peu riche, mais de fort bon lieu et bien fait.

579. *Reneville retrouvé.*
(Page 252.)

27 juin 1704. — Reneville étoit un très bon officier, lieutenant des gardes du corps, qui avoit joué toute sa vie, et qui, après avoir perdu tout ce qu'il avoit et tout ce qu'il n'avoit pas, disparut, et fut plusieurs années sans que personne sût ce qu'il étoit devenu. Il se retrouva, comme on le voit, à la cour de Bavière, réceptade[2] ordinaire de toutes sortes de gens perdus.

580. *La comtesse d'Auvergne.*
(Pages 253-254.)

17 septembre 1704. — La comtesse d'Auvergne s'appeloit Wassenaer, de noblesse hollandoise. Le comte d'Auvergne en étoit devenu si amoureux, qu'il l'épousa presque aussitôt que sa femme fut morte. Il eut permission de l'amener à Paris quoique protestante, dans l'espérance de la convertir. Elle réussit fort en ce pays-ci par une douceur, une politesse, une vertu et un maintien qui suppléoient à l'esprit, et tous les Bouillons eurent pour elle toute l'amitié possible et une considéra-

1. La fin de cette Addition a été donnée ci-dessus, n° 575.
2. Ainsi dans le manuscrit.

tion véritable. Mme Chardon, femme d'un célèbre avocat, l'un et l'autre zélés huguenots, très instruits, et tous deux parfaitement convertis, fit connoissance avec elle, et, comme son zèle et son talent étoit de ramener à l'Église ceux qui se trouvoient dans les mêmes erreurs où elle avoit été, elle entreprit la conversion de la comtesse d'Auvergne, et réussit à faire, d'une très honnête et vertueuse femme, une sainte. Cette Mme Chardon l'étoit elle-même, et n'étoit appliquée qu'aux bonnes œuvres en tous genres. La comtesse d'Auvergne n'eut point d'enfants, et mourut peu après, d'une hydropisie de vents, maladie fort rare et fort singulière.

581. *La fin du marquis de Vervins.*

(Page 263.)

1er septembre 1704. — Vervins étoit un garçon bien fait et d'esprit, qui avoit de la valeur et n'étoit pas sans talents, et fort agréablement dans le monde. Il prétendit être des anciens Cominges, et peut-être étoit-il vrai. Son père étoit premier maître d'hôtel du Roi et gendre du maréchal Fabert. Il mourut jeune en 1663, un an après son beau-père, et laissa son fils enfant. Il se trouva cousin germain du duc d'Harcourt, gendre de la sœur de sa mère, et fort dans la liaison de Monsieur le Duc. Il quitta de bonne heure le service, et ne se maria point. Il fut plusieurs années dans le grand monde sans servir, puis, sans cause, se mit à faire de longs séjours à la campagne, et toujours fort accueilli quand il revenoit. Enfin il se confina dans une de ses terres, où il vécut plusieurs années tout seul, sans cause de retraite, de chagrin ni de pauvreté, car il étoit riche et aisé, et, ce qui est fort étrange, sans sortir de son lit, quoiqu'il n'eût pas la moindre infirmité. En lui ouvrant son rideau, on lui apportoit un ouvrage de tapisserie, où il travailloit tout le jour, et recommençoit le lendemain, dînoit et soupoit dans son lit, y faisoit ses affaires, le peu qu'il en avoit, et y voyoit le peu de gens qu'il ne pouvoit éconduire, et encore rarement, lisoit quelquefois; et tout cela sans donner la moindre marque d'égarement d'esprit. Il y mourut dans cette persévérance de vie.

582. *Maulévrier; sa passion, son départ pour l'Espagne.*

(Page 274.)

5 octobre 1704. — Maulévrier, fils du feu Maulévrier chevalier de l'Ordre, lieutenant général et frère de M. Colbert et de M. de Croissy, étoit très médiocrement bien fait, très dangereusement fou et très follement ambitieux; de l'esprit, de la valeur et du langage. Il aima trop haut, il fut aimé, et eut la patience, deux ans durant, de contrefaire l'extinction de voix pour oser parler bas, et par conséquent oser tout dire. Son beau-père, qui vit aller le jeu trop loin, que d'autres étoient aimés, qu'il y avoit eu sur cela une scène terrible, qu'il avoit

écumée, et que son gendre, jaloux et forcené, avoit vomi des choses énormes tout bas, depuis la tribune jusqu'à l'autre bout de la galerie, qui avoient pensé faire mourir et à tous moments évanouir, que ce gendre se proposoit d'attaquer partout l'objet d'une jalousie à tout perdre, se résolut de le mener avec lui en le leurrant de toutes choses, dont Maulévrier, peut-être trop avancé à son gré, ne fut pas fâché; mais la question fut qu'avec cette extinction de voix il n'avoit fait qu'un bout de campagne, que le climat d'Espagne ne paroissoit pas aller avec une poitrine donnée pour être en désordre, et qu'étant colonel de Navarre, il étoit étrange de n'y pas servir. Fagon, aussi fin courtisan et aussi instruit de tout que bon médecin, fut la solution de tout. Le Roi le croyoit comme un oracle : il ordonna à Maulévrier l'Espagne pour son extinction de voix, comme à un malade les eaux, et prétendit qu'il lui étoit capital d'éviter l'hiver en France et de le passer en ces pays méridionaux.

583. *Tessé voit en passant la princesse des Ursins.*

(Pages 280-281.)

19 octobre 1704. — Mme des Ursins étoit allée de Bayonne à Toulouse fort lentement, pour montrer son obéissance à gagner le Languedoc et s'approcher de Marseille pour passer en Italie, et s'étoit arrêtée pour se reposer, toujours négociant et travaillant à n'aller pas plus loin. Ce premier point obtenu, elle espéra bien de tout le reste, et ne s'y trompa pas. Tessé, allant en Espagne et fort attentif à y plaire dans la vue de la grandesse, faisoit sa cour à Mme des Ursins. Il savoit bien que cela ne déplaisoit pas à Mme de Maintenon, et que rien ne l'avanceroit davantage auprès du roi et de la reine d'Espagne que la protection de leur favorite, qu'il s'entremit de servir, ou de faire semblant dans son impuissance, et hasarda de demander la permission de passer à Toulouse. Le Roi étoit un peu calmé sur elle, et y consentit, gagné par Mme de Maintenon, pour rendre plus agréable en Espagne un homme dont il vouloit s'y servir, et Mme de Maintenon le procura pour pouvoir se servir de Tessé, pour donner à Mme des Ursins des nouvelles de l'état où étoient ses affaires et de la conduite qu'elle avoit à y tenir; et ce voyage valut à Tessé la grandesse tout en arrivant.

584. *La comtesse de Grignan.*

(Page 287.)

21 août 1705. — La beauté, et plus encore l'agrément et l'esprit, avoient donné de la réputation à Mme de Grignan : en quoi toutefois elle étoit infiniment surpassée par Mme de Sévigné, sa mère, dont le naturel et une sorte de simplicité brillante d'esprit et de grâces, comme à la dérobée d'elle, rendoient son commerce délicieux. Elle n'avoit ni

le pincé ni le précieux de sa fille, et toutes les deux beaucoup d'amis et une infinité de gens avec qui elles étoient continuellement en commerce. Elles vivoient ensemble dans une grande union; et la mère dans une adoration continuelle de sa fille. Celle-ci vécut de même avec la sienne, qui épousa le marquis de Simiane, qui hérita des charmes maternels, mais qui, devenue veuve, incommodée dans ses affaires et dévote, se confina à la fin en Provence, sans enfants. Il ne faut pas oublier un mot de la précieuse Mme de Grignan, qui avoit fort mésallié son fils pour raccommoder leurs affaires délabrées. « Il faut bien quelquefois fumer ses terres, » disoit-elle. Jamais la famille de sa belle-fille ne lui pardonna.

585. *Le doyen des maréchaux de France.*

(Page 291.)

17 juillet 1705. — Le doyen des maréchaux de France n'a rien pardessus les autres, que la connétablie chez lui[1], et l'assemblée des maréchaux de France pour juger ce qui se présente de leur compétence. L'ancien de ceux qui se trouvent ici a les mêmes droits en absence du doyen, qui a seulement quelque chose en appointements plus que les autres. On ne sait donc où M. de Duras avoit imaginé une singularité à ses armes[2], qui n'avoit ni fondement, ni réalité, ni exemple; mais, comme il étoit de longue main sur le pied de faire et de dire au Roi tout ce qu'il lui plaisoit, ni le Roi ni personne n'osa contredire l'imagination dont il s'agit, mais qu'on ne laissa pas subsister après lui.

586. *Mademoiselle de Bauffremont et le maréchal de Duras.*

(Page 295.)

21 avril 1705. — Mlle de Bauffremont étoit la pauvreté même, l'esprit même, la méchanceté même, et la laideur même. Elle étoit sœur de M. de Listenois qui quitta le service d'Espagne pour celui de France parce que ses biens étoient en Franche-Comté. M. de Duras, qui, à la dernière conquête, en eut le gouvernement, et qui y fit des séjours longs avec Mme de Duras, y connut par elle Mlle de Bauffremont, qui venoit souvent chez elle, et qui, sans sol ni maille, avoit la rage du jeu. Son esprit plût tant à Mme de Duras, qui en avoit beaucoup, que, quoi qu'on lui pût dire, elle l'emmena à Paris, où, pendant plusieurs années, elle fut logée et nourrie à l'hôtel de Duras, où la splendeur étoit grande et l'union du mari et de la femme parfaite. Elle empauma l'un après avoir saisi l'autre, et devint la maîtresse de la maison. Alors elle fit sentir son empire, et, après, sa malice, dans une telle étendue, qu'elle brouilla M. et Mme de Duras, et, à la fin, avec un tel éclat, que Mme de Duras a passé le reste de la vie de son mari à la

1. *Lui* corrige *soy*.
2. La singularité de mettre une épée de chaque côté de ses armoiries comme doyen des maréchaux.

campagne. Elle régna plusieurs années à sa place dans la maison, d'où enfin la femme [de] Saumery, sous-gouverneur des enfants de France, la fit chasser, et y gouverna si despotiquement et si publiquement le maréchal, que, parce qu'il étoit doyen des maréchaux de France, on ne l'appeloit, elle, que Madame la Connétable, et qu'à la mort de M. de Duras, le curé de Saint-Paul la chassa scandaleusement de la maison malgré Mme de Duras même, qui étoit revenue sur l'extrémité du maréchal. La Bauffremont, depuis être sortie d'avec M. de Duras, mena une vie misérable et méprisée.

587. *Le maréchal de Boufflers dépouillé du régiment des gardes; le maréchal de Tallard fait gouverneur de la Franche-Comté.*

(Page 301.)

13 octobre 1704. — Rien n'est pareil au trébuchet qui fut tendu au maréchal de Boufflers, et dans lequel il tomba. Il avoit épousé la sœur du duc de Guiche, qui avoit épousé, lui, la fille aînée du maréchal de Noailles, toute confite en cour et en dévotion, avec tout l'esprit et toutes les grâces possibles, qui lui avoient plus conquis Mme de Maintenon que le mariage même de son frère avec sa nièce. Sa sainteté suréminente, mais affolée de son mari et de sa fortune, ne trouva point d'inconvénient à jeter son beau-frère dans le panneau, et la maladie assez longue de M. de Duras lui donna le temps de préparer toutes ses machines. Boufflers vivoit dans la dernière intimité avec elle et avec tous les Noailles, alors dans la plus haute faveur, et n'avoit garde de se défier d'eux sur sa charge, de bien loin la plus belle et la plus brillante de la cour. Ce fut eux pourtant, et sa pieuse et douce belle-sœur, qui la lui arrachèrent, et il ne le leur pardonna jamais. Le Roi, gagné, le surprit par un compliment plein de tendresse, d'estime et de confiance sur lui mettre sa personne entre les mains en le faisant capitaine des gardes, ne lui donna pas l'instant de réflexion, l'étourdit, le mit à ne savoir que répondre, et la chose avec lui n'étoit pas difficile, surtout de la part du Roi; et, tout de suite, dispose de sa charge en faveur de son beau-frère, dont il lui fait accroire qu'il sera ravi. Le maréchal sortit du cabinet les larmes aux yeux, et ni lui ni sa femme ne s'en sont consolés de leur vie. Ils ont continué, pour le dehors, à vivre en famille comme devant; mais ç'a été tout. Le tour de passe-passe saisit toute la cour; mais il avoit réussi, et c'étoit tout faire. Ils eurent encore le front de lui faire demander le même brevet de retenue, pour eux, qu'il avoit, comme une suite du marché, et il ne crut pas devoir donner de scène en le refusant : aussi l'obtint-il du Roi au premier mot qu'il lui en dit. Ce maréchal étoit d'autant plus aisé à tromper de la sorte, qu'avec fort peu d'esprit, c'étoit la candeur, la bonté, l'amitié, la fidélité, l'honneur et la vertu même, et qui n'étoit pas capable de soupçonner rien de contraire dans pas un de ceux qui le dupèrent si cruellement. Pour la Franche-Comté, cela fut incroyable

aussi; M. le duc d'Orléans ne se put tenir de dire fort plaisamment tout haut qu'il falloit bien donner quelque chose à ce pauvre homme, qu'il avoit tout perdu.

588. *L'abbé de Pomponne fait ambassadeur à Venise.*

(Page 315.)

12 novembre 1704. — L'abbé de Pomponne étoit aumônier du Roi, et il n'y avoit rien à dire à sa conduite. Le P. de la Chaise le favorisoit, et pourtant lui rompit le col par des lettres interceptées à la poste, qu'il lut au Roi, et il oublia d'en supprimer un article, par lequel elles portoient des espérances sur lui quand il seroit évêque. Le Roi s'en piqua, et, déjà peu enclin à mettre dans l'épiscopat le nom d'Arnauld, il donna plusieurs évêchés sans faire mention de lui. Torcy, mari de sa sœur, en parla au Roi, sans avoir pu l'entamer là-dessus : tellement qu'il le fit ambassadeur à Venise.

589 et 590. *Puysieulx fait chevalier de l'Ordre.*

(Page 316.)

1er décembre 1704. — La promotion de Puysieulx se trouve tellement enchaînée avec la suivante, qu'on remet à parler de toutes les deux à la fois.

1er janvier 1705. — Il faut revenir à la promotion de M. de Puysieulx, renvoyée ici de la fin du tome[1] et de l'année précédente[2]. M. de Sillery, son père, étoit Brûlart, et homme de bonne compagnie, que ses grands biens, qu'il mangea depuis en désordres, tentèrent M. de la Rochefoucauld d'en faire son gendre. Ainsi il fut beau-frère de M. de la Rochefoucauld qui a fait des *Maximes* qui portent son nom, et qui figura tant qu'il put pendant les troubles de la régence de la Reine mère de Louis XIV. Ce gendre de M. de la Rochefoucauld étoit fils de Puysieulx, secrétaire d'État, et d'une sœur du cardinal de Valençay, et petit-fils du chancelier de Sillery. La veuve du secrétaire d'État étoit de ces femmes d'esprit singulier et impérieux qui se font exister en quelque situation qu'elles se trouvent, et qui, après la longue disgrâce dans laquelle son mari étoit mort, étoit revenue sur l'eau à la faveur de ses frères, l'un cardinal, l'autre archevêque de Reims, l'aîné desquels étoit conseiller d'État de robe, et qu'elle n'appeloit jamais que *mon frère le bâtard*. Elle avoit trouvé le moyen d'entrer fort en familiarité avec la Reine mère, et Puysieulx, son petit-fils, par cette faveur, étoit de tous les petits jeux du Roi, tous deux enfants. Le Roi en avoit conservé le souvenir, et de cette grand mère, qui faisoit compter avec elle et qui avoit mangé pour plus de cent cinquante mille livres de points de Gênes, fort à la mode en ces temps-là. M. de Louvois, qui avoit, je

1. Le dix-neuvième volume de sa copie du *Journal*. — 2. Addition n° 589.

ne sais comment, pris Puysieulx en déplaisance, l'ôta du service dès qu'il fut maréchal de camp. Il eut pourtant de cette ancienne privance le gouvernement d'Huningue, et ne songeoit guères à mieux, lorsque, faute de trouver qui, on l'envoya ambassadeur en Suisse. C'étoit un très bon homme, franc et simple, avec beaucoup d'esprit et fort orné, et de fort bonne compagnie, qui aimoit à manger et à dépenser, qui se fit croire et aimer des Suisses, et qui y réussit très bien pour lui et pour les affaires ; un petit homme blond, rougeaud, réjoui, gros comme un muid, et d'une figure assez ridicule, et le meilleur homme du monde. Louvois et Barbezieux étoient morts, et leurs impressions effacées. Il sentoit qu'il avoit utilement servi, et demanda congé de faire une course à la cour. Il avoit enfin été fait lieutenant général, et cela lui persuada que son excommunication étoit levée. Il le crut bien davantage lorsqu'en arrivant, le Roi lui donna une audience dans son cabinet, chose qui ne se pratiquoit pour aucun ambassadeur, qui tous ne rendoient compte que par l'organe du secrétaire d'État des affaires étrangères. Il prit donc sa résolution, à l'audience même, de tirer sur le temps, se voyant bien traité, et saisit le moment que le Roi lui répétoit la satisfaction qu'il avoit de sa conduite en Suisse. Il fit répéter le Roi avec liberté ; puis, lui demandant permission, en riant, d'user de l'ancienne familiarité de leur enfance, il lui dit agréablement que, puisqu'il étoit assez heureux pour pouvoir se flatter que le Roi étoit content de lui, il ne pouvoit dissimuler que lui ne l'étoit pas de ce que, le Roi étant le plus honnête homme de son royaume et le plus sûr en ses paroles, il lui en avoit pourtant manqué, et depuis des années infinies. Le Roi, surpris, mais point choqué par l'air plaisant et le tour agréable qu'il avoit donné à sa plainte, le poussa de lui dire en quoi il lui avoit manqué de parole. Puysieulx le pria de se souvenir qu'un jour, jouant à colin-maillard, il lui avoit mis son Ordre, pour le cacher mieux, et qu'en le lui rendant, il le lui avoit promis, dès qu'il seroit le maître, et lui en âge de le porter ; qu'il y avoit pourtant nombre d'années que l'un et l'autre étoit arrivé, sans qu'il lui eût tenu parole. Le Roi rit avec plaisir de ce souvenir de sa jeunesse, se rappela parfaitement le fait, convint avec Puysieulx qu'il avoit raison, et lui promit de réparer incessamment ce manque de parole, parce qu'il lui vouloit montrer qu'il étoit en effet fort content de lui. Dès le lendemain, il commanda un chapitre à quatre jours de là, et y nomma Puysieulx[1]....

591. *Pontchartrain et le comte de Toulouse.*

(Page 323.)

23 novembre 1704. — Voici une curieuse anecdote, et d'autant plus, qu'il n'y a mot qui ne soit original en propres termes. Pontchartrain, secrétaire d'État de la marine, en étoit le fléau, comme de tous ceux qui

1. La fin de cette Addition, relative à la promotion des maréchaux de France dans l'ordre du Saint-Esprit, se retrouvera plus loin, Addition n° 597.

étoient sous sa cruelle dépendance. C'étoit un homme qui avoit de l'esprit et de l'adresse, mais gauche en tout, désagréable et pédant à l'excès, suprêmement noir et aimant le mal précisément pour le mal, jaloux jusque contre son père, qui s'en plaignoit amèrement à ses amis, tyran jusqu'avec sa femme, l'esprit, l'agrément, la douceur, la complaisance, la vertu même, barbare jusqu'avec sa mère : un monstre, en un mot, qui ne tenoit au Roi que par l'horreur de ses délations et une malignité telle, qu'elle avoit presque rendu d'Argenson bon. Un amiral étoit sa bête, et un amiral bâtard du Roi son bourreau. Il n'y avoit rien qu'il n'eût fait contre sa charge, et, pour l'empêcher de la faire, point d'obstacles qu'il n'eût semés sur son chemin, rien qu'il n'eût employé pour l'empêcher de commander la flotte, et, après, pour rendre au moins la flotte inutile. Il lui disputa tous ses honneurs et toutes ses distinctions, ses pouvoirs encore davantage, et lui en fit retrancher des uns et des autres, qui, par leur nature et par leur exemple, ne pouvoient être, et n'avoient pas été contestés. Cela étoit hardi contre un fils de la personne[1], bien plus que si c'eût été un fils de France; mais il sut prendre le Roi par son foible et balancer le père par le maître, s'identiser avec le Roi, et lui persuader qu'il ne s'agissoit de l'autorité qu'entre le Roi et l'amiral. Ainsi le fils de l'amour disparut aux yeux d'un maître toujours maître, de préférence infinie à tout autre sentiment, et, sous ce voile, le secrétaire d'État le fut entièrement, et nourrit le comte de Toulouse de contretemps pour le faire échouer, et de dégoûts à le mettre au désespoir, sans qu'il pût que très légèrement se défendre. Ce fut un spectacle public à la mer et dans les ports où la flotte toucha, qui indigna toute la marine, où Pontchartrain étoit abhorré, et le comte de Toulouse adoré par son accès facile, son application et sa singulière équité. Le maréchal de Cœuvres, M. d'O et tous les autres chefs de degré ou de confiance ne furent pas mieux traités : tellement qu'ils excitèrent tous M. le comte de Toulouse à ce qu'il s'étoit déjà proposé, qui étoit de perdre Pontchartrain en arrivant, et par montrer au net les contretemps et leurs suites, et lui comme leur auteur de malice méditée, et par effort de crédit auprès du Roi. Il falloit l'audace de Pontchartrain pour s'être mis à ce danger, prévu et déploré souvent, et inutilement, par son sage père et par sa mère et sa femme, mais sans aucun fruit; et l'ivresse dura jusqu'à ce retour, que la famille fut avertie de toutes parts de l'orage, et Pontchartrain lui-même, par l'accueil qu'il reçut de l'amiral et des principaux de la flotte. Aussi abject dans le danger qu'impudent dans la bonace, il tenta tout à la fois pour prévenir sa chute, et n'en remporta que des dédains. Enfin, le jour venu où le Comte devoit travailler seul à fond avec le Roi pour lui rendre un compte détaillé de son voyage, et où il avoit résolu de tout dire et de tout faire pour perdre Pontchartrain, sa femme prit sur sa modestie et sur sa timidité naturelle de l'aller trouver chez Mme la duchesse

1. Ici, on a ajouté postérieurement en interligne, mais à tort, *du Roi*.

d'Orléans, et de le forcer à entrer seul avec elle dans un cabinet. Là, fondue en larmes, reconnoissant tous les torts de son mari, exposant quelle seroit sa condition s'il étoit perdu selon ses mérites, elle désarma l'amiral, et en tira parole de tout oublier, pourvu qu'à l'avenir le secrétaire d'État ne lui donnât pas lieu de rappeler l'ancien avec le nouveau. Il avoua qu'il n'avoit jamais pu résister à la douceur et à la douleur de Mme de Pontchartrain, et que, quelque résolution qu'il eût faite, les armes lui étoient tombées des mains en considérant quel seroit le malheur de cette pauvre femme entre les mains d'un cyclope furieux de sa chute, et qui n'auroit plus rien à faire dans son délaissement qu'à la tourmenter. Ce fut ainsi que Pontchartrain fut sauvé; mais il en coûta cher à l'État. La peur qu'il eut de succomber sous la gloire ou sous la vengeance d'un amiral fils du Roi le détermina à perdre lui-même la marine, pour la mettre hors d'état de revoir l'amiral à la mer. Il se le promit, et se tint exactement parole. Cela ne fut que trop bien vérifié depuis par les faits, et que les débris de cette marine ne l'appauvrirent pas.

592. *Le comte de Caylus.*

(Page 329.)

16 novembre 1704. — Ce Caylus étoit abruti de vin, et mourut blasé. On le tenoit été et hiver sur la frontière, pour l'éloigner de sa femme, nièce de Mme de Maintenon, qui s'en trouva fort heureusement délivrée. Il étoit frère du nouvel évêque d'Auxerre et du chevalier de Caylus[1] qui fit fortune en Espagne. Leur mère étoit fille du maréchal Fabert.

593. *Les cercles à la cour.*

(Page 331.)

18 novembre 1704. — Le feu Roi, qui n'aimoit la dignité que pour lui, ne laissoit pas de regretter la majesté des cercles de la Reine mère, parmi lesquels il avoit été nourri, et qui durèrent autant qu'elle. Il essaya de les faire continuer par la Reine sa femme, dont la bêtise ne put porter le poids. Il voulut après les renouveler par la Dauphine de Bavière. Elle avoit tout ce qu'il falloit dans l'esprit pour s'en bien acquitter; mais les incommodités de ses grossesses et de leurs suites, jusqu'à sa dernière et longue maladie, leur coupèrent court. Mme la duchesse de Bourgogne étoit trop enfant pour les lui faire reprendre de meilleure heure, et l'étoit trop encore pour les vouloir continuer: aussi ne durèrent-ils guères, et se sont ainsi ensevelis.

594. *Mademoiselle Brûlart, marquise de Charost, puis duchesse de Luynes.*

(Page 335.)

23 décembre 1695. — Ce Brûlart n'étoit point marié. Une de ses

1. Ici, on a biffé ces mots : *dont il a été parlé et.*

sœurs, qui eut presque tout, épousa dans la suite le fils aîné du duc de Charost, tué à Malplaquet sans enfants, et, en 1732, le duc de Luynes.

595. *La seconde duchesse d'Aiguillon.*

(Page 343.)

18 juillet 1692. — Mme d'Aiguillon se fit novice aux Filles du Saint-Sacrement, la fut longtemps, et en sortit après sans avoir fait profession.

596. *Le duché d'Aiguillon.*

(Pages 343-344.)

25 décembre 1704. — Ces Additions, qui ne peuvent être que courtes, ne peuvent embrasser des explications de prétentions de procès. En deux mots, Mme de Combalet, la nièce chérie du cardinal de Richelieu, eut, par l'érection femelle d'Aiguillon en sa faveur, une clause sans exemple, et que personne assurément avant elle n'avoit imaginée. Ce fut, en cas qu'elle ne se remariât point ou qu'elle n'eût point d'enfants, la faculté de se choisir un héritier, et de la terre et de la dignité tout ensemble, mâle ou femelle. Ce cas arriva : elle choisit par son testament Mlle de Richelieu, sa nièce, qui fut sans difficulté duchesse d'Aiguillon après elle, au desir de la clause. Son testament portoit substitution de ce duché, mais sans jamais parler de dignité, de laquelle mention étoit faite pour Mlle de Richelieu à chaque fois qu'il étoit question d'elle, et jamais à l'occasion des autres appelées. Cette seconde duchesse d'Aiguillon, dont il s'agit ici, mourut fille, et donna tout au marquis de Richelieu, son neveu. S'il avoit eu droit à la dignité, il l'eût prise en entier sans congé du Roi, comme font tous les fils ou tous les successeurs de droit, et seroit venu en grand deuil lui faire simplement la révérence. Il sentit donc le défaut du droit, et voulut essayer d'obtenir l'aveu du Roi, pour le débattre, s'il lui étoit disputé, comme il ne doutoit pas qu'il ne le fût. On le sut : plusieurs ducs s'opposèrent et donnèrent un mémoire au chancelier de Pontchartrain, que le Roi avoit chargé de lui rendre compte de celui du marquis de Richelieu. Le Chancelier rapporta l'affaire au Roi, qui fit rendre le mémoire à M. de Richelieu et défendre par le Chancelier de la poursuivre. Et en effet ni la clause ne contenoit la faculté de plus d'un choix, ni Mme de Combalet n'avoit cru qu'il y en pût avoir plus d'un par l'énoncé de son testament en faveur de sa nièce, ni chose aussi inouïe et contraire au droit commun ne peut jamais se supposer et se sous-entendre, et ne peut avoir d'effet que lorsqu'elle est si nettement exprimée que la loi précise en est écrite par une clause expresse. Le marquis de Richelieu en demeura donc là, et, après lui, le comte d'Agenois, son fils. Trente ou trente-deux ans, le duché d'Aiguillon fut éteint, jusqu'à ce que les beaux yeux du comte d'Agenois le ranimèrent. Mme la princesse de Conti, fille de Madame la Duchesse, l'aimoit depuis longtemps jusqu'à ne prendre aucun soin de bienséance : il ne bougeoit

de chez elle, y gouvernoit avec empire; elle l'alloit garder chez lui dès qu'il étoit malade, et lors sa femme disparaissoit, qui, pour s'être rebecquée, fut rudement menée. Ils voyagèrent ensemble par tout le Royaume, en équipage et en maintien fort étrange. Elle passoit trois ou quatre mois chez lui près de Tours, à Véretz, jusque-là que M. le prince de Conti, son fils, tout jeune qu'il étoit, en écrivit des plaintes au Roi, que son gouverneur surprit et brûla. Elle avoit lié une amitié étroite avec le garde des sceaux Chauvelin, tout-puissant alors, et qui ne lui refusoit rien, et elle se mit dans la tête de ressusciter le duché-pairie d'Aiguillon. Elle obtint permission pour d'Agenois d'en intenter le procès au Parlement, bien assurée du plaisir que cette compagnie auroit de faire un duc-pair de son autorité et ce dépit aux autres, et sûre encore que, la requête du marquis de Richelieu au feu Roi lui ayant été rendue, il ne resteroit point de preuves juridiques de ce jugement. Restoit l'obstacle de l'édit de 1711, où le chancelier de Pontchartrain ne voulut jamais énoncer une prétention qu'il ne falloit pas, disoit-il, honorer d'avoir pu être, et s'y tint ferme sur ce qu'on ne finiroit point, si on vouloit énoncer toutes les chimères en particulier. Tandis que cela se commençoit, la princesse de Conti bonneta tout ce qu'elle put de ducs, et par elle-même, allant chez eux, ou les faisant tonneler par leurs amis, et par ses langages, ses grâces, son esprit, dont elle avoit infiniment, et une langue charmante, elle en enchanta quelques-uns, et en épouvanta d'autres; elle en embarrassa encore plus parmi ce peuple qui l'est devenu, et qui, comme tous les autres peuples, renferme bien des sots. Cela renouvela le schisme que les temps derniers du feu Roi et ceux de la Régence avoient fait naître parmi ces pauvres bons ducs, et sépara, dans ce nouveau schisme, plusieurs qui étoient amis dans le premier. Il y en eut pourtant un assez grand nombre, et de gens considérables, autant que ce terme pouvoit être applicable, qui s'opposèrent de nouveau, ou qui soutinrent leur opposition ancienne. Rien ne fut oublié pour soutenir et augmenter cette division, et le duc de Richelieu, qui, dès cet autre schisme, s'y étoit montré un grand maître, fut, pour celui-ci, un merveilleux secours. Les beaux yeux de Mme d'Agenois, quoique inférieurs à ceux de sa mère, son éloquence, et cette haute science dont elle fait des leçons, la servirent. Elle déploya tous les attraits de l'esprit, elle fit briller tous ceux du corps, et, pour la première fois, Mme la princesse de Conti et elle se réunirent à tendre au même but. Les Uzès et leurs parents préférèrent cette belle et savante cousine à leur dignité. Mme la princesse de Conti sollicita de porte en porte, ne bougea d'avec les avocats, en perdit jeu, plaisirs, sommeil et nourriture. Elle disoit agréablement qu'il y avoit longtemps qu'elle avoit pris le public pour confident de ce qu'elle pouvoit pour M. d'Agenois, et qu'elle n'avoit nul ménagement là-dessus, et elle agissoit pleinement en conséquence, tandis que le garde des sceaux, ravi de lui plaire à si bon marché pour lui, en chose à elle si sensible, instrumentoit sous main au Parlement, qui espéroit encore de lui alors sur les affaires de la Constitution, et par cette même princesse, que l'air de l'hôtel de Conti en avoit rendue ennemie. Il n'en falloit pas tant que tant de vifs et de puissants et de toutes sortes d'intérêts réunis, pour débeller[1] une poignée de gens qui ne pouvoient opposer que droit, règle, raison, usage, édits, et qui d'ailleurs étoient de longue main d'être, jusque par eux-mêmes, vendus aux ignominies. Ainsi un second Vignerot escalada les barricades de la justice la plus évidente, et fut adscript parmi des gens que tous états et toutes gens s'accordent à détruire autant qu'il est en eux, et desquels toutefois tous états et toutes gens s'efforcent ou desirent d'être par toutes sortes de moyens. Tout ce qui fut proposé alors, avancé, pratiqué, tenté, obtenu de céder à tous, et autres trajets semblables, qui seroient trop longs à rapporter[2]. Le Parlement, en faisant de sa grâce et puissance ce nouveau duc-pair, le fixa au dernier rang. Les factums et l'arrêt en instruiront les curieux. Tout l'art possible servit ce duc de la beauté, et, pour ses adversaires, il n'étoit pas possible de défigurer plus misérablement leur cause, soit en plaidant, soit en écrivant pour elle[3]. Le défaut de première réception ancienne, parce que des femelles telles qu'étoient les deux duchesses d'Aiguillon n'en étoient pas susceptibles, formera peut-être une autre question pour le rang aux cérémonies de la cour, quand M. d'Aiguillon voudra le tenter, et il le gagnera sans doute, s'il bat le fer tandis qu'il sera encore chaud.

597. *Les maréchaux de France reçoivent l'ordre du Saint-Esprit.*

(Page 351.)

1er janvier 1705. — ....En[4] le recevant [Puysieulx], il [le Roi] s'aperçut que le duc d'Harcourt, qui avoit le bâton, parce qu'il ne se rend qu'après la messe au capitaine des gardes qui entre en quartier, étoit en justaucorps à brevet. Cela le choqua, et, pendant la cérémonie, il lui prit envie de le faire chevalier de l'Ordre, puis tous ses grand officiers de qualité à l'être, et tous les ducs après, d'autres avec; puis se rabattit tout à coup seulement aux maréchaux de France, pour se restreindre et n'avoir point de choix à faire, ni de plaintes à entendre de quelques prétendants omis. Ces maréchaux étoient le duc d'Harcourt, le maréchal de Cœuvres, grand d'Espagne, M. de Villars, tout nouvellement fait duc héréditaire[5], et MM. de Chamilly, Châteaurenault, Vauban, Rosen et Montrevel, qui n'avoient pas l'Ordre. Il avoit été promis, il y avoit longtemps, à Chamilly; M. de Louvois l'avoit toujours empêché de l'avoir, et, depuis cela, Chamilly[6] avoit vieilli. Le Roi, en faisant Vauban, qui s'appeloit le Prestre et n'étoit rien, croyoit récompenser ses propres

1. *Déballer*, dans la copie. — 2. Tel est le texte du manuscrit.
3. Il ne sera parlé que très sommairement de cette affaire en 1705 et 1711.
4. Le commencement de cette Addition a trouvé place plus haut, Addition n° 590.
5. Il ne fut fait duc que le 16 janvier. — 6. Nom ajouté en interligne.

vertus militaires, comme quand il le fit maréchal de France, et ce fut peut-être lui qui fut cause de cette idée subite de faire les maréchaux de France, et à laquelle le Roi s'arrêta, parce que, sans ce prétexte, il n'eût osé le faire. Rose étoit encore dans son goût, mais bien gentilhomme, et mieux que cela, et bien apparenté en Livonie, son pays, en sorte que M. le prince de Conti, qui, dans son voyage de Pologne, avoit eu la curiosité de s'en bien informer, a souvent, par son témoignage, confirmé les preuves testimoniales que ce maréchal produisit pour être fait chevalier de l'Ordre. Montrevel, fort aussi dans le goût du Roi et d'une naissance fort distinguée. Châteaurenault et Catinat passèrent sur le tout. Ce dernier, qui étoit l'ancien de tous ces maréchaux, refusa l'Ordre par modestie, et fut un peu soupçonné d'avoir caché le dépit sous cette belle action ; mais elle n'en fut ni moins louée ni moins louable. Sa vertu et ses services se trouvoient étouffés par les ruses de la cour : il sut mépriser et la cour et ses menées, et s'envelopper de sa vertu dans la plus sage et la plus honorable retraite, qui rehaussa sa belle et utile vie. Le Roi ne le pressa pas comme il avoit fait l'archevêque de Sens, et ce, contraire avec Vauban et bien d'autres, tourna tout à l'honneur de Catinat. M. de Lauzun dit plaisamment, sur cette promotion inattendue que le Roi résolut en faisant la cérémonie de donner l'Ordre à Puysieux, qu'il avoit pris son parti le cul sur la selle. Jamais auparavant on n'avoit ouï parler que l'office de maréchal de France, tout militaire et tout indépendant de naissance, donnât aucun droit à l'Ordre, qui est un honneur de qualité tout opposée, et on en a vu grand nombre, et même de qualité distinguée, comme le maréchal de Créquy, n'avoir jamais été chevaliers de l'Ordre. Cette subite fantaisie du Roi, venue comme on l'a raconté, fit un exemple, et il est arrivé, depuis la mort du Roi, un rare échange : on a pris cet unique et moderne exemple en droit, et on a cru devoir l'Ordre aux maréchaux de France, tandis qu'on ne l'a plus cru dû aux ducs, à pas un desquels, hors de disgrâce actuelle et marquée pour telle, ni le feu Roi ni pas un de ses prédécesseurs n'a jamais manqué de le donner ; et si le feu Roi, si jaloux de son autorité et de la liberté de ses grâces, ne dédaigna pas, en 1688, de faire excuse et de dire publiquement les raisons qui lui firent omettre trois, et les trois seuls qui avoient l'âge.

598. *Villars fait duc.*

(Page 364.)

16 janvier 1705. — Villars, dès la Bavière et avant de s'y brouiller avec l'Électeur, avoit tenté, par lui, d'être fait duc. La réponse du Roi fut trempée dans l'indignation la plus forte de cette audace, dont le murmure de la cour alla jusqu'au frémissement. On ne pouvoit oublier sa naissance, on se souvenoit du peu de part qu'il avoit eu au gain de la bataille de Friedlingue, qui le fit maréchal de France, on ne voyoit

point de services[1] assez utiles ni assez éclatants depuis pour payer cette récompense anticipée. Mme de Maintenon, qui se souvenoit avec goût d'avoir été plus qu'amie[2] de son père, le conduisoit par la main et le bombarda duc comme on le voit ici. La consternation fut générale et marquée sans ménagement. Le nouveau duc et sa femme eurent le bon esprit de n'en faire ni semblant, ni souvenir dans les suites, et de se pâmer entre les bras de la fortune, avec toute la modestie la plus propre à émousser les pointes universelles qu'elle causa[3]....

599. *L'abbé d'Estrées privé du fauteuil à la cérémonie de l'Ordre.*

(Page 376.)

2 février 1705. — Les Mémoires devoient ajouter que l'abbé d'Estrées, comme prélat de l'Ordre, avoit prétendu le fauteuil comme l'ont les évêques en officiant devant le Roi, qu'il fut prêt[4] à l'avoir, et que Pontchartrain, qui n'aimoit pas les Estrées, tant parce qu'ils étoient amis de son père que pour faire sa cour à Mme des Ursins, à qui ses longues audiences commençoient à faire prendre un grand vol, s'y opposa fort et ferme, quoique sans titre pour le faire, et en mena tant de bruit, qu'il le réduisit au siège ployant de chapelains qui officient, dont l'abbé d'Estrées fut d'autant plus mortifié que cela fut réglé pour toujours[5]....

600 et 601. *Madame de Maintenon obtient pour la princesse des Ursins la permission de venir en cour.*

(Page 392.)

17 novembre 1704. — Mme de Maintenon réussit enfin au plus difficile de son ouvrage. Le temps, les manèges, les grâces aux Estrées, l'obéissance de Mme des Ursins, tout cela, manié de main de maîtresse, obtint enfin de venir à la cour sans parler uniquement que de justification, et point du tout d'où aller après. Tels furent les degrés du triomphe et du règne.

11 janvier 1705. — Le point unique étoit la permission de se venir justifier, lequel obtenu, tout étoit fait. Obéissance remplie, exemple

1. Dans le manuscrit, *service* est au singulier, et les deux adjectifs qui suivent sont au pluriel.
2. Le copiste ayant lu à tort *aimée*, nous corrigeons ce mot en *amie*.
3. La fin de cette Addition, relative aux pouvoirs donnés à Tessé par le roi d'Espagne, se placera ci-contre, Addition n° 602.
4. *Près*, dans le manuscrit.
5. Ici vient cette phrase biffée : *Le reste de la cérémonie est si bien expliqué, qu'il n'y a rien à y ajouter.* La suite de cette Addition, relative à la réception de Saint-Simon et du duc de Roquelaure à l'ordre du Saint Esprit, en 1728, se placera en regard de la page 76 du tome XIX de l'édition de 1873 ; la fin, qui se rapporte à la promotion du père et de l'oncle de Saint-Simon, a trouvé place dans notre tome I, Addition n° 42.

éclatant, autorité satisfaite, avec de l'esprit, de l'éloquence, des grâces et de l'art contre toute mesure, les soumissions infatigables du roi et de la reine d'Espagne, et, mieux que tout, la soif de Mme de Maintenon de gouverner l'Espagne, intimement convaincue qu'elle ne le pourroit que par la princesse des Ursins régnante absolument et sur les lieux, rien ne pouvoit manquer au succès de ce voyage; et rien n'y manqua en effet du triomphe le plus complet.

602. *Pouvoirs donnés par le roi d'Espagne au maréchal de Tessé.*

(Page 406.)

16 janvier 1705. — .... Pour[1] la patente que le roi d'Espagne donna au maréchal de Tessé, ce ne fut qu'un jeu pour continuer à couvrir le renvoi du duc de Berwick.

603. *Madame de Caylus quitte le Père de la Tour.*

(Page 407.)

4 janvier 1705. — On a vu, dans les précédentes années, comme et pourquoi Mme de Caylus, fille de Villette cousin germain de Mme de Maintenon, et dont elle étoit favorite, fut congédiée de la cour. Elle se jeta bientôt après dans une grande dévotion, et se mit sous la direction du P. de la Tour, général de l'Oratoire. Il passoit alors pour janséniste, et avoit partout une grande considération. C'étoit un homme de beaucoup d'esprit, qui avoit longtemps prêché avec réputation, et qui excelloit par un esprit de sagesse, de conduite et de gouvernement. Le Roi, qui, poussé par les jésuites et par Saint-Sulpice, lui cherchoit querelle, s'est plusieurs fois écrié avec dépit, mais avec admiration, sur la sagesse de cet homme, avouant que, depuis longtemps, il le guettoit, sans l'avoir jamais pu surprendre en faute. Avec de telles dispositions, et Mme de Maintenon, qui elle-même ne les ressentoit pas moins, il n'est pas surprenant qu'on employât tous les moyens pour soustraire Mme de Caylus à sa conduite. Mais que dire de celle qui change de confesseur pour de l'argent? Ce fut le premier pas de sa seconde chute, qui fut bien plus funeste que la première, qui l'avoit fait chasser de la cour.

604. *Monsieur et Madame de Rupelmonde.*

(Page 415.)

25 janvier 1705. —.... Ce[2] M. de Rupelmonde, à qui elle[3] donna sa seconde fille, elle en voulut faire un grand seigneur, et lui fit arbo-

1. Le commencement de cette Addition, qui raconte l'élévation de Villars à la dignité de duc, a trouvé place ci-dessus, Addition n° 598.

2. Le commencement de cette Addition, relatif à Mme d'Alègre, trouvera place en regard de la page 214 du tome XIV de l'édition de 1873.

3. Mme d'Alègre.

rer un manteau ducal. Sa femme, qui se fourra à la cour par toutes voies, et qui, sous les sobriquets de *la Blonde*, mais rousse comme une vache, et de *Vaque-à-tout*, parce qu'elle étoit de toutes foires et de tous marchés, perça à la faveur d'un gros jeu et de la plus facile conduite. Ancrée suffisamment, à ce qu'il lui sembla, elle hasarda la housse; mais cette housse ne put durer plus de quatre jours : le Roi la lui fit quitter. Pour le manteau, plusieurs en abusoient, sans autre fruit qu'en abuser, et M. le prince de Conti appeloit ces manteaux, qui restoient à la porte, des robes de chambre d'armoiries. Un soir qu'elle arrêtoit assez tard au salon, un des suisses de la porte entra, qui, l'avisant au lansquenet, lui cria tout haut, en son patois de Suisse, que son mari lui mandoit qu'il étoit couché, et qu'elle allât tout présentement coucher avec lui. La risée fut grande, et ne fut pas d'un seul soir. Le Roi, lassé des lettres de Mme d'Alègre, qui, tantôt pour Marly, tantôt pour briguer une place de dame du palais, cornoit toujours les grandeurs de son gendre, chargea Torcy de savoir par preuves quel enfin il étoit; et ce qui en résulta fut que le père de Rupelmonde, après avoir travaillé à des forges de Mme de Rupelmonde, en étoit devenu facteur, puis maître, s'y étoit enrichi, avoit ruiné les possesseurs, acheté leur bien, et devenu seigneur en leur place; mais l'avis étoit venu trop tard, et Mme de Rupelmonde avoit été admise à tout ce que le sont les femmes de qualité. Son mari fut tué de bonne heure, qui ressembloit fort à un apothicaire, et n'eût pas fait fortune comme son père. Mme de Rupelmonde intrigua plus que jamais, et, à force d'audace et d'insolence, de commodités et d'amourettes, elle parvint, longtemps depuis, à être dame du palais de la Reine, et, par une longue habitude avec le comte de Gramont, à faire le mariage de son fils unique avec une des filles du comte de Gramont, rousse et dépiteusement laide, sans un écu de dot.

665. *Monsieur et Madame d'Havrincourt.*

(Pages 422-423.)

10 mars 1705. — Mme de Maintenon trayoit d'ordinaire une demoiselle ou deux de Saint-Cyr, des plus prêtes à en sortir, pour se les attacher. Elles écrivoient sous elle, la suivoient partout, et le Roi, qui les voyoit incessamment, prenoit de la bonté pour elles et les marioit avantageusement. Mme la duchesse de Bourgogne s'amusoit d'elles, mais jamais hors de chez Mme de Maintenon, et, comme elle aimoit à courre, elle leur faisoit un honneur à leur noce, par enfance, qu'elle ne leur eût pas fait autrement. Souvent, la dot payée, la demoiselle mariée ou demeuroit confinée, ou ne s'approchoit guères qu'en étrangère, et le mari encore moins. L'intelligence de celui-ci suppléa au crédit effectif qu'il fit accroire, et il devint très riche et la plus aimable maison du Cambrésis.

606. *Saint-Pierre et Nancré.*

(Page 425.)

1er mai 1706. — Saint-Pierre étoit un gentilhomme de basse Normandie, qui n'a pas été heureux sur sa naissance, qui lui a attiré bien des dégoûts à la cour que des gens qui ne valoient guères mieux n'y ont pas éprouvés. Il étoit capitaine de vaisseau, et assez estimé. Lorsque le Roi voulut que le petit Renau tînt une école de marine, et y soumettre les officiers jusqu'aux capitaines, celui-ci, avec quelques autres, y résista si ferme, qu'ils en furent cassés. Sa femme, jeune, jolie, étourdie, et qui, dans un goût tout opposé, ne manquoit pas plus que lui d'esprit et d'intrigue, et qui étoit de Brest, vint s'introduire chez Mme la duchesse d'Orléans, dont elle fut bientôt favorite, et son mari un favori de M. d'Orléans[1]. Il tenta d'avoir la charge de capitaine de la porte, qu'eut Nancré, et se trouva si offensé de cette préférence, qu'il se licencia en propos plus qu'audacieux, dont M. le duc d'Orléans, contre son ordinaire, se sentit piqué à l'excès, et le témoigna[2]....

607. *Le chevalier de Grignan.*

(Pages 428-429.)

31 mars 1705. — Le chevalier de Grignan n'étoit chevalier que de nom. La goutte lui avoit fait quitter le service et, enfin, la cour, où il étoit menin de Monseigneur, pour se retirer en Provence, où son frère commandoit et passoit sa vie. Quoiqu'il y eût encore des Adhémar de Monteil, M. de Grignan, qui n'avoit que des filles, et point d'enfants d'un fils d'espérance qu'il avoit perdu, voulut marier ce seul frère qui pût l'être, mais qui n'eut point de postérité.

608. *La maison d'Espinay Saint-Luc.*

(Page 430.)

26 mars 1705. — L'auteur des Mémoires n'auroit pas été avoué de MM. de Saint-Luc. Le grand-père de leur prétendu parent étoit un petit juge royal, et même abbatial, d'autour de Rouen, et ce marié ne fit pas grande fortune. Sa femme, qui se fit le jouet de princes et de princesses, et souvent plus que fortement, comptoit bien la faire à son mari et à elle ; mais ceux dont elle l'espéroit ne vécurent pas assez. Elle étoit bonne et singulière créature, avec de l'esprit, et mourut devenue, depuis la Régence, dame d'atour de Mme la duchesse d'Orléans, à la surprise universelle. Mme la comtesse de Brionne étoit aussi du nom d'Espinay, différent de ces deux ; cette dernière maison est de Bretagne, et bonne, dont la comtesse de Brionne étoit héritière.

1. *O*, en abrégé, dans le manuscrit.
2. La fin de cette Addition trouvera place dans le volume suivant, en regard de la page 454 du tome IV de l'édition de 1873.

609. *Triomphe de Madame des Ursins.*

(Page 434.)

23 février 1705. — Rien de pareil à l'air de triomphe que prit Mme des Ursins, à l'empressement servile de tout ce qu'il y avoit de plus considérable auprès d'elle, à l'attention du Roi de la distinguer et de lui faire les honneurs de tout comme à un diminutif de reine d'Angleterre et dans sa primeur d'arrivée, et à la majestueuse façon dont le tout étoit reçu avec une proportion de grâce et de politesse dès lors effacée, et qui faisoit souvenir les plus anciens des temps de la Reine mère. Le Roi étoit admirable à donner du prix à tout et à faire valoir ce qui, de soi, n'avoit de prix d'aucune sorte, comme il se voit ici sur le duc et la duchesse d'Albe, pour un exemple entre un million le long de l'année. Mme de Maintenon et Mme la duchesse de Bourgogne n'étoient occupées que de Mme des Ursins, qui signala plus le prodigieux vol qu'elle prenoit par un petit chien sous son bras que par aucune autre distinction publique. Personne ne revenoit d'étonnement d'une familiarité que Mme la duchesse de Bourgogne même n'eût osé se donner, tant les bagatelles frappent quand elles sont hors de tout exemple. Le Roi, sur la fin d'un de ces bals, caressa le petit épagneul, et ce fut un autre degré d'admiration pour les spectateurs. Depuis cela, on ne vit plus guères Mme des Ursins au château de Marly sans ce petit chien sous le bras, qui devint la dernière marque de faveur et de distinction pour elle.

610. *Amelot fait ambassadeur en Espagne.*

(Page 442.)

24 mars 1705. — Le duc de Gramont, en déclarant son mariage, s'étoit perdu, et, pendant son voyage, Mme des Ursins s'étoit raccommodée. Elle vouloit retourner en Espagne, régner plus absolument que jamais, et il lui étoit capital d'avoir un ambassadeur dépendant d'elle et hors de portée de voler haut par lui-même. Le duc de Gramont lui eût été tout au mieux une nulle[1], et peut-être pis, et il lui en falloit un qui pût agir, opérer, et le tout dans sa main. Les Noailles, quoique liés et alliés intimement aux Estrées, avoient été trop politiques pour se brouiller avec elle. Le fils du duc de Gramont étoit leur gendre aîné et favori, et la femme de ce gendre une espèce de favorite de Mme de Maintenon. Ils ne se soucioient aucuns du duc de Gramont; mais ils ne se pouvoient détacher qu'il fût honnêtement traité : c'est ce qui lui valut la Toison, et son rappel aussitôt après, pour laisser à Mme des Ursins à la remplir, et la reine d'Espagne se conduisit avec le duc de Gramont de manière à lui faire desirer à lui-même son retour. Amelot étoit de robe, conseiller d'État, par conséquent point susceptible de Toison ni de grandesse. Il avoit acquis de la réputation en Suisse, à Venise, en Portugal et dans

1. Un correcteur a biffé mal à propos *une* avant *nulle*.

d'autres commissions au dehors. C'étoit un homme d'honneur, de grand sens, de grand travail et d'esprit, doux et liant, et, de plus, un homme fort sage. Mme des Ursins ne crut pas pouvoir trouver mieux pour avoir sous elle un homme qui l'aidât dans toutes les affaires, qui n'eût ni protection ici, ni famille, et qui, sous le nom d'ambassadeur, fût en effet pour elle un secrétaire renforcé, sous l'abri duquel elle agiroit avec autorité en Espagne, et avec confiance de la part de ce pays ici. Il y étoit témoin de son triomphe, il étoit bien avec Mme de Maintenon, et à portée d'en recevoir les ordres et les impressions particulières, connu et estimé du Roi et du public : elle s'arrêta donc à lui, et le fit choisir avec ordre de n'agir en rien que sous elle et que de concert avec elle.

611. *Orry retourne en Espagne.*

(Page 443.)

23 avril 1705. — ....Comme[1] Orry étoit un va-nu-pieds qui ne tenoit à rien, ce fut ce qui en fit son homme d'autant plus de confiance[2] qu'il étoit homme à tout faire, et avec assez d'esprit et de travail pour s'en servir utilement à ses fins, et surtout à suffire pour exclure quiconque. Aussi revint-il sur l'eau et par elle et avec elle, et régnèrent-ils conjointement plus que jamais.

612. *Le chevalier du Bourk.*

(Pages 444-445.)

23 avril 1705. — Ce Bourk étoit gentilhomme catholique, de bon lieu, de beaucoup d'esprit et de manège, qui, pour son pain, avoit été à Rome au cardinal de Bouillon, lequel le réhabilita par je ne sais quel envoi du sacré collège à M. de Modène. Il se mêloit de tout ce qu'il pouvoit, et pour chercher à vivre, et par goût d'intrigue, qui, à la fin, ne l'a mené à rien. Il eut de quoi se satisfaire en Espagne, où il eut part à tous les grands changements de ministres, et n'y gagna que d'être craint, et par conséquent éloigné jusque par les ministres ses amis. Il faut pourtant avouer qu'avec tant d'intrigues, c'étoit un homme d'honneur et de bien et que la fortune ne put corrompre, que rien n'empêchoit de dire les vérités à bout portant aux têtes les plus principales, et même à la reine d'Espagne, et qui, avec un esprit orné, mais confus, ne laissoit pas d'être fort instruit des affaires et même des intérêts des princes, et qui eût été très capable d'emplois de confiance. Il avoit épousé à Paris une fille de ce Varennes dont il a été parlé et qui avoit commandé à Metz, dont il eut un fils, qui mourut, et une fille, jolie et pleine d'esprit et de vertu, qui l'allant joindre par mer en

1. Le commencement de cette Addition, relatif au chevalier du Bourk, formera l'Addition suivante.
2. L'homme de confiance de Mme des Ursins.

Espagne avec sa mère, celle-ci fut noyée, et le bâtiment pris par des pirates, qui emmenèrent la fille à Maroc, où elle fut bien traitée, et, avec grand temps et peine, renvoyée en France. Elle est maintenant fille d'honneur de la reine d'Angleterre à Rome, où son père s'est retiré avec elle. Mme des Ursins avoit toujours cultivé la reine d'Angleterre, et avoit, tant qu'elle avoit pu, peuplé d'Irlandoises et d'Angloises les bas emplois autour de la reine d'Espagne, parce que, n'ayant point de famille et ne tenant à personne en Espagne ni en France, elles en étoient plus dans sa dépendance à elle, et [elle] n'en avoit rien à craindre : ce fut pour la même raison qu'elle avança aussi le plus d'Anglois et d'Irlandois qu'il lui fut possible, et surtout à des choses de confiance[1]....

613. *La marquise du Plessis-Bellière.*

(Page 451.)

26 mars 1705. — Mme du Plessis-Bellière s'appeloit de Bruc; son mari étoit lieutenant général, et mort dès 1654. C'étoit une des femmes de France qui, avec de l'esprit et de l'agrément, avoit le plus de tête, le courage le plus mâle, le secret le plus profond, la fidélité la plus complète, et l'amitié la plus persévérante. C'étoit le cœur et l'âme de M. Foucquet, à qui le chevalier de Créquy s'étoit attaché, et dont Foucquet fit le mariage avec la fille de cette femme, lequel devint depuis maréchal de France. Mme du Plessis souffrit la prison la plus rigoureuse, les menaces les plus effrayantes, et enfin l'exil le plus fâcheux, sans la plus légère émotion, à l'occasion de la chute de M. Foucquet, et acquit une estime, même de leurs communs persécuteurs, qui se tourna à la fin en considération, sans avoir cessé d'être, jusqu'à la fin de leur vie, la plus ardente et la plus persévérante amie de M. Foucquet à travers les rochers de Pignerol, et cela publiquement, et de leurs communs amis.

614. *Magalotti.*

(Page 452.)

10 avril 1705. — Magalotti étoit un de ces braves que le cardinal Mazarin avoit attirés auprès de lui, mais fort jeune, par le privilège d'être Italien. Le Roi avoit de la bonté pour lui, et il avoit, toute sa vie, été ami intime du maréchal-duc du Luxembourg, et dans les meilleures compagnies des armées; homme délicieux et magnifique, et, dans sa vieillesse, le plus beau vieillard du monde, avec des cheveux blancs, un visage de guerre et vermeil, et le jupon à l'italienne. M. de Louvois, qui le haïssoit, l'avoit ôté du service, et empêché le Roi de le faire chevalier de l'Ordre. Il étoit bon gentilhomme florentin.

1. La fin de cette Addition, relative au retour d'Orry en Espagne, a été placée ci-dessus, n° 611.

615. *Le grand coucher supprimé.*

(Page 460.)

20 décembre 1705. — La longue goutte que le Roi avoit eue avoit accoutumé à n'avoir point de grand coucher, et cette habitude, qui lui fut commode, ne lui permit pas de le rétablir.

616. *Rubentel.*

(Page 462.)

1er mai 1705. — On a parlé ailleurs de Rubentel, et comment il sortit du service[1]. C'étoit un ancien lieutenant général, de valeur fort distinguée, et qui sut mépriser les bassesses et se retirer dans sa vertu au-dessus de la fortune.

617. *Les Bauyn d'Angervilliers.*

(Page 463.)

10 avril 1685. — Ce Bauyn étoit un gros brutal, accusé de s'être grandement et étrangement enrichi; il fut longtemps en prison, et tellement dégraissé, que son fils fut trop heureux, dans la suite, d'épouser pour rien une Maupeou parente de Mme de Ponchartrain, dont le mari, depuis chancelier, avoit alors les finances : cela lui sauva du bien et le poussa aux intendances. C'est ce M. d'Angervilliers qu'on a vu longtemps depuis secrétaire d'État de la guerre à la mort de M. le Blanc, et ministre d'État.

618. *L'intendant Bouchu.*

(Page 464.)

1er avril 1705. — Bouchu étoit un homme fort aimable, et de beaucoup d'esprit, orné et de bonne compagnie, autrefois bien fait et galant. Il étoit conseiller d'État, et très capable de ses emplois; mais il s'étoit furieusement enrichi dans cette intendance de Dauphiné et d'armée, où il avoit persévéré, tout rongé de goutte, plus qu'on n'auroit voulu, parce qu'à la fin il avoit été reconnu. Lui et sa femme n'avoient jamais eu grande passion l'un pour l'autre. Comme il revenoit tout à fait à Paris, il passa par Tournus, qui étoit son chemin, où la goutte l'arrêta quelques jours dans l'hôtellerie. Pendant ce peu de jours, il fut visité des notables du lieu ; il le trouva agréable, et y prolongea sa convalescence. Étant guéri, il s'y amusa encore tant et si bien, qu'il y devint amoureux, et y loua une maison. Au bout d'un an, il en bâtit une en lieu de la ville qui lui plut, et, pour le faire court, sans y avoir ni biens ni amis, ni d'autre connoissance que celle de ce hasard de passage, il n'en est jamais sorti depuis, y a vécu plusieurs années, et y est mort. Cette singularité est telle, qu'elle a paru mériter de n'être pas oubliée.

1. Voyez nos tomes I, p. 243, et III, p. 322-325.

APPENDICE

SECONDE PARTIE

I

MÉMOIRE POUR LE DUC DE VENDÔME[1].

Mémoire du duc du Maine, présenté au feu roi Louis XIV, le mois de mars 1704[2].

« Sire,

« Lorsque M. le maréchal de Tessé eut ordre d'aller commander l'armée de la Secchia, j'en pris occasion de représenter à Votre Majesté qu'aucun maréchal de France ne devoit faire difficulté d'obéir à M. le duc de Vendôme. Vous eûtes la bonté, Sire, de m'assurer qu'il n'arriveroit rien qui pût nous faire de la peine. Je m'en serois tenu tranquillement à la parole de Votre Majesté, si les prétentions de Messieurs les maréchaux de France n'étoient devenues trop publiques pour les pouvoir dissimuler. Toutes mal fondées qu'elles sont, elles entraînent de telles conséquences, que je ne vois pas comment pouvoir me dispenser de demander à Votre Majesté la décision d'une pareille affaire. Je prétends prouver ici qu'elle est déjà toute décidée par l'usage de tous les temps, et j'aurai la satisfaction, en mettant cette cause dans une parfaite évidence, de faire voir à Votre Majesté que je ne lui ai rien avancé dont je ne fusse très certain.

« Avant que d'entrer dans le détail de ces preuves, je la supplie de me permettre de lui représenter qu'il est important que le sang de nos Rois, si j'ose le dire, ne soit point confondu avec d'autres, et qu'il conserve ce caractère de distinction et de supériorité qui fait respecter si justement par toute la terre la première maison de l'univers. Si nous sommes des témoins vivants des foiblesses des Rois, quand ils ont daigné nous tirer de l'obscurité, leurs sujets ne doivent pas moins les

1. Ci-dessus, p. 23, note 7.
2. Extrait de la copie de la correspondance du duc de Vendôme, ms. Fr. 14177, fol. 366-372.

respecter en nos personnes, surtout lorsque quelque mérite personnel rappelle la mémoire du sang qui coule dans nos veines. Je l'avoue, Sire, de bonne foi, à Votre Majesté, l'honneur que j'ai d'être animé par ce sang illustre me fait voir avec quelque indignation que des François parvenus aux premières dignités militaires, véritablement par leurs services, mais encore plus par les bontés de leur Roi, veuillent regarder comme une dégradation la nécessité d'obéir à un général d'armée qui porte dans ses veines le sang auguste de leur maître. Le maréchal de Bassompierre ne doit point leur être suspect; on ne l'accusera pas d'avoir négligé les prérogatives de son rang. Il étoit de la maison de Clèves, il en soutenoit l'éclat avec dignité, il étoit colonel général des Suisses et maréchal de France dans un temps où ce titre n'étoit pas, à beaucoup près, si multiplié qu'aujourd'hui. Voilà cependant, Sire, le témoin que je vais produire, et, tout intéressé qu'il étoit dans la cause, je consens de bon cœur qu'elle soit décidée sur sa déposition. Ce maréchal suivit Louis XIII au siège de la Rochelle. M. d'Angoulême, fils naturel de Charles IX, commandoit l'armée avant l'arrivée de S. M. Il est nécessaire, Sire, de remarquer que M. d'Angoulême n'a jamais eu les honneurs de prince du sang, non plus que sa veuve, qui vivoit encore en 1704[1]; mais il étoit respecté par la grandeur de sa naissance et regardé en France comme le pouvoit être M. le duc de Vendôme avant que Votre Majesté lui eût donné, par ses lettres patentes, un rang fixe immédiatement après tous les princes légitimes de son sang et avant tous les princes étrangers. Après l'arrivée du Roi au siège de la Rochelle, M. le maréchal de Bassompierre eut différend avec M. le duc d'Angoulême pour le commandement. M. le duc d'Angoulême soutenoit qu'il étoit extraordinaire qu'un maréchal de France fît difficulté de lui obéir, puisque les maréchaux de France n'en faisoient aucune d'obéir aux princes étrangers, et il citoit plusieurs exemples. Que répond à cela le maréchal de Bassompierre, si jaloux de son autorité qu'il fut près d'aller jusqu'à la désobéissance? Contestoit-il les faits allégués? Point du tout; il les confirme lui-même par d'autres encore plus authentiques. Il avoue expressément au Roi que le maréchal Strozzi, qui fut tué au siège de Thionville, y commandoit sous le duc François de Guise; que le maréchal de Matignon avoit servi en différentes occasions sous le duc de Mayenne; qu'il n'y avoit que quatre ou cinq ans, c'est-à-dire 1623 ou 1624, que le maréchal de Thémines avoit servi sous le duc d'Elbeuf et sous le même duc de Mayenne. Enfin il conclut par avouer que lui, maréchal de Bassompierre, ne feroit point de difficulté d'obéir à M. le duc d'Angoulême hors de la présence du Roi, comme auroient fait les autres maréchaux de France; mais il soutient, en même temps, que, le Roi

1. Il est évident que les cinq derniers mots sont une addition explicative du copiste, puisque la duchesse d'Angoulême mourut après le duc de Vendôme, et que les lettres jointes au mémoire, ci-après, p. 521, sont également datées de 1704, janvier et février.

commandant son armée en personne, non seulement M. d'Angoulême, mais tous les princes du sang même, devoient recevoir l'ordre des maréchaux de France, qui étoient faits, disoit-il, pour donner à tout le monde les ordres du Roi, lorqu'il étoit lui-même à la tête de ses armées. Ainsi, du propre aveu du maréchal de Bassompierre, suivant l'usage constant, M. d'Angoulême, général d'armée, devoit commander les maréchaux de France en l'absence du Roi, et il ne lui contestoit précisément que ce qu'il se croyoit en droit de contester même à Messieurs les princes du sang[1]. Un homme qui se croyoit en droit de commander à tous les princes du sang en la présence du Roi auroit-il été capable d'avouer la supériorité de M. d'Angoulême et des princes étrangers à l'égard des maréchaux de France, si en effet elle n'eût été incontestable et décidée par un usage et un consentement de tous les temps?

« Je remarquerai, en passant, qu'il n'étoit pas bien fondé dans sa prétention de commander les princes le Roi présent. On n'avoit, pour la détruire, qu'à lui citer le siège de Montauban qui fut fait en 1621. Le Roi y étoit en personne; le connétable de Luynes commandoit un quartier et avoit sous lui deux maréchaux de France, et M. le duc de Mayenne, qui vint joindre l'armée royale avec celle qu'il commandoit en Guyenne, eut son attaque séparée au quartier de Ville-Bourbon, où il commandoit ayant sous lui le maréchal de Thémines. Tous ces faits, Sire, sont de notoriété publique; on les trouve écrits partout, et il faut n'avoir jamais rien lu pour ignorer que les princes lorrains sont en possession, depuis plus de deux cents ans, de commander les maréchaux de France.

« Cela posé, si l'affaire en question demeuroit indécise, quel avantage les princes lorrains n'auroient-ils pas sur M. le duc de Vendôme, sur nos descendants? Il est décidé et avoué que les princes lorrains ont toujours commandé les maréchaux de France. Les maréchaux de France font difficulté d'obéir à M. le duc de Vendôme, eux et leurs partisans le répandent publiquement: M. de Vendôme est donc de pire condition que les princes lorrains! N'est-ce pas, Sire, un monstre dans vos États, et une contradiction manifeste aux lettres patentes de Votre Majesté qui mettent M. le duc de Vendôme au-dessus de tous les princes étrangers à la cour, au Parlement, au sacre de nos Rois, en toute assemblée publique et particulière?

« Je sais bien, Sire, que Votre Majesté saura bien soutenir son ouvrage; je sais que la prétention des maréchaux de France lui paroît une vision; je sais qu'elle a refusé ce titre à M. le duc de Vendôme, comme étant trop au-dessous de lui, et qu'il est bien aisé d'en conclure

1. Le récit de Bassompierre lui-même et ses discours à Louis XIII, dans ses *Mémoires*, éd. Chantérac, tome III, p. 301 et 307-319, prouvent que, au contraire de ce que dit le duc du Maine, il tint bon alors même qu'il eut été abandonné par M. de Schonberg, son collègue, et finit par obtenir une armée à part, pour « ne point faire un affront à sa charge. »

que, dès que Votre Majesté l'a jugé une fois digne de commander ses armées, ceux dont le titre est au-dessous de lui ne doivent pas faire difficulté de le reconnoître au-dessus d'eux. Le public n'est point obligé de m'en croire sur ma parole. Le fonds du cœur humain, porté naturellement à l'envie, fait qu'il regarde toujours avec quelque peine les honneurs où il ne peut atteindre. Un gentilhomme, un brave officier peut espérer le bâton de maréchal; mais il ne peut prétendre à devenir prince. De là vient, Sire, ce grand nombre de partisans qui soutiennent hautement, au milieu de votre cour, que les maréchaux ne doivent point obéir à M. de Vendôme.

« Il me paroît donc, Sire, de la dernière importance que Votre Majesté parle en cette occasion le langage des Rois : je veux dire qu'elle s'explique pour imposer le silence aux adhérents de ces Messieurs. La préséance de M. le duc de Vendôme au Parlement sur tous les ducs est, sans comparaison, plus marquée que la chose dont il s'agit. Tous les Rois à venir ne peuvent jamais qu'être flattés des honneurs dont ils nous trouveront en possession. Mais, après que Votre Majesté a eu la bonté de s'expliquer si clairement sur nos rangs (car, après tout, Sire, la cause est commune, et, à la réserve des honneurs de la cour, je ne suis en France et au Parlement que le premier à l'égard de M. de Vendôme), si, dis-je, après des lettres patentes si solennelles, on ose encore attaquer nos rangs et contester nos prérogatives, à quelles chicanes nos enfants ne seront-ils point exposés, à moins que leur bon droit ne soit soutenu par la possession? Pardonnez-moi donc, Sire, si j'ose vous presser un peu trop vivement. Les maréchaux de France, qui n'ont pour eux ni le droit ni l'usage, et dont la cause ne sauroit empirer en vieillissant, n'ont garde de presser Votre Majesté sur une pareille déclaration : c'est donc à moi de le faire. Je le répète, elle est de la dernière conséquence, et j'ose dire que la situation des affaires présentes ne la fera point trouver hors de raison. M. le maréchal de Tessé n'est point encore si éloigné de M. le duc de Vendôme, qu'il ne survienne des cas imprévus où ils pourront se rencontrer ensemble. Ainsi rien n'est plus naturel que de voir Votre Majesté parler nettement là-dessus. Je l'en conjure, Sire, par toutes les bontés dont elle m'honore, et je le fais avec d'autant plus de confiance, que le service de Votre Majesté souffre toujours de ces sortes de prétentions non réglées, malgré les bonnes intentions des particuliers.

« J'oubliois, Sire, d'observer ici que la décision que je prends la liberté de demander à Votre Majesté laisseroit encore une distinction fort considérable entre les princes du sang et nos descendants, puisque les princes du sang, sans être généraux, ont l'honneur de donner l'ordre quand ils arrivent à l'armée, et que les descendants des princes légitimés n'ont point cette prérogative.

« Louis-Auguste de Bourbon. »

A la suite de ce mémoire est la copie d'une première lettre du 29 janvier précédent, où le jeune prince disait au duc de Vendôme : « .... Je ne puis trop vous remercier de la manière dont vous avez reçu mes avis. La vivacité avec laquelle j'ai pris l'affaire dont il est question doit, je crois, vous mettre en repos sur l'attention que j'aurai à vos honneurs, intérêts et prérogatives. La contremarche de M. de Tessé éloigne le cas, et me donne plus de loisir pour rassembler des exemples dont je prétends faire un mémoire. Au surplus, ne vous pénétrez point tant, je vous prie, et ne croyez point que le Roi manque pour vous d'estime, d'amitié, de confiance et de considération.... » Et, le courrier ayant retardé son départ, il ajoutait, dans une autre lettre du 1er février : « .... Je me confirme toujours de plus en plus que le Roi n'a point pour vous les sentiments qu'avec douleur vous croyez avoir remarqués. Il ne les auroit pas en effet pour le dernier homme du monde, faisant [tant] que de lui laisser entre les mains un emploi aussi important que celui que vous occupez. Rassurez-vous donc, je vous prie. J'ai préparé S. M. à recevoir un mémoire de moi touchant la difficulté des maréchaux de France. Je tâcherai de lui faire déclarer publiquement qu'elle n'a nul fondement; ou au moins suis-je certain de la convaincre de notre droit.... » Enfin, le 13 mai, il écrivait à M. de Vendôme[1] :

« Je ne puis trop, Monsieur, vous remercier de vos soins, ni vous marquer assez combien j'y suis sensible. Pour vous parler des affaires particulières avant que d'entamer les générales, je vous dirai que je suis très content de la phrase dont vous m'avez envoyé copie touchant le maréchal de Tessé. Elle me paroît assez claire, et, de plus, il est impossible que la suite n'éclaircisse pas les ombres légers et frivoles qui peuvent encore y être restés[2]. Je ne doute pas que vous ne gardiez soigneusement toutes les lettres du Roi qui désigneront quelque chose sur cette matière. Je m'étois toujours bien attendu que les décisions nous seroient favorables toutes les fois que le cas y échoieroit[3]; mais j'aurois cru que S. M., ayant connoissance de l'ardeur avec laquelle je la desirois et l'avois sollicitée, et me voyant aussi souvent, m'en auroit dit quelque chose. Cependant peut-être que cela viendra; mais cela n'est pas encore arrivé, et je pourrois en être surpris, si l'habitude que j'ai de la cour ne m'avoit appris que le moyen de ne jamais l'être est de compter qu'on le sera toujours. Pour en revenir au fait, je trouve très bien, et le maréchal de France se trouvera moins lésé de recevoir vos ordres que de voir la Feuillade côte à côte de lui. Je loue infiniment la résolution où vous êtes de conserver également que par le passé de l'honnêteté dans votre style, et, outre que cela convient à un

1. Ms. Fr. 14 177, fol. 376.
2. Il manque un *o* à *frivoles*, et le participe *restés* est ensuite au masculin, comme *légers*. D'ailleurs, *ombres* ne donne guère de sens.
3. *Echoüeroit*, dans la copie.

homme comme vous, vous y êtes engagé plus fortement pour n'avoir pas été toujours bien ensemble. Ne négligez seulement pas les traits spirituels et les termes choisis qui peuvent dénoter finement la supériorité. Il ne seroit point non plus mal à propos, ce me semble, de reprendre un peu cette phrase, sans paroître ni en être surpris et glorieux, ni desirer que le public en soit instruit.

« Voilà mon sentiment. A présent, parlons d'autre chose. J'ai envoyé votre paquet à mon frère. M. de Mantoue parut hier ici, et tout le monde généralement lui trouva un faux air de vous. Sa visite se passa fort bien. Je ne sais s'il avoit sur lui beaucoup d'armes à feu; mais il ne tira point. A la peinture que vous me faites de M. de Savoie, il ne vous disputera pas certainement le passage du Pô.

« Comme j'allois finir ma lettre, j'ai reçu la vôtre du 6, par laquelle je vois que mon raisonnement étoit juste; j'en suis ravi. Je ne crois pas que M. de Savoie se laisse joindre; mais il me semble qu'il vous abandonne Verceil.

« Adieu, Monsieur. Aimez-moi toujours.

« Louis-Auguste de Bourbon. »

Nous verrons dans le prochain volume, au commencement de 1706, comment le duc de Vendôme mit à profit l'argumentation de M. du Maine, sans d'ailleurs en obtenir un succès complet.

II

EXCLUSION DES DUCS ET PAIRS DE LA CÉRÉMONIE DE L'ADORATION DE LA CROIX[1].

(Fragment de Saint-Simon[2].)

« Cette exclusion est si récente, que l'on y touche encore, et voici comment la chose se passa. Depuis qu'il n'y eut plus de chambres des filles à la cour, les jeunes dames furent chargées des quêtes qui s'y font à la grande messe et à vêpres, en certains jours de l'année. Duchesses, princesses, dames sans titre, et quelquefois sans qualité, quêtèrent indifféremment, jusqu'à ce que les princes, qui se sont toujours bien trouvés des entreprises, firent éviter la quête à leurs femmes et à leurs filles. Cela dura longtemps sans que l'on s'en aperçût. Enfin on le sentit, et la timidité ordinaire des ducs les tint en silence; cependant la puissance de l'usage leur fit craindre une nouveauté de distinction, qui, d'idéale, deviendroit réelle, et ils firent éviter la quête aux duchesses. Les dames sans titre, et souvent les moins qualifiées, se tiennent déshonorées depuis longtemps des moindres distinctions des autres, et craignirent que celle de la quête n'en devînt une pour les titrées, bien plus tôt que les duchesses ne l'avoient appréhendé des princesses : tellement que personne ne vouloit plus quêter. Enfin le Roi, fâché contre les duchesses, et qui ignoroit que la princesse de Montbazon avoit refusé à plat la quête, qui ne s'envoyoit plus depuis longtemps à pas une princesse, dans la certitude du refus et la crainte de les offenser, le Roi, dis-je, témoigna son mécontentement et fut instruit des faits par le duc de Saint-Simon, dont il fut très satisfait, et sur lequel on avoit tourné l'orage. Le Roi parla à Monsieur le Grand, et Mlle d'Armagnac quêta le jour de la Chandeleur 1704. Les princes, outrés, ne dirent mot, résolus de tirer au moins avantage de ce qu'ils n'avoient pu éviter. En effet, le jeudi saint suivant, Monsieur le Grand supplia le Roi de défendre aux ducs et aux duchesses d'aller à l'adoration de la Croix le lendemain. Le Roi résista, allégua l'usage. Monsieur le Grand insista, allégua l'égalité sur ce que les princes ni les princesses n'y alloient point. Finalement, le Roi lui accorda sa demande, sans qu'aucun duc, l'ordre de ce donné au grand étonnement de tous, osât faire la moindre représentation. Dans la suite, il fut fait plusieurs mémoires qui existent encore, mais [sans] que pas un duc ait

1. Ci-dessus, p. 37, note 2.

2. Copie au Dépôt des affaires étrangères, vol. *France* 206, fol. 145. C'est l'article XXVI du mémoire sur [les *Changements arrivés à la dignité de duc et pair* (1711), que feu M. Faugère a publié dans le tome III des *Écrits inédits*.

osé ni les donner au Roi, pour qui ils étoient faits, et demandés par les ducs, ni seulement en parler, et cet honneur est demeuré supprimé après une possession immémoriale continuée jusqu'à ce jour, mais qui, par la politesse des ducs très mal entendue, avoit reçu une sorte de flétrissure par cette confusion que toutes les duchesses alloient de suite à l'adoration de la Croix en leur rang d'ancienneté entre elles, et les ducs pareillement entre eux, au lieu qu'auparavant ducs et duchesses se précédoient mutuellement, marchant mêlés par rang d'ancienneté. »

Lettre de Saint-Simon au duc de Luynes[1].

« La Ferté, 18 avril 1746.

« Ce que vous ne vous lassez point de me proposer, Monsieur, est de troquer de l'argent comptant contre des fiches. Encore des fiches peuvent-elles amuser un enfant; mais du travail pour des châteaux en Espagne évidemment tels, et pour des gens qui en ont usé avec moi comme vous savez, et qui, pour me faire dépit, et pis, se sont arraché le nez et les yeux à eux-mêmes, et en sont demeurés mutilés et défigurés au point où on les voit, et nous avec eux; qui, en dernier lieu, me demandent un éclaircissement, que je leur envoie sur-le-champ, et qui ne prennent pas seulement la peine de me remercier de la peine et de la promptitude, ni de me dire s'ils sont contents ou non de ce que j'ai envoyé, ni ce qu'ils en ont fait! En vérité, vous trouverez bon que j'emploie le loisir du peu de temps que me laisse mon âge à quelque chose de moins chimérique et de moins dégoûtant, et de n'en être pas moins persuadé, Monsieur, de ma déférence en choses praticables, de mon attachement et de mon respect.

« S. S.

« Notre curé, content de vous tous à merveilles, vint hier ici, et s'en retourne aujourd'hui pour s'en aller demain à Paris. Il desire, autant que vous aussi, faire d'utile besogne. »

1. Publiée, d'après l'original qui doit être conservé au château de Dampierre, dans les *Mémoires du duc de Luynes*, tome I, p. 449-450.

III

FRAGMENTS DE LA CORRESPONDANCE DU MARQUIS DE LOUVILLE.

Les quelques lettres qui vont suivre termineront les emprunts trop peu considérables qu'il nous a été possible de faire aux quatre volumes communiqués obligeamment par Mgr d'Hulst. Nous les donnons de préférence aux pièces que le Dépôt des affaires étrangères et le Dépôt de la guerre possèdent en originaux, mais qui sont à la disposition du public.

1. *L'abbé d'Estrées au marquis de Louville.*

« Ce 26 janvier 1704, à Madrid.

« Je n'ai point reçu, Monsieur, de vos lettres depuis le retour de mon courrier. Tout est toujours ici dans la même situation : on se contraint un peu ; mais on ne change pas. Puységur connoît tout le désordre[1]. Je crains qu'il ne se laisse tromper par des larmes que vous savez qu'on[2] répand aisément, et que les secours qu'il trouve dans Orry ne le fassent passer plus légèrement sur d'autres défauts essentiels pour un homme qui veut faire le premier ministre. Puységur ne veut point rester ici, quelque avantage qu'on lui propose. Il craint même d'entrer trop avant dans les affaires, de peur de s'engager, et il ne songe qu'à finir promptement la guerre pour s'en retourner. J'en suis très fâché, car je n'ai point vu un plus honnête homme, et plus capable d'affaires. J'ai tous les sujets du monde de me louer de sa politesse et de sa franchise....

« Le roi d'Espagne partira sûrement au 1er mars. J'attendrai que cette campagne-ci soit finie, et les conseils des personnes que j'honore et qui s'intéressent à moi, pour voir le parti que j'aurai à prendre. Je ne vous écris point les détails de toutes les affaires particulières où l'on a des torts ; on en sait présentement assez. Il faut prendre cette affaire-ci *por el major*, et que l'on soit persuadé que, la forme présente du gouvernement ne pouvant pas subsister, il en faut établir une autre. Je m'estimerai fort heureux, si je n'y suis pas compris. De quelque manière que les choses tournent, je ne vois que désagrément dans l'emploi dont je me trouve chargé pour mon malheur. C'est le sort des règnes foibles.... »

2. *Le chevalier de Louville au marquis son frère.*

« A Madrid, ce 13 février 1704[3].

« .... J'ai rendu à Puységur l'article qui étoit pour lui. Il m'a dit qu'il étoit toujours autant dans vos intérêts que vous-même, et qu'il n'a pas voulu mander d'abord du mal de ces gens-là de crainte de paroître

1. Voyez ci-dessus, p. 59 et suivantes. — 2. La Reine. — 3. En chiffre.

suspect, et que, pour le bien qu'il en avoit mandé, ce n'avoit été que sur les faits qu'ils avoient avancés, mais qu'ayant [vu], dans son voyage, que, dans tous ces beaux projets et ces beaux plans, il n'y avoit pas un mot de vrai, qu'il alloit, dès cet ordinaire-ci, [dire] tout le contraire, et qu'il écriroit même si fortement que vous en seriez content. Il est fort surpris qu'un homme puisse avoir l'impudence de mentir aussi hardiment que fait Orry, et cela sur des faits et à un homme qui va voir de ses yeux les choses. Il avoue que j'ai été prophète, quand je lui ai dit que, de tout ce que lui di[roit] Orry, il n'y auroit pas un seul mot de vrai. « Mais, me disoit-il, il iroit de sa tête, s'il m'en imposoit! » Je lui dis qu'il auroit donc la tête coupée, et il me dit qu'il croyoit bien qu'il y auroit quelque chose de manque à ce qu'il disoit, mais qu'il n'étoit pas possible qu'il n'y eût aussi quelque chose de vrai. Je lui soutins toujours qu'il verroit qu'il n'y auroit pas la moindre chose, par la seule raison que M. Orry étoit un homme contre lequel on pouvoit toujours parier à coup sûr qu'il mentoit. Il voit à présent que j'avois raison, et il dit que tous ces beaux plans, qui sont si bien détaillés, et qu'on a envoyés à M. de Chamillart pour faire voir en quel état sont les magasins de vivres et de munitions, avec tous les détails de l'argent qu'ils avoient coûté à acheter et à voiturer, les endroits où il y avoit du blé, de la poudre, des boulets, de la paille, de l'orge, etc., le jour que cela arrivoit, les noms des charretiers et officiers d'artillerie, etc., que tout cela est si faux qu'il n'a pas trouvé un grain de blé, ni d'orge, ni de poudre, ni un boulet, ni un officier d'artillerie, ni personne qui y pensât. Cependant Orry vouloit qu'on assiégeât avec ces munitions chimériques Olivença[1]!

« J'avois dit mot pour mot à Puységur, dès le jour qu'il arriva, tout ce que vous lui mandez, et, M. l'abbé et moi, le mettons bien au fait de tout et en garde contre tous les panneaux qu'on lui tend; mais celui de tous qui est le plus à portée de le faire revenir, c'est le petit Renau. Il parle mieux que si vous lui dictiez ce qu'il faut dire. Puységur ne sait plus où il en est; je trouve seulement qu'il prend trop vivement

1. Ci-dessus, p. 62-64 et 96. Le volume 1787 du Dépôt de la guerre renferme, nos 79, 80 et 83, une première lettre adressée par Puységur à M. Chamillart, le 15 février, après la découverte des « manquements, » une seconde lettre, de plus de soixante pages, et un rapport de quinze pages. L'abbé d'Estrées écrivit pareillement le même jour, 15 février. Le 3 mars, le chevalier des Pennes écrivait à M. de Torcy (Affaires étrangères, vol. *Espagne* 137, fol. 27) : « Orry a ici la même réputation qu'en France. Il s'est attiré généralement toutes les affaires. Il y fait le ministre, le général d'armée, l'intendant, et, sur le tout, je le crois le fournisseur et le munitionnaire.... J'entends tous ses ennemis convenir qu'il est honnête homme. Pour moi, je le crois tel. » A son tour, le chevalier le dénonça le 9 avril : *ibidem*, fol. 130. Quant aux sentiments de Chamillart, il faut voir ses réponses à l'ambassadeur (vol. 1786, nos 22, 34 et 36), et surtout sa lettre toute véhémente, à Orry, du 18 mars suivant (vol. 1787, n° 180 *bis*).

votre parti en présence d'Orry, et il lui parle avec trop de franchise. Je ne voudrois pas, par exemple, qu'il lui eût dit que, si on étoit embarrassé dans le gouvernement par la reine[1], qu'on n'avoit qu'à le laisser faire, et qu'il ne lui auroit pas donné huit fois le fouet, ou enfermée quinze jours, qu'elle ne se mêleroit plus jamais de gouverner. Vous voyez qu'il n'a pas envie de faire ici sa fortune.

« Je vous dirai encore une chose qui pourroit perdre Orry, si M. l'abbé en sait bien profiter ; c'est qu'il fait ce qu'il peut pour perdre l'*assiento*. Renau dit que, s'il étoit en France, et qu'il contât au Roi ce que Orry a fait pour cela, il y auroit de quoi lui faire couper le col. Au reste, tout ce que vous dites que les amis d'Orry publient à Paris, il le publie ici mot pour mot....

« A l'égard du confesseur, il a toujours l'air aussi fripon, et le visage aussi court qu'à l'ordinaire. Il n'est pas bien avec Orry ; mais il paroît à merveille avec le roi, la reine et la princesse. Il parle tous les jours au roi, le matin une demi-heure, avant sa prière, et, après, un quart d'heure.... »

3. *L'abbé d'Estrées au marquis de Louville.*

« A Madrid, ce 13 février 1704.

« .... Les choses sont dans un état pitoyable. L'insolence d'Orry et d'Aubigny augmente tous les jours. Ils sont intéressés dans l'*assiento* des vivres et dans celui du tabac. Puységur commence à s'en douter, et c'est ce qui est cause qu'il n'y a pas un grain de blé ni d'orge dans les magasins. Orry avoit trouvé un expédient à le faire pendre pour former des magasins sans qu'il lui en coûtât rien : il avoit fait donner un ordre du roi pour faire arrêter tous les blés à trente lieues en dedans des terres de la frontière de Portugal. Il prétendoit après obliger les paysans à porter les blés et les orges dans les villes, sous prétexte de les mettre en sûreté et d'ôter aux ennemis toute subsistance dans la campagne ; et ainsi, sans débourser un sou, il auroit fait paroître des magasins qui n'auroient pas été les siens. Les plaintes du conseil de Castille et le voyage de Puységur l'ont obligé de changer de conduite, et enfin il envoie des commis et des trésoriers pour acheter. Qui sait si tout sera en état pour la campagne?

« Je rends compte à M. de Torcy d'une insolence d'Orry et de la princesse à mon égard, avec un air de modération qui ne doit pas déplaire au Roi. Sur ce que je dis à Orry, à l'occasion des blés, qu'il auroit dû prendre ses mesures il y a trois mois, il me chanta pouille en présence du roi, de Puységur et de Renau ; il me menaça de la tête (?), et lui et la princesse obligèrent encore le roi d'Espagne à me dire le lendemain qu'il avoit fort désapprouvé ce que j'avois dit à Orry, que j'avois tort, et qu'il étoit content d'Orry, dont il étoit bien servi. *O tempora, o mores!* Par bonheur, Puységur et Renau étoient témoins,

1. Le chiffre *478* n'a pas été interprété, mais est bien celui de la reine.

qui rendront justice à la vérité et feront connoître l'insolence de ce coquin-là et découvriront encore davantage la foiblesse du roi d'Espagne. Je crois qu'ils se sont imaginé faire prendre par là un engagement au roi d'Espagne contre moi, auquel le Roi seroit obligé de déférer. La cabale ne garde plus de mesures avec M. de Beauvillier et M. de Torcy, et vous verrez dorénavant qu'elle fera échouer avec hauteur toutes les affaires auxquelles ces Messieurs-là paroîtront s'intéresser. Le ministre du Roi sera plus malheureux que les esclaves les plus maltraités de leurs maîtres, si le Roi n'ouvre enfin les yeux et ne prend pas le parti de se rendre maître du gouvernement, et de punir les deux fripons qui le trompent et qui abusent de la confiance et de la simplicité de deux jeunes princes pour leur intérêt particulier. La princesse est beaucoup plus gaie depuis le retour d'Ozon; Puységur a remarqué qu'elle ne pleure plus. La crainte seule du châtiment qu'elle mérite, et non le repentir de ses fautes, lui ont arraché des larmes. Quoique Puységur n'ait pas écrit comme on avoit sujet de l'espérer, je ne saurois être fâché contre lui; il est, au fond, plein d'honneur et de droiture, et, s'il a pris quelque travers, il l'a pris comme un honnête homme est quelquefois sujet à le prendre. Je vis fort bien avec lui, je crois qu'il est content de moi, et vous ne devez point appréhender que rien soit capable de nous désunir. Il est des amis de M. de Torcy et de M. de Beauvillier, et honnête homme : cela me suffit.

« Il ne faut pas que l'on compte en France que les Espagnols écrivent : ils craignent qu'on ne sacrifie leurs lettres à la princesse, et qu'ils ne soient persécutés pour avoir dit la vérité; mais, si on pouvoit réduire le Roi à ordonner à M. de Torcy d'écrire à cinq ou six personnes pour savoir leur sentiment, je sais qu'il n'y en a pas un qui ne mandât comme les choses se passent....

« Je ne saurois vous rien dire du confesseur, par le peu de commerce que j'ai avec tous ces fripons-là. Il me paroît cependant qu'il est bien avec Orry et Aubigny et la princesse : il mange souvent avec eux, et je lui vois un air libre avec le roi. Puységur l'a assez bien connu d'abord, et il ne lui a même pas rendu de visite. Cet homme-là ne laisse pas toujours de nuire par le P. de la Chaise.

« La princesse n'a point envie de s'en aller; c'est un air qu'elle se donne pour se faire retenir. Elle n'a pas encore gagné tout l'argent dont elle croit avoir besoin pour vivre avec Aubigny, en grands princes, à Rome. Chaque jour amène son profit, et l'*assiento* du tabac et des vivres les vont enrichir en deux ans.

« Enfin toute la friponnerie d'Orry est découverte. Il a été obligé, pour remédier au manque de blé et d'orge, de prendre de l'argent du roi destiné pour la campagne, et de s'en servir pour faire acheter des blés. Quand il fit donner à Castro, ou plutôt mettre sous son nom le traité des vivres et du tabac, tout le monde trouva à redire qu'il produisît un homme décrédité et sans caution. Il tira alors un papier, qu'il a envoyé à la cour, des emplacements des blés, et dit à tous ceux qui étoient de la junte : « Voilà, Messieurs, la caution de Manoël Lopès de « Castro; six cent mille écus de blé et d'orge emplacés! » Quand Puységur fut prêt à s'en aller, et qu'il voulut vérifier devant le roi d'Espagne ce qu'on avoit écrit en France, Orry et Canalès assurèrent encore que les magasins étoient remplis. Cependant il n'y a pas un mot de tout cela, et ce fripon-là ne craint pas de mentir à Puységur, qui, peu de jours après, devoit découvrir son imposture. Ce qui est de plus fâcheux, c'est qu'il est incertain si l'on pourra remédier, et que le remède se fait toujours aux dépens du roi d'Espagne. Les Espagnols n'ignorent rien, et sont enragés. Si le Roi souffre cela, tout est perdu mon cher Louville, et les particuliers ne doivent plus s'en tourmenter[1]. »

4. *L'abbé d'Estrées au marquis de Louville.*

« Le 22 février 1704, à Madrid.

« .... Tout va plus mal de jour en jour. Le mal est venu à un point que le Roi ne peut pas s'empêcher de prendre une résolution. S'il ne la prend pas, je serai obligé de me retirer; je ne saurois me résoudre à passer ma vie à accuser ou à me justifier. Puységur est si rebuté de toutes ces tracasseries, qu'il ne veut plus en entendre parler. Ainsi on ne doit plus compter qu'il écrive pour ou contre[2]. Je ne saurois condamner le parti qu'il prend; si j'étois à sa place, j'aurois la même conduite. Le duc de Berwick vit, en apparence, très honnêtement avec moi; mais je le trouve d'une réserve sur toutes les affaires qui me paroît lui avoir été inspirée de France. Quoi qu'il arrive, je ne me plaindrai de personne, et, si les affaires ne changent pas de face, de quoi serviroient mes plaintes? Le Milord est fort lié avec le maréchal de Villeroy, M. de Chamillart, et fort des amis de M. le prince de Conti, qui songe à marier sa fille au roi d'Angleterre. C'est un homme à être séduit et gouverné par Orry. Notre ami Puységur souffrira pendant la campagne, et je le plains fort d'avoir été choisi pour venir en ce pays-ci....

« Tout Madrid se plaint d'Orry et d'Aubigny. Je crois qu'on attend des malheurs pour se détromper de ces deux fripons-là. Plusieurs grands se sont expliqués avec moi. Quelques-uns écriront; la plupart craignent la violence de ceux qui gouvernent, et ils ne veulent pas se commettre.

« L'équipage du roi d'Espagne sera pitoyable. Les cent mules qu'Orry fait venir d'Auvergne n'arriveront pas si tôt. Les officiers françois seront fort trompés, s'ils comptent sur les tables du roi d'Espagne. Je crains fort que les fonds ne manquent, et qu'on ne soit obligé de se

1. A la même époque, le 16 février, Orry, dans une lettre adressée à Chamillart (Dépôt de la guerre, vol. 1787, n° 86), s'opposait à ce qu'on rappelât d'Espagne l'abbé d'Estrées.

2. Sa correspondance avec Chamillart, conservée au Dépôt de la guerre, a été employée dans le livre de M. E. Moret, *Quinze ans du règne de Louis XIV*, tome II, p. 75-76.

servir de toute sorte de moyens injustes pour avoir de l'argent, comme on a fait pour les blés. Cela crie vengeance. On m'a dit qu'il a fait une junte de quatre hommes à lui pour examiner l'affaire des magasins, et sur la décision desquels il fonde sa justification. Sera-t-on, en France, toujours la dupe de ces manèges-là et de ces impostures? On abuse de la simplicité du roi d'Espagne et de sa confiance; on le voit, et on le souffre.... »

5. *Le chevalier de Louville au marquis son frère.*

« A Casa-Texada, ce 14 mars 1704.

« .... Nous n'avons ici ni paille ni orge, ni pour de l'argent, ni autrement. Nous avons été obligés de nourrir cette nuit nos chevaux avec du pain. Il arrive actuellement de l'orge sur la place; mais il n'y en a pas pour l'écurie du roi. On nous fait espérer qu'il en viendra. Orry est allé galoper pour réparer les fautes qu'il a faites; je crois qu'il n'aura pas peu d'affaires. Nous arrivâmes ici hier, et nous en partirons lundi, qui est dans trois jours. Puységur ni Milord Berwick ne sont pas ici, de sorte que nous sommes sous les ordres du confesseur et de Vazet. Ce dernier est parti tout présentement pour Madrid. On ne dit pas pourquoi; mais on s'en doute. Je ne sais si le confesseur est bien ou mal avec Orry; mais je sais bien qu'il en dit le diable à tout le monde, et qu'il va jusqu'à dire qu'il mériteroit être pendu. Vazet n'en parle guère moins mal. Ainsi je ne comprends rien à tout cela.... »

6. *L'abbé d'Estrées au marquis de Louville.*

« Le 14 mars 1704, à Casa-Texada.

« .... Les affaires sont en plus mauvais état qu'elles n'ont jamais été. Il n'y a plus de forme de gouvernement, et tout va à l'aventure. Vazet et le confesseur sont les directeurs de la conduite du roi; c'est à eux que Mme la princesse a confié le sacré dépôt. Vazet parle au roi d'une insolence qui scandalise tous les Espagnols. Le Père confesseur fait toutes les lettres, et le Roi en recevra une, par mon courrier, de sa façon. Tous ces fripons qui obsèdent le roi et la reine ont persuadé à cette princesse que j'étois la cause qu'elle n'avoit pas suivi le roi au voyage, que je voulois le détacher d'elle pour le gouverner avec une cabale qu'on me suppose. Je n'en puis pas douter après ce que le roi m'a dit ce soir au *despacho*. Il m'a demandé ce qu'il deviendroit à la fin de la campagne; je lui ai répondu que mon avis seroit qu'il revînt à Madrid. « Quoi! c'est là votre avis? » Je l'ai assuré que ce l'étoit, et que j'avois écrit en conformité au Roi son grand-père, et que, toutes les fois qu'il ne s'agiroit ni de sa gloire, ni du service des deux rois, que je tâcherois d'accommoder toujours mon avis à ce qui pourroit lui faire le plus de plaisir. « Vous avez raison, m'a-t-il répondu, car il faut que « j'aie des enfants, et, quand il n'est point nécessaire que je sois éloi-

« gné de la reine, je serai fort aise de m'en rapprocher. » En vérité, Monsieur, je tiens le Roi obligé en honneur et en conscience de remédier promptement aux désordres de cette cour. S'il y a de l'inhumanité à laisser un jeune prince abandonné entre les mains de ses plus cruels ennemis, il n'y a pas de politique à lui laisser prendre, et à la reine, des plis dont ils ne reviendront pas, s'ils s'y fortifient. Il est encore temps de prendre un parti : le roi n'est point gâté, il est souple et docile, et il fera aveuglement tout ce que le Roi son grand-père lui ordonnera; et, si l'on ne chasse incessamment la princesse, Orry et le confesseur, et qu'on n'envoie pas d'honnêtes gens à leurs places, tout est perdu....

« Le R. P. Daubenton, de la race des Guillaumes, parle d'une manière et écrit de l'autre; car il a dit ici, à bien des gens qui me l'ont rapporté, qu'Orry étoit un grand fripon. C'est ainsi qu'il s'explique avec ceux qui n'ont aucune relation avec Orry et la princesse; avec les autres, il dit que c'est le premier homme du monde.... »

7. *Le chevalier de Louville au marquis son frère*[1].

« A Plaisance, ce 8 avril 1704.

« ....Milord Berwick vient ici lundi, à ce qu'on nous a dit. Le Josué d'Espagne est allé à Madrid. C'est ainsi qu'il s'est nommé lui-même : lorsqu'il a cru que l'Archiduc ne viendroit pas, il publioit qu'il avoit rompu son voyage, parce qu'il savoit que tout étoit bien disposé par ses soins à le bien recevoir, et il l'auroit peut-être fait croire. Vous entendez bien de qui je veux parler : c'est de votre Orry.... »

8. *Le même au même.*

« Plaisance, ce 10 avril 1704.

« .....Milord Berwick et Puységur et M. du Doyer arrivèrent hier matin, à trois heures après minuit. On auroit peine à vous dire lequel des trois se plaint le plus d'Orry. Ils commencent à le connoître : c'est tout vous dire; mais il n'est pas moins connu des Espagnols que des François et que des Flamands, et, quoique ces trois nations ne s'accordent jamais guère sur aucune chose, ils s'accordent cependant merveilleusement sur le chapitre d'Orry, car tous conviennent unanimement qu'il est absolument nécessaire de le pendre, si on veut rétablir l'ordre dans les affaires; car, quand cet homme-là seroit payé par l'Archiduc pour le servir, il ne s'y pourroit pas mieux prendre. J'avois eu dessein de vous mander tous les chefs dont on l'accuse; mais j'ai été accablé sous le nombre, car on n'entend parler d'autre chose ici que de ses friponneries, et autant d'hommes qu'il y a en Espagne sont autant de trompettes qui publient chacune quelques tours particuliers, et tous de différentes espèces, qu'il leur a joués. Il a, par exemple, fait venir ici

1. Partie en chiffre, et partie en clair.

ces trois Messieurs que je vous ai nommés pour prendre avec eux, et en présence du roi, des mesures pour remédier à tous les maux qu'il cause; et, le jour même qu'il leur avoit marqué pour leur rendez-vous, il s'en est enfui à Madrid, d'où il n'est pas revenu, ni ne reviendra, sur ma parole! que quand il les saura en retournés. Il les a cependant fait venir de quinze grandes lieues, qui en valent plus de vingt-trois ou vingt-quatre de France; mais il trouvera, à son retour, quelque défaite toute nouvelle, car il est fertile en ces sortes d'expédients. Je vous dirai qu'il a menti aussi serré sur les fonds pour les troupes comme sur les magasins; car on ne paye personne, et les capitaines du régiment des gardes wallonnes nourrissent, par exemple, à leurs dépens, leurs soldats depuis le mois de décembre, et nous avons avancé au moins, M. le marquis de Lede [et moi], aux mousquetaires, de l'argent pour nourrir leurs chevaux depuis que nous sommes en route, sans qu'on nous ait encore donné un sou pour cela, ni une fanègue d'avoine, ni une arrobe de paille; et notez que nous achetons tout cela trois fois autant qu'à Madrid : sans cela, les chevaux seroient morts à l'heure qu'il est, et il y en a beaucoup de morts dans des régiments de cavalerie par la même disette, ce qui a obligé à fourrager le pays. Mais tout est tantôt mangé; et, après cela, où en prendra-t-on? Pour nous, nous nourrissons nos équipages à nos dépens, sans qu'il soit question ni de fourrage, ni de pain de munition, ni d'argent.... »

9. *L'abbé d'Estrées au marquis de Louville.*

« Ce 20 avril 1704, à Plasencia.

« Nos lettres vont diminuer de la moitié, mon cher Louville, par le retour de la princesse, et notre commerce cessera bientôt par le mien. Vous saurez de M. de Torcy et de M. de Beauvillier si l'on est content de la manière dont j'ai pris mes mesures pour exécuter les ordres du Roi sur la princesse[1]. Ses meilleurs amis ont aidé à la poignarder, et le confesseur s'y est fort distingué. Vous ne trouverez peut-être à me reprocher que mon humanité à lui avoir procuré les grâces du roi d'Espagne. Il n'est rien tel que de faire un pont d'or à son ennemi, et je vous avoue que je suis ravi pour les deux rois, pour mes amis et pour l'honneur de M. de Torcy, qu'on ait écrasé ces monstres d'insolence et d'iniquité. Avant d'avoir reçu l'ordre de faire chasser la princesse, j'avois déjà rendu votre lettre au roi d'Espagne. Sur vos serments et sur les protestations que je lui faisois de votre innocence sur ce qu'on nous imposoit, il ne me répondoit rien; mais, quand je lui ai dit que M. et Mme de Beauvillier me chargeoient de l'assurer de la fausseté

1. Dans une lettre du 13 avril conservée aux archives de Chantilly (registre S 10, fol. 329-330), l'abbé avait expliqué à M. de Vendôme le bon effet de la disgrâce de Mme des Ursins, et annoncé en même temps que le Roi lui permettait de revenir en France, mais avec les meilleures assurances de sa gratitude.

des calomnies dont on vouloit vous noircir auprès de lui, il me dit, d'un air plus doux et plus serein, qu'il le croyoit. Je vois bien que, malgré toutes les impressions de la cabale, il conserve de l'estime et de l'amitié pour M. et Mme de Beauvillier, et qu'il leur sera très aisé, par quelque attention, de conserver l'autorité et le crédit qu'ils doivent avoir sur son esprit....

« Nous sommes encore ici, parce qu'il n'y a ni magasins ni argent. Ce fripon-là [1] amuse et trompe le Milord depuis un mois, et cependant on perd l'occasion d'écraser les Portugais, qui meurent de peur. Ils ne sont point en état d'empêcher qu'on ne ruine et qu'on ne ravage leur pays.... »

1. Orry.

IV

L'ARMÉE FRANÇAISE EN ESPAGNE[1].

1. *Le marquis de Louville à M. de Torcy*[2].

« A Madrid, ce 18 juillet 1703.

« .....Il n'y a, dans tout le royaume, que vingt-quatre ou vingt-cinq mille hommes tout au plus : quinze à seize mille hommes de pied, et sept à huit mille chevaux. Comptez là-dessus pour n'être point trompé. Cadix, Gibraltar et Ceuta occupent près de neuf mille hommes de pied ; il en faut près de sept mille pour les places d'Estramadure et de Galice. En mettant ric à ric ce qu'il faut pour les garnisons, on ne peut pas s'empêcher de laisser quelque chose en Catalogne et au Port-Mahon, et, quoiqu'on ne laisse rien ni en Castille, ni en Biscaye, ni en Aragon, ni en Navarre, à l'exception des milices, il ne nous reste pas un seul régiment d'infanterie pour opposer en campagne à celle des ennemis. Toute notre force consiste donc en notre cavalerie. Nous aurons huit mille chevaux, et les ennemis n'en peuvent avoir que cinq mille, car il ne leur en viendra pas d'Angleterre. Je crois même que notre cavalerie sera meilleure que la leur, et, en supposant que tout sera fidèle, nous pourrons avoir six mille chevaux à leur opposer, de quelque côté qu'ils tournent. Ils nous peuvent attaquer par quatre endroits, avec plus [de] vingt mille hommes de pied et cinq mille chevaux : par la Galice, par la Castille, par l'Estramadure et par l'Andalousie. Dans le malheureux état où nous sommes, il seroit à souhaiter qu'ils vinssent en Galice : le roi d'Espagne perdroit certainement cette province ; mais cela ne les mèneroit pas au grand coup, parce que, pendant qu'ils prendroient la Galice, qu'on leur disputeroit le plus qu'il seroit possible, nous rassemblerions toutes nos forces de ce côté-là, et il ne leur seroit pas facile de passer ensuite les hautes montagnes qui séparent le reste de l'Espagne de cette province, quand on auroit surtout de l'autre côté une armée pour leur en défendre le passage, outre que, pendant l'hiver, on auroit le loisir de faire venir des secours d'ailleurs. Quelques-uns croient, et ce n'est pas sans fondement, qu'ils peuvent venir droit en Castille. En ce cas, il faut que les Anglois débarquent à Porto, qu'ils viennent tout le long du Duero, qu'ils assemblent leur armée à Miranda, et qu'après ils marchent droit à Çamora et à Toro, qui sont deux places non fortifiées qui donnent deux passages sur cette rivière : après quoi, ils peuvent choisir par lequel des deux côtés ils voudront

1. Ci-dessus, p. 60, note 1.

2. D'après la minute conservée dans le tome III des correspondances appartenant à Mgr d'Hulst.

aller droit à Madrid. Ils ne trouveront personne qui s'y oppose que quelque malheureuse milice, et marcheront en pleine bataille, n'ayant d'autres ennemis à combattre que la stérilité du pays. Le troisième côté est l'Estramadure, et, en supposant que les ennemis débarquent dans la rivière de Lisbonne et qu'ils feront leurs magasins à Estremos et à Elvas, ils formeront leurs armées[1] entre ces deux places, qui sont les meilleures qu'ils aient, et feront très facilement les sièges de Badajoz et d'Alburquerque, qui, quoique les deux meilleures places de cette frontière, ne valent rien et ne tiendront pas chacune pendant huit jours : après quoi, ils seront maîtres de l'Estramadure et pourront marcher de la même manière, en pleine bataille, droit à Madrid. C'est par cette province aussi que tout le monde croit qu'ils nous attaqueront : elle est bonne et fertile; mais je serois pourtant de l'avis de ceux qui sont persuadés que ce sera par le quatrième côté, qui est celui d'Andalousie. Plusieurs raisons m'obligent à le croire : 1° parce qu'il y a apparence que le roi de Portugal sera bien aise d'éloigner les armées de sa capitale, et les Anglois d'une grande ville comme Lisbonne, la licence avec laquelle ces gens-là vivent et leur religion y pouvant causer du désordre; en second lieu, parce qu'il n'y a rien de plus aisé aux Anglois que de débarquer à Lagos, où la rade est excellente, et de marcher ensuite par les Algarves, tout le long de la côte, qui est le meilleur pays du monde, vers Ayamonte, qui est la première place d'Andalousie, et ensuite droit à Séville, dont vous connoissez l'importance et l'opulence, pendant que leur flotte viendra dans la barre de San-Lucar. Il est certain que Séville ne résistera pas à une armée considérable, que peut-être même elle ne souffrira pas qu'on l'assiège, et que, les ennemis s'emparant ensuite de Xerès, Cadix, qui n'a que pour trois mois de vivres, et qui sera bloqué par la mer, tombera de lui-même, sans que les ennemis se présentent seulement pour en faire le siège. Et je suis d'autant plus porté à croire que les ennemis prendront ce dernier parti, que, l'Andalousie étant la meilleure province de toute l'Espagne, les ennemis y subsisteront plus commodément, que Cadix est un objet, pour les Anglois, capable de les faire tous sortir d'Angleterre pour en faire la conquête, et que ce que l'on connoît de gens qui sont mécontents sont tous de cette province et y ont des états, et que l'affaire de la flotte y a fait, à ce qu'on dit, beaucoup de mécontents.

« Par tout ce que j'ai l'honneur de vous exposer, Monsieur, vous comprendrez aisément de quelle conséquence il est pour le roi d'Espagne que le Roi notre maître envoie ici pour le moins douze ou treize mille hommes de pied et deux ou trois mille chevaux ou dragons. Je ne sais pas où il les prendra à présent, toutes ses troupes étant fort éloignées du Portugal; mais je sais bien que rien ne seroit plus fâcheux que de voir le roi d'Espagne obligé de s'en aller droit à Pampelune

1. *Leur* est au singulier, et *armées* au pluriel.

dès que les ennemis approcheront de Madrid, et que, sans ce secours, il sera pourtant certainement obligé de le faire, et je crois que vous en serez convaincu de reste par la seule exposition et distribution de ses forces. Joignez à tout cela qu'il n'est guère vraisemblable que les ennemis s'avisent de songer à détrôner le roi d'Espagne, et de songer à y entrer et y amener l'Archiduc, s'ils ne sont sûrs d'y avoir un parti considérable. Ainsi, ou ils ne nous déclareront pas la guerre, ou ils en auront un, quelque peu vraisemblable que cela nous paroisse, à moins qu'on ne suppose que le roi de Portugal, que je n'ai pas l'honneur de connoître, n'ait perdu l'esprit, et qu'il ne veuille s'exposer de gaieté de cœur à se faire détrôner lui-même. Voilà, Monsieur, tou ce que j'ai à vous dire sur cet article.... »

2. *Le marquis de Louville au duc de Beauvillier*[1].

« 28 juillet 1703.

« .... Ne pourroit-on point, dès cette année, nous envoyer des troupes de la marine et quelque détachement de celles de Languedoc, car, en vérité, on en aura grand besoin au mois d'octobre, et l'on en auroit encore le temps? Songez-vous d'avance à nous envoyer quelque bon maréchal de France et de bons officiers généraux? Permettez-moi franchement de vous dire ce que je pense, Monsieur; vous en ferez ensuite ce qu'il vous plaira. Bien certainement je ne l'écrirai à personne qu'à vous. Personne ne conviendroit mieux, à ce que je crois, que M. le maréchal de Choiseul ou le maréchal d'Huxelles. M. de Marcin, sous le maréchal de Choiseul son ami, seroit merveilleux, et pourroit être auprès du roi, sans avoir d'ambassadeur. Il connoît déjà tous les Espagnols, en sait la langue, et seroit plus propre qu'un autre par cet endroit, outre qu'il est fort bon officier. On pourroit, par là, laisser l'abbé à Madrid, avec la reine et la princesse. Aussi bien sa profession n'est pas trop d'aller à la guerre, ni de faire la revue des troupes. Que cela soit dit entre nous. Le marquis d'Alègre, Puységur et Montviel nous conviendroient fort, et il ne faudra pas manquer de renvoyer ce dernier : c'est un homme de plus auprès du roi, qui connoît bien les Espagnols et qui sait la langue. Entre les officiers qu'on avoit envoyés ici l'année dernière[2], Mouchan et Lützbourg lui sont fort propres. Beaujeu, qu'on a perdu auprès du Roi mal à propos, et qui étoit capitaine de ses gendarmes, est un fort bon officier, et je suis sûr qu'il serviroit ici avec plaisir. Entre les officiers généraux que j'ai connus en Italie, je n'ai rien connu de si bon que Saint-Frémond, Praslin, Valsemé. Je vous dis tout cela, Monsieur, parce que, si, effectivement, le prince Eugène vient avec l'Archiduc comme on le dit, vous ne sauriez nous envoyer rien de trop

1. Deux premiers paragraphes de cette lettre ont été donnés dans notre tome XI, p. 525.
2. Tome X, p. 176, note 9.

bon. Il ne faudroit pas non plus manquer de nous envoyer las Torrès : c'est le plus brave officier espagnol qu'il y ait, aussi bien que Ribaucourt et le chevalier des Fourneaux. Je n'ai point vu, parmi les officiers particuliers, personne qui cherchât plus à se distinguer que Bonnelles, d'Angennes, Wartigny. Ces gens-là sont d'aussi braves gens qu'il y en ait en France, et d'aussi appliqués, et je vous nomme principalement ceux d'Italie parce qu'ils sont plus aisés à faire venir; et je ne vous nomme pas M. de Blainville et Chamarande, qui ne viendront pas apparemment. Comptez que, si l'Archiduc vient, la Catalogne se révoltera, et que ceci deviendra bien sérieux. On n'y sauroit trop penser, et prévenir dès cette année le principal effort des ennemis.... »

3. *La princesse des Ursins à M. de Torcy*[1].

« 17 octobre 1703.

« .... C'est un grand malheur qu'on ait perdu ici tant de temps, et que nous n'ayons pas au moins le reste de cette année pour réparer le passé. Les ennemis se trompent très sûrement dans la pensée qu'ils ont que l'Espagne reconnoîtra ce nouveau roi[2]. S'il ne gagne des batailles, sa présence ne portera point les peuples à la révolte, et la noblesse fera son devoir, autant par amour que par son propre intérêt, si elle voit qu'elle soit soutenue. Cependant il peut arriver de grands désordres, si le Roi n'a la bonté de nous envoyer des troupes françoises le plus tôt qu'il lui sera possible. Presque toutes les nôtres sont de nouvelles levées, et peu capables de tenir contre des troupes aguerries de Hollande et d'Angleterre. Vous devez considérer que les ennemis ne s'engagent dans cette entreprise que dans l'espérance qu'on leur a donnée d'un soulèvement général ou d'une grande facilité à conduire l'Archiduc jusqu'à Madrid. Si nous pouvons les arrêter seulement trois mois sur la frontière et faire du Portugal le théâtre de la guerre, on peut dire qu'ils perdront bientôt courage.... La conservation de ce pays-ci dépend absolument des secours que vous nous envoierez, car les Espagnols, se défiant de leurs troupes, et se sentant incapables d'agir par eux-mêmes, se rangeront du parti le plus fort, pour ne pas rester la victime du vainqueur[3].... »

1. Dépôt des affaires étrangères, vol. *Espagne* 118, fol. 117 v° et 118.
2. Cette lettre était écrite à la nouvelle du départ de l'Archiduc.
3. Le 20 novembre suivant (*ibidem*, fol. 279 et 280), elle insiste pour que la France fournisse au moins six mille hommes d'infanterie et que le roi Philippe aille se montrer à la frontière, et même se mette à la tête de son armée, pour peu que les seize mille hommes qu'elle comporte puissent être renforcés d'une partie des milices et de la noblesse.

V

CHAMILLART ET LES AFFAIRES D'ESPAGNE[1].

M. Chamillart à M. de Torcy.

« 27 septembre 1703[2].

« Je satisfais avec plaisir, Monsieur, à ce que vous avez exigé de moi, en vous envoyant ce mémoire, qui est l'effet des engagements que j'ai pris avec vous, et un gage certain du desir sincère que j'ai de continuer à vivre dans des liaisons d'amitié et d'honnêteté : sans quoi je n'aurois pas recours à vous pour vous demander de me laisser faire les fonctions de la charge de secrétaire d'État de la guerre, qui n'a rien de commun avec celle des étrangers dont vous êtes revêtu.

« Il est vrai que, depuis que le petit-fils du Roi a été appelé à la couronne d'Espagne, les affaires ont été beaucoup plus mêlées qu'elles n'étoient auparavant, et que le besoin que ce jeune prince a eu des sages conseils du Roi a donné lieu à ses ambassadeurs de traiter, dans leurs lettres à S. M., de toutes sortes de matières indistinctement; et c'est ce mélange qui détermina S. M., dans les commencements que je me suis trouvé chargé des affaires de la guerre, de vous ordonner (comme elle avoit fait pour la marine) d'écrire à MM. les ambassadeurs d'entretenir avec moi des relations directes sur tout ce qui regarderoit la guerre. Quelqu'uns l'ont fait comme ils le devoient; d'autres, d'une manière si peu convenable au service de S. M., que, de moi-même, je me suis éloigné des liaisons que j'avois prises avec eux. Je l'ai fait d'autant plus volontiers qu'ils n'avoient que des ordres généraux à demander, qui avoient plus de rapport à l'exécution d'un traité qu'à des opérations de guerre dont les généraux étoient chargés; car je ne saurois me persuader que vous eussiez voulu, en ce cas, dresser les projets et leur envoyer. Et quoique M. le duc de Savoie ait eu des troupes dans l'armée d'Italie, que celles du roi d'Espagne soient mêlées avec celles du Roi, il ne m'a pas paru, jusques à présent, que vous ayez rendu aucun compte à S. M. de ce qui se passe en ce pays-là qui ait rapport à la guerre parce qu'il n'y a point d'ambassadeur. Il en auroit été de même partout ailleurs, s'il n'y en avoit point eu, ou si ceux qui l'ont été avoient voulu ou su faire la différence des matières dont chacun de nous doit rendre compte. C'est ainsi que MM. d'Harcourt et de Marcin en ont usé tant qu'ils ont été en Espagne. M. de Blécourt[3], beaucoup moins instruit en ce genre que ces Messieurs, par une affectation dont le motif m'a été inconnu, tomba dans

1. Ci-dessus, p. 57, 63 et 396, note 1.
2. Lettre autographe : Dépôt des affaires étrangères, vol. *France* 306, fol. 240.
3. *Blainville*, dans l'original.

un inconvénient qui vous l'a assez été pour que je n'en dise pas davantage.

« M. le cardinal d'Estrées, avec lequel je n'avois aucune liaison, ayant été choisi pour ambassadeur d'Espagne, ne m'ayant pas fait l'honneur de m'écrire, peut-être parce qu'il étoit bien aise de n'avoir des relations qu'avec vous, et n'étant d'ailleurs chargé que d'affaires générales, y ayant peu d'apparence que la guerre fût portée dans ce pays-là, j'avoue que je négligeai d'entrer en matière avec lui, et même que je l'ai évité, voyant qu'il se formoit différents partis, dans lesquels j'aurois eu plus de part qu'il ne convenoit au bien du service. Ce fut ce qui me détermina à vous prier de vous charger de tous les mémoires du sieur Orry, que je regardois, dans ces temps-là, comme un journal de ce qui se passoit, ne pouvant me persuader, puisqu'il n'avoit été envoyé que pour agir sous MM. les ambassadeurs, et qu'il ne devoit parler ni écrire que par eux, qu'il devînt un acteur principal et que le roi d'Espagne se servît de lui pour rendre compte à S. M. de toutes les résolutions qui se prennent ou par lui seul ou avec son Conseil, et que ce fût à Orry à qui on adressât les réponses sur toutes sortes d'affaires. Depuis le traité du Portugal avec les ennemis du Roi, que j'ai vu que l'Espagne étoit obligée d'armer pour sa propre défense et sa conservation, que l'on demande à S. M. des troupes, des officiers, des armes, de la poudre, et généralement tout ce qui a rapport à la guerre, que les lettres d'Orry en sont remplies, et qu'au lieu de la réformation générale et des affaires du dedans de ce royaume, il s'agit d'opérations de guerre et de toutes choses généralement qui ont beaucoup plus de rapport à ma charge qu'à la vôtre, je demande que, tant que le sieur Orry agira de son chef et qu'il demandera des officiers, des troupes, des munitions et autres ustensiles de guerre, qu'il en fasse des mémoires séparés, et qu'ils me soient adressés pour en rendre compte au Roi et recevoir ses ordres. Je suis en droit d'exiger la même chose de l'ambassadeur. Je ne m'oppose point qu'il en fasse part et qu'il en envoie autant à M. de Torcy, et cela me paroît d'autant mieux fondé que, lorsque MM. les généraux sont chargés de quelque négociation, ils ont leurs relations directes avec vous.

« Je n'ai eu d'autre part, en dernier lieu, à l'instruction remise au sieur de Buzeval (*sic*), que celle d'avoir envoyé le paquet à M. le maréchal de Villeroy. L'année dernière, lorsque M. le maréchal de Boufflers envoya le sieur Bielke à M. l'électeur de Brandebourg, il traita avec vous directement. Il ne seroit pas juste, pour avoir eu trop de complaisance, que vous voulussiez faire une partie de ma charge. Il ne convient pas même que vous me fassiez savoir les intentions du Roi pour ordonner à Titon d'envoyer des armes, pour détacher deux bataillons de l'armée de Flandres, en faire un régiment des gardes wallonnes, expédier des routes, leur faire fournir les étapes dans le royaume, envoyer des troupes à Pampelune, à Saint-Sébastien et partout où il en sera besoin. Pour me réduire et pour finir, je prétends que tout ce qui aura été résolu en Espagne par rapport à la guerre, qui aura besoin, pour son exécution, du secours de quelqu'un des ministres du Roi, soit qu'il vienne par l'ambassadeur, par le secrétaire d'État de la guerre, ou par le sieur Orry, me doit être adressé directement. Je ne demande point d'avoir part à ce qui est traité dans le Conseil du roi d'Espagne, aux charges ni aux emplois du dedans de ses royaumes, comme gouvernements, vice-royautés, places de son Conseil, ni même au choix des officiers de guerre, tant qu'il les prendra dans le nombre de ses sujets, mais seulement lorsqu'il en demandera à S. M. Je ne prétends point non plus avoir aucune part des affaires du gouvernement que comme les autres ministres qui ont l'honneur d'assister au Conseil. Quoique ce soit une chose nouvelle et très singulière qu'un roi ait besoin d'être conduit pour gouverner sa monarchie, il est plus des règles que le ministre des affaires étrangères ait lui seul cette relation, que de la partager avec lui en quelque genre et de quelque matière qu'il s'agisse. J'espère que vous ne trouverez rien que de raisonnable dans ce mémoire, et qui ne vous confirme de plus en plus l'estime que j'ai pour vous[1]. Fait ce 27 septembre 1703.

« Je n'ai ni minute ni copie. « CHAMILLART. »

Réponse de M. de Torcy.

« 27 septembre 1703.

« J'ai lu, Monsieur, le mémoire que vous m'avez envoyé. Je confirme encore ce que je vous dis hier, que vous ne trouverez jamais de ma part aucune opposition à tout ce qui sera de plus conforme au service, puisque c'est ce que nous devons avoir principalement en vue l'un et l'autre. Je crois, comme vous, qu'il convient que, sur les détails de guerre comme la fourniture des armes, la marche des troupes, les étapes, etc., le roi d'Espagne s'adresse directement à vous, soit par le marquis de Canalès, chargé présentement de ces affaires, soit par Orry. Vous savez que je n'ai écrit au dernier que quand vous lui avez dit vous-même de s'adresser à moi. Quant aux ambassadeurs, je vous dirai, Monsieur, qu'il y a vingt-quatre ans que mon père ou moi nous sommes revêtus de la charge que j'ai l'honneur d'exercer, que j'ai toujours vu que le Roi ordonnoit à ses ambassadeurs de lui rendre compte directement, et à lui seul, de toutes choses, et que je ne crois pas que l'intention de S. M. soit de changer. Je compte que vous trouverez bon que je reçoive ses ordres sur ce que vous m'écrivez, comme vous lui en parlerez aussi de votre part, si vous le jugez à propos.

« Les autres articles, particulièrement celui de M. de Bezenwaldt, nous engageroient dans une discussion que vous n'auriez pas le temps de lire. Ainsi je finirai en vous assurant que j'ai toujours souhaité votre amitié, et que je n'oublierai rien pour vous faire connoître, etc. »

1. Comparez la copie d'une autre lettre, d'avril 1705, vol. *Espagne* 146, ol. 292-296.

VI

INTERCEPTION DE LA LETTRE DE L'ABBÉ D'ESTRÉES[1].

Jusqu'ici, on ne paraît pas avoir retrouvé la lettre de l'abbé d'Estrées apostillée par la princesse des Ursins et renvoyée par celle-ci en France[2]; mais plusieurs des dépêches que nous avons déjà données, soit de Louville, soit de l'abbé d'Estrées lui-même, ont dû suffisamment édifier le lecteur sur le ton général de la correspondance des adversaires de la toute-puissante princesse. Il faut seulement relever et corriger ici ce qu'il y a d'inexact dans l'ordre des faits donné par notre auteur et dans un autre point important de son récit.

Premièrement, ce n'est pas « fort peu après les lettres de Puységur datées de la frontière de Portugal[3], » c'est-à-dire en février 1704, mais dans la première quinzaine d'octobre 1703, deux mois au moins avant l'arrivée de Puységur en Espagne, que Mme des Ursins se saisit de la lettre de l'ambassadeur. Louville, qui était encore à Madrid, le raconta comme il suit au cardinal de Noailles, le 16 octobre[4] :

« .... Il est arrivé aussi un contretemps auquel M. l'abbé d'Estrées a donné lieu par une bonté de cœur très imprudente. C'est que, comme on étoit dans l'incertitude de perdre ou de sauver le P. Daubenton, et qu'il paroissoit qu'en perdant le P. Daubenton, il falloit au moins se raccommoder avec nous, à quoi pourtant nous avions porté les choses quoique cela coûtât très cher, M. l'abbé d'Estrées, plein de confiance en ses nouveaux amis malgré tout ce que je lui en pus dire, écrivit à M. le marquis de Torcy avec sa sincérité ordinaire, et donna la lettre à M. Orry, et, sans dire du mal positivement, a pourtant lâché des traits qui ont ulcéré de nouveau, parce que M. Orry, homme de bien et d'honneur, envoya aussitôt sa lettre à Mme des Ursins pour la décacheter et la lire, comme je m'en étois douté[5]. Il nous a plus gâté de besogne, par cette seule imprudence, que nous n'en raccommoderons en deux ans. Je vous avoue, Monseigneur, que je l'en ai bien grondé, et presque battu, et je lui ai dit même qu'il devoit à son caractère de prêtre et d'ambassadeur de ce que je ne m'étois pas porté à de plus grandes violences contre lui. Il m'a répondu de l'avenir ; mais le passé n'est plus à son pouvoir. Raillerie à part, Monseigneur, je supplie Votre Éminence d'avoir la bonté de le mettre en garde contre les gens qui lui

1. Ci-dessus, p. 66-67. Comparez la rédaction primitive de cet épisode dans l'appendice VI de notre tome X, p. 502.

2. Ci-dessus, p. 65-66. — 3. Ci-dessus, p. 67.

4. Minute dans le troisième des volumes communiqués par Mgr d'Hulst.

5. Il pouvait d'autant mieux s'en douter que, le mois précédent, on avait déjà arrêté et copié une lettre autographe de l'ambassadeur, où il dénon-

font bonne mine. C'est un effet de son bon cœur; mais je voudrois bien lui épargner d'être redressé, comme moi, par une cruelle expérience[1].

« Il n'a pas laissé de me faire presque autant de mal qu'à lui; car, quoique je me fusse bien donné de garde d'écrire que des choses très ostensibles, l'union qui est entre nous me fait partager son iniquité, et on croit que je suis de moitié de tout ce qu'il fait. Je vous dirai même, sous le secret, ce que je n'ai pas voulu dire à M. l'abbé, que la princesse me reprocha l'autre jour, devant la reine, que l'on ne pouvoit se fier à moi, parce que nous n'étions qu'un cœur et qu'une âme. J'ai répondu à cela ce que je devois....

« Voilà, Monseigneur, tout ce que je puis vous mander de plus considérable sur notre situation présente, dont vous jugerez aisément par tout ce que j'ai l'honneur de vous dire. Je supplie Votre Éminence de se souvenir que je n'écris que pour elle seule, et, si elle fait usage des choses que je lui écris, je la supplie encore que ce soit sans me compromettre en rien; car nous ne combattons pas, Mme des Ursins et nous, avec des armes égales : tout ce qu'on mande d'elle lui revient, tout ce qu'elle dit est cru; elle peut dire et écrire tout ce qu'elle veut, et faire écrire par le roi et par la reine, sans craindre d'être contredite. Elle est si bien soutenue, qu'elle n'a rien à ménager, et qu'elle peut tout entreprendre; et pour nous, il ne nous est pas permis de nous défendre, ni même de parler, lorsque nous voyons périr le roi et l'État, et le temps de se désabuser ne viendra que par la perte de l'État. Il faut l'attendre, puisqu'aussi bien on n'y peut autrement remédier. Je prie Votre Éminence de faire déchiffrer ce que je lui mande en chiffre par une personne dont elle soit aussi sûre que d'elle-même et qui soit sans aucune relation dans ce pays-ci. Je mande à M. de Callières de lui envoyer son chiffre, et, en cas qu'il ne l'eût pas fait, je la supplie d'envoyer chez lui pour cela. »

Cette lettre de Louville est confirmée par une longue explication que la princesse, ne comptant plus sur l'amitié de M. de Torcy et reportant sa confiance sur le maréchal d'Harcourt, adressa à ce dernier le 17 novembre 1703[2]. C'est, dit-elle, le jour même où elle écrivait au ministre la lettre la plus pressante et la plus obligeante pour faire rentrer l'abbé d'Estrées dans le *despacho*, c'est-à-dire le mois précédent[3], au temps où le cardinal n'avait pas encore quitté Madrid (10 octobre), que l'abbé, son obligé,

çait le P. Daubenton et disait que Mme des Ursins était nécessairement gouvernée par quelqu'un (lettre du 22 septembre, vol. *Espagne* 117, fol. 335-338, et vol. 120, fol. 236). De même, la princesse avait envoyé copie d'une lettre injurieuse pour elle, écrite par le Père au commissaire de marine de Bayonne (vol. 117, fol. 360).

1. Pareil récit dans la lettre du même jour, au duc de Beauvillier, dont la suite a été donnée dans notre tome XI, p. 537.

2. Publiée en 1862 par Hippeau, p. 13-33 du tirage à part.

3. Notre tome XI, p. 320.

« écrivit confidemment à M. de Torcy la lettre du monde la plus outrageante contre Mme des Ursins. » Suivant cette princesse, le roi Philippe, que l'on avait mis en défiance sur la sincérité du nouvel ambassadeur, se fit remettre les paquets du courrier, et, avec deux lettres de Louville « pleines d'invectives contre le P. Daubenton et de choses peu agréables pour Torcy, » « il ouvrit cette lettre de l'ambassadeur, qu'il soupçonna être celle de confiance. » Bien entendu, Mme des Ursins assistait à l'ouverture. Avant que la lettre ne fût rendue au courrier, elle y ajouta « qu'on l'avertissait de bonne part que l'abbé d'Estrées, nonobstant tout ce qu'elle faisait pour gagner son amitié, continuait à la déshonorer dans ses lettres, et qu'elle suppliait qu'on lui recommandât de marcher plus droit avec elle ; » mais elle garda une copie et en envoya des duplicata, d'abord à son frère Noirmoutier, « avec des apostilles à côté et quelques extraits des réponses de la cour, » puis à son bon ami d'Harcourt, de peur que la première copie, saisie par Torcy au passage et mise par lui sous les yeux du Roi, ne fût pas arrivée à destination. Par le post-scriptum de cette dépêche confidentielle à Harcourt, nous voyons que la cour de Versailles avait très mal pris une pareille violation du droit des gens, quoique d'usage constant au dire de tous ses agents, et qu'elle en voulait faire tomber la responsabilité sur Mme des Ursins. « Je nie ce fait, s'écrie hardiment celle-ci, et, pour preuve que je dis la vérité, c'est que j'avoue, en même temps, que j'aurois été très capable de prendre cette liberté sans commettre le nom d'Espagne. » Eh quoi ! disait-elle encore, « pour toute satisfaction, M. le marquis de Torcy m'écrit que je ne dois pas croire si légèrement de faux rapports que me font des gens si mal intentionnés pour mettre la dissension entre les ministres : de sorte que je me vois déshonorée par la noirceur de mes ennemis, exposée à perdre l'estime du Roi, et traitée d'imprudente et de femme trop crédule par le ministre ! Sensible plus que je ne puis dire à mon malheur, je trouve que tout m'est permis pour ma justification.... Le caractère d'ambassadeur du Roi ne donne point à l'abbé d'Estrées le privilège de déshonorer impunément une femme comme moi !... »

Tout à la fin de l'année, le 25 décembre, Mme des Ursins en écrivit aussi à la maréchale de Noailles[1], et répéta qu'elle n'avait voulu donner connaissance des faits qu'à Louville et à son propre frère, et qu'elle avait envoyé à ce dernier une copie de la dépêche de l'ambassadeur, « avec des apostilles à côté qui détruisoient uniquement les faussetés avancées[2]. »

1. Recueil Geffroy, p. 165-168. Le cas de l'interception y est examiné p. 171-173.

2. Le 9 janvier 1704, elle écrivit à Monsieur le Prince (archives de Chantilly, registre T 2, fol. 66) : « Dès que la bonne foi et la probité manque[nt] entre les hommes, l'union est impossible, et, quelque patience qu'on puisse avoir, on se lasse à la fin d'être le jouet et la dupe de ceux qui croient ne pouvoir s'élever qu'en écrasant les autres. »

Un peu antérieurement, le 3 décembre, Philippe V avait répondu aux reproches de son grand-père par une longue et très ferme lettre que l'abbé Millot a insérée dans les *Mémoires de Noailles*, p. 163-164.

Il est donc inexact de dire, comme l'ont fait et Saint-Simon et l'auteur[1] des *Mémoires de Berwick*[2], que la princesse, après avoir furieusement apostillé la lettre originale, la « montra en cet état au roi et à la reine d'Espagne, et à beaucoup de gens de cette cour, avec des clameurs étranges, et ajouta à cette folie celle d'envoyer cette même lettre, ainsi apostillée, au Roi, avec les plaintes les plus emportées contre l'abbé d'Estrées. »

En premier lieu, la lettre de l'abbé d'Estrées était destinée au ministre, non au Roi. S'imagine-t-on que l'ambassadeur eût pu s'exprimer si crûment et si brutalement, écrivant au Roi lui-même, sur une femme que celui-ci avait choisie et honorée de sa confiance?

En second lieu, les apostilles écrites « de rage et de dépit » auraient été mises, non pas sur la lettre même destinée à Torcy, mais sur la copie adressée au duc de Noirmoutier, et c'est celle-ci qui, interceptée au passage par le ministre, serait arrivée sous les yeux de Louis XIV, par voie indirecte, comme tout ce qui venait du « secret des postes. » Autrement, le Roi eût-il attendu cinq et six mois pour sévir contre l'auteur d'une pareille insolence?

Voici, par même occasion, une relation que j'ai rencontrée au Dépôt de la guerre, et qui contient des détails intéressants sur la relégation de 1704 :

M. de Préchac à M. Chamillart[3].

« A Pau, le 19 juillet 1704.

« L'attention continuelle que j'ai, Monseigneur, à tout ce qui peut avoir rapport au service du Roi, et à me donner occasion de vous faire

1. Ci-dessus, p. 66.

2. « Mme des Ursins, après avoir pris copie de cette lettre et avoir mis sur la marge de l'original ses réponses et ses réflexions, l'envoya elle-même par un courrier au Roi, et se plaignit hautement de la perfidie et des calomnies de l'abbé; mais aussi ce qu'elle venoit de faire déplut fort à la cour de France, qui considéroit cette action comme un attentat au droit des gens, les dépêches des ambassadeurs devant toujours être sacrées » (*Mémoires de Berwick*, t. I, p. 231).

3. Dépôt de la guerre, vol. 1788, n°s 168 et 169. — Jean de Préchac, reçu avocat le 27 février 1669, pourvu d'une charge de conseiller au parlement de Béarn le 19 avril 1693, quitta cette charge le 16 mars 1696 pour prendre celle de conseiller garde-scel de la chancellerie au même parlement, mais reçut en 1704, quelques années plus tard, une charge de conseiller de nouvelle création. C'était un écrivain très fécond, dont on a un recueil de *Nouvelles galantes* imprimé en 1671, *l'Héroïne mousquetaire* (1677), *le Voyage de Fontainebleau* (*Mercure* d'août 1678), *l'Ambitieuse Grenadine* (1678), une continuation du *Roman comique* dédiée au duc du Maine (1679),

ma cour, m'oblige à vous rendre compte de ce que j'ai appris de la princesse des Ursins, qui a séjourné ici, et en partit hier pour Toulouse, où elle a permission d'attendre que les grandes chaleurs soient passées. Je l'ai fort pratiquée et à Rome et à Paris, mais surtout il y a vingt-cinq ans, lorsque j'étois secrétaire de la reine d'Espagne et que je lui apprenois l'espagnol. Elle voulut être sa dame d'honneur. Elle la voulut être, quinze ans après, de Mme la duchesse de Chartres, et Monsieur, qui étoit bien aise d'avoir pour domestique une femme de cette naissance, la servit fort; mais un délai de trois semaines qu'elle demanda pour en écrire à son mari gâta tout. Ces différents manèges m'ayant donné de grandes relations avec cette princesse, qui avoit le cœur gros des affaires d'Espagne, elle a été bien aise de me trouver ici pour pouvoir se soulager. Elle m'a avoué qu'elle avoit dit les mêmes choses à M. le duc de Gramont, qu'elle trouva à Vittoria.

« Je suis, etc. « Préchac. »

« M. le cardinal d'Estrées ayant été nommé pour aller en Espagne, le cardinal Portocarrero en fut au désespoir. Mme des Ursins n'oublia rien pour le guérir, jusqu'à lui dire qu'elle en avoit été ravie par rapport à S. M. Cath., qui avoit toujours aimé et considéré le cardinal d'Estrées. Portocarrero ne revint point, et demanda à se retirer, sans que les prières du roi, ni celles de la reine, qui le flattoient par tous les endroits du monde les plus sensibles, pussent le détourner de sa résolution. Comme tout rouloit sur le cardinal, le roi se trouva embarrassé pour tenir son conseil de *despacho*, où le cardinal et le président de Castille entroient seuls; mais, le cardinal d'Estrées étant arrivé, la princesse lui dit l'embarras du roi. M. d'Estrées lui dit qu'il tiendroit seul le Conseil avec le roi. Elle lui représenta qu'on ne pouvoit pas exclure le président de Castille, qui étoit évêque, homme de mérite, et très nformé des affaires d'Espagne; il répondit que c'étoit un coquin, qui ne l'avoit pas seulement visité. Elle voulut l'excuser sur ce que les présidents de Castille sont comme les Chanceliers en France, et ne font point de visite; que le président offroit cependant de le voir dans un lieu tiers et de lui rendre toutes les soumissions possibles, ou même

la Noble Vénitienne ou le Jeu de la Bassette (1679), l'*Histoire du comte de Genevois* (1680), *la Duchesse de Milan* (1682), la *Relation d'un voyage fait en Provence* (1683), *le Bâtard de Navarre* (1683), *le Grand Sophy* (1685), *la Jalousie des dieux*, sur la fistule de Louis XIV, et *le Comte Tékély* (1686), *le Paquebot d'Angleterre* (1690), *l'Illustre Parisienne* (1692), etc. C'était surtout un nouvelliste bénévole, qui tenait les ministres au courant de tout ce qui se passait sur la frontière d'Espagne, et Chamillart, dans les papiers duquel on retrouve nombre de lettres de lui, le récompensa, en 1706, par une gratification de deux mille livres. Monsieur, en son vivant, lui faisait une rente de mille écus, sans doute parce qu'il avait enseigné l'espagnol à sa fille la première femme de Charles II. Il survécut à Louis XIV, étant depuis longtemps doyen du parlement. Il n'appartenait certainement pas à la branche de Préchac de la maison de Montesquiou.

d'aller chez lui, pourvu que le roi lui en donnât l'ordre. Le cardinal persista, et ne voulut point entrer au *despacho* avec le président. Le roi ne laissoit pas de lui envoyer, tous les soirs, les expéditions, par le marquis de Rivas, avant de rien signer, que le cardinal renvoyoit souvent avec mépris.

« Dès ce commencement, le cardinal, qui s'étoit proposé de gouverner despotiquement, regarda cette femme comme un obstacle, et, malgré leurs anciennes liaisons, il résolut de l'ôter. M. de Louville, qui, de son côté, vouloit gouverner le roi, et qui, dans le voyage d'Italie, s'étoit fort avancé dans l'esprit de ce prince par des complaisances infinies, ne trouva plus la même facilité en Espagne, et attribua ce changement à Mme des Ursins. Il se lia avec M. le cardinal pour la perdre. L'abbé d'Estrées arriva, que le roi reçut à merveilles. L'abbé en rendit compte à la princesse, et lui dit que le Roi lui avoit permis d'entrer à toute heure chez la reine. La princesse lui répondit que le Roi n'y avoit pas pensé, puisque, sans compter son âge, cela ne convenoit point dans les conjonctures présentes, où LL. MM. avoient besoin de ménager les grands, qui seroient au désespoir d'une distinction si marquée, et si nouvelle en Espagne. L'abbé ne fut point touché de ses raisons, et écrivit rage contre la princesse. L'oncle et le neveu firent semblant de se brouiller, et la firent donner dans plusieurs panneaux pour avoir occasion de la décrier en France. Quelque temps après, l'abbé dit à la princesse que l'Amirante avoit projeté de faire assassiner le roi à la chasse, et qu'il falloit qu'elle usât de toute son adresse pour l'empêcher d'y aller, et même de faire agir la reine pour cela. On fit glisser, dans ce temps-là, un billet dans le carrosse de la reine, où on lui donnoit le même avis. La reine demanda au roi, avec tant d'instance, de s'abstenir de la chasse pour quelque temps, qu'il le promit enfin. Quinze jours après, ce prince reçut une lettre du Roi son grand-père, qui lui reprochoit son oisiveté et sa vie molle, demeurant toujours enfermé avec des femmes, et Mme des Ursins, qui croyoit avoir mérité des couronnes par la conduite qu'elle tenoit en inspirant à LL. MM. tous les sentiments de reconnoissance et d'amitié qu'ils devoient au Roi, et en ménageant leur esprit pour ne pas effaroucher les Espagnols, reçut, en ce temps-là, une lettre fulminante de M. de Torcy. Elle s'en plaignit à l'abbé d'Estrées, et ils se brouillèrent tout à fait. Le roi, de son côté, étoit au désespoir. La princesse le radoucit, et trouva moyen de se raccommoder avec l'abbé d'Estrées pour le bien du service. Ils convinrent d'agir de concert et d'écrire réciproquement en France et de se rendre des offices mutuels. Le roi avertit la princesse de plusieurs fourberies qu'il avoit découvertes, et l'assura que l'abbé la tromperoit. Elle ne laissa pas d'exécuter de bonne foi tout ce qu'elle avoit promis. Cependant le roi, prévenu contre l'abbé, se fit apporter les paquets de la poste, et, les ayant ouverts, y trouva une lettre cruelle de l'abbé à M. de Torcy contre la princesse. Il en garda copie, après avoir fait voir l'original à la princesse, et ne laissa pas d'envoyer les paquets sans y rien changer. Il se passa encore beaucoup d'autres détails qui achevèrent d'aliéner l'esprit du roi contre l'abbé. La princesse qui avoit toujours compté sur M. de Torcy, lui écrivit qu'elle le supplioit de ne se laisser pas prévenir, étant informée de bonne part que l'abbé la trompoit et lui rendoit de mauvais offices. M. de Torcy lui répondit qu'elle avoit tort, puisque l'abbé étoit son meilleur ami et faisoit son éloge dans toutes ses lettres. Ce fut un coup de foudre pour elle; car elle jugea bien que M. de Torcy, qui avoit reçu la lettre dont le roi avoit gardé copie, étoit prévenu par ses ennemis et agissoit de concert avec eux.

« Peu de temps après, le roi reçut une lettre du Roi son grand-père, dans laquelle il lui reprochoit le peu de confiance qu'il avoit en son ambassadeur et l'éloignement qu'il marquoit pour tous ceux qui étoient dans ses intérêts, le traitant d'ingrat, et beaucoup d'autres choses. Le roi en fut inconsolable. J'oubliois à dire qu'il lui ordonnoit de montrer cette lettre à la reine, et il y avoit aussi quelque chose sur son compte, dont elle fut fort mortifiée. La princesse jure qu'elle n'oublia rien pour les consoler et pour leur faire sentir que cette correction ne partoit que d'un bon cœur et de l'affection démesurée que le Roi avoit pour LL. MM. Je comprends que tout l'orage tomba sur l'abbé d'Estrées, qu'elle dépeint comme le plus noir et le plus scélérat de tous les hommes. Quelque temps après, le roi, de son mouvement et sans en parler à personne, demanda instamment au Roi son grand-père le rappel de l'abbé.

« Elle dit qu'on lui a fait un crime d'avoir favorisé le *marquès* de Canalès pour obtenir la charge de secrétaire d'État; mais elle prétend que c'est un homme tout dévoué, d'un esprit médiocre, et le seul des Espagnols qui voudroit signer tout ce qu'on lui présente, surtout pour la Flandre, les autres Espagnols se jalousant beaucoup de la moindre grâce ou préférence que l'on donne aux François.

« Elle m'a parlé de M. Orry : elle assure qu'on a eu tort de le blâmer, qu'il a fait l'impossible, mais que, trouvant des obstacles et des difficultés à tout, c'est un miracle que les affaires n'aient tourné plus mal, et assure qu'il sert à merveilles.

« Elle dit qu'on a fait partir le roi de Madrid un mois plus tôt qu'il ne falloit, pour la pouvoir chasser plus facilement; mais que, si, de son côté, elle n'eût apporté toute la prudence imaginable pour marquer sa soumission en se dérobant doucement et sans bruit, elle est persuadée que le peuple lui auroit fait violence pour l'empêcher de sortir.

« Elle dit que les généraux ne sont point en bonne intelligence, et que M. de Puységur, avec tout son mérite, n'est pas propre pour ce pays-là, étant trop gascon et trop brusque pour les Espagnols. Sur le tout, elle assure que le roi n'a personne en qui il prenne une véritable confiance, que tous les grands sont sur le qui-vive, que la reine, qui a beaucoup d'esprit, soutient cela par des manières flatteuses. Elle parle du roi comme d'un prince rempli de bonnes qualités, mais qui a besoin de conseil, et qui pourroit se tourner en mal comme en bien, selon les gens qui l'approcheront.

« Elle reçoit tous les jours des lettres fort tendres de la reine. Le roi lui a envoyé à Bayonne un brevet de dix mille ducats de pension, sur les salines de Valence une partie et le reste sur Naples, et trois mille pistoles pour son voyage. Du reste, elle dit que les Espagnols sont fort aisés à mener, et qu'ils aiment le roi, mais qu'il y a manière de les savoir gouverner.

« Je vous fais, Monseigneur, une relation toute simple, sans vous rien garantir. C'est à vous, qui avez bon esprit, à démêler le bon du mauvais, et même je n'en écris rien à M. de Torcy, qui a d'autres relations sur cela. »

On trouvera ci-après, aux Additions et corrections, p. 625, une lettre inédite de Mme des Ursins, qui doit être du mois de juin précédent, et qui fait saisir sur le vif ce que Saint-Simon appelle les « machines » de la princesse.

VII

CONTRAT DE MARIAGE DE LA BATARDE DU ROI[1].

« Par-devant nous, conseillers du Roi notaires au Châtelet de Paris soussignés, furent présents Damoiselle Louise de Maisonblanche, fille de défunts Philippe de Maisonblanche[2], écuyer, capitaine de cavalerie, et de Dame Gabrielle de la Tour, ses père et mère, émancipée d'âge,

1. Ci-dessus, p. 106-107. — Ce contrat de mariage est conservé : 1° en minute, dans l'étude de Me Demonts, notaire à Paris, qui a bien voulu me communiquer l'original ; 2° en copie, dans le registre des Insinuations du Châtelet coté Y 272, fol. 433, et dans les Papiers de la Pairie, KK 599, fol. 413-422. En marge de ce dernier texte, Clairambault a écrit : « Louise de la Maison-Blanche, fille du roi Louis XIV et de la Des Œillets (elle s'appeloit *** de Vin), l'une des femmes de Mme de Montespan. Aussi n'y a-t-il aucune précaution pour le retour pour les parents de la fille en cas de mort sans enfants. » A côté de cette première note, une main différente a écrit : « D'autres disent que la mère étoit une jardinière de Trianon. » Enfin, dans une très complète généalogie des De Prez de la Queue conservée au Cabinet des titres, *Pièces originales*, volume 2384, dossier 53452, il est dit, fol. 12 v°, que Bernard de Prez, dont il s'agit ici, marquis de Prez et baron de la Queue, né le 25 mai 1670, épousa, par contrat du 9 avril 1696, « Louise de Maison-Blanche, fille naturelle du roi Louis XIV [et d'une jardinière[a]] *et de N**** [des Œillets] *de Vins*, lors femme de chambre de Mme de [Maintenon] *Montespan*, et fille de la célèbre comédienne Jeanne des Œillets. » Cette comédienne fut en effet célèbre dans son temps. D'après les renseignements que M. Monval, bibliothécaire de la Comédie française, a bien voulu me fournir avec son obligeance habituelle, elle s'appelait Alix Faviot, avait épousé un certain Nicolas de Vintz, sieur des Œillets, sans doute comédien de province, et eut au moins deux fils, dont l'un devint commissaire des guerres, l'autre capitaine au régiment de Picardie, et trois filles : Claude, morte célibataire, Jeanne-Catherine et Marie-Anne. La Des Œillets, qui avait créé l'*Hermione* de Racine à l'hôtel de Bourgogne, mourut veuve, et fort chrétiennement, le 25 octobre 1670, à quarante-neuf ans, accablée par le triomphe de sa rivale Champmeslé. Or, nous voyons dans les *Lettres de Mme de Sévigné*, tomes II, p. 469, et IV, p. 416, que deux de ses filles se firent religieuses vers 1676. La troisième (ou la première nommée ci-dessus) serait donc tout à la fois la mère de Louise de Maisonblanche, et cette Des Œillets, femme de chambre de Mme de Montespan, qui fut reconnue, dans le procès des Poisons, pour avoir servi d'intermédiaire entre la Voisin et sa maîtresse en vue d'obtenir un philtre qui agît sur le Roi. Celui-ci fit enfermer la Des Œillets à l'hôpital général de Tours, et elle y mourut le 8 septembre 1686, ainsi qu'on le voit dans les *Archives de la Bastille* publiées par Fr. Ravaisson, tome V, p. 316, 349-352, 375-376, 384, 388, etc., et tome VII, p. 134.

2. Maisonblanche est le nom d'un beau domaine que le duc d'Orléans, plus tard régent, donna à son valet Ponce Coche, pour y élever ses bâtards.

[a] Je mets entre crochets les mots biffés, et en italique ceux qui les ont remplacés.

procédante sous l'autorité de Messire Jacques-Charles de Brisacier, abbé commendataire de l'abbaye de Notre-Dame de Flabemont, son curateur aux causes, de lui, pour ce présent, assistée et autorisée, ledit sieur abbé de Brisacier créé en ladite charge par la sentence d'entérinement des lettres d'émancipation obtenues par ladite damoiselle en Chancellerie le 4 du présent mois, ladite sentence rendue au Châtelet de Paris le lendemain[1], laquelle charge ledit sieur abbé accepte par ces présentes, demeurant, savoir : ledit sieur abbé de Brisacier au séminaire des Missions étrangères, rue du Bac, et ladite damoiselle à Meulsen, près Houdan, étant de présent à Paris, logée rue du Chantre, paroisse Saint-Germain-l'Auxerrois, pour elle et en son nom, d'une part; et Messire Bernard de Prez, chevalier, seigneur de la Queue, lieutenant de cavalerie dans le régiment de Bourgogne, majeur, fils de Messire Jacques de Prez, chevalier, seigneur de la Queue, ci-devant capitaine dans les régiments du Roi et de la Reine, et défunte Dame Nicole de Bara, sa mère, aussi assisté dudit sieur son père, à ce présent, demeurants ordinairement à la Queue, près Montfort-l'Amaury, étant de présent à Paris, logés rue du Four, à la Grande-Fontaine, paroisse Saint-Sulpice, aussi pour lui et en son nom, d'autre part; lesquels, en la présence et du consentement de leurs parents et amis ci-après nommés, savoir :

« De la part dudit sieur de la Queue futur époux, de Messire Charles de Prez, seigneur des Bouillons, son oncle; Damoiselle Angélique de Prez, fille, sœur dudit sieur de la Queue; haut et puissant seigneur Messire Simon Arnauld de Pomponne, sire et baron de Ferrières, conseiller du Roi en tous ses conseils, ministre d'État; haut et puissant seigneur Messire Nicolas-Simon Arnauld, marquis de Pomponne, brigadier général des armées du Roi, et haute et puissante dame Dame Constance d'Harville de Paloiseau, son épouse, grand-oncle et cousine; haut et puissant seigneur Messire Antoine de Pas de Feuquière, lieutenant général des armées du Roi, gouverneur pour S. M. des ville et citadelle de Verdun et grand bailli du pays de Verdunois, allié[2]; Damoiselle Diane-Françoise de Binay, fille majeure, aussi alliée; haut et puissant seigneur Messire Charles-Honoré d'Albert, duc de Chevreuse; haut et puissant seigneur Messire Charles-Honoré d'Albert, duc de Montfort, aussi alliés[3];

1. Registre du Châtelet coté Y 4057. Il y est dit que la demoiselle est âgée de vingt ans, et que les parents et amis qui ont approuvé l'entérinement et nommé l'abbé Brisacier pour curateur sont : Messire Jean Bailly, prêtre, seigneur et prévôt de Villedimanche: Messire Pierre l'Huillier, avocat en Parlement; Maître Marc-Antoine Bonnet, contrôleur au bureau du sieur des Chiens; Maître Louis Manceau, greffier aux requêtes du Palais; Noël de Billy, juré courtier de vins; François Germain et Thomas Lhermitte, bourgeois de Paris; tous représentés par Jacques-François Mallet le jeune.

2. Clairambault a écrit en marge : « C'est une supposition du notaire. »

3. Ici, un blanc laissé pour inscrire les témoins de la future épouse.

« Ont reconnu et confessé avoir fait et passé ensemble le traité de mariage qui ensuit.

« C'est à savoir que ledit sieur Bernard de Prez fils et ladite damoiselle Louise de Maisonblanche se sont promis prendre l'un l'autre pour mari et femme en face de notre mère Sainte Église, et en faire faire la solennité sous ses licences le plus tôt que faire se pourra et dès que l'un en requerra l'autre, aux biens et droits à chacun d'eux appartenants, ceux dudit sieur futur époux consistant, ainsi que ledit sieur son père l'a déclaré, en la moitié des terres et héritages étant de la succession de ladite défunte dame Nicole [de] Bara sa mère, situés en la paroisse de Bouglainval, près Nogent-le-Roi, et autres lieux, lesquelles sont toutes en roture, de valeur de deux mille tant de livres de revenus : pour laquelle moitié appartenant audit sieur futur époux, il jouira dès à présent, par provision, en faveur du présent mariage et en attendant partage avec Damoiselle Hélène-Angélique de Prez, sa sœur, héritière pour l'autre moitié de leur mère commune, de la ferme située à Bouglainval, de cent cinquante setiers ou arpents de terre, et de la maison du fermier, affermés six cents livres en argent et quelques suffrages, et de la ferme et terre de Sauvage, de soixante-quinze setiers de terre, sept ou huit arpents de pré et vingt-cinq arpents de bois taillis, avec la maison et jardin du fermier et rentes en dépendant, valant quatre cents livres de revenu, y compris les rentes foncières en dépendantes dues par divers particuliers sur des héritages situés aux environs dudit lieu de Sauvage, estimées lesdites deux fermes vingt-quatre mille livres.

« Et les biens et droits de ladite damoiselle future épouse, des successions de ses père et mère, dont elle est seule et unique héritière, consistent en la somme de quarante mille livres, qui est entre les mains dudit sieur abbé de Brisacier, son curateur, savoir : trente mille livres en deniers comptants, et dix mille livres en effets, que ledit sieur abbé, tant audit nom qu'en son propre et privé nom, promet payer audit sieur futur époux, savoir : lesdites trente mille livres, en deniers comptants, la veille des épousailles, et le surplus, aussi en deniers comptants, dans six mois prochains, sans intérêts ; desquelles quarante mille livres il est convenu, pour la sûreté de la dot de ladite damoiselle future épouse, qu'il en sera fait emploi en rentes sur la Ville au denier quatorze, ou autre emploi en fonds ou rentes, de concert avec ledit sieur curateur, à mesure des payements.

« Seront lesdits sieur et damoiselle futurs époux uns et communs en tous biens, meubles et conquêts immeubles, suivant la coutume de Paris, au desir de laquelle les conventions du présent mariage seront réglées nonobstant toutes coutumes et lois contraires.... Les quarante mille livres des biens de ladite damoiselle future épouse entreront entièrement en communauté.

« Et, des biens dudit sieur futur époux, présents et à venir, entrera la somme de trente mille livres en communauté, et le surplus lui demeurera, et aux siens de son côté et ligne, ensemble ce qui lui aviendra durant ledit mariage par succession, donation ou autrement, tant en meubles qu'immeubles.

« Ledit sieur futur époux a doué et doue ladite damoiselle future épouse de mille livres de rente en douaire préfix, y ayant enfants du présent mariage, et de sept cents livres de rente, s'il n'y en a point. Et, audit cas qu'il n'y en eût point et qu'elle convolât en secondes noces, ledit douaire demeurera réduit à six cents livres par chacun an....

« Le survivant desdits sieur et damoiselle futurs époux aura et prendra, par préciput, des biens de la communauté, tels qu'il voudra choisir réciproquement, jusques à la somme de quatre mille livres en meubles, suivant la prisée de l'inventaire et sans crue, ou ladite somme en deniers comptants, au choix du survivant.

« Sera permis à ladite damoiselle future épouse, et aux enfants qui naîtront dudit mariage, de renoncer à ladite communauté; et, y renonçant, reprendront franchement et quittement trente-sept mille livres sur lesdites quarante mille livres apportées par ladite damoiselle future épouse en mariage audit sieur futur époux; ensemble, ladite damoiselle future épouse, sesdits douaire et préciput ci-dessus, sans qu'elle soit tenue d'aucunes dettes de ladite communauté, encore qu'elle y eût parlé ou y fût condamnée, dont elle et ses enfants seront acquittés et indemnisés par et sur les biens dudit sieur futur époux: pour raison de quoi ladite damoiselle future épouse et ses enfants auront hypothèque sur les biens dudit sieur futur époux du jourd'hui, et les trois mille livres restants desdites quarante mille livres demeureront, audit cas de renonciation, audit sieur futur époux, pour frais de noces.

« Arrivant le prédécès de ladite damoiselle future épouse sans enfants avant ledit sieur futur époux, en ce cas ladite communauté appartiendra totalement audit sieur futur époux survivant, à l'exclusion de qui que ce soit, à la charge d'exécuter par lui le testament ou autres dispositions de ladite damoiselle future épouse jusqu'à la somme de dix mille livres, dont elle se réserve la liberté de disposer, si bon lui semble, en faveur de qui il lui plaira et comme elle le jugera à propos. Et où elle ne disposeroit desdites dix mille livres en tout ou partie, ce dont elle n'aura disposé appartiendra audit sieur futur époux; et où il y auroit des enfants vivants au jour du décès de ladite damoiselle future épouse, et qu'ils vinssent à décéder en minorité sans enfants en mariage légitime, audit cas, ledit sieur futur époux succédera à tous lesdits biens de ladite communauté après le décès du survivant desdits enfants ou enfants desdits enfants sans enfants....

« Fait et passé à Paris, savoir : à l'égard desdits sieurs parents, en leur demeure à Paris, et, à l'égard desdites parties, en l'étude de Carnot, l'un des notaires soussignés, l'an 1696, le 9e jour d'avril après midi. Et ont signé[1] :

De Prez la Queue. — De Brisacier. — De Pas Feuquière. — Charles-

1. Suivent les mentions : 1° de la délivrance de deux mille livres à

HONORÉ D'ALBERT, DUC DE CHEVREUSE. — HONORÉ-CHARLES D'ALBERT, DUC DE MONTFORT. — BERNARD DE PREZ. — H.-A. DE PREZ. — LOUISE DE MAISONBLANCHE. — ARNAULD DE POMPONNE. — M. MEULAN, — C. DE PREZ DES BOUILLONS. — N.-S. ARNAULD DE POMPONNE. — CONSTANCE DE HARVILLE DE PALLOISEAUX. — ANNE-FRANSSOISE DE BINAY. — E. LUILLIER. — DUPORT. — CARNOT.

Outre la généalogie du Cabinet des titres, la famille des de Prez de la Queue, qui portait d'argent à une croix ancrée de gueules et qui possédait la principale partie du fief de la Queue dès la fin du quinzième siècle, figure dans le *Nobiliaire et armorial du comté de Montfort-l'Amaury* publié en 1881, par Adrien Maquet et Adolphe de Dion, pour la Société archéologique de Rambouillet, p. 382-385. Les deux généalogies nous apprennent que Bernard de Prez, né le 25 mai 1670, passa capitaine au régiment de cavalerie du Bordage (*lisez :* de Bouzols); que le Roi lui donna, outre le bâton d'exempt, une commission de mestre de camp[1]; que, sous la Régence, le 20 mai 1720, il obtint une lieutenance de Roi en Flandre; que sa femme était morte dix-huit mois avant, le 12 septembre 1718, et qu'ils avaient eu au moins onze enfants, dont : 1° Charlotte-Angélique, née à Montfort le 13 octobre 1703, reçue à Saint-Cyr le 10 mars 1711, laquelle mourut à vingt ans; 2° Louis-Charles-Timothée, né le 4 octobre 1706, qui fut pourvu d'une lieutenance au régiment d'infanterie de Conti en 1728, et continua la descendance masculine; 3° Alexandre-Paul, né le 5 août 1708, qui, étant seigneur de la Queue, et ayant épousé une Malebranche, vivait encore en 1759; 4° Guillaume-Jacques, sieur d'Andrivon, qui fut capitaine de cavalerie, chevalier de l'ordre de Saint-Louis, et assista en 1789 à l'assemblée de la noblesse du comté de Montfort; 5° Louise-Catherine, née en 1709, reçue à Saint-Cyr en 1717, mariée en 1745 à Timothée de Vaultier, sieur de Petitmont; 6° Marguerite-Françoise, dite Mlle de la Salle, née en 1716, et morte fille, en 1786, à Montfort. Les autres enfants moururent jeunes.

Une feuille de blasons jointe à la généalogie du Cabinet des titres attribue à Louise de Maisonblanche les armes de la maison de France, brisées d'un bâton de gueules en barre, pour signe de bâtardise.

compte sur la dot de la future, du même jour; 2° de la délivrance de vingt-huit mille livres, 16 avril 1696, veille des épousailles, dont quatorze mille à employer en rentes sur les aides et gabelles, et douze mille six cent vingt-deux livres pour acquitter une dette du père du futur à sa sœur, Mme de Petitmont; 3° du payement des dix mille livres restant à verser de la dot, 15 janvier 1697; 4° de l'insinuation du contrat au bailliage de Montfort-l'Amaury, 27 mars 1699; 5° de l'insinuation au Châtelet de Paris, 13 août 1699.

1. En 1705 et 1706, il fut désigné pour faire les rôles de la capitation de la noblesse de l'élection de Dreux : Arch. nat., O[1] 49, fol. 112, et O[1] 50, fol. 61.

VIII.

LES DEUX TRÉVILLE[1].

(Fragment inédit de Saint-Simon[2].)

« LE COMTE DE TROISVILLE, qui se prononce Tréville, l'étoit (capitaine des mousquetaires) à la mort de Louis XIII. Son nom étoit de Peyre. C'étoit un gentilhomme de bon lieu du comté de Foix, officier général fort estimé, et qui eut la cornette de la compagnie pour son fils[3]. Le père avoit eu la compagnie[4], en 1634, du troisième Montalant de suite[5].

« LE COMTE DE TRÉVILLE. C'étoit un homme de beaucoup d'esprit, de savoir, d'un goût fin, délicat, critique et juste, et de la meilleure compagnie et la plus recherchée de la cour, de la ville et des gens de lettres, et, en ce genre de bonne compagnie, le plus à la mode de son temps; galant, facile, libertin de corps et d'esprit, et qui vivoit avec l'élite des hommes et des femmes en tout genre. Ses talents pour la guerre et pour la cour ne répondirent pas à tant d'autres. Les devoirs, les soins, l'application à plaire et à faire sa charge et son métier gênoient trop son naturel; l'ambition ne le soutenoit pas, les fatigues de la guerre importunoient sa mollesse, et, sur cela même, il fut accusé de pis. Il aimoit la cour, mais pour la bonne compagnie qu'il y trouvoit, et point du tout pour la faire. Ce n'étoit pas le moyen d'y réussir : aussi le Roi, qui n'aimoit pas l'esprit, et encore moins les négligents et les caractères si libres, se dégoûta bientôt de lui, et, dans la suite des années, longtemps après qu'il eut quitté, se choqua de l'applaudissement qu'il recevoit dans le monde. Le Roi, fort jeune, s'amusoit fort de ses mousquetaires, et les rapports continuels que cela donnoit avec lui à Tréville, comme avec les autres officiers principaux de ce corps[6], dont il ne prenoit pas la peine de se contraindre ni de profiter, lui tournèrent à mal, et le cardinal Mazarin, qui vouloit pousser ses neveux Mancines, et qui en avoit perdu un en 1652, à la tête des chevau-légers, se prévalut de la mauvaise conduite de Tréville pour le tenir à l'écart[7] et mettre l'autre Mancine[8], qui étoit le

1. Ci-dessus, p. 112-116.

2. Extrait des *Capitaines des mousquetaires*, vol. 45 des Papiers de Saint-Simon (Dépôt des affaires étrangères, vol. *France* 200, fol. 188 v°).

3. Saint-Simon, ayant d'abord écrit : *eut le crédit de faire tomber sa charge à son fils, qu'il avoit poussé dans la compagnie,* a biffé cette phrase, pour écrire en interligne celle que nous donnons.

4. Saint-Simon avait d'abord mis : *le père l'avoit eue;* il a biffé *l'* et ajouté *a comp*e en interligne, mais a laissé *eue* avec accord.

5. Erreur : les deux premiers capitaines s'appelaient Montalet, et le troisième seulement, Montalant.

6. Ce membre de phrase, depuis *comme*, a été ajouté en interligne.

7. Ces quatre mots sont en interligne, au-dessus de *faire défaire*, biffé.

8. Après *Mancine*, Saint-Simon a biffé *en sa place*.

père du duc de Nevers d'aujourd'hui[1], à la tête de cette compagnie, sans y laisser monter le fils à la place du père, ni lui en donner le loisir. Le fils en fut tout consolé par le gouvernement du pays de Foix, qu'avoit son père. Il ne demeura cornette des mousquetaires que par contenance, jusqu'à ce qu'il pût quitter avec moins de messéance[2], et continua de vivre à son gré. Il étoit dans la plus intime confidence de Madame. Galanteries, intrigues de cour, affaires d'État, dont le Roi s'ouvroit à elle, et pour lesquelles elle fit un voyage en Angleterre, tout contribuoit à attacher Tréville à Madame, qui avoit tous les charmes du corps et de l'esprit. Il se trouva à Saint-Cloud à sa mort, 30 juin 1670; il fut témoin de tout ce qui s'y passa. La Fare, père du chevalier de l'Ordre et chevalier de l'Ordre[3], dont on a des Mémoires, l'emmena perdu de douleur. Elle fut telle, qu'il en quitta le monde et se jeta dans la plus haute dévotion et la plus grande retraite. Il s'y occupa de bonnes œuvres, et surtout de l'étude de l'Écriture et des Pères grecs et latins. Il eut d'intimes liaisons avec tout le Port-Royal, avec plusieurs autres[4] gens de lettres, et avec le grand et célèbre abbé de la Trappe. Il fut voir le fameux évêque d'Alet Pavillon, et il étoit admis, chez Mme de Longueville, aux conférences sur les ouvrages de ces Messieurs, et[5] entroit aussi fort intimement dans leurs affaires. Il vécut très longtemps dans ces occupations; mais la dissipation qu'elles lui donnoient quelquefois prit sur sa facilité. Il adoucit peu à peu sa retraite, fut moins sauvage avec ses anciens amis, et, peu à peu, il revit des femmes considérables par leur état et par leur esprit. Il y perdit du temps; sa facilité le trahit. Il fut amoureux sans le connoître, et il tomba dans l'inconvénient des longues et âpres retraites du moment qu'on les adoucit. C'étoit pourtant un homme plein de vertu et de probité, et qui charmoit tous ceux qui le connoissoient. Il fut exilé une fois ou deux pour ces affaires de Port-Royal, et par l'aversion personnelle du Roi, et il ne rapprocha plus de la cour depuis la mort de Madame. Il avoit raisonnablement du bien, et il mourut à Paris, 13 août 1708, à soixante-sept ans, ayant peut-être trop vécu de quelques années, sans avoir été marié[6]. »

1. A la suite de ce mot, Saint-Simon a biffé : *qui n'y estoit pas plus propre que l'autre. Cela arriva en 1657, et* T[*réville*].

2. Passé enseigne en 1658, au bout d'un an, il ne se démit qu'en 1667, pour entrer à l'Oratoire, mais, entre temps, était allé à l'expédition de Hongrie, comme volontaire, et y avait été blessé (Le Pippre, *Abrégé de la maison militaire du Roi*, tome II, p. 176-177).

3. Ainsi, par erreur, au manuscrit.

4. *Autres* est en interligne.

5. Le manuscrit porte : *en*, au lieu d'*et*.

6. Comparez son article nécrologique, dans le *Mercure* de septembre 1708, p. 49-55.

IX

LE MARQUIS DE VÉRAC[1].

(Fragment inédit de Saint-Simon[2].)

« LE MARQUIS DE VÉRAC, Olivier de Saint-Georges. C'est une ancienne et bonne noblesse, qui, de tout temps, a eu des comtes de Lyon, et, de nos jours, un archevêque de Lyon, qui avoit été comte, révéré de tout le clergé et dont la mémoire est en bénédiction à Lyon. C'est lui qui y siégea entre les deux Villeroy, et qui perdit contre M. Colbert, archevêque de Rouen, la juridiction de sa primatie sur sa province. M. de Vérac étoit huguenot comme ses pères, vivoit toute l'année chez lui, à Couhé, qui n'est qu'à cinq ou six lieues de Verteuil, dont il ne bougeoit toutes les fois que M. de la Rochefoucauld y alloit, qui le prit en beaucoup d'amitié. Il avoit acheté la lieutenance générale de Poitou, et se fit catholique dès qu'il sentit le grand orage approcher, qui se combla bientôt par la révocation de l'édit de Nantes. Marillac alors étoit intendant de Poitou. M. de Vérac, converti, fut jugé le plus propre à faire impression sur ses anciens frères : il eut le commandement en chef dans la province, et ils se réunirent, Marillac et lui, pour essayer de faire leur fortune par cette conjoncture. En effet, ils s'y prirent en tant de façons, et toutes si promptes et si cruelles, qu'ils opérèrent les prémices des conversions, et bientôt des conversions infinies. Par cette conduite, qui n'a pas été celle de Notre-Seigneur, ni de ses apôtres, ils firent si bien leur cour, que Marillac en fut conseiller d'État, et M. de Vérac, appuyé de M. de la Rochefoucauld, chevalier de l'Ordre. A cela près, c'étoit un très bon et honnête gentilhomme, mais à qui pourtant on a contesté jusqu'à sa fin la sincérité de sa conversion. Sa mère étoit la Muce, et sa femme le Coq, de ces anciens le Coq du Parlement, alors fort huguenots. Il mourut en juin 1704, et laissa un fils, qui eut sa lieutenance générale de Poitou, et qu'on verra aussi chevalier de l'Ordre en 1724. »

1. Ci-dessus, p. 152-156.

2. Extrait des *Chevaliers du Saint-Esprit*, vol. 34 des Papiers de Saint-Simon (aujourd'hui *France* 189, fol. 137).

X

LE MARÉCHAL FABERT[1].

(Fragment inédit de Saint-Simon[2].)

« M. Fabert étoit fils d'un libraire de la ville de Metz[3]. Son inclination pour les armes l'introduisit tout jeune auprès du duc d'Épernon, gouverneur de Metz, etc., qui, à treize ans et demi, le mit soldat dans le régiment des gardes. Il s'y fit estimer pendant cinq ans[4] qu'il y demeura soldat ou subalterne, et la protection du même duc d'Épernon, colonel général de l'infanterie, l'en tira pour remplir la majorité du régiment de Rambures. Il s'attacha au cardinal de la Vallette, qui, lui trouvant de l'esprit, de l'industrie, beaucoup de valeur, et surtout de sens, le prit en affection, s'en servit fort dans les armées qu'il commanda, le fit connoître à la cour, et l'avança beaucoup auprès du cardinal de Richelieu, qui le goûta et y prit grande confiance. Il lui procura une compagnie aux gardes, et, avec une patente de maréchal de bataille, l'envoya en Piémont, comme l'homme du Roi et son homme, à lui, de confiance auprès du comte d'Harcourt, qui y commandoit l'armée. Malgré ce caractère odieux à un général en chef, celui-ci[5], qui, tout prince de la maison de Lorraine qu'il étoit, vouloit faire fortune et en prenoit toutes sortes de moyens, chercha à en faire son ami, et Fabert ne perdit pas une si heureuse occasion : de manière que le comte d'Harcourt le fit extrêmement valoir dans les belles et savantes actions de ce général à Casal et à Turin. A son retour, plus avant que jamais avec le cardinal de Richelieu, il fut au siège d'Arras, et aide de camp à la bataille de Sedan où le comte de Soissons, dernier prince du sang de cette branche, ennemi personnel du cardinal de Richelieu et à la tête des Mécontents, fut tué, en 1641, immédiatement après l'avoir gagnée, sans qu'on ait jamais su par qui ni comment. Fabert fut ensuite aux sièges de Collioure et de Perpignan, en 1642, et, au retour de ce voyage, si critique au cardinal de Richelieu, dans tous les secrets duquel il entroit, il eut le gouvernement de Sedan, avec tout pouvoir et disposition de toutes les charges de ce gouvernement. Il n'eut pas moins de part aux bonnes grâces et à la confiance

1. Ci-dessus, p. 260 et 363.

2. Extrait des *Maréchaux de France*, vol. 45 des Papiers de Saint-Simon (aujourd'hui *France* 200, fol. 150), d'après l'*Histoire généalogique*, t. VII, p. 591-592. Comparez la *Chronologie militaire*, t. II, p. 610-621, et l'*Histoire de Fabert*, par le colonel Bourelly (1879-81).

3. On disait que ce libraire, qui fut un homme considérable dans sa profession, était fils de paysans.

4. Le mot *ans* est en interligne.

5. *Cy* a été ajouté en interligne.

du cardinal Mazarin, qu'il en avoit eu en celles du cardinal de Richelieu. Il entra dans tous ses conseils particuliers et personnels dans les temps les plus fâcheux des troubles qui le firent sortir deux fois du Royaume, et fut, toute sa vie, son plus intime confident, et qui lui rendit le plus de services. Il servit de maréchal de camp aux prises de Piombino et de Portolongone en 1646, commanda les troupes destinées au secours de l'électeur de Cologne, et eut une part principale au traité de Tirlemont, à la fin de 1653. Ce fut lui aussi qui, l'année suivante, remit Stenay sous l'obéissance du Roi[1].

« Nommé pour être de la promotion de l'ordre du Saint-Esprit en 1661[2], il le refusa par le défaut de sa naissance, et il en écrivit une lettre au Roi, de Sedan, où il étoit alors, qui est un chef-d'œuvre d'esprit, de modestie, et d'une grandeur d'âme qui n'est au-dessous que de la vérité. Il mourut à Sedan, 17 mai 1662, à soixante-trois ans[3], étant veuf depuis plus d'un an de la fille de Clévant, prévôt de Pont-à-Mousson, qu'il avoit épousée en 1631, dont il ne laissa que trois filles[4]. L'aînée épousa le marquis de Vervins, premier maître d'hôtel du Roi, dont un fils mort sans alliance, puis le marquis de Mérode, dont un fils dont la femme est dame du palais de la Reine à son mariage. La seconde épousa M. de Caylus père[5] de l'évêque d'Auxerre qui a tant fait parler de lui dans l'affaire de la constitution *Unigenitus*, de Caylus qui, pour un duel avec l'aîné des fils du comte d'Auvergne, s'est retiré en Espagne, où il est lieutenant général, gouverneur de Galice et chevalier de la Toison d'or, non marié, et de leur aîné, mari de cette jolie Mme de Caylus nièce de Mme de Maintenon, qui a tant brillé à la cour et dans le monde, tantôt galante, tantôt dévote, puis revenue à la cour et au monde, plus charmante encore par son esprit et par ses grâces que par sa beauté, et qu'on a cru que le duc de Villeroy avoit épousée,

1. Ces deux dernières phrases ont été citées par Chéruel, dans ses Additions au tome V des *Lettres de Mazarin*, p. 797. — On remarquera que Saint-Simon ne parle pas de la promotion de Fabert à la dignité de maréchal de France. La *Chronologie militaire* la date, d'après les pièces mêmes, du 28 juin 1658, et non du mois d'août, comme on le fait généralement sur l'indication inexacte et douteuse de la *Gazette*.

2. Il avait obtenu dès le mois de mai 1650 des lettres d'érection en marquisat.

3. *Gazette*, p. 506. L'annotateur des *Mémoires de Sourches* prétend (tome II, p. 321-322, note) que Fabert mourut de dépit de ne pas avoir obtenu la dispense de faire des preuves sur laquelle il avait cru pouvoir compter. Voyez ci-dessus, p. 363. Les *Curiosités historiques* de 1759 donnent (tome I, p. 119-129) le texte des dernières paroles que prononça le mourant, pour obtenir la conversion des notables protestants.

4. Mme Fabert mourut le 13 ou le 14 février 1661. Son fils, qui finit prématurément, avait été tenu très tard sur les fonts, le 28 avril 1659, par M. et Mme de Noailles, et avait reçu les noms d'Abraham-Anne-Louis. Dix ans plus tard, il périt à Candie, étant mestre de camp de cavalerie et gouverneur de Sedan, quoique âgé seulement de dix-huit ans environ.

5. Le manuscrit porte : *mère.*

qui, anciennement, avoit été cause de sa disgrâce. La troisième fille du maréchal Fabert épousa M. de Genlis Brûlart, dont elle n'eut qu'une fille, et la mère et la fille épousèrent le père et le fils, le marquis de Beuvron, chevalier de l'Ordre, et le marquis d'Harcourt, devenu depuis duc-pair et maréchal de France. Toutes trois sont mortes extrêmement âgées[1].

« On a fait mille contes sur la mort du maréchal Fabert, qui fut la nuit, très subite, dans son lit, et on a débité qu'il avoit un esprit familier qui l'avertissoit de tout, et qui lui fit faire sa fortune. On ajoute qu'un de ses[2] meilleurs amis l'étant allé voir à Sedan, il le fit coucher avec lui, ancienne courtoisie qui n'étoit pas encore abolie; que, la nuit, cet ami fut réveillé par une conversation du maréchal avec un tiers; que, dans sa surprise, il ne laissa pas d'écouter, et qu'il entendit plusieurs choses comme d'un entretien qui rouloit sur la religion; qu'enfin, le maréchal insistant sur certains points, ce tiers lui dit qu'en ce monde les hommes manquoient d'un sixième sens, qu'ils n'auront que dans l'autre, et qui leur fera comprendre toutes[3] les vérités de la religion, et que, s'il l'avoit, il les verroit aussi clairement que ses yeux distinguent les objets, et ses oreilles les sons. Comme la conversation duroit, l'ami ne put s'empêcher de demander au maréchal ce que ce pouvoit être que celui à qui il parloit et qui lui répondoit, et le[4] maréchal, fâché d'être découvert, lui dit de dormir et de ne s'en mettre point en peine, sans lui en vouloir rien dire de plus[5]. Il avoit bâti à Sedan une église aux capucins hibernois, et il y est enterré[6]. »

1. Voyez le *Mercure* de janvier 1708, p. 76-78.
2. *Ses* est en interligne.
3. *Toutles* est en interligne.
4. Avant l'article, il y a un *que* inutile.
5. Voyez le tome II de l'ouvrage du colonel Bourelly, p. 323-328, et les *Lettres de Mme Dunoyer*, lettre XL, tome II, p. 79-82.
6. Ferdinand peignit un portrait de Fabert, qui a été gravé plus tard par Edelinck, Poilly, Sébastien le Clerc, etc.

XI

ENTREVUE DE TESSÉ AVEC LA PRINCESSE DES URSINS[1].

1. *Le maréchal de Tessé au Roi*[2].

« A Toulouse, ce 20 octobre 1704.

« Le détour, Sire, de quatre-vingts lieues que j'ai faites pour voir Mme la princesse des Ursins suivant vos ordres et votre permission m'est payé par la consolation que je lui ai certainement donnée. Elle m'a regardé comme le seul homme qui lui a pu dire quelque chose d'agréable depuis qu'elle a lieu de croire qu'elle avoit eu le malheur d'avoir déplu à Votre Majesté, puisque je l'ai assurée de votre part que non seulement il n'y avoit dans votre esprit, ni dans votre cœur, aucun fondement aux accusations dont elle croit que le monde, ses ennemis ou ses envieux l'avoient pu noircir auprès de vous, mais encore que Votre Majesté comptoit sur la fidélité de ses bonnes intentions, et que, sans entrer dans un plus long détail de choses que j'ignorois, Votre Majesté, toujours juste et sans humeur, vouloit bien interpréter favorablement le passé, et jugeroit de l'avenir par la conduite de la reine d'Espagne, sur l'esprit de laquelle l'on croyoit qu'elle possédoit un grand ascendant.

« Les maîtres, Sire, et par préférence ceux qui sont aimables, ont un grand avantage sur ceux ou qui en sont véritablement offensés, ou qui croient avoir lieu de l'être : un sourire les réconcilie infailliblement ; et c'est l'état auquel il m'a paru qu'est pour vous Mme la princesse des Ursins. Elle croit être mortellement et publiquement offensée : un rien de votre part, convenable à sa situation, effacera jusqu'à l'opprobre qu'elle croit avoir reçu. Tout se peut mettre en commerce parmi les hommes, excepté la réputation, et nos maîtres, qui le sont de nos vies, veulent bien nous laisser la liberté de ménager nous-mêmes notre honneur, et nous aident à le conserver, quand ils croient que nous le méritons.

« Mme des Ursins m'a paru très sensible à l'opinion d'elle qu'elle croit que Votre Majesté ne lui peut refuser ; mais il ne m'a point du tout paru qu'elle fût échauffée, ni qu'elle se répandît en reproches sur ceux qu'elle croit qui lui ont attiré sa disgrâce. Elle ne les nomme seulement pas, et, soit affectation, vanité, innocence, mépris, dissimulation ou vertu, elle se renferme à dire : « Si je suis criminelle, je supplie « que l'on me condamne ; si je suis innocente, je mérite bien peu, si

1. Ci-dessus, p. 281.

2. Dépôt de la guerre, vol. 1769, n° 121. Le P. Baudrillart ne paraît pas avoir connu les documents de ce dépôt, quoiqu'ils soient très intéressants pour la politique comme pour les affaires intérieures de l'Espagne.

« l'on croit que mon amour-propre n'exige pas que je sois justifiée. » Pour moi, Sire, je suis peut-être plus propre qu'un autre à être la dupe des apparences; mais, comme la vérité, quelque masquée qu'elle soit, est toujours la vérité, j'ai toujours vu et crois qu'elle transpire malgré les embarras dont on essaie souvent de la cacher.

« Voilà, Sire, le compte que j'ai cru devoir rendre à Votre Majesté de mon voyage à Toulouse. Je le continue à Madrid, et, comme les maîtres, quelque grands qu'ils soient, sont pourtant assujettis au tempérament de ceux qui les servent, j'essaierai de ne porter dans le mien ni humeur ni teinture de cabales. J'ai essayé de tirer pour votre service la connoissance que Mme des Ursins m'a pu donner du caractère de ceux qui ont part au ministère; cela, ce que j'en sais d'ailleurs, ce que Votre Majesté m'en a dit, et ce que je verrai, m'aideront à me conduire.

« LE MARÉCHAL DE TESSÉ. »

2. *Le maréchal de Tessé à M. Chamillart*[1].

« A Toulouse, ce 20 octobre 1704.

« Je me plains moins, Monsieur, de l'abomination des chemins que de celle des chevaux, et j'en dis deux mots à M. de Torcy; car ce n'est pas aller quand, dans dix heures de temps, l'on ne fait pas dix lieues, et le sang en est échauffé. Je l'ai, ce me semble, un peu rafraîchi à Mme des Ursins. Comme la lettre ci-jointe que j'écris au Roi vous mettra au fait du compte que j'ai cru lui devoir rendre de mon voyage ici, je ne vous en répéterai rien; mais, si quelque jour vous êtes curieux de savoir à fonds l'histoire de la lettre interceptée, ce que l'on y a ajouté, et tout ce que le démon des cabales et de l'ambition peut inventer, j'en ferois un volume aussi gros que celui des *Mille et une nuits*. Ce qu'il y a pourtant de triste, c'est que tous ces mésentendus-là sont cause de l'état auquel sont en Espagne les troupes, les magasins, l'artillerie, l'argent et tout ce qui y manque; et Dieu veuille qu'au delà de ce que l'on en sait, il n'y ait encore bien des choses qu'on ne saura qu'alors que l'on ne pourra peut-être y remédier! Je continue mon voyage; j'aurai l'honneur de vous écrire de Bayonne. J'ai celui d'être à vous au delà des expressions.

« LE MARÉCHAL DE TESSÉ. »

3. *Le maréchal de Tessé à M. de Torcy*[2].

« A Toulouse, ce 20 octobre 1704.

« Vous êtes d'étranges gens, Messieurs les Ministres! Vous êtes aimables quand il vous plaît, vous égorgez quand vous voulez, et puis l'on baise encore les mains qui nous ont pendu. Vous entendez assez le françois pour que celui-là vous soit intelligible. Cela s'appelle que, si

1. Dépôt de la guerre, vol. 1789, n° 122.

2. Dépôt des affaires étrangères, vol. *Espagne* 139, fol. 103. Cette lettre a été donnée en partie dans l'ouvrage du P. Baudrillart, tome I, p. 196.

vous faites un pas, l'on en fera au moins deux, et je vous promettrois une réconciliation bien fidèle, si vous pouviez me promettre de bonne foi que vous me croirez dans ce que je vais vous dire, et qui est vrai comme il est vrai que vous m'avez permis de compter sur l'honneur de votre amitié. Je n'ai jamais pu entamer Mme des Ursins sur MM. d'Estrées. Elle néglige de les nommer, et, se croyant par eux vivement offensée, elle ne veut ni s'en plaindre, ni les accuser. Est-ce dissimulation, vertu, vanité, grandeur d'âme, foiblesse? Décidez, Monsieur; car, pour moi, je ne le puis ni ne le veux. Mais, sur quoi je décide hardiment, c'est que l'on veut votre amitié, si vous autres, encore une fois, Messieurs les Ministres, en êtes capables. Et Dieu le veuille! car vous badiniez à Rome avec agrément, légèreté et enjouement, et vous pincez présentement, ou, si vous ne pincez plus, vous avez pincé. Oh bien! je n'en sais pas tant, et je m'en tiens à croire que cette dame mérite des consolations de votre part. Je ne sais pas de quelle nature elles doivent être. Le bien du service du Roi y est même engagé. Je rends compte au Roi par le chemin que je dois tenir, c'est-à-dire par M. de Chamillart, de la conversation que j'ai eue avec Mme la princesse des Ursins. Ma lettre n'accuse, ni n'excuse. Elle excuse plutôt tout le monde, et MM. d'Estrées, desquels je fais profession d'être serviteur, ami et parent, en seroient contents, et doivent l'être.

« Je rattraperai après-demain le chemin de Bayonne; mais ne m'envoyez jamais à Toulouse, si M. le général des postes ne donne ses ordres à l'abomination des chevaux de Bordeaux ici. Je n'ai fait que sept lieues dans onze heures, et j'ai versé, tombé et embourbé trois fois. Jeunesse revient de loin. Je vais me renfermer totalement dans les soins militaires. Que si, dans la suite, les conjonctures présentoient quelques accès du palais, vous en seriez informé, et je vous supplie de compter toujours que je desire plus passionnément que personne d'être, Monsieur, votre très humble et très obéissant serviteur.

« LE MARÉCHAL DE TESSÉ. »

4. *Le Roi au maréchal de Tessé*[1].

« A Marly, le 5 novembre 1704.

« Mon cousin, j'ai reçu la lettre que vous m'avez écrite de Toulouse du 20 du mois passé, par laquelle vous me mandez que vous avez vu la princesse des Ursins, que c'est la seule consolation qu'elle a eue depuis son départ de Madrid. Je ne doute point qu'elle ne profite des instructions que vous lui aurez données, et que, par les soins qu'elle prendra de porter la reine à ce qui pourra contribuer davantage à maintenir la monarchie d'Espagne, elle ne donne lieu de connoître ses bonnes intentions et le zèle qu'elle vous a assuré qu'elle a pour mon service. Et la présente, etc. »

1. Minute au Dépôt de la guerre, vol. 1789, n° 163.

5. *Le maréchal de Tessé au Roi*[1].

« A Madrid, 12 novembre 1704.

« .... Je ne puis, ni dois vous cacher que la reine me parla quasi les larmes aux yeux de la princesse des Ursins, et qu'elle me dit mot pour mot : « Enfin, monsieur, elle me tenoit lieu de dame d'honneur, de « gouvernante et d'amie. Ma tête s'égare depuis que je ne l'ai plus. Je « dois au Roi mon établissement, et le trône où nous sommes est l'ou- « vrage de sa protection, qui nous soutient. Après cela, je crois que « nous ne pouvions faire un sacrifice plus sensible à nos cœurs que « d'obéir, sans hésiter un moment, à la chose du monde qui nous a « été et nous est la plus sensible[2].... »

6. *M. de Torcy au maréchal de Tessé*[3].

« A Versailles, 29 novembre 1704.

« .... Vous ne pouvez, par vous-même, être mal reçu de la reine; mais je suis persuadé que le voyage de Toulouse n'a rien gâté au bon accueil qu'on vous a fait. La passion paroît toujours bien vive. J'ai fait ce qui a dépendu de moi pour le retour ici. Le Roi a bien voulu qu'on le sût; mais comptez, je vous prie, que je ne réussirois pas de même pour le retour en Espagne. Si la reine s'y attache, je crains que ce ne soit pour elle un sujet de chagrins nouveaux, et de peine pour le Roi, de se voir obligé de refuser à cette princesse une grâce qu'elle paroîtra desirer ardemment, et que le Roi croira ne pouvoir accorder sans faire un tort infini à ses affaires, et même à sa réputation. Quand Mme des Ursins auroit encore plus de pouvoir auprès de la reine, plus de capacité pour la bien gouverner, ce qu'elle feroit de bien en Espagne ne répareroit pas le mauvais effet d'un changement continuel qu'on verroit dans les résolutions du Roi.... Je puis vous assurer que ce sont les sentiments où je vois le Roi et Mme de Maintenon, qui m'a fait l'honneur de m'en parler; et pour moi, si j'étois tenté de l'espérance de gouverner l'Espagne, comme la reine l'offre, je vous jure que je lui conseillerois de garder présentement le silence à l'égard de Mme des Ursins. Des instances trop pressantes nuiroient à ce que S. M. Cath. peut souhaiter, et certainement elles rebuteroient le Roi.... »

1. Dépôt des affaires étrangères, vol. *Espagne*.
2. Une lettre à Chamillart, beaucoup plus étendue, et du même jour, se trouve au Dépôt de la guerre. Toutes sont d'ailleurs réunies dans le recueil déjà indiqué de Tessé.
3. Minute au Dépôt des affaires étrangères, vol. *Espagne* 139, fol. 162.

XII

LES BAUTRU-NOGENT[1].

(Fragment inédit de Saint-Simon[2].)

« M. DE BAUTRU l'étoit[3], à la mort de Louis XIII. C'étoit un petit bourgeois d'Angers[4], qui, comme bien d'autres, s'étoit donné le *de*, ce qui est devenu bien plus commun depuis[5]. Maurice Bautru, qui est le premier qui se soit tiré du néant, fut premier lieutenant de la prévôté d'Angers, et il eut trois[6] fils : Jean, célèbre avocat au parlement de Paris, qui mourut jeune en 1580, sans enfants[7]; Guillaume, qui fit la fortune de sa famille, que sa postérité acheva, et René, si connu dans la république des lettres sous le nom de prieur des Matras[8]. En ce temps-là, tout ecclésiastique ne s'appeloit pas, comme aujourd'hui, *M. l'abbé*. Celui-[ci] avoit son petit coin d'héritage, qui s'appeloit les Matras, dont il portoit le nom, et, parce qu'il étoit ecclésiastique, il y joignoit le titre de prieur. Il fut docteur en théologie et grand diseur de bons mots. Il s'en tint à demeurer chez lui, assesseur au présidial d'Angers. Guillaume, son frère, fut conseiller au Grand Conseil, et amassa du bien. Son fils, Guillaume comme lui, acheta la terre de Serrant[9], se fit connoître par son esprit et ses bons mots, perça jusqu'au cardinal de Richelieu, qui s'en amusoit fort : il le fit introducteur des ambassadeurs[10], ambassadeur à Bruxelles, envoyé en Espagne[11], en Angle-

1. Ci-dessus, p. 283.
2. Extrait des *Capitaines des gardes de la porte*, vol. 45 des Papiers de Saint-Simon (Affaires étrangères, vol. *France* 200, fol. 104 v°). Faute de généalogie dans la continuation du P. Anselme, notre auteur se sert de l'article du *Moréri*, tiré du *Dictionnaire de Bayle*.
3. Capitaine des gardes de la porte.
4. Ce mot est en interligne, au-dessus de *Tours*, biffé en laissant *de* sans élision. La même erreur de lieu se retrouve dans l'Addition déjà placée dans notre tome VII, n° 334.
5. Voyez leur généalogie satirique par Guillard, dans le *Cabinet historique*, tome V, p. 74-76 et 95-96, et la réfutation, tome VI, p. 19. Comparez les *Historiettes de Tallemant*, tome II, p. 314-328, et le *Dictionnaire du département de Maine-et-Loire*, par M. Célestin Port, tome I, p. 234-236, ou les divers articles du *Mercure*, relevés dans l'*Indicateur* de Guignard.
6. Saint-Simon avait d'abord écrit *trois*. Il a biffé ce mot pour mettre *un* en interligne; puis, il a biffé *un* pour remettre *trois* à côté.
7. Il est parlé de lui dans le *Dialogue des avocats*, de Loisel.
8. Le prieur des Matras, auteur de divers traités religieux et de beaucoup de bons mots, s'appelait Charles et était fils de René, qui occupa la mairie d'Angers en 1604.
9. Voyez notre tome VII, p. 152.
10. Reçu le 28 juillet 1631. Il était baron de Segré et de Louvaines.
11. En 1628 et 1632. Le P. Lelong et Chapelain citent un recueil de ses dépêches.

terre et en Savoie. Il fut aussi des premiers académiciens, lorsque le cardinal de Richelieu forma l'Académie françoise. Il réussit bien dans tous ses emplois, qui lui donnèrent de la considération, et son esprit et sa faveur auprès du cardinal, entré dans les meilleures compagnies et chez tous les ministres, dont il faisoit les délices, sans toutefois les flatter, ni se dépouiller de sa liberté. Il étoit aussi très fertile en bons mots[1]. Il étoit frère aîné de Nicolas[2] Bautru, qu'il poussa à la cour, et qui sut bien s'y pousser lui-même; c'est le capitaine de la porte cause de cet article, auquel on reviendra après avoir achevé ce qui regarde Guillaume son aîné, sieur de Serrant. Celui-ci laissa un fils, nommé encore Guillaume, sieur de Serrant après lui. Il fut chancelier de Monsieur[3] et gendre de la Bazinière, trésorier de l'Épargne, par conséquent beau-frère du président de Mesmes, père du premier président, et de Nancré[4]. Il se retira de bonne heure à Serrant, et n'eut que deux filles, qu'il maria, l'une à son cousin germain M. de Vaubrun, Bautru comme lui, l'autre à M. de Maulévrier, chevalier de l'Ordre en 1688, frère de M. Colbert[5].

« M. de Bautru[6], Nicolas, sieur de Nogent, frère cadet et oncle de ces deux Bautru sieurs de Serrant père et fils[7], étoit donc capitaine de la porte à la mort de Louis XIII, qu'il divertissoit par ses bons mots. Il eut cette charge en 1638, de M. de Montigny, depuis maréchal de France. Bautru, comme son frère, étoit dans les meilleures compagnies, dont il faisoit le plaisir par son esprit, et il ne laissoit pas d'entrer en beaucoup d'intrigues de cour et d'affaires. C'est lui qui, questionné et importuné un jour par le duc d'Uzès sur ce que pouvoit avoir Louis XIII, qu'il voyoit triste, s'avisa tout d'un coup de lui répondre que c'est qu'il avoit eu nouvelle que le Pont-Euxin étoit rompu, et qu'il étoit fort en

1. M. René Kerviler a fait sa monographie comme membre de l'Académie, en 1876. Il mourut le 7 mars 1665, dans sa soixante-dix-neuvième année.

2. *N*, en abrégé, dans le manuscrit.

3. Serment prêté le 7 juillet 1650. Il se retira en 1670.

4. Tome VII, p. 39 et 152, tome XI, p. 170, et ci-dessus, p. 427. Ce mariage de Guillaume III, qui était alors conseiller au parlement de Rouen et intendant à Tours, se fit par contrat du 17 septembre 1644 (Arch. nat., Y 184, fol. 42). Mme de Serrant mourut en 1655 ou 1656 (*Historiettes de Tallemant*, tome IV, p. 435-438), tandis que son mari survécut, comme nous le verrons, jusqu'en septembre 1711, âgé de quatre-vingt-treize ans.

5. Il est parlé de la retraite de leur père en province dans les *Annales de la cour pour 1697*, tome I, p. 94-96.

6. Sur les personnages qui suivent, voyez la suite des *Mémoires*, en 1708, 1710 et 1720.

7. Il fut baptisé à Angers le 19 décembre 1592. Il obtint en août 1636 l'érection de sa terre de Nogent-le-Roi en comté, et, en juin 1655, celle du Tremblay-le-Vicomte en marquisat (Arch. nat., X[1A] 8680, fol. 107 v°). Il mourut à Paris, le 10 septembre 1661 : *Gazette*, p. 1014; *Mémoires de Mme de Motteville*, tome IV, p. 294.

peine de la grande dépense pour le refaire. Le pauvre M. d'Uzès, à qui on pouvoit en donner d'aussi grossières, se hâta d'en aller faire sa cour, et de dire qu'il étoit ravi d'avoir su la cause de la tristesse qu'il lui remarquoit depuis quelques jours, et dont il avoit été fort en peine, mais qu'en vérité il étoit trop grand roi pour être si peiné de la dépense de la réparation du Pont-Euxin. Le Roi, bien étonné de ce langage, lui demande ce qu'il veut dire, et apprend que c'est le Pont-Euxin rompu qu'il faut rebâtir. On peut juger de la risée de toute l'assistance, et combien le Roi s'en divertit. Nogent acquit, avec tout cela, de la considération et des amis, et eut l'esprit de conserver sa faveur auprès du cardinal comme son frère, et de cultiver assez sous main la Reine pour s'en faire une protectrice après la mort du Roi, comme il arriva, car il fut toujours parfaitement avec elle, et à portée d'y rompre des glaces pendant sa régence et d'y servir ses amis[1]. Il eut trois fils et deux filles. L'une épousa M. de Rambures, la maison duquel finit dans son fils; l'autre, M. d'Argouges de Ranes, tué lieutenant général et colonel général des dragons en 1678, sans enfants. Elle n'en eut point non plus du frère du prince de Guéméné, qu'elle épousa en secondes noces, qui s'appeloit M. de Montauban. C'étoit un[e] très débordée mégère, dont on parlera aux *Pairs existants*, titre de MONTBAZON[2]. Les trois fils furent le comte de Nogent, car il prit ce titre, M. de Vaubrun et le chevalier de Nogent. Ce dernier, par Saint-Pouenge, et sans aucun esprit ni mérite que de l'insolence et de la brutalité, fut un des plus grands favoris de M. de Louvois, par lui souvent aide de camp du Roi et assez bien avec lui, du reste peu avec le monde, où il étoit pourtant compté à cause de M. de Louvois, qu'il survécut assez peu.

« M. de Vaubrun, gendre de Serrant[3], son cousin germain, et Bautru comme lui, se donna tout entier à la guerre et y fut fort protégé par M. de Louvois, qui le fit lieutenant général de bonne heure et commandant d'Alsace, avec des grâces pécuniaires immenses. Il fut tué peu de jours après M. de Turenne, à cette savante et victorieuse retraite de M. de Lorge, à Altenheim, pour repasser le Rhin devant le triple d'ennemis. Il laissa un fils et deux filles. Des filles, on en parlera aux *Pairs éteints*, titre d'ESTRÉES[4], parce que l'une d'elles, qui fit enfermer l'autre, fut seconde femme sans enfants du duc d'Estrées, fils de l'ambassadeur à Rome, sans enfants[5]. Leur frère[6], nain et tortu, méchant et tracassier, avec de l'esprit comme tous les Bautru, se fit d'Église à cause de sa baroque figure, et n'eut point de repos qu'il ne se fût fait lecteur

1. Nicolas Bautru et sa femme furent inhumés à Nogent le 8 octobre 1668.
2. Imprimé au tome VIII des *Écrits inédits*, p. 158-161. Voyez ci-dessus, p. 282-287.
3. Voyez notre tome VII, p. 152.
4. Tome VI des *Écrits inédits*, p. 136.
5. Cette répétition est bien au manuscrit.
6. L'abbé de Vaubrun : tomes V, p. 342, et VII, p. 152-154, avec l'Addition n° 334, première rédaction de ce qui va suivre.

du Roi, pour intriguer à la cour à son aise. Il s'y fit valet du cardinal de Bouillon, et de bien d'autres tant qu'il put, mais valet peu sûr, et suivant la fortune avec la bassesse des esclaves. Il en fit tant qu'il se fit chasser à Serrant par deux fois. A la seconde, ne sachant que faire, il se fit prêtre. Il vit avec sa sœur la duchesse d'Estrées, outré de n'être pas évêque après tout ce qu'il a fait pour le devenir. Valet du cardinal Fleury et de tous ceux du temps présent, comme du passé, et usurpant des privances, il crut avoir si bien pris toutes ses mesures pour Angers, qu'il y succéderoit à Poncet, qui venoit de mourir. Il en parla donc tout franchement au cardinal de Fleury, qui, sans prendre d'engagement, en raisonna avec lui et lui fit des objections légères, qu'il crut résoudre en lui vantant extrêmement un certain Vaugirauld, fils d'un huissier du lieu, et qui, à force de fanatisme pour la Constitution, étoit parvenu à un canonicat d'Angers et à entrer dans le gouvernement du diocèse par quelque petit coin. L'abbé de Vaubrun savoit combien ce fanatisme étoit agréable, et il ne parla au cardinal que de se conduire par les conseils de ce pied plat, et, dans ses absences, lui laisser la conduite du diocèse. Tout cela fut si bien reçu, qu'il ne douta plus de son épiscopat si ardemment desiré. Dix ou douze jours après, il reçut une lettre du cardinal de Fleury; il se crut nommé, et l'ouvrit avec confiance. Il y trouva que M. le cardinal lui mandoit qu'il faisoit tant de cas du jugement qu'il portoit des personnes, que, sur tout le bien qu'il lui avoit dit de Vaugirauld, il s'étoit déterminé à le proposer au Roi pour Angers, et le Roi à le nommer évêque : de quoi il vouloit lui donner le premier avis, comme une marque de sa confiance. L'abbé demeura confondu, et le cardinal ne se contraignit pas d'en faire le conte, qui fut une autre honte pour l'abbé, dont il se garda bien de faire le plus léger semblant.

« Le comte de Nogent, fils et survivancier de M. de Bautru[1]. Il devint maître de la garde-robe. Voir ci-devant, p. 77, aux *Maîtres de la garde-robe*[2].

« Il faut seulement ajouter qu'il laissa un fils et une fille, aujourd'hui maréchale-duchesse de Biron, qui a eu, par sa mère, plus de cent mille livres de rente, en belles terres des biens des ducs de Foix et de

1. Il prit possession de la charge le 23 avril 1658.

2. Même volume 200, fol. 186 actuel, ancienne page 287 : « M. de Nogent, du nom de Bautru. On en parlera plus à fonds ci-après, aux *Capitaines de la porte*, son père et lui ayant eu cette charge, dont il fut tiré pour être maître de la garde-robe, pour épouser la sœur du comte, depuis duc de Lauzun, fille d'honneur de la Reine mère, qui n'avoit rien vaillant et qui, par la catastrophe ordinaire des filles de qualité sans pain dont on ne sait que faire, et qu'on donne à qui les veut, est devenue, c'est-à-dire sa fille pour elle, héritière de presque tous les biens de Foix et de Lauzun, dont elle a plus de cent vingt mille livres de rente, sans les meubles. Nogent fut tué au passage du Rhin, 12 juin 1672. »

Lauzun. Son frère, lieutenant général de très bonne heure, quitta guerre et cour, et se livra à l'obscurité et à un[e] Turque, femme de chambre de sa mère, dont il devint amoureux et qu'il épousa. Il n'en a eu qu'une fille, et il est mort depuis deux ans[1]. C'étoit une espèce de petit nain crêté[2], paré, ajusté, qui avoit de l'esprit, et encore plus d'effronterie. Il eut un procès et un procédé avec un gentilhomme de ses voisins à Nogent, qui a produit un factum contre lui qui ne mourra jamais, qui est dans toutes les bibliothèques, et qui a été inséré dans le recueil des *Causes notables*. C'est un chef-d'œuvre d'esprit et de la plus fine plaisanterie sur le petit Nogent et sur tous les Bautru; il a fait une sorte de fortune à son auteur, qui est un avocat de Chartres. Les Birons, la duchesse d'Estrées et l'abbé de Vaubrun ont fait l'impossible pour le supprimer, sans avoir pu venir à bout.

« Ces deux frères, Nogent et Vaubrun, ont eu chacun[3] une femme qui, toute leur très longue vie, ont conservé leur premier deuil dans toute son étendue et sa plus parfaite régularité; Mme de Vaubrun toute occupée de piété et de bonnes œuvres[4]. »

1. Ce « petit Nogent, » Louis-Armand, mousquetaire en 1688, capitaine de cavalerie en 1689, colonel des dragons du Roi en 1693, brigadier en 1695, lieutenant général de la basse Auvergne en 1700, maréchal de camp en 1702, lieutenant général en 1704, mourut le 6 juin 1736, à soixante-huit ans. Dans sa petite taille, il était charmant et fort poli. La Turque dont parle notre auteur, ramenée de Neuhausel par Lauzun et baptisée le 9 avril 1686 sous les noms de Marie-Julie Julistanne, lui donna une fille, née le 21 mars 1707, et qui, légitimée en mars 1717 et février 1718, fit, plus tard, beaucoup de bruit par ses démêlés avec la famille. (Arch, nat., M 612; *Journal de Barbier*, tome II, p. 256-257; *Mémoires du duc de Luynes*, tome III, p. 339-341; Bibl. Arsenal, dossier de la Bastille n° 11 504.)

2. Comme un coq. Chéruel a cité incomplétement ce passage dans les Additions du tome V des *Lettres de Mazarin*, p. 793. — Le manuscrit porte, sans accents ni virgules : *crete paré ajusté*. La lecture est donc douteuse.

3. *Chacune*, au manuscrit.

4. Voyez la fin des *Mémoires*, tome XIX, p. 180.

XIII

CONTRAT DE MARIAGE DE LA COMTESSE DE CAYLUS[1].

« Par-devant nous, conseillers du Roi notaires garde-notes de S. M. au Châtelet de Paris soussignés, furent présents : haute et puissante dame Dame Claude de Fabert, marquise d'Esternay, veuve de haut et puissant seigneur Messire Charles-Henri de Thubières de Grimoard de Pestels et de Levis, chevalier, seigneur marquis de Caylus, baron de Salers, Pestels, Fontange, la Roche, Branzac, Saint-Santin et autres lieux, demeurant à Paris en son hôtel, rue Jacob, paroisse Saint-Sulpice, stipulant pour haut et puissant seigneur Messire Jean-Anne de Thubières de Grimoard de Pestels et de Levis, chevalier, comte de Caylus et autres lieux, son fils et dudit seigneur marquis de Caylus, demeurant avec ladite dame marquise sa mère, à ce présent et de son consentement, pour lui et en son nom, d'une part; et haut et puissant seigneur Messire Philippe de Valois, chevalier, seigneur de Villette et de Mursay, chef d'escadre des armées navales de S. M., demeurant ordinairement en son château de Mursay, en Poitou, de présent à Paris, logé rue du Grand-Chantier, paroisse Saint-Jean-en-Grève, tant en son nom qu'au nom et comme se faisant et portant fort de haute et puissante dame Dame Marie-Anne-Hippolyte de Châteauneuf, son épouse..., stipulant ès-dits noms pour Damoiselle Marthe-Marguerite de Valois, leur fille, à ce présente, de son vouloir et consentement, pour elle et en son nom, d'autre part;

« Lesquelles parties, de l'avis et agrément de très haut, très puis sant, très excellent et très magnanime prince Louis, par la grâce de Dieu roi de France et de Navarre....

Suivent les noms et titres du Dauphin et de la Dauphine, de Monsieur et de Madame, du duc de Chartres et de sa sœur, de Mlle de Montpensier, de la Grande-Duchesse, de la duchesse de Guise, de Monsieur le Prince et de son fils aîné, du duc et de la duchesse de Bourbon, de la princesse de Conti douairière, du duc du Maine, du comte de Toulouse et de Mlle de Blois, qui tous ont signé au contrat.

« Et encore de l'avis et consentement, savoir : de la part dudit seigneur comte de Caylus, de ladite dame marquise de Caylus, sa mère;

1. Ci-dessus, p. 328. La minute originale est actuellement conservée dans l'étude de Me Breuillaud, qui a eu l'obligeance de me faciliter la collation. Une copie se trouve aux Archives nationales, dans le registre des Insinuations Y 249, fol. 211, une autre dans le registre des Publications Y 13, fol. 144, une troisième dans l'Histoire de la maison de Caylus, ms. Mazarine 3171.

de haut et puissant seigneur Messire Charles-Daniel-Gabriel de Thubières de Caylus, abbé, frère dudit seigneur futur époux; de haute et puissante dame Dame Rose d'Escars, veuve de haut et puissant seigneur Messire Alexandre de Crussol, chevalier, marquis de Montsalès d'Uzès, tante dudit seigneur futur époux du côté paternel; de très haute et puissante damoiselle Mademoiselle Charlotte de Bourbon, fille, cousine dudit seigneur futur époux; de très haut et puissant seigneur Messire Louis-Charles de Levis, duc de Ventadour et Damville, cousin dudit seigneur futur époux; de très haute et très puissante dame Dame Madeleine-Charlotte-Éléonore de la Motte Hodoncourt[1], épouse dudit seigneur duc de Ventadour; de très haut et très puisssant seigneur Messire Jacques-Henri de Durasfort, duc de Duras, maréchal de France, gouverneur de la Franche-Comté, capitaine des gardes du corps du Roi; de très haute et très puissante dame Dame Marie-Félice de Levis, son épouse, qu'il autorise, cousine dudit seigneur futur époux; de très haute et très puissante dame Dame Marie-Charlotte de Duras, duchesse de la Meilleraye, cousine dudit seigneur futur époux; de très haut et très puissant seigneur Messire Guy de Durasfort[2], maréchal de France, capitaine des gardes du corps de S. M.; de haut et puissant seigneur Messire François d'Harcourt, chevalier, seigneur marquis de Beuvron, lieutenant général des armées du Roi en sa province de Normandie, gouverneur du vieil palais de Rouen; de haute et puissante dame Dame Angélique de Fabert, son épouse, qu'il autorise pour l'effet des présentes, oncle et tante maternelle dudit seigneur futur époux; de Damoiselle Marie-Anne Brûlart de Genlis, fille, cousine dudit seigneur futur époux; de haut et puissant seigneur Messire Louis de Cominges, chevalier, seigneur marquis de Vervins, cousin dudit seigneur futur époux du côté maternel; de très haute et très puissante dame Dame Catherine-Henriette d'Harcourt de Beuvron, duchesse d'Arpajon, dame d'honneur de Madame la Dauphine; de Damoiselle Catherine-Françoise d'Arpajon, fille, marquise de Sévérac; de Messire Daniel de Voysin, chevalier, seigneur marquis du Plessis-au-Bois, Serizay et autres lieux, conseiller d'État ordinaire; de haut et puissant seigneur Messire Charles d'Harcourt, comte de Beuvron.

« Et de la part de ladite damoiselle future épouse : dudit seigneur de Villette, son père; de très haute et très puissante dame Dame Françoise d'Aubigny, marquise de Maintenon, dame d'atour de Madame la Dauphine, cousine du côté maternel de ladite damoiselle future épouse; de Messire Philippe de Valois, chevalier, seigneur de Mursay, cornette des chevau-légers; de Messire Henri-Benjamin de Valois, chevalier, seigneur de Mursay, colonel du régiment de dragons de la Reine, frère de ladite damoiselle future épouse; de Messire Louis de Valois, chevalier, seigneur d'Escoville, cousin du côté paternel de ladite damoiselle future épouse; de haut et puissant seigneur Messire Jean-

1. Ainsi, pour *la Motte-Houdancourt*. — 2. Le duc de Lorge.

Louis de Cugnac, chevalier, seigneur du Bourdet, oncle maternel de ladite damoiselle future épouse; de Messire Jean-Baptiste de Lagny, chevalier, seigneur des Bugaudières, intendant général du commerce de France; de Dame Paule de Bidau, son épouse, tante de ladite damoiselle future épouse du côté maternel; de très haute et très puissante dame Mme Élisabeth de Pons, veuve de très haut et très puissant seigneur Messire François-Amanieu d'Albret, comte de Miossens, cousin du côté maternel de ladite damoiselle future épouse; de Damoiselle Anne de Cominges, fille majeure, cousine de ladite damoiselle future épouse du côté maternel; de haut et puissant seigneur Messire Claude-Hugues de Luzignem de Lezay, chevalier, comte de Lusignan et autres lieux, cousin de ladite damoiselle future épouse du côté paternel; de Dame Henriette de Malortie, veuve de Messire Étienne Petit, chevalier, seigneur de Longueil, cousine germaine du côté paternel de ladite damoiselle future épouse; de Messire Charles-Jacques de Lagny, chevalier, seigneur des Bugaudières, son cousin du côté maternel; de haut et puissant seigneur Messire Henri de Mornay, chevalier, seigneur marquis de Montchevreuil, capitaine-gouverneur de Saint-Germain-en-Laye; de haute et puissante dame Dame Marguerite le Boucher, son épouse; de haute et puissante dame Françoise de Coëtquen, comtesse de Mornay, et de Messire Hélie de Saint-Hermine, chevalier, capitaine de dragons, cousins de ladite damoiselle future épouse.

« Reconnurent et confessèrent avoir fait entre elles les traité de mariage, dons, douaire et conventions qui ensuivent.

« C'est à savoir que lesdits seigneur comte de Caylus et damoiselle Marthe-Marguerite de Valois, du consentement desdits seigneur et dame leurs père et mère, se sont promis prendre l'un l'autre par nom et loi de mariage,... pour être lesdits seigneur et damoiselle futurs époux uns et communs en tous biens meubles et conquêts immeubles qu'ils feront pendant et constant leur mariage, suivant la coutume de Paris....

« Ne seront tenus des dettes l'un de l'autre faites et créées avant leurdit futur mariage....

« Ledit seigneur futur époux a pris et prend ladite damoiselle future épouse avec les biens et droits qui lui appartiendront par les successions desdits seigneur et dame de Villette, ses père et mère, desquels en entrera en la future communauté la somme de trente mille livres, et le surplus lui demeurera propre et aux biens de son côté et ligne.

« Et lègue ladite dame marquise de Caylus, mère dudit seigneur futur époux, outre les biens et droits qui lui appartiennent et peuvent appartenir tant en vertu des contrats de mariage et testaments de ses auteurs et prédécesseurs, que du contrat de mariage et testament dudit feu seigneur marquis de Caylus, son père, des [*en blanc*] et 28 mai 1667, par lequel testament ladite dame marquise de Caylus a la jouissance, sa vie durant, de tous les biens dudit défunt seigneur marquis de Caylus son époux, donne et délaisse audit seigneur futur époux, son fils, ce acceptant, quinze mille livres de rente et jouissance à prendre sur lesdits biens par chacun an, à commencer du jour de ses épousailles, se réservant ladite dame marquise de Caylus le surplus de la jouissance desdits biens, tant pour son douaire que pour l'entretien de ses autres enfants.

« Plus, ladite dame marquise de Caylus, en même faveur de mariage, donne et délaisse audit seigneur futur époux, ce acceptant, la terre et seigneurie et marquisat dudit Esternay, sise en Brie, bailliage de Sézanne, avec ses dépendances, tels que ladite dame marquise de Caylus les a acquis de haut et puissant seigneur Messire Claude-François de Mérode, prince de Monglion, marquis de Trélon, et de haute et puissante dame Dame Anne-Dieudonnée de Fabert, son épouse, par contrat passé par-devant Guyot et Dejean, notaires au Châtelet de Paris, le 28 mars 1683, et la terre et seigneurie de Vivier et ses dépendances, sise proche ledit marquisat d'Esternay, telle qu'elle est échue à ladite dame marquise de Caylus par le partage fait des biens des successions de feu Messire le maréchal et marquis de Fabert, reconnu par acte reçu par Rallu et ledit Dejean, notaires à Paris, le 24 février 1672, ensemble toutes les acquisitions et augmentations qu'elle y a faites jusqu'à ce jour d'hui.

« Comme encore ladite dame marquise de Caylus donne et délaisse audit seigneur futur époux, ce acceptant, la quantité de quatre cent cinq arpents de bois à elle appartenants dans la forêt de l'Armée, aussi à elle échus par ledit partage.

« De tous lesquels biens ainsi donnés par ladite dame marquise de Caylus audit seigneur futur époux, son fils, à elle appartenants et provenants de son chef, elle s'en est réservé et réserve par ces présentes l'usufruit et jouissance sa vie durant, et à condition de substitution audit seigneur futur époux de l'aîné mâle qu'il pourra avoir en légitime mariage, et audit fils aîné des enfants d'icelui, et ainsi d'aîné en aîné mâle habile à succéder, en observant l'ordre de primogéniture, et autant que les degrés de substitution peuvent s'étendre.

« Et à défaut d'enfants et descendants mâles dudit seigneur futur époux, ladite dame marquise de Caylus entend que lesdits biens viennent à son troisième fils, marquis de Thubières, non encore nommé, ou, à défaut de lui, à ses enfants et descendants mâles, l'ordre de primogéniture toujours gardé....

« Et arrivant que ledit sieur futur époux, décédé sans enfants et descendants mâles, laisse des filles, ladite dame marquise de Caylus veut que, sur lesdits biens donnés et substitués, elles prennent la somme de cinquante mille livres à partager entre elles également....

« Et encore ladite dame marquise de Caylus, en considération dudit mariage, promet de nourrir et loger seulement lesdits seigneur et damoiselle futurs époux pendant deux années; et, en cas qu'ils ne voulussent demeurer avec ladite dame marquise de Caylus, elle sera déchargée desdits nourriture et logement, sans pouvoir, par eux, lui en demander aucune chose.

« Desquels biens et droits audit seigneur futur époux appartenants, il en entrera aussi dans ladite communauté la somme de trente mille livres, et le surplus lui demeurera propre et aux siens de son côté et ligne.

« Ledit seigneur futur époux a doué et doue ladite damoiselle future épouse de quatre mille cinq cents livres de douaire par chacun an;....

« Et outre, aura ladite damoiselle future épouse son habitation dans l'une des maisons ou châteaux dudit seigneur futur époux....

« Le survivant desdits seigneur et damoiselle futurs époux aura et prendra par préciput, des biens meubles de ladite communauté, suivant la prisée de l'inventaire et sans crue, jusqu'à la somme de vingt mille livres, ou icelle en deniers comptants, à son choix....

« En considération du présent mariage, Sa Majesté, qui a eu la bonté d'y donner son approbation et agrément, a donné et donne par libéralité royale, à ladite damoiselle future épouse, la somme de cinquante mille livres, dont elle a très humblement remercié Sadite Majesté, pour être employée en acquisition d'une charge convenable audit seigneur futur époux de l'agrément de Sa Majesté; laquelle somme de cinquante mille livres demeurera propre à ladite damoiselle future épouse et aux siens de son côté et ligne....

« Fait et passé, savoir : pour S. M., maison royale, parties contractantes, au Louvre de Versailles, et, pour les autres parties comparantes, à Paris, en leurs demeures, l'an 1686, le 8e mars, avant midi.

« Et ont signé la minute des présentes, demeurée en la possession de Huché, notaire. Signé : De Troyes, et Huché, avec paraphes. »

XIV

PROMOTION DE L'ABBÉ D'ESTRÉES ET DE M. DE PUYSIEULX[1].

(Fragment inédit de Saint-Simon[2].)

XXIIIe promotion. 1er janvier 1705.	1 prélat : L'ABBÉ D'ESTRÉES.	1 chevalier : PUYSIEULX.

« Cette promotion et la suivante, sur laquelle elle influe[3], a des singularités qui méritent d'être racontées. L'abbée d'Estrées, neveu du cardinal, fils et frère des maréchaux d'Estrées, étoit un homme élégant, que le Roi ne croyoit pas devoir faire évêque, et qu'il employa au dehors. Il l'avoit joint à son oncle en Espagne, et [il] y étoit demeuré après lui, lorsque la rupture de Mme des Ursins l'en chassa et réduisit le cardinal Portocarrero à ne se mêler plus de rien. Les dépêches de l'abbé d'Estrées au Roi ouvertes par Mme des Ursins et envoyées par elle-même au Roi, avec des apostilles de sa main, firent un éclat qui hâta le retour de l'abbé, et qui, peu après, fit sortir Mme des Ursins d'Espagne pour y retourner triompher plus que jamais; mais, dans l'intervalle, on voulut récompenser l'abbé par quelque chose d'éclatant aussi, et l'exemple de l'abbé des Châtelliers, vanté par les Noailles, alors fort en crédit, et mis en avant par les Estrées, surprit le Roi, à qui on ne dit pas que des Châtelliers avoit été nommé auparavant à un évêché, qu'il avoit refusé, et qu'incontinent après sa promotion dans l'Ordre, il fut sacré évêque de Bayeux[4]. L'abbé d'Estrées fut donc

1. Ci-dessus, p. 351.

2. Extrait des *Remarques sur l'ordre du Saint-Esprit*, vol. 34 des Papiers de Saint-Simon (aujourd'hui *France* 189, fol. 43).

3. Voyez ci-après, appendice XVI.

4. A l'article de ce commandeur, dans les *Légères notions* (vol. *France* 189, fol. 68 v°), il dit : « Cet abbé avoit été nommé à l'évêché de Luçon, dont il ne voulut point, et ne fut point sacré, et prit son abbaye en la place. Alors, et longtemps depuis, on portoit le nom de son abbaye la première qu'on avoit. Il fut depuis sacré évêque de Bayeux, et mourut en 1600. Il s'étoit jeté, avec ses frères, dans Poitiers, en 1569, assiégée par les huguenots. La considération de son frère et du maréchal de Matignon, et de leurs emplois importants, lui valurent cette grande distinction n'étant pas encore évêque, joint celle de ses deux autres beaux-frères, qui figuroient aussi. » Dans les mêmes *Remarques*, il avait dit (fol. 30 v°) antérieurement, avec une grosse erreur : « L'abbé des Châtelliers, car on ne portoit alors que le nom de son bénéfice, avoit précédemment été nommé à l'évêché de Maillezais, dont le siège fut depuis transféré à la Rochelle. Il l'avoit refusé, et, peu après cette promotion, il eut l'évêché de Bayeux. C'est sur cet exemple unique, qu'on fit valoir en faveur de M. l'abbé d'Estrées, qu'il eut l'Ordre en 1705, mais qui n'avoit été nommé à aucun évêché, et que Louis XIV ne vouloit pas faire évêque, et ne le fit en effet jamais. Ce ne fut qu'après la

commandeur de l'Ordre, et reçu le premier jour de l'an de 1705. Ce fut donc à lui, comme dernier reçu, à officier à la Chandeleur. Pontchartrain, secrétaire d'État, prévôt et grand maître des cérémonies de l'Ordre, avoit la marine dans son département, et étoit fort brouillé avec les maréchaux d'Estrées père et fils. Ne sachant pis faire, il alla regratter que, lorsque le Roi entendoit la grande messe célébrée par un simple prêtre, comme il arrivoit quelquefois aux fêtes de l'Ordre faute de commandeurs présents, ce prêtre officiant n'étoit assis que sur un tabouret, comme le diacre et le sous-diacre, et que les évêques seuls avoient un fauteuil en officiant devant le Roi. Il le représenta au Roi, et le piqua si bien de l'exemple mal expliqué de l'abbé des Châtelliers, que l'abbé d'Estrées fut réduit au tabouret, et n'a jamais pu revenir au fauteuil. Il fut nommé, dans la Régence, à l'archevêché de Cambray, et mourut en 1718, avant d'avoir reçu ses bulles.

« Puysieulx [1] fut une autre histoire. Il avoit été élevé par sa grand mère, qui étoit Estampes-Valençay, femme de Puysieulx, ministre et secrétaire d'État, fils du chancelier de Sillery. C'étoit une personne de beaucoup d'esprit, et d'un esprit dominant, intrigant, très bien avec la Reine mère, à qui elle avoit été utile en des affaires secrètes bien des fois en sa vie, et qui, après la mort de son beau-père et de son mari en disgrâce, et celle de Louis XIII, arrivée trois ans après, étoit revenue mieux que jamais à la cour de la Reine mère. Le Roi avoit été élevé à la voir dans tous les particuliers et à jouer continuellement avec son petit-fils. Sa vie fut fort mêlée. M. de Louvois le persécuta. Il crut trouver un asile dans l'ambassade de Suisse, et, comme il avoit beaucoup d'esprit, et quelque chose de fort naturel et de liant, il y réussit au delà d'espérance. M. de Louvois étoit mort depuis longtemps; Barbezieux, son fils, étoit aussi disparu. Puysieulx, porté par le duc de la Rochefoucauld, son cousin germain, et par les Pontchartrains, ses parents, demanda un congé, et, chose alors fort rare, fut admis dans le cabinet du Roi tête à tête, où il le satisfit par le compte qu'il lui rendit de sa gestion. L'année d'après, il obtint pareil congé et pareille audience. Elle se passa si agréablement pour lui, qu'il se enhardit à demander au Roi si véritablement il étoit content de lui; puis, usurpant un souvenir de l'ancienne familiarité : « Et moi, répondit-il, « je ne suis pas de même; car je ne suis point content de Votre Ma« jesté, qui, étant le plus honnête homme de son royaume, me manque « de parole depuis bien des années. » L'air et le ton rassurant contre les paroles, le Roi voulut, avec bonté, qu'il s'expliquât. Il tourna la chose en badinage, enfin fit souvenir le Roi qu'étant tous deux enfants et jouant à colin-maillard, le Roi, pour n'être pas reconnu, lui avoit passé son cordon bleu sur le dos, et que, le reprenant après, il le lui

mort de ce prince qu'il fut nommé à l'archevêché de Cambray, et il mourut avant d'en avoir reçu les bulles. »

1. Ci-dessus, p. 316-322.

avoit promis dès qu'ils seroient grands et en état, l'un de le donner, et l'autre de le recevoir. Le Roi avoua l'histoire, dont il se souvint parfaitement, et, tout de suite, lui dit qu'il falloit donc s'acquitter. Dès le lendemain, il ordonna le chapitre, et Puysieulx, à peu de jours de là, fut reçu[1].

« Or, voici l'influence de sa promotion sur celle qui va être rapportée[2]. L'abbé d'Estrées, comme ecclésiastique, fut reçu immédiatement avant la grand messe, et Puysieulx, comme laïque, immédiatement après. En revêtant Puysieulx, le Roi se tourna pour quelque chose, et aperçut le duc d'Harcourt, capitaine de ses gardes, en justaucorps de brevet, avec le bâton, derrière lui, qu'il ne quitte qu'au sortir de la chapelle au capitaine des gardes qui le relève de quartier. Le Roi en fut choqué, et encore davantage quand il remarqua d'autres gens, dans la chapelle, qui n'avoient point l'Ordre, parce qu'en même temps qu'il faisoit difficilement des promotions, il étoit blessé de ce que ceux qui l'approchoient par des charges n'en étoient pas ornés. Il songea donc, dans ce moment, à faire une promotion, et, tout pendant que dura la cérémonie, il la repassa dans sa tête. Enfin, tout en approchant de son appartement, la fantaisie qui l'avoit saisi s'accordant mal avec son impromptu, qui lui feroit oublier des gens dont lui-même se trouveroit peiné, lui fit prendre un parti qui le satisfit en contentant cette subite fantaisie, en ce qu'il coupoit court à tout et comprit plusieurs de ceux qu'il eut envie de faire chevaliers de l'Ordre, et nommément Harcourt. Entrant donc dans son cabinet, il dit tout haut qu'il vouloit tenir chapitre : ce qui n'avoit jamais été fait de la sorte, et qui surprit extrêmement tout le monde. Les chevaliers entrèrent, les autres sortirent ; on ferma les portes. Là, il conta tout naturellement l'histoire et déclara, pour couper court à tout, aux mécontents à son oubli[3], qu'il faisoit tous les maréchaux de France chevaliers de l'Ordre, et, pour cette fois, s'en tenoit à eux. Autre surprise encore plus grande. Jamais ils n'avoient été faits, ni seuls, ni comme maréchaux de France, comme on le peut voir dans toutes les précédentes promotions, et, encore mieux, dans l'état des maréchaux de France, où on en trouve beaucoup faits maréchaux et morts sans avoir été chevaliers de l'Ordre, quoiqu'ils aient été longtemps maréchaux de France entre deux grandes promotions, et quelques-uns même qui n'y ont pas été faits. On murmura même de ce que quelques-uns des maréchaux d'alors n'étoient pas nés pour l'Ordre, et de ce qu'il étoit donné à un office entièrement militaire, et tout à fait indépendamment de la naissance. Le rare est que ce hasard, et par lequel le Roi ne prétendit jamais donner aucun droit à l'Ordre aux maréchaux de France à titre seul de leur office, le

1. Le compte rendu de cette réception se trouve dans les *Mémoires du baron de Breteuil*, ms. Arsenal 3863, p. 3-4.

2. Celle des maréchaux, en février 1705, ci-après, appendice XVI.

3. Ainsi dans le manuscrit.

monde s'est peu à peu persuadé de leur droit comme tel[1], et qu'il s'est introduit par Monsieur le Duc, par sa promotion de 1724, de les faire à ce titre, et de laisser les ducs, qui, comme on l'a vu dans le détail des promotions ci-dessus[2], l'ont toujours été de droit, et tous, et au seul titre de leur dignité, jusque par ce même roi, et qui, en 1688, s'en expliqua si fortement et de paroles et d'effet, comme il a été rapporté. Il médita souvent depuis de remplir l'Ordre. Une fois, à Marly, Mme la duchesse de Bourgogne sortit de la petite chambre de Mme de Maintenon, où étoit le Roi, et, regardant tout ce qui étoit de dames dans la grand chambre, alla droit à la duchesse de Saint-Simon, la tira dans une fenêtre, lui fit promettre le secret et lui dire la vérité, puis lui dit que le Roi vouloit savoir au juste quel âge avoit son mari, qui étoit lors de trente-six ans, le lui fit répéter, et rentra tout de suite, sans s'arrêter à personne : d'où il est aisé de juger que le Roi travailloit à une promotion. Elle n'eut point de suite, et, à sa mort, M. le duc d'Orléans trouva douze ou quinze listes différentes pour une promotion de l'Ordre, mais dont les changements n'étoient que parmi les gentilshommes.

« Après ces curiosités, revenons à la promotion des maréchaux de France, dont Catinat, suivant les traces de Fabert et de la Hoguette archevêque de Sens, s'excusa avec la même probité et la même modestie, et en reçut le même et juste applaudissement; mais ce ne fut pas sans de malignes réflexions sur quelqu'autres qui portoient ou reçurent l'Ordre, et ne furent pas si scrupuleux[3].... »

1. La phrase est incorrecte.
2. Voyez le même volume *France* 189, fol. 47-49, 148 v° et 149.
3. La suite n'est que de quelques lignes sur les sept maréchaux. Cette promotion ne se trouve pas dans les *Légères notions*, qui se sont arrêtées sur celle de 1696.

XV

MÉMOIRE SUR LES PRÉTENTIONS DE L'HÉRITIER DE LA DUCHESSE D'AIGUILLON[1].

(Fragment inédit de Saint-Simon[2].)

« *Mémoire fait par moi, de nécessité et en une après-dînée, et envoyé à dix heures du soir à M. le Chancelier, qui devoit rapporter le lendemain matin au Roi son avis sur le renvoi au Parlement ou non, et l'admission ou l'exclusion de la prétention de M. le marquis de Richelieu à la dignité de duc et pair d'Aiguillon.*

« C'est un principe très solidement établi, en matière de pairies, qu'elles sont masculines de leur nature, étant composées de fief et d'office, et de droits et de fonctions qui ne peuvent appartenir à des femmes; et, s'il y a quelques exemples, dans l'ancienne histoire, de femmes en fonction, comme de Mahaut, comtesse d'Artois, on les a regardés comme des abus abolis depuis longtemps. C'est pourquoi MM. Bourdis (?) et Mangot, dans leurs célèbres plaidoyers de la cause de Montmorency et de Nevers[3], soutenoient également que la dignité de pairie *in fœminis non potest esse integra, vera et pura, sed annomalis*[4], *impropria et diminuta*, c'est-à-dire qu'elles ne peuvent jamais avoir que les droits réels de la pairie, le ressort en la Cour, la mouvance immédiate de la couronne, mais non pas la séance et fonctions aux sacres, lits de justice, etc.

« Un autre principe, encore fort solidement établi, est qu'une femme ne peut transmettre par son choix ce qu'elle n'a pas elle-même; et c'est pourquoi il a été très bien remarqué que l'usage, depuis plus de cent cinquante ans, est constant que tous ceux qui ont épousé ce que nous appelons des filles duchesses femelles ont été obligés d'obtenir des lettres de continuation de pairie, sans laquelle ils n'auroient pu aspirer à la dignité de pairs de France.

« Un troisième principe, non moins solidement établi que les deux précédents, est que les érections des pairies femelles doivent toujours

1. Ci-dessus, p. 346-348.

2. Original autographe au Dépôt des affaires étrangères, vol. 51 des Papiers Saint-Simon (aujourd'hui *France* 206, fol. 186). Ce mémoire est la copie presque exacte d'un premier travail qui se trouve dans le même volume, fol. 183-184, avec ce titre : « Mémoire fait par moi, qui fit (*sic*) signer à plusieurs pairs l'opposition aux prétentions de M. le marquis de Richelieu à la dignité de duc et pair d'Aiguillon. »

3. Dans le procès pour la transmission de l'héritage de Clèves-Nevers aux Gonzague (1566) : *Histoire généalogique*, tome III, p. 667-708; R. Choppin, *de Domanio*, liv. III, tit. 7, n° 11.

4. *Annomalis*, dans notre texte, et *animalis*, dans l'*Histoire généalogique*.

être restreintes au premier degré, et que, par là, elles ne le peuvent jamais excéder en aucun cas.

« Je ne m'arrête point à la première proposition, de laquelle j'ai les plus fortes preuves en main, et pour en avoir un trop grand nombre à apporter, que la brèveté du temps ne me permet pas, et parce qu'elle conclut également contre toutes les pairies femelles. Je viens à la seconde, comme plus singulièrement contraire à la prétention de M. le marquis de Richelieu. Elle se trouve si parfaitement établie, que, quelque étrange que soit la clause de l'érection du duché-pairie d'Aiguillon qui donne à Mme de Combalet et *à ses héritiers, tant mâles que femelles, tels qu'elle voudra choisir, perpétuellement et à toujours, le nom et appellation d'Aiguillon, ensemble tous droits, honneurs, prérogatives lesquels, de tout temps, ont appartenu aux duchés-pairies de France, comme aussi les séances et prééminences attachées à la dignité de duc et pair en tous lieux et actes généralement quelconques;* que, quelque étrange, dis-je, que soit cette clause, on lui peut trouver de grandes difficultés dans l'espèce présente.

« Que Mme de Combalet, que je continue de nommer ainsi pour la distinguer de sa nièce, que Mme de Combalet, dis-je, ait pu, aux termes de cette clause, assister aux lits de justice, faire fonction d'un des anciens pairs de France au sacre, juger avec les Rois, et faire autres telles fonctions de pair de France, je crois qu'il ne se trouvera personne qui l'ose soutenir. Que si quelqu'un entreprenoit de mettre en avant une thèse si surprenante, il seroit aisé de répondre que Mme de Combalet elle-même en a jugé plus sainement, puisque, dans le temps que la faveur de M. le Cardinal son oncle lui faisoit accorder cette clause, il lui auroit été également facile et glorieux d'en user dans toute son étendue, et de faire des fonctions que feu Mademoiselle, la seule alors du sang royal[1], et qui étoit aussi pair de France comme comtesse d'Eu, a toujours desiré, et n'a jamais osé entreprendre de remplir, et que, puisque Mme de Combalet n'a pas, dans un temps si favorable, jugé à propos d'user des droits et des prérogatives de cette clause, c'est qu'elle-même n'a point cru qu'elle les lui donnât véritablement.

« Cela posé, de deux dispositions également extraordinaires contenues dans cette clause, il n'en reste plus qu'une, savoir : la permission de se choisir des héritiers, tant mâles que femelles, pour être non seulement possesseurs et ses successeurs en la terre duché-pairie d'Aiguillon, mais encore en la dignité de duc et pair, et honneurs, etc., d'icelle. Cette disposition ne peut être contestée; mais elle doit se rapprocher du droit commun autant qu'il est possible sans lui faire de violence par une interprétation forcée. Mme de Combalet, usant de ce droit à elle extraordinairement accordé, a nommé et déclaré Mlle de Richelieu, sa nièce, fille de feu son frère, pour être, après elle, duchesse d'Aiguillon. Personne ne s'y est opposé, et Mlle de Richelieu a vécu

1. Après ce mot, il a biffé : « a toujours desiré et n'a ».

et est morte comme duchesse d'Aiguillon, sans contradiction de personne. Mais qu'arrive-t-il maintenant? Cette duchesse d'Aiguillon vient de mourir fille, et par conséquent sans postérité. Le marquis de Richelieu, fils de son frère et petit-fils du frère de Mme de Combalet, rapporte un testament de ladite dame de Combalet, qui déclare qu'après ladite dame sa nièce, elle appelle sondit petit-neveu à la dignité de duc-pair d'Aiguillon, allègue que la clause qui donne ce pouvoir à Mme de Combalet s'explique au pluriel, que cette grâce imite la nature, et qu'à défaut d'enfants procréés du corps de Mme de Combalet en légitime mariage, il est choisi et nommé par elle, et, pour ainsi dire, adopté comme son fils, suivant le pouvoir déjà dit qu'elle avoit.

« A cet exposé il est aisé de répondre que, comme on ne peut avancer que Mme de Combalet fût capable des fonctions personnelles de la pairie nonobstant la clause formelle de son érection, aussi ne peut-on pas valablement se fonder sur la clause de sadite érection pour l'établir au droit de se choisir et de se nommer des héritiers et successeurs de sa dignité *in æternum*, et, pour ainsi dire, *et ultra*, comme elle fait par son testament en faisant substitutions sur substitutions du duché-pairie et de la dignité, qu'on a peine à les retenir; que ce pouvoir, au pluriel, rentre dans le droit commun, c'est-à-dire qu'elle l'exerce non seulement en se choisissant un héritier tel qu'il lui plaît, mais encore que tous les hoirs procréés en légitime mariage du corps de la personne mâle ou femelle choisie seront perpétuellement et toujours seigneurs d'Aiguillon et ducs et pairs de France; que c'est en ce sens que le pluriel se doit entendre, mais non pas en accumulant choix sur choix comme dans le cas présent, où, ayant rempli son pouvoir en choisissant Mlle de Richelieu sa nièce, elle n'a pas pu, au défaut des hoirs de sadite nièce, morte maintenant sans alliance, lui faire et lui adopter des hoirs, imitant la nature une seconde fois comme elle l'a imitée une première, et l'imitant par les substitutions de son testament toutes fois et quantes que l'occasion y échet, c'est-à-dire à chaque fois que la branche par elle appelée à la terre et dignité du duché-pairie d'Aiguillon viendra à s'éteindre du tout, pour reporter ladite terre ensemble et dignité dans une autre branche de neveu ou de nièce : ce qui est manifestement un abus et une extension énorme d'un pouvoir déjà si étendu au premier degré, qu'il est sans aucun exemple.

« J'ajoute encore que, quelque adoption et imitation de la nature que puisse ici prétendre M. le marquis de Richelieu, il ne peut être dans un cas plus favorable que celui de la nature même. Or, celui de la nature même, qui est le mari d'une duchesse femelle, ne donne point le rang, etc., de duc et pair au mari d'une telle duchesse, comme cela se trouve partout si bien remarqué, et comme tout fourmille d'exemples que ces maris ne seroient point ducs et pairs sans lettres de continuation de pairie, qui leur donnent un rang nouveau en les investissant d'une dignité nouvelle. Et, pour n'en citer qu'un seul[1] exemple dans le cas le plus favorable pour s'exempter de prendre de semblables lettres, on n'a qu'à jeter les yeux sur celui du nouveau Retz. Retz avoit été érigé par Henri III, en 1581, pour Albert de Gondy, maréchal de France, duquel étoit descendu en ligne directe masculine Henri de Gondy, duc de Retz, pair de France, et Pierre de Gondy, en ligne aussi masculine, mais collatérale. Henri, n'ayant qu'une fille unique, la maria à Pierre son cousin, issu du premier duc de Retz, père commun en ligne masculine du beau-père et du gendre. Le duché-pairie étoit pour mâles et femelles, et cependant, malgré tant de droits accumulés sur la tête de Pierre, il lui fallut, pour être duc et pair, obtenir des lettres en continuation de pairie, que lui accorda, en faveur de son mariage, le feu Roi, en février 1634, enregistrées le 4 mars suivant, qui lui donnèrent un nouveau rang, postérieur infiniment à celui de son beau-père, et dans lequel il marcha toujours. Je m'abstiens d'en rapporter une infinité d'autres, pour n'être en cas si favorable d'être dispensé de prendre des lettres nouvelles que celui-ci, qui néanmoins y fut astreint, et j'avance hardiment, après de grands auteurs, qu'il ne s'en trouvera point, depuis plus de cent cinquante ans, d'exemple contraire; et j'ajoute que, si cette loi d'usage a eu lieu en un tel cas, que doit devenir la prétention d'un second nommé par une duchesse, qui, par un pouvoir inouï, l'avoit déjà rempli en nommant la dernière duchesse d'Aiguillon, et un second nommé, non hoir, mais successeur simple, non de droit naturel, mais de pure volonté, et tellement de pure volonté, que ce n'est pas même de droit commun quant à la simple possession de la terre, puisque, sans cette volonté, elle retourneroit au neveu commun de Mme de Combalet, frère de cette dernière Aiguillon, qui est M. le duc de Richelieu?

« Je viens au troisième principe, que les pairies femelles ne se peuvent étendre par delà le premier degré, moins encore par des nominations si étrangement multipliées. Ce que je viens de dire des maris des duchesses femelles, et nommément du premier duc de Retz obligé à prendre des lettres en continuation de pairie et à se contenter du rang nouveau de la date d'icelles lettres en continuation de pairie, est une preuve bien grande que les pairies femelles ne peuvent s'étendre par delà le premier degré : de quoi, en outre, je trouverois aisément de magnifiques preuves. Plus cette preuve est grande, et plus la permission de se nommer une personne telle qu'il plairoit à Mme de Combalet pour lui succéder en sa dignité est singulière et unique, et plus les protecteurs des lois du Royaume doivent être attentifs à faire la distinction nécessaire des sens différemment prétendus du nombre pluriel auquel cette permission est conçue, puisqu'il est vrai de dire que tout ce qui est exception de loi et de droit commun y doit être ramené étroitement sitôt que l'expression de cette exception n'est pas nette et expresse, et se trouve au contraire susceptible d'une interprétation

1. *Seul* est ajouté en interligne.

juste et naturelle, qui l'anéantit et la remet dans l'ordre ordinaire. Et je ne pense pas que personne voulût soutenir que la dignité de duc et pair de France pût être colloquée en la personne de tous les institués en la possession du duché-pairie d'Aiguillon à l'infini, issus de neveux et nièces d'issus des uns et des autres, soit de la tige du marquis, soit de celle du duc de Richelieu, en un mot de tout issu quelconque, en quelque ligne et éloignement que ce puisse être, du feu sieur du Pont-de-Courlay, frère de Mme de Combalet, et, pour ne rien oublier[1], frère mort avant l'érection en faveur de cette dame. On voit assez les conséquences étranges qu'auroit l'effet d'une telle disposition, et que ce n'a pu être l'intention du feu Roi en accordant les lettres avec sa clause, ni même de M. le Cardinal en les demandant, et que ces substitutions entassées ne peuvent, tout au plus, avoir lieu que pour la possession de la terre. Cela posé, nous ramène à la première interprétation que j'ai donnée de cette clause de choix en pluriel, c'est-à-dire que Mme de Combalet a été autorisée à choisir mâle ou femelle, parent d'elle ou non parent, et de quelque qualité et profession que ce pût être, pour en faire un duc et pair de France, et que cette personne choisie, procréant de son corps en légitime mariage des enfants, auroi produit une race de ducs et pairs de France, comme tous autres ducs et pairs de France qui ont des enfants en produisent. Cela si vrai, que les exemples de pairies purement personnelles, qui ne sont pas rares, obligent les Rois, en toutes les érections, d'ajouter des clauses qui fassent passer la dignité aux enfants des impétrants; et c'est ce qu'ils expriment par « les hoirs lesquels sont en ligne directe; » que, s'ils ajoutent encore : « et ayant cause, » c'est pour appeler les hoirs collatéraux descendants de l'impétrant, tels, par exemple, que M. le duc de Brissac d'aujourd'hui. C'est aussi ce que le feu Roi a voulu exprimer par le nombre pluriel dont il s'est servi dans la clause, déjà unique et si extraordinaire, qu'il a accordée en l'érection pour Mme de Combalet, et il n'est pas possible de croire qu'un prince si sage, si éclairé, si instruit, si juste par excellence, ait pu entendre rien d'approchant d'une généalogie de choix imitant celle de la nature; moins encore que, l'ayant entendu ainsi, il se soit contenté d'exprimer une disposition si singulière et si peu favorable d'une manière vague, obscure et capable de n'avoir nul effet faute de pouvoir être ni entendue, ni même imaginée, et que le grand et si clairvoyant ministre en faveur duquel il l'accordoit n'eût pas fait insérer des paroles positives, indubitables, et, pour ainsi dire, sacramentelles. Enfin, par des effets si surprenants et si contraires à tous principes, droits public, naturel et commun, lois et usages, tout système seroit renversé, et la porte seroit ouverte à faire entrer ces dignités dans le commerce comme les terres mêmes; et, par des sens forcés, on verroit des acquéreurs de

1. Ce membre de phrase a été ajouté en interligne, ainsi que, à la ligne suivante, les mots *en faveur*.

duchés-pairies originairement femelles, issus[1] par quelque arrière-femelle des impétrants, faire revivre ces anciens titres éteints depuis un siècle, et plus, si l'on veut, précéder tous ceux qui existent, et parvenir, sans le choix des Rois, à la première dignité de leur royaume.

« Voilà très sommairement et très grossièrement ce que le peu d'heures que j'ai pu prendre, sans secours de personne, m'ont permis de tracer. J'espère qu'il s'en trouvera assez, sinon pour prouver le peu de fondement de M. le marquis de Richelieu, au moins, avec plus de loisir, de recherche et de suffisance, qu'il y a des objections, non seulement très solides, mais encore très importantes à lui faire, et qu'on voudra bien n'y rien précipiter, puisque le Roi sera également le maître de les écouter, de les rejeter, ou de donner à M. le marquis de Richelieu, en imitant la nature et en lui faisant une grâce très grande, des lettres en continuation de pairie, avec rang masculin à la date d'icelles. »

On trouvera ci-après, p. 627, la lettre de Saint-Simon au prince de Monaco, sur cette affaire.

1. *Issue*, au féminin singulier, dans le manuscrit.

XVI

PROMOTION DES MARÉCHAUX DE FRANCE A L'ORDRE[1].

(Fragments inédits de Saint-Simon[2].)

XXIIIe promotion, à Versailles, 2 février 1705.

Chevaliers 8.

« L'occasion de cette promotion et ses suites méritent d'être remarquées. Le Roi, depuis la grande promotion de 1688, avoit toujours eu tous ses grands officiers chevaliers de l'Ordre. M. de Boufflers venoit de remplacer M. de Duras dans la charge de capitaine des gardes, et le duc d'Harcourt, duc dès 1701, avoit succédé dans la même charge au maréchal de Lorge. M. d'Harcourt étoit le seul de tous les grands officiers qui n'eût pas l'Ordre. Son quartier étoit celui d'octobre, et les capitaines des gardes ne quittent le bâton à celui qui les relève, le premier jour du quartier suivant, qu'à l'issue de la messe du Roi, à la porte de la chapelle. M. d'Harcourt avoit le bâton tandis que le Roi donnoit l'Ordre à M. de Puysieulx, le 1er janvier 1705, et le Roi se tourna souvent pour le regarder avec un justaucorps à brevet que, par hasard, il portoit ce jour-là. Il en fut si choqué, qu'il résolut, là même, de le faire chevalier de l'Ordre à la Chandeleur suivante. Puis, ne voyant point de raison particulière de le faire seul, il pensa qui il feroit en même temps; mais il fut embarrassé de ceux qui se présentèrent à son esprit en prétention de l'être, et qu'il ne vouloit pas faire avec ceux qu'il vouloit bien faire; et ces différentes pensées le conduisirent jusque vers son appartement, où, tout en marchant en cérémonie, il s'avisa de l'expédient de faire tous les maréchaux de France, parce que le duc d'Harcourt l'étoit, et de ne faire qu'eux pour se tirer des prétendants qu'il ne vouloit pas faire : tellement qu'en entrant dans son cabinet, il fit appeler et rentrer les chevaliers, tint sur-le-champ le chapitre, et nomma les maréchaux de France chevaliers pour la Chandeleur prochaine. Lui-même conta ensuite ce qui vient d'être rapporté. On en verra ci-dessous les suites[3].

« M. d'Harcourt, pour qui la promotion étoit faite, se trouva mal et hors d'état de recevoir l'Ordre à la Chandeleur. Le maréchal d'Estrées,

1. Ci-dessus, p. 351-356 et 375-376.

2. Le premier de ces fragments est pris à l'*État détaillé de tout l'ordre du Saint-Esprit depuis son institution jusqu'en cette année 1733*, vol. 34 des Papiers de Saint-Simon (aujourd'hui *France* 189, fol. 174 v°), et le second aux *Remarques sur l'Ordre*, même volume, fol. 44. On remarquera qu'il y a différence entre les documents pour le numéro d'ordre et la date de la promotion. C'est cependant la même réception, et elle eut lieu le 2 février. Comparez les *Mémoires du baron de Breteuil*, ms. Arsenal 3863, p. 7-13.

3. Il a ajouté cette phrase après coup.

qui n'est devenu duc et pair que longues années depuis, par la mort du fils de son cousin germain, avoit été fait grand d'Espagne en 1703[1], et, dès que Philippe V fut parvenu à cette couronne, le Roi son grand-père et lui s'étoient accordés que les ducs pairs et héréditaires de France et les grands d'Espagne auroient le même rang réciproquement en France et en Espagne, et qu'en France, où les ducs se précèdent entre eux par leur ancienneté, les grands les couperoient suivant la leur avec eux, encore qu'ils n'en observent point en Espagne. Le maréchal d'Estrées fut donc reçu chevalier comme les ducs, et le premier de cette promotion en l'absence du maréchal d'Harcourt. Le maréchal de Villars ne fut fait duc héréditaire qu'en septembre suivant, et pair en 1710, et devoit être le premier après le maréchal d'Estrées, parce qu'aucun des autres n'étant duc ni grand, le Roi les voulut recevoir suivant leur ancienneté de maréchaux de France, et deux à deux, pour abréger. Mais le maréchal d'Estrées, se trouvant, par l'absence du maréchal-duc d'Harcourt, seul à être reçu comme les ducs, le fut seul aussi entre deux parrains ducs, et, après lui, les autres maréchaux de France, chaque couple entre deux parrains gentilshommes.

« M. d'Harcourt reçut l'Ordre le 1er mars suivant[2], avec le marquis de Bedmar retournant du commandement des Pays-Bas en Espagne, et, comme M. d'Harcourt se trouva plus ancien duc que lui grand d'Espagne, M. d'Harcourt le précéda. »

XXIVe promotion, à Versailles, 1er février 1705.

« Sept chevaliers, tous maréchaux de France :

« ESTRÉES, grand d'Espagne, depuis duc et pair, quarante-trois ans ;

« VILLARS, duc vérifié nommé, non encore enregistré, depuis pair, cinquante-deux et demi ;

« CHAMILLY ;

« CHATEAURENAULT ;

« VAUBAN ;

« ROSEN.

« Ces cinq derniers en leur rang d'ancienneté entre eux de maréchaux de France.

« Tous les autres maréchaux de France étoient chevaliers de l'Ordre. Le maréchal de Catinat ne le fut point par son humble et digne refus.

« Le duc d'Harcourt ne put être reçu ce jour-là parce qu'il étoit malade ; mais, au chapitre du matin, il eut permission de porter l'Ordre en attendant qu'il reçût le collier.

« Le maréchal de Villars, arrivant de Languedoc, qu'il avoit pacifié, avoit été nommé duc vérifié[3]. Il étoit riche en effets et en argent ; mais il n'avoit point de terres. Il en cherchoit une à pouvoir porter l'érection en

1. Il a écrit, par mégarde : *1603*.
2. Lisez : *le 8 mars*. Ci-dessus, p. 381. — 3. Ci-dessus, p. 376-377.

duché, et il s'y rendit si difficile, que le marché de Vaux, près Melun, ne ut conclu avec le fils de M. Foucquet qu'en août et en l'absence du maréchal, lors à la tête de l'armée de la Moselle, et l'enregistrement de l'érection ne s'en fit que le 5 septembre 1705. C'est dans cet état qu'il reçut l'Ordre. Aussi, quoique nommé et déclaré pour être vérifié, comme, faute de terre, il ne l'étoit pas encore, il fut traité en duc à brevet, dont lui et sa femme jouissoient des honneurs. Le maréchal d'Estrées, comme grand d'Espagne, fut présenté seul entre deux parrains ducs et pairs, et reçut l'Ordre seul, puis s'alla placer au-dessus des gentilshommes, au rang de sa dignité. Ensuite les maréchaux de Villars et de Chamilly, ensemble, furent présentés entre deux parrains gentilshommes, et le machal de Villars s'alla mettre, après sa réception, au-dessous du dernier chevalier à droite, et Chamilly à gauche. On fait cette remarque, qui va de droit et de soi-même, mais qui, dans la suite, trouvera son application. »

Selon une note autographe de M. de Torcy, datée du 10 janvier 1705 (vol. *France* 1137), le Roi choisit pour examiner les preuves des maréchaux les chevaliers dont les noms suivent :

M. le maréchal Rosen.	M. le duc de Foix. M. le maréchal d'Huxelles.
M. le maréchal de Chamilly.	M. le duc de Choiseul. M. le maréchal de Choiseul.
M. le maréchal de Vauban.	M. le maréchal de Choiseul. M. le maréchal d'Huxelles.
M. le maréchal de Villars	M. le maréchal de Boufflers. M. le marquis de Beringhen.
M. le maréchal de Cœuvres. . . .	M. le duc de Chevreuse. M. le marquis de la Salle.
M. le maréchal de Montrevel . . .	M. le duc de Béthune. M. le marquis de Dangeau.
M. le maréchal de Châteaurenault .	M. le maréchal de Boufflers. M. le marquis de Beringhen.
M. le duc d'Harcourt.	M. le duc de Noailles. M. le marquis de Montchevreuil.

Les deux commissaires du maréchal de Vauban furent désignés après coup, sur sa demande, au lieu de ceux que le Roi avait choisis lui-même, et, pour Villars, le marquis de Beringhen fut substitué au duc de la Rochefoucauld, qui s'était excusé de faire cette fonction.

XVII

ORIGINE DU MARÉCHAL DE VILLARS[1].

Ayant tout lieu d'espérer que M. le marquis de Vogüé exposera prochainement, d'après les pièces authentiques, ce que nous devons penser des dires de Saint-Simon opposés aux généalogies faites sous l'inspiration du maréchal ou de ses successeurs[2], je me bornerai à renvoyer le lecteur à ma première note du tome I, p. 77, et à donner ici l'article VILLARS des mémoires fournis en 1706, par d'Hozier, au Roi et à Mme de Maintenon[3] :

« Rien ne prouve mieux que ce n'est pas toujours la haute naissance qui élève les hommes, et qui les porte à se rendre recommandables, que le détail qu'on va faire de celle du maréchal-duc de Villars[4].

« Jean de Villars, échevin de Lyon l'an 1447 et l'an 1471 (office municipal qui acquiert la noblesse pour soi et pour ses descendants)[5], fut le père de Cantien de Villars, demeurant à Coindrieu, sur le Rhône, l'an 1481 et l'an 1491, et

« Barthélemy de Villars, son fils, aussi échevin de Lyon l'an 1482 et l'an 1511, fut le grand-père de Pierre, de François, de Claude et de Nicolas de Villars.

« Pierre de Villars, l'aîné, s'étant attaché en qualité de secrétaire au service de François, cardinal de Tournon, l'un des ministres du roi Henri II, il fut reçu conseiller clerc au Parlement l'an 1555. Il acquit alors cet office pour la somme de cinq mille livres. Son maître le fit nommer ensuite à l'évêché de Mirepoix l'an 1566, et il mourut arche-

1. Ci-dessus, p. 364-375.

2. Notamment à celle que le maréchal lui-même fournit pour la troisième édition du *Dictionnaire historique* de Bayle (1714), mais qui ne fut insérée que dans celle de 1734, et qui commence au Barthélemy nommé dans les lettres d'érection du duché, ci-dessus, p. 375, note 1. Voyez le tome XIV de l'édition de ce *Dictionnaire* donnée en 1820, p. 396-398.

3. Bibl. nat., ms. Clairambault 719, p. 85-86.

4. On ne trouve pas, au Cabinet des titres, les preuves qui durent être fournies, en 1705, pour l'Ordre, mais seulement un état de services, dans le dossier bleu 17 845, fol. 33-38.

5. Ce Jean de Villars était entrepreneur du tirage du sel sur le Rhône en 1445 : Arch. nat., H 748 [243], fol. 60 v°. Pierre de Villars, aussi marchand de Lyon, afferma le transport des sels de Peccais sur le même fleuve, 1445-1451, avec Jérôme Chappuis, de Condrieu (Spont, *la Gabelle du sel en Languedoc*, p. 27-30 ; Pièces originales, dossier 66 674, fol. 2), et il était un des notables bourgeois de Lyon sous le règne suivant (Vaesen, *Lettres de Louis XI*, tome III, p. 175 et 364). Un autre Pierre fut nommé par Louis XII, le 10 octobre 1501, aux fonctions de contrôleur général des finances du royaume de Naples : Archives de Naples, reg. *Esequtoriale* 15, fol. 14 v°.

vêque de Vienne l'an 1592. Cette fortune contribua à celle de ses frères, car Nicolas de Villars, le dernier, aussi conseiller clerc au Parlement l'an 1586, et trésorier de la Sainte-Chapelle, fut ensuite évêque d'Agen l'an 1589.

« François de Villars, le second, conseiller garde des sceaux au parlement de Dombes l'an 1559, fut reçu échevin de Lyon l'an 1578, et il eut deux fils, qui furent l'un après l'autre archevêques de Vienne, et un autre fils prévôt des marchands à Lyon l'an 1598 et l'an 1610, et président au parlement de Dombes, qui ne laissa que des filles.

« Quant à Claude de Villars, le troisième des frères de Pierre et de François de Villars, comme il se mit dans les fermes du Roi et dans la marchandise, après y avoir amassé du bien, il fut fait capitaine et châtelain de Coindrieu, et, en cette qualité, le roi Henri III, par ses lettres en forme de charte du mois de janvier 1586, « le releva de ce que lui « et ses prédécesseurs avoient pu et pouvoient avoir dérogé au titre de « noblesse (c'étoit comme issus d'échevins de la ville de Lyon) et « n'avoient joui du privilège d'icelle, même s'étoient entremis de pren- « dre des fermes et de faire autre trafic et négociation en exerçant la « marchandise; nonobstant lesquelles dérogeances, et pour assoupir « tous procès et différends qui pourroient survenir à cette cause, ano- « blit icelui Claude de Villars et sa postérité, sans payer finance, et « ce en considération de Pierre de Villars, son frère, archevêque de « Vienne, et des services de Claude de Villars, son fils, servant alors « d'homme d'armes des ordonnances dans la compagnie du seigneur « de Mandelot. » C'est ainsi que s'expliquent ces lettres, qui furent registrées à la Chambre des comptes le 17 de février de la même année 1586[1].

« Ce Claude de Villars homme d'armes, ayant épousé une demoiselle de Dauphiné du nom de Faï de Virieu, eut deux fils : le cadet fut archevêque de Vienne, et l'aîné, marié l'an 1620 avec une Nogaret-Cauvisson[2], fut le père du feu marquis de Villars que l'on appeloit *Orondate*, et qui fut fait chevalier du Saint-Esprit l'an 1689.

« Par ce que l'on vient d'expliquer, quelles preuves a pu faire un

1. L'original de ces lettres de 1586, encore conservé dans les papiers du maréchal, porte des traces de grattage et de destruction des mots qui pouvaient être compromettants, de même que plusieurs autres titres du dossier; mais nous en avons d'autre part le texte au Cabinet des titres, dossier bleu Villars 17845, fol. 13 et 67. Le chevalier de Courcelles les a citées dans son ouvrage sur les *Pairs de France*, tome V, art. Villars, p. 3, en faisant quelques observations sur les degrés antérieurs. A cette date de 1586, un acte original (dossier 66639, fol. 83) ne donne que le titre de noble homme à Nicolas, conseiller au Parlement, à Claude, capitaine et châtelain de Condrieu, et à Balthazar, lieutenant particulier à Lyon, comme à leur défunt père François, aussi lieutenant particulier.

2. Selon la notice du *Dictionnaire de Bayle*, cette dame donna la maison de Condrieu aux filles de la Visitation.

homme dont le bisaïeul, marchand et tenant des fermes, ne fut anobli que l'an 1586, et comment des commissaires et l'officier[1] préposé pour dresser des preuves ont-ils pu, en conscience et en honneur, en dresser et admettre de pareilles à celles que ce chevalier leur a présentées[2]?

« C'est lui qui est le père du maréchal-duc de Villars, aussi chevalier du Saint-Esprit.

« Il n'y a aucune branche de ce nom en Dauphiné. »

Pierre de Villars, archevêque de Vienne, portait pour armes, en 1557, d'azur à trois molettes d'or et un chef d'argent chargé d'un lion passant ou léopardé de gueules[3]. C'étaient celles qu'avaient portées les anciens Villars originaires de Chabeuil, en Dauphiné, et dont étaient Henri, archevêque de Vienne en 1349, et Alix de Villars, mariée vers 1400 à Pierre d'Urre d'Aiguebonne; mais les armes concédées par les lettres de réhabilitation de 1586 étaient, dit-on[4], d'azur, avec les trois molettes, au chef cousu de gueules chargé d'un lion léopardé d'argent[5]. Une autre famille de Villars de Mauvésinière, en Berry, portait le même chef, mais sur un écu d'hermines[6].

Quant aux Villars primitifs du Bugey, fondus dans les Thoire, ils portaient un blason tout différent : bandé d'or et de gueules[7].

1. C'était M. Cotignon de Chauvry.

2. Un article inséré en 1841 dans la *Revue historique de la Noblesse*, tome I, p. 250-270, n'a pu que faire valoir les droits à la noblesse acquis par les fonctions de l'échevinage de Lyon. Le chevalier de Courcelles a relevé les diverses dates de ces échevinages d'après l'*Éloge historique de la ville de Lyon*, par Brossette (1711), p. 38-58 et 72.

3. Sceau dessiné dans le dossier de *Pièces originales* 66 674, fol. 4 (Cabinet des titres, vol. 3003).

4. La figuration héraldique annoncée dans ces lettres ne s'y trouve point.

5. Lainé, *Dictionnaire véridique des origines*, tome II, p. 469-471.

6. *Armorial général* de d'Hozier, registre I, 2e partie, p. 639.

7. *Mercure* de janvier 1705, p. 277-280. On peut voir dans le dossier du Cabinet des titres, fol. 65, comment le maréchal prétendait se rattacher à ceux-là.

XVIII

LETTRE DE M. BOUCHU A M. DESMARETZ[1].

« A Tournus, le 19 octobre 1712.

« Monsieur,

« Je ne puis apprendre que Mme Bouchu a pris la liberté de vous entretenir sur mon sujet, sans me donner l'honneur moi-même de joindre mes très humbles prières aux siennes le plus tôt qu'il m'est possible, à l'occasion du rang où je me trouve de conseiller d'État semestre immédiatement après M. Dubois, qui en est le premier à présent : ce qui a obligé Mme Bouchu, avant de m'en écrire, de vous supplier très humblement de vouloir bien vous souvenir de moi.

« Quoique je n'aie pu, Monsieur, par l'état auquel mes infirmités m'ont mis, me procurer l'honneur d'être connu de vous plus particulièrement, ni en mériter quoi que ce soit par les marques que je vous aurois fait paroître du respect avec lequel je vous honore[2], je me flatte que vous voudrez bien être favorable, dans le temps, à me faire obtenir la qualité d'ordinaire, sans laquelle il paroît qu'il manque quelque chose à l'état dans lequel l'on est quand l'on n'a pas ce que le rang a donné à douze de nos confrères. Je sais, Monsieur, le peu que je mérite, si je ne suis appuyé de vos faveurs ; mais j'en espère la grâce que vous voudrez bien représenter à S. M. que toutes les dignités dont il lui plaît d'honorer ses sujets, même dans des professions dont l'action fait une partie principale, n'ont pas toujours été données à ceux qui en pouvoient encore soutenir le mouvement, et qu'elles ont été souvent la récompense de leur conduite passée, sans attention à l'avenir. Si je reviens en un état moins souffrant, comme l'on m'en flatte par la diminution des forces, et des douleurs par conséquent, je me rendrai à Paris pour être prêt à recevoir vos ordres et les exécuter, en ce que je pourrai, avec toute la fidélité et l'attention possibles, plein de la plus vive reconnoissance pour la grâce que j'aurai reçue du Roi par votre canal, ou je demeurerai avec soumission pour ce qu'il vous aura plu d'en décider[3].

« Je vous supplie de me faire la justice d'être bien persuadé du dévouement et du respect avec lesquels je suis,

« Monsieur, votre très humble et très obéissant serviteur.

« BOUCHU. »

1. Voyez ci-dessus, p. 466. Cette lettre est tirée des Papiers du Contrôle général : Arch. nat., G^7 545.

2. Depuis sa nomination du 10 décembre 1702, il s'était fait dispenser de venir prêter serment et prendre séance.

3. En marge est écrit : « Lui faire réponse que je ne négligerai point les occasions de lui rendre tous les bons offices qui peuvent dépendre de moi pour la place de conseiller d'État ordinaire. »

ADDITIONS ET CORRECTIONS

Page 38, note 2. Quoique peu instruit par lui-même, le duc d'Aumont, s'étant fait une réputation comme antiquaire et amateur de médailles, avait tenu des conférences fort suivies sur la numismatique ancienne, et le Roi l'avait nommé honoraire de l'Académie des inscriptions et belles-lettres lors de la réorganisation de 1701. Voyez sa notice dans l'*Histoire de l'Académie*, tome I, p. 333-336, dans le *Mercure* de mars 1704, p. 320-334, et dans la *Relation de Spanheim*, p. 134-137. On croit que c'est le DIOGNÈTE de la Bruyère. L'annotateur des *Mémoires de Sourches* (tome I, p. 63, note 1) dit qu'il se connaissait parfaitement en curiosités et les recueillait pour le Dauphin. Beaucoup de manuscrits à ses armes se retrouvent aujourd'hui à la bibliothèque Mazarine. Un incendie, en 1679, avait détruit dans son cabinet vingt mille écus de tableaux et de meubles (*Correspondance de Bussy*, tome IV, p. 345). Les *Caractères* inédits du Musée britannique (ms. Addit. 29 507, fol. 22 v°) disent de lui, en 1703 : « N'est pas mal fait de sa personne, mais d'un esprit et d'un mérite fort communs. Il n'agit guère que par saillies. On se passe facilement de lui à la cour; il n'y a que son rang, et la dépense qu'il fait, assez à contretemps, qui fasse parler de lui. » Les *Portraits* imprimés de 1706 (éd. de Barthélemy, p. 21), conformes à ceux de 1702, avec une dernière phrase en plus, le dépeignent ainsi : « C'est un homme qui dut tout à sa bonne fortune. Il n'est en place que pour montrer sa petitesse. Emporté, fier, infiniment éloigné du mérite qu'il croit avoir, et ne promettant rien. On ne le placeroit point ici, s'il ne se trouvoit dans le chemin par la raison de quelques bagatelles dont la cour veut bien quelquefois lui confier le soin. Très curieux pour les raretés du cabinet, grand troqueur, et ne se connoissant en rien. » Son éloge fut prononcé au Mans par le P. de la Ferté (*Mercure*, juin 1704, p. 34-39), à l'Académie par les abbés Tallemant et Bignon, dans la séance publique du 1er avril (*Mercure* du mois, p. 197-201, et registres de l'Académie). On a son portrait gravé par Pierre Giffart. Il laissait veuve Françoise-Angélique de la Motte-Houdancourt, qu'il avait épousée en secondes noces le 28 novembre 1669.

Page 40, note 5. Paule Payen, fille d'un directeur des finances mort le 7 mars 1653, et qui avait été trésorier de France à Orléans, puis secrétaire du Conseil, épousa Hugues de Lionne, le grand ministre, le 10 septembre 1645, et mourut le 20 mars 1704. Dangeau dit alors qu'elle ne paraissait plus à la cour, vivant fort retirée, et l'annotateur des *Mémoires de Sourches*, qu'après tant de magnificence, « elle étoit réduite à marcher à pied dans les rues de Paris. » Voyez aussi les lettres de la marquise d'Huxelles données en note par les éditeurs de Dangeau. En 1657-58, son mari l'ayant emmenée aux conférences de Francfort, elle passa tout le temps au jeu (*Annuaire-bulletin de la Société de l'Histoire de France*, 1886, p. 233 et 236). Son mari mort, elle ne vécut plus que d'expédients et des arrêts du Conseil (Arch. nat., E 1819, 26 juillet 1683; E 1829, 5 février 1685, etc.) rendus contre les héritiers de son mari, à qui elle avait apporté cinq cent mille livres de dot. Ce que ne dit pas notre auteur, c'est que Mme de Lionne avait fait grand bruit par ses débordements licencieux, à tel point que son mari avait réclamé des rigueurs contre elle, que le Roi avait dû la faire enfermer à Port-Royal de 1671 à 1672, et que, plus tard, elle fut également mise au couvent des filles de Sainte-Marie (Arch. nat., O[1] 15, fol. 447 v°, 487 v° et 488; *Madame de Maintenon*, par M. Geffroy, tome I, p. 28; *Lettres de Mme de Sévigné*, tome IV, p. 530; *Correspondance de Bussy-Rabutin*, tome I, p. 426-427; *Lettres de Guy Patin*, tome III, p. 782; *Archives de la Bastille*, tome IV, p. 54-57, 60, etc.). Elle est une des héroïnes, avec la maréchale de la Ferté, du pamphlet *les Vieilles amoureuses* (1670), réimprimé dans le tome III de l'*Histoire amoureuse des Gaules*, p. 209 et suivantes. Madame prétendait (recueil Jaeglé, tome II, p. 267) que c'est sa liaison avec le prince de Fürstenberg qui avait poussé son mari, par jalousie, à faire faire la guerre de Hollande. Chantelou, dans son *Journal du voyage du cavalier Bernin*, p. 75-76 et 96, voyage antérieur puisqu'il est de 1665, la dépeint comme une femme toute de feu et dévouée aux arts. Le *Mercure* de septembre 1708, p. 57, dit qu'elle travailla ardemment aux œuvres de propagande catholique, et, en effet, de sa retraite de Bellechasse, en 1701, elle soutint une vive polémique pour son fils l'évêque de Rosalie contre les jésuites. Un portrait que l'on prétend la représenter a été décrit par M. Valfrey, d'après le docteur Chevalier, dans l'Introduction de son livre sur *Hugues de Lionne*, p. LXXXII, note. Il est probable que le Payen qui dédia, en 1663, à M. de Lionne, ses *Voyages* en Angleterre, Flandre, Hollande, Danemark, Suède, Allemagne, etc., était des parents de Paule Payen dont il s'agit ici.

Page 40, note 7. Madeleine de Lionne, première femme du duc d'Estrées, connue sous le titre de marquise de Cœuvres (voyez ci-dessus les Additions n°s 536 et 537), n'eut pas meilleure réputation que sa mère : Chansonnier, ms. Fr. 12 618, p. 439; *Nouveau siècle de Louis XIV*, tome IV, p. 329, etc. On prétendit même que les jours du grand ministre avaient été abrégés par le chagrin que lui causaient les désordres de sa femme et de sa fille; cependant celle-ci eut les honneurs d'une oraison funèbre prononcée, le 20 décembre 1684, en présence de l'évêque de Laon, son beau-frère, par le chanoine Villette. — Une seconde fille de M. de Lionne, entrée en 1664 à la Visitation du faubourg Saint-Jacques, menait la vie la plus exemplaire.

Page 40, note 8. Louis-Hugues de Lionne, fils aîné du ministre, passa ses thèses de philosophie en 1662, après avoir voyagé avec son père, et fut pourvu, à vingt-deux ans, le 14 février 1667, de la survivance de secrétaire d'État des affaires étrangères et, le 5 janvier 1668, de celle de secrétaire d'État de la marine, s'y étant préparé de bonne heure par de fortes études, par un séjour à Londres en 1665, et par la pratique des langues étrangères (*Gazette* de 1662, p. 659; *Muse historique*, tome III, p. 524). En 1669, il eut une mission en Pologne; mais, quand son père mourut en septembre 1671, il ne fit qu'un *intérim* de quelques jours : Louis XIV lui ordonna de remettre la charge aux mains de M. de Louvois jusqu'à ce que Pomponne fût revenu de l'étranger, et régla la « récompense » à huit cent mille livres (*Œuvres de Louis XIV*, tome V, p. 483-485; Armand Baschet, *les Archives du ministère des affaires étrangères*, p. 63-66). Il fut pourvu le même mois de la charge de maître de la garde-robe, payée quatre cent cinquante mille livres (*Correspondance de Bussy*, tome II, p. 34), et prêta serment le 22. Le Roi demanda qu'il s'en démît en octobre 1686, et nombre d'acheteurs se présentèrent alors (*Sourches*, tome I, p. 447); mais c'est seulement en mai 1689 (*Dangeau*, tome II, p. 384 et 386; *Sourches*, tome III, p. 82) que sa mère pria elle-même le Roi de disposer de la charge, le marquis n'étant plus en état de servir, et M. de Souvré, désigné de longue main, en fut pourvu moyennant cinq cent cinquante mille livres, qu'on eut soin de mettre en sûreté pour les enfants du vendeur (Arch. nat., E 1930, n°s 74 et 84). Celui-ci était alors dans un état de folie notoire, provenant, disait-on, d'une chute faite en 1672. Nous le voyons encore, en 1697 (Arch. nat., Y 268, fol. 260 v°), constituer trois mille livres de rente à une fille majeure du nom de Denise Raymond; mais on finit par le faire interdire par le Châtelet, 17 juillet 1703, puis par le Parlement, 9 mai 1704. Il avait épousé, le 27 avril 1675, une Lionne de la branche aînée, héritière du marquisat de Claveyson, et l'avait perdue le 18 décembre 1680. Lui-même mourra le 22 août 1708.

Page 41, note 1. Ce fils unique du second marquis est Charles-Hugues de Lionne, qui obtint l'agrément du régiment d'Aunis en 1704, fut fait prisonnier à Hochstedt, remplaça son père, en 1706, comme gouverneur de Romans et de Bourg-du-Péage, passa brigadier en 1710, et mourut en 1731, dernier du nom. La « servante de cabaret » épousée par lui s'appelait Marie-Sophie Jaeger et était fille du maître de l'auberge de l'Étoile, non à Phalsbourg, mais à Wissembourg, où son père avait un titre de conseiller de ville. Le mariage eut lieu en grande pompe, avec une brillante assistance, le 17 novembre 1709; mais, au bout de sept semaines, le marquis voulut en faire prononcer la nullité, ou obtenir une renonciation de sa jeune femme. Celle-ci soutint longuement la lutte, obtint gain de cause le 2 décembre 1719, se retira alors au couvent, et ne se réconcilia avec son mari que peu avan qu'il ne mourût. — Les circonstances de ce mariage, présentées sous un jour favorable pour le mari dans la *Notice historique sur la famille de*

Lionne, par le docteur Ulysse Chevalier (1879), p. 46-47, mais révélées plus exactement par les lettres de la marquise d'Huxelles au marquis de la Garde, 3, 6, 8 et 14 janvier 1710 (ms. Avignon), ont été établies, d'après les pièces authentiques, par l'archiviste de l'Assistance publique de qui il sera parlé plus loin; voyez aussi *la Baronnie de Clérieu*, par M. de Gallier, p. 193-196 et 239-241, et les *Pièces originales* du Cabinet des titres, vol. 1783, fol. 153-158. Cette marquise de Lionne fut une bienfaitrice des pauvres de Paris : étant entrée en possession de tout l'héritage des Lionne et ayant vendu les terres de Dauphiné, elle institua l'Hôtel-Dieu et l'Hôpital général ses héritiers universels, sauf deux legs de quarante mille livres et de quatre-vingt mille livres pour les pauvres de Saint-Sulpice et de Saint-Germain-des-Prés. Son testament est du 21 mai 1754, et elle mourut en décembre 1759. L'Assistance publique a payé sa dette en faisant publier par son archiviste, feu M. Brièle, en 1886, la brochure intitulée : *Une bienfaitrice de l'Hôtel-Dieu de Paris, la dernière marquise de Lionne, 1689-1759.*

Page 41, note 7. Le second fils, Jules-Paul de Lionne, qui fut docteur de Sorbonne (thèses soutenues en 1663, 1668 et 1670), abbé de Solognac, à la place de son aïeul, en 1657, de Saint-Melaine en 1659, de Cercamp en 1663, de Marmoutier en 1664, et de Charlieu en 1670, commendataire du prieuré de Saint-Martin-des-Champs depuis 1665 jusqu'à sa mort, aumônier du Roi de 1671 à 1681, mourut à Paris le 5 juin 1721, âgé de soixante-quatorze ans. Saint-Simon parlera de lui plus complètement. Les *Mémoires de Choisy* nous apprennent (tome II, p. 162) que le pape Clément IX le voulait faire cardinal en 1669, par gratitude pour son père. On évaluait à cent soixante mille livres le produit de ses bénéfices. — Le troisième fils, Artus de Lionne, né à Rome en 1655, pendant la mission de son père, et fait d'abord chevalier de Malte, entra dans l'Église à la suite de quelque déboire auquel fait allusion le *Moréri*, eut le prieuré de Combourg et celui de la Selle, au diocèse de Meaux, où il fonda une école des Missions en 1681 (Arch. nat., Y 246, fol. 8 v°), obtint aussi l'abbaye de Cercamp, mais la céda à son frère, s'engagea alors dans les Missions d'Orient, accompagna l'évêque d'Héliopolis en Chine en 1681 (*Mercure* d'avril, p. 53-54, et *Gazette*, p. 214, *pour* 228), revint une première fois en France avec l'ambassade de Siam (1686), et retourna ensuite en Chine, en février 1687, revêtu des titres de vicaire apostolique du Se-tchuen et d'évêque de Rosalie, et de celui de coadjuteur de l'évêque de Métellopolis (*Mercure* de mars, p. 182-185, et Gazettes du P. Léonard, ms. Fr. 10 265, fol. 216). Revenu une seconde fois en 1702, il perdra son siège de Chine en 1707 et mourra le 2 août 1713. — Le dernier fils, Paul-Luc, fut reçu chevalier de Malte de minorité en 1662, avec dispense de deux quartiers de noblesse maternelle (ms. Sainte-Geneviève L^f 17, p. 407, et mourut fort jeune (Ch. Gérin, *Louis XIV et le Saint-Siège*, tome II, p. 239-242).

Page 69, note 5. Le Roi adressa ce billet à Mme des Ursins, en même temps qu'il notifiait à chacun ses volontés (Affaires étrangères, vol. *Espagne* 143, fol. 123-125) : « L'obéissance que vous m'avez témoignée en faisant le voyage d'Espagne me persuade que vous ne serez pas moins soumise à l'ordre que je vous donne d'en partir incessamment, soit pour revenir dans mon royaume, soit pour retourner à Rome, laissant à votre choix de prendre le parti que vous aimerez le mieux. »

Page 78, note 1. Cette femme, qui s'appelait Émilie de son nom de guerre, était une nièce du P. Daubenton attachée par celui-ci à la princesse des Ursins, qui la plaça dans les caméristes de la reine; le roi de France l'en fit renvoyer (lettre de Louville au duc de Beauvillier, 16 octobre 1703; Dépôt des affaires étrangères, vol. *Espagne* 140, fol. 111 et 123, et vol. 143, fol. 304).

Page 79, note 7, ligne 10. Ce fut M. de Châteauneuf, selon sa correspondance (vol. *Espagne* 140, fol. 73-75), qui empêcha la reine d'aller à Alcala. La pension dont parle Dangeau avait été fixée d'abord à huit mille ducats de plate, puis fut portée à dix mille, équivalant à quatorze mille écus de France (vol. 140, fol. 300, et vol. 138, fol. 140 v°).

Ibidem, ligne 19. La lettre dont parle Dangeau est du jour même de la notification par M. de Châteauneuf, mais a été mal classée faute de date de quantième (vol. *Espagne* 138, fol. 45-46). Mme des Ursins y disait : « Toute autre que moi iroit se jeter aux pieds de Votre Majesté pour lui demander justice contre des ennemis dont il me seroit bien facile de faire connoître les noirceurs; mais il me suffit d'avoir Dieu pour témoin de mon innocence.... » Un mois plus tard, le 10 mai, étant encore à Burgos, elle demanda la permission de passer par Paris avant que d'aller en Italie, et écrivit qu'après s'être soignée pendant huit jours, elle se dirigerait sur Bayonne pour voir si ses ennemis la feraient interner en Béarn, comme ils s'en vantaient (vol. *Espagne* 138, fol. 41 et 43-44); mais le Roi répondit (vol. 143, fol. 259 et 270) par une défense expresse de venir à Paris et un ordre de partir pour l'Italie à la première injonction. Voyez ci-après, Additions, p. 625-626.

Page 84, note 2. Voyez Ch. Livet, *Lexique de la langue de Molière comparée à celle des écrivains de son temps* (1895), tome I, art. Bruit.

Page 87, note 6. Le volume 1786 du Dépôt de la guerre renferme (n° 50) la lettre suivante du duc de Gramont au Roi, datée d'Irun, le 25 mai :

« Sire, j'ai toujours cru que M. le curé de Saint-Sulpice coucheroit sur son registre l'acte de célébration qu'il a en dépôt, et qu'il en délivreroit un extrait à ma femme. Cependant j'apprends qu'après plusieurs manières d'éluder, il ne le peut faire sans un ordre exprès de Votre Majesté, que je supplie, Sire, de vouloir lui donner, et de défendre qu'il n'en soit délivré aucune copie que celle que je desire que ma femme ait pour sa sûreté et tranquillité, à laquelle cette formalité entière est absolument nécessaire. Ma femme ne changera point, pour cela, son état ordinaire, et les ordres que Votre Majesté lui a fait l'honneur de lui donner à ce sujet seront ponctuellement exécutés. Je suis, etc. »

Chamillart répondit, le 31 mai (n° 52) : « Vous avez entendu parler de moi plus d'une fois depuis votre départ. Je viens de recevoir une lettre pour le Roi qui ne me laisse point lieu d'en douter. Si la personne qui me l'a envoyée est raisonnable, je puis vous assurer par avance que les dispositions sont telles qu'elle les peut desirer, pourvu qu'elle ne demande pas qu'il n'y ait aucune différence de ce qui s'est passé pour cela à ce qui se fait pour toutes les autres. Pour la sûreté, elle y sera toute entière. »

Le volume 1788 renferme (n° 142) cette lettre de M. de la Chétardye, curé de Saint-Sulpice, au ministre : « J'ai exécuté dès ce matin les ordres que vous m'avez envoyés de la part du Roi. J'ai porté l'acte original de la célébration du mariage en question à l'Archevêché. M. le Cardinal l'a fait transcrire mot pour mot dans son registre, avec mon acte d'apport au pied, que j'ai signé, et a ordonné qu'il y demeureroit attaché. Il vous rendra compte du reste, comme il me l'a dit.... »

Page 95, note 2. Le chevalier des Pennes, écrivant à M. de Torcy le 3 mars 1704 (vol. *Espagne* 137, fol. 27), disait d'Orry : « Il a ici la même réputation qu'en France. Il s'est attiré généralement toutes les affaires. Il y fait le ministre, le général d'armée, l'intendant, et, sur le tout, je le crois, le fournisseur et le munitionnaire.... J'entends tous ses ennemis convenir qu'il est honnête homme ; pour moi, je le crois tel. » Le 22 avril, de Plasencia (vol. 137, fol. 191 v°), il proteste qu'on regrette Mme des Ursins : « Le Roi perd en ce pays une sujette la plus zélée, la plus affectionnée et la plus nécessaire qu'il puisse jamais trouver, et vous, Monseigneur, une véritable amie ; j'entends quand les affaires auront été réglées, car, depuis une année, on avoit eu le soin de lui en faire tant revenir sur votre chapitre, pour lui persuader que vous étiez son ennemi.... » Voyez ci-dessus, p. 94, note 5.

Page 109, ligne 8. La même boutade est prêtée par les historiens de notre artillerie au colonel Brechtel, qui fit la campagne de Russie, sous Napoléon Ier, avec une jambe de bois.

Page 115, note 7. C'est dans une lettre au maréchal d'Albret, en 1671 (*Archives historiques de la Saintonge*, tome XI, p. 424), que Ninon reproche à Tréville, qui allait alors « à la dévotion de jour en jour, » de « voir également le P. Bourdaloue et les *gensénistes*. »

Page 116, note 3. La lettre de Tréville qui suit, conservée dans les papiers de la marquise d'Huxelles (ms. Fr. 24984, fol. 159), et datée de Montiérender, 8 décembre, paraît être adressée à Ninon de Lanclos. J'en citerai le début, qui a trait au suicide raconté dans notre tome I, p. 290-299, puis deux autres passages :

« La mort de M. de la Vauguyon m'a fait horreur. Il y a longtemps que je m'étois aperçu du désordre et de la foiblesse de son esprit ; mais, comme il ne m'avoit jamais paru propre au tragique, je n'imaginois pas que sa folie dût tourner de ce côté-là. Je pense qu'il ne s'est jeté dans le rôle de désespéré que pour faire honneur au cordon bleu et à la place qu'il avoit dans le Conseil. Quoi qu'il en soit, il faut se tenir gaillard et prier Dieu qu'il nous préserve de la bile noire. C'est elle qui ouvre les yeux à M. Dubois, et qui lui découvre dans l'avenir des malheurs qui n'arriveront peut-être jamais; sa harangue nous a paru aussi obscure que les prophéties.... Vous ne m'avez rien dit, Mademoiselle, de la réponse de Testu le noir. Elle est si importante, que je voudrois de tout mon cœur qu'elle eût été prononcée par Testu le roux. Les éloges sont si fades, que, si je fondois une académie, on n'y entreroit qu'une satire à la main..... Il y a trois mois que nous avons ici un médecin irlandois. Ce qui se passe entre lui et son malade est plus ridicule que tout ce que Molière a jamais mis sur le théâtre ; mais je n'ai personne avec qui j'en pusse rire, et vous êtes la seule à qui j'en voulusse parler. Adieu, Mademoiselle ; conservez-moi l'honneur de votre amitié et quelque place dans le souvenir de M. l'abbé de Marcillac, qui est un des hommes du monde que j'honore et que j'estime le plus. »

Page 149, note 2. J'ai déjà dit quelques mots des marais de Blaye dans l'appendice IX de notre tome I, p. 541-542; mais, tout récemment, un dossier de papiers de Saint-Simon recueilli par M. Henri Cordier, professeur à l'École des langues orientales vivantes, et dont il a bien voulu me donner communication avant d'en faire don au Cabinet des manuscrits, m'a permis de compléter ou rectifier les premiers renseignements tirés des dossiers des Archives nationales, particulièrement en ce qui concerne le dessèchement des marais. C'est, non pas en 1632, mais le 9 octobre 1631, que Louis XIII donna à son favori Claude de Saint-Simon la jouissance du revenu de la Comtau et des droits du Roi non engagés dans la seigneurie de Vitrezay, pour en jouir tout le temps qu'il serait gouverneur, moyennant un renouvellement sexennal des lettres de don[1]. Le revenu de la Comtau s'élevait à deux mille cinq cents livres par an ; mais il fallait entretenir les portes, fenêtres, vitres et couvertures de la place de Blaye, et payer un concierge et un suisse. Le Vitrezay rapportait de dix-sept à dix-huit mille livres. Quant au dessèchement des marais, il avait été primitivement concédé au maréchal de Schonberg, et même commencé par l'entrepreneur P. Lenquey, lorsque Claude de Saint-Simon fut substitué à Schonberg, et celui-ci se laissa désintéresser, le 18 septembre 1646, moyennant une somme de cent mille livres outre une certaine proportion des terrains à mettre en culture. Ces terrains se divisaient en quatre lots : 1° et 2° le Palus ou la Palu, seize mille journaux de marais, séparés en deux par le ruisseau Fresneau, qui déchargeait les eaux dans la Gironde; 3° la Vergne, quatre mille journaux de marais mouvants, si fourrés que les bêtes sauvages en avaient seules l'accès; 4° dix mille journaux de bois, landes, friches, etc. La concession définitive aux entrepreneurs du dessèchement fut signée le 20 mars 1647[2]. Il resta

1. Voyez le tome XXI et supplémentaire des *Mémoires*, p. 232-234.

2. Voyez l'*Histoire des dessèchements des lacs et marais en France avant 1789*, par le comte de Dienne (1891), p. 144-148. On lit dans ce livre que le plus difficile des intéressés dont il fallut obtenir le désistement fut

aux Saint-Simon environ quatre mille cinq cents journaux de la Palu et trois mille du quatrième lot[1]. Telle est l'origine du Marais Saint-Simon, qui finit, non sans soins ni mises de fonds, par donner un revenu de soixante mille livres au moins, et que les héritiers de notre auteur vendirent, le 13 mars 1764, à la veuve du garde des sceaux Berryer. Claude de Saint-Simon avait fondé une église paroissiale, sous le vocable de Saint-Louis, au milieu du Marais, avec un curé vicaire perpétuel à sa nomination.

Page 173, note 2. En dehors des pièces reproduites par le général Pelet, le volume 1750 du Dépôt de la guerre renferme sur Hochstedt : n° 130, une lettre écrite par Tallard, le 13, au point du jour; n°s 138, 147 et 151, trois relations non reproduites dans les *Mémoires militaires;* n°s 142 et 148, les minutes de deux réponses du Roi à M. de Marcin. Le volume 1751 : n° 17, une relation du chevalier de Villiers; n° 45, une relation de quatre des plus anciens officiers d'infanterie. Le volume 1752 : n°s 109-113, cinq lettres envoyées par l'intendant d'Alsace. Le volume 1760 : n° 175, une très importante protestation de M. d'Hautefeuille en faveur de ses dragons. Le volume 1778 : n° 88, une critique de la bataille et des généraux adressée au Roi, le 12 septembre, par le duc de Vendôme. — Les papiers de Tessé pour l'année 1708 renferment une copie de la lettre par laquelle l'Électeur expliqua à sa belle-mère, la veuve de Sobieski, les fautes des généraux français, particulièrement celles de dégarnir le centre de l'infanterie et de faire deux armées au lieu d'une comme l'eût voulu Tallard.

Page 187, note 2, ligne 4. Le correspondant de la *Gazette d'Amsterdam* lui écrivait de Paris, le 25 août (n° LXXI) : « La grande et fâcheuse nouvelle du sanglant combat donné sur le Danube fait taire toutes les autres. On est entièrement occupé à tâcher d'apprendre ce qui a pu causer une si grande confusion et un tel abattement parmi les troupes que commandoit M. le maréchal de Tallard, et on ne peut comprendre que ce corps, composé des meilleurs régiments, se soit rendu presque sans tirer un coup. On ne peut savoir non plus si, effectivement, c'est une action générale, parce que, dans toutes les lettres qui en font mention, il n'est parlé en aucune manière de l'électeur de Bavière. Il est seulement vrai que M. le maréchal de Marcin a écrit que les troupes qui étoient sous ses ordres ont combattu avec toute la vigueur possible, ayant soutenu avec beaucoup de fermeté, qu'on peut même nommer intrépidité, deux fois les ennemis, et les ayant repoussés avec une grande perte, en sorte qu'il jugeoit qu'il étoit resté plus de huit mille hommes des leurs sur le champ de bataille. Il ajoute qu'il avoit appris que M. le maréchal de Tallard n'avoit pas eu le même sort. Toutes les

François de Giscard (*sic*), chanoine régulier, prévôt et représentant de l'abbaye Saint-Romain de Blaye. Comparez ci-dessus, p. 148, note 5.

1. Au siècle suivant, notre auteur offrait de céder sa part du quatrième lot à cinq livres le journal. Selon l'annotateur des *Mémoires de Sourches*, tome IV, p. 194, le duc Claude tirait trente mille livres des marais desséchés, mais grâce à ce qu'ils étaient sous le canon de Blaye et dans son gouvernement.

lettres qu'on a reçues depuis ce temps-là ne nous donnent pas plus d'éclaircissement. On a seulement appris que M. le maréchal de Tallard a fait une capitulation suivant laquelle il restera prisonnier avec les vingt-six bataillons, que les troupes ne seroient pas dépouillées, et que l'échange se fera soldat pour soldat et officier pour officier. On confirme la résolution toute héroïque de l'électeur de Bavière de retirer les garnisons qu'il avoit à Ingolstadt, à Munich, à Augsbourg et dans les autres places impériales dont il s'étoit emparé, d'abandonner entièrement ses États, et de venir joindre M. le maréchal de Villeroy.... »

Page 211, note 5. Le frère aîné de Dizimieu étant resté au service du duc de Savoie, ses biens furent confisqués au profit du cadet par arrêt du 27 mai 1705 (Arch. nat., E 1934, fol. 384). Marie-Charles-Auguste, comte de Dizimieu, se comporta très vaillamment dans l'affaire où périt son cousin le duc de Montfort (Dépôt de la guerre, vol. 1756, n° 94). Lui-même mourut à Tournay, d'une pleurésie, en juin 1706, étant alors mousquetaire gris (*Sourches*, tome X, p. 116).

Page 216, note 1. Les références indiquées se rapportent à la première tentative de M. de Darmstadt sur Barcelone, en mai. Ici, Saint-Simon parle de la crainte qu'on eut, à la fin de juillet, de quelque soulèvement de la ville à l'approche de la flotte anglaise, et des mesures prises heureusement par le vice-roi, avec le concours de la flotte de M. de Toulouse, qui arriva sur ces entrefaites (*Dangeau*, p. 91 et 96; *Sourches*, p. 43 et 51).

Page 217, note 5. Mme de Maintenon écrivait encore à Mme de Fontaines, le 14 septembre (*Lettres historiques et édifiantes*, tome II, p. 139) : « Ce qui s'y est passé (à Malaga) est plus glorieux qu'utile. Le champ de bataille nous est demeuré; ce sont les ennemis qui se sont retirés, et nous ne savons pas encore leur perte. La nôtre est grande.... »

Page 222, note 3. On a, dans les archives de la Marine, vol. B[4] 27, fol. 224-231, une copie du procès-verbal du conseil de guerre tenu le 25 septembre pour décider s'il y avait lieu de chercher un nouveau combat. MM. de Forville, de Sébeville, de la Harteloire, d'Imfreville, de Roye, de Langeron, opinèrent pour la prudence et la réserve, tandis que Pointis demandait qu'on allât de l'avant, et au plus vite, sous peine d'être perdus de réputation. M. de Coëtlogon eût bien voulu une seconde bataille; mais, plutôt que de se risquer à trois cents lieues des ressources de Toulon, il conseillait de sauver simplement les apparences.

M. d'O opina ensuite en ces termes : « Mon sentiment est, après la bataille qui se donna hier, de ne point chercher à attaquer les ennemis, et quoique nous ayons présentement le vent sur eux, parce qu'ayant aussi peu de munitions que nous en avons, nous ne serions pas en état de profiter de l'avantage que nous pourrions remporter sur eux, si le succès du combat nous étoit favorable, et qu'au contraire nous serions obligés de retourner incessamment à Toulon. Je suis d'avis aussi que nous allions à la plus prochaine côte d'Espagne pour lui faire connoître que nous sommes toujours en état de les protéger, et de la ranger jusques à Barcelone dès que nous saurons les ennemis avoir pris le chemin du Détroit. Mais, s'ils nous veulent encore attaquer, je crois qu'il ne faut pas refuser de se battre, mais seulement tâcher à les attirer le plus que l'on pourra du côté du Détroit, et surtout ne passer pas Alicante qu'ils en aient pris le chemin. »

Puis, M. de Villette : « L'événement d'un combat douteux nous seroit beaucoup plus désavantageux qu'aux ennemis, car ils auront toujours des vaisseaux de reste. Je crois que ce que nous fîmes hier suffit pour la réputation des armes du Roi et de la marine, et qu'on n'a plus les mêmes intérêts à hasarder une bataille, où il ne s'agit pas moins que de la perte entière de l'Espagne. Cependant, si le vent tenoit où il est, et que les ennemis nous parussent aussi beau qu'aujourd'hui, il ne faudroit pas leur refuser de leur prêter encore une fois la côte, et nous avons encore assez de vaisseaux en état pour devoir espérer qu'ils perdront plus qu'ils ne peuvent gagner avec nous. »

Et enfin, le maréchal de Cœuvres : « Je crois que c'est perdre le principal fruit du combat que l'on donna hier de ne pas attaquer une seconde fois les ennemis. Nous avons éprouvé leurs forces, et, si, avec l'avantage du vent, et par un vent et une mer qui n'ont pas permis de tirer des galères tout l'usage qu'on en devoit naturellement espérer, non seulement ils n'ont eu aucun avantage sur l'armée du Roi, mais il nous a paru qu'ils eurent un plus grand nombre de vaisseaux incommodés, il y a lieu de se flatter qu'ayant le vent sur eux et pouvant se servir des galères, on auroit remporté un avantage décisif. Il me semble que c'est le moyen de leur faire abandonner cette mer et de faciliter aux troupes du roi d'Espagne le siège de Gibraltar, ce qu'ils ne pourront pas faire, si les ennemis restent à Gibraltar et y sont fortifiés par les secours qui vraisemblablement doivent venir d'Angleterre pour soutenir une conquête si importante à l'Angleterre. S'il y a quelques vaisseaux qui aient consommé trop de poudre, on peut les remplacer par celle que l'on retirera des vaisseaux qui sont hors d'état de se mettre en ligne, dont les équipages pourront encore fortifier les vaisseaux à qui il manque plus de monde. Ce qui me confirme encore plus dans ce sentiment, c'est que, les ennemis se croyant plus forts que l'armée du Roi, ils la forceront à combattre malgré qu'elle en ait, étant sur la route du Détroit à Toulon. S'ils évitent, c'est une marque presque certaine qu'ils ne se sentent pas assez forts pour en risquer une seconde fois l'événement, surtout n'ayant plus l'avantage du vent, qui s'est déclaré pour l'armée du Roi. »

L'amiral se rangea, non pas à l'opinion hardie de ce conseiller, qui, on le voit, était tout aussi déterminé que Pointis à reprendre l'offensive, mais à celle du précédent opinant. « Je suis, dit-il, de l'avis de M. de Villette, et crois que, si les ennemis paroissent vouloir encore combattre, il faut leur donner satisfaction, mais que ce soit le plus loin du Détroit qu'il sera possible. » Or, la flotte des alliés avait regagné en toute hâte les eaux du Détroit, et, dans un nouveau conseil réuni le 28[1], on fut unanimement d'avis qu'il fallait retourner à Toulon en ne laissant qu'une escadre devant Gibraltar.

Je ne mentionne que pour mémoire ce que disent les *Mémoires* de *Villars* (tome II, p. 159-160), que le frère de ce maréchal « fut de sentiment de suivre la flotte des ennemis, qui, n'ayant derrière elle que les côtes d'Espagne ennemies, pouvoit être entièrement défaite. » Ce chef d'escadre ne figurait pas dans le conseil de guerre.

Le marquis d'O, dont l'avis prévalut en définitive, sous le couvert de son ancien M. de Villette, est le seul des officiers délibérants dont le rôle ait été assez exactement présenté par notre auteur; sur ce point, et ayant en main un texte irrécusable, il convient de modifier les conclusions que M. A. Communay avait tirées de la correspondance du duc de Gramont[2]. Mais, quant au maréchal de Cœuvres qui, « malgré lui et ses lumières, » aurait « confirmé l'oracle, » il n'en peut rien subsister, non plus que de la vive douleur de l'amiral et de la consternation de chacun. Restent les nombreuses satires et épigrammes que renferme le Chansonnier (ms. Fr. 12 693, p. 235-242), et dont une partie a été éditée dans le *Nouveau siècle de Louis XIV*, tome III, p. 152-163, avec le récit de Saint-Simon pour commentaire; il suffira d'en citer quelques vers pour prouver qu'elles ne visent que la longue et indécise croisière qui avait précédé le combat :

Villette, jurant par la mort,
Soutint que Rock étoit moins fort.
« Fort ou foible, n'importe guères?
Dit Cœuvres en touchant son bâton;
Il a les manières grossières,
Il n'est pas de condition. »
De Relingue[3], d'O et Valincour
Délibérèrent à leur tour,
Et se dirent les uns aux autres :
« Ma foi! le nombre est inégal.
Allons-nous-en, virons la pautre;
Sauvons Monseigneur l'amiral. »

Pour conclure, on remarquera que le Comte, dans sa propre relation, reporta tout l'honneur de la victoire sur M. de Cœuvres, sans parler d'aucune opposition qui eût été faite ensuite à ses desseins.

Page 224, note 1. Notre auteur a fait au moins trois erreurs dans les cinq lignes consacrées à l'ambassadeur Châteauneuf.

1° Ce n'est ni dans « l'autre guerre, » c'est-à-dire dans celle qui dura

1. Vol. B[4] 27, fol. 232.

2. *Annales de la faculté des lettres de Bordeaux*, année 1884, et tirage à part en 1885. Comparez un article de M. Tamizey de Larroque, sur le travail de M. Communay, dans la *Revue critique* de 1885, p. 434.

3. Blessé à mort dans le combat du 24, il ne décéda que le 6 septembre, à Malaga. Son nom, cité ici, suffirait à prouver qu'il n'est pas question des conseils postérieurs au 24 août.

de 1688 à 1697, et où Victor-Amédée rompit avec la France et en fut si durement châtié, ni « après la paix » (de Ryswyk?), mais bien pendant la guerre de Hollande, en 1675, que Pierre-Antoine de Castagner, âgé de trente ans et avocat, devint sujet de Louis XIV en achetant une charge de conseiller au parlement de Paris (provisions du 2 mai 1675 : Arch. nat., V[1] 2). Puis, il acquit la seigneurie de Marolles en 1680, et épousa Marie-Françoise de Moncy de la Courraine (25 août 1680), dont il n'eut que deux filles[1]. Les *Mémoires de Sourches* racontent ainsi ses débuts[2] : « Il étoit Savoyard de nation, et ne s'étoit d'abord venu établir en France que pour se rendre capable d'occuper quelque jour une place dans le Conseil de M. le duc de Savoie; mais, ayant trouvé de grands accès auprès de feu M. le premier président de Lamoignon, il acheta une charge de conseiller au Parlement, dans laquelle il acquit beaucoup de réputation. Ensuite il se maria, et s'établit entièrement en France. Il avoit beaucoup de délicatesse d'esprit, et, selon les apparences, il étoit fort propre pour les ambassades. » Ainsi il ne fit point défection à son souverain naturel en un temps de guerre, comme le pourrait faire croire le texte de Saint-Simon. Des lettres de naturalisation avaient précédé de très peu les provisions de conseiller au Parlement (9 mars et 2 mai 1675); le frère cadet, celui qu'on appelait l'abbé de Châteauneuf, ne fut naturalisé qu'en septembre 1687[3]. Plus tard, lorsque l'ambassadeur fut porté par le Régent et par le cardinal Dubois aux fonctions de prévôt des marchands de la ville de Paris, ce n'est pas sans quelque difficulté qu'on le fit agréer à l'édilité, parce qu'il n'était né ni Parisien, ni même Français; mais on lui donna toutes les « lettres nécessaires[4]. » Du reste, à peine établi à Paris, sous les auspices de Madame Royale, son ancienne souveraine, de Monsieur et de Madame, de toutes les dames de Soissons et de Carignan, M. de Châteauneuf avait su se faire bien venir de la bonne société en donnant des fêtes, en obtenant des articles dans le *Mercure*[5], et en se montrant homme d'esprit, aussi bien que généreux et prodigue de son argent. En 1679, il accompagna le prince d'Harcourt allant conduire la reine d'Espagne à son époux, et fit les fonctions de lecteur et d'orateur[6].

2° Il ne fut point « fait premier président du sénat de Chambéry par le Roi, » c'est-à-dire pendant l'occupation du duché de Savoie, 1690-1696, puisque son séjour à Constantinople dura, sans interruption, de 1689

1. M. de Foras, *Armorial et nobiliaire de Savoie*, tome I, p. 313; *Mercure* de janvier à mars 1677, p. 65; Cabinet des titres, dossier bleu 4082.
2. Tome III, p. 88, à l'année 1689.
3. Arch. nat., O[1] 31, fol. 197.
4. *Journal de Dangeau*, t. XVIII, p. 309 et 317-318; suite des *Mémoires de Saint-Simon*, tome XVII, p. 107-108; lettre curieuse de l'héraldiste Chevillart, 1725, dans le dossier bleu 4082.
5. Janvier 1677, p. 32-34.
6. *Mémoires sur la cour d'Espagne*, par Mme d'Aulnoy, tome II, p. 121.

à 1699[1] : c'est Victor-Emmanuel de Bertrand de la Perrouse que Louis XIV appela à ces hautes fonctions par lettres du 21 février 1691[2]; mais MM. de Châteauneuf avaient laissé un frère en Savoie, qui continua la descendance, et celui-là fut fait président de chambre au même sénat le 9 décembre 1691. Après leur grand-père[3] le baron de Châteauneuf, mort à Chambéry le 31 janvier 1662, à soixante-dix-sept ans, président du sénat, conseiller d'État et surintendant des finances de Savoie deçà les monts[4], leur père, Jacques-Louis de Castagner, baron de Châteauneuf, avait été sénateur et conseiller d'État. Ces Castagner ou Castagneri, originaires de Gênes, dit-on, n'étaient venus en Savoie que vers 1500, y avaient créé des fonderies et forges célèbres dont Montaigne parle en 1580, et étaient arrivés à la fortune en même temps qu'aux hautes charges. Leur fortune ne s'est écroulée que de nos jours, par suite des révolutions industrielles. L'ambassadeur, dont le nom reviendra souvent dans les *Mémoires*, contracta, en 1706, un second mariage avec la veuve de l'intendant de Marle[5].

Page 240. L'aventurier Saint-Mayol s'intitulait, en 1687, haut et puissant seigneur Jean-Baptiste Primi Félicien Visconti, chevalier, gentilhomme italien du diocèse de Novare, comte de Fassola de Saint-Majol (*sic*), régent général du Valsesia[6], fils de Messire Jacques Visconti de Rassa et de Dame Marie de Quaris[7]; mais c'était tout simplement, disait-on, le fils d'un bonnetier de Bologne. Né vers 1640, il vint en France, après avoir jeté le froc aux orties, sous les auspices du jeune duc de Vendôme, gagna facilement la faveur des dames en faisant métier de lire l'avenir dans leurs jolies mains ou de deviner le caractère de chacune d'après son écriture, et acquit ainsi la protection des plus puissantes, telles que la comtesse de Soissons ou Madame Henriette, qui finirent par le faire rece-

1. Voyez sa relation, dans le livre de M. Schefer sur Bonnac et Constantinople, p. 90, d'après les documents conservés aux Archives nationales, K 1342, nos 8 et 36, et K 1347, nos 6 et 7. Le marquis d'Argenson dit (*Mémoires*, éd. Rathery, tome I, p. 14) que, pendant ces quatre dernières années, le Roi ne lui écrivait jamais qu'une fois par an, et toujours la même lettre de quatre lignes, pour qu'il engageât le Grand Seigneur à persévérer dans la guerre contre l'Allemagne.

2. Foras, *Armorial* cité, tome I, p. 192.

3. Et non leur père, comme il a été imprimé au tome IV, p. 136, note 5.

4. *Gazette* de 1662, p. 168.

5. Marguerite Desrousseaux, veuve depuis 1694 de Bernard Hector de Marle, ancien intendant en Auvergne. Le contrat est du 9 janvier 1706 : Arch. nat., Y 278, fol. 292.

6. La vallée du mont Rose contiguë aux Alpes suisses. Primi y était né selon ses lettres de naturalité.

7. Acte de mariage cité plus loin. Dans un acte en latin du 25 juillet 1702 (minutier de Me Galin), c'est : Johannes-Baptista Primus Felicianus, [filius] quondam domini Jacobi Fassolæ de Raxa Varalli, vallis Siccidæ, diocesis Novariensis, comes Sancti Maioli, eques, vicecomes Surbarum, dominus Neuburgi super Sequanam, Parisiorum civis.

voir par le Roi[1]. Il s'adonna alors aux fonctions d'historiographe officiel, avec l'espoir d'y remplacer son compatriote Vittorio Siri, obtint, par ses rapports familiers avec le président Rose, l'abbé de Choisy, le marquis de Dangeau, Louvois lui-même, une permission de suivre le Roi dans ses campagnes de Hollande ou de Flandre, et publia, en italien et en français[2], des relations des victoires de 1677 et 1678[3]; mais, peu après, ayant voulu raconter de même la campagne glorieuse de 1672, et y ayant fait entrer un récit indiscret des négociations préliminaires de Madame Henriette avec son frère le roi Charles II, qui, depuis, se conduisait fort mal avec la France, l'ambassadeur anglais le dénonça, et M. de Croissy, qui ne connaissait pas, ou qui feignait d'ignorer les dessous de cette affaire, obtint qu'il fût envoyé à la Bastille. C'était en juillet 1682; l'annotateur des *Mémoires de Sourches* donne alors ces renseignements : « Quand il vint en France, on ne le connoissoit pas pour être homme de qualité. Il se vantoit de connoître l'avenir, et la curiosité des femmes le mit, pendant deux années, dans une grande vogue; mais il se lassa d'un si mauvais métier, et, comme il étoit homme d'esprit, il se mit en tête d'écrire en italien l'histoire de la guerre qui avoit commencé en 1672 et qui venoit de finir. Il fit même parler au Roi de son dessein, et il l'approuva. On dit aussi que, lui ayant donné permission en bonne forme de faire imprimer son livre, il lui avoit même donné de quoi en faire les frais[4]. Mais il fut la victime de la politique, et, comme, dans la conjoncture présente, on ménageoit avec soin les Anglois et les Hollandois, lorsqu'ils se plaignirent que Primi avoit parlé d'eux désavantageusement dans son histoire, on le fit mettre à la Bastille d'autant plus facilement que les Hollandois disoient avoir fait depuis peu supprimer un livre imprimé en leur pays parce qu'il parloit avec désavantage de la France. » La suppression du livre de Primi fut donc prononcée, l'auteur embastillé, et ses manuscrits saisis[5]; mais personne ne fut dupe de ces rigueurs, et, avant la fin de l'année, Primi était relâché, très bien reçu du Roi, gratifié et pensionné[6]. En 1687, il obtient des lettres de naturalité[7]; mais, comme sa tête a été mise à prix en Espagne, sans doute pour quelque autre publication, le Parlement veut empêcher qu'il n'épouse la dame de Neubourg, Marguerite Léonard, fille du fameux imprimeur du Roi et veuve de M. Herbin, maître

1. *Le Président Rose*, par M. Villiers du Terrage, p. 65-66; Dalrymple, *Memoirs of Great Britain*, tome II, Appendice, 1re partie, p. 81-83; *Œuvres de Louis XIV*, tome VI, p. 472-477.

2. Les amis nommés ci-dessus se chargèrent de la traduction.

3. *Bibliothèque historique*, par le P. Lelong, nos 24121 et 24135.

4. C'est l'abbé de Choisy, dit-on, qui avait fait la traduction française.

5. Depping, *Correspondance administrative*, tome IV, p. 603-604; Ravaisson, *Archives de la Bastille*, tome VIII, p. 228-230; le P. Lelong, *Bibliothèque historique*, n° 23996.

6. *Sourches*, tome I, p. 158.

7. Lettres d'avril 1687, qui dénaturent ses noms, mais rappellent les services rendus par lui : Arch. nat., X1A 8681, fol. 154 v°.

des comptes[1], quoique leur contrat de mariage ait été déjà signé, le 17 mai, avec l'assistance de gens qualifiés et bien en cour, tels que Dangeau et son frère, le premier écuyer et grand nouvelliste Joachim de Lionne, l'abbé de Choisy, etc.[2]. Il est probable que la protection occulte des ministres le sauva encore de ce mauvais pas; du moins nous voyons que, le 4 août suivant, il obtint un sauf-conduit de six mois contre toutes poursuites de créanciers ou autres[3]. Des bibliographes disent que c'est encore Saint-Mayol qui, en 1690, donna la traduction des mémoires italiens de Marana sur les *Événements les plus considérables du règne de Louis le Grand*, traduction attribuée par d'autres à Pidou de Saint-Olon[4]. Quelques années plus tard, il fournissait au ministre et au Roi des mémoires sur l'état présent du duché de Modène et sur les sentiments de paix de l'Europe[5]. Il avait été expulsé de son pays, avec confiscation, au temps de l'expédition de Luxembourg en 1684; les articles 18 et 20 de la paix de Ryswyk le firent rentrer en possession de ses biens et droits d'outre-monts[6]. Il était encore à Paris en 1712, quand le roi Philippe V lui assigna une grosse pension sur la Sicile[7], et il y mourut le 4 décembre 1713, ayant nommé pour légataire universel son ami et collaborateur de 1704, le marquis de Monteleon, et laissant quantité de papiers, dont une histoire du roi Louis XIV commencée ou projetée en italien, qui furent soigneusement mis sous le scellé[8]. Les *Œuvres de Louis XIV*, la *Biographie universelle* de Michaud, et, après elle, feu M. Desnoiresterres (*Cours galantes*, tome III, p. 276-286), ont fait confusion entre Saint-Mayol et un autre aventurier italien du même temps, Dominique Amonio, dont la biographie a été soigneusement établie en 1893, par le docteur le Paulmier.

Page 272, note 6. Madame écrivait en 1719, à la comtesse Louise (re-

1. Juin 1687 : O^1 31, fol. 100 v°. Le ministre écrivait au procureur général : « Le sieur Primi de Saint-Mayol s'est plaint au Roi d'une procédure extraordinaire qu'il dit avoir été faite au Parlement pour empêcher le mariage qu'il devoit contracter avec la dame de Neubourg, et a représenté à S. M. que le motif de l'arrêt qui a été rendu est parce que sa tête a été mise à prix en Espagne; et, quoique je ne doute pas que la procédure ne soit régulière, et que les motifs de l'arrêt ne soient justes, cependant, comme S. M. desire être informée du détail de cette affaire, je vous prie de prendre la peine de me faire savoir ce qui s'est passé à cet égard.... »

2. Registre Y 252, fol. 237 v°. — 3. Arch. nat., O^1 31, fol. 270 v°.

4. La *Bibliothèque historique*, n°s 24 219-24 221, ne parle pas de cette attribution à Saint-Mayol.

5. Dépôt des affaires étrangères, vol. *Modène* 5; Bibl. nat., ms. Fr. 4167. On le voit entre temps, en 1695, solliciter le payement de trois ordonnances de mille livres qu'il avoit obtenues du Roi en 1692 : Arch. nat., G^7 993, dossier du 11 janvier 1695.

6. Acte latin de présentation à une chapellenie, 25 juillet 1702, conservé dans le minutier de Me Galin, notaire à Paris, et cité ci-dessus.

7. *Dangeau*, tome XIV, p. 157.

8. Arch, nat., G^7 440, lettres des 1er, 12, 21 et 28 décembre 1713.

cueil Brunet, tome II, p. 104-105) : « Madame la Dauphine était un peu coquette, elle bavardait avec tous les jeunes gens ; mais, si elle a vraiment aimé quelqu'un, ce n'a été que Nangis. Elle lui avait recommandé de se poser comme s'il était amoureux de Mme de la Vrillière, qui n'avait pas une aussi belle taille, ni de si bonnes manières que Madame la Dauphine, mais qui avait une figure beaucoup plus jolie, et qui était d'une coquetterie inouïe. On croit que de ce jeu il est résulté quelque chose de sérieux. Le bon Dauphin était comme les maris de toutes les femmes galantes.... Il aimait sincèrement Nangis, et il croyait que c'était pour lui plaire que sa femme parlait à Nangis. Il était bien persuadé que son favori avait une intrigue avec Mme de la Vrillière. »

Comme Madame, Mme de Caylus dit (p. 194-198) que la duchesse de Bourgogne, jeune et naturellement coquette, se laissait trop facilement entraîner par son entourage à des « inconvénients qui ont pu faire quelque tort à sa réputation. » Nangis, ajoute-t-elle, « est le second pour lequel Madame la Dauphine a eu du goût. Je ne parlerai pas de celui-là comme j'ai parlé de l'autre (Maulévrier), et j'avouerai que je le crois comme le public ; la seule chose dont je doute, c'est que cette affaire soit allée aussi loin qu'on le croit, et je suis convaincue que cette intrigue s'est passée en regards, et en quelques lettres tout au plus. Je me le persuade par deux raisons : l'une, que Madame la Dauphine étoit trop gardée ; et l'autre, que Nangis étoit trop amoureux d'une autre femme qui l'observoit de près, et qui m'a dit à moi-même que, dans le temps qu'on soupçonnoit qu'il pouvoit être avec Madame la Dauphine, elle étoit bien assurée du contraire, puisqu'il étoit avec elle. » C'est de Mme de la Vrillière qu'il s'agit. — Les chansons (ms. Fr. 12694, p. 233 ; *Nouveau siècle de Louis XIV*, tome IV, p. 157 et 166) consacrèrent cette légende plus ou moins authentique, dont on retrouve le souvenir encore, à la génération suivante, dans le *Journal de Mathieu Marais*, tome III, p. 186, et dans les *Mémoires du duc de Luynes*, tome IV, p. 248 ; mais elles donnent aussi un autre nom que Nangis, celui du Coëtquen que nous avons vu épouser, en 1696 (tome III, p. 311-314), la seconde Noailles, « la plus laide et la plus dégoûtante qu'on sût voir. » De son côté, Saint-Simon parlera de l'abbé de Polignac. Enfin, dans les dernières années de la vie de Mme la duchesse de Bourgogne, un tout jeune débutant, le petit duc de Fronsac, fit son possible pour donner à croire que sa « marraine » le regardait favorablement, lui aussi ; mais Madame veut bien affirmer (recueil Brunet, tome II, p. 104) qu'on ne se soucia jamais de lui, quoi qu'il ait pu dire.

Page 286, note 7. Voici ce que racontent les *Annales de la cour et de Paris*, tome II, p. 177-181, à propos d'une querelle grossière survenue entre la princesse de Montauban et Mme de Grancey : « Monsieur, qui aime assez la nouveauté, eût peut-être jugé plutôt en faveur de l'une que de l'autre, si elles l'eussent pris pour juge, quoiqu'il eût été touché autrefois des charmes de Mme de Grancey ; mais il ne s'en souvenoit plus guères présentement : il trouvoit que son visage, flétri par les années qui étoient écoulées depuis, ne valoit pas les saillies de la princesse de Montauban. Celle-ci le faisoit rire quand même il n'en eût pas eu l'envie, et elle avoit hérité cela de ses ancêtres, qu'elle avoit une grande disposition pour le comique; car elle étoit fille du comte de Nogent, sœur du chevalier de Nogent qui vit encore et dont le métier, depuis qu'il avoit quitté la guerre, étoit de faire rire le marquis de Louvois. Le ministre ne faisoit guères de voyages qu'il ne le menât avec lui dans sa chaise. Cependant il n'étoit pas le seul qui aimât ainsi à se divertir par des fadaises, puisque M. Colbert, à ses heures perdues, avoit des gens tout exprès pour l'entretenir de contes qui ressembloient assez à ceux de Peau-d'âne. C'est dommage qu'en ce temps-là Mmes d'Aunoy et de Marat (*sic*) ne s'avisassent de travailler à leurs fées : il leur eût donné audience souvent. C'est ainsi que les plus grands hommes ont leur foible comme les autres, et rien ne nous marque tant la misère de la nature humaine. Le plaisir que Monsieur trouvoit à la conversation de la princesse de Montauban fit qu'il entreprit de la faire aller à Marly; car enfin n'y va pas qui veut, et c'est une chose qu'il faut briguer ni plus ni moins qu'une prébende : le Roi veut qu'on le lui demande à cor et à cri, comme une grâce authentique, et c'en est toujours une, en effet, que d'aller où va son prince, et de paroître devant lui dans un endroit où la confusion ne règne pas comme elle règne partout ailleurs où le Roi se trouve. La demande que Monsieur en fit à S. M. ne fut pas reçue comme il l'espéroit : elle la lui refusa, et, Monsieur, ne se tenant pas battu pour être ainsi refusé, persista tout de nouveau à lui demander la même chose, dans l'espérance qu'il l'obtiendroit à force de se rendre importun; mais, comme il vit que S. M. refusoit toujours, il la pria du moins de lui en dire la raison. Le Roi en avoit sans doute quelque bonne, puisqu'il n'étoit pas prince à rien faire sans sujet; mais, comme elles étoient peut-être désobligeantes pour elle, il lui dit en riant qu'il lui demandoit là une chose qu'il n'étoit pas résolu de lui dire. Monsieur, qui est très pressant quand il s'y met une fois, voyant que le Roi ne lui avoit fait cette réponse qu'en raillant, insista plus que jamais à ce qu'il lui apprît la cause de son refus. S. M., pour se tirer de ses mains, lui répondit à la fin que, puisqu'il le vouloit savoir absolument, elle ne feroit plus de difficulté de le lui dire; qu'elle aimoit à voir de belles femmes, et que, la princesse de Montauban n'en étant pas du nombre, ses yeux ne se pouvoient accoutumer à la voir. Elle en étoit bien éloignée effectivement : elle avoit un pied de blanc et de rouge sur le visage, elle étoit bossue naturellement, et n'avoit trouvé le secret de cacher sa bosse que par un corps de fer dont elle se servoit; d'ailleurs, comme elle n'étoit plus jeune, elle en étoit encore moins supportable. Mais, comme Monsieur ne la trouvoit pas plus laide que quantité d'autres femmes à qui le Roi accordoit le même honneur qu'il lui demandoit présentement pour elle, il se mit à se récrier à cette objection. Il demanda même à S. M. si elle n'étoit pas aussi belle que Mesdames telles et telles, qu'elle menoit tous les jours avec elle, quand elle alloit dans ce château. Le Roi se prit à rire quand il lui vit prendre ainsi le change, et, lui laissant enfiler un discours qui tendoit à lui persuader que celles qu'il lui nommoit ne méritoient pas mieux qu'elle ces marques de distinction, elle n'y répondit rien encore, sinon ce qu'elle avoit déjà fait la première fois. Mme de Montauban, qui vouloit aller à Versailles (*sic*) à quelque prix que ce fût, voyant que les peines qu'avoit pris (*sic*) Monsieur lui avoient été si inutiles, chercha un autre canal pour y mieux réussir. Elle s'adressa à la princesse d'Harcourt, qui avoit le secret d'obtenir bien des choses qui étoient refusées à d'autres. Cinq cents écus firent son affaire, et elle eut ainsi l'honneur d'aller à Marly, honneur auquel elle aspiroit depuis longtemps, et qui eût achevé de la rendre tout à fait folle, si elle ne l'eût obtenu. Le Roi ne fut point fâché de le lui avoir accordé. Il la trouva de bonne humeur, et cette dame, qui ne savoit jamais ce que c'étoit que de faire maigre ni le vendredi ni le samedi, ne se fit pas tirer l'oreille pour faire ce que faisoient les autres.... Mais ce qu'elle en dit fut plus galant que justifiant pour eux : elle ne sut dire autre chose, sinon que tout ce qui se mangeoit là avoit un autre goût que tout ce qui se mangeoit dans le monde, que les rayons qui sortoient du Soleil de la France avoient tout un autre feu que ceux qui sortoient du soleil ordinaire.... »

La lettre suivante de Mme de Montauban a passé, le 30 juin 1884, dans la vente de la belle collection d'autographes de feu M. Dubrunfaut, n° 141 du catalogue. Elle ne porte point de date d'année ; si l'on se réfère à l'article de la rue des Bons-Enfants dans *les Anciennes Maisons de Paris*, par M. Lefeuve (tome II, p. 17-18), on voit qu'il s'agit de l'abandon de la nue-propriété de cet hôtel de la Chancellerie d'Orléans (ci-dessus, p. 284, note 4) que Mme de Montauban avait hérité des Bautru-Serrant, contre une somme de vingt mille livres à payer par le Régent : « Ce jeudy, 5me sepbre. — Apres metres presentee monseigneur plus de dix fois dans vos cabinet et mestres fait a nonser a vostres alletesse royalles je nay pas pu par venir a loneur de la voir ne sachant plus a quelle st me vouer j'espere que vous troueres bon monsgr que je vous demende par et crit un demi car deure d'audiense pour au jour duy a lisue de vostres diner pour vous supllier de mestres toutes choses qui restes a reigller nayant aucun acquetes en formes de la ventes de ma maysont et le contrat con a fait n'est point suiuant lusages jay ete plusieurs fois ches M. le feubres pour sella ils me repondu quil luy fost un ordres de vostre part je me suis confiee entierement en vos bontes continues les moy donc je vous supllie monseigneur jan nay grant besoint et de vos grase aytant dans un aytat des plus viollant mon respec ne me permet pas don dire daventages crainte de vous ennuyer sest la princesse de Montaubant qui prant la liberte de traser ses lignes. »

Page 290, note 2. Les services militaires et les agréments personnels du jeune marquis de Grignan sont suffisamment connus par la correspondance de sa grand'mère, qui, jusqu'en 1695, parle presque à chaque page du « petit matou, » du « minet, » et de ses succès à la cour ou aux armées. Une fois marié, on l'envoya commander son régiment sur le Rhin, comme notre auteur, son camarade, sous les maréchaux de Lorge et de Joyeuse, puis en Italie sous Catinat, en Flandre sous Boufflers. Il comptait déjà plus de quinze ans de service effectif, dont treize comme colonel, et n'avait pas manqué une campagne, lorsque Chamillart le porta au grade de brigadier dans la promotion de janvier 1702. Il servit avec ce grade dans l'armée de M. de Bedmar, mais sans prendre part à aucune action, non plus que, en 1703, dans l'armée de Boufflers. En 1704, le ministre, refusant de le laisser en Provence sous les ordres de son père comme maréchal de camp, le renvoya en Flandre, d'où il passa en Allemagne, sous les ordres du maréchal de Villeroy, pour rejoindre Tallard, et c'est alors que son régiment prit part à la bataille d'Hochstedt. Son rôle en cette journée ne semble être indiqué que dans le seul document que M. Frédéric Masson (p. 282) ait retrouvé au Dépôt de la guerre, le même sans doute auquel se réfèrent d'abord une lettre de la marquise d'Huxelles, en date du 5 septembre, citée également par M. Masson, puis ce passage des *Mémoires de Sourches* (tome IX, p. 66) sur le revirement de l'opinion publique dans les premiers jours de septembre (ci-dessus, p. 182, note 4) : « Les courtisans commençoient à se révolter contre le marquis de Silly et à dire que, n'étant venu que pour disculper le maréchal de Tallard, et ayant intérêt à se disculper lui-même, parce qu'il avoit fait le camp où la bataille s'étoit donnée, il avoit parlé trop fortement contre la gendarmerie et contre la cavalerie; qu'on n'avoit pas dit un mot de l'action qu'avoient faite le marquis de Grignan et Streiff, quoiqu'elle fût digne de louanges; que, ces deux brigadiers voyant la gendarmerie acculée dans un angle que faisoit un retour du Danube, et les ennemis qui la coupoient par derrière, ils avoient pris le parti de les venir charger, les avoient battus, avoient fait avertir la gendarmerie qu'elle pouvoit se retirer par cet endroit, et lui avoient aidé à faire sa retraite; qu'on n'en avoit pas dit davantage de Signier, lieutenant-colonel de Provence, qui avoit fait une action digne de mémoire; qu'ayant vu qu'on parloit de se rendre prisonniers de guerre, il avoit dit qu'il falloit plutôt tous périr, et que, voyant qu'il ne persuadoit pas, il avoit crié : « A moi les gens de bonne volonté! » que six bataillons l'avoient suivi, avec lesquels il avoit chargé les ennemis, les avoit battus, en avoit fait un grand carnage, les avoit poussés fort loin, et ensuite avoit fait sa retraite en bon ordre, mais qu'en arrivant il avoit trouvé qu'on avoit déjà fait son traité pour se rendre, et qu'il avoit été forcé, malgré toutes ses résistances, d'avoir le même sort que les autres. » Si nous en croyons une lettre du ministre au chevalier de Grignan reproduite encore par M. Masson (p. 291), le Roi aurait fait porter immédiatement le marquis, comme maréchal de camp, dans la promotion qui ne parut qu'après sa mort. Mise en déroute et reformée tant bien que mal, la cavalerie de Tallard avait rejoint M. de Coigny et son armée de la Moselle : Coigny fut une des premières victimes de la maladie qui régnait à Thionville; le marquis de Grignan mourut le même jour ou quarante-huit heures plus tard. Voici en quels termes la nouvelle a été enregistrée dans les *Mémoires de Sourches*, tome IX, p. 97, 13 octobre : « L'après-dînée, on apprit que le marquis de Grignan étoit mort de la petite vérole à Thionville, et il n'y eut personne qui ne le regrettât à cause de son mérite personnel et parce qu'il étoit le dernier de la maison, n'ayant point d'enfants, et son père, non plus que sa mère, n'étant plus en état d'en avoir, ni même son oncle le chevalier de Grignan. (*En note :* Ce qu'il y avoit de plus fâcheux étoit que toutes les terres tomboient à Saint-Amans, homme d'affaires qui lui avoit donné sa fille avec quatre cent mille livres, dont on avoit payé toutes les dettes de la maison.) » Un mois plus tard, l'évêque Fléchier, adressant ses condoléances à M. et Mme de Grignan, leur disait : « Vous pleurez avec raison ce fils estimable par sa personne, plus encore par son mérite, on peut dire à la fleur de son âge, sorti depuis peu des plus grands dangers de la guerre, honoré de l'approbation et des louanges du Roi, et couvert de sa propre gloire. »

Page 296, note 1. C'est sans doute à cette relégation de la maréchale que fait allusion la lettre de Mme de Sévigné à sa fille datée du 23 mars 1689 (recueil Capmas, tome II, p. 263-264) : « Le vieux poignard de Mme de Duras continue! Rien n'est égal à cette sorte de folie; on tremble de voir une tête capable de cette sorte de jalousie à la tête de la plus belle armée qui ait jamais été en France. Il a envoyé cette galante et passionnée personne dans un triste château auprès de Besançon. »

Page 301, note 4. Quoiqu'il ait déjà été parlé plusieurs fois des capitaines des gardes du corps, aucune note n'a expliqué ce qu'étaient leurs quatre charges, si importantes cependant à la cour de Louis XIV, si honorables par leurs privilèges, et dont les titulaires étaient censés avoir la responsabilité de la personne du Roi. Il est vrai qu'on en trouve le détail, et même assez étendu, dans des ouvrages spéciaux tels que l'*Abrégé de la maison militaire*, par le Pippre de Nœufville, la *Milice françoise*, par le P. Daniel, l'*Histoire de la cavalerie*, par le général Susane, ou dans le premier volume des diverses éditions de l'*État de la France;* mais il ne sera pas superflu de réunir ici quelques traits principaux.

Les gardes du corps ont été considérés de tout temps comme l'élite de la maison du Roi, et par conséquent de l'armée entière; mais cela est vrai surtout depuis que l'ordonnance du 30 septembre 1664 a réorganisé les quatre compagnies, et que la circulaire du 1er septembre 1676 a prescrit de n'y admettre dorénavant que des gens nobles, s'il se peut, ayant servi déjà deux ans au moins, si ce sont des gentilshommes, quatre ans pour les roturiers, et s'engageant pour quatre années encore ; bien faits d'ailleurs, et ayant de la barbe. En entrant dans une des quatre compagnies, on devient de droit commensal de la maison du Roi, avec la qualification nobiliaire d'écuyer.

C'est le seul corps où les charges ne soient pas vénales, l'ordonnance de 1664 ayant enlevé aux capitaines la nomination des officiers pour réserver au Roi lui-même le choix de « ceux qui ont donné des preuves de leur courage et de leur expérience au fait des armes, et dont la fidélité lui est connue [1]. » Si nous ajoutons que l'effectif de chaque compagnie pouvait être porté, en temps de guerre, à quatre cents maîtres [2], au lieu du chiffre normal de cent, et que les officiers subalternes avaient presque tous le rang ou le brevet d'officier général ou d'officier supérieur dans l'armée, on conçoit que les quatre charges de capitaine de ces corps incomparables fussent devenues peu à peu l'apanage exclusif des personnages les plus considérés de la cour, particulièrement des maréchaux de France qui, à cette dignité, joignaient un titre ducal [3]. Mme de Sévigné, en 1672, racontant le transfert de la charge de Charost à M. de Duras, s'écrie [4] : « Cette place est d'une telle beauté, par la confiance qu'elle marque et l'honneur d'être proche de S. M., qu'elle n'a point de prix. » Le capitaine d'une compagnie des gardes du corps est presque l'équivalent d'un premier gentilhomme de la chambre : c'est ainsi qu'en 1669 le duc de Tresmes a cédé sa compagnie à Lauzun pour prendre la charge du comte du Lude, et le duc d'Aumont sa compagnie à Rochefort, le prédécesseur immédiat de M. de Lorge, pour prendre la charge de M. de Mortemart [5].

Si, en principe, les charges de capitaine des gardes ne sont pas vénales, en fait elles comportent un brevet de retenue, dont le montant s'est élevé de cent cinquante ou deux cent mille livres jusqu'à cinq cent mille [6]. Les appointements ne sont que de six mille livres; mais la pension, les profits sur la solde, l'équipement, etc., grossissent considérablement ce chiffre. Il est vrai que l'ordonnance de 1664 citée plus haut a retiré le droit le plus beau et le plus productif, la nomination aux places d'officiers dans chaque compagnie, imparfaite-

1. Camille Rousset, *Histoire de Louvois*, tome I, p. 217-218; *Mémoires du duc de Luynes*, tome XI, p. 480-481.

2. En 1676, par exemple.

3. Suite des *Mémoires*, tomes V de 1873, p. 129, et XII, p. 355-356. L'annotateur des *Mémoires de Sourches* fait cette remarque en 1688 (tome II, p. 222, note 1) : « Depuis longtemps le Roi affectoit d'avoir de vieux généraux pour ses capitaines des gardes, et M. le duc de Noailles étoit le seul qui ne fût pas maréchal de France. C'est pourquoi il n'y en avoit aucun qui eût pu obtenir la survivance pour son fils. »

4. *Lettres*, tome II, p. 526. Comparez ci-dessus, p. 499, ce que dit l'Addition n° 587 de cette charge « de bien loin la plus belle et la plus brillante de la cour. »

5. *Journal de Dangeau*, tome I, p. 97.

6. *Ibidem;* comparez le recueil des *Lettres du cardinal de Richelieu*, tome VII, p. 111. Charost a payé quatre-vingt-cinq mille écus en juin 1634 (*Cabinet historique*, tome XV, 1re partie, p. 41). Chandenier, disgracié

ment compensée par une augmentation de pension de quatre mille livres[1]. Le Roi ne veut jamais accorder de survivance au titulaire ; mais il lui permet de se démettre au profit d'un fils[2] : c'est ce que le maréchal de Lorge eût dû faire. Chacun des quatre capitaines prend le bâton, c'est-à-dire le service, au commencement d'un trimestre : Noailles en janvier, Duras en août, Lorge en juillet, Villeroy en octobre[3]; mais, quand un nouveau capitaine est installé et prête serment entre les mains du Roi, il a le droit de garder le bâton pendant toute la journée[4]. Ce serment se prête l'épée au côté.

Depuis le lever du Roi jusqu'à son coucher, le capitaine en quartier ne quitte point S. M. ; tout au plus, quand elle est avec son confesseur ou avec un ministre, se retire-t-il de l'autre côté de la porte, car il ne doit pas, pour ainsi dire, perdre de la vue le souverain[5]. Au grand couvert dans l'antichambre, comme aussi au sermon[6], il a place derrière le fauteuil royal, avec le premier gentilhomme en année, et de même au petit couvert dans la chambre, mais point dans le cabinet, ni à l'intérieur du balustre, où le premier gentilhomme est seul[7]. Aux audiences d'ambassadeur[8], il va recevoir celui-ci à l'entrée de la salle, le conduit à la chambre du Roi, se tient près du balustre, puis le reconduit jusqu'à la porte de la salle des gardes. Aux audiences et cérémonies publiques, sa place est marquée derrière le trône[9]. A la promenade en carrosse, il monte dans la première voiture, à moins que toutes les places n'y soient occupées par les princes du sang. A cheval, il doit également côtoyer la monture du Roi, à moins qu'on ne traverse un défilé, où l'écuyer de service passe avant lui ; en chaise, il se tient à la portière. Dans le palais, il passe avant tout le monde, et même avant

en 1651, comme nous l'avons vu, n'eut qu'en 1677 les soixante mille écus que sa charge lui avait coûté, plus une pension de neuf mille livres. Quand le duc de Luxembourg a acheté de la même manière la charge de Lauzun, il ne lui a payé que cinquante mille écus, auxquels le Roi a ajouté deux cent cinquante mille livres, tandis que, vers le même temps, le marquis de Rochefort payait au duc d'Aumont cinq cent mille livres, plus la compagnie des gendarmes du Dauphin. Aussi le Roi a-t-il ajouté cent mille livres, pour Mme de Rochefort, aux cinq cent mille livres remboursées par le maréchal de Lorge en 1676. Voyez notre tome X, p. 340.

1. Lettre de Mme Scarron à M. de Villette, dans le recueil Geffroy, tome I, p. 15; *Mémoires de Luynes*, tome XI, p. 480-481, déjà cités.

2. Suite des *Mémoires de Saint-Simon*, éd. 1873, tome V, p. 129-130.

3. Ci-dessus, p. 206. — 4. *Sourches*, tome XI, p. 10.

5. *Luynes*, tome II, p. 58. Peut-être montre-t-on encore à Versailles la porte vitrée derrière laquelle le capitaine de service se tenait pendant que le Roi, Louis XV plutôt que Louis XIV, s'entretenait avec son confesseur dans une étroite logette.

6. Voyez notre tome III, p. 80-81.

7. Il y eut, sur ces points, des contestations qui ne se terminèrent que sous Louis XV : *Luynes*, tomes I, p. 270-272, II, p. 70, et XIII, p. 323.

8. Voyez notre tome VI, p. 425, note 3. — 9. *Luynes*, tome I, p. 261.

le Dauphin[1]. L'assiduité de ce service ne permet aucun temps de relâche jusqu'au coucher, et encore, la nuit venue, le capitaine ne doit-il pas s'éloigner avant d'avoir installé les gardes de guet, et sa chambre doit-elle être marquée au plus près. Il y emporte et garde sous son chevet les clefs du logis royal. — C'est lui qui tient la table du grand maître[2]. Partout il garde en main le bâton insigne de ses fonctions, bâton que d'ailleurs ont aussi les autres officiers des gardes en service, jusqu'aux exempts, tandis que les brigadiers et sous-brigadiers portent la pertuisane. Pour faciliter un service aussi pénible, un garde de confiance, qu'on appelle l'avertisseur ou l'ambulant, a soin de tenir le capitaine au courant de tous les mouvements que le Roi va faire, et porte les ordres en conséquence.

Nous verrons que, malgré tant de prérogatives et de privilèges, les quatre capitaines étaient obligés constamment de compter avec leur principal officier, le major, et celui-ci, qu'il s'appelât Forbin, Brissac ou d'Avignon, jouissait de toute la confiance du Roi[3].

Page 301, note 4. Le régiment des gardes françaises constituait un corps d'élite entre tous, dont l'effectif finit par être de près de cinq mille hommes, divisés en trente-deux compagnies, et où l'on admirait un millier de « géants » hauts de cinq pieds sept pouces pour le moins. Le Roi en surveillait la composition, la tenue et l'équipement avec la même sollicitude qu'il montrait pour sa maison militaire. Le colonel d'un si beau régiment avait donc une place tout à fait à part dans l'armée[4], non point seulement par ses prérogatives honorifiques, dont les plus flatteuses étaient de prêter serment entre les mains d'un maréchal de France au lieu d'un simple commissaire des guerres, d'être installé par le Roi lui-même[5], et de manger à sa table en campagne[6], mais aussi par les profits directs et indirects. En effet, outre dix mille livres d'appointements et huit mille de pension, il touchait six deniers pour livre sur la paye des officiers et soldats[7], ce qui constituait un produit supplémentaire de trente-cinq mille livres par an, et il gagnait encore dix ou douze mille livres sur le logement des gardes dans les faubourgs

1. *Correspondance de Louis XIV avec M. Amelot*, p. 106.
2. *Relation de Spanheim*, p. 138.
3. Voyez nos tomes VI, p. 222, et VIII, p. 376-377.
4. Surtout depuis la suppression du colonel général de l'infanterie : ci-dessus, p. 82, note 3.
5. Voyez l'installation de M. de Gramont, en 1658, par le représentant du colonel général, dans le *Voyage à Paris de deux jeunes Hollandais*, p. 406-407, et dans la *Gazette*, p. 132; celle de la Feuillade, par le Roi, en 1672, dans la *Gazette*, p. 47-48; celle de Boufflers, en 1692, dans l'*État de la France*, année 1698, tome I, p. 495, dans le *Journal de Dangeau*, tome IV, p. 19, et dans les *Mémoires de Sourches*, tome IV, p. 7. Comparez le P. Daniel, *Milice françoise*, tome II, p. 267-270.
6. Suite des *Mémoires*, éd. 1873, tome XII, p. 171.
7. *État de la France*, année 1698, tome I, p. 508; *Mémoires du duc de Luynes*, tomes III, p. 401-402, et XIV, p. 304.

de Paris[1]. J'ai expliqué ailleurs[2] ce que c'était que ce logement, et comment la Feuillade avait pu arriver à porter la taxe sur les maisons à cent soixante mille livres par an, dont moitié restait entre ses mains. J'ai dit aussi[3] que, pour tirer plus de profit de la vente des charges de sa compagnie colonelle quand elles venaient à vaquer par mort, il en avait fait créer de nouvelles, et que ces deux sources de revenus indirects avaient été pour lui « un Pérou, » selon l'expression de Saint-Simon. Mais, une fois débarrassé d'un favori insatiable, le Roi avait mis bon ordre à de tels abus en réduisant la taxe du logement à des proportions raisonnables, soixante mille livres au plus, jusqu'à ce qu'il eût été construit des casernes spéciales pour le corps[4], en restreignant le nombre des officiers de la compagnie colonelle, et en retirant la disposition des charges au nouveau colonel. Boufflers s'était prêté aux intentions du souverain; mais il est à croire que les Gramont, ses successeurs, soignèrent mieux leurs intérêts personnels, puisque celui qui mourut en 1741 passait pour se faire un revenu de cent vingt mille livres par an[5]. La Feuillade avait payé cinq cent mille livres, en 1671, aux Gramont, mais n'avait reçu de Boufflers, vingt ans plus tard, que le montant de son brevet de retenue de deux cent quatre-vingt-dix mille livres[6] : c'est tout récemment, en avril 1704, comme on l'a vu ci-dessus, p. 35, que Boufflers a fait porter le sien à cinq cent mille livres.

Page 327, note 4. Jean-Anne de Thubières de Grimoard de Pestels de Levis, comte de Caylus, menin de Monseigneur en 1686, colonel de dragons en 1688, brigadier en mars 1693, maréchal de camp en septembre 1695, lieutenant général en décembre 1702, avait le commandement de Louvain depuis le mois de mars 1704. Il mourut à Bruxelles le 11 novembre 1704. Voyez l'Histoire de la maison de Caylus, ms. Mazarine 3171, p. 73-80.

Page 343, note 1. Le marquis de Richelieu avait de qui tenir les qualités physiques qui faisaient de lui un « garçon extraordinaire, » selon l'expression de l'annotateur des *Mémoires de Sourches*[7]; « d'ailleurs d'un commerce très doux et très honnête. » Voici comment les mêmes *Mémoires*[8] racontent qu'il enleva, le 17 décembre 1682, la singulière personne dont nous parle Saint-Simon, et qui ne fait point disparate parmi les nièces de Mazarin ou leurs descendantes :

« Le marquis de Richelieu recherchoit depuis longtemps en mariage la fille aînée de M. le duc Mazarin[9]; mais ce duc, après lui avoir donné

1. *Dangeau*, tome VII, p. 231-232.
2. *La Place des Victoires*, p. 23 et 77. — 3. *Ibidem*, p. 23.
4. Elles se firent attendre encore près d'un siècle : voyez une note de mon Introduction au *Mémoire de la généralité de Paris*, p. XL.
5. *Journal de l'avocat Barbier*, tome III, p. 278.
6. *Dangeau*, tome IV, p. 16. — 7. Tome I, p. 124. — 8. *Ibidem*, p. 160-162.
9. La note de ce passage est reproduite ci-dessus, p. 343.

de grandes espérances, jusque-là même qu'il avoit ordonné à sa fille de le regarder comme devant être son époux, avoit néanmoins changé de sentiment et ne vouloit, en aucune manière, consentir à ce mariage, quoique sa fille le souhaitât passionnément et que tous ses amis le lui conseillassent. Enfin le marquis de Richelieu, passionnément amoureux et se voyant aimé, entreprit d'enlever Mlle de Mazarin, qui étoit dans le monastère des filles de Sainte-Marie de Chaillot, proche de Paris[1] : ce qu'il exécuta un jour que la troisième fille de M. le duc Mazarin, qui étoit mariée au marquis de Bellefonds[2], étoit venue voir sa sœur, laquelle l'étant venue reconduire jusqu'à une porte du jardin qui est sur le bord de la Seine, avec sa sœur[3] de Beauvais, tante du marquis de Richelieu, Mlle Mazarin prit son temps pendant que sa sœur embrassoit sa sœur[4] de Beauvais, et, se jetant au travers de la porte, y trouva le marquis de Richelieu, qui avoit un carrosse à six chevaux tout prêt, dans lequel il la fit entrer, et l'emmena dans quelque lieu de sûreté. Cette affaire fit un grand bruit; mais, comme M. le duc Mazarin n'étoit pas à Paris[5], les parents[6] s'assemblèrent d'abord à la cour, chez M. Colbert[7], où ils ne résolurent rien; ensuite ils s'assemblèrent encore à Paris, chez M. le prince de Conti, où ils ne voulurent point prendre le parti de rigueur que les agents de M. le duc Mazarin leur proposèrent. A leur défaut, le procureur général du parlement de Paris présenta sa requête à la Cour : il fit informer et décréter contre le marquis de Richelieu suivant la coutume, et l'on agita même si l'on ne décréteroit point contre la marquise de Bellefonds; mais les amis de son beau-père le maréchal en empêchèrent. Pendant toutes ces poursuites, le marquis de Richelieu avoit bien fait du chemin, et l'on eut nouvelle, le 23, qu'il avoit passé à Courtray et qu'il alloit à Bruxelles. Le Roi parla sur cette affaire d'une manière digne de lui, et, quoiqu'il aimât toute la famille de Richelieu et qu'il n'estimât point le duc Mazarin, il témoigna désapprouver entièrement l'action du marquis, et qu'il ne lui donneroit point de grâce, s'il étoit condamné. »

1. Deux lettres de la Mère Priolo, supérieure de cette maison, et une lettre du duc de Bouillon, adressées toutes trois à Colbert en juin 1682 (Papiers du Contrôle général, G^7 543 et 551), nous font connaître que le duc Mazarin avait voulu retirer sa fille de Chaillot et l'emmener au loin, mais que la supérieure, soutenue par la famille et par le Roi lui-même, s'y était opposée.

2. Mariée depuis le 30 septembre 1681 au fils du maréchal. Plus tard, sa liaison avec Luxembourg fit un grand scandale.

3. Lisez : *la* sœur.

4. *Idem.*

5. En note : « Tout le monde lui donnoit le tort. »

6. Les Conti, cousins issus de germains de Mme Mazarin, le comte de Soissons et les deux Vendôme, ses neveux, Mme de Bouillon, sa sœur cadette.

7. Parce que, comme créature du cardinal Mazarin et prenant soin de sa famille, les gens d'affaires du père s'étaient adressés à lui.

Les deux fugitifs étaient allés se marier au diocèse d'Anvers, et, de là, ils avaient rejoint la duchesse Mazarin à la cour d'Angleterre, où elle menait depuis 1676 une existence aussi irrégulière que brillante et tapageuse. Quant au père, après avoir consulté et le cardinal le Camus, et Rancé, et l'évêque Henri Arnauld, sur ce qui était pour lui un cas de conscience des plus étranges[1], il écrivit au Roi que le soin des conversions le retenait en Poitou, et qu'il appartenait au procureur général et aux parents de sa fille de poursuivre le marquis de Richelieu[2]. Quoique la duchesse de Modène[3] eût encore conseillé à son cousin de s'exécuter de bonne grâce[4], les poursuites furent entamées. Sans vouloir « suspendre les devoirs » du procureur général — c'était Harlay —, Colbert l'avait prié, évidemment avec l'assentiment du Roi, « de considérer cette affaire comme étant de nature à pouvoir être un jour accommodée, et ainsi de ne faire, dans les poursuites qu'il était obligé de faire, que ce qui serait indispensable, en observant tous les délais ordinaires et accoutumés en pareilles occasions[5]. » Près de deux années se passèrent donc en procédures[6], et, comme, dans ce laps de temps, il y avait eu, non seulement mariage à l'étranger, mais naissance de deux fils[7], M. Mazarin finit par se résigner et par accorder une dot de cent mille livres, avec le gouvernement de la Fère, à condition que les époux renouvelleraient leur mariage dès qu'ils seraient revenus d'Angleterre en France[8]. D'autre part, la duchesse d'Aiguillon avait cédé la jouissance des comtés d'Agenois et de Condomois à partir de Noël 1683[9].

1. Cela est expliqué dans les *Œuvres de Saint-Évremond*, éd. 1753, tome VI, p. 147.

2. Mme de Sévigné écrivait, le 23 décembre (*Lettres*, tome VII, p. 199-200) : « Elle court avec son amant, qui, je crois, est son mari, pendant que M. Mazarin va consulter à Grenoble, à la Trappe et à Angers s'il doit marier sa fille.... Quoique tous les parents consentent au mariage, le Mazarin ne laisse pas de pousser les informations. »

3. Laure Martinozzi, cousine maternelle de la jeune fille.

4. *Gazette de Leyde*, correspondances des 12 et 14 janvier 1683. Mme de Sévigné écrit, le 1er du même mois (*Lettres*, tome VII, p. 202) : « Avec toute la folie du Mazarin, si le Roi ne s'en mêloit pas, le marquis de Richelieu et sa maîtresse passeroient mal leur temps. Je crois cette Angélique aussi chaste que la première. »

5. Lettre du 18 décembre 1682, dans le tome VII du recueil publié par P. Clément, p. 139. On trouve dans le ms. Fr. 16579, fol. 2 et 31, une très curieuse lettre et un rapport de Harlay au Chancelier, 19 et 22 décembre.

6. Arch. nat., X^{2B} 1280 : enquête à Chaillot, du 19 décembre 1682 et des 4 et 5 janvier 1683, enquête à Louvres, récolement des témoins, etc.

7. Celui qui devint plus tard comte d'Agenois, puis duc d'Aiguillon, né à Londres le 9 octobre 1683, et Innocent-Jules, qui fut abbé et mourut en septembre 1705, âgé de plus de vingt ans.

8. *Dangeau*, tome I, p. 51-52, septembre 1684.

9. Arch. nat., E 1830, arrêt du 15 août 1685.

C'est seulement alors, en octobre 1684, que le procureur général Harlay reçut un avis du Roi d'avoir à cesser les poursuites[1]. Le chancelier le Tellier, consulté quelques mois auparavant, avait été d'avis[2] qu'il était nécessaire de donner des lettres de rémission, et même de les motiver exceptionnellement du souvenir des grands services de MM. les cardinaux Richelieu et Mazarin, car la loi de 1670 était formelle, sévère, et Louis XIV n'avait pas encore accordé de pareilles grâces. Le Roi se rendit à cet avis, en le faisant remarquer à ses familiers[3], et les lettres de rémission furent expédiées en décembre 1684. La pièce est curieuse, et vaut la peine qu'on la donne ici textuellement[4] : « Nous avons reçu l'humble supplication de Louis-Armand-Jean du Plessis de Vignerot, marquis de Richelieu, contenant que les longues liaisons d'amitié qui sont entre ceux de sa famille et de celle de notre cher et bien aimé cousin le duc Mazarin, ayant commencé du vivant même de notre cousin le cardinal de Richelieu, tant à l'égard de notre cousin le maréchal de la Meilleraye, son parent, qu'à l'égard de feu notre cousin le cardinal Mazarin, son successeur au ministère, auroient donné envie à leurs parents communs de renouveler leur ancienne alliance par le mariage dudit sieur marquis de Richelieu avec la fille aînée de notredit cousin le duc Mazarin, lequel, après avoir eu cette recherche agréable, en avoir fait examiner les conditions et obtenu notre approbation, ordonna à sa fille de considérer ledit sieur marquis de Richelieu comme celui qu'il lui destinoit pour époux. Mais, la conclusion de ce mariage ayant été longtemps retardée par les voyages fréquents de notredit cousin le duc Mazarin, sa fille, pendant son absence, auroit pris la résolution de se retirer auprès de sa mère et auroit prié ledit sieur marquis de Richelieu de l'y vouloir accompagner pour obtenir le même consentement qu'ils avoient déjà de notredit cousin le duc Mazarin; pour l'exécution duquel dessein il se seroit rendu à la porte du monastère de Chaillot, où ladite demoiselle étoit pensionnaire, et, profitant de l'occasion d'une visite que ses parentes lui étoient venues rendre, l'auroit reçue dans son carrosse et l'auroit menée hors de notre royaume où étoit notredite cousine la duchesse Mazarin : ce qui auroit été suivi de la plainte rendue par notre procureur général comme d'un rapt et enlèvement, et, sur sa plainte, auroit fait informer et décréter contre le suppliant et poursuivi la contumace encore que notredit cousin le duc Mazarin ne s'en soit plaint et n'ait jamais formé d'empêchement à leur mariage, persévérant dans le consentement qu'il

1. Arch. nat., O¹ 28, fol. 372 v° et 373.
2. Lettre à Seignelay, 20 août 1684, publiée par Depping, dans la *Correspondance administrative*, tome II, p. 251.
3. *Dangeau*, tome I, p. 62.
4. Arch. nat., O¹ 28, fol. 451. On remarquera que presque toutes les allégations de ces lettres, comme circonstances atténuantes, confirment le récit des *Mémoires de Sourches*, conforme d'ailleurs, lui-même, aux résultats de l'enquête de 1682.

y avoit donné. A quoi notre cousine la duchesse Mazarin ayant consenti de même, sur leurs consentements ainsi donnés, ledit sieur marquis de Richelieu auroit épousé ladite demoiselle Mazarin au diocèse d'Anvers suivant l'usage du lieu, et, après leur mariage, se seroient retirés auprès de notredite cousine la duchesse Mazarin, sa mère; et, depuis, notre cousin le duc Mazarin a fait dresser le contrat de leur mariage, qu'il a signé avec eux par des procureurs fondés de procurations spéciales. Et d'autant qu'à cause des poursuites faites contre lui par notredit procureur général, il peut lui être imputé d'avoir commis le crime de rapt, il a été conseillé d'avoir recours à nous pour obtenir, autant que de besoin, nos lettres de grâce, pardon et rémission sur ce nécessaires. Et voulant traiter favorablement ledit sieur marquis de Richelieu en considération des grands et importants services que feu notre cousin le cardinal de Richelieu a rendus à cet État, et de ceux que notre cousin le cardinal Mazarin a aussi rendus à cet État et à notre personne en particulier; A CES CAUSES, et autres à ce nous mouvant, nous avons audit sieur marquis de Richelieu quitté, remis et pardonné, quittons, remettons et pardonnons, par ces présentes signées de notre main, le fait et cas susdits, avec toute peine, amende et offense civile et corporelle qu'il pouvoit avoir, à raison de ce, encourues envers nous et justice; mettons au néant tous défauts, décrets, sentences et jugements et arrêts qui pourroient s'en être ensuivis, le remettons et restituons en sa bonne renommée et en ses biens, non d'ailleurs confisqués, satisfaction préalablement faite à partie civile, si fait n'a été et s'il y échet, imposons sur ce silence perpétuel à notre procureur général, ses substituts présents et à venir, et tous autres, dérogeons à notre ordonnance du mois d'août 1670[1] et autres à ce contraires, pour ce regard seulement, sans tirer à conséquence, etc. »

Nonobstant la rémission, mais seulement pour la forme, le marquis comparut, le 2 janvier 1685, devant le conseiller Hervé, qui menait les poursuites depuis 1682, et, bien entendu, il sut répondre de manière à être disculpé pleinement[2]. Comme sanction de cette grâce, la marquise de Richelieu parut à la cour le 14 décembre[3]; mais la paix ne dura pas longtemps. En mars 1685, dit Dangeau[4], « on apprit que M. Mazarin avoit chassé de chez lui le marquis de Richelieu et sa femme, sur ce qu'ils n'avoient pas voulu signer un acte qui leur étoit fort désavantageux. M. l'évêque de Saint-Malo[5] les a logés chez lui. » C'est alors que le marquis, expulsé de l'hôtel de la rue Vivienne, acheta celui de Lauzun, dans l'île Notre-Dame, en vendant d'autre part sa terre

1. Article 11 du titre I de l'ordonnance réformant la procédure criminelle. Nous aurons deux autres rapts retentissants, celui de Mlle de Vaubrun par Béthune-Cassepot, et celui de Mlle de Roquelaure par le prince de Léon.
2. Dossier du carton X²B 1280 déjà cité.
3. *Dangeau*, tome I, p. 80. — 4. *Ibidem*, p. 138.
5. Sébastien du Guémadeuc, de même famille que la mère du marquis.

de Pont-l'Abbé[1]. Selon la *Gazette de Leyde*[2], il y eut, deux mois plus tard, réconciliation entre le père et la fille; mais M. Mazarin n'était pas homme à persister dans ses idées de conciliation, et il tint le jeune couple par la faim, à tel point que, en 1688 et 1689, comme le marquis de Richelieu était fort embarrassé de se mettre sur le pied de campagne et de faire son équipage, le Roi chargea Seignelay de rappeler au beau-père qu'il s'était engagé à fournir à sa fille la même dot qu'à sa sœur cadette la marquise de Bellefonds[3]. Est-il sûr que les rappels réitérés et pressants aient produit quelque effet[4]? Quoi qu'il en soit, le ménage se soutint tant bien que mal jusqu'au commencement de l'année 1698. A cette époque, la naissance inespérée du petit duc de Fronsac venait d'enlever au marquis tout espoir de recueillir la succession du frère aîné de son père[5]. Soit que la mésintelligence ou la misère ait été le motif de cette séparation, Mme de Richelieu voulut aller rejoindre la duchesse Mazarin, sa mère, en Angleterre, et, le 1er février 1698, elle s'embarqua à Dieppe, par un froid très cuisant, sur une barque frétée à cet effet[6]. « Comme il étoit impossible qu'étant aussi belle qu'elle étoit, elle n'eût là un grand nombre d'adorateurs, son époux s'aperçut bientôt que, s'il étoit délivré d'un mal, il lui en étoit revenu un autre qui ne lui étoit pas moins insupportable : il se sentit épris d'une grande jalousie, et, n'ayant plus de repos ni jour ni nuit, il joua toutes sortes de ressorts pour obliger sa femme à sortir de ce pays-là. Comme elle ne pouvoit être mieux qu'avec sa mère, du moins à ce qu'elle croyoit, elle ne voulut point entendre à toutes les propositions qu'il lui en fit faire.... Il fut donc obligé de prendre d'autres mesures pour réussir dans son dessein[7].... » Le résultat, à la fin de cette année 1698, fut que le roi Guillaume donna ordre à la marquise de sortir d'Angleterre sous deux jours et mit un yacht à sa disposition pour passer en Hollande, en offrant d'ailleurs de payer préalablement ses dettes. Comment cette expulsion fut-elle motivée? Le discret Dan-

1. *Dangeau*, tome I, p. 154. C'est le fameux hôtel habité maintenant par M. le baron Pichon. Pont-l'Abbé fut vendu au maître des requêtes Ernothon, le 16 mars.
2. Correspondance du 10 mai 1685.
3. Celle-ci avait certainement prêté son concours particulier pour l'enlèvement; mais son beau-père n'eût peut-être pas été fâché que l'affaire ne fût point régularisée. Comme il disait un jour, devant le Roi, « que les enfants d'un pareil mariage étoient légitimes devant Dieu et bâtards devant les hommes, M. l'archevêque de Reims lui dit : « Vous aurez contentement, « car ils seront sauvés, et vous aurez le bien. » (Ana de Gaignières, ms. Nouv. acq. fr. 4529, p. 44.)
4. Arch. nat., O^1 32, fol. 11, et O^1 33, fol. 147, lettres au duc Mazarin; Depping, *Correspondance administrative*, tome IV, p. 760-761.
5. *Annales de la cour pour 1697 et 1698*, tome II, p. 434.
6. Arch. nat., G^7 496, lettre du 3 février 1698.
7. *Annales de la cour*, tome II, p. 434-435.

geau dit, pour tout commentaire[1] : « On écrit que Milord d'Albemarle[2] ne s'est point opposé à la résolution que prenoit le roi d'Angleterre sur cela, et qu'au contraire c'est lui qui a sollicité l'ordre de la faire sortir du royaume. » Les rapports de police éclairent cette allusion : le duc d'Albemarle avait entretenu publiquement Mme de Richelieu, et elle alla accoucher aux Pays-Bas[3], tandis qu'on la croyait cachée quelque part en Angleterre. Puis elle se réfugia dans un monastère de Gand, qu'elle ne quitta qu'en juin 1699 pour venir, sous un déguisement, prendre asile dans un couvent français, à Montargis[4]. Un mois après, sa mère, qui était restée à Londres, finit comme nous l'avons vu son existence non moins étrange et dévergondée[5], mais avec une nuance d'élégance qui ne se retrouvait pas, il s'en faut de beaucoup, dans la fille, puisque Madame dit, à cette époque, de cette dernière[6] : « S'enivrer est chose fort répandue chez les femmes en France, et Mme de Mazarin a laissé une fille, la marquise de Richelieu, qui s'en acquitte admirablement ; » puis, deux ans plus tard, nous donne ce détail rétrospectif[7] : « La marquise est horriblement débauchée, et de plus d'une façon. Un jour, elle se mit dans le lit de Monsieur le Dauphin, sans qu'il l'en eût priée, pour coucher avec lui. Quant il entra dans sa chambre, ses domestiques lui dirent : « Monseigneur, une « dame est dans votre lit, qui vous attend; elle n'a pas voulu se « nommer. » Il alla vers le lit, et, quand il vit que c'étoit la marquise de Richelieu, il coucha avec elle; mais, le lendemain, il le raconta à tout le monde[8]. » — De Montargis, la marquise alla prendre asile au monastère du Lys, en Melunois, chez l'abbesse, qui était sa sœur, et, en avril 1700, elle sortit une seconde fois du Royaume. « On a appris qu'elle étoit à Bruxelles, chez la comtesse de Soissons sa tante, avec qui elle étoit brouillée, mais qui pourtant l'a reçue dans sa maison[9]. » Revenue encore en France, le scandale devint tel, que M. de Richelieu, pressé de la reprendre par le Roi lui-même, représenta l'impossibilité morale où il se trouvait de le faire, et le danger qu'il courrait entre les mains d'une femme capable de tout. En août 1702, « la famille s'étant plainte au Roi de la mauvaise conduite de cette dame, S. M. l'a envoyée prendre par un exempt, qui l'a conduite à Malnoue, qui est une abbaye à six lieues de Paris[10]. » Malnoue avait pour abbesse une dame de Vertus-Avaugour; mais on n'y voulut pas d'une pensionnaire

1. Tome VI, p. 473, décembre 1698.
2. Keppel, le favori du roi Guillaume.
3. *Notes de René d'Argenson*, p. 102.
4. *Dangeau*, tome VII, p. 100-101.
5. Voyez notre tome VI, p. 235-238.
6. Recueil Jaeglé, tome I, p. 207. — 7. *Ibidem*, p. 256.
8. On a vu, dans une note de notre tome XI, p. 60, que le Chansonnier cite le comte d'Évreux parmi ses amants de passage.
9. *Dangeau*, tome VII, p. 290-291.
10. *Dangeau*, tome VIII, p. 480.

aussi difficile à garder, et, après consultation avec le cardinal de Noailles, Pontchartrain et d'Argenson la firent ramener à Paris et interner chez les religieuses Anglaises de la rue de Charenton[1]. Six ou sept mois plus tard (le mari d'un côté, le père de l'autre ayant déclaré qu'ils avaient fait tout le possible et ne voulaient plus de mise en liberté[2]), elle s'évada de cette maison en escaladant les murailles, le 29 mars 1703, et écrivit à sa tante Mme de Bouillon qu'elle « alloit chercher quelque pays où elle fût moins malheureuse[3]. » Le Roi fit faire une enquête; mais, munie de quelque milliers de livres qui lui venaient de son père et du produit de la vente de ses pierreries, elle s'était de nouveau retirée en Angleterre. N'y trouvant pas l'accueil sur lequel elle avait compté, elle partit pour la cour de Lisbonne, avec un aumônier et une Mauresque, sans même avoir vu la reine Anne, mais en emportant d'elle une aumône de onze mille francs[4]. Les Portugais ne voulant pas plus de cette gênante aventurière que les Anglais, elle se détermina à rejoindre sa tante la connétable Colonna à Rome[5], en passant par Venise, et, arrivée dans la Ville éternelle, son premier soin fut d'essayer, mais sans succès, d'intéresser le Pape à son cas. La vie commune dura quelque dix années entre ces deux femmes si capables de s'apprécier et de se comprendre. Si M. Lucien Perey continue sa biographie de la tante, nous espérons qu'il retrouvera alors la nièce et en révèlera quelques détails piquants. Quand Saint-Simon reparlera d'elle, on la verra « s'accrochant » avec le Grand Prieur à son retour de Rome, en 1707, sans d'ailleurs quitter la Connétable, et passant quelque temps à Gênes avec ce nouveau compagnon[6]. « Elle peut bien courir le monde seule avec des hommes, disait Madame[7]; elle est ce qu'on appelle ici *honte bue*. Son cousin le prince Eugène ne se soucie guère d'elle, à ce que je crois. » D'après un placet de 1714, où elle demandait que l'on forçât son mari à lui servir au moins une rente de dix mille livres par an[8], il semble qu'une rupture se produisit alors entre la nièce et la tante, celle-ci n'ayant pourvu à son entretien qu'à condition qu'elle la suivrait dans ses pérégrinations, tandis que le marquis de Richelieu ne consentait à aucun arrangement pécuniaire aussi longtemps que sa femme ne se résignerait pas à vivre

1. Arch. nat., O[1] 363, fol. 191 v°, 204, 209, 221, 244, 249 v°, et O[1] 46, fol. 144 v° et 145.

2. Lettres des 21 et 26 février 1703, au secrétaire d'État : mss. Clairambault 1110, fol. 73, et 1144, fol. 196.

3. *Dangeau*, tome IX, p. 159; Depping, *Correspondance administrative*, tome II, p. 748; *Notes de René d'Argenson*, p. 97-103, rapport de police et lettres du marquis de Richelieu; Bibl. nat., ms. Fr. 8124, fol. 1-5 et 8-10.

4. *Dangeau*, tome IX, p. 247, 18 juillet 1703.

5. Lettre de la marquise d'Huxelles, 20-21 juillet 1703.

6. Saint-Simon le racontera, en 1705, avant le temps (éd. 1873, tome IV, p. 297); cela ne se passa qu'en mars 1707 : *Gazette d'Amsterdam*, n° xxx.

7. En août 1710 : recueil Jaeglé, tome II, p. 125.

8. Ms. Clairambault 1196, fol. 172.

dans un couvent, et la marquise, en son dénûment, se déclarait prête à tout moyennant la pension demandée. Le secrétaire d'État lui fit répondre, en termes honnêtes, qu'il n'y avait « rien à faire. » Que devint donc la misérable créature pendant les quinze années qu'elle vécut encore? Nous savons seulement que, lorsqu'elle fut morte, en juillet 1729, son mari voulut se remarier avec la présidente de Lisle, « pour faire cesser un ancien scandale, » mais que son fils le comte d'Agenois y mit obstacle; et comment cela? en avouant au cardinal Fleury que lui-même avait été amant de cette dame[1]. Le marquis devait mourir quelque quinze mois plus tard, sans avoir eu la consolation de convoler en secondes noces.

Page 346, note 3. François Vignerot ou de Wignerod, marquis du Pont-de-Courlay, gouverneur du Havre en 1629, chevalier des ordres en 1633, général des galères en 1635 et lieutenant général ès mers du Levant, mourut à Paris, le 26 janvier 1646, âgé de trente-sept ans.

Page 348, note 7. L'avocat Barbier prétend (*Journal*, à la date du 10 mai 1731) que le marquis de Richelieu fut écarté parce qu'il ne servait point et était un « homme simple. »

Page 350, note 2. On trouve dans le volume du Dépôt de la guerre 1739, n° 222, un billet écrit par Tallard, sur une petite bande de papier, pour annoncer à Villeroy que M. de Marlborough l'emmenait en captivité.

Page 391, note 1. Le duc de Gramont, prévenu officiellement, par lettres du 30 novembre, que Mme des Ursins venait à la cour, mais ne retournerait certainement pas à Madrid, sut cependant par Maulévrier, en communication officieuse, qu'il y avait lieu d'espérer le contraire, et qu'on était décidé sur ce point. Voyez la lettre du 15 janvier 1705 imprimée dans le *Cabinet historique*, année 1865, p. 348.

Page 395, note 2. Après la visite de Tessé, Mme des Ursins écrivit au Roi, le 1er décembre 1704, de Toulouse, qu'elle avait su par M. de Cosnac que le Roi n'était pas mécontent d'elle, mais ne voulait pas cependant qu'elle vînt se jeter à ses pieds; elle s'excusait, en raison de sa santé, de n'être point encore partie pour l'Italie, et suppliait de nouveau qu'on lui permît d'aller se montrer à Versailles, « cet honneur étant nécessaire pour sa réputation et pour la tranquillité de son cœur » (Dépôt des affaires étrangères, vol. *Espagne* 139, fol. 106-107).

Page 404, note 1. Mme de Croissy, veuve depuis 1696 du frère de Colbert, était Françoise Béraud, fille unique d'un financier de qui venait la terre de Croissy (tome III, p. 144, note 2). Née le 17 juin 1642, mariée le 20 janvier 1664, elle ne mourut que le 17 septembre 1719. Elle était renommée comme maîtresse de maison et faisait grande figure à la cour. Rigaud avait peint son portrait en 1696.

Page 412, note 3. Selon la définition de l'avocat général Jérôme Bignon

1. *Journal et mémoires de Mathieu Marais*, tome IV, p. 36.

premier du nom[1], « la régale vient d'un droit de patronage que le Roi a sur toutes les églises de son royaume, de son droit féodal sur le temporel des bénéfices de son État, et de son droit de protection à l'égard des ecclésiastiques et des biens d'Église. » A ce titre, le Roi percevait, ou du moins se disait en droit de percevoir le revenu des évêchés et des archevêchés vacants jusqu'à ce que le nouveau prélat eût fait enregistrer son serment de fidélité, et de nommer à tous les bénéfices dont la collation appartenait à l'évêque ou archevêque. Nombre d'écrivains ecclésiastiques ou laïques, le P. Sirmond, Du Puy, Aubery, l'évêque de Pamiers, Laroque, etc., ont publié, sur la régale, des traités qui font autorité[2]. Saint-Simon avait dans sa bibliothèque celui de Gaspard Audoul, qui parut en 1708. Comme les provinces d'outre-Loire, Languedoc, Guyenne, Provence et Dauphiné, prétendaient être exemptes de la régale, Louis XIV voulut mettre fin à toute résistance par une célèbre déclaration du 10 février 1673[3], qui ne reconnaissait pour exempts désormais que les sièges qui s'étaient rachetés à titre onéreux. Suivant le chancelier le Tellier lui-même, et suivant Pomponne[4], le tort fut de donner à cette déclaration un effet rétroactif, c'est-à-dire de déposséder des bénéficiaires pourvus depuis vingt, trente ans, et de nommer à leur place des intrus, parce que les prélats collateurs n'avaient pas fait enregistrer leur serment à la Chambre des comptes. Caulet, évêque de Pamiers depuis 1644, et Pavillon, évêque d'Alet depuis 1637, se trouvaient dans ce cas, étant d'ailleurs « les deux plus vertueux hommes du Royaume, » et refusèrent opiniâtrément de se soumettre. Ils avaient déjà combattu côte à côte dans l'affaire du Formulaire, terminée en 1668. La nouvelle lutte commencée par eux en 1677 a été résumée par Voltaire, en ces termes, dans son *Siècle de Louis XIV*[5] : « Ils se défendirent d'abord par des raisons plausibles : on leur en opposa d'aussi fortes.... Cependant ils furent inflexibles.... Ils excommunièrent les pourvus en régale. Tous deux étaient suspects de jansénisme...; mais, quand ils se déclarèrent contre les prétentions du Roi, ils eurent pour eux Innocent XI.... On laissa mourir paisiblement l'évêque d'Alet, dont on respectait la grande vieillesse. L'évêque de Pamiers restait seul..., et persista.... à ne point faire enregistrer son serment de fidélité, persuadé que, dans ce serment, on soumet trop l'Église à la monarchie. Le Roi saisit son temporel. Le Pape et les jansénistes le dédommagèrent. Il gagna à être privé de ses revenus, et il mourut en 1680, convaincu qu'il avait soutenu la cause de Dieu

1. Plaidoyer inséré dans un arrêt rendu par le Parlement le 5 février 1638.

2. Voyez, outre le *Catalogue de l'histoire de France* (Bibl. nat.), tome V, p. 449-451, une liste d'auteurs fournie en 1675 à Colbert et imprimée dans le tome VI de recueil du P. Clément, p. 441, et, *ibidem*, p. 103-113, un long mémoire pour le Roi.

3. Original conservé aux Archives nationales, K 119, n° 20[2].

4. Pomponne, *État de l'Europe en 1680*, p. 33-39.

5. Édition Bourgeois, p. 674-677.

contre le Roi[1]. Sa mort n'éteignit pas la querelle.... » Je n'ai point à raconter ici ce que devint cette querelle, ni comment elle aboutit à la grande déclaration gallicane de l'assemblée du clergé tenue en 1682[2].

Page 415, note 3. Dans une note qu'on avait demandée à Clairambault sur les usurpations du manteau, il répondit (ms. Clairambault 719, p. 107-108) que celui des Rupelmonde n'était point un manteau ducal, mais un manteau de comte, coupé en festons par le bas, que ces gens-là n'avaient jamais compté avant leur alliance avec les Truchsess et d'Arenberg, que la grand'mère était fille d'un marchand hollandais, etc.

Page 429, note 5. Mme de Sévigné parle, en un endroit (*Lettres inédites*, recueil Capmas, tome I, p. 363), de « cet Adhémar très honorable, très habile, cadet à la vérité, mais aussi brigadier, dont l'aîné auroit pu suivre l'exemple. » Elle approuva peu qu'il quittât son nom d'Adhémar pour s'appeler le chevalier de Grignan.

Page 460, note 6. La lettre qui suit, qui m'a été communiquée par M. le duc de la Trémoïlle, fut sans doute adressée par la reine d'Espagne à Mme de Maintenon, sur la nouvelle du trépas du petit duc de Bretagne :

« Au Retiro, ce 29e avril 1705.

« Quel coup si imprévu Dieu nous a-t-il envoyé? Je vous assure que, depuis que j'ai appris la mort de mon cher petit neveu, je suis d'une affliction qu'il n'est pas aisé d'exprimer, et que vous pouvez seulement comprendre sachant la tendresse infinie que j'ai pour ma sœur. L'état auquel vous me mandez qu'elle est me donne une inquiétude très grande, mais qui diminue en songeant le soin que vous prenez d'elle. Au nom de Dieu, tâchez de la consoler et de la divertir. Je sais bien qu'on n'a pas besoin de vous y exhorter; mais je ne puis m'empêcher de vous le dire, car l'état où elle est me touche à un point qui m'empêche de me taire. Vous connoîtrez bien par cette lettre comment je suis, car je ne sais guères ce que je dis ni ce que je fais; mais je crois que vous m'excuserez aisément. Il m'est impossible de répondre à toutes vos lettres, qui me font toujours un très grand plaisir. Ainsi je les laisse pour une autre fois, et ne ferai plus, par celle-ci, que vous prier de bien marquer à ma chère sœur

1. Foucault, alors intendant de Montauban, ayant l'évêché de Pamiers dans son ressort, a raconté dans ses *Mémoires*, jour par jour, les rigueurs exercées contre Caulet et contre ses adhérents, à partir de 1679.

2. L'ouvrage le plus récent sur cette assemblée, celui du P. Lauras (1878), est appuyé sur de nombreux passages du premier volume des *Mémoires de Sourches*, dont la publication n'a été faite que depuis, en 1882. La régale fut l'occasion de beaucoup d'estampes allégoriques et satiriques; M. Émile Bourgeois vient d'en faire reproduire trois dans l'ouvrage intitulé : *le Grand siècle, Louis XIV, les arts, les idées, d'après Voltaire, Saint-Simon, Spanheim, Dangeau, Mme de Sévigné, Choisy, la Bruyère, la Porte, le* Mercure de France, *la princesse Palatine*, etc., p. 355 et 358.

l'excès de ma douleur, aussi bien que de ma tendresse pour elle ; car, quoique je lui écris (*sic*), je ne lui marque pas autant que je le sens, de crainte de réveiller sa douleur. Vous êtes notre consolation de toutes les deux ; aussi la méritons-nous, car, quoique je n'aie pas le bonheur de vous connoître de près comme elle, je ne veux pas dire que je vous aime davantage, mais autant pour le moins. Ainsi rendez-moi la pareille, je vous prie, et croyez que je serai toujours la même.

« MARIE-LOUISE. »

Page 470. La date de l'Addition n° 524 est : 20 janvier 1704 ; celle de l'Addition n° 525 : 12 février 1704. L'imprimeur a fait une interversion.

Page 548. La lettre qu'on va lire, et dont je dois la communication à M. le duc de la Trémoïlle, doit dater du temps où Mme des Ursins était encore à Bayonne, c'est-à-dire de la mi-mai à la mi-juillet, puisqu'une lettre écrite de cette ville le 16 juillet, quatre jours après son départ pour Toulouse (*Dictionnaire critique* de Jal, p. 1216), dit qu'elle n'a fait que pleurer à Bayonne, et qu'elle eût bien souhaité aller à Orléans, mais que la permission lui en a été refusée. Voyez aussi ci-dessus, p. 132, note 2. La princesse écrivait au Roi :

« Sire,

« Je ne saurois plus douter que mes ennemis n'aient supposé contre moi des crimes qui méritent la mort, puisque Votre Majesté m'impose des peines qui peuvent me la causer. Il est bien dur, à une femme qui auroit donné sa vie plutôt que de manquer au moindre de ses devoirs, d'être regardée dans le monde comme une ingrate et comme une perfide ; mais c'est pour moi le plus cruel des supplices d'avoir à vivre désormais sans espérance de pouvoir détruire dans l'esprit de Votre Majesté les calomnies qui m'attirent sa colère. Elle me commande d'aller incessamment à Rome, et elle me défend de passer par Paris. J'obéirai, Sire, et, si c'étoit une chose possible, je partirois demain. Cependant Votre Majesté me permettra de lui représenter très humblement que, ne pouvant plus arriver à Rome avant la Saint-Pierre, je ne puis y entrer avant le mois de novembre sans risquer ma vie et celle de tous mes domestiques. Les incommodités que je souffris lorsque je passai à Villefranche, il y a près de trois ans, furent si grandes, que j'y arrivai dans un état à faire pitié. Je fus plus de six mois à me rétablir. Deux de mes domestiques moururent en chemin, et presque tous les autres furent très malades, quoiqu'il n'y ait pas le même risque à sortir de Rome comme à y entrer. Je suppose, Sire, que Votre Majesté ne m'ordonne pas de chercher la mort ; je me figure même que ceux qui ont tant d'intérêt que je ne me trouve pas à portée de me justifier n'ont pas fait ces réflexions. Ainsi je me donne l'honneur de supplier Votre Majesté, avec toute la soumission possible, de vouloir bien me faire savoir si elle trouve bon que je demeure en France jusqu'à ce que la saison me permette de continuer mon voyage en Italie, où j'irai apparemment finir le reste de mes jours. Il seroit nécessaire que je profitasse de ce retardement pour mettre ordre à mes affaires domestiques, et pour tâcher de faire quelque accord avec mes créanciers, qui me menacent continuellement de faire saisir le peu de bien que j'ai de ma maison. Je ne demande pas, Sire, d'aller à Paris : Votre Majesté me le défend, ma soumission à ses volontés ne me permet pas de répliquer; mais je la supplie, au nom de Dieu, de me laisser la liberté d'aller à Orléans, où je pourrai recevoir tous les jours des lettres de mon frère. Si Votre Majesté a la bonté de m'accorder cette grâce, je prierai M. le cardinal de Coislin, mon parent, de me loger. C'est la seule ville où je puisse rencontrer cet avantage, et le seul moyen qui me reste pour ne pas passer trois mois dans quelque misérable hôtellerie. Le temps qu'il me faut, Sire, pour recevoir les ordres de Votre Majesté ne retarde presque point mon voyage ; car il me faut demeurer quelque temps ici pour y trouver toutes les voitures qui me sont nécessaires dans une traverse aussi difficile que celle que j'ai à faire, et pour m'assurer de ne point manquer d'argent dans cette nouvelle route. Je n'ai eu nulle intention, Sire, de faire un crime, quand, une heure après avoir appris par le marquis de Châteauneuf une disgrâce qui doit me rendre malheureuse tout le reste de ma vie, lasse et rebutée de l'injustice des hommes, j'ai pris la liberté d'écrire à Votre Majesté que j'irois à Rome en droiture, chercher quelque repos. Je regardois un coup si terrible comme l'effort d'une cabale puissante, et je n'aurois pas changé de résolution dans les suites, si mes ennemis ne m'avoient pas mis (*sic*) dans le désespoir en attaquant ma fidélité. Si j'ai mal fait, Sire, j'en demande pardon à Votre Majesté, et je la supplie très humblement de faire réflexion que j'étois estimée généralement de tout le monde en Espagne avant l'arrivée de MM. d'Estrées, que les choses dont on m'accuse peuvent être de pures calomnies, et que j'offre d'en faire connoître évidemment la fausseté à quiconque Votre Majesté voudra charger du soin de m'entendre. Si je ne me justifie pas, Sire, vous êtes le maître de me rendre encore plus méprisable, et je mériterai toute sorte de châtiments; mais, si je puis prouver que je suis injustement opprimée par une cabale de scélérats, la bonté de Votre Majesté ne souffriroit-elle point en me laissant dans l'état déplorable où je me trouve[1]? La vérité est, et Dieu le sait, qu'il n'y a personne dans votre royaume qui soit avec plus de zèle, plus d'attachement, plus de passion et un plus profond respect que moi,

« De Votre Majesté, Sire,

« La très humble, très obéissante, très obligée et très fidèle sujette et servante. « LA PRINCESSE DES URSINS. »

1. C'est sans doute pour répondre à cette lettre que le Roi écrivit à M. de Châteauneuf, le 14 juillet (*Philippe V*, tome I, p. 190), qu'il fallait faire comprendre à la reine que les justifications de Mme des Ursins étaient absolument inutiles au bien des affaires, qu'on avait des raisons très fortes et très mûries pour ordonner qu'elle repassât à Rome, et que personne n'aurait osé présenter au Roi des faits contraires à la vérité.

Page 583, fin de l'appendice XV.

Lettre de Saint-Simon au prince de Monaco[1].

« Ce 6 janvier 1705[2].

« Ayant l'honneur, Monsieur, d'être dans une même affaire avec vous, qui est celle de M. de Luxembourg pour l'ancienneté de son duché de Piney, qu'il prétend femelle et de 1581, je crois devoir vous rendre compte de ce qui peut l'intéresser. La mort de Mme la duchesse d'Aiguillon vient de réveiller les prétentions que M. le marquis de Richelieu a de recueillir cette dignité : il en a présenté des mémoires au Roi, qui ont été renvoyés à l'examen de M. le Chancelier et de M. le premier président, pour en dire leur avis. MM. les ducs de la Trémoïlle, de Sully, de la Rochefoucauld, de la Force et moi avons trouvé tant de rapport entre ces deux questions, et, pour vous tout dire, la première si favorable en comparaison de celle-ci, que nous avons jugé indispensable de remettre aussi quelques mémoires à ces deux premiers magistrats, et de signer un pouvoir à un procureur pour s'opposer en notre nom, dès que l'affaire sera renvoyée au Parlement, à tout ce qui s'y pourroit poursuivre par M. le marquis de Richelieu. MM. les ducs de Rohan, de Choiseul et d'Aumont, qui, étant postérieurs à Aiguillon, qui est immédiatement après Valentinois, ont un intérêt personnel en cette extinction, ont joint leurs signatures aux nôtres, et il me paroît que cet exemple sera suivi tant par les anciens que par les cadets d'Aiguillon : les premiers, par l'intérêt pressant de Piney; les seconds, par le leur personnel; et tous, par celui de restreindre l'immense extension des pairies femelles, qui, ne reconnoissant point de bornes, ouvrent la porte à une subversion totale de la transmission de nos dignités et aux prétentions nouvelles de bien des gens, auxquelles nous ne nous attendons point, et qui, si ceci avoit lieu, sortiroient de la noblesse quelques-uns de la haute, d'autres peut-être de la plus commune, et deviendroient les premiers et les plus anciens pairs. Outre ces raisons particulières et générales, vous en avez, Monsieur, une commune avec MM. de Brissac et de la Force, singulière pour vous trois, qui est la requête et les procédures faites en vos noms contre M. le duc de Richelieu, sur les pairies femelles, qui furent l'objet de notre cédule évocatoire lors de la célèbre signification de mes lettres d'État : ce qui périroit de soi même, si M. le marquis de Richelieu réussissoit. Nous espérons trouver, en cette occasion, en vous, la même union que vous nous avez toujours accor-

1. Archives du palais de Monaco, série B, PAIRIE, carton 2. Cette pièce, communiquée par M. Gustave Saige, conseiller d'État et conservateur des archives du palais de Monaco, avec l'autorisation de S. A. S. le prince régnant, a été publiée pour la première fois dans le tome XXI et supplémentaire de l'édition de 1873, p. 390-391.

2. Ci-dessus, p. 348, note 1.

dée, et que je desire plus que nul autre, puisque je vous honore, Monsieur, plus que personne du monde, et suis très véritablement votre très humble et très obéissant serviteur.

« Le duc de Saint-Simon[1]. »

1. Le prince régnant, qui n'avait que des filles, ne crut pas devoir se lier les mains pour l'avenir, et l'avenir lui donna raison.

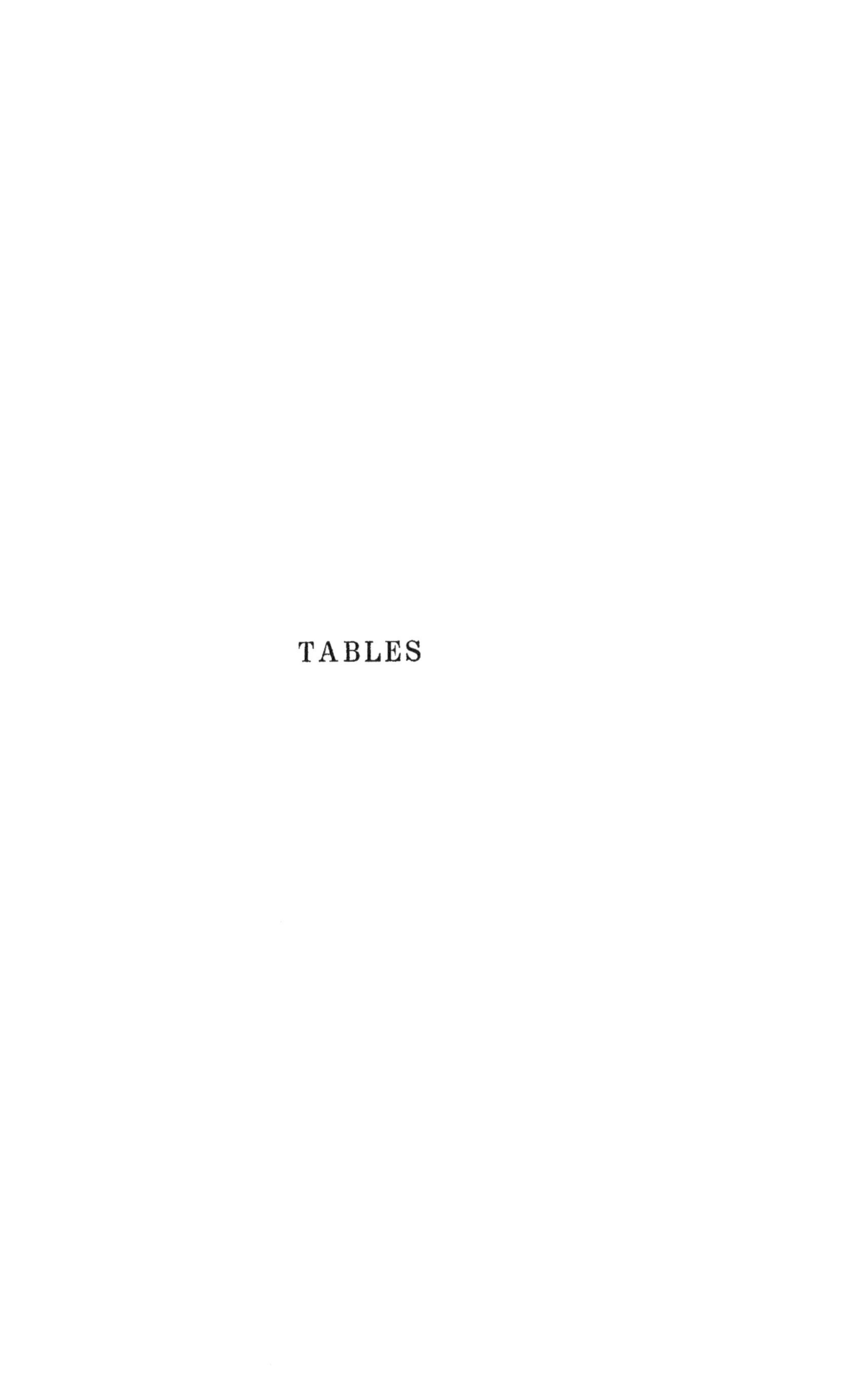

TABLES

I

TABLE DES SOMMAIRES

QUI SONT EN MARGE DU MANUSCRIT AUTOGRAPHE.

1704.

1705.

II

TABLE ALPHABÉTIQUE
DES NOMS PROPRES

ET DES MOTS OU LOCUTIONS ANNOTÉS DANS LES *MÉMOIRES*

N. B. Nous donnons en italique l'orthographe de Saint-Simon, lorsqu'elle diffère de celle que nous avons adoptée.

Le chiffre de la page où se trouve la note principale relative à chaque mot est marqué d'un astérisque.

L'indication (Add.) renvoie aux Additions et Corrections.

A

B

C

D

F

G

H

I

J

K

N

O

P

Q

R

S

T

U

V

W

X

Z

III

TABLE DE L'APPENDICE

PREMIÈRE PARTIE

ADDITIONS DE SAINT-SIMON AU *JOURNAL DE DANGEAU*.

(Les chiffres placés entre parenthèses renvoient au passage des *Mémoires* qui correspond à l'Addition.)

SECONDE PARTIE

TABLE DES MATIÈRES

CONTENUES DANS LE DOUZIÈME VOLUME.

FIN DU TOME DOUZIÈME.

30693. — Imprimerie LAHURE, rue de Fleurus, 9, à Paris.

www.ingramcontent.com/pod-product-compliance
Ingram Content Group UK Ltd.
Pitfield, Milton Keynes, MK11 3LW, UK
UKHW021859260726
13966UKWH00006B/61

9 782011 940124